A.(Adolf) Baginsky

Lehrbuch der Kinderkrankheiten

für Ärzte und Studierende

A.(Adolf) Baginsky

Lehrbuch der Kinderkrankheiten
für Ärzte und Studierende

ISBN/EAN: 9783742808998

Hergestellt in Europa, USA, Kanada, Australien, Japan

Cover: Foto ©Lupo / pixelio.de

Manufactured and distributed by brebook publishing software
(www.brebook.com)

A.(Adolf) Baginsky

Lehrbuch der Kinderkrankheiten

LEHRBUCH

DER

KINDERKRANKHEITEN.

FÜR

AERZTE UND STUDIRENDE.

VON

Dr. ADOLF BAGINSKY,

Kinderarzt und Redacteur des „Archiv für Kinderheilkunde".

BRAUNSCHWEIG.

VERLAG VON FRIEDRICH WREDEN.

1883.

Seinem Lehrer

Herrn

Rudolf Virchow

in

treuer Verehrung und Dankbarkeit

gewidmet

vom Verfasser.

Vorrede.

Die Kinderheilkunde hat, wie wenige Gebiete der Medicin, in einer relativ kurzen Zeit eine erhebliche Umgestaltung und Erweiterung erfahren. Mühsame Arbeit, anatomische und physiologische Untersuchungen haben in dem menschlichen Kinde einen Organismus kennen gelehrt, welcher sich in wesentlicher Art von demjenigen des erwachsenen Menschen unterscheidet, und sich erst ganz allmälig zu dem letzteren heranbildet. Aber gerade diese Special-Arbeiten sind es, welche die Kinderheilkunde zu der gemeinsamen Basis der gesammten Medicin, der Physiologie und pathologischen Physiologie, zurückführen. Die gewonnenen Resultate sind stets der gesammten Medicin zu Gute gekommen und sind gerade um deswillen für dieselbe von so hoher Bedeutung, weil sie aus der genetischen Forschung, an einem zwar sich selbst erhaltenden, aber doch auch sich fortentwickelnden Organismus gewonnen, allgemeine Fragen der wissenschaftlichen Medicin der Lösung entgegenführen. Ich erinnere nur an die Aufschlüsse über Wachsthum, Ernährung, Stoffwechsel, Entwickelung der Drüsenapparate und deren Secrete, Entwickelung des Nervensystems und seiner Functionen. —

Das Kind reagirt, weil anatomisch und physiologisch vom Erwachsenen verschieden, naturgemäss auf pathologisch wirkende Reize anders, als der Erwachsene; dies giebt den Kinderkrankheiten einen eigenthümlichen. Charakter und Verlauf; zum Theil sind die pathologisch anatomischen Veränderungen, zum Theil der Fieberverlauf, die Complicationen der Krankheiten, und endlich die Reactionen der Nervenapparate eigenartiger Natur. — Darin liegt aber ebenso eine wissenschaftliche, wie praktische Nothwendigkeit die Kinderheilkunde als ein gesondertes Fach zu behandeln, letztere um so mehr, als das Kind auch gegenüber gewissen Arzneikörpern und therapeutischen Eingriffen sich wesentlich anders verhält, als der Erwachsene. —

Von diesem Gesichtspunkte aus glaube ich, indem ich die Kinderheilkunde als Specialität cultivire, gleichzeitig der gesammten Medicin einen Dienst zu leisten, und indem ich mich bemüht habe, in dem vorliegenden Buche diesen Anschauungen Rechnung zu tragen, habe ich versucht, gestützt auf eigene, aus dem reichen Material der Kinderpraxis und der Poliklinik geschöpfte Erfahrung, und mit Zuhilfenahme der in der umfassenden pädiatrischen Literatur niedergelegten Studien und Erfahrungen Anderer, die Grundlage einer wissenschaftlichen Pathologie und einer rationellen Therapie zu gewinnen. Bei der höchsten Werthschätzung praktischer Erfahrung, liess ich es mir dennoch angelegen sein, strenger vielleicht als es bisher geschehen ist, die gerade in dem so schwierigen Gebiete der Kinderheilkunde länger, als in irgend einem andern Theile der praktischen Medicin vertretene empirische Therapie und auf den „praktischen Blick" gestützte Diagnostik, möglichst zu eliminiren und beides auf physiologische und physiologisch-pathologische Basis zu stellen.

Die geehrten Herren Collegen, in deren Hände ich mein Buch lege, bitte ich um Nachsicht, wenn das Ergebniss der Arbeit hinter der zu Grunde gelegten Aufgabe zurückgeblieben sein sollte.

Berlin, den 12. Juli 1882.

Adolf Baginsky.

Inhaltsverzeichniss.

Allgemeiner Theil.

Specieller Theil.

Krankheiten der Neugeborenen.

Die Krankheiten der Sinnesorgane.

Die Erkrankungen der Augen.

Allgemeiner Theil.

I. Specifische physiologische Eigenschaften des kindlichen Alters.

Die Auffassung, dass die Pathologie des kindlichen Organismus im Wesentlichen mit der Pathologie des erwachsenen sich deckt, und die daraus hervorgehende Anschauung, dass die Therapie bei den Krankheiten des Kindesalters wesentlich nur die Reduction in der Grösse der Arzneigaben zu berücksichtigen habe, ist eine durchaus irrthümliche und unter Umständen verhängnissvolle. Auf Schritt und Tritt zeigt der kindliche Organismus anatomische und physiologische Besonderheiten, welche allerdings im Fortschritt der körperlichen Entwickelung allmälig verschwinden und in die anatomischen und physiologischen Eigenschaften der Erwachsenen übergehen. — Losgelöst vom mütterlichen Organismus, aus der schützenden Uterushöhle verstossen und der Eihüllen entkleidet, tritt der Neugeborene in die Aufgabe ein, mittelst selbstthätiger Respiration den Sauerstoff der circulirenden Blutmasse zuzuführen. Die Placenta und deren Adnexa werden als nunmehr überflüssig abgestossen, und in raschem Zuge adaptirt sich der junge Organismus der neuen Aufgabe durch Umgestaltung gewisser anatomischer Anlagen.

Man unterscheidet im Kindesalter vom praktischen Standpunkte aus wesentlich vier Altersstufen: 1) Alter der Neugeborenen (die ersten drei bis vier Wochen); 2) Säuglingsalter (bis ein Jahr); 3) jüngeres Kindesalter (circa bis zum sechsten oder siebenten Jahre); 4) Knabenalter (bis zum 14. Jahre).

Circulationsapparat.

Mit Eintritt der Respirationsbewegungen leitet sich durch Einschaltung des kleinen Kreislaufs in den Vorgang der Circulation die Schliessung des bisher offenen Foramen ovale und des Ductus arteriosus Botalli ein. Vor der Geburt war die Blutmasse, welche dem rechten Herzen zugeführt wurde, insbesondere durch die placentare Circulation, erheblich grösser, als diejenige, welche aus der Lunge dem linken Ventrikel zugeführt wurde. Die Ausdehnung der Lungen und die dadurch bedingte Erweiterung der Lungengefässe entzieht zunächst dem Botallischen Gang die Blutmasse und dieselbe schliesst weiterhin, indem sie nunmehr in das linke Herz einfliesst, durch Druck auf die Klappe, zunächst einfach mechanisch das Foramen ovale. Die Unterbrechung der placentaren Circulation führt gleichzeitig zur Obliteration der beiden Nabelarterien, welche sich zu den Lig. vesicoumbilicalia lateralia umgestalten und zur Obliteration des, ursprünglich Nabelvene und Vena cava ascendens verbindenden Ductus venosus Arantii. Die Nabelvene selbst obliterirt und wird zum Lig. teres der Leber. — Dies sind die augenfälligen Verhältnisse. Während diese indess nur mehr den Unterschied zwischen dem foetalen Zustande und demjenigen des selbstständigen Organismus darstellen, giebt es im Circulationsapparat weiterhin noch anatomische Unterschiede zwischen Kindern und Erwachsenen, welche von erheblicher physiologischer und pathologischer Tragweite sind. — Das Verhältniss zwischen Grösse des Herzens und Weite der Arterien ist im kindlichen Alter nahezu ein umgekehrtes gegenüber demjenigen des Erwachsenen. Kinder haben ein relativ kleines Herz neben relativ weiten Arterien. In Zahlen ausgedrückt verhält sich das Volumen des Herzens zur Weite der Aorta ascendens beim Kinde wie . . . . 25 : 20,
> vor Eintritt der Pubertät wie . . 140 : 50,
> nach Eintritt der Pubertät wie . 290 : 61.

Daraus folgt, dass der Blutdruck im grossen Kreislauf bei Kindern beträchtlich geringer ist, als bei Erwachsenen. Entgegengesetzt sind die Verhältnisse im kleinen Kreislauf. Mit Aufhören des foetalen Kreislaufs beginnt die langsame Erweiterung der Aorta, indess findet man während des ganzen kindlichen Alters eine relativ enge Aorta ascendens und relativ weite Art. pulmonalis. Es verhält sich der Umfang der Art. pulmonalis zu demjenigen der Aorta, auf 100 cm Körperlänge berechnet, am Schluss des ersten Lebensjahres wie 46 : 40, beim Erwachsenen wie 35,9 : 36,2.

Daraus folgt, dass der Blutdruck in den kindlichen Lungen ein höherer ist, als in den Lungen Erwachsener.

Ganz allgemein ausgedrückt, findet man, dass der Eintritt der Pubertät sich kennzeichnet durch rapide Massenzunahme des Herzens und relativ grösste Enge des arteriellen Gefässsystems (Benecke*).

Blut. Das Blut der Kinder enthält relativ mehr farblose Blutkörperchen als dasjenige der Erwachsenen. Im Mittel 135 bis 210 farbige : 1 farblosen, im Alter von 12 Stunden bis 150 Tagen (Demme). Bei Erwachsenen 330 bis 350 farbige : 1 farblosen. Nach Demme's neuen Untersuchungen sind diese Verhältnisse auch wesentlichen Schwankungen unterworfen, je nachdem man das Blut vor oder nach der Nahrungsaufnahme untersucht. Auch beeinflusst die Beschaffenheit der Nahrung die Verhältnisszahlen, so dass Kinder, welche keine Mutterbrust erhalten, relativ weniger rothe Blutkörperchen haben. Das kindliche Blut ist ärmer an festen Bestandtheilen, als dasjenige des Erwachsenen. Sein specifisches Gewicht ist 1045 bis 1049 (Erwachsene 1055). Der Hämoglobingehalt des kindlichen Blutes ist anfänglich höher, als derjenige der Erwachsenen, sinkt bis gegen Mitte des ersten Lebensjahres, um sodann wieder zu steigen. Relativ zum Körpergewicht ist die Blutmenge bei jungen Thieren grösser als bei erwachsenen.

Puls. Der Puls hat insbesondere in der früheren Epoche des kindlichen Alters durchaus nicht die Constanz der Zahl in der Zeiteinheit, wie bei Erwachsenen. Geringe Erregungen (Säugen, Schreien), beeinflussen die Pulszahl so beträchtlich, dass dieselbe an pathologischer Bedeutung erheblich verliert. Für die Beurtheilung fieberhafter Vorgänge ist die Pulszahl an und für sich nahezu werthlos, wenngleich ein gewisses Verhältniss zwischen Pulsfrequenz und Temperatursteigerung unzweifelhaft besteht. Die normale Pulsfrequenz schwankt in den ersten Lebenswochen etwa zwischen 150 bis 120; am Ende des ersten Lebensjahres ist dieselbe etwa 100 bis 120. Im dritten bis fünften Lebensjahre 90 bis 100; allmälig abnehmend. Die Pulsfrequenz soll nach den Untersuchungen von Rameaux, Volkmann u. A. von der Körperlänge beeinflusst sein; für das Krankenbett ist eine Berücksichtigung dieser Beziehung ganz ausser Frage. — Viel wichtiger als

---

*) Die Untersuchungen über die relativen Wachsthumsbeziehungen der einzelnen Organe sind fast ausschliesslich von Benecke und dessen Schülern geführt. Siehe dessen „Anatomische Grundlagen der Constitutionsanomalien des Menschen". Marburg 1878. Ferner: „Constitution und constitutionelles Kranksein". Marburg 1881.

die Steigerung der Pulszahl im fieberhaften Process ist die exquisite Verlangsamung derselben bei gewissen pathologischen Vorgängen. Dieselbe ist ein überaus ernstes und wichtiges Symptom für Störungen im Bereiche des Centralnervensystems und gewinnt in dem Maasse an Bedeutung, als sie sich mit Unregelmässigkeiten combinirt. — Die Unregelmässigkeit des Pulses, welche sich durch momentanes Aussetzen, durch rasche und sodann ebenso plötzlich langsame Folge der einzelnen Schläge kennzeichnet, ist in einer grossen Anzahl der Fälle das initiale Symptom subacut verlaufender, in der Regel entzündlicher Processe an den Gehirnhäuten und dem Gehirn. Die pathologische Bedeutung dieses Phänomens weist darauf hin, wie nothwendig eine sorgsame Ueberwachung des Pulses bei Kindern ist. — Die Berücksichtigung der Spannung des Arterienrohres, der Weite desselben und der Höhe der Pulswelle ist in der Pathologie des kindlichen Alters unzweifelhaft ebenso wichtig, wie in derjenigen der Erwachsenen. Während gesteigerte Spannung, — ein Symptom, für welches man, wie für die ganze Kunst des Pulsfühlens, nur durch sorgfältige und fortgesetzte Uebung den fühlenden Finger empfindlich machen kann, — sofort und unzweifelhaft gewisse Anomalien des Herzens und der Nieren documentirt und demgemäss diagnostisch höchst bedeutungsvoll ist, ist das Sinken der Arterienspannung von prognostischem Werth. Plötzlich verminderte Spannung des Arterienrohres, in Verbindung mit beträchtlich gesteigerter Pulszahl und kleiner Pulswelle, geben bei Kindern wie bei Erwachsenen die ominöse Aussicht auf drohende Herzparalyse und sind im Verein mit dem veränderten Aussehen des Gesichtes die Zeichen des Collaps.

Respirationsapparat.

Die Eigenheiten des kindlichen Respirationsapparates äussern sich schon in dem anatomischen Bau der Nasenhöhlen und deren Uebergänge nach dem Larynx. Die Nasenhöhlen sind eng, die Nasengänge schmal, der Schlundkopf ist wenig gewölbt, so dass derselbe mit der mehr senkrecht verlaufenden Wirbelsäule einen nahezu rechten Winkel bildet. Die Nebenhöhlen der Nase entwickeln sich nur langsam (Kohts). Charakteristisch ist ferner die ausserordentliche Enge des kindlichen Larynx, eine Eigenschaft, welche die hohe Gefahr der laryngostenosirenden Processe gerade für das kindliche Alter bedingt. Die Lungen, ursprünglich klein, wachsen in den ersten Lebensmonaten verhältnissmässig stark, bleiben indess beim Kinde auch relativ zum Körper-

gewicht und zur Körperlänge kleiner, als beim Erwachsenen (B e n e k e).
Ihr Verhältniss zum Herzvolumen beträgt in den ersten Lebensmonaten
3,5 bis 4 : 1; in den späteren Monaten durch relativ rasche Entwickelung
der Lungen 7,3 : 1; ein Verhältniss, welches sich zur Zeit der Pubertät
durch die plötzlich rasche Entwickelung des Herzens zu 6,2 bis 5,5 : 1
umgestaltet.

Bemerkenswerth ist die dem kindlichen Alter eigenartige Thymusdrüse, welche im vorderen Mediastinum hinter dem Manubrium Sterni
gelagert, für die Pathologie des Kindes nicht völlig bedeutungslos ist.
Dieselbe verschwindet mit fortschreitendem Wachsthum durch Einschmelzung mehr und mehr und ist zur Zeit der Pubertät nur noch in
geringen Resten vorhanden. — Die Athmung ist vorherrschend abdo-
minal. Die Zahl der Athemzüge ist beim Kinde im Ganzen grösser in
der Zeiteinheit als bei Erwachsenen, im Schlafen geringer, als im
Wachen. Bei Neugeborenen schwankt dieselbe zwischen 30 bis 50 in
der Minute; in den ersten Lebensjahren zwischen 25 bis 35. Die Zahl
der Athemzüge wird unter normalen Verhältnissen durch Erregungen
des Kindes beeinflusst, durch Schreien, Lachen u. s. w. beschleunigt,
durch gefesselte Aufmerksamkeit verlangsamt; bemerkenswerth sind die
bei Kindern nicht selten verlängerten Pausen zwischen Exspiration und
erneuter Inspiration, welche insbesondere bei dem Versuch der physikalischen Untersuchung der meisten Kinder zur Geltung kommen. Die
Kinder halten zuweilen auffallend lange in der Respiration inne. Die
trotzdem nachweisbare Vermehrung der Respirationsziffer im kindlichen
Alter ist augenscheinlich der Effect des relativ geringen Lungenvolumens
und des hohen Athembedürfnisses. Das Kind producirt auf das gleiche
Körpergewicht fast doppelt so viel Kohlensäure, als der Erwachsene
(P e t t e n k o f e r). — Die Steigerung der Respirationszahl in der Zeiteinheit unter pathologischen Bedingungen ist von ebenso rein diagno-
stischer, wie prognostischer Bedeutung, daher ist die Ueberwachung
der Athemziffer für den Arzt höchst bedeutungsvoll. Unregelmässigkeiten der Respiration im Ganzen, pathologische Verkürzungen oder
Verlängerungen des In- oder Exspirium, von fern vernehmbare, die
Respiration begleitende Geräusche, sind gleichfalls pathologisch ver-
werthbare, oft hochwichtige Phänomene.

Verdauungsapparat.

Der kindliche Verdauungsapparat zeigt die mannichfachen, sowohl
anatomischen als physiologischen Besonderheiten; ihnen ist es zuzu-

schreiben, dass die Ernährung der Kinder eine völlig andere ist, als diejenige der Erwachsenen, und dass eine grosse Summe pathologischer, im Verdauungsapparat sich abspielender Vorgänge, sich bei Kindern völlig anders verhalten, als bei Erwachsenen. Bemerkenswerth ist vorerst die relative Trockenheit der Mundschleimhaut in der ersten Lebensperiode; die Speichelsecretion ist anfänglich eine minimale und nimmt erst gegen Ende des zweiten Lebensmonates zu (Korowin, Zweifel). Die fermentative (zuckerbildende) Eigenschaft des Mundspeichels, anfänglich minimal, steigert sich erst mit der Menge des Secretes. Dasselbe gilt von dem Secret des Pancreas, welches überdies bei Kindern noch nicht die ganze, fettverdauende Eigenschaft entwickelt, wie bei Erwachsenen. — Der Magen des Kindes, noch fast senkrecht gestellt, entbehrt der Entwickelung des Fundus, seine Capacität, ursprünglich zuweilen nicht grösser als 35 bis 43 Ccm, wächst ganz allmälig und zeigt nach 14 Tagen 153 bis 160 Ccm, bei zweijährigen Kindern 740 Ccm Raumiuhalt (Beneke). Indess ist das Secret seiner Schleimhaut im Wesentlichen mit denselben Eigenschaften ausgestattet, welche uns vom Magensaft der Erwachsenen bekannt sind, so sind Pepsin und Salzsäure sicher darin constatirt (Langendorf, van Puteren). Der Darmkanal des Kindes, insbesondere der Dünndarm, ist relativ zur Körperlänge ausserordentlich viel länger, als bei Erwachsenen. Derselbe verhält sich bei Nengeborenen wie 570 : 100; im zweiten Lebensjahre 660 : 100; im siebenten 510 : 100; im 30. Lebensjahre höchstens wie 470 : 100 (Beneke). Daraus allein würde vielleicht schon das interessante Resultat sich erklären lassen, dass das Kind die Milchnahrung fast doppelt so gut ausnutzt, als der Erwachsene (Forster); indess zeigt auch der anatomische Befund der Darmwand beim Kinde erhebliche Abweichungen. Die Lieberkühn'schen und Peyer'schen Drüsen sind mangelhaft, die Musculatur der Darmwand schwach, das Lymphgefässsystem stattlich entwickelt; dem entsprechend ist das Kind für einige Reihen von Krankheiten, welche sich vorzugsweise am Darmdrüsenapparat abspielen, wenig disponirt, wenigstens verlaufen diese Krankheiten unverhältnissmässig leichter bei Kindern, als bei Erwachsenen (Ileotyphus); auf der anderen Seite ist die Peristaltik mangelhaft und resultiren hieraus gewisse Besonderheiten und Anomalien der Darmverdauung des Kindes.

Die Leber des Kindes ist beim Neugeborenen relativ gross und blutreich, grösser als beide Lungen zusammen, ein Verhältniss, welches erst zur Zeit der Pubertät sich in das Umgekehrte verwandelt (Beneke).

Die Eigenschaften der Galle sind wahrscheinlich anfänglich noch wenig entwickelt. Entsprechend allen diesen Eigenschaften des Darmes ist die Möglichkeit der Verwerthung gewisser Nahrungsmittel im kindlichen Darme eine andere, als bei Erwachsenen; die frühe Assimilation von mehlhaltigen Substanzen ist nahezu völlig ausgeschlossen, dagegen die Fettresorption nicht so schwierig, wie bisher angenommen wurde. Die Fäces zeigen deshalb auf der einen Seite eine vorzügliche Ausnutzung der Proteïnsubstanzen und nur unter gewissen pathologischen Verhältnissen einen erheblichen Ueberschuss von Fett. Die Fäces sind überdies wasserreicher, von gelber Farbe, wenig ausgesprochener, alkalischer oder saurer Reaction. Die Defäcation erfolgt anfänglich drei bis vier Mal, später ein bis zwei Mal täglich.

Gewisse Besonderheiten zeigen die ersten Darmentleerungen der Neugeborenen; dieselben, Meconium genannt, enthalten Theile, welche augenscheinlich mit den verschluckten Fruchtmassen in den Darmkanal des Kindes gelangt sind (Härchen und Fettkügelchen aus der Vernix caseosa).

Nabelschnur.

Mit Eintritt der Luftathmung des Neugeborenen wird dasjenige Organstück, welches die Placentarrespiration vermittelte, die Nabelschnur, überflüssig. Dieselbe wird einige Centimeter vom Bauchende durchtrennt, unterbunden und mit den nöthigen Cautelen, wovon später noch die Rede ist, geschützt, am Kinde belassen. Die unterbundene Nabelschnur schrumpft alsbald zusammen und fällt in der Zeit vom ersten bis vierten Tage ab. Die Vorgänge der Nabelschnurunterbindung und des Abfalls sind für die Pathologie der Neugeborenen von erheblicher Bedeutung, da sie die Quelle mancher, zum Theil mehr unschuldiger, zum Theil höchst ernster Anomalien in der ersten Lebensepoche des Kindes werden. (Icterus neonatorum, Nabelbruch, septische Infection, Tetanus).

Dentition.

Der Zahndurchbruch, bis in die jüngste Zeit bezüglich seiner pathologischen Bedeutung ein Gegenstand der Discussion, ist zweifelsohne von der Constitution und Ernährung des Kindes beeinflusst. Der Zahndurchbruch erfolgt bei gut genährten Kindern früher und regelmässiger als bei schlecht genährten; insbesondere beeinflussen Rachitis und Syphilis die Dentition. Das normal ernährte Kind zeigt die beiden

mittleren unteren Schneidezähne zwischen 3 bis 10 Lebensmonat.
(Mittel 7. Monat).

mitteren oberen	„	„	9 bis 16	Lebensmonat.	
äusseren oberen	„	„	10 „ 16		„
äusseren unteren	„	„	13 „ 17		„
die vorderen Backenzähne		„	16 „ 21		„
die Eckzähne		„	16 „ 25		„
die hinteren Backenzähne		„	23 „ 36		„

(Mittel 24 bis 30 Monat).

Die Reihenfolge ergiebt sich am übersichtlichsten aus folgendem Schema:

$$\frac{19 \quad 11 \quad 13 \quad 5 \quad 3 \quad 4 \quad 6 \quad 14 \quad 9 \quad 17}{20 \quad 12 \quad 15 \quad 7 \quad 1 \quad 2 \quad 8 \quad 16 \quad 10 \quad 18},$$

indess kommen im Einzelnen erhebliche Verschiedenheiten auch unter normalen Verhältnissen vor. Auch scheinen nationale Einflüsse sich geltend zu machen. — Der Wechsel der Zähne beginnt etwa um das siebente Lebensjahr und geht nahezu in derselben Reihenfolge vor sich, wie der erste Durchbruch.

Harnapparat.

Die Nieren der Kinder sind relativ gross und nehmen im Wachsthum weniger zu, als die Lungen oder das Herz. (Die Lungen 1 : 20 bis 28, Nieren 1 : 12). Dieselben stehen schon bei der Geburt auf der Höhe ihrer Leistungsfähigkeit und zeigen bei Neugeborenen das eigenthümliche Phänomen, dass die Nierenpapillen mit röthlich-gelben bis bräunlichen Streifen erfüllt sind, welche sich mikroskopisch als eine, die geraden Harnkanälchen zum Theil verstopfende Füllmasse ergeben. Chemisch geprüft, documentirt sich die Masse als aus harnsauren Salzen zusammengesetzt. Das Phänomen heisst der Harnsäure-infarct der Neugeborenen (Virchow) und ist physiologisch noch nicht völlig aufgeklärt; derselbe hat keine pathologische Bedeutung.

Die Harnmenge nimmt entsprechend der sich steigernden Nahrungs-aufnahme vom zweiten bis fünften bis zehnten Tage schnell, vom zehnten bis sechzigsten Tage langsam zu. Dieselbe beträgt in dieser Zeit 130 bis

417 Ccm (C r u s e). Im Alter von ein bis zwei Jahren beträgt die tägliche Harnmenge 500 bis 600 Ccm, im Alter von vier Jahren nahezu ebensoviel. — Das specifische Gewicht des Harnes nimmt bis zum fünften bis zehnten Tage schnell, nach dem zehnten Tage wenig ab; dagegen nimmt der Phosphorsäuregehalt zu (C r u s e). Mittleres specifisches Gewicht 1005 bis 1010. Der Harn ist in den ersten Lebenstagen meist trübe, dunkel, sauer, später hell, strohgelb, meist neutral. — Die Stickstoffausscheidung ist bei Kindern relativ geringer, als bei Erwachsenen, noch geringer die Ausscheidung der Phosphorsäure; wahrscheinlich werden die retinirten Mengen dieser Substanzen zum Körperaufbau verwerthet. Aehnliches gilt für das Chlornatrium. In den ersten Lebenstagen enthält der Harn normal Spuren von Albumen, später nicht mehr.

Nervensystem und Sinnesorgane.

Bezüglich des Nervensystems verweisen wir auf die Einleitung zu den Krankheiten des Nervensystems. — Von den Sinnesorganen des Kindes ist die relativ geringe Ausbildung in der ersten Lebensperiode und die hohe Entwickelung in der späteren Periode des Kindesalters bemerkenswerth.

Für das O h r ist die Erfüllung der Paukenhöhle mit der gewulsteten Schleimhaut derselben bei Neugeborenen bemerkenswerth. Dieses Verhältniss, im Verein mit der Horizontalstellung des Trommelfelles, der Kürze des äusseren Gehörganges, der Rückständigkeit der Knochenbildung erklären die geringe Hörfähigkeit der Neugeborenen. Das Gehörvermögen nimmt meist durch die Umbildung dieser anatomischen Anlagen rasch zu und etwas ältere Kinder hören ausserordentlich fein.

Bezüglich des S e h v e r m ö g e n s beobachtet man schon sehr früh Fixation der Gegenstände und normal geregelte Augenbewegungen. Jüngere Kinder haben eine vorzügliche Sehschärfe. Der Refractionszustand ist in der Regel nach einer sehr kurzen Dauer von Myopie der hyperopische. Im weiteren Verlaufe der Entwickelung ist der Uebergang zur Myopie durch den Einfluss schlechter Schulbeleuchtung festgestellt.

Bezüglich des Tastgefühls sehr junger Kinder ist wenig zu ermitteln. Schreck, Kälte, Insektenstiche werden von sehr jungen Kindern lebhaft empfunden und das Unbehagen mit Geschrei geäussert. Aeltere Kinder haben ein sehr feines Tastgefühl, welches durch Uebung verfeinert wird.

Geruch und Geschmack sind schon bei Neugeborenen entwickelt.

Haut.

Die Haut des Neugeborenen ist mit einer weissen, schlüpfrigen
Masse (Hautschmiere, Vernix caseosa) überzogen, die in der Regel durch
das erste Bad entfernt wird. Die Haut ist geröthet, zart, mit feinen
Härchen bedeckt. In den ersten Wochen des Lebens findet eine ziemlich reichliche Abstossung der Epidermis Statt. Auch das von den Kindern mit zur Welt gebrachte Haupthaar fällt aus und wird durch neuen
Nachwuchs ersetzt. Die Schweissdrüsen functioniren in den ersten
Lebenswochen sehr wenig, dagegen ist die Secretion der Talgdrüsen
ziemlich lebhaft; bei einzelnen Kindern kommt es sogar zu Ansammlung des Talgdrüsensecrets auf der Kopfhaut (Seborrhoea). Es bilden
sich graue härtliche Schüppchen, welche sorgfältig entfernt werden
müssen.

Brustdrüsensecret.

Die Brustdrüsen der Neugeborenen befinden sich normal in einem
gewissen Zustande der Congestion und Schwellung und bei einer grossen
Anzahl von Kindern sondern dieselben ein milchähnliches Secret ab.
Dieser Vorgang führt zuweilen zu pathologischen Zuständen (Mastitis
der Neugeborenen).

Temperatur.

Ueber die Körpertemperatur der Neugeborenen liegen neue Untersuchungen von Sommer vor. Sommer fand die Temperatur nahezu
auf 37,7. Dieselbe nahm sogleich nach der Geburt ab bis auf 35.
Dies stimmt mit den früheren Untersuchungen von v. Bärensprung,
Roger u. A. Auch diese fanden kurz nach der Geburt ein Absinken
der Temperatur; indess kehrt alsbald eine Rückkehr zur Norm wieder
und die mittlere Temperatur des kindlichen Alters ist nicht verschieden
von derjenigen des Erwachsenen, nahezu 37,5° C. Tagesschwankungen
der Temperatur sind von Pilz und neuerdings schon bei Neugeborenen
von Sommer erwiesen worden. Bemerkenswerth ist, dass Kinder bei
geringen entzündlichen Affectionen zuweilen überaus hohe Fiebertemperaturen zeigen bis über 41° C.; auch sind die Differenzen zwischen
Morgen- und Abendtemperaturen im Fieber bei Kindern im Ganzen
grösser, als bei Erwachsenen; dem entsprechend ist auch der Effect

der antipyretischen Mittel ein erheblicher (Chinin, kalte Bäder, Natr. salicylicum); eine Eigenschaft, welche zu vorsichtiger Anwendung derselben mahnt. — Gewisse Krankheiten gehen mit beträchtlicher Herabsetzung der Körpertemperatur einher (Sclerem, Hydrocephaloid, kritischer Abfall nach Pneumonie). — Frühgeborene Kinder, Kinder mit angeborenem Herzfehler bewahren nur schwer ihre normale Körperwärme und kühlen überaus leicht ab. Dies ist die Folge der gestörten oder anomalen Blutcirculation.

II. Das kindliche Wachsthum.

Man hat bei Betrachtung des kindlichen Wachsthums vom pathologischen Standpunkt zwei Richtungen zu unterscheiden. a) Die Zunahme der Dimensionen, Längen- Breiten- und Dickenwachsthum. b) Zunahme des Gewichtes.

Die Beobachtung der Zunahme der Dimensionen ist für die Pathologie des Kindes vorzugsweise dadurch von Bedeutung, dass sich gewisse Krankheitsanlagen (constitutionelle Disposition) und Krankheitsvorgänge in der relativen Verschiebung der Dimensionen kund geben. So erkennt man aus der Verschiebung der Verhältnisszahlen zwischen Kopfumfang, Thoraxumfang und Körperlänge die rachitische, scrophulöse und tuberculöse Anlage und die Entwickelung der entsprechenden Processe (Liharzik). Von geringer Bedeutung ist die Beobachtung einer einzelnen Dimension, etwa des Längenwachsthums allein.

Dem gegenüber ist die Ueberwachung der Gewichtszunahme höchst bedeutungsvoll. In letzter Linie entscheidet sogar, mit Berücksichtigung gewisser Umstände, die Wage die fortgeschrittene oder rückständige Entwickelung eines Kindes.

Zunahme der Dimensionen. (Nach Liharzik).
Längenwachsthum des Gesammtskeletts.

Der neugeborene Knabe hat durchschnittlich eine Körperlänge von 50 cm, das Mädchen von 49 cm. Die Zunahme erfolgt innerhalb sechs zusammengehöriger Zeiträume, im 1., 3., 6., 10., 15., 21. Monate etwa um je $7\frac{1}{2}$ cm, von da ab in weiteren 17 bis zu 276 Monaten, in einer arithmetischen Reihe fortschreitenden Zeiträumen um je 5 cm.

Da das Gesetz für Knaben, wie für Mädchen gilt, so bleiben bei dem thatsächlichen Ergebniss der geringeren Längendimensionen der neugeborenen Mädchen um 1 cm, die Mädchen auch fernerhin stets in der Längenentwickelung zurück.

Von den einzelnen Skelettheilen hat vor Allem die Berücksichtigung der Dimensionen von Kopf und Thorax Werth für die Pathologie des kindlichen Alters; wir erwähnen hier deshalb nur noch die Verhältnisse dieser beiden.

Erwähnt sei zunächst das Verhalten der Fontanelle. Die grosse Fontanelle wird vom Stirnbein und den beiden Seitenwandbeinen gebildet und hat eine Rhombusgestalt mit nach vorn verlängerter Spitze. Die Fontanelle wird, wie Elsässer erwiesen hat, bis zum neunten Monat normaler Weise grösser, bis durch die, von den Rändern vorschreitende Verknöcherung allmälig der Schluss derselben herbeigeführt wird. Die Fontanelle hat für die Beurtheilung der Circulationsverhältnisse im Schädel eine gewisse Bedeutung. Pralle Füllung der Fontanelle kann unter Umständen die Ansammlung hydrocephalischer Flüssigkeit bedeuten. Einsinken der Fontanelle geht in der Regel mit allgemeinem Collaps des Kindes einher.

Kopfumfang.

Die mittlere Kopfperipherie der neugeborenen Knaben beträgt 35 cm; der Mädchen 34 cm. Das Wachsthum erfolgt wieder in den genannten zwei grösseren Zeiträumen in arithmetischer Reihe fortschreitend, so zwar, dass in der ersten Zeitperiode die Zunahme stetig $2\frac{1}{2}$ cm; in der zweiten stetig je $^{13}/_{34}$ cm beträgt.

Thoraxumfang.

Der Brustumfang der Neugeborenen beträgt durchschnittlich 31 cm; derselbe folgt in der ersten Periode bis zum 21. Lebensmonate dem Wachsthum der Kopfperipherie mit einer stetigen Zunahme von $3^9/_{34}$ cm in der Zeiteinheit der arithmetischen Reihe; von da an nimmt er bis zum 153. Lebensmonat um $1^5/_{34}$ zu, um nunmehr plötzlich stetig um $5^3{}_{34}$ bis zum Abschluss der Wachsthumsperiode zu steigen. Das Wachsthum des Brustumfanges ist also bis zum vollendeten zwölften Jahre ein mässiges, von da ab überaus rasch.

Aus dem Mitgetheilten ergiebt sich, dass der Brustumfang im Wachsthum dem Kopfumfang voraneilt; in der Norm erreicht er denselben zumeist schon im Verlaufe des zweiten Lebensjahres, und es ist ein Zeichen constitutioneller Anomalie, wenn im dritten Lebensjahre die Differenz zu Gunsten des Kopfumfanges ausfällt. — Die angegebenen Mittelzahlen sind selbstverständlich nicht absolut giltig, sondern von Nationalität, Klima, und Ernährungsweise beeinflusst; daraus erklären sich die Differenzen in den Angaben der einzelnen Autoren; jüngst hat Russow erwiesen, dass an der Brust ernährte Kinder den künstlich ernährten in einzelnen Monaten des ersten Lebensjahres um 2 bis 8 cm in der Körperlänge vorauseilen.

Zunahme des Gewichts.

Das neugeborene reife Kind hat durchschnittlich ein Gewicht von 2900 Gramm (Mädchen) — 3200 Gramm (Knaben); selbstverständlich variirt die Zahl mannigfach; auch kommen häufig grössere Zahlen zur Beobachtung. In den ersten drei bis vier Tagen nach der Geburt findet ziemlich regelmässig eine Gewichtsabnahme um etwa 6,51 bis 6,96 Proc. Statt. Durchschnittsverlust 222 Gramm, (Haake, Winckel, Quetelet). Die von da an datirende Gewichtszunahme findet nicht in der von Bouchaud, Quetelet und Fleischmann vorausgesetzten Regelmässigkeit, sondern häufig sprungweise Statt (Hähner, Ahlfeld). Die stärkste Zunahme fällt zuweilen in den zweiten, zuweilen in den vierten Monat. Die von Hähner gemachte reale Beobachtung ergab:

	Gewicht.	Zunahme.	Tägliche Zunahme.
Neugeborene	3100.		
1 Monat	3835	 735	 24,5
2 „	4930	 1095	 36,5
3 „	5540	 610	 20,3
4 „	6010	 470	 15,6
5 „	6680	 670	 22,3
6 „	7005	 325	. . . 10,8
7 „	7680	 675	 22,5
8 „	8100	 420	 14,0
9 „	8370	 270	 9,0
10 „	8680	 310	 10,3
11 „	9170	 490	 16,3
12 „	9470	 300	. . . . 10,0.

Es ist wichtig, die Thatsache der sprungweisen und unregelmässigen Zunahme zu kennen, damit diese physiologische Erscheinung nicht als anomal betrachtet wird und zu irrigen Maassnahmen Anlass giebt. — Russow constatirt eine beträchtliche Differenz in der Gewichtszunahme von Kindern, welche an der Mutterbrust und solchen, die künstlich genährt sind, zu Gunsten der ersteren; ausserdem ist bei diesen der Fortschritt der Gewichtszunahme regelmässiger. Im Allgemeinen verdoppelt sich das Gewicht der Kinder im fünften Monate und verdreifacht sich im zwölften Monate; nach Russow verdreifacht sich aber das Gewicht der künstlich ernährten Kinder erst im zweiten Jahre. Diese Differenz hält sogar für die späteren Jahre des Kindes vor, so dass noch im achten, zuverlässig aber im vierten Jahre, Kinder, welche an der Brust genährt wurden, um 2000 Gramm Mehrgewicht zeigen.

Aus allen diesen Thatsachen geht die hohe Bedeutung der Gewichtsbestimmungen für das Kindesalter hervor. Die Wage darf im Kinderzimmer nicht mehr fehlen. Am zweckmässigsten benutzt man eine kleine gepolsterte Decimalwage, auf welche das Kind nackt aufgebracht wird. Die Wägung findet zweckmässig alle acht Tage zu bestimmter, einmal festgesetzter Stunde Statt. Geringe Schwankungen des Gewichtes (20 bis 30 Gramm) werden durch Koth- und Harnansammlung bedingt, und ist von diesen Verhältnissen bei jedesmaligem Wiegen Notiz zu nehmen. — Die früher berührten Verhältnisse der Dimensionen des kindlichen Körpers weisen übrigens schon darauf hin, dass trotz des hohen Werthes der Wägungen die Wage allein den Ausschlag über die normale Entwickelung eines Kindes nicht giebt. Insbesondere ist wohl zu beachten, dass rachitische und scrophulöse Kinder zuweilen fettreich sind und hohes Gewicht zeigen. Bei diesen ergiebt das anomale Verhältniss der einzelnen Körperdimensionen zu einander, trotz erheblicher Gewichtszunahmen, den Beweis pathologischer Entwickelung; allerdings sind auch gerade bei diesen Kindern erhebliche Schwankungen der Gewichtszahlen vorherrschend.

III. Pflege und Ernährung.

Die Erfahrungen über die Ursachen der Kindersterblichkeit, welche unter allen Himmelstrichen, bei allen Nationen darin übereinstimmen, dass die Mortalität in dem Maasse wächst, als dem Kinde die Muttermilch entzogen und eine geringerwerthige Nahrung dafür eingesetzt wird, concentrirt die kindliche Pflege auf die Leitung der Ernährung. Wenn man erwägt, dass z. B. in Berlin fast die Hälfte der unehelich Geborenen im ersten Halbjahre stirbt, und dass von 2835 unter einem Jahre Gestorbenen 2315 = 81,6 mit künstlicher oder gemischter Nahrung ernährter Kinder sich befanden, so leuchtet die Bedeutung der Ernährungsfrage ohne Weiteres ein. Dabei kann nicht in Abrede gestellt werden, dass auch klimatische Einflüsse (Temperatur, Wasserniederschläge, Grundwasserstand) in gewissem Grade wirken; indess ist ihre Tragweite gegenüber den Einflüssen der Ernährung geradezu bedeutungslos. Die Diätetik des kindlichen Alters ist also im Grossen und Ganzen die Lehre von der Ernährung der Kinder; die anderen diätetischen Maassnahmen, ausgenommen die Zuführung frischer Luft und die Durchführung der Reinlichkeit, sind ihr gegenüber Nebendinge.

Das neugeborene Kind muss vernehmbar schreien und solchermaassen die eingeleitete Respiration deutlich documentiren. Die Abnabelung geschieht wenige Minuten nach der Geburt. Bei mangelhafter Respiration, cyanotischer oder leichenblasser Hautfarbe regt man alsbald, nach Entfernung der Schleimmassen aus Pharynx und Trachea, (eventuell ist die Trachea mit einem rasch eingeführten elastischen Katheter auszusaugen) die Athmung durch kalte Uebergiessung in warmem Bade an. Man unterstützt die Wirkung nöthigen Falles durch die von Schultze empfohlene Methode des Schwingens der Kinder, ferner mittelst Frottiren und Reizung der sensiblen Hautnerven durch Schläge auf die Nates und eventuell durch Application des faradischen Stromes. Im ersten Bade wird der die Haut des Kindes überziehende fettige Schleim (Vernix caseosa) entfernt; die am Kinde haftende doppelt unterbundene Nabelschnur etwa 10 cm lang, wird in ein Läppchen gehüllt mit der Nabelbinde befestigt. Das angekleidete Kind wird, ohne dass es gewickelt wird, in ein, den ganzen kindlichen Körper schützendes Federkissen (Steckbett) gebracht. In dieser Art von Kissen verbleibt das Kind bis gegen Ende des dritten Lebensmonates. Von da an wird das Kind ohne jede Einwickelung in halbliegender Stellung auf beiden Armen getragen, bis es sich selbst energisch aufrichtet und aufrecht sitzend bleibt. Bezüglich der ersten Gehversuche hat man sich gänzlich dem eigenen Ermessen der Kinder zu überlassen. Mit wachsender Muskelkraft stellt sich das Kind selbstthätig auf die Beinchen.

Eine besondere Beachtung erheischt in den ersten Lebenstagen die Nabelschnur. Die Nabelschnur enthält die beiden gewundenen Nabelarterien und die Nabelvene, umgeben von der Wharton'schen Sulze. Alles dies eingeschlossen von der Nabelschnurscheide (Vagina funiculi umbilicalis). Nach stattgehabter Durchschneidung und Unterbindung ziehen sich die Nabelschnurgefässe zurück und es erfolgt allmälig die Ein-

troeknung des ganzen Nabelschnurrestes, welche mittelst Herstellung
einer Demarcationslinie in der Zeit vom ersten bis vierten Tage zur
Abstossung der Gebilde führt. Dieser Vorgang involvirt einerseits die
Möglichkeit einer septischen Infection mit Nachfolge von Phlebitis oder
Erysipelas, andererseits das Eintreten von Nachblutungen aus den
schlecht contrahirten Gefässen am Bauchnabel des Kindes; auch Tetanus
kann von der Nabelwunde aus inducirt werden. — Man hat also ebenso
die Möglichkeit der Infection, wie jede Zerrung zu verhüten.

Die Temperatur der ersten Bäder ist auf 29 bis 30° R. zu nor-
miren; heissere Bäder können möglicherweise Pemphigus erzeugen
(Bohn); man geht später mit der Temperatur des Badewassers ein
wenig herab bis 27° bis 28° R., badet im ersten Lebensjahre täglich,
später nur zwei Mal wöchentlich, noch etwas kühler, während in den
Zwischentagen kühle Waschungen des ganzen Körpers allmälig und
vorsichtig zur Anwendung kommen. Energische Abhärtungsversuche
des kindlichen Körpers sind in den ersten Lebensjahren verwerflich.

Die Nothwendigkeit scrupulöser Reinlichkeit, welche sich sowohl
auf die das Kind umgebende Atmosphäre, als auf die Kleidung und
Nahrung erstreckt, leuchtet heutigen Tages wohl jedem Arzte ein.
Dieselbe umfasst vor Allem auch präcises Wechseln der Wäsche, die
fleissigste Lüftung des Schlafraumes, selbst bei sogenannten Erkältungs-
krankheiten (Pneumonie) und bei contagiösen Fiebern (acuten Exanthemen etc.). In der frühesten Lebensperiode sind die Reinhaltung des
Mundes, Waschungen desselben mit schwachen Lösungen antimycotischer
Mittel (Borax, Kali hypermanganicum) das vorzüglichste Schutzmittel
gegen Soor und Stomatitis.

Wie angedeutet, treten alle die angeführten Maassnahmen, so wichtig
sie an und für sich sind, in den Hintergrund, gegenüber der präcisen
Lösung der Ernährungsfrage.

Die Nahrung, auf welche das neugeborene Kind angewiesen ist, ist
die Muttermilch. Die Brüste der Frau sondern wenige Stunden nach
der Geburt eine milchähnliche Flüssigkeit, Colostrum, ab; nach wenigen
Tagen kommt es zur Secretion der eigentlichen Milchflüssigkeit. Das
Colostrum unterscheidet sich von der Milch durch einen eigenthümlichen
Eiweisskörper, Serumalbumin, reichlicheren Fettgehalt, die grossen
Colostrumkörperchen und etwas grösseren Salzgehalt. Aus letzteren
beiden Eigenschaften leitet man die zuverlässig leicht abführende Wir-
kung des Colostrums her. — Die ausgebildete Frauenmilch enthält nach
Simon etwa:

Wasser 833,6
Caseïn 34,3
Butter 25,3
Milchzucker. 48,2
Salze . . . . . . 2,3.

Den Werth der Frauenmilch für den Zweck der Ernährung hat man früher versucht aus der Form und Zahl der Milchkügelchen festzustellen (Bouchut, Fleischmann); neuerdings sind von Conrad verbesserte Methoden der Prüfung (Lactodensimeter, Lactobutyrometer) angegeben worden. Entscheidend für die Leistungsfähigkeit der Milch ist die Gewichtsbestimmung des zu ernährenden Kindes. — Die dem Kinde zu verabreichende Zahl von Mahlzeiten ist durch Ahlfeld und Hähner und Camerer auf sechs bis sieben festgestellt worden, neuerdings aber von Biedert noch mehr reducirt. — Des Nachts thut man gut, dem Kinde die Brust überhaupt nicht zu reichen. Man gewöhnt dadurch Mutter und Kind des Nachts zu schlafen und verhütet auch, dass die Mütter die Säuglinge ins Bett nehmen und der Gefahr des Erdrückens aussetzen. — Jede gesunde Mutter ist zum Säugegeschäft heranzuziehen und es ist überraschend, dass fortgesetztes Anlegen an eine anfänglich wenig Milch gebende Brust die Leistungsfähigkeit der Brust steigert (Hähner). Phthisis pulmonum, Carcinose, Scrophulose machen die Mutter zum Säugegeschäft unfähig. Auch die Mastitis schliesst fast immer die Mutter vom Säugegeschäft aus; nicht so die Syphilis; bezüglich dieser Krankheit kommt es darauf an, in welcher Zeit die Mutter dieselbe acquirirt hat. Ist die Syphilis in den letzten Wochen der Gravidität acquirirt worden (gewiss der seltenste Fall) und das Kind zeigt gleich bei der Geburt keine Spuren der Krankheit, so bleibt es von der Mutterbrust fern. — Die Entwöhnung der Kinder muss in grossen Städten während des Hochsommers möglichst vermieden werden. Wiederkehr der Menstruation bei der Mutter macht die Entwöhnung nicht direct nothwendig, wenngleich die Milch menstruirter Frauen 7 Proc. weniger Wasser und 8 Proc. mehr Caseïn enthält (Archambault). Bei neuer Schwangerschaft erheischt die Rücksicht auf Mutter und Fötus allerdings die Unterbrechung des Säugegeschäftes. Im Grossen und Ganzen ist die Zeit des zehnten bis elften Monates zur Entwöhnung geeignet. Der Zahndurchbruch entscheidet darüber ungleich weniger, als die Jahreszeit. Bis ins zweite Jahr hinein die Kinder säugen zu lassen, halte ich für schädlich, wenngleich auch mir gute Resultate bekannt sind. In der Regel sind aber die Resultate schlecht.

Der nächste Ersatz der Mutterbrust ist die Ammenbrust. Ueber die Wahl der Amme entscheidet sorgfältigste ärztliche Untersuchung. Alle bei der Mutter erwähnten Uebel machen die Amme untauglich. Syphilis steht natürlich ganz ausser Frage. Selbst Ammen mit cariösen Zähnen sind suspect und werden gern gemieden. Dass die Amme im Säugegeschäft dem Alter des Kindes entspreche, ist nicht durchaus nothwendig, indess sind allzu grosse Differenzen zu meiden.

Von den eigentlichen Surrogaten der Frauenmilch unterscheidet man zwei Hauptgruppen. In die erste Gruppe gehören solche, welche in der ausgesprochenen Absicht gereicht werden, von vornherein die Mutterbrust zu ersetzen. Hierher gehören:

1) Kuhmilch, 2) condensirte Schweizermilch, 3) Biedert's Rahmgemenge, 4) Liebig's Nahrung in Pulver oder Extractform. Nach den früher angegebenen physiologischen Thatsachen (s. pag. 6) sind hier alle jene Substanzen ausgeschlossen, welche Amylum in nicht gelöster Form enthalten. — In die zweite Gruppe gehören diejenigen Nahrungsmittel, welche erst von einem bestimmten Lebensalter des Kindes an, als Ersatzmittel der Mutterbrust eintreten oder nur als Zusatzmittel zur Kuhmilch Werth haben. Hierher gehören die sogenannten Kindermehle.

Kuhmilch enthält im Gegensatze zur Frauenmilch in 100 Theilen:

Wasser	85,7
Caseïn	4,82
Albumin	0,75
Butter	4,30
Milchzucker	4,03
Anorganische Salze	0,54.

Die Kuhmilch enthält also bei nahezu gleichem Wassergehalt mehr Caseïn, Albumin, Butter und Salze als die Frauenmilch, dagegen weniger Zucker. Nachgewiesen ist, dass das Kuhcaseïn sich chemisch anders verhält, als das Frauencaseïn (Simon, Biedert). Letzteres ist durch chemische Agentien (Salpetersäure, Essigsäure, Gerbsäure, Sublimat etc.) weniger leicht fällbar, als ersteres. Auch sind die in der Frauenmilch entstehenden Geriunsel lockerer; die Gerinnung und Fäulnissgährung entsteht überdies in der Kuhmilch rascher, als in der Frauenmilch (Baginsky). Aus diesen Gründen ist die Kuhmilch bei jeder Verdünnung und Vermischung der Frauenmilch nicht gleich zu machen. Schwierigkeiten macht ausserdem die Beschaffung guter Kuhmilch. Dieselbe setzt eine bestimmte Fütterungsart voraus, wie sie nur in den neuerdings angelegten Milchkuranstalten geleistet wird (Cnyrim, Treutler). Die Uebertragung der Tuberculose von dem Thiere auf das Kind ist nicht ganz ausgeschlossen (Bollinger), kann indess durch Abkochen der Kuhmilch vermieden werden (Aufrecht). Uebertragung exanthematischer Krankheiten, von Diphtherie, Scarlatina, Typhus, durch die Milch ist erwiesen (Englisches Gesundheitsamt). Trotz alledem ist die Kuhmilch das beste Surrogat der Frauenmilch. Man verabreicht sie gekocht (am besten im Bertling'schen Milchtopf), ganz jungen Säuglingen in der Verdünnung von 1 : 4 mit einem geringen Zusatz dünnen Schleimes. Mit wachsendem Alter steigt der Milchzusatz, so dass etwa im zehnten Monat reine Milch gegeben wird. — Rudisch glaubt die Kuhmilch verdaulicher zu machen durch Zusatz von einem halben Theelöffel diluirter Salzsäure zu einem viertel Liter Milch und 10 bis 15 Minuten langes Aufkochen. — Neuerdings ist zur Beförderung der Verdaulichkeit der Zusatz des Lactin (Grob, Kunz, Albrecht) empfohlen worden. Dasselbe besteht aus Milchzucker (95,48), Wasser (1,93), Salze (12,59). Aehnlich ist auch Paulcke's Milchsalz zusammengesetzt. Etwa vom sechsten Lebensmonat an kann man der Kuhmilch etwas Fleischbrühe zusetzen (Fleischmann). — Die zu verabreichenden Milchmengen sind individuell verschieden. Nach Ahlfeld verbraucht ein Kind in der

4.	Woche	täglich	576	Gramm
5.	„	„	655	„
6.	„	„	791	„
12.	„	„	840	„
18.	„	„	1048	„
24.	„	„	1069	„
30.	„	„	1316	„

Diese Angaben beziehen sich allerdings auch auf die der Mutterbrust entnommenen Milchmengen. Nach den neueren Untersuchungen Biederts würden sich diese Quantitäten noch erheblich einschränken lassen, und es kann nicht geleugnet werden, dass viele Kinder durch zu reiche Nahrungszufuhr in der Ernährung geschädigt werden und an Diarrhoeen erkranken.

Schweizermilch. Die Schweizermilch ist mit Zucker zu Syrupconsistenz eingedickte Kuhmilch. Sie enthält durchschnittlich:

$$\text{Aq.} \quad . \quad . \quad . \quad . \quad . \quad 24,4 \text{ Proc.}$$
$$\text{Fett} \quad . \quad . \quad . \quad . \quad . \quad 13,6 \quad „$$

2*

Milchzucker . .	18 Proc.
Rohrzucker . . .	30 „
Albuminate . . .	28,1 „
Salze	2,6 „

Die Erfahrungen über die Schweizermilch laufen sämmtlich dahin hinaus, dass sie nur für die ersten Monate zur Ernährung genügt; in den späteren Monaten nährt sie in zu grosser Verdünnung nicht genug; in zu geringer macht sie wegen des überreichen Zuckergehalts Dyspepsie (Fleischmann). Man verabreicht sie in Verdünnungen von 1 : 18 bis 1 : 10. Dadurch, dass es dem Apotheker Scherff in Berlin gelungen ist, die Kuhmilch ohne jeden Zuckerzusatz in gut verschlossenen Flaschen zu conserviren, ist die condensirte Schweizermilch überwunden und ihr Verschwinden aus der Reihe der Kindernahrungsmittel nur noch eine Frage der Zeit.

Biedert's Rahmgemenge. Die hohe Gerinnbarkeit des Kuhcaseïn und die daraus resultirende Unverdaulichkeit desselben, ferner die sich mehr und mehr bestätigende Erfahrung, dass ein gewisser Fettgehalt der Nahrung die Resorption und Assimilation der Eiweissstoffe befördere, veranlasste Biedert nach früherem Vorgange von Ritter den Milchrahm zur Ernährung zu verwerthen. Die Nahrung soll nicht mehr als 1 Procent Caseïn enthalten. Er giebt folgende Mischungen für die verschiedenen Altersstufen und für die verschiedene Verdauungskraft des kindlichen Intestinaltracts an.

		Rahm. Liter.	Wasser. Liter.	Milchzucker. Gramm.	Milch. Liter.		Caseïn. Procent.	Fett. Procent.	Zucker. Procent.
Gem.	I. :	1/8	3/8	15	0	(= 1		2,5	3,8)
	II. :	„	„	„	1/16	(= 1,4		2,7	3,8)
	III. :	„	„	„	1/8	(= 1,8		2,7	3,8)
	IV. :	„	„	„	1/4	(= 2,3		2,9	3,8)
	V. :	„	„	„	3/8	(= 2,6		3	3,9)
	VI. :	„	1/4	10	1/2	(= 3,2		2,8	4)

Später ist von ihm ein künstliches Rahmgemenge aus Butter, Kalialbuminat, Zucker und Salzen dargestellt worden (zu beschaffen durch Apotheker Münch in Worms). Die Erfahrungen über den Werth der Rahmgemenge zur Kinderernährung lauten nicht ungünstig (Banze, Monti).

Den Uebergang zu den mehlhaltigen Surrogaten der Muttermilch bildet die Liebig'sche Suppe. Sie enthält ein unter Zusatz von Milch und Weizenmehl und Malzdiastase hergestelltes Dextrin. Die

Schwierigkeit der Herstellung am eigenen Heerd veranlasste alsbald die Darstellung der Suppe in Extractform (Liebe, Löflund, Scheller etc.). Meine Erfahrungen über die beiden letztgenannten Surrogate kann ich dahin zusammenfassen, dass das Biedert'sche Rahmgemenge frisch bereitet in der That gut vertragen und gern genommen wird. Die Kinder gedeihen dabei und man sieht dyspeptische Störungen mitunter in erfreulicher Weise aufhören; allerdings nicht in allen Fällen, und Biedert selbst hat ja darauf hingewiesen, dass unter Umständen die Toleranz der Kinder gegenüber der Fettzufuhr gestört ist (Fettdiarrhoe). — Die Liebig'sche Nahrung wird auf die Dauer von jedem Kinde verweigert, selbst wenn sie in vorzüglicher Zubereitung demselben dargeboten wird.

Von den eigentlichen Kindermehlen, welche jetzt in überstürzter Weise producirt werden*), ist das Prototyp das Nestlé'sche Mehl. Dasselbe besteht nach Hager aus

40 Procent		Zucker
5	„	Fett
15	„	Proteïnstoff
30	„	Dextrin und Amylum.

Dasselbe ist vom Ende des dritten Lebensmonats als Ersatz der Muttermilch nicht abzuweisen, indess ergeben die Erfahrungen aller Autoren, dass längerdauernde Ernährung mit diesem oder einem der anderen Kindermehle leicht Dyspepsien erzeugt. — Die rasche Zersetzung der Surrogate bei Körpertemperatur habe ich durch Versuche im Verdauungsofen erweisen können. Demme hat die rapide Entwickelung mycotischer Darmaffectionen im Kinderdarm unter ihrem Gebrauch beobachtet. Neuerdings fand derselbe Autor bei Kindern, welche zu früh mit Amylaceen ernährt wurden, eine Blutveränderung in der Weise, dass die rothen Blutkörperchen im Verhältniss zu den weissen an Zahl abnahmen. Rechtzeitiger Uebergang zur Ammenbrust liess eine deutliche Vermehrung der rothen Blutkörperchen erkennen.

Nach der Entwöhnung und im fortschreitenden Alter des Kindes nähert sich die Ernährung desselben mehr und mehr derjenigen der

---

*) Die erwähnenswerthesten modernen Präparate sind: Kindermehl von Giffey & Schiele, Faust & Schuster. Frerichs, Timpe's Kraftgries, Hartenstein's Leguminose, Opels Kinderzwieback. Mehle von geringerem Nährwerth sind Dextrinmehl von Sambuc, Zealenta, Maizena, Racahout.

Erwachsenen an. Mit Rücksicht auf den lebhaften Bedarf des kindlichen Körpers für Substanzen zum Körperaufbau wird man einen
gewissen Reichthum stickstoffhaltiger Nahrungsmittel gewähren können.
Vegetabilien, welche die Verdauung belasten, überreiche Zuckermassen
und Amylaceen wird man möglichst reduciren. Die Darreichung exci-
tirender Genussmittel, Thee, Kaffee, alkoholischer Getränke ist schädlich
und muss unterbleiben; selbst der Wein soll nur unter den, aus bestimmten pathologischen Bedingungen hervorgehenden Indicationen, gereicht werden.

IV. Die Untersuchung des Kindes.

Die Untersuchung des Kindes erheischt, wie wenige andere Leistungen des Arztes, methodisches Vorgehen unter Inanspruchnahme
nahezu aller Sinnesorgane. Nur grosse Uebung verschafft diejenige
Sicherheit, welche rasch zum Ziele führt; ausserdem entscheidet nicht
das Wissen allein, sondern nebenbei ein liebevolles Eingehen auf die
Individualität des kindlichen Charakters, welches geradezu des Kindes
Vertrauen und Gegenliebe weckt, über die Fähigkeiten des Kinderarztes.
Auf der anderen Seite ist allzu grosse Nachgiebigkeit nicht von Nöthen,
vielmehr muss dem im Alter etwas fortgeschrittenen Kinde die Unaus-
weichlichkeit des ärztlichen Willens zum Bewusstsein kommen. Es
leuchtet ein, dass die richtige Mitte zwischen Liebe und Strenge zu
finden nicht immer ganz leicht ist, und dennoch hängt davon nicht allein
die Präcision der Diagnose, sondern überaus häufig auch der Erfolg der
Therapie ab.

Die Schwierigkeiten, welche sich bieten, werden einigermassen auf-
gewogen durch die beschränkte Zahl der hauptsächlichsten pathologischen
Processe im Kindesalter. — Die Anamnese hat bei den Kinderkrankheiten im Allgemeinen geringere Bedeutung, weil die complicirten chronischen Krankheiten, wie sie Erwachsenen eigen sind, zu den Seltenheiten gehören: es kann sogar kommen, dass anamnestische Angaben
der Umgebung, welche mit Vorliebe an in die Augen stechende Ereignisse
anknüpft, den Arzt zum Irrthum führen, wenn er dieselben nicht scharf und
logisch controlirt.

Es ist äusserst vortheilhaft das zu untersuchende Kind zunächst
für einige Zeit in der Ruhe, am besten im Schlaf zu beobachten. Man
überblickt das Aussehen der Gesichtszüge, die Farbe des Gesichtes,
der Lippen, Schweissabsonderung, die Art der Respiration, achtet ins-

besondere auf Lage des Kopfes, sichtbare Bewegungen an der Fontanelle, an Nase und Mund; weiterhin horcht man nach der Respiration,
achtet auf die fernhin vernehmbaren Geräusche, Stöhnen, Pfeifen und
Rasseln, bestimmt mit der Uhr die Respirationszahl und riecht nach
dem Athem. Mit grosser Vorsicht schleicht man sich gleichsam mit
der wohl durchwärmten Hand nach dem Handgelenk des Kindes, um
den Puls zu erfassen, bestimmt dessen Zahl, die Spannung und Excursion der Arterie und was vor Allem wichtig ist, forscht nach der exacten
Regelmässigkeit der Pulsschläge. Alsdann entfernt man vorsichtig die
deckenden Betthüllen und schlägt das Hemdchen zurück. Erwacht das
Kind dabei nicht, was mit Berücksichtigung der gesetzten Störung
einen Maassstab für die Tiefe des Schlafes ergiebt, so besichtigt man
die Hautfarbe, die Form von Thorax und Abdomen und die Excursionen
desselben bei der Respiration.

So unscheinbar diese erste Prüfung ist, so giebt sie doch in der
mannichfachsten Weise diagnostische Winke und Anhaltspunkte.

Haltung und Lage.

In den ersten Monaten des Lebens nimmt das Kind in der Regel
eine Lage ein, welche man ihm giebt, nur die Schenkel werden, wenn
irgend möglich, nach dem Leibe hinaufgezogen und verharren in nahezu
gekreuzter Richtung. Kinder, welche an heftigen Kopfschmerzen, an
Nackenstarre, an Ohrenschmerzen leiden, haben selbst, wenn sie im
Schlafe sind, eine stark nach rückwärts gebogene Kopfhaltung. Der
Kopf ist gleichsam in die Kissen eingebohrt. Das Gleiche geschieht
bei Kindern mit Respirationshindernissen in der Larynxgegend, bei angeborener Struma, acuter Laryngitis, Croup. — Aeltere Kinder nehmen
unter gewissen Verhältnissen, insbesondere bei Erkrankungen der
Lungen und Pleura diejenige Lage ein, welche der geringsten Behinderung der Athmung oder der geringsten Schmerzhaftigkeit entspricht,
so bei pleuritischem Exsudate auf der Seite des Exsudates, bei acuter
Pleuritis auf der, der Pleuritis entgegengesetzten Seite. Orthopnoë ist
bei Kindern sehr selten. Die Neigung, auf dem Bauche zu liegen, oft
unerklärlich, ist häufiger. Gelenksaffectionen beeinflussen die Lage,
wie bei Erwachsenen; es wird die Lage des gebeugten Gelenkes aufgesucht. — Dyspnoë bei Laryngostenose, Hydrops, septische Infection
mit enormer Temperatursteigerung (Osteomyelitis, septische Scarlatina etc.) erzeugen andauernde Unruhe und steten Wechsel der Lage
(Jactationen).

Hautfarbe.

Die Hautfarbe des gesunden Kindes ist in der Ruhe ein schwaches Rosa. In der ersten Lebenswoche kann die normale Hautfarbe zwischen tiefem Dunkelroth und Rosa sein. Bei Icterus neonatorum kommen die Farbennuancen der Mischungen des Dunkelroth und Gelb zum Vorschein; zuweilen wird die Hautfarbe dadurch intensiv Orange. Bei angeborenem Vitium cordis ist die Hautfarbe cyanotisch. Acute Diarrhoeen, chronische Dyspepsie, Rachitis, langdauernde Eiterungen, insbesondere aber Nephritis, erzeugen Leichenblässe der Haut. Im Collaps wird die Hautfarbe fahl, aschgrau. An Pneumonie erkrankte Kinder zeigen rosige Wangen bei sonst bleicher Hautfarbe. Der rasche Wechsel der Hautfarbe von Rosa zur tiefen Bleiche ist prognostisch bei Kindern von eminenter Bedeutung und ist das Zeichen des drohenden Todes. — Rachitische Kinder zeigen oft, insbesondere im Sommer, eine fein dunkelroth punktirte Haut (Miliaria rubra, in Folge des Schwitzens) an Kopf und Rumpf. — Tief dunkelrothe Hautfärbung an Bauch, Schenkel und Nates sieht man bei jüngeren Kindern als Reste von vorangegangenem Intertrigo.

Gesichtsausdruck.

Der Gesichtsausdruck des gesunden schlafenden Kindes ist ungemein anmuthend, freundlich. Derselbe wird erheblich verändert durch rapide Wasserentziehung (Cholera), Schwinden des Fettpolsters (lang andauerndes Fieber, Phthisis, Athrepsie) und durch Schmerzen. Die ersten beiden causalen Momente vereint, erzeugen die bekannte Facies hippocratica, diese documentirt sich durch tief liegende, im Schlafe nur halbgeschlossene Augen mit dunkeler Umrandung, spitzer Nase und mageren, blassen, enggeschlossenen Lippen. Das allmälige Schwinden des Fettpolsters in Folge von Athrepsie etc., erzeugt das Greisengesicht der Kinder mit reicher Faltenbildung. Das schmerzverzogene Gesicht zeigt auch im Schlafe häufig mimische Bewegungen (Zuckungen), es ist in der Regel etwas bleich und hat etwas stärker markirte Gesichtsfurchen. — Bei Dyspnoë sind die Nasenflügel etwas weiter geöffnet und machen inspiratorische Dilatationen; der Mund steht offen, die Lippen sind zumeist trocken, auch mit Borkchen bedeckt, rissig und von dunkler Farbe. Dies vereint, giebt dem Gesicht einen ängstlichen Ausdruck. Tiefleidend (Abmagerung mit Blässe vereint) wird der Ausdruck des Gesichts in der Entwickelung der tuberculösen Meningitis. — Der Gesichtsausdruck rachitischer Kinder ist durch die Veränderungen der

Knochen oft geradezu widerwärtig, Kopf und Gesicht werden breit und viereckig (Tête carrée). Gesteigerte Reflexerregbarkeit, Neigung zu Convulsionen, äussert sich beim schlafenden Kinde oft durch Verziehen des Mundes zum Lächeln, und durch Kaubewegungen.

Puls und Respiration.

Von Puls und Respiration ist oben (pag. 3) schon gehandelt. Schwerwiegend ist für beide Phänomene die Unregelmässigkeit; bei der Respiration insbesondere die eigenthümliche als Cheyne-Stokes'sche Phänomen beschriebene Athmung, die sich aus rhythmischem Wechsel zwischen gesteigerter Athmungszahl und Tiefe, langsamer Abnahme beider und langer Athmungspause zusammensetzt. — Auch tiefe Seufzer sind pathognostisch von höchster Bedeutung (tuberculöse Meningitis). — Schnarchende Respiration ist nahezu charakteristisch für Pharynxaffectionen (Lähmung der Muskeln des Velum), stossende Respiration für entzündliche Affectionen der Lunge.

Nachdem dies Alles geprüft ist, thut man gut, kleinere Kinder aufnehmen zu lassen, wenn sie erwacht sind. Leider ist der Arzt oft gezwungen, den Schlaf zum Zweck der weiteren Untersuchung direct zu stören; hierbei ist indess äusserst zartes und behutsames Vorgehen nöthig, um die Kinder nicht zu erschrecken. — Das wache Kind wird mit dem Gesicht der Lichtquelle zugekehrt. Man prüft nun zunächst das Sensorium, bei älteren Kindern durch Fragen, die man an die Kinder richtet, bei jungen durch Vorzeigen glänzender oder das Kind sonst lockender Gegenstände (Uhr, Spielzeug). Das sensoriell freie Kind folgt den vorgehaltenen Gegenständen mit den Augen. — Dies giebt gleichzeitig Gelegenheit, die Beweglichkeit der Augenmuskulatur und das Verhalten der Pupillen zu prüfen. Insbesondere ist es wichtig, auf etwa vorhandenen Strabismus und auf Ungleichheit der Pupillen zu achten. — Weiterhin werden die Kinder am besten völlig nackt untersucht. — In der Regel hat man hierbei Gelegenheit, des Kindes

Geschrei

wahrzunehmen und zu beobachten. Dasselbe hat vielfach pathognostischen Werth, indess lernt man aus der Beschreibung hier wenig; ein richtiges Urtheil verschafft nur die stete Uebung. Ganz allgemein lässt sich sagen, dass das aus einfachem Unbehagen oder Zorn hervorgehende Kindesgeschrei in einem die Exspiration begleitenden langgedehnten

Kreischen mit den vorherrschenden Vocalen a oder ä sich ausdrückt, während das Schmerzgeschrei unzweifelhaft mehr den Vocal i einschliesst. Kinder, welche an schmerzhaften Erkrankungen der Respirationsorgane leiden, zeigen ein kurz abgebrochenes, wie unterdrücktes Geschrei. Das Geschrei von Kindern, welche heftige cephalische Schmerzen, oder Ohrenschmerzen haben, ist ausserordentlich kläglich, zuweilen gellend (Cri hydrencéphalique) und klingt wie in Winseln aus. Die Berührung besonders schmerzhafter Stellen (bei Fracturen) ist von unverkennbarem, mit erneuter Kraft aufgenommenem Kreischen gefolgt, und ist von dem Schreien aus einfachem Unbehagen sehr wohl zu unterscheiden. Im Collaps befindliche Kinder schreien fast gar nicht. — Im Anschlusse an das Geschrei ist man häufig in der Lage den

Husten

zu beachten. Heftiger anfallsweiser Husten mit suffocatorischer langgedehnter tönender Inspiration, allmäliger Abnahme, Unterbrechung, und erneuter Aufnahme des Anfalles (Reprise) charakterisirt den Keuchhusten (Tussis convulsiva). Neckender, fortdauernd quälender Husten ohne vernehmbare Lösung von Schleimmassen ist der Bronchitis und Pleuritis eigen. Kurzer, wie absichtlich unterdrückter Husten mit Verziehung des Gesichtes, kommt der Pneumonie zu. Bellender, heiserer Husten ist ein Characteristicum acuter Larynxaffection, feuchter, leichter und loser Husten des einfachen Bronchialkatarrhs. Nicht selten schliesst sich an Geschrei und Husten das unter Laryngismus stridulus beschriebene eigenthümliche respiratorische Phänomen.

Bei dem entblössten Kinde wird nunmehr nochmals die Hautfarbe geprüft, mit der leicht die Haut überstreichenden Hand von dem Feuchtigkeitsgrade derselben Kenntniss genommen, endlich durch längeres Anlegen der Hand in der Nähe der Schenkelbeuge oberflächlich die Hauttemperatur geprüft. Alsdann schreitet man zur methodischen Untersuchung und beginnt am besten am Kopf des Kindes.

Kopf und Hals.

Man prüft Dichte des Haares, insbesondere am Hinterhaupt, die Oberfläche und Beschaffenheit der Kopfknochen durch leichtes Betasten vorzugsweise der bei Rachitis afficirten Stelle (Tubera frontalia und parietalia); mit etwas stärkerem Druck, indess vorsichtig fühlend, überzeugt man sich von der Widerstandsfähigkeit der Knochen, insbesondere

an der Schuppe des Hinterhaupts. Dieselbe lässt sich zuweilen pergamentartig federnd bewegen (weicher Hinterkopf); sodann prüft man bei
jungen Kindern Weite, Spannung und Bewegung der Fontanelle; mit
aufgelegtem Ohr horcht man wohl auch nach dem dort etwa vernehmbaren Hirngeräusch.

Das Hirngeräusch ist ein mit dem Arterienpuls synchrones
Blasegeräusch, welches im Alter vom sechsten Lebensmonat bis zum
vierten Lebensjahre am Schädel der Kinder, insbesondere in der Nähe
der grossen Fontanelle vernehmbar ist. Die ihm ursprünglich (von
Fischer 1832) beigelegte pathognostische Bedeutung ist neuerdings von
Jurasz (1877) bestritten und das Phänomen als ein physiologisches
dargestellt worden. Seine Entstehung wird von der Mehrzahl der
Autoren in die Arterien des Gehirns (Art. basilares, Wirthgen), von
Jurasz in die Carotis verlegt. Hennig fasst dasselbe als ein venöses
Geräusch auf. Unzweifelhaft ist dasselbe bei Rachitis des Schädels
besonders häufig zu beobachten (Ritter, Epstein), und so nicht
völlig ohne pathologische Bedeutung. Ich kann allerdings versichern,
dasselbe bei ganz gesunden Kindern gehört zu haben. — Dasselbe ist
wohl zu unterscheiden von den mit der Respiration synchronen, nach
dem Schädel fortgeleiteten Respirationsgeräuschen. — Weiterhin prüft
man in der oben angegebenen Weise das Sensorium.

Vom Kopfe wendet sich die Untersuchung dem Halse zu. Die
untersuchenden Finger gleiten am Hinterhaupt entlang nach dem
Nacken, prüfen den Zustand der Nackenmusculatur; den Grad ihrer
Spannung und die davon abhängige Kopfhaltung. Dieselben betasten
sodann seitlich die cervicalen Lymphdrüsen, greifen endlich nach vorn
in die Gegend der Unterkieferwinkel um etwaige Schwellungen der
Lymphdrüsen zu entdecken, befühlen die Mm. sternocleidomastoidei,
und stellen ihren Spannungsgrad und ihr Volumen fest, fühlen mit etwas
kräftigerem Druck nach der Gegend vor dem Tragus des Ohres (Schmerzhaftigkeit bei Otitis) und beschliessen die Untersuchung mit der Grössen-
bestimmung der Glandula thyreoidea. Schwellungen der cervicalen
Lymphdrüsen geben Aufschluss über Kopfexantheme, chronisch entzündliche Affectionen des Nasenrachenraumes und Ohres, die Schwellung der am Unterkieferwinkel gelegenen Drüsen sind speciell für acute
entzündliche Anomalien des Pharynx pathognostisch (Pharyngitis catarrhalis und diphtheritica, Retropharyngitis). — Weiterhin prüft man
nochmals das Aussehen der Lippen, besichtigt die Lippenschleimhaut,
Zahnfleisch, die Bildung der Kiefer, bestimmt die Zahl, Stellung und das
Aussehen der Zähne. Man erhält hierdurch wichtige anamnestisch oft

nicht zu eruirende Aufschlüsse über den Zustand des Kindes (Rachitis, Syphilis). — Die eigentliche Untersuchung des Mundes geschieht so, dass die linke Hand im Nacken des Kindes das Occiput mit Daumen und Mittelfinger umspannt und fixirt, während der Mundspatel an die Kiefer des Kindes angelegt, den Moment abwartet, bis das Kind den Mund öffnet. Die Arme des Kindes werden von der Mutter fixirt. Der eingeführte Spatel gleitet rasch über den Zungenrücken bis nahezu zur Zungenwurzel und die in demselben Augenblicke entstehende Würgbewegung lässt mit einem raschen Blick die gesammte Mundschleimhaut, Farbe, Gestalt, Stellung und Beweglichkeit des weichen Gaumens und der Tonsillen überblicken; bei jüngeren Kindern wird selbst die Epiglottis sichtbar. Man muss aber rasch sehen, weil bei längerem Liegenlassen des Spatels das Velum palatinum sich sehr bald dunkelroth färbt und so Täuschungen veranlasst werden. — Bei langsamem Hinausgleiten des Spatels besichtigt man sodann die Zunge und streift wohl etwas von verdächtigem Belag zugleich mit ab, behufs mikroskopischer Untersuchung (Soor). Bei schon wahrgenommenom Stickhusten sieht man wohl rasch noch durch Anheben der Zungenspitze nach oben nach dem Frenulum linguae (Quergeschwür). Bei schnarchender Respiration und vorhandener Schwellung der submaxillaren Lymphdrüsen geht man sofort nach dieser Untersuchung mit dem Finger in den Mund des Kindes ein und tastet mit Blitzesschnelle seitlich und hinten die Pharynxwand ab, nach Schwellung und Fluctuation suchend (Retropharyngealabscess). Man bedarf für den Finger kaum der Schutzdecken, wenn man nur die Vorsicht übt, blitzschnell bis an die hintere Pharynxwand vorzugehen. Die entstehende Würgbewegung verhindert das Beissen, indess muss der Finger auch ebenso schnell wieder herausgezogen werden, wenn er die Zungenwurzel im Zurückziehen passirt hat.

Thorax.

Es folgt die physikalische Untersuchung des Thorax. Die erste Besichtigung des nackten Kindes hat schon über Gestalt und Umfang des Thorax, über die Art der Respiration Aufschluss gegeben. Seitliche Einbiegung der Rippen, stärkere Wölbung des Sternum, Schwellung der Rippenepiphysen und Convexität der Wirbelsäule nach Hinten in der Sitzhaltung, documentiren die vorhandene Rachitis. Die mit tiefer Einziehung der Intercostalräume und des Scrobiculus cordis einhergehende Inspiration und von Hervorwölbung dieser Theile gefolgte Exspiration ist ein Zeichen schwerer, durch Affectionen des Respirations·

tractus erzeugter Dyspnoë. Man horcht nunmehr zunächst nochmals aus der Entfernung auf den Athem des Kindes, constatirt etwa vorhandene, schon von fern vernehmbare katarrhalische Geräusche (Pfeifen, Rasseln), ermisst das Zeitverhältniss zwischen der Länge des Inspiriums und Exspiriums und beachtet insbesondere die im Larynx erzeugten inspiratorischen Geräusche (bei Croup verlängertes Inspirium mit pfeifendem Ton).

Darauf beginnt die eigentliche Auscultation. Die sorgfältige Auscultation setzt unbedingt die Benutzung des Stethoskops voraus, und muss der Percussion vorangehen, weil die Kinder sich erstere besser gefallen lassen, als letztere; allerdings hindert das Geschrei nur dann, wenn bei der kurzen Inspiration ein gellender Ton im Larynx erzeugt wird. Unter Umständen ist das Geschrei sogar angenehm, weil die Kinder dabei tief inspiriren. Der ganze Thorax, insbesondere auch die Seitentheile, von den Achselhöhlen an, müssen auscultirt werden. Das Charakteristische des kindlichen Inspirationsgeräusches ist eine gewisse Sonorität, welche dasselbe dem bronchialen Athmen der Erwachsenen annähert (pueriles Athmen). Dasselbe tritt besonders bei älteren Kindern hervor, und erklärt sich wohl am besten aus der Annahme, dass das vesiculäre Athmen nichts weiter ist, als das durch die Lungenleitung und durch den Uebergang auf die Thoraxwände abgeschwächte ursprünglich in Larynx und Trachea erzeugte (also bronchiale) Respirationsgeräusch. Die geringen Widerstäude im kindlichen Thorax gestatten die Erhaltung einer gewissen Klangfülle. Mitunter hört man bei den tiefen Athemzügen des zum Schreien sich anschickenden Kindes in der Gegend der Lungenränder, insbesondere in der Gegend der Lingula (vierte linke Rippenepiphyse), in der Regio supraclavicularis und hinten in der Nähe des zehnten bis elften Wirbelkörpers feinblasiges Rasseln als Zeichen des Eindringens von Luft in bisher nicht ausgedehnte Alveolen. — Sehr gewöhnlich ist wirkliches bronchiales Athmen zwischen den Scapulae, insbesondere rechts von der Wirbelsäule. Das Respirationsgeräusch ist im Ganzen rechts lauter, als links, weil der rechte Bronchus weiter ist, als der linke. — Nach Auscultation der Lungen versäumt man nicht die Auscultation der Herztöne, die zwischen der Respiration überaus deutlich als reine Töne hörbar sind.

Die Percussion mit Hammer und einem schmalen Plessimeter oder zum Zweck der gleichzeitigen Prüfung der Resistenz mit den Fingern gemacht, ergiebt bei leisen mehrfach wiederholten Schlägen normal folgende Verhältnisse. Der laute Schall reicht vorn rechts bis zum vierten

Intercostalraum oder der fünften Rippe, derselbe geht bis nahezu an den linken Sternalrand, und reicht in einer etwas schräg von rechts oben nach links unten ziehenden, in der Höhe des fünften linken Intercostalraumes endenden Linie nach links hinüber. Auf dem Sternum ist der Schall in dem oberen Abschnitt etwas weniger laut; bei kleinen Kindern gedämpft (durch die Thymusdrüse). Auch weiter abwärts ist der Schall auf dem Sternum nur bis zur Mittellinie laut, nach links hinüber gedämpft. Links geht der laute Schall bis zum dritten Intercostalraum innerhalb der Mamillarlinie; ausserhalb derselben reicht er bis zur sechsten Rippe, sich in der Seite hinabsenkend, allmälig hinten bis zum zwölften Wirbel. Rechts hinten geht der laute Schall nur bis zum zehnten Brustwirbel, weil hier die Leberdämpfung beginnt. Muskelspannungen täuschen bei Kindern leicht Dämpfung vor; man percutire deshalb mehrmals in verschiedenen Lagen des Kindes (Vogel). Die Controle für den Werth der Percussion, giebt stets die Auscultation.

Die Herzdämpfung gleicht einem Dreieck, dessen Spitze in der Höhe des zweiten Intercostalraumes beginnt, und dessen linker Schenkel sich von hier nach der Herzspitze begiebt, während der rechte Schenkel nahezu senkrecht oder ein wenig nach rechts von der Mittellinie sich bis zum vierten Intercostalraum erstreckt. Die Herzspitze und der Spitzenstoss befinden sich in der Regel ein wenig unterhalb und nach links ausserhalb von der Mamillarlinie (Weil). Die kindlichen Herztöne sind laut und rein.

Bauch.

Die Untersuchung der Organe der Bauchhöhle, welche nun folgt, beginnt mit der Palpation. Indem man die Hände flach auflegt, folgt man bei der Exspiration der einsinkenden Bauchwand mit leichtem Druck ohne tastende Bewegung der Finger. Jede neue Exspiration gestattet tieferes Eindringen der Fingerspitzen und zuweilen kann man zuletzt die Wirbelsäule zu fühlen bekommen. — Die Grenzen von Leber und Milz findet man am besten mittelst dieser Art von Palpation. — Dieselbe wird unterstützt durch die Percussion.

Die Leberdämpfung beginnt im fünften Intercostalraum und überragt in der Mamillarlinie den Rippenbogen um 2 bis 3 cm, in der Parasternallinie um 5 bis 6 cm; ihre untere Grenze stösst in einem nach unten convexen Bogen nach links ansteigend auf die Herzdämpfung, mit welcher sie den Herzleberwinkel bildet. Unter demselben befindet sich der halbmondförmige Raum, welcher tympanitischen

Schall zeigt. — Hinten drängt die Leberdämpfung die rechte Lungen-
gränze um etwa 3 cm nach aufwärts.

Die Milzdämpfung beginnt im achten Intercostalraum und reicht
nach abwärts bis zur Rippenwand. Dieselbe ist aber je nach der Lage
des Kindes etwas verschieden. Die Annahme eines Milztumors ist nur
erlaubt, wenn es möglich ist, die Milz unter dem Rippenrande zu
palpiren.

Die Percussion des Abdomen giebt auch bei Kindern einen hohen
tympanitischen Schall, welcher in dem Maasse, als der Leib durch Gas
aufgetrieben ist und die Bauchdecken gespannt sind, sich dem lauten
Schall annähert. Zuweilen, und insbesondere bei Magenectasien, ist
man im Stande, aus den Verschiedenheiten des tympanitischen Schalles
die Grösse des Magens völlig genau abzugränzen. Tumoren der Unter-
leibshöhle documentiren sich durch Dämpfungen an derjenigen Stelle,
wo sonst der Schall tympanitisch ist, vorhandener Ascites durch Dämpfung der abhängigen Theile mit Schallwechsel bei Umlagerung des
Kindes.

Die Untersuchung wendet sich sodann zur Besichtigung und Betastung des Nabels (Nabelbruch), sodann zur Besichtigung der Genitalien,
wobei bei kleinen Knaben der Urethralöffnung des Praeputium besondere
Aufmerksamkeit geschenkt wird (angeborene Phimose), ferner zur Besichtigung des Anus und der Schenkelbeuge, und schliesst vorläufig mit
Betastung der Extremitäten, deren Knochen durch das dicke Fett- und
Muskelpolster mit Bezug auf Dicken- und Längenwachsthum geprüft
werden (Rachitis). — Hervorragend wichtig für die Pathologie des
kindlichen Alters ist aber weiterhin die Prüfung von Harn und Fäces.
Bei ganz jungen Kindern ist die Beschaffung des Harns kaum anders
möglich, als durch zeitweilige Lagerung auf Gummiunterlagen (ohne
Windel), oder bei Knaben durch Application von Gummibläschen (Con-
doms), welche über Penis und Scrotum gezogen werden (Cruse). Die
Untersuchung berücksichtigt alsdann ganz wie es mit dem Harn der
Erwachsenen der Fall ist, Farbe, specifisches Gewicht, Reaction, Gehalt
an Albumen, Zucker, abnorme morphotische Bestandtheile, Epithelien,
Blut, Eiter, Harncylinder.

Bei den Fäces wird insbesondere auf Reaction, Farbe, Geruch, Consistenz, Beimischung von Nahrungsresten (weisse Klümpchen) oder pathologischen Producten (Blut, Eiter) zu achten sein.
In dem Säuglingsalter ist es kaum zu umgehen, in einzelnen Fällen
quantitative Fettbestimmungen zu machen (Fettdiarrhoe, Biedert-
Demme).

Eine Reihe von Krankheiten bedingt nach dieser Kette von Untersuchungen noch specielle Prüfungen einzelner Organe, so des Augenhintergrundes (Ophthalmoskopie), des Ohres (Otoskopie), des Larynx
(Laryngoskopie) und der Muskeln (electrische Prüfung). — Die Untersuchungsmethoden unterscheiden sich bei Kindern von denjenigen bei
Erwachsenen in nichts Anderem, als dass man die Kinder sorgfältig zu
fixiren hat und dass man wegen der Nothwendigkeit schneller Untersuchung erheblich stärkerer Lichtquellen bedarf.

Die Bestimmung der Temperatur geschieht am besten durch
das in den Anus eingeführte und vorsichtig festgehaltene Thermometer.
Die Kinder liegen dabei auf dem Bauch oder in der Seite.

V. Aetiologie.

Vier Factoren sind es wesentlich, welche die Krankheiten des kindlichen Alters einleiten und beherrschen. 1) Die aus dem fötalen Leben
direct mitgebrachten Anomalien, zumeist Rückständigkeit der Entwickelung oder Reste abgelaufener entzündlicher Erkrankungen. 2) Die von
den Eltern überkommenen Anlagen (Heredität). 3) Die durch die Entwickelung der einzelnen Organe und das Wachsthum des ganzen Körpers
bedingten Störungen. 4) Die von der Aussenwelt auf den kindlichen
Organismus hervorgebrachte Einwirkung. In der Regel kommen je
zwei oder drei dieser Factoren gleichzeitig zur Wirkung, zum mindesten
prädestiniren sie gegenseitig die Energie ihrer Einwirkungen auf den
kindlichen Organismus. Von besonderer Tragweite sind die unter zwei
und vier eingereihten Krankheitsursachen. Die chronischen Constitutionsanomalien wie Syphilis, Phthisis, eine grosse Reihe der psychischen
und cerebrospinalen Leiden, lassen sich auf die Heredität zurückführen;
auf der anderen Seite findet die enorme Wirkung der Ernährungsfehler,
des Einflusses von Klima, Wohnung, Schule und vor Allem die Infection
in der Gruppe der von aussen wirksamen Bedingungen ihre Stelle.
Unter den Entwickelungsvorgängen sind es besonders gewisse, noch ins
Bereich des Normalen fallende Veränderungen des Gehirns (s. Einleitung zu den Krankheiten des Nervensystems), und die Entwickelungs-
vorgänge am Circulationsapparat (Beneke), selten die Dentition,
welche unter Umständen pathologische Bedeutung gewinnen.

VI. Therapie.

Die Therapie hat dem kindlichen Alter gegenüber die verhältnissmässige Schnelligkeit im Verlaufe der Krankheitsprocesse ins Auge zu
fassen; dieser Eigenschaft entsprechend ist rasches, präcises Handeln unter
Vermeidung halber Maassregeln, am Platze. A priori sträubt sich das Kind
gegen jede Medication, daher muss man die Medicamente in möglichst
angenehmer Zubereitung verabreichen. Gewisse Ordinationsformen, wie
Pillen, verbieten sich durch die Unfähigkeit der Kinder, dieselben zn
nehmen; andere verbietet oder beschränkt wenigstens die Zartheit der
Haut und die Reizbarkeit der sensiblen Hautnerven (intensive Hautreize).
Subcutane Injectionen und Inhalationen können sehr wohl iu Anwendung
gezogen werden; das Bad gehört zu den ·vorzüglichsten Heilmitteln und
kommt mit den mannichfachsten Zusätzen zur Anwendung. — Die Anwendung der Kälte in Form von Bad, Irrigation, Kühlmatratze nach
Goldschmidt, Einwickelung und localer Application von Eis ist nicht
allein nicht ausgeschlossen, sondern von hervorragender Bedeutnng,
indess ist die Berücksichtigung der Herzkraft gerade bei den höchsten
Fiebertemperaturen dringend geboten. Dasselbe gilt für die Antipyretica
(Natr. salicylicnm, Chinin und Veratrin). — Allgemeine Blutentziehungen
sind in der Therapie der Kinder ausgeschlossen, auch die localen kommen
nur äusserst beschränkt zur Anwendung, dieselben sind indess unter
klarer Präcision der Indication nicht von der Hand zu weisen. —
Ausserordentliche Vorsicht erheischt die Anwendung der Narcotica,
speciell des Opium und seiner Alkaloide und der Digitalis, während
die Präparate der Belladonna besser vertragen werden. Sehr tolerant
ist der kiudliche Organismus gegenüber dem Chloralhydrat. — Die
Narcose durch Chloroform und Aether unterscheidet sich in Nichts von
derjenigen der Erwachsenen. Mercurialien und auch Arsenik verträgt
der kindliche Organismus sehr gut. Indess ist es eiu Fehler, auf Grund
dieser Eigenschaft ohne besondere Indication zu so differenten Mitteln zu
greifen. — Unter den diuretischen Mitteln sind Kali aceticum, Digitalis,
Baccae Juniperi von hervorragender Wichtigkeit. Die Bekämpfung des
Hydrops mittelst Pilocarpin erheischt bei Kindern besondere Vorsicht. —
In der Gruppe der Laxantieu spielen bei Kindern die Clysmata eine
Hauptrolle, doch bedarf es wegen der eigenthümlichen Lage und Gestalt
des kindlichen Rectum gewisser Vorsicht bei der Application. Reichliche
Wasserausspülungen verträgt der kindliche Darm vorzüglich. — Von
Stimulantien sind ausser Wein und den bekannten, Moschus, Aether,

Benzoë und Campher, der Liquor Ammonii carbonici und succinici und auch der schwarze Kaffee zu schätzen.

Unter den Brechmitteln hat das Apomorphin mehr und mehr an Bedeutung gewonnen (Kormann), während man Tartarus stibiatus zu den gefährlichen Arzneimitteln zu rechnen hat.

Unter den chirurgisch verwendeten Arzneimitteln muss man, nachdem die Mittheilungen über stattgehabte Intoxicationen sich gehäuft haben, vor der unvorsichtigen Anwendung der Carbolsäure warnen. Besser vertragen werden Salicylsäure, Eucalyptol, Jodoform und Borsäure. Bei Hautausschlägen gewinnt Naphtol in der jüngsten Zeit Bedeutung.

Was die Dosirung betrifft, so pflege ich Kindern

in den ersten Lebensmonaten	$\frac{1}{12}$ bis $\frac{1}{15}$
am Ende des ersten Lebensjahres. . .	$\frac{1}{10}$
im zweiten und dritten Lebensjahre . .	$\frac{1}{8}$ bis $\frac{1}{4}$
im vierten bis siebenten Lebensjahre .	$\frac{1}{3}$ „ $\frac{1}{2}$

derjenigen Dosis zu geben, welche ich Erwachsenen gebe. Von da an langsam steigend, so dass im 14. Lebensjahre nahezu die volle Gabe erreicht wird. Diese allgemeinen Angaben haben aber nur beschränkten Werth, weil gerade jedes der differenten Mittel (Narcotica insbesondere) für jede Individualität und Constitution bemessen, eine andere Dosirung der Gabe erheischt. Es kommt hier Alles auf Uebung und Erfahrung an.

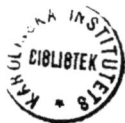

Specieller Theil.

Krankheiten der Neugeborenen.

Asphyxia neonatorum.

Unter Asphyxie (von α priv. σφυζω ich klopfe, pulsire) versteht man das Unvermögen des Neugeborenen nach Entfernung aus dem Uterus die Respiration spontan einzuleiten oder dauernd so zu unterhalten, dass mit genügender Sauerstoffzufuhr das Leben erhalten wird.

Aetiologie.

Die Asphyxie ist die Folge von Unterbrechung der Zufuhr sauerstoffhaltigen Blutes zum kindlichen Organismus, hervorgegangen entweder aus Störungen der normalen Blutcirculation im gesammten mütterlichen Kreislauf, oder im Gefässsystem des Uterus, oder endlich im Gefässsystem des Kindes. Zu ersteren geben in der Regel Allgemeinerkrankungen der Mutter, wie schwere fieberhafte Processe, heftige Blutungen u. s. w. Anlass, zu letzteren vorzugsweise Verzögerungen des Geburtsactes, oder specielle Hindernisse im kindlichen Kreislauf, wie Pressungen der Nabelschnur mit Unterbrechung des Blutstromes in derselben. — Die Asphyxie kann die Folge sein vorzeitiger Respirationsbewegungen des Kindes im Uterus, wenn durch die während des Geburtsactes gesetzten Circulationshindernisse der Sauerstoffmangel des kindlichen Blutes einen Reiz auf das respiratorische Centrum ausübt; sie kann aber auch eintreten ohne vorzeitige Athembewegung, wenn die eingeleiteten Circulationsstörungen die Erregbarkeit des respiratorischen Centrums allmälig vernichten (Schultze). Ausserhalb des Uterus, bei dem schon geborenen Kinde kann sich nach einer Reihe von normalen Respirationen Asphyxie entwickeln, wenn pathologische Processe in den Kreislaufsorganen (auch Struma) oder im Central-

3*

nervensystem angeboren sind, oder wenn durch andauernden Hirndruck
die Erregbarkeit des Respirationscentrums herabgesetzt bleibt.

Pathologische Anatomie.

Asphyktisch gestorbene Kinder zeigen den Befund von Erstickungs-
leichen. Das Blut ist dunkel, flüssig. Alle inneren Organe sind enorm
mit Blut überfüllt. Hämorrhagieen an den serösen Häuten und im Darm.
In dem Respirationstractus findet man in der Regel Spuren von Amnios-
flüssigkeit und Meconium.

Symptome und Verlauf.

Man unterscheidet zwei Formen der Asphyxie, die leichte, den
cyanotischen Scheintod (Asphyxia apoplectica) und die schwere, den
bleichen Scheintod (Asphyxia pallida).

In der leichten Form ist das neugeborene Kind tief dunkelroth
bis blau, Zunge und Lippen dick, blau. Die Herzaction ist kräftig, der
Puls verlangsamt. In der Regel treten nach kurzen Bemühungen um das
Kind die ersten Respirationsbewegungen ein, und alsbald lautes Geschrei.

Die schwere Form zeigt das Kind tiefbleich, vollständig schlaff,
mit herabhängendem Kinn, Todten gleich. Die Herzaction ist minimal,
der Puls der Nabelschnur fehlt. Etwa noch vorhandene Respirationsbewegungen geschehen vorzugsweise durch Zwerchfellsaction ohne wesentliche Dilatation des Thorax. Wenn überhaupt, so kommen die Kinder
nur durch Kunsthilfe zu normaler Respiration.

Prognose.

Die Prognose der leichten Form ist in der Regel gut. Die Prognose
der Asphyxia pallida hängt ab von den Momenten, unter denen dies Leiden
entstanden ist. Unter sehr langem Geburtsact entstandene Asphyxie
giebt stets eine bedenkliche Prognose. Die Aussicht, ein asphyktisches
Kind vorläufig zu erhalten, ist im Allgemeinen von der Kraft des Herz-
impulses abhängig und kann nach der Lautheit der Herztöne beurtheilt
werden; der weitere Verlauf ist abhängig von den etwaigen Schädigungen
des Centralnervensystems durch Hirndruck und nachfolgenden Erkrankungen der Lungen (Schluckpneumonie). Beide Affectionen führen nachträglich zumeist zum Tode.

Therapie.

Asphyktische Kinder sind sogleich abzunabeln; rathsam ist die
Entleerung von etwa einem Esslöffel Blut aus der Nabelschnur. — Darauf
folgt die künstliche Anregung der Respiration

1) durch Anwendung von Hautreizen. Kalte Uebergiessungen im warmem Bade, Eintauchen in kaltes Wasser, Frottiren und Schlagen der Haut,

2) Einblasungen von Luft mittelst in die Trachea eingeführten Katheters. Man saugt vorher die aspirirten Flüssigkeitsmassen aus und unterstützt die vorsichtig und nicht mit zu grosser Kraft gemachte Einblasung abwechselnd durch Druck auf Thorax und Bauchwand, um so die Exspiration nachzualhmen,

3) Anwendung der Electricität auf die Nervi phrenici,

4) Einleitung künstlicher Respiration, indem man das in den Achsel-höhlen fixirte Kind vorsichtig auf und ab schwingt (Schultze) oder um die Körperquerachse dreht (Heyerdahl). Die Be-mühungen sind so lange fortzusetzen, bis das Kind laut schreit.

In der Regel combinirt man die genannten Mittel.

Atelektasis pulmonum.

Aetiologie.

Unter Atelektasis pulmonum (α priv. $\tau\varepsilon\lambda o\varsigma$ das Ende, $\dot{\eta}$ $\dot{\varepsilon}\varkappa\tau\alpha\sigma\iota\varsigma$ die Ausdehnung), der Neugeborenen versteht man das Beharren der Lungen im fötalen Zustande. Entweder sind die respiratorischen Kräfte der Kinder so unbedeutend, dass ein Eindringen von Luft in die Alveolen eines grossen Theiles der Lungen nicht Statt findet, oder es sind durch Eindringen von Fremdkörpern in die Bronchien (Fruchtwasserbestand-theile, Meconium), dem Vordringen der Luft unüberwindliche Hindernisse geschaffen. — In beiden Fällen bleiben die Alveolen luftleer. Die Ur-sachen der Affection liegen also entweder in angeborener Lebens-schwäche (Frühgeburt) oder im abnormen Geburtsverlauf (zu rasche oder zu langsame Geburt. Jörg).

Pathologische Anatomie.

Die Lungen sehen zusammengefallen, dunkelroth, bis tief dunkel-blauroth aus. Dieselben fühlen sich ziemlich derb an, zeigen eine blut-reiche durchaus glatte Schnittfläche, und schwimmen nicht auf dem Wasser, sondern sinken darin unter. — Früher mit der Pneumonie der Kinder zusammengeworfen, ist die Atelektasis pulmonum durch Jörg (1832) von den eigentlich pneumonischen Processen geschieden worden. Legendre lehrte die Trennung der katarrhalischen Pneumonie von

Atelektasis durch das Aufblasen der Lunge kennen. Atelektatische
Lungen lassen sich leicht aufblasen, pneumonische nicht.

Symptome und Verlauf.

Die Atelektase schliesst sich sehr häufig an die Asphyxie der Neugeborenen, insbesondere an die schwerere Form. Die Kinder schreien
fast gar nicht, oder nur wenig laut und wimmernd. — Das Aussehen
ist bleich, mitunter cyanotisch. Die Respiration ist in der Regel beschleunigt, oberflächlich und bei der Inspiration sinken Intercostalräume und scrobiculus cordis ein wenig ein, weil die Lungen dem Zuge
der Inspirationsmuskeln nicht folgen. — Die Percussion ergiebt matten
Schall, die Auscultation über der ganzen Lunge entweder gar kein, oder
überaus schwaches vesiculäres Athmen, hie und da mit Knisterrasseln.
Die Kinder sind durchaus fieberfrei, die Temperatur zuweilen niedriger
als normal. Der Puls ist verlangsamt.

Prognose.

Die Prognose ist vielfach günstig. Die Intensität der Respiration
steigert sich insbesondere bei solchen Kindern, welche Nahrung nehmen
und sorgfältig gepflegt werden. In anderen Fällen, namentlich bei
Kindern, welche allzu früh und solchen, welche sehr tief asphyktisch
geboren wurden, (vorzeitige Respiration im Uterus), bleibt die Respiration
oberflächlich, dieselbe wird immer schwächer und die Kinder sterben
ganz allmälig oder unter Krämpfen. — In dem Zustande der Atelektase liegt immerhin eine gewisse Gefahr auch für das spätere Alter,
weil der Ausfall eines Theiles der Lungenathmung das Offenbleiben
des Foramen ovale und des Ductus arteriosus Botalli bedingen kann
(Jörg).

Diagnose.

Die Krankheit wäre nur mit der Pneumonie zu verwechseln, unterscheidet sich indess davon durch die augenscheinliche Schwäche der
Kinder und die fehlenden Fieberbewegungen. Bronchiales Athmen ist
bei der Atelektase der Neugeborenen niemals vorhanden, während es
bei der Pneumonie nicht fehlt.

Therapie.

Die Therapie besteht in möglichster Erregung der Respiration,
durch vorsichtig fortgesetzte Hautreize (warme Bäder mit kühlen Uebergiessungen, Frottiren). Die Kinder dürfen nicht gewickelt, nicht zu
dicht zugedeckt werden, die zugeführte Luft muss mässig warm und

vortrefflich, der Luftraum (Zimmer) möglichst gross sein. Bei Neigung zur Abkühlung sind die Kinder künstlich zu erwärmen.

Erythema neonatorum.

Aetiologie.

Dunkle Röthung der Haut ist bei Neugeborenen vom zweiten Tage der Geburt so häufig, dass man den Vorgang bisher als physiologischen betrachtet hat; dennoch ist derselbe pathologisch, und neuerdings von Silbermann als solcher beschrieben. Die Ursachen sind 1) Mechanische Erweiterung der Hautgefässe nach Abnahme des Uterusdruckes, 2) Reiz der atmosphärischen Luft, 3) Zunahme des Blutdruckes im arteriellen Gefässsystem mit Beginn der Lungenathmung und dadurch bedingte Druckzunahme auch in den Gefässen der Haut, 4) Behinderung des Rückflusses des Blutes nach dem Herzen wegen mangelnder Muskelaction (Stauungserythem), 5) Geringe Spannung und Dicke der Haut und in Folge dessen geringer Druck auf die Hautgefässe.

Pathologische Anatomie.

Die Haut der Kinder, welche zur Zeit des bestehenden Erythems gestorben sind, zeigt wenig Veränderung; hier und da sieht man die Gefässe des Corium etwas blutreicher und weiter als in der Norm. Von Exsudation ist kaum die Rede.

Symptome und Verlauf.

Die Erkrankung beginnt in der Regel am zweiten oder dritten Tage, häufig unter Unruhe und leichten Fieberbewegungen. Die Kinder schlafen schlecht, nehmen auch wenig Nahrung und schreien viel. Die Haut, anfänglich rosafarben, nimmt eine dunkle Farbe an, wird schliesslich dunkelroth oder krebsroth; dieselbe fühlt sich praller an, als gewöhnlich und ist auch etwas verdickt. Nirgend kommt es zu Bläschenbildung. Nicht selten sieht man auch die Mundschleimhaut der Kinder geröthet. Allmälig erfolgt das Abblassen, im Verlauf von etwa acht Tagen, hie und da unter geringer Abschilferung der Epidermis.

Prognose.

Der Process ist völlig unschuldig und gefahrlos, wenigstens sind bei Kindern, welche unter den Erscheinungen des Erythems gestorben sind, stets andere, handgreifliche Todesursachen zu entdecken.

Diagnose.

Die rapide und gleichmässige Ausdehnung der Röthe über die ganze Haut sichern die Diagnose und schützen insbesondere vor der Verwechselung mit Erysipelas, welchem das Erythem häufig sehr ähnlich ist. Mit Scarlatina ist die Krankheit nicht zu verwechseln, weil die schwereren Begleiterscheinungen der Scarlatina, wie Pharyngitis etc. fehlen; auch setzt sich die Hautröthe nicht, wie bei Scarlatina gleichsam mosaikähnlich aus feinen Stippchen zusammen, sondern ist selbst bei Betrachtung und nächster Nähe mehr diffus und gleichmässig.

Therapie.

Die Behandlung erheischt vor Allem die Abhaltung von Hautreizen, insbesondere vermeide man zu heisse Bäder und Fetteinreibungen. Bei grosser Unruhe des Kindes sind etwas verlängerte lauwarme Bäder am Platze.

Icterus neonatorum.

Der Icterus neonatorum (ὁ ἴκτερος die Gelbsucht) ist bis in die jüngste Zeit Gegenstand der Discussion. Die sich einander gegenüberstehenden Anschauungen cumuliren in der Frage, ob der Icterus hepatogener oder hämatogener Natur sei. Die Anhänger der ersteren Anschauung betrachten den Icterus als directen Stauungsicterus durch Verstopfung oder Verengerung des Ductus choledochus (Virchow, Bamberger, Kehrer) oder als Resorptionsicterus bedingt durch plötzliche Herabsetzung des Blutdruckes in der Leber bei Aufhören des Blutzuflusses durch die Umbilicalvene (Frerichs, Naunyn); die Autoren, welche sich für den hämatogenen Icterus aussprechen, lassen entweder aus dem Blutfarbstoff Gallenfarbstoff (Porak, Parrot und Robin, Dreyfus, Brisak), oder ein Hämapheïn genanntes Derivat des Blutfarbstoffs entstehen (Gubler). Von den jüngsten Bearbeitern der Frage stellten sich Cruse und Birch-Hirschfeld auf die Seite der ersteren, Epstein und Violet auf die der letzteren Gruppe. Die ausgezeichnete Arbeit Cruse's, mit ihrer von sorgfältigen Harnuntersuchungen gestützten Beweisführung, veranlasst mich im Wesentlichen der Darstellung des Letzteren zu folgen.

Aetiologie.

Der Icterus neonatorum, von welchem hier die Rede ist, ist die als idiopathische bezeichnete Erkrankungsform und ist wohl zu unterscheiden von dem, als symptomatischen bezeichneten, schwere Erkrankungen der Nabelgefässe oder der Leber begleitenden, Icterus.

Porak fand Icterus neonatorum unter 248 Kindern 198 Mal = 79,90 Proc.; Kehrer unter 690 Kindern 474 Mal = 68,7 Proc.; Elsässer unter 434 Kindern 215 Mal = 49,5 Proc.; Seux unter 408 Kindern 64 Mal — 15,6 Proc.; Cruse unter 309 Kindern 261 Mal = 84,46 Proc. Die Krankheit ist unabhängig von äusseren Verhältnissen, (Findelhaus, Ammennährung), aber entschieden seltener bei Kindern mit grösserem Gewichte (Kinder mit 3336 Gramm sah Cruse verschont). Die Knaben sind häufiger befallen, als die Mädchen. Der Icterus ist in einer gewissen Unabhängigkeit von der Hautcongestion der Kinder, da er auch bei bleichen Kindern vorkommt; indess ist er bei Kindern mit starker Hautcongestion häufiger und intensiver. Im Einvernehmen mit früheren Untersuchungen von Porak glaubt nun Violet nachweisen zu können, dass der Icterus in Abhängigkeit stehe von der späten Abnabelung der Kinder, da der Ueberschuss zugeführten Blutes zum rapiden Untergang der Blutkörperchen führe und so der Icterus erzeugt werde. Diesen Anschauungen gegenüber betont Cruse, insbesondere auf den Befund von Gallenfarbstoff im Harn sich stützend, die Annahme des Stauungsicterus aufrecht erhalten zu können. Das Hinderniss des Gallenabflusses sollen, durch Circulationsstörungen erzeugte, hyperämisch katarrhalische, mit Abstossung des Epithels verbundene Zustände der Gallengänge, bedingen. Von der Intensität dieses Processes ist die Intensität und Dauer des Icterus abhängig. — Birch-Hirschfeld leitet die Behinderung des Gallenabflusses aus einem auf Circulationsstörungen beruhenden Oedem der Leberkapsel mit Compression der Gallenwege her.

Pathologische Anatomie.

In den Gallengängen und selbst in der Leber findet man nur die oben genannte Veränderung. Sulziges Oedem der porta hepatis, der Pfortaderverzweigungen, in der Umgebung der Gallenblase und in der Scheide der Nabelvene. Die Leber ist häufig sehr blutreich, aber frei von icterischer Färbung. Keine intensive Veränderungen die Nieren, zum Theil Blutergüsse in die Harncanäle, bräunliche und gelbliche Verfärbung des Epithels derselben und Verstopfung mit gelbrothem bis dunkelbraunem Pigment. (Pigmentinfarct, Virchow).

Symptome und Verlauf.

Die Gelbfärbung beginnt zumeist am zweiten bis dritten Tage in Gesicht und Brust; später färben sich Bauch und Extremitäten. Die

Sclera färbt sich spät und jedenfalls später, als beim Icterus catarrhalis der Erwachsenen. Die Dauer des Icterus ist wechselnd, bis zum 14., selbst 20. Tage. — Die Hautfarbe ist verschieden, je nach der begleitenden Rothfärbung der Haut, gesättigt gelb bis orange. — Die Kinder nehmen während des Icterus nicht gehörig an Gewicht zu. — Der Harn ist blassgelb oder dunkelgelb, enthält im Sediment neben harnsauren Salzen Epithelzellen und Pigmentschollen (masses jaunes, Parrot und Robin). Dieselben bestehen aus Gallenfarbstoff; auch gelöster Harnfarbstoff ist nachweisbar. — Der Stuhlgang ist normal, goldgelb. Der Puls ist nicht verlangsamt. Temperaturverhältnisse bis jetzt nicht untersucht. Von nervösen Symptomen ist nur eine gewisse Schlafsucht nachweisbar.

Prognose.

Die Prognose des idiopathischen Icterus ist durchaus günstig.

Therapie.

Bestimmte Indicationen ergiebt die Affection nicht. Es genügt, die Ausscheidungen durch Darreichung von Getränk, und eventuell durch milde Purgantien zu befördern.

Morbus Winckelii. (Cyanosis afebrilis icterica perniciosa cum haemoglobinuria).

Die Krankheit ist 1879 von Winckel beschrieben und kam als Epidemie in der Dresdner Geburtsanstalt zur Beobachtung. Es erkrankten kurz nach einander 24 Kinder, wovon nur 1 am Leben blieb. Die Mortalität war demnach 95,8 Procent.

Aetiologie.

Die genaueste Untersuchung aller ätiologischen Momente ergab keine Anhaltspunkte für die Krankheit. 75 Procent der Kinder wurden von den gesunden Müttern selbst gestillt und erhielten ausschliesslich Muttermilch. — Vergiftung mit Phosphor, Arsen, Kali chloricum, Carbolsäure konnte unbedingt ausgeschlossen werden.

Pathologische Anatomie*).

Cyanose und Icterus an den äusseren und inneren Organen, Röthung und Schwellung der Schleimhaut des Mundes und der Pharynx. Auf-

---

*) Fast wörtlich der Beschreibung Winckel's entnommen.

treibung des Magens durch Gase, sammetartige Auflockerung seiner Schleimhaut, feine Injection bis Ecchymosen. Duodenum von gleicher Beschaffenheit; im Jejunum und Ileum fleckig streifige Röthung, Schwellung der Follikel namentlich der Peyer'schen Plaques; starke Schwellung der Mesenterialdrüsen. Dickdarm contrahirt, seine Schleimhaut geröthet, gesehwollen. Inhalt derselben grau, gelblich schleimig, mit etwas Blut vermengt, gallig gefärbt. Gallengänge durchgängig. Leber vergrössert, gelblich marmorirt, selten mit Ecchymosen unter der Kapsel. Zellen fettinfiltrirt. Galle dunkel. Milz derber, zumeist schwerer und grösser, als gewöhnlich. — Nierencorticalis verbreitert, dunkel, feine Haemorrhagieen in die Rinde. Haemoglobininfarcte in den Spitzen der Papillen. Urin trüb dunkel, bis dunkelgrünbraun. — Ecchymosen auf Pericardium und Herz. Herzmuskulatur fest. Auf Pleura und Peritoneum zahlreiche Haemorrhagieen. — Alle drüsigen Organe hyperämisch und gesehwollen. — Gehirn in der Farbe verändert, röthlich, bis gelblich oder grau violett, feucht, ödematös, Ventrikel erweitert. Gehirnhäute icterisch, hier und da mit Hämorrhagieen. Dasselbe im Rückenmark. Blut zeigt Vermehrung der farblosen Zellen, feinste Körnchen im Plasma in lebhafter Bewegung, Körnung und Vergrösserung der grösseren Blutkörperchen. Im Mageninhalt Epithelien, Bacterienballen und Stäbchenbacterien und körniger Blutfarbstoff. Im Urin kein Gallenfarbstoff, keine Gallensäure, aber harnsaure Ammoniaksalze und bräunliche, amorphe Massen.

Symptome und Verlauf.

Die Krankheit beginnt mit Unruhe, Stöhnen, Verweigerung der Nahrung; darauf entwickelt sich cyanotisch icterisches Aussehen der Haut. Dieselbe wird kühl. Temperatur 37 bis 37,5° C. Selten Erbrechen und Diarrhoe. Stuhlgang ockergelb oder bräunlich. Beschleunigte Respiration, normale Herztöne. Darauf Convulsionen. Blut von schwarzbrauner Lackfarbe, nahezu von Syrupconsistenz. Die Krankheit verläuft rapid, in wenigen Stunden, höchstens vier Tagen zum Tode führend.

Prognose

ist höchst deletär, wie die statistischen Angaben Winckel's zeigen.

Therapie.

Er erzielte nicht die geringsten Anhaltpunkte für eine erfolgreiche Therapie.

Melaena neonatorum.

Die Melaena (von μελαινα [νοσος]) neonatorum ist eine verhältnissmässig seltene Krankheit der Neugeborenen, und ist characterisirt durch
Entleerung blutiger Massen aus Mund und Mastdarm der Kinder. Man
unterscheidet die Melaena spuria, — Entleerung von Blut, welches
artificiell, in der Regel durch Saugen an wunden Brustwarzen, oder aus
Nase und Mund des Kindes in den Darmkanal der Kinder gekommen
ist, und die Melaena vera, — Entleerung von Blut, welches das
Kind aus den eigenen Gefässen verloren hat. Die Krankheit ist zuerst
von Ebart (1723) beschrieben, in der neuesten Zeit insbesondere von
Landau (1874) eingehend abgehandelt.

Aetiologie.

Blutungen aus der Magen-Darmschleimhaut der Kinder können die
Folge sein von wirklichen Defecten (Läsion durch Trauma bei schlecht
applicirtem Klistir, Ulceration) oder von hyperämischen Zuständen
(capilläre Blutungen). Ich habe Verletzungen der Rectalschleimhaut
mit folgender Blutung bei Neugeborenen früher gesehen, als noch die
Unsitte herrschte, bei Neugeborenen das Meconium durch Clysma zu entleeren. Ulcerative Processe können aber auch erzeugt werden durch
Haemorrhagieen in die Magen-Darmschleimhaut mit nachfolgendem Zerfall. Landau führt dieselben auf Embolieen aus der thrombosirten
Nabelvene in die Arteria hepatica zurück. Ebstein hat experimentell
durch Athmungssuspension Haemorrhagieen der Darmschleimhaut erzeugt, so dass auch die Lungenatelektase und Asphyxie als causales
Moment der Haemorrhagieen betrachtet werden kann. Rehn hat einen
Fall von Micrococcenembolie beschrieben. Behrend wies auf die
syphilitischen Gefässerkrankungen als die Ursache mannichfacher Haemorrhagieen der Neugeborenen hin. — Die capillare Haemorrhagie
kann die Folge sein entweder von activer Fluxion im Tractus intestinalis
durch die Höhe des vom linken Herzen aus ziemlich rasch gesteigerten
Blutdrucks im grossen Kreislauf, oder von passiver (venöser) Stase bei
durch Atelektase der Lungen und schwacher Respiration behinderter
Circulation. — Es werden mehr Mädchen, als Knaben befallen.

Pathologische Anatomie.

Von Spiegelberg, Landau u. A. sind Ulcerationen in Magen
und Darm bei Melaena sicher erwiesen. — Ausserdem findet man
haemorrhagische Stellen in der Darmschleimhaut und zuweilen reich-

liche Injection der kleinsten-Gefässe. — Eine sorgfältige Untersuchung der Gefässe, insbesondere bei Syphilis, steht noch aus.

Symptome und Verlauf.

Die Melaena spuria erscheint zu unbestimmter Zeit; wenige Stunden nach Anlegen der Kinder an die wunde Mutterbrust. Die entleerte Blutmasse ist in der Regel gering und die Kinder befinden sich naturgemäss nach der Entleerung völlig wohl. — Die Melaena vera beginnt zumeist am ersten oder zweiten Tage und dauert nur kurze Zeit. Es erfolgen in mehreren Absätzen reichliche Entleerungen von dunkeln zum Theil pechschwarzen Massen aus Mund, Nase und Mastdarm. Die Kinder verfallen dabei sehr rasch, werden tief anämisch. Die Haut wird kühl, die Fontanelle sinkt ein. Das Schreien wird wenig vernehmlich, winselnd. Unter schwachen Convulsionen kann der Tod eintreten. — Steht die Blutung alsbald, so erholen sich die Kinder indess rasch, nehmen die einige Stunden hindurch versagte Nahrung wieder, der Gesichtsausdruck belebt sich und die Haut fühlt sich wärmer an. Nur die bleiche Farbe bleibt lange bestehen.

Prognose.

Die Prognose der M. vera ist im Ganzen nicht allzu schlecht. Nach Silbermann's Zusammenstellung betrug die Mortalität 56 Procent. Ein syphilitisches Kind, welches ich an Melaena behandelt habe, blieb trotz beträchtlichen Blutverlustes am Leben.

Diagnose.

Die Diagnose der Melaena vera wird im ersten Beginn ermöglicht durch genaue Untersuchung von Brustwarzen, Mundschleimhaut, Nase und Rachen der Kinder. Bei wiederholter Blutung sichert die alsbald sich entwickelnde Anämie und Prostration die Diagnose.

Therapie.

Die Therapie erfordert die Blutstillung in erster Linie durch Application von Eis auf den Leib des Kindes, Verabreichung von Eiswasser, Eismilch. Von Medicamenten ist Liq. Ferri sesquichlorati (Gtt. V : 60 Aq.) das wirksamste. Als Analepticum verabreiche man kleine Gaben schwarzen Kaffees und eventuell einen Tropfen Aether aceticus in Eiswasser. Das Baden des Kindes ist auszusetzen.

Cephalaematom.

Unter Cephalaematom (von κεφαλη Kopf und αιματόω ich verwandele in Blut) versteht man eine· bei Neugeborenen am Schädel auftretende fluctuirende Geschwulst, deren Inhalt rein blutig ist. Die Erkrankung, schon Hippokrates bekannt, ist erst von Nägeli (1812) genauer beschrieben.

Aetiologie.

Das Cephalaematom ist wohl in einer Reihe von Fällen die Folge der auf den Schädel während der Geburt einwirkenden Traumen; indess nicht immer, vielmehr sind die Verhältnisse der Circulation, der Blutbildung und des anatomischen Baues der Blutgefässe der Neugeborenen hierbei von Bedeutung, was sich daraus ergiebt, dass man Cephalaematom bei Kindern findet, welche in Steissgeburt zur Welt kommen und selbst bei solchen, welche durch Sectio caesarea geboren wurden. Lehmus befürwortet als causales Moment die vorzeitigen Athembewegungen; auch Haemophilie wirkt als ein solches.

Pathologische Anatomie.

Das Cephalamactom hat zumeist seinen Sitz an den Scheitelbeinen und am Hinterhaupt, selten am Schläfenbein. Die Blutmasse befindet sich entweder in den weichen Schädeldecken oder, unzweifelhaft am häufigsten, zwischen Periost und Schädelknochen. Bei Neugeborenen haftet Galea aponeurotica ziemlich fest an der äusseren Schädelhaut, zwischen Galea und Pericranium befindet sich ein weitmaschiges Bindegewebe. Das Pericranium ist sehr dünn und leicht vom Knochen abzuheben, haftet indess an den Nähten der Knochen an (Hofmokl). Pericranium und Schädelknochen sind durch zahlreiche feine Gefässe verbunden. Flüssigkeit, welche unter das Periost ergossen oder künstlich eingespritzt wird, hebt dasselbe vom Knochen ab, der Sutur entlang sich verbreitend. Bei starkem Druck der Injectionsflüssigkeit reisst das Pericranium ein und die Flüssigkeit ergiesst sich in das Bindegewebe zwischen Galea und Pericranium; hier kann sich dieselbe ungehindert weiter verbreiten, ebenso wenn sie zwischen Haut und Galea eingedrungen ist. So giebt es drei Formen des Haematom, 1) das subperiostale, 2) das subaponeurotische, 3) das subcutane. Eine vierte Form entsteht durch Zerreissung eines Venensinus oder Verletzung eines Schädelknochens, bei welchen Vorgängen der subperiostale Bluterguss mit der Schädelhöhle communicirt. — Die subperiostale

Form ist die häufigste und ist ausgezeichnet durch scharfe Umgrenzung, welche wenige Tage nach Bestehen der Geschwulst durch neue, von dem umgrenzenden Rande ausgehende Knochenanbildung noch deutlicher wird. Es bildet sich gleichsam ein Knochenwall, der sich allmälig über die ganze ergossene Blutmasse hin so ausdehnen kann, dass es den Anschein bekommt, als sei die äussere Knochenlamelle von der Lamina vitrea abgehoben; dies ist aber nicht der Fall. Das ergossene Blut ist in der Regel anfänglich ziemlich hell roth, später dunkler.

Symptome und Verlauf.

Die Symptome des reinen Haematom sind zumeist eine scharf umrandete deutlich fluctuirende Geschwulst, mit geringer Schmerzhaftigkeit. Die Kinder fiebern nicht und sind anscheinend völlig wohl. Die Hautfarbe ist über der Geschwulst in der Regel dunkler als normal, zuweilen auch blauroth. — Bei normalem ungestörtem Verlauf geht die eingeleitete Verknöcherung allmälig vorwärts und es bleibt schliesslich an der Stelle des Blutergusses nur eine leicht verdickte Stelle des Schädels übrig. Anders, wenn sich die Blutgeschwulst zur Eiterung anschickt; dann wird die Geschwulst schmerzhaft, die Haut röthet sich; die Kinder verlieren den Appetit, fangen an heftig zu fiebern und kommen rasch erheblich im Gewicht herunter. — Wird nicht rechtzeitig incidirt, so perforirt endlich die Eitermasse durch die Kopfhaut und ergiesst sich, oft mit einem Hautdefect, als jauchige zersetzte Flüssigkeit. — Die Erschöpfung der Kinder führt bei diesem Vorgange leicht zum Tode.

Prognose.

Das reine nicht vereiternde Haematom ergiebt eine überaus günstige Prognose. Ich habe niemals ein Kind daran sterben sehen. Die vereiternden und verjauchenden Fälle führen leicht durch Sinusthrombose, Pyämie oder durch secundäre Erkrankungen (Pneumonie) zum Tode.

Diagnose.

Zu verwechseln ist das Haematom zuweilen mit der als Caput succedaneum bekannten ödematösen Geschwulst der Neugeborenen; es lässt sich davon scheiden durch die schärfere Umgrenzung und deutliche Fluctuation. — Gegen Verwechselung mit Abscess schützt die geringe Schmerzhaftigkeit des reinen Haematom, die normale Hautfarbe und die Beobachtung des Verlaufs; in besonders schwierigen Fällen entscheidet die Probepunktion. — Varicöse Blutgeschwülste unterscheiden sich vom Haematom durch die dunklere Färbung und Schwellung beim Schreien. Das Aneurysma cirsoides zeigt mit der Herzsystole synchrone Pulsationen und freie Verschiebbarkeit über den Knochen, welche dem Haematom fehlen. Der angeborene Hirnbruch zeigt respiratorische Bewegungen und lässt auch Pulsationen erkennen; Beides fehlt dem Haematom.

Therapie.

In der Therapie stehen bis heut die active und exspectative Methode einander schroff gegenüber. Ganz unzweifelhaft nothwendig ist die Eröffnung des Cephalaematom, sobald deutliche Spuren der Eiterung, wie Röthe, Schmerzhaftigkeit etc. vorhanden sind. Man wird selbstverständlich unter antiseptischen Cautelen, aber mit möglichster Vermeidung der bei ganz jungen Kindern so energisch giftig wirkenden Carbolsäure, incidiren und nach der Entleerung einen leicht drückenden Occlusionsverband anwenden. Als vorzügliche Antiseptica empfehlen sich Thymol, Chlorzink oder Jodoform. — Bei einer grossen Reihe der reinen Cephalaematome kann man ebenso unzweifelhaft völlig exspectativ bleiben. Hofmokl empfiehlt für grössere Haematome die Punktion mit einem dünnen Troikart mit oder ohne Aspiration. Fliesst das Blut nicht spontan, so soll man mit leichtem Streichen nachhelfen, presse indess nicht mit Gewalt Alles heraus, weil sonst Nachblutungen erfolgen. — Bei drohender Eiterung lässt man die Incision der Punktion folgen. — Andere Autoren (Monti, Kurz) empfehlen die Punktion auch für die reinen Fälle. Ich habe mich in keinem Falle von reinem Haematom zur Punktion veranlasst gesehen, sondern Alle spontan heilen lassen und heilen gesehen. — Entschliesst man sich zur Punktion, so sind auch hier antiseptische Cautelen am Platze.

Krankheiten des Nabels.

Entzündungen des Nabels.

Blenorrhoe des Nabels.

Unter der Blenorrhoe des Nabels versteht man die eitrige Absonderung, welche nach Abstossung des Nabelschnurrestes häufig noch längere Zeit andauert. — Dieselbe entsteht dadurch, dass es am Nabel nicht zu einer Bildung normaler Epidermis gekommen ist, sondern eine rosafarbene, schleimhautähnliche Oberfläche bestehen bleibt. Die Eiterung ist zuweilen so reichlich, dass sich der Eiter in den Falten des Nabels ansammelt und auf Druck in Tropfen entleert wird. Dies kann, insbesondere, wenn die Kinder unruhig sind und schreien, die Gefässerkrankung des Nabels vortäuschen.

Die Diagnose der einfachen Blenorrhoe wird sichergestellt durch das gute Allgemeinbefinden der Kinder.

Therapie.

Am besten bewährt sich ein aus Acidum boracicum oder Zincum oxydatum mit Semina Lycopodii gemischtes Pulver (1 bis 5 : 10) oder Jodoform.

Nabelschwamm (Fungus umbilici).

Die Affection kommt zumeist in Verbindung mit der Blennorrhoe vor; sie unterhält sogar in der Regel die geringfügige Eiterabsouderung am Nabel.

Aus der Tiefe des Nabels sieht man eine kleinerbseu- bis bohnengrosse, rosafarbene bis dunkelrothe, in der Regel mit schwachem, eitrigem Ueberzuge bedeckte Geschwulst hervorragen, welche bei der Berührung leicht blutet und eine zarte, granulirende Oberfläche zeigt. Es ist dies der wuchernde Rest der kindlichen Nabelschnur, welcher sich nicht überhäutet hat.

Die Diagnose ergiebt sich von selbst, wenn man die Nabelfalten durch leichte Anspannung der Haut des Randes leicht auseinander zieht und die Vertiefung so ausgleicht.

Therapie.

Man umschlingt die kleine Geschwulst mit einem Faden, gleichgültig ob Metall, Seide oder Catgut, und trägt dieselbe mit der Scheere ab. Zur Nachbehandlung bedient man sich der Borsäure oder der Salicylsäure als Streupulver oder des Jodoform.

Entzündung der Nabelgefässe.
Arteriitis und Phlebitis umbilicalis.

Die Pathogenese der Entzündungen der Nabelgefässe ist trotz der eingehenden Bearbeitungen von Bednar, Wiederhofer, Buhl, Virchow, Hennig u. A. voller Unklarheit; auch das klinische Bild derselben ist noch nicht festgestellt (Ruge). Direkter Zusammenhang mit puerperaler Infection ist keineswegs nachweisbar, vielmehr scheint die Erkrankung die Folge von Fäulniss in dem abgeschnürten Nabel-

stumpf (s. pag. 7) und von Einwanderung septischer Massen in das die
Nabelgefässe umgebende Bindegewebe zu sein (Ruge). Auch auf die
Complication mit Ophthalmoblennorrhoe wird von Ruge aufmerksam
gemacht.

Pathologische Anatomie.

Arteriitis. Die Umgebung der Arterien ist ödematös, das Bindegewebe mit einer gelblichen sulzigen Masse infiltrirt. Die Arterien selbst
hart, strangförmig anzufühlen, verdickt. In den Arterien findet sich ein
eitrig zerfallener Thrombus, zum Theil noch rosafarben, zum Theil in
eitrige, grünliche Masse aufgegangen. Das Lumen der Arterie ist
häufig erheblich dilatirt. Die Nabelwunde ist eitrig belegt, oft miss-
farbig. — Complicirt mit diesem localen Befunde fand Ruge vielfach
Milztumor, pneumonische Heerde in der Lunge, Niereninfarcte und
Gelenkvereiterung. Wiederhofer, Bednar u. A. leugnen dagegen
die Allgemeininfection von der Arterie aus.

Phlebitis. In der Umgebung des Gefässes findet man dieselben
Veränderungen, wie bei der Arteriitis. Die Vene ist hart, die Media
mit Eiterkörperchen durchsetzt, verdickt. Das Lumen mit einem eitrig
zerfallenen Thrombus, oder mehr trocken mit käsigen Massen erfüllt.
Die Intima ist glanzlos, das Epithelium abgestossen.

In Verbindung mit diesen Veränderungen findet man Blutergüsse
im Gehirn, auch Meningitis, Infarcte in der Lunge, Pleuritis, Pneumonie.
Entzündungen des Peritoneum, des Leberüberzuges, Milztumor und
Niereninfarcte, Gelenkvereiterungen.

Die bisherige Annahme, dass nur von der Phlebitis aus die Allgemeininfection des Körpers eingeleitet werde, während die Arteriitis
einen mehr localen Charakter behält, wird durch Ruge's jüngste Darstellung sicher widerlegt.

Symptome und Verlauf.

Das klinische Bild bei der arteriellen und venösen Affection lässt
sich nicht trennen, kaum dass die Gefässerkrankung im Allgemeinen sich
darstellen lässt. Der Nabel ist wund, mit kleinen Krusten und Eiter
bedeckt; hie und da lässt sich etwas Eiter bei Druck auf die Seitentheile des Nabels entleeren. Es ist aber nicht sicher festzustellen, ob
derselbe nun wirklich aus den Gefässen stamme. Die Kinder sind unruhig, fiebern. Der Leib ist bei Berührung schmerzhaft, die Schenkel
der Kinder sind hinaufgezogen. Häufig ist intensiver Icterus vorhanden. — Die consecutiven Erkrankungen, wie Pneumonie, Affectionen

des Herzens, Peritonitis, Gelenkaffectionen lassen sich durch die üblichen Untersuchungsmethoden feststellen.

Prognose.

Die Prognose ist insbesondere für unreife Kinder schlecht (Ruge). Von 24 Gestorbenen waren zwölf unreif. — Wiederhofer und Bednar stellen für die Phlebitis eine absolut tödtliche Prognose. Hennig sah die sieben an Arteriitis erkrankten Kinder sämmtlich sterben.

Therapie.

Der unzweifelhaft geführte Nachweis, dass die in Rede stehende Affection durch septische Infection zu Stande komme, macht prophylaktische Cautelen nothwendig. Alles ist zu vermeiden, was zu Fäulniss des Nabels führen kann; insbesondere ist Trocken- und Reinhaltung der Nabelverbände nöthig. Antiseptische Occlusionsverbände (Dohrn) sind nur, wenn sie mit der höchsten Sorgfalt angelegt sind, nützlich, in anderem Falle fördern sie gerade die Sepsis (Ruge). Nach Ablösung des Nabels und vorhandener Eiterung der Nabelwunde verbinde man mit Salicylvaseline (Acid. salicylici 0,25, Vaseline 10) oder pudere den Nabel mit Salicylamylum (Acidi salicylici 0,5, Amylum 10) oder mit Acid. boracicum (0,5 : Amylum 10). — Gegen die Complicationen, Pneumonie etc. wird nach den in den betreffenden Capiteln entwickelten therapeutischen Maassnahmen zu verfahren sein. Besondere Aufmerksamkeit schenke man den Gelenkaffectionen, lasse sich aber nicht frühzeitig zu eingreifenden Operationen verleiten. Man sieht bei den intensivsten Gelenkvereiterungen erstaunlich günstige Heilungen ohne Läsion der Beweglichkeit, wenn man nur für Eiterabfluss und Reinlichkeit sorgt.

Entzündung des ganzen Nabels (Omphalitis).

Die Nabelentzündung kann entweder durch entzündliche Vorgänge in den, den Nabel umgebenden Geweben (Bindegewebe und Gefässe) oder durch Entzündung des eigentlichen Nabels erzeugt werden. Von der Entzündung der Nabelgefässe ist soeben gehandelt.

1) Die Entzündung des, Nabel und Nabelgefässe umgebenden Bindegewebes, documentirt sich als eine härtliche, äusserst schmerzhafte und prall sich anfühlende Geschwulst, welche sich allmälig in der Bauchhaut verliert.

4*

Symptome und Verlauf.

Wenige Tage nach Abstossung der Nabelschnur entwickelt sich in der Umgebung des zumeist noch gerötheten, wohl auch noch etwas Eiter absondernden Nabels eine circumscripte Infiltration. Die Haut ist prall, glänzend, bleich oder leicht geröthet. Druck auf die infiltrirte Stelle ist äusserst schmerzhaft, so dass die Kinder bei leisester Berührung schreien, indem sie die Beinchen an den Leib ziehen.

Ausgänge.

Die Ausgänge der Entzündung sind entweder die Vertheilung, indem die Infiltration sich langsam zurückbildet, oder die Abscessbildung. Letztere documentirt sich durch allmälige Röthung der Haut und Auftreten von Fluctuation. Zuweilen ist die, als einfache Omphalitis sich darstellende Infiltration, der Beginn eines Erysipels, welches sich vom Nabel aus zunächst über das Abdomen hin verbreitet und über die Genitalien und Schenkel hinweg ziehend, durch Erschöpfung den Tod der Kinder herbeiführt. Die

Diagnose

wird gesichert durch den fühlbaren, prallen Widerstand des Nabels und durch die Schmerzhaftigkeit. Bei Abscessbildung stellt sich Fluctuation ein. Das Erysipel giebt sich durch die Farbe und das Weiterschreiten zu erkennen. Vor Verwechselung mit durchbrechenden Bauchfellexsudaten, — bei Neugeborenen viel seltener, als im späteren Kindesalter, — schützt die sorgfältige Percussion des Abdomen, welche in den abhängigen Theilen tympanitischen Percussionsschall zeigt.

Therapie.

Vor Allem sorge man für Reinhaltung des Nabels durch Desinfection des Secrets mittelst Salicylsäure, Jodoform, Borsäure, oder schwacher Carbollösung. In die Umgebung des Nabels reibe man Ung. Kali jodati 2 : 10 ein. Scheint der Uebergang zur Abscessbildung sich vorzubereiten, so applicire man Cataplasmen und bei deutlicher Fluctuation incidire man unter antiseptischen Cautelen. Auch hier sei man mit Anwendung der Carbolsäure vorsichtig und verwende lieber Thymol, Jodoform oder Chlorzink. — Gegen das Erysipel verwende ich mit, wie ich glaube, gutem Erfolg, Aufpinselungen von Carbolglycerin (1 : 50). — Wichtig ist, für normale Defäcation durch Clysmata zu sorgen und die Kinder möglichst sorgfältig zu ernähren. Verweigern dieselbe die Mutterbrust, so versuche man die abgesogene Muttermilch mit dem Löffel einzuflössen.

2) Die Entzündung des eigentlichen Nabels kann sich entweder nur in eitriger Absonderung documentiren (s. pag. 48) oder dieselbe kann croupöser, diphtheritischer und gangränöser Natur sein.

a) Bei Croup und Diphtherie des Nabels handelt es sich entweder um eine mehr oberflächliche fibrinöse Exsudation oder um eine tiefer greifende necrotisirende Entzündung in dem Nabelgrunde. Die Abstossung erfolgt dem entsprechend mit Hinterlassung einer leicht eiternden Fläche (bei Croup) oder eines tiefer gehenden Geschwürs (bei Diphtherie). — Die Umgebung des Nabels ist geröthet, leicht verdickt und schmerzhaft.

b) Bei Gangrän des Nabels bedeckt sich der Nabel mit einer grünlich schmierigen bis schwarzen, stinkenden Masse, welche ursprünglich auf den Nabelgrund beschränkt, allmälig in die Umgebung greift. Die Mitleidenschaft des Peritoneum führt alsbald zu Anlöthungen der darunter liegenden Darmschlingen und zuweilen durch Fortschreiten der Gangrän auch zur Mortification der Darmwand. Aus der so entstandenen Darmfistel entleert sich Darminhalt. Verbreitet sich die Gangrän flächenartig über die Bauchwand, so kann es zur Zerstörung der Nabelgefässe, der Bauchmuskeln und selbst der Harnblase kommen.

Symptome und Verlauf.

Croup und Diphtherie des Nabels verlaufen in der Regel nicht ohne Fieber, welches sich gewöhnlich durch Unruhe, Verweigerung der Nahrungsaufnahme, schmerzhaftes, winselndes Geschrei und Temperaturerhöhung kund giebt. Die Besichtigung des Nabels lässt die Ursachen erkennen. — Je nach der Intensität der Allgemeinerscheinungen ist die Prognose günstig oder ungünstig. Lösen sich bei mässigen Allgemeinerscheinungen die gesetzten fibrinösen oberflächlichen oder infiltrirten Massen, so bleibt ein reines Geschwür, welches unter vorsichtiger Behandlung zur Heilung geht.

Die Gangrän geht in der Regel mit tiefer Prostration der Kräfte, mit Kühle und Cyanose der Extremitäten und mit Nabelblutungen einher, und führt auf diese Weise, oder durch die begleitende Peritonitis zum Tode. Zuweilen begrenzt sich die Gangrän und die Kräfte halten vor; dann lösen sich die Schorfe in sechs bis acht Tagen und es entwickeln sich wie nach Diphtherie rein eiternde Flächen.

Diagnose.

Die Diagnose ist durch die Besichtigung des Nabels unzweifelhaft; die Affectionen sind mit keiner anderen zu verwechseln.

Therapie.

Bei Cronp und Diphtherie wird, insbesondere wenn die reactive
Entzündung in der Umgebung des Nabels heftig ist, durch Application
einer kleinen Eisblase auf den Nabel wesentliche Erleichterung und
Besserung geschaffen werden können. Gegen die adynamischen Zustände
wende man nebeu leichten Excitantien (Wein, Kaffee) den Versuch
normaler Ernährung an der Mutter- oder Ammenbrust an, eventuell
reiche man die aus der Brust künstlich entnommene Milch mit dem
Löffel. Sobald die Exsudate sich lösen, verwende man antiseptische
Verbandmittel.

Bei Gangrän ist die Anwendung von Cataplasmen mehr am Platz,
um eine raschere Abstossung des Brandschorfes zu erzielen.

Löst sich der Aetzschorf, so bestreue man den Geschwürsgrund
mit Jodoform, oder pinsele mit einer Lösung von Jodoform in Aether
und Glycerin 0,1 : 30. Sind tiefer liegende Organe (Darm, Blase) frei-
gelegt, so schütze man dieselben, nachdem man die Geschwürswunde
mit Jodoform gepinselt hat, mittelst vorsichtig angelegten Wattenver-
bandes. — Die Kräfte des Kindes suche man mittelst Wein und Excitantien,
wie kleine Gaben Moschus (Tinct. Moschi 1 stdl. 3 Tropfen) oder Liq.
Ammonii succinici (Gtt. V : 25. 1 stdl. 1 Theelöffel) zu erhalten. Auch
hier ist die Mutterbrust zuweilen geradezu lebensrettend.

Die Nabelblutung (Omphalorrhagia).

Die spontane Nabelblutung der Neugeborenen ist eine sehr unscheinbare und doch hoch lebensgefährliche Krankheit. Dieselbe ist
sehr selten. Ich habe sie überhaupt nur zwei Mal gesehen; beide Male
bei elenden icterischen Kindern von nicht über 2400 Gramm Körpergewicht. Beide Fälle endeten tödtlich. Grandidier hat 220 Fälle
zusammengestellt, davon waren 84 mit Icterus neonatorum, 61 mit
Zeichen allgemeiner Blutdissolution, wie Petechien etc. verbunden. —
Weiss berichtet über das häufige Vorkommen der Affection im Prager
Findelhause. (Im Jahre 1875 31 Fälle unter 742 Findlingen).

Aetiologie.

Nach den übereinstimmenden Resultaten von Grandidier und
Weiss ist die Nabelblutung vom Klima, von der Race und anscheinend
vom Geschlecht unabhängig. Knaben erkranken häufiger als Mädchen
(55,3 Proc. Knaben : 44,3 Proc. Mädchen, Weiss). Am meisten sollen
marastische Kinder solcher Mütter disponirt sein, deren Schwangerschaft

unter Entbehrungen und organischen oder constitutionellen Uebeln (Scrophulose, Carcinose) verlief. Amerikanische Aerzte machen auch den
dauernden Missbrauch alkalischer Mittel seitens der Mütter verantwortlich. Unter den constitutionellen Anomalien wird die congenitale Syphilis
obenan beschuldigt (B e h r e n d). Sicher ist, dass infectiöse Processe
bei Neugeborenen, puerperale und septicaemische Infection, acute Fett-
degeneration (s. pag. 65) für die Entstehung der Blutung von Bedeutung
sind. Das Zusammentreffen mit Icterus ist vielleicht nicht ganz ohne
Bedeutung und bei der Wahrscheinlichkeit, dass der Icterus durch
Gallenstauung entsteht, ist von der Einwirkung der ins Blut übergehenden Gallensäuren die Veranlassung zur Blutung wohl herzuleiten.

Mechanische Ursachen, wie Störungen der Respiration bei Asphyxie
und Lungenatelektase, Circulationsstörungen im Herzen durch Offenbleiben des Ductus Botalli, des Foramen ovale, oder in der Leber durch
interstitielle Entzündungen und Venenthrombosen können ebenfalls Veranlassung zur Nabelblutung geben. — Die Haemophilie hat mit der in
Rede stehenden Affection nicht direkt etwas zu thun, natürlich kann
dieselbe aber ebenfalls causales Moment sein; nur dürfen beide Processe
nicht ätiologisch zusammengeworfen werden. Ihre Verschiedenheit drückt
sich schon in dem geringen Einfluss der Erblichkeit bei den spontanen
Nabelblutungen aus, während dieselbe für die Hämophilie sehr bedeutungsvoll ist (G r a n d i d i e r).

Pathologische Anatomie.

Die Leiche zeigt die tiefste Anämie; zuweilen findet man Erkrankungen der Nabelgefässe, Phlebitis, Thrombose. Häufig ist fettige
Degeneration der Leber vorhanden (B u h l, H e n n i g). Die Milz ist
vergrössert. Herz und Nieren zeigen, wie die Leber, fettige Degeneration.

Symptome und Verlauf.

Die Blutung beginnt in der Regel ohne jede nachweisbare Ursache,
ganz geheimnissvoll. Vor oder nach Abfall der Nabelschnur beginnt
plötzlich das Nabelläppchen sich mit Blut zu durchtränken. Die Blutung
erfolgt zumeist capillär; Tropfen für Tropfen sickert heraus. Nur beim
Schreien der Kinder entleert sich das Blut wohl auch im Strahle. G r a n -
d i d i e r spricht von zwei Fällen, wo das Blut im Bogen sprang, fünf
Mal im feinen Strahle. — Das ergossene Blut ist mitunter hellroth, in
der Regel mehr dunkel. Dasselbe ist ausgezeichnet durch die geringe
Neigung zur Gerinnung. — Unter tiefer Anämie, mitunter unter Convulsionen, erfolgt in der Regel der Tod.

Die Diagnose ergiebt sich aus der Besichtigung des Nabels. Selbstverständlich muss man die Umgebung desselben nach Abtupfen genau untersuchen, um etwaige Verletzungen in der Nähe des Nabels, welche ebenfalls Blutungen veranlassen können, auszuschliessen.

Die Prognose ist häufig lethal, insbesondere in denjenigen Fällen, wo septische Processe mit im Spiele sind; am besten ist dieselbe noch, wenn momentane Störungen der Respiration oder Circulation die Blutung veranlassen (Weiss). Nach Hennig genasen von 336 Fällen 118 = 32 Procent.

Therapie.

Die Therapie wendet alle in der Chirurgie gebräuchlichen blutstillenden Methoden an. Obenan steht die Application des Liquor Ferri sesquichlorati. Sistirt die Blutung bei der einfachen Application von in Liquor Ferri getauchten Wattebäuschchen nicht, so combinirt man die Anwendung des Mittels mit dem Druckverband. Man befestigt über den auf dem Nabel applicirten, in Liquor Ferri getränkten Wattebäuschchen einen harten Gegenstand (Geldstück etc.), mittelst fest angezogener um den Leib herumgeführter und auf dem Rücken gekreuzter Heftpflasterstreifen. — Die dauernde Fingercompression ist von Burns und Ray empfohlen.

Churchill empfahl das Ausgiessen der Nabelgrube mittelst Gypsbrei. — Dubois empfahl die Ligatur en masse. Zwei Nadeln werden gekreuzt durch den Nabelgrund gestossen, hierbei aber nur die Bauchhaut von den Nadeln gefasst. Die Nadeln alsdann mittelst eines Fadens umschlungen. — Die Anwendung der Glühnadel war unwirksam, ebenso wenig erspriesslich das Aufsuchen und Unterbinden der Nabelgefässe. — Die Unterstützung der Blutstillungsmethode mittelst ernährender und analeptischer Mittel, insbesondere mittelst Wein und Muttermilch ist selbstverständlich. — Gegen die causale Sepsis ist die Therapie so gut wie hilflos. — Wichtig ist dagegen die Prophylaxe, die schon bei der Mutter damit beginnt, dass man dieselbe von psychischen und somatischen Depressionen frei hält, insbesondere dann, wenn sie schon einmal ein Kind an Nabelblutung verloren hat. Vor den septischen und puerperalen Infectionen schützen die bekannten hygienischen Cautelen, obenan scrupulöseste Reinlichkeit.

Nabelbruch (Hernia umbilicalis).

Nabelschnurbruch (Omphalocele congenita; Hernia funiculi umbilicalis).

Unter dem Nabelschnurbruch versteht man den, durch einen Defect in der sich fötal schliessenden Bauchwand, entstandenen Prolaps eines Darmstückes oder einer ganzen Partie der Abdominalorgane. Der Bruchsack wird dabei von einem Theile des Amnion und von dem Peritoneum parietale gebildet und stellt sich, ohne dass ein eigentlicher Nabel gebildet wird, als eine sackartige Erweiterung der Bauchhöhle dar. — Fällt die Nabelschnur, wenn das Kind am Leben bleibt, ab, so ist die Communication der Bauchhöhle mit der äusseren Atmosphäre gegeben, da der Defect in der Bauchwand selbst liegt. — Es ist erklärlich, dass unter solchen Verhältnissen Peritonitis, Erysipelas oder Gangrän die so missgebildeten Kinder häufig zum Tode führen. Kinder, mit beträchtlicher Eventration durch den Nabelschnurbruch, sind überhaupt in der Regel nicht lebensfähig.

Wichtiger, als diese immerhin seltene Missbildung, ist die 2) als

Nabelringbruch (Erworbener Nabelbruch)

bezeichnete Krankheit.

Pathologische Anatomie.

Der erworbene Nabelbruch präsentirt sich als eine rundliche, oder rundlich ovale von runzliger, blasser Haut bekleidete Geschwulst an Stelle des kindlichen Nabels. Die den Bruch bildenden Hüllen sind der Reihe nach die äussere Haut, die obere und untere Bauchfascie und das Peritoneum. Der Bruchinhalt ist ein kleiner Theil des Dünndarms. Die Bruchpforte oder der Bruchring ist entweder sehr eng, kreisrund oder weiter, mehr längs oval; allerdings kommen auch sehr weite kreisförmige Bruchöffnungen vor.

Symptome und Verlauf.

Das Uebel entsteht in der Regel in den ersten drei bis vier Wochen nach der Geburt und ist unverkennbar durch den kleinen an Stelle des Nabels sich darstellenden Tumor, welcher beim Schreien, Pressen und Husten sich hervorwölbt und eine glänzende, bleiche Hautoberfläche darbietet. Die Gestalt des Tumors ist je nach der Beschaffenheit des offen gebliebenen Ringes rundlich, oval, regelmässig oder unregelmässig. Der Inhalt der Geschwulst ist während der Ruhe des Kindes leicht unter

knurrendem Geräusch zurückzubringen, und man fühlt mit der Fingerspitze leicht den in der Tiefe liegenden kleinen, kreisförmigen oder
ovalen Defect, den Nabelbruchring. Die Geschwulst ist nicht schmerzhaft. — Sehr kleine ringförmige Brüche heilen spontan und verschwinden
so allmälig, den normalen Nabel zurücklassend; nicht so die grösseren,
welche behandelt werden müssen. — Einklemmungen der acquirirten
Nabelbrüche der Kinder sind sehr selten; ich habe bei der überaus
grossen Zahl von Umbilicalhernien, welche ich gesehen habe, niemals
eine solche erlebt. — Zuweilen scheinen, insbesondere wenn Stuhlverstopfung vorhanden ist, oder die Kinder an Flatulenz leiden, leichte
Schmerzen durch den Nabelbruch bedingt zu sein.

Die Diagnose giebt fast keinem Irrthum Raum. Bei dem Hydrops
der Kinder, bei Peritonitis chronica kommen Hervorwölbungen des
Nabels vor, indess schützt die Unmöglichkeit, diese letzteren zu reponiren, vor der Verwechselung mit der Umbilicalhernie. Auf den Percussionsschall kann man sich bei den kleinen Hervorwölbungen nicht
verlassen.

Aetiologie.

Unzweifelhaft ist neben vielem Geschrei, ueben Flatulenz und Tym-
panie die ungeschickte Art die Kinder zu wickeln, an der Häufigkeit
der acquirirten Nabelhernie betheiligt. Ferner ist das Znsammentreffen
von angeborener Phimose mit Nabelringbrüchen so oft der Fall, dass
ein ätiologischer Connex nicht abzuleugnen ist. Zuweilen entsteht die
Hernie, wenn bisher gut genährte Kinder rasch abmagern.

Therapie.

Die Therapie erheischt die Application eines passenden Verbandes
nnd hier ist vor Allem der von Rapa angegebene nnd von Monti verbesserte Collodium-Heftpflasterverband zu loben. — Das Kind wird am
besten an Schultern und unteren Extremitäten frei schwebend von zwei
Assistenten gehalten. Der Nabel wird mit Collodium bestrichen, der
Brnch reponirt, sodann mit einer mit Collodinm bestrichenen kleinen
Compresse bedeckt und rasch dachziegelförmig sich deckende Heftpflasterstreifen vom Nabel angefangen nach oben und nnten so um den
Leib des Kindes gelegt, dass die langen Streifen sich nach Herum-
führung nm den Leib vorn wieder krenzen. Der ganze Verband wird
mit Collodinm bestrichen. Um Ecceme zu verhüten, wende man statt
des Empl. adhaesivnm ein Pflaster aus Empl. Diachyli simplex 30 Cerat
fuscum 10. Ol. olivarnm q. s., an. — Kinder, welche Intertrigo haben,

vertragen allerdings auch diesen milden Pflasterverband schlecht. Am besten ist es, mit dem Verbande zu warten, bis die Kinder etwa 4 bis 5 Monate alt sind. — Die Kinder können in dem Verbande gebadet werden.

Alle Arten von Bruchbändern sind für die Nabelhernien unbrauchbar, besonders schlecht solche mit kegelförmiger Pelotte.

Incarcerirte Nabelhernien müssen natürlich nach den chirurgischen Regeln der Kunst operirt werden.

Septische Infection der Neugeborenen.

Die septische Infection der Neugeborenen, ursprünglich von Trousseau beschrieben und von Hecker und Buhl genau pathologisch anatomisch bearbeitet, kann schon im Uterus und während der Geburt erfolgen (Puerperalinfection) oder einige Zeit nach der Geburt. Die Erkrankung hat die Eigenthümlichkeit aller septischen Processe, Allgemeinerscheinungen schwerster Art und Localisationen des Processes in nahezu allen Organen des Körpers hervorzurufen. Von der Dermatitis angefangen, kann sie Erysipelas, Phlegmonen, Vereiterungen der Gelenke, Pneumonie, Peri- und Endocarditis, Peritonitis u. s. w. im Gefolge haben. In diesem Sinne giebt es demnach kaum irgend eine andere Begrenzung des pathologischen Processes, als die durch die Aetiologie gegebene.

Pathologische Anatomie.

Der anatomische Befund variirt vorerst nach dem Zeitpunkte der erfolgten Infection des Kindes. — Die Infection in utero, also die eigentliche puerperale Form der Erkrankung, führt den Tod des Kindes in der Regel vor der Geburt herbei. Man findet in der Leiche macerirte Haut, blutig-seröse Ergüsse in die Körperhöhlen, Petechien auf Lunge, Pericardium und Pleura, Ecchymosen in der Leber, am Peritoneum und wohl auch fettigen Zerfall der inneren Organe (Herzmuskel, Leber). Kinder, welche noch lebend zur Welt kommen, aber nach wenigen Tagen sterben, zeigen noch ausgesprochene fettige Degeneration der Leber, vorzugsweise aber die eigenthümliche, als interstitielle Pneumonie beschriebene Erkrankungsform der Lunge, bei welcher das interalveoläre Gewebe mit Eiterkörperchen durchsetzt ist. Die Alveolen sind mit serösen Massen erfüllt (Oedem), die Bronchien nicht selten mit fibrinösen Massen bedeckt.

Das anatomische Bild derjenigen Kinder, welche später und zuweilen nach der Geburt septisch inficirt wurden, ist verschieden, je nach den Eingangspforten und Ablagerungsstätten der septischen Infectionsmassen. — Bei einer grossen Reihe von Fällen ragt die Affection des subperitonealen Bindegewebes um die Nabelgefässe herum, vor, in deren Gefolge die oben beschriebenen Entzündungen der Nabelgefässe mit Thrombose und Peritonitis entstehen; bei anderen ist die Sepsis von den Schleimhäuten ausgegangen und es finden sich sodann Ulcerationen an der Mundschleimhaut, am Pharynx, petechiale Processe im Darmkanal etc. Je nach der weiteren Localisation findet man gangränöse Zerstörungen der Haut und des Unterhautzellgewebes, welches auf grosse Strecken jauchig zerfallen ist und andere, weite, hingestreckte, fistulöse Jaucheheerde darstellt; man findet Vereiterungen der Gelenke mit Lösung der Epiphysen, haemorrhagische Processe im Gehirn, in Lungen, Leber und Nieren, oder auch directe Vereiterungen, insbesondere solche an den Meningen.

Symptome und Verlauf.

Aus der soeben gegebenen Schilderung der Einleitung des Processes und aus dem pathologischen Befunde, leuchtet die Variabilität des Krankheitsbildes ein. Es ist geradezu unmöglich, das Detailbild der Affection zu geben, weil es fast die gesammte Pathologie umfasst. Ich hebe von den Processen aus diesem Grunde hier nur diejenigen heraus, welche in den von mir beobachteten Fällen am häufigsten zum Vorschein kamen.

Obenan steht die Phlegmone und Verjauchung des subcutanen Zellgewebes. Die ergriffenen Partieen fühlen sich ursprünglich härtlich an, sind cyanotisch gefärbt und auf Druck schmerzhaft; nicht selten ist eine ganze Extremität, ein ander Mal der Hals und Nacken, vielfach sind einzelne Strecken gleichzeitig ergriffen. Fluctuation stellt sich sehr bald ein, und die Incision entleert übelaussehenden und übelriechenden Eiter. Nach der Entleerung sieht man die Haut auf weite Strecken unterminirt. Zuweilen wird dieselbe gangränös und es stellen sich colossale Defecte ein, so dass Fascien und Muskulatur bloss liegen. Ich habe einen Fall gesehen, in welchem circulär um den Hals die ganze Haut gangränös wurde und sich an Hals und Nacken, wie an dem Leichenpräparat, die Muskulatur entblösst zeigte. — Selbstverständlich erfolgte der Tod.

Nicht minder wichtig ist die Mastitis. — Bekanntlich findet bei Neugeborenen in den ersten Tagen nach der Geburt eine Erfüllung der kleinen Brustdrüsen mit einer Colostrum ähnlichen Masse Statt. Die Anschoppung der Drüsen mit dieser Milch kann zur Abscedirung führen, indess ist der Verlauf des Processes stets unschuldig, so lange keine septische Infection gleichzeitig Statt gefunden hat. Bei septischer Infection kommt es nicht selten zur Verjauchung des gesammten, die Vorder- und Seitenwand des Thorax umkleidenden Zellgewebes, und geradezu zu schauderhaften Defecten der Haut.

Gelenkvereiterungen schliessen sich an periarticuläre Zellgewebsentzündungen nicht selten an. Es kommt zu Schmerzhaftigkeit, Schwellung der Gelenkenden, schliesslich zu Durchbrüchen; die Epiphysenlösungen sind ganz ähnlicher Art, wie bei nachweislicher congenitaler Syphilis, ohne dass aber auch nur irgend welcher Zusammenhang dieser Processe mit der Syphilis vorhanden wäre. In einem Falle sah ich eine complete Vereiterung des Kniegelenks in erstaunlich günstiger Weise mit voller Restitution der Beweglichkeit wieder zur Heilung gehen.

Von den Erkrankungen des Nabels und der Nabelgefässe, vom Icterus, der Nabelblutung ist schon gehandelt, über die ulcerativen Affectionen der Mundhöhle (Beduar'sche Aphthen), die Otitis, das Erysipel und die Dermatitis exfoliativa (Ritter), verweisen wir auf die betreffenden Capitel. — Epstein hat noch einen septischen Croup beschrieben; auch davon wird später gehandelt werden.

Das Allgemeinbefinden der septisch afficirten Kinder ist naturgemäss schlecht. Die Kinder kommen erstaunlich an Gewicht herunter. In der Regel ist hohes Fieber vorhanden (Temperatur über 40° C. nicht selten). Die Affectionen der Mundschleimhaut erschweren das Saugen, so dass die Kinder von der Brust lassen; es stellen sich Diarrhoeen ein, welche rasch den Tod herbeiführen können. — Ebenso können die Verjauchungen und gangränösen Processe der Haut zu rascher Prostration der Kräfte und zum Tode führen, ebenso die Affectionen der inneren Organe, von denen die Pneumonie und Pleuritis sich durch heftige Dyspnoë auszeichnen.

Diagnose.

Die Diagnose des Processes ist, soweit es sich um die Erkennung der Einzelaffection handelt, nicht schwer; die Beurtheilung des Falles aus dem allgemeinen Gesichtspunkte der Infection ist nicht immer leicht. Leitstern ist die Mannigfaltigkeit der Processe an demselben Individuum. Findet man bei einem Kinde wenige Tage nach der Geburt ulcerative

Affectionen der Haut, der Mundschleimhaut, purulente Otitis und gar
noch Gelenkaffectionen, so kann man mit Zuversicht die septische Grundlage der Affection voraussetzen. — Allerdings darf man in dieser Dia·
gnose auch nicht zu weit ausgreifen, und muss sich in dem Maasse mehr
davor hüten, als die Neigung, die ganze Pathologie auf die Micrococcen-
lehre zu reduciren, mehr und mehr modern wird; wobei der wahren
pathogenetischen Bedeutung der Microorganismen, durch Hineinziehen
nicht dazu gehöriger Affectionen, nur ungehöriger Abbruch geschehen kann.

Prognose.

Die Prognose der Affection ist im Ganzen schlecht. Kinder, welche
nicht die Mutter- oder Ammenbrust haben, erliegen fast immer; er-
staunlicherweise wurden aber erhebliche Vereiterungen, selbst der Gelenke, bei guter Ernährung leidlich vertragen. — Endemieen beeinflussen
die Prognose wesentlich und steigern die Mortalität zuweilen bis nahezu
100 Procent.

Therapie.

Die Therapie muss vor Allem prophylaktisch sein in Vermeidung
jeder Möglichkeit septischer Infection. Man kann dem graviden Uterus
gegenüber gar nicht genug reinlich und Carbolsäurefreundlich sein. Die
Berücksichtigung aller erdenklichen hygienischen Cautelen im Wochen-
bettzimmer ist selbstverständlich. Findet man bei der Mutter einen
ausgesprochenen Puerperalprocess, so ist es geboten, das Kind von der
Mutter zu trennen; von Fortsetzung des Säugegeschäftes darf keine
Rede sein. — Gegen die einzelnen Aeusserungen des septischen Processes am Kinde wird man naturgemäss nach den allgemeinen therapeutischen Regeln zu handeln haben. Bei Phlegmone mache man frühe
Incisionen unter antiseptischen Cautelen; nur meide man bei der Empfindlichkeit des Kindes gegen Carbolsäure dieses Mittel und verwende
mehr Salicylsäure, Thymol und Chlorzink oder Jodoform. Bei hohen
Fiebertemperaturen, in der Voraussetzung von Anomalien interner Organe
wird man von Natr. salicylic., Chinin, Natr. benzoicum, und wohl auch
von kühlen Einwickelungen mit Vorsicht Gebrauch machen. Obenan
in der Therapie steht die Darreichung der Frauenmilch. Gelingt es,
das Kind an der Brust zu erhalten, so ist seine Widerstandsfähigkeit
oft erstaunlich.

Ophthalmia neonatorum (Blennorrhoea neonatorum).

Eine infectiöse, von der Mutter auf das Kind übertragene Krankheit, wenngleich nicht septischer Natur, ist die Blennorrhöe der Neugeborenen. Dieselbe bedroht das Auge so sehr, dass die Statistik der Blindenanstalten in nahezu 75 Procent die totale Erbliudung der Zöglinge auf sie zurückführt (Graefe). Die Krankheit wird in der Mehrzahl der Fälle durch Uebertragung eitrigen Scheidensecretes auf die Augen der Kinder beim Durchschneiden des Kindskopfes inducirt; in selteneren Fällen wird die Krankheit durch Uebertragung des Lochialsecrets auf die kindlichen Augen während des Puerperium eingeleitet.

Symptome und Verlauf.

In der Regel beginnt die Affection am dritten oder vierten Tage nach der Geburt mit Röthung und Schwellung der Conjunctiva bulbi und Schwellung der Augenlider in der Totalität, so dass sich dieselben convex über das Niveau des Gesichtes hervorwölben. Bei dem Versuch, die Augen des Kindes zu öffnen, findet man eine gewisse Starrheit der Lider und aus den Augen quillt ein gelbliches, wässeriges Secret. Ist die Krankheit sich selbst überlassen, so wird die Schleimhaut succulenter, dunkel roth und zeigt bei dem Versuche, die Lider umzuschlagen, oder auch nur die Augen durch Auseinanderziehen zu öffnen, eine Reihe von Falten. Das Secret wird dabei dicklich, saturirt gelb, vollständig eitrig; allmälig erheben sich auf der Schleimhaut kleine papilläre Wucherungen, welche derselben ein körniges Aussehen geben. — Die hohe Gefahr für das Auge wird bedingt durch das Uebergreifen des Processes auf die Cornea. Die Corneaoberfläche wird zunächst durch Abstossung des Epithels glanzlos, und in der Umgebung der so veränderten Stelle trübe und undurchsichtig. Durch den rapiden Fortschritt des Zerfalles nach der Tiefe der Cornea kommt es sodann zu Perforation derselben mit Abfluss des Kammerwassers und Irisvorfall. Im weiteren Verlaufe bildet sich Trübung der Linsenkapsel (Kapselstaar), Anheftung derselben an den Cornealdefect, und unter dem Druck des neugebildeten Kammerwassers Hervorwölbung der von Cornea und Iris hergestellten Narbe aus (Staphyloma). Der Schlusseffect dieses Vorganges ist die totale Erblindung des Auges.

Bei rationeller Behandlung bildet sich unter Abnahme des eitrigen Secretes die Infiltration und Schwellung der Lider zurück. Die Lidschleimhaut verliert allmälig die pathologische Querfaltung und die Kinder verlieren die auf der Höhe exquisit vorhandene Lichtscheu, so dass sie spontan die Augen öffnen.

Diagnose.

Die Diagnose ergiebt sich aus der sichtbaren Hervorwölbung der Augenlider, der Absonderung eitrigen Inhalts und der Röthe und Schwellung der Lidschleimhaut. Diphtheritische Processe sind am Auge der Neugeborenen überaus selten; auch schützt die rothe Farbe der Lidschleimhaut, deren schleimig eitriger Belag sich mit dem Schwämmchen leicht abwischen lässt, vor der Verwechselung der Blennorrhöe mit dem diphtheritischen Processe.

Prognose.

Die Prognose ist bei rationeller von Anfang an geführter Behandlung sehr gut. Meine Erfahrungen stimmen hier vollkommen mit denjenigen der meisten Augenärzte. Ayres hat bei 100 Fällen unter der gemachten Voraussetzung keine einzige Corneaaffection gesehen.

Therapie.

Die einzig zweckmässige Behandlung der Ophthalmie ist die von Graefe inaugurirte (caustische), mit Argentum nitricum; indess erheischt dieselbe wichtige Cautelen. Man beginnt bei frischen Fällen zunächst mit energischer Application von Eiscompressen, welche nach Graefe's Vorschrift nach der Uhr, Tag und Nacht hindurch, alle fünf Minuten zu wechseln sind. Die Application des Causticum darf nicht beginnen, bevor nicht die äussere Schwellung der Lider abgenommen hat und bevor nicht ein rahmig eitriges Secret geliefert wird. Sobald dies der Fall ist, wird das Auge zunächst mit einer schwachen Carbol- oder Borsäurelösung (1 bis 2 Procent) gereinigt und sodann mit einer 2 bis 3procentigen Lösung von Argent. nitricum touchirt. Nach Graefe's Vorschrift legt man bei dieser Procedur das von der Mutter gehaltene Kind so, dass der Kopf zwischen den Schenkeln des Arztes festgehalten wird und das Touchiren geschieht nun sorgfältig in der Weise, dass die beiden Augenlider jedes Auges entweder gleichzeitig oder nach einander bis zur Umschlagsfalte von dem Causticum berührt werden. Durch längere oder kürzere Einwirkung des Arg. nitricum, welche man erzielt durch langsamere oder raschere Application des Mittels und durch langsamere oder raschere Neutralisation mit einer schwachen Kochsalzlösung hat man die Abstufung des caustischen Effectes in der Hand. — Derselbe darf niemals zu Substanzverlusten führen und nicht wiederholt werden, bevor die Eschara der früheren Cauterisation abgestossen und die Schleimhaut wieder völlig roth ist. Nach der Cauterisation werden wiederum für einige Stunden Eiscompressen applicirt. Eine Cauterisation in 24 Stunden genügt in der Regel, und wird im weiteren Fortschritt der Heilung noch weiter hinausgeschoben. — Ist eine Corneaaffection vorhanden, so combinirt man, namentlich wenn Perforation droht oder schon vorhanden ist, die sehr vorsichtige Handhabung des Causticum mit der Application von Eserin ($\frac{1}{4}$ Procent).

Prophylaktisch muss man bei Gebärenden, welche an Fluor albus leiden, die Vagina während der Geburt mit einer Carbolsäurelösung (3 Procent) abspülen und sofort nach der Geburt Augenlider und Augen des Kindes mit derselben Lösung reinigen. — Neuerdings empfiehlt Crédé die Augen der Neugeborenen nach dem Bade mit reinem Wasser zu reinigen und alsdann in das geöffnete Auge einen Tropfen einer zweiprocentigen Lösung von Argentum nitricum einzuträufeln. Von 400 so behandelten Kindern erkrankte kein einziges an Ophthalmia neonatorum.

Acute Fettentartung der Neugeborenen.

Die Krankheit ist pathologisch-anatomisch von Buhl und Hecker beschrieben, und klinisch ausser den sich auf junge Thiere beziehenden Beobachtungen Fürstenberg's und Roloff's, von v. Bigelow, Herz, Müller u. A. zur Geltung gebracht.

Pathologische Anatomie.

Man findet die Leiche leicht cyanotisch oder icterisch. Die Lunge ist entweder intact oder mit kleinen hämorrhagischen Heerden versehen. Auf Pleura, Pericardium und Endocardium Ecchymosen. Fettige Degeneration des Herzmuskels, der Leber, der Nieren. Nierenbecken, Ureteren und Blase mit Blutcoagulum erfüllt, Nierenepithelien verfettet. Milz vergrössert, dunkel. Diphtheritische Einlagerungen auf Mundschleimhaut und Pharynx.

Aetiologie.

Die Aetiologie der Krankheit ist bisher noch völlig dunkel. Während die Möglichkeit der Entstehung durch septische Infection in Abrede gestellt wird (Müller), wird von anderer Seite (Bigelow) das Vorhandensein von Micrococcen in den inneren Organen zuverlässig behauptet. Roloff beschuldigt schlechtes Trinkwasser und Futter als Ursache der analogen Krankheit bei jungen Thieren. Müller macht, bewogen durch das Zusammentreffen der Affection mit Icterus, das Eindringen von Gallenbestandtheilen ins Blut für die degenerativen Processe in den inneren Organen verantwortlich.

Symptomatologie.

Die von Bigelow beobachteten Kinder zeigten als die wesentlichsten Symptome dunkle Verfärbung der Haut, Haematurie, diphtheritische Entzündungen der Schleimhäute und dunkle Stuhlgänge. Mit dieser Schilderung stimmt diejenige von Herz, an zwei Kindern desselben Elternpaares gemacht, überein. Müller betont überdies das Hervortreten der Asphyxie bald oder einige Zeit nach der Geburt, die Neigung zu Blutungen (Melaena) und die Häufigkeit des Icterus.

Prognose.

Die Prognose ist schlecht. Von Bigelow's zehn Fällen endeten acht lethal innerhalb 16 Stunden bis elf Tagen; auch die beiden von Herz beobachteten Fälle verliefen tödtlich.

Therapie.

Bei der Unkenntniss über das Wesen der Affection wird man nur symptomatologisch verfahren können. Die Asphyxie, die Blutungen werden als solche nach der bisher beschriebenen Maassnahme behandelt werden. Auch in dieser Krankheit dürfte in der Darreichung der Muttermilch ein wesentliches therapeutisches Agens liegen, weil sie die beste Garantie giebt, die Kräfte des Kindes zu erhalten. Ausserdem werden stimulirende Mittel, minimale Gaben von Aether, Wein, Moschus und Campher (0,0075 pro Dosi einstündlich) am Platze sein. Nebenbei Bäder und bei Steigerung zur Abkühlung warme Einpackungen.

Trismus und Tetanus neonatorum.

Mit Trismus (von τρίζω ich knirsche) und Tetanus (von τείνω ich dehne, spanne) der Neugeborenen bezeichnet man die Krankheit der Neugeborenen, welche sich in tonischen, zunächst die Kinnbackenmuskulatur ergreifenden und von hier allmälig über die Muskulatur des ganzen Körpers sich verbreitenden Krämpfen äussert. — Die Angaben über den Beginn der Krankheit sind bei den verschiedenen Autoren verschieden. Vogel behauptet bestimmt, dass die Krankheit nur ein bis fünf Tage nach Abfall der Nabelschnur sich zeige, auf der andern Seite sind Fälle bekannt, wo die Krankheit sich schon am ersten Lebenstage (West) und solche, wo dieselbe sich erst in der dritten Lebenswoche (Ingerslew) am 15. Tage und noch später zeigte. Die von mir beobachteten Fälle an Neugeborenen waren sämmtlich in der zweiten Lebenswoche.

Pathologische Anatomie.

Die pathologische Anatomie des Trismus und Tetanus hat bis jetzt sehr wenig ergeben. Die Mehrzahl der Autoren kommt darin überein, dass es sich um congestive Zustände im Gehirn und Rückenmark, zum Theil um Blutextravasate, insbesondere in den Rückenmarkshäuten, zum Theil um reichliche, blutig-seröse Ergüsse in die Rückenmarkshöhle gehandelt habe. Da sich derselbe Befund an Thieren im Strychnintetanus zeigt, so ist man gezwungen, solche Befunde als secundäre, durch die Convulsionen erst erzeugte, anzuerkennen. Rokitansky, Demme, Michaud haben im Rückenmark und zum Theil auch im Gehirn Wucherungen der Neurogliazellen beschrieben, ohne dass sich indessen diese Befunde als constante ergeben haben. Aufrecht hat in einem Falle von Tetanus eines Erwachsenen erhebliche Veränderungen der Ganglien nahezu im ganzen Verlaufe des Rückenmarks nachgewiesen. Im Lendentheil die Ganglienzellen der Vorderhörner intact, dagegen Pigmentkörnchen in den Ganglienzellen der Hinterhörner, im Dorsaltheil intensive Gelbfärbung und klumpige Formenbilduugen in sämmtlichen Ganglienzellen. Im Halsmark diffuse rostfarbene Verfärbung sämmtlicher Ganglienzellen, Pigmentkörnchenbildung, Verlust der Kerne. Ausserdem fanden sich in der Grundsubstanz zwischen den Nervenfasern gelbliche, eckige, an Pigmentkörnchen erinnernde Körper, und kuglige an Oeltropfen erinnernde Gebilde. Das Ganze erschien ihm als parenchymatöse Entzündung der Ganglienzellen. — Weitere Untersuchungen werden ergeben müssen, in wie weit diese Befunde auch für den Tetanus der Neugeborenen Gültigkeit haben.

Aetiologie.

Dunkel, wie die pathologische Anatomie ist die Aetiologie der Krankheit. Dieselbe ist zweifelsohne bei uns seltener als in den Ländern der heissen Zone, seltener insbesondere bei Weissen als bei Negern. Wenngleich nun von den Beobachtern auf die Verwahrlosung der Neger-

kinder, die schlechte Behandlung der Nabelwunde, die Unreinigkeit in
Wohnung und Kleidung aufmerksam gemacht wird, so mag doch wohl
gerade in der Höhe der Lufttemperatur und der damit gebotenen Möglichkeit rascherer Sepsis wenigstens der indirecte Anlass zur Erkrankung gegeben sein. Ueberdies wird die der heissen Zone eigenthüm-
·liche enorme Temperaturdifferenz zwischen Tag und Nacht nicht ohne
Bedeutung für die Krankheit sein, denn soviel steht fest, dass wie für
den Tetanus der Erwachsenen, so auch für den der Kinder jähe Tem-
peratursprünge von ätiologischer Bedeutung sind.

Aus den interessanten Mittheilungen von Stadfeldt über die Verhältnisse des Gebärhauses in Kopenhagen geht hervor, dass weder die
Erkrankungen der Nabelgefässe, noch Schwierigkeiten bei der Entbin-
dung als ätiologische Momente anerkannt werden können; selbst die
leicht vorauszusetzende Auffassung eines Connexes der Krankheit mit
puerperaler Infection wird von diesem Autor geleugnet, da der Trismus
weit häufiger in den Filialen der Gebäranstalt als in dem eigentlichen
Gebärhause vorkommt; auf der anderen Seite haben die Erfahrungen
von Clarke, dass der Trismus durch sorgfältige Ventilation aus der
Dubliner Gebäranstalt zu tilgen war, ex juvantibus den sicheren Beweis
geliefert, dass schlechte atmosphärische Bedingungen als Ursachen des
Trismus wirken. Bemerkenswerth ist ferner, dass der Trismus der
Hilfsleistung einzelner Hebammen anhaftet, so die von Schneider
(Fulda) und Kebes (Elbing) mitgetheilten 60 und respective 99 Erkrankungen unter zwei Hebammen, ohne dass ein anderes causales
Moment als die Anwendung zu heisser Bäder zu eruiren ist. Auch
mechanische Einwirkungen auf den kindlichen Schädel sind ätiologisch
in Anspruch genommen worden. Sims und Wilhite wollen Trismus
nur bei solchen Kindern gesehen haben, bei denen durch Verschiebung
des Hinterhauptes unter die Ossa parietalia ein Druck auf das Gehirn
und die Medulla ausgeübt wurde. — Ferner wird, und dies am be-
stimmtesten von Vogel, die Zerrung von Nerven in der Nabelnarbe,
als wichtigste Ursache des Trismus hervorgehoben. — Am unsichersten
dürften endlich die Angaben zu verwerthen sein, welche den Trismus
aus gastrischen Störungen der Neugeborenen herleiten. Dieselben sollen
die Folge von unzweckmässiger Nahrung sein, so von schlechter Kuhmilch,
oder der Milch von Müttern, welche heftige Gemüthsbewegungen erlitten
haben. (Schneider, Adelmann). Alles in Allem genommen, erkennt
man, dass man es mit einem Uebel zu thun hat, in welchem der kindliche
Organismus auf die mannigfachsten Reize mit gleichen Erscheinungen
antwortet. Jedem der angeführten ätiologischen Momente dürfte unter

Umständen sein Recht werden; jedes wird insbesondere in der Prophylaxe Berücksichtigung zu finden haben. — In wie weit der Trismus, ein Mal entstanden, contagiöse Eigenschaften entwickelt, ist nicht sicher gestellt; Stadfeldt ist geneigt, die Contagiosität anzunehmen. Das endemische Auftreten in Findelhäusern spricht nicht dagegen, aber auch nicht dafür, weil die befallenen Kinder den gleichen Ursachen ausgesetzt sind. — Versuche, den Trismus durch septische Infection der Nabelgefässe zu erzeugen, sind missglückt (Soltmann).

Symptome und Verlauf.

Die Krankheit beginnt zumeist mit Unruhe des Kindes, welche sich insbesondere dann äussert, wenn das Kind an die Brust gelegt wird. Die Kinder lassen schreiend die hastig genommene Brustwarze los. Das Geschrei ist kläglich; in den Fällen, welche ich beobachtet habe, waren, mit einer Ausnahme, die Kinder so dürftig, dass es nur mehr zu winselndem etwas unterdrücktem heiserem Geschrei kam. Genaue Prüfung ergiebt eine ausserordentliche Härte der Seitentheile des Gesichtes, hervorgerufen durch Spannung der Masseteren. Der Unterkiefer presst sich mit Gewalt an den Oberkiefer hinan, so dass die Einführung der Spitze des kleinen Fingers kaum möglich wird. Die Stirn ist gerunzelt, die Augen sind fast immer geschlossen, im Gesicht sieht man zeitweilig zuckende Bewegungen, welche den Mundwinkel verziehen, zeitweilig ist der Mund wie eng zusammengezogen. Allmälig dehnt sich die krampfhafte Contraction auf die Muskeln des Stammes und endlich auf die Extremitäten aus. Wo man auch immer das Kind anfasst, fühlt es sich steif, hart an. Die Zusammenziehungen lassen nur zeitweilig in der Rumpfmuskulatur nach, dann wird das ganze Kind wieder beweglicher, geradezu gesagt, biegsamer; nach wenigen Momenten tritt indess der Krampf wieder ein und, wenn derselbe heftig ist, wird der Kopf scharf in den Nacken gezogen, die Wirbelsäule concav gebogen, so dass das Kind hohl auf Fersen und Kopf seine Stützpunkte findet. — Die Respiration ist unregelmässig, kurz und oberflächlich; der Herzimpuls stark, die Pulsfrequenz rasch, bis 200 in der Minute; die Arterie klein, eng, kaum fühlbar. — Die Hautfarbe ist im Ganzen während jeder Attaque tief dunkelroth, allmälig cyanotisch; bei vorhandenem Icterus eine Mischung zwischen gelb und dunkelroth. Das Gesicht ist starr, wie gedunsen. Abnormitäten in Harnsecretion und Stuhlgang habe ich in meinen Fällen nicht beobachtet. Einzelne Beobachter geben an, dass der Stuhlgang diarrhoisch sei; indess spielen hier wohl complicirende Darmaffectionen mit hinein.

Die Temperatur ist verschieden; es sind sehr hohe Temperaturen beobachtet worden, in anderen, insbesondere den protrahirten Fällen, ist die Temperatur wenig erhöht oder ganz normal.

Die Dauer der Krankheit ist verschieden angegeben, von einem Tage bis drei Wochen; in meinen Fällen, die sämmtlich lethal endeten, war durchschnittliche Dauer drei bis vier Tage; ein Fall von Trismus und Tetanus leichteren Grades bei einem Kinde von sechs Monaten dauerte bis in die vierte Woche und endete in Genesung.

Die Dauer der einzelnen tetanischen Paroxysmen lässt sich wenigstens im späteren Verlaufe der Krankheit gar nicht bestimmen, weil die Kinder von dem Krampfe zumeist nicht mehr verlassen werden.

Diagnose.

Die Diagnose ergiebt sich frühzeitig aus dem charakteristischen Aussehen des Gesichtes, aus dem Verhalten des Kindes beim Saugen und der eigenthümlichen Haltung des Unterkiefers. Ist der Trismus und Tetanus voll entwickelt, so ist die Krankheit überdies völlig unverkennbar.

Prognose.

Die Prognose ist nach meinen Erlebnissen schlecht. Ich habe wie gesagt, alle am Tetanus erkrankte Neugeborene sterben sehen. Vogel und Finkh berichten dasselbe. Monti war glücklicher; ihm genasen unter vier Kindern zwei, Soltmann unter sechs Kindern eins.

Therapie.

Aus den Auseinandersetzungen über die Aetiologie ergiebt sich, dass die Therapie in erster Linie prophylaktisch sein muss. Die Prophylaxe concentrirt sich in der gesammten Hygiene. Grösste Reinlichkeit in Luft, Nahrung und Wäsche; sorgfältige Pflege des Nabels, Vermeidung jedes energischen Reizes auf die Haut und Schleimhäute, Vermeidung von Ueberhitzung (heisse Bäder) und Erkältung, Vermeidung rapiden Temperaturwechsels, sind die Grundbedingungen der prophylaktischen Therapie. — Bei den ersten Spuren des Trismus suche man nach den etwaigen ätiologischen Momenten, prüfe die Gestalt des Kopfes, die Nabelwunde, die Verhältnisse der Verdauungsorgane, der Harnsecretion und beginne die Behandlung mit therapeutischen Maassnahmen der sich von hier aus ergebenden Indicationen. Man gleiche bei vorhandener Verschiebung der Kopfknochen dieselbe durch vorsichtige Manipulationen aus, und wende bei Nabeleiterungen reizmildernde und doch aseptisch wirkende Nabelverbände mit Natr. benzoicum, Jodoform, Borsäure an; innerlich bei gastrischen Störungen milde Laxantien, wie Syrupus Rhei c. Manna. Man unterstütze die Wirkung dieser Mittel mit lauwarmen, sorgfältig auf 28° R. temperirten Bädern, vermeide Lichtreiz und energische Luftbewegung, ohne jedoch die Ventilation des Zimmers ausser Acht zu lassen. — Weicht der Trismus diesen Mitteln nicht, so gehe man zu narcotischen und antispasmodischen Mitteln über, obenan zum Chloralhydrat, welches als Clysma gegeben wird. (Hydrat Chloral 0,25 bis 0,5 : 25 Aq. zu einem Klistir, eventuell drei Mal am Tage zu wiederholen). — Dringend empfohlen ist namentlich von Monti das Extr. Calabar., welches in subcutanen Injectionen angewandt wurde. Man giebt 0,006 pro dosi in rasch aufeinander folgenden Injectionen bis 0,06 pro die. Bei der innerlichen Verabreichung giebt man als mittlere Gabe 0,06 pro die. — Zu subcutanen Injectionen kann man ferner Atropinum sulfuricum anwenden; man injicire die Lösung von 0,01 : 20 Aq. dreistündlich ein Tropfen. Extr. Cannabis indicae wurde innerlich versucht in Gaben von 0,03 bis 0,05 zweistündlich. — Inhalationen von Chloroform oder Amylnitrit habe ich bei so kleinen Kindern nicht angewendet; von dem letzteren will Ingham wenigstens Milderung der Anfälle gesehen haben. Bromkalium, Zincum valerianicum versprechen nach meinen, mit diesen Mitteln auch bei anderen convulsiven Krankheitsformen der Kinder gemachten Erfahrungen, wenig Erfolg. Neuerdings empfiehlt Soltmann Tinct. Moschi innerlich 0,03 pro dosi oder Tinct. Ambrae c. Moscho. Tropfenweise. — In dem erwähnten geheilten Falle von Trismus und Tetanus, der sehr langsam und im Ganzen mild verlief (Temperatur nicht über 38,5) habe ich von der Mehrzahl dieser nach einander angewandten Mittel kein Resultat gesehen. — Die Heilung erfolgte augenscheinlich spontan.

Sclerema neonatorum (Oedema acutum).

Das Sclerem (von σκληρόω ich mache hart mit französischer Endigung sclerème) ist eine Krankheit, deren wesentliche Erscheinung eine eigenthümliche pralle, zumeist bei elend geborenen oder früh herabgekommenen Kindern entstandene Verdichtung der Haut und des Unterhautzellgewebes ist. Die befallenen Kinder kühlen in erschreckender Weise ab und gehen zumeist in wenigen Tagen zu Grunde. Die Krankheit ist von Hennig mit der Sclerodermia adultorum indentificirt worden, eine Anschauung, welche von Cruse, nachdem derselbe echte Sclerodermie auch bei jungen Kindern nachgewiesen hat, entschieden widersprochen wird. Clementofsky unterscheidet drei Formen der Krankheit, die erysipelatöse, ödematöse und fettige, von denen indess nur die zweite die eigentliche hier in Rede stehende Krankheit darstellt.

Pathologische Anatomie.

Die Haut der an Selerem verstorbenen Kinder fühlt sich an den befallenen Stellen (und häufig ist die ganze Haut erkrankt gewesen), wenn zwischen zwei Finger gefasst, prall und derb an. Die Prallheit ist besonders stark an den abhängigen Theilen ausgeprägt. Die Farbe ist entweder tief bleich, oder an einzelnen, auch nicht hypostatischen Stellen, blauroth, hie und da marmorirt, wohl auch mit Ecchymosen durchsetzt. — Nach Durchschneiden der Haut quillt aus dem Unterhautzellgewebe ein blassgelbes, oder blutiges Serum heraus, welches an der Luft gerinnt. Mitunter ist das Oedem mehr sulzig und erstreckt sich bis in die Musculatur hinein. Nach Hennig zeigt sich das Corium durch junges, das Fettgewebe durch reifes Bindegewebe verdickt, die Capillaren und Venen reichlich injicirt, hie und da sind hä-morrhagische Stellen vorhanden. — Das Gehirn ist zumeist ödematös, im Ganzen blass, die Venen des Gehirns und die Sinus mit flüssigem Blut erfüllt; nur selten finden sich hämorrhagische Stellen im Gehirn. — Die Lungen zeigen sich in den untersten abhängigsten Partien atelektatisch, bei längerer Dauer der Krankheit oder durch Complication finden sich zuweilen die Zeichen katarrhalischer Pneumonie; mitunter Spuren von Oedem. Auf der Pleura einzelne Ecchymosen. — Das Herz ist schlaff, mitunter der Herzmuskel verfettet (Demme). Im Darmkanal finden sich neben häufig vorhandenen Zeichen intensiven Katarrhs Ecchymosen (Parrot) sowohl im Magen, als auch im übrigen Theile derselben. — Leber und Milz sind hyperämisch, letztere brüchig, weich. — Die Nieren können noch Spuren von Harnsäure-infarct zeigen, wohl auch von beginnender Nephritis. Parrot beschreibt Ecchymosen derselben und der Harnblase.

Symptome und Verlauf.

Die Krankheit beginnt in der Regel in den ersten Lebenstagen des Kindes (nach Bierbaum in den ersten vier), ich habe aber erst vor wenigen Tagen einen Fall gesehen, wo dieselbe am Ende der dritten Woche begann. In der Regel handelt es sich um frühgeborene, oder sonst elende Kinder, welche von der Geburt an weder eine genügend kräftige Respiration zeigen, noch auch in geeigneter Weise die Nahrung nehmen. Die Kinder sind unruhig, winseln oder schreien beständig, der Stuhlgang ist leicht diarrhoisch oder es zeigen sich selbst die Zeichen intensiven Darmkatarrhs, Erbrechen und Diarrhoe, der Leib ist weich, pappig, aufgetrieben. Die Zunge und Mundschleimhaut nicht selten mit Soor bedeckt. Zuweilen ist Icterus vorhanden, der Nabel wund, mit eitriger Absonderung. Allmälig stellt sich in der Regel an den unteren Extremitäten und zuweilen an den Waden zuerst, eine pralle Schwellung der Haut ein; die Haut wird hier blauroth, an anderen Stellen blass, und die Farbe wird dem entsprechend geradezu marmorirt. Fühlt man die Extremitäten an, so sind sie auffallend kühl und selbst in warmer Verpackung nicht zu erwärmen. Nach und nach breitet sich die Prallheit und Dicke aus. Fussrücken und Fusssohlen sind stark convex gewölbt, die Waden sind hart, die Oberschenkel fest, teigig, allmälig auch die Bauchhaut und schliesslich der Rumpf und Kopf von derselben Beschaffenheit. Wo man das Kind anfühlt, ist dasselbe fest, prall. Die Gelenke sind schwer beweglich, das Gesicht ist starr, unbeweglich; beim Weinen wird der Mund schwer und wenig bewegt. Das Saugen ist erschwert oder ganz unmöglich. Die Respiration ist kurz, oberflächlich, hie und da von flachen, kaum vernehmbaren Hustenstössen unterbrochen. Die Haut froschkalt. Die Temperatur im Anus gemessen enorm gesunken, 32 bis 22° C. — Der Harn ist sparsam. — Allmälig sinkt die Energie der Respiration mehr und mehr,' die Herzkraft erlahmt, der Herzimpuls wird schwach, die Contractionen des Herzens unregelmässig. Unter solchen Erscheinungen erfolgt der Tod. — Ist das Sclerem nicht so ausgebreitet, sind auch nicht erschöpfende Anomalien wie Diarrhoeen, Atelectasis pulmonum oder Katarrhalpneumonie vorhanden, so wird an den mehr vereinzelt stehenden Stellen das Oedem geringer, die Haut wird wieder weicher, die Anämie oder Cyanose der Haut nimmt ab; die Temperatur steigt wieder. Das Kind nimmt besser die Brust und erholt sich langsam.

Aetiologie.

Die Krankheit ist insbesondere von Hennig als eine entzündliche Affection aufgefasst worden; die Anämie der Haut wurde hierbei als Reizungszustand, das Oedem als active Exsudation betrachtet. Dem widerspricht aber unzweifelhaft, wenigstens für die weitaus grösste Anzahl der Fälle, die gesammte Cachexie der befallenen Kinder. Ich habe selbst einen Fall beobachtet, der mit hohem Fieber, hoher Hyperämie einsetzte und schliesslich mit tiefem Absinken der Temperatur bei diffuser Ausbreitung tödtlich endete; indess sind diese Fälle sehr ver-

einzelt und vielleicht noch von der hier iu Rede stehenden Kraukheit
zu scheiden. Diese Anschauung theilt auch Clementofsky. Sicher
ist es, dass die Krankheit in Findelhäusern, unter schlechten hygienischen Verhältnissen, bei angeborener Schwäche (Frühgeburt) häufiger ist,
als unter normalen Verhältnissen der Neugeborenen. Vielfach wird Erkältung als Krankheitsursache angegeben und darauf hingewiesen, dass
die Affection in der kälteren Jahreszeit besonders häufig sei. Dies erklärt aber den eigenthümlichen Verlauf durchaus nicht. Ein positiver
Zusammenhang mit puerperaler oder septischer Infection hat sich nicht
erweisen lassen, und der Versuch, dieselbe mit der Sclerodermie der
Erwachsenen zu identificiren, muss als missglückt betrachtet werden.
So bietet sich eigentlich kein positives ätiologisches Moment. Wenn
ich mir ein Bild von dem Wesen der Krankheit machen möchte, so
kommt dasselbe darauf hinaus, dass man es mit einer, unter dem Einfluss der darniederliegenden Energie der Respiration und Ernährung zu
Stande kommenden, direkten Anomalie der Gefässwände und zwar der
kleinsten Gefässe zu thun habe. (Genaue anatomische Untersuchungen
liegen darüber nicht vor; es ist nun aber nicht unwahrscheinlich, dass
dieselben in den Gefässwänden die Ursache der Transsudation, der
Ecchymosen etc. finden werden. — Die enorme Abkühlung lässt sich
sehr wohl aus der sinkenden Herzkraft und Respiration herleiten, sie
ist analog derjenigen überfirnisster Thiere.

Diagnose.

Die Diagnose der Krankheit ist durchaus leicht. Mit Erysipelas
lässt sich dieselbe kaum verwechseln, da beim Erysipelas stets hohes
Fieber vorhanden ist, auch ist die Hautfarbe des Erysipels wesentlich
anders, mehr rosafarben, hell. Das nach dem Erysipel zuweilen folgende
Sclerem unterscheidet sich aber dem äusseren Ansehen nach in Nichts von
dem hier in Rede stehenden. — Das Sclerema adiposum halten Billard
und Valleix nur für eine präagonale oder cadaveröse Erscheinung.
Dasselbe ist nach Clementofsky allerdings nicht so aufzufassen,
indess ist er nicht im Stande, differential-diagnostische Momente für
dasselbe anzugeben. Dasselbe soll sich vorzugsweise mit Diarrhoeen
oder Pneumonie verbinden. Ich habe mehrfach Fälle von Sclerem bei
Kindern von sechs, acht und selbst dreizehn Wochen in Verbindung mit
Diarrhoeen gesehen, muss aber bekennen, dass ich in vivo nicht im
Stande war, dasselbe von dem eigentlichen Oedema acutum, unserem
Sclerema, zu trennen. Nach Clementofsky soll man beim Sclerema
adiposum den Panniculus dick, weiss, hart und trocken finden. Ich

glaube doch, dass es nur eine Leichenerscheinung ist, wenn der Panniculus dieses Aussehen hat, und möchte die erwähnten Fälle von Sclerem mit der beschriebenen Erkrankung der Neugeborenen voll und ganz identificiren.

Mit einfachem Hydrops kann das Sclerem kaum verwechselt werden, überdies ist das Verhalten der Temperatur ein wichtiges diagnostisches Merkmal.

Therapie.

Die sich von selbst ergebenden Indicationen sind 1) causale handgreifliche Momente, etwa Diarrhoeen, zu bekämpfen. 2) Die Herzkraft und die Circulation zu beleben. 3) Die Abkühlung der Haut zu verhüten. 4) Das Oedem selbst zu beseitigen.

Der ersten Indication genügt man durch sorgfältige Ernährung, am besten mittelst Mutter- oder Ammenmilch; eventuell muss das Kind eine Zeit lang mit dem Löffel die abgesaugte Milch erhalten; wie der Diarrhoe sonst therapeutisch zu begegnen sei, wird später auseinandergesetzt werden. Als Stimulantien für das Herz und Respirationscentrum sind Moschus, Liquor Ammonii succinici, Campher, starker Kaffee, Wein zu empfehlen; eventuell dürfte man selbst zu subcutanen Injectionen mit einigen Tropfen Aether aceticus oder Tinct. Moschi übergehen. Man unterstützt diese Mittel mit warmen Bädern, auch Sandbädern oder warmen Einpackungen und genügt damit zu gleicher Zeit der dritten Indication. Bleibt die Athmung trotz alledem oberflächlich, so empfiehlt es sich, die Haut vorsichtig zu reiben, die ödematösen Partieen sogar mit sanftem Druck zu massiren und das pralle Oedem gleichsam in Bewegung zu setzen, womit zugleich der vierten Indication Rechnung getragen ist. Gelingt es, das Kind zu lauterem Schreien zu bringen, so wird dadurch die für die Verbesserung der Circulationsverhältnisse geeignetste Bedingung geschaffen. Sehr oberflächlich respirirende Kinder kann man wohl auch durch Kitzeln der Nasenschleimhaut mit einem feinen Pinselchen zu tiefen Respirationen anzuregen versuchen. — Bei nachweislichen pneumonischen Heerden, bei complicirendem Bronchialkatarrh wird man von Ipecacuanha, Liq. Ammonii anisat. vortheilhaften Gebrauch machen. — Selbstverständlich sind die Kinder zugleich in die besten hygienischen Verhältnisse zu bringen.

Allgemeine Krankheiten.

Acute Infectionskrankheiten.

Die acuten Infectionskrankheiten haben das Gemeinsame, dass sie nicht, oder nur in den seltensten Fällen autochthon entstehend, durch ein specifisches Virus (Contagium) von Person zu Person sich fortpflanzen; jede einzelne von ihnen erzeugt nur die eigene specifische Krankheitsform wieder, — keine andere. Das Contagium ruht nach dem Eindringen in den Organismus eine gewisse Zeit, ohne auffallende Erscheinungen zu verursachen (Incubation). Nach einer gewissen Zeit tritt die Einwirkung desselben auf den Organismus unter Fieber zu Tage, indem gleichzeitig anatomische Veränderungen einzelner Organe nachweisbar werden. Unter mehr oder weniger cyklischem Ablauf der Fiebersymptome kehren in den, zur Heilung gehenden Fällen, die pathologisch-anatomisch veränderten Organe zur Norm zurück. In der Regel ist damit die Empfänglichkeit des einzelnen Organismus für dasselbe Contagium erloschen (Immunität). — Die Vermehrung, die specifische Fortpflanzung, die Ausnutzung des Nährbodens (Immunität), die Analogie mit Krankheiten nachweisbar parasitärer Natur (M u s c a r d i n e) hat die Annahme, dass das Contagium ein lebender organisirter Körper sei, hervorgerufen (II e n l e, Contagium vivum) und die ganze Kette der neueren und neuesten Untersuchungen ist nicht ungeeignet, diese Annahme zu stützen. Es ist aber festzuhalten, dass vorläufig nur für ganz vereinzelte der in den nächsten Abschnitten in Betracht kommenden Infectionskrankheiten das Contagium vivum sicher erwiesen ist.

Acute Exantheme.

Die acuten Exantheme ($\varepsilon\xi\alpha\nu\vartheta\eta\mu\alpha$ von $\varepsilon\xi$-$\dot\alpha\nu\vartheta\varepsilon\omega$ ich blühe auf) bilden eine Krankheitsgruppe mit doppeltem Gesicht. Anscheinend Erkrankungen der äusseren Haut, sind sie doch echte Allgemeinerkrankungen, indem sie den Organismus in Totalität, augenscheinlich von den Nährsäften aus (Blut, Lymphe) alteriren. Sie bleiben aus diesem Grunde unveränderlich dieselben, auch wenn die eigentlich exanthematischen Symptome (Hautausschläge) fehlen. Die Specifität ihres Contagiums giebt sich nicht allein durch den charakteristischen Verlauf, sondern auch durch die Eigenthümlichkeit des (wenn auch nur vereinzelt, so doch sicher beobachteten) gleichzeitigen Erscheinens mehrerer Krankheiten dieser Gruppe auf demselben Organismus zu erkennen.

Scharlach, Scarlatina.

Der Name Scharlach ist wegen der Farbe des Ausschlages vom Scharlachtuche genommen. Die Krankheit ist in früherer Zeit augenscheinlich mit Masern und anderen Exanthemen zusammen geworfen worden, indess ist es doch wahrscheinlich, dass sie im 16. und im Anfange des 17. Jahrhunderts selten gewesen sei (Forest, Sennert, De Haen). Sydenham trennt Masern von Scharlach sehr genau; dennoch umfasst die Angina maligua der Autoren des vorigen Jahrhunderts sicher viel Scharlachfälle (so Huxham). Im Anfange dieses Jahrhunderts mild auftretend, ist die Krankheit nach den Zwanziger Jahren fast mit jedem Jahre in grösserer Verbreitung und Heftigkeit aufgetreten. Man kann dieselbe jetzt nahezu die verderblichste, zum mindesten aber die heimtückischeste aller Kinderkrankheiten nennen; — es giebt wenigstens keine zweite, welche so unerhörte, verderbliche Sprünge und Ueberraschungen bietet, wie der Scharlach. — Sie verbietet demnach selbst in den anscheinend mildesten Fällen eine durchaus günstige Prognose.

Aetiologie.

Die hervorragenden, insbesondere aus England stammenden epidemiologischen Studien über Scharlach ergeben, dass eine Periodicität der Epidemien sich nicht sicher erweisen lässt. Ungefähr kehrt etwa alle vier bis fünf Jahre eine Epidemie wieder. In grossen Städten verwischt sich sogar der epidemische Charakter der Krankheit; dieselbe wird endemisch. — Die Krankheit ist von den Witterungs- und Temperaturverhältnissen nicht ganz unabhängig, und lässt mit Bezug auf diese eigenthümliche Jahreswellen erkennen (Tripe, Fox). Die Höhe der Welle tritt in den Monaten ein, deren Temperatur etwa zwischen 9,0 bis 13,0° C. schwankt, während der Abfall der Temperatur unter 4,5° C. das Absinken der Welle erkennen lässt. Im Allgemeinen tritt also der Scharlach in der wärmeren Jahreszeit besonders heftig auf, während der Winter demselben ungünstig ist; allerdings habe ich selbst mehrfach Ausnahmen von dieser Regel gesehen. — Das Geschlecht ist für die Erkrankung indifferent; wenigstens sind nur wenige Autoren geneigt, eine Bevorzugung des männlichen Geschlechtes zu behaupten (Fox, Tripe). — Die stärkste Disposition für die Erkrankung liegt in dem Alter. $9/10$ aller Scharlach-Todesfälle fällt in die erste Decade des Lebensalters; die grösste Mortalitätsziffer dürfte nach Beobachtungen in London in die Zeit zwischen dem zweiten und dritten Lebensjahre fallen. — Die Krankheit ist in bedeutendem Maasse

contagiös und zwar geschieht die Infection nicht nur durch directen
Verkehr mit dem Kranken, sondern auch durch Mittelspersonen und
Gegenstände (Kleider, Spielzeug, Briefe). Die Uebertragung durch
Nahrungsmittel, insbesondere durch die Milch, wird namentlich von
englischen Autoren behauptet, ist allerdings nicht ganz ausser Zweifel;
indess giebt es in der Literatur viele Beweise für die Tenacität des
scarlatinösen Virus, welche sich in Krankenhäusern, wie in der Privat-
praxis ebensowohl auf das entschiedenste zur Geltung bringt. Dasselbe
haftet oft Wochenlang an denselben Räumen, anscheinend jedem Desin-
fectionsmittel widerstrebend. Die Ansteckung erfolgt nicht durch das
Exanthem, sondern kann schon zu einer Zeit erfolgen, wo das Exanthem
noch gar nicht erschienen ist (Hagenbach). Die grössere Ansteckungsfähigkeit in der Abschuppungsperiode ist nicht erwiesen. — Die allgemeine Disposition zur Scharlacherkrankung ist nicht so erheblich,
wie die zu anderen Exanthemen; doch scheinen die Mitglieder gewisser
Familien besonders leicht dem Virus zugängig zu sein. Bei solchen sind
sogar mehrmalige Erkrankungen möglich; ich habe selbst bei einem
und demselben Kinde drei Mal echte Scarlatina beobachtet, bei einem
anderen zwei Mal. Verwundete und Wöchnerinnen sollen für das
Scharlachgift überaus zugängig sein, erwiesen ist diese Annahme nicht. —
Die gesammten hygienischen Verhältnisse, Beschaffenheit der Wohnung,
Ventilation, Wasserversorgung, Cloakenanlagen, endlich die Verhältnisse
der Wohlhabenheit scheinen für die Entwickelung des Scharlach bedeutungslos zu sein. — Ein besonders erwähnenswerther ätiologischer
Factor für die Verbreitung des Scharlachs ist der Schulbesuch; derselbe ist um so wichtiger, als die Uebertragung hier seitens der gesund
gebliebenen Geschwister erkrankter Kinder erfolgen kann.

Die Beschaffenheit des Scharlachcontagiums ist nicht bekannt,
wenigstens kann man die von einigen Autoren im Scharlachblute nachgewiesenen coccenähnlichen Körperchen so lange nicht für dasselbe ansehen, als die Wiedererzeugung der Krankheit mittelst derselben nicht
geglückt ist.

Neuerdings hat Tschamer aus dem Harn und Epidermisschüppchen
Scharlachkranker einen Pilz (Verticillium candelabrum?) gezüchtet,
welchen er als das Scharlachcontagium betrachtet. Die Bestätigung
dieser Angabe ist unwahrscheinlich.

Pathologische Anatomie.

Die nach dem Tode nachweisbare anatomische Läsion der Haut ist
ausserordentlich geringfügig. Im wesentlichen handelt es sich um

Hyperämie der Cutis, Ausdehnung der Capillaren derselben, um leichte
seröse Durchfeuchtung der Cutis und des Unterhautzellgewebes, und im
fortgeschrittenen Stadium um Desquamation der Epidermis, nicht selten
in grosser Ausdehnung. Vereinzelt findet man Haemorrhagien in der
Cutis. — Gegenüber diesen nahezu nichtssagenden Anomalien sind die
Veränderungen in den inneren Organen wesentlich. Allgemein sind die
Lymphdrüsen geschwollen, die einkernigen Lymphkörperchen sind verringert und durch vielkernige Riesenzellen ersetzt, auch finden sich
Thrombosen in den Venen der Lymphdrüsen (Klein). Das Herz
ist mit dunklen Blutmassen erfüllt. Das rechte Ventrikel ist erweitert,
in einzelnen Fällen finden sich in vivo entstandene Gerinnungen
im Herzen (Harley). In den späteren Stadien der Krankheit gesellt
sich zu der in der Regel vorhandenen Nephritis Hypertrophie und Dilatation des linken Herzventrikels (Friedländer, Silbermann). —
Die Leber ist gross, die Kapsel zuweilen verdickt, mit Lymphkörperchen durchsetzt, die Leberzelle trübe. Die Galle ist von geringem
specifischen Gewicht, arm an festen Bestandtheilen, insbesondere an
Gallensäure (Harley). — Die Milz ist gross, ziemlich fest, Adventitia
und Intima der Arterien verdickt, die Malpighi'schen Körperchen in
einer Weise verändert, wie die Lymphdrüsen. — Wichtig ist der Befund
am Tractus intestinalis. Die Lymphfollikel der Zunge sind vergrössert,
die solitären Drüsen und Peyer'schen Plaques sind geschwollen, erheben sich über die Darmschleimhaut und sind injicirt; insbesondere ist
diese Veränderung im Ileum erheblich und der Befund hat so eine auffallende Analogie mit dem Abdominaltyphus; ausserdem findet man in den,
zwischen den Muskelschichten der Darmwand gelagerten Lymphgefässen
die Endothelien geschwollen; überdies darin Anhäufung von Rundzellen. —
Die Veränderungen in den Nieren sind verschieden je nach der Dauer des
Falles. Im Anfange findet man nur mässige Vergrösserung der Nieren, dieselben sind gross, die Gefässe blutreich, die Epithelien wenig verändert.
In den späteren Stadien findet man schwere Formen parenchymatöser und
interstitieller Nephritis. Die Kerne der Malpighi'schen Knäuel vermehrt, die Arterienwände verdickt. Die Epithelien der Harnkanälchen trüb,
geschwollen; in manchen Fällen die Harnkanälchen mit dunkeln, stark lichtbrechenden, kleinsten Körperchen erfüllt. Die Interstitien im weiteren
Fortschritt verbreitert, mit lymphoiden Zellen durchsetzt, hie und da wohl
auch fettig zerfallene Zellen enthaltend. Die graden Harnkanälchen mit
hyalinen Cylindern oder geschwollenen und zerfallenen Epithelien erfüllt. — Nicht wenige Fälle zeigen ausserdem erhebliche Veränderungen
anderer Organe, Oedem des Gehirns, allgemeinen Hydrops; in den

Lungen findet man einfache Atelektasen, mitunter katarrhalische pneumonische Heerde. Pleura und Pericardium sind zuweilen Sitz intensiver eiteriger Entzündungen. Weitere Veränderungen findet man in den Ohren; diphtheritische Auflagerungen in der Tuba Eustachii und die schwersten eitrigen Mittelohrentzündungen mit Zerstörungen der Gehörknöchelchen und Perforation des Trommelfells; auch mit Sinusthrombose und Meningitis. Ausserdem Keratitis, Keratomalacie und Panophthalmitis. Tief gehende Phlegmonen, Vereiterungen der Gelenke. Gangränöse Zerstörung des Velum palatinum, der Larynxschleimhaut. — Sind die letzterwähnten Befunde die weniger häufigen, so ist doch nicht zu vergessen, dass das Feld der pathologischen Verwüstungen im Gefolge der Scarlatina geradezu unbegrenzt ist; unter Umständen bleibt kein Organ verschont.

Symptome und Verlauf.

Normaler Scharlach.

1) **Incubationsstadium.** Die Zeitdauer des Incubationsstadium im Scharlach ist überaus verschieden. Von wenigen Stunden (sieben Stunden, Thomas) bis 3 bis 12 bis 14 bis 20 Tagen (Hagenbach, Loeb, Torday u. A.) wird dasselbe angegeben. Augenscheinlich spielten die Qualität und Quantität des empfangenen Virus auf der einen Seite, die Disposition des befallenen Individuums auf der anderen Seite als concommittirende Factoren ihre Rollen.

2) **Eruptionsstadium.** In der angegebenen unberechenbaren Zeit nach stattgehabter Infection bricht die Krankheit urplötzlich und völlig unerwartet aus. Mitten im Spiel, bei voller Munterkeit, im Schlaf oder bei der Mahlzeit erkrankt das Kind. Das Gesicht wird bleich, die Hände sind kühl, die Augen matt, glanzlos, das Kind klagt über Uebelkeit und es erfolgt wohl auch sofortiges Erbrechen. Darauf ausserordentliche Müdigkeit, Frostschauer und die Nothwendigkeit, Sopha oder Bett aufzusuchen. Die erschreckten Eltern begreifen kaum, was das Kind anficht; Diätfehler, Erkältung müssen ätiologisch herhalten. — Nach kurzer Zeit werden die Wangen roth, glühend, die Haut trocken, heiss. Das Thermometer zeigt über 40° C. — Todmüde, im Halbschlummer, hie und da mit den Zähnen knirschend und sich umherwerfend, oder gar von allgemeinen Convulsionen ergriffen, zeigen, je nach der Individualität, zwar verschieden, die Kinder das Eine gemeinschaftlich, dass sie schwer erkrankt sind. So ist durchschnittlich der Anfang, — und doch nicht immer. — Räthselhaft, launenhaft, wie im weiteren Verlaufe, so ist der Scharlach auch im Beginn. Manche Kinder haben sich erbrochen, sind müde geworden, erholen sich wieder und spielen noch

einige Zeit bei guter Laune, wenn auch nicht mit gewohnter Energie, weiter; andere lassen gar nichts merken; ohne Spur einer Allgemein-affection zeigt sich auf der Haut der Ausschlag. — Bleiben wir bei dem Gros, die Kinder leiden Durst und-trinken hastig; eine eigenthümliche Trockenheit im Halse quält sie und ältere Kinder klagen viel darüber. — Die Untersuchung zeigt die Zunge mit einem grauen Hauch überzogen, die Ränder sind roth, etwas trocken; das Velum palatinum ist roth, die Röthe ist zuweilen feinsprenklich, zuweilen diffus. Die Farbe ist dunkel. Die Schleimhaut ist turgescent. Die Tonsillen treten hervor, sind von dunkelrother Farbe. Die Gegend des Unterkieferwinkels wird schmerz-haft, die Lymphdrüsen sind als kleine härtliche Knoten fühlbar, schmerz-haft. — Die Wangen sind geröthet, nur die Stirn, die beiden Seiten-theile der Nase, die Mundpartie ist bleich, die Conjunctiven sind injicirt. Die Haut fühlt sich heiss an. Der Puls ist äusserst frequent; nicht selten 140 bis 160 Schläge. So bleibt der Zustand 12 bis 24 Stunden, selten länger. Nach dieser Zeit hat die Krankheit Farbe bekannt. Das Exanthem ist erschienen. — Auf der Brust und am Rücken zeigt sich eine, aus winzigen rothen Pünktchen mosaikartig sich zusammen-setzende Röthe, die sich rasch verbreitet; wenige Stunden später ist der ganze Stamm, alsbald auch sind die Extremitäten ergriffen. Das Kind ist intensiv scharlachroth und überall zeigt die Röthe das ge-schilderte Mosaikbild. Dabei ist die Haut praller, dicker geworden, augenscheinlich, weil das Unterhautzellgewebe von seröser Masse durch-feuchtet ist. Seltsam von dem Ganzen hebt sich die bleiche Stirn, die bleiche Umgebung von Nase und Mund ab. Dies ist charakteri-stisch. — Der Pharynx ist intensiv roth, die Schleimhaut des Mundes und des Velum turgescent, die Tonsillen geschwollen, dunkelroth. Die Zunge trocken, in der Mitte von demselben grauen Hauch bekleidet, oder auf der ganzen Fläche tief-dunkelroth; die Fläche sieht seltsam verändert aus; rothe stecknadelknopfgrosse Papillen erheben sich über die Fläche, mitunter sparsam, mitunter überaus reichlich, die Zunge sieht wie die Oberfläche einer Himbeere aus. Auch dies ist charak-teristisch. — Der Durst ist lebhaft, indess hindert der intensive Hals-schmerz am Trinken. Stuhlgang verschieden, mitunter diarrhoisch, und dann zersetzt, von widrigem Fäulnissgeruch, mitunter ist Ver-stopfung vorhanden. Uebelkeit und Erbrechen wiederholen sich zu-weilen. Der Leib ist weich. — Die Respiration ist frei, etwas rascher als sonst. — Der Puls ist überaus rasch, wie im Anfange. — Drang zum Uriniren häufig, der Urin ist dunkel, sparsam, von hohem speci-fischen Gewicht. Die mikroskopische Untersuchung zeigt einzelne

Epithelien, lange hyaline Schleimfäden: die chemische Prüfung giebt geringen Albumengehalt zu erkennen. — Die Temperatur ist hoch, nicht selten über 40° C. — Das Allgemeinbefinden ist schlecht. Die Kinder sind schlafsüchtig, wenn geweckt, missgelaunt. — Nicht immer ist das Exanthem von gleichmässiger Ausdehnung über den ganzen Körper; zuweilen erscheint es nur an Brust und Bauch und verschwindet, ohne dass die Extremitäten ergriffen werden; zuweilen lässt es ganze Strecken des Körpers frei, während es an anderen nur in gleichsam lose an einander gereihten Flecken auftritt (Sc. variegata). Dies ist insbesondere häufig an den Extremitäten. Auch die Intensität der Farbe ist nicht immer gleich, vom hellroth bis zum tief dunkelroth selbst violett sieht man die Farbe variiren und letztere Nuance in denjenigen Fällen, wo kleinste Blutergüsse in die Haut sich der einfachen Hyperämie zugesellt haben. Nur selten erhebt sich die Haut zu kleinsten Bläschen.

Die Zeitdauer des Bestehens des Exanthems ist verschieden; die Intensität desselben scheint auf die folgenden Wandlungen nicht ohne Einfluss zu sein. Je heller, je weniger intensiv die Farbe, desto rascher verschwindet es, desto spurloser; zuweilen gehören nur Stunden dazu, und jedes Zeichen des Ausschlages ist verschwunden; in anderen Fällen wird innerhalb drei bis vier bis sieben Tagen die Farbe mehr dunkel, schmutzigroth bis bräunlich, die Haut wird mehr welk, und allmälig zwischen noch restirenden bräunlichen Flecken blass und endlich wieder weiss. Das Mosaikbild des Exanthems wird in diesem Rückgange wieder deutlich, nur sind die Mosaikfeldchen grösser. Am hartnäckigsten sind die Spuren früherer kleinster Haemorrhagieen in der Haut; sie verschwinden nur ganz allmälig, oft nach vielen (10 bis 14) Tagen.

Desquamation. Die erblasste Haut ist trocken, spröde; an Brust, Rücken, im Gesicht, an Armen und Händen, schliesslich an Nates, Schenkeln und Füssen beginnt die Epidermis sich abzulösen, hier in Schüppchen, dort in grösseren Stückchen, zuweilen in mächtigen grossen Flatschen. Der Kranke sieht aus, wie mit dünnen Schuppen bedeckt, die sich ablösen wollen. Auch dies ist charakteristisch für die Scarlatina. — Das Fieber ist verschwunden; der Kranke fühlt sich wohl, der Appetit ist mächtig. Die Zunge ist blasser geworden, die Papillen treten weniger deutlich hervor, der Pharynx ist blass, die Tonsillen sind abgeschwollen, die submaxillaren Lymphdrüsen unter den Kieferwinkeln kaum fühlbar. Die Diurese ist reichlich, der Urin klar, hell, frei von morphotischen Bestandtheilen, frei von Albumen. Der Stuhlgang ist normal. — 4 bis 10 bis 14 Tage dauert die Abschuppung. —

Die Haut wird allmälig glatt, zart, weiss. — Nach beendeter Abschuppung ist jede Spur der Krankheit verschwunden, der Kranke ist hergestellt.

So der normale, glückliche Verlauf. Wer die Krankheit nur so kennen gelernt hat, hält sie für eine leichte Affection; die leichtesten Fälle imponiren kaum als Krankheit.

Ein Wort noch über den Fieberverlauf. — Die Eruption setzt mit hohem Fieber ein und die Temperatur steigt zuweilen bis 41^0 C. Im Grossen und Ganzen entspricht der Intensität des Exanthems die Höhe der Temperatur nicht (Thomas). Das Fieber steht mit geringen Morgenremissionen bis das Exanthem abblasst, und verschwindet dann langsam und continuirlich absinkend, zuweilen bis unter die Norm.

Anomaler Scharlach.

Ein erschöpfendes, abgerundetes Bild der Anomalien des Scharlachverlaufs zu geben, gelingt keiner Feder. Die Schilderung aller Complicationen erschöpft fast die ganze Pathologie der acuten Krankheitsprocesse. Kein Organ ist sicher. Augenscheinlich wirkt das Gift zumeist vom Lymphgefässsystem aus. Daher die Mannichfaltigkeit der pathologischen Localisation, welche den Kranken nicht zur Ruhe kommen lässt.

1) Anomalien des Exanthems.

Wir haben der Form der Sc. variegata schon Erwähnung gethan; auch diese gehört streng genommen zu den Anomalien des Exanthems; ebenso das Auftreten von deutlichen Vesikeln, von zahlreichen kleineren Haemorrhagieen, oder vereinzelten, über die Haut sich erhebenden Knötchen neben grösseren Strecken charakteristischen Scarlatinamosaiks. Diese Anomalien müssen gekannt werden. Für den Verlauf sind sie bedeutungslos.

Wichtiger ist die Kenntniss des vollkommenen Fehlens des Exanthems. Gewiss wird das Exanthem, wenn es unscheinbar ist, häufig übersehen; indess steht doch fest, und ich selbst habe mehrfach beobachtet, dass sich während einer Scarlatinaepidemie Anginen mit nachfolgender Nephritis entwickelten, augenscheinlich unter dem Einflusse des Contagiums, ohne dass jemals ein Exanthem zum Vorschein kam; ich kann solche Fälle nur für Scarlatina halten. — Geringfügigkeit des Exanthems schützt aber nicht vor den schlimmsten Complicationen und Nachkrankheiten. Daher die praktische Bedeutung der Kenntniss dieser Anomalie.

6*

Auch die Desquamation kann anomal verlaufen; dieselbe kommt entweder sehr spät, oder in einzelnen Schüben und mit sehr protrahirter Ausdehnung. In letzterem Falle ist gewöhnlich noch die eine oder andere Complication der Scarlatina vorhanden.

2) Scarlatina maligna.

Mitten in frischem Leben und in Gesundheit wird ein Kind ergriffen. Dasselbe wird bleich, klagt über Uebelkeit und erbricht, oder ein vehementer Anfall von Convulsionen wirft dasselbe nieder. Auf das Erbrechen erfolgt enormer Collaps. Man erkennt das Kind kaum. wieder; die Augen liegen tief, die Wangen sind bleich, oder leicht cyanotisch. Stete Unruhe lässt das Kind sich auf dem Lager wälzen, die Arme werden hin und her geworfen; die Händchen sind kühl. Das Auge ist matt, glanzlos, der Blick stier. Auf Fragen erfolgt entweder kurze, hastige Antwort oder nur Seufzen und ängstliches Kichern. Allmälig schwindet die Besinnung völlig. Auf lautes Anrufen erfolgt nur noch das Aufschlagen der Augenlider, die sich bald wieder senken, wie wenn ein tiefer Rausch die Sinne umnebelte. Nach und nach bleibt auch diese Reaction aus. Der Puls ist erbärmlich, die Arterien wenig gespannt, kaum fühlbar. Die Herztöne sind rein. Unter tiefstem Coma erfolgt der Tod. — Ich habe Fälle erlebt, wo dies ganze, schreckliche Krankheitsbild in wenigen Stunden abrollte. — Keine Spur eines Exanthems, einer Halsaffection oder sonst eines für Scarlatina charakteristischen Zeichens giebt die Möglichkeit der Diagnose. Dieselbe wird nur gesichert durch die vorhandene Epidemie. Beginnt dieselbe, wie ich erlebt habe, mit einem solchen Falle, so kommt selbst der erfahrene Arzt wohl in ernste Verlegenheit, bis weitere charakteristische Scarlatinafälle den Schlüssel des Räthsels geben.

Nicht immer ist der Verlauf so rapide. Andere Fälle lassen Zeit zum Ausbruch des Exanthems. Dann ist dasselbe mächtig ausgedehnt, schmutzigroth bis bräunlich, hie und da mit Petechien gemischt. Zuweilen sind die Petechien auf der Haut so intensiv und reichlich, dass die Farbe ein schmutzig Violett annimmt (Sc. petechialis). Lippen, Zunge, Naseuöffnungen sind mit Borken bedeckt, rissig, bluten bei leiser Berührung. Das Fieber ist enorm. Temperaturen bis 42° C.; dabei fühlt die Haut sich eher kühl an. Die Kranken sind tief benommen, öffnen bei lautem Anrufen kaum die Augen, oder blicken blöde und stier ins Weite. Der ganze Körper ist steif, unbeweglich, die Muskeln sind beim Versuch den Kranken in die sitzende Stellung zu bringen, wie tetanisch, hart. Zuweilen sind die schwersten Delirien vorhanden. Die Kranken reden fortdauernd in abgerissenen kurzen Worten, Schulkinder insbesondere viel von Schulgegenständen u. s. w. Unter Convulsionen und Coma erfolgt auch in diesen Fällen überaus häufig der Tod. Dies sind die beiden wichtigsten Categorien. Eine dritte wird von Albutt beschrieben, ist indess seltener. Die ursprünglich leidlich wohl erscheinenden Kranken collabiren allmälig. Die Arterie verliert die Spannung, die Pulszahl wird rapid. Gesicht und Lippen werden bleich, die Stirn und Extremitäten mit feuchtem Schweiss bedeckt. Unruhe, unstäter Blick stellen sich ein, die Respiration wird unregelmässig und allmälig erfolgt der Tod ohne weitere Complication.

Alle drei Categorien bieten das Bild einer Intoxication mit einem intensiven Gift; sie documentiren die Scarlatina, wie dies in wenigen anderen Beispielen in der Pathologie der Fall ist, als Infectionskrankheit.

3) Anomalien durch Complicationen.
a) Pharyngitis diphtheritica.

Die Schwellung der Tonsillen, Röthung des Velum und mässige Schwellung der gesammten Pharynxschleimhaut gehören zum normalen Scharlach. Nicht so die diphtheritische Affection. Dieselbe ist als eine Complication zu betrachten und gesellt sich der Krankheit in der Zeit des exanthematischen Stadiums hinzu. Der Pharynx bietet das rechte Aussehen der Diphtherie dar. Die Tonsillen sind von einer gelbgrauen Masse bedeckt, welche sich nach dem Velum palatinum zuweilen so weit hin erstreckt, dass die Uvula zu beiden Seiten von den Massen umgrenzt ist. Die freigelassene Pharynxschleimhaut ist tief dunkelroth, die Uvula leicht ödematös. Nur selten ist auch die Uvula oder gar die Vorderwand des Velum palatinum mit graugelben dicken Flatschen bedeckt. — Die Frage, ob man es hierbei mit echter Diphtherie zu thun habe, oder mit einem Processe eigenartiger Natur, der nur der Diphtherie ähnliche Producte setzt, ist für die Praxis vollkommen irrelevant. Der Process ist immer bedenklich, verschlimmert den Verlauf des Scharlachs, indem er Schmerzen verursacht, das Schlucken verhindert, das Fieber steigert und die Gefahr adynamischer Zustände und septischer Infection in sich birgt. — Praktisch wichtig ist nur die Eigenschaft der scarlatinösen Diphtherie, dass sie seltener den Larynx ergreift, als die gemeine Diphtherie, so dass laryngostenotische Gefahren weniger zu befürchten sind, auch fehlen nach scarlatinöser Diphtherie die Lähmungserscheinungen.

b) Pharyngitis gangraenosa.

Häufig im Anschlusse an ursprünglich diphtheritische Affection, zuweilen auch spontan, sieht man die Tonsillen und das Velum mit einem schmutzig grünen bis schwarzen, schmierigen Belag sich bekleiden, dessen ausgesprochene Tendenz es ist, die befallene Schleimhaut zu vernichten. Die Schwellung und Röthe ist geringer als bei der Pharyngitis catarrhalis oder Diphtherie; die Mitleidenschaft der nächstliegenden Gewebe und Drüsen, und die des gesammten Organismus ist erheblich grösser. Die submaxillaren Drüsen sind zu mächtigen Geschwülsten zu beiden Seiten des Unterkieferwinkels angeschwollen und lassen sich bei der gleichzeitigen Infiltration des Unterhautzellgewebes schwer abgränzen. Das Fieber ist heftig, die Prostration beträchtlich. Der Puls klein, die Arterien von geringer Spannung. Die Pulszahl zuweilen über 160. Die Kinder sind somnolent, werfen sich umher und deliriren. Die Zunge ist trocken, an der Spitze spiegelnd, dabei vom echten Charakter der Himbeerzunge. Die Lippen, Zahnfleisch, Zähne von schmutzigem Belag bedeckt. Der Athem ist stinkend. Unter Zunahme der Erschöpfung erfolgt in diesem Zustande nach wenigen Tagen der Tod. — Geht der Process, was nicht häufig der Fall ist, in Heilung, so reinigen sich allmälig Pharynx und Tonsillen. Die Schwellung der submaxillaren Drüsen lässt nach, das Zahnfleisch reinigt sich, die borkigen Beläge von den Lippen lösen sich in kleinen Fetzen. Die Prostration lässt nach, der Puls hebt sich, die Pulsfrequenz nimmt ab; die Delirien und der Sopor schwinden, ebenso die Unruhe, welche ruhigem Schlaf Platz machen, der Appetit wird besser und allmälig lenkt so die Krankheit in den normalen Verlauf ein.

c) Lymphadenitis und Phlegmone submaxillaris.

In der Regel Hand in Hand mit schwerer diphtheritischer oder gangränöser Affection der Tonsillen und des Velum palatinum entwickelt sich eine pralle Schwellung der submaxillaren Lymphdrüsen und der Umgebung derselben. Die unterhalb der Kieferwinkel belegenen Theile treten als starke Wülste hervor und geben dem Kinde ein unförmiges Aussehen. Die Haut ist an diesen Stellen glatt, heiss, glänzend, im Gegensatz zu dem intensiv bleichen, elend aussehenden, schmerzverzogenen Gesicht. Der Kopf ist rückwärts geworfen, weil nur so die Athmung erträglich ist. Allmälig dehnt sich der Process über die den Larynx bedeckende Haut aus. Die ganze seitliche und vordere Halsgegend präsentirt sich als mächtige, pralle Geschwulst. Unter Anwendung von Cataplasmen erweicht sich allmälig die ganze Geschwulst, oder die den Drüsen entsprechende Partie; die Haut röthet sich mehr und mehr. Man fühlt Fluctuation und die Incisionen entleeren reichliche Mengen zumeist zersetzten jauchigen Eiters.

Sind nur die oberflächlichen Drüsen afficirt gewesen, so schafft die Entleerung des Eiters Erleichterung, das Fieber lässt nach, das Gesammtbefinden bessert sich. Nicht so, wenn die tieferen Drüsen mit afficirt waren, was häufig der Fall ist. In solchen Fällen kommt es zu Eitersenkungen entlang der Gefässscheiden und Muskeln nach abwärts. Es sind vielfach Fälle bekannt geworden, wo die Halsgefässe arrodirt wurden und plötzliche Blutungen aus der Abscesshöhle rapiden Tod herbeiführten; diese Läsion der Gefässe kann schon vorhanden sein, wenn die Abscesshöhle noch uneröffnet ist; dann führt die mit der Eröffnung des Abscesses gesetzte Druckverminderung die Eröffnung des arrodirten Gefässes herbei und der Incision folgt eine unstillbare verhängnissvolle Blutung, welche unter den Händen des Arztes den Tod herbeiführt. Der Arzt muss diesen Sachverhalt kennen und nur nach sorgfältigster Prüfung der Verhältnisse zur Incision schreiten. — Zuweilen sind auch die retropharyngealen Lymphdrüsen mit in den Process gezogen und es combinirt sich so mit dem vorderen und seitlichen Abscess ein Retropharyngealabscess mit allen den malignen Zufällen dieser Erkrankungsform. Alles in Allem ist die in Rede stehende Complication schon nach der gegebenen Darstellung eine äusserst verhängnissvolle. Sie wird noch verderblicher, wenn die Phlegmone auf das Unterhautzellgewebe des Thorax hinuntersteigt; ich habe Abscesse gesehen, die sich unter den Pectoralis major hinaberstreckten und nur die frühzeitige mehrfache Incision und Drainage konnte vor weiteren Eitersenkungen schützen.

d) Otitis media purulenta.

In früherer Zeit wenig beachtet, ist die acute Mittelohrentzündung in der jüngsten Zeit von Burkhardt Merian specieller abgehandelt worden. Ich halte dieselbe für eine eminent wichtige Complication des Scharlachs und glaube eine grosse Reihe von Todesfällen gerade auf diese zurückführen zu können. Die Krankheit entsteht durch Fortpflanzung des diphtheritischen Processes vom Pharynx auf die Tuba und das Mittelohr. Aeltere Kinder klagen über intensive Ohrenschmerzen; bei jüngeren Kindern ist durch Druck auf den Process. mastoideus und auf die Gegend vor dem Tragus mit Sicherheit die intensive Schmerzhaftigkeit des Uebels zu constatiren und dasselbe als Ursache der grossen Unruhe und des heftigen Fiebers zu eruiren. Der

Process führt in der Regel in der kürzesten Frist Perforation des Trommelfells mit eitrigem Ausflusse aus dem Ohre herbei. — Die Bedeutung desselben liegt aber nicht sowohl in der Gefahr der späteren Störung des Gehörs, als vielmehr in der drohenden Affection des Sinus transversus und der Hirnbasis. Für die Carotis interna ist vielleicht weniger zu fürchten. In einer grossen Anzahl derjenigen Fälle von Scarlatina, welche in der dritten oder vierten Woche unter Erscheinungen von schweren Gehirnreizungen zu Grunde gehen, erfolgt der Tod zuverlässig in Folge von Sinusthrombose mit nachfolgender Meningitis; selbst die Arrosion des Sinus und tödtliche Blutung aus dem Ohre ist möglich. Es ist daher Pflicht jedes Arztes, mit diesen Processen völlig und durchaus bekannt zu sein, und wenigstens soviel von der Ohrenheilkunde zu verstehen, um der Otitis media therapeutisch begegnen zu können.

e) Polyarthritis scarlatinosa (Scharlach-Rheumatismus)

äussert sich in mässiger Schmerzhaftigkeit und Schwellung der Gelenke. Die Affection kann jedes Gelenk befallen und stellt sich in der Regel einige Tage nach Erscheinen des Exanthems ein. Einzelne Epidemieen sind völlig frei von der Affection, in anderen ist dieselbe sehr häufig. — Dieser flüchtigen Erkrankung gegenüber ist eine andere schwere Affection der Gelenke, Infiltration des, die Gelenke umgebenden Zellgewebes, und Vereiterung des Gelenkes zu erwähnen. Die Vereiterung ist ebenfalls multipel. Das hohe, die Affection begleitende Fieber, die Schmerzhaftigkeit, der Eiterverlust, endlich pyämische Complication innerer Organe tödten fast immer. Die Affection zählt also zu den gefährlichsten Complicationen des Scharlachs.

f) Respirationsorgane.

Von Erkrankungen der Respirationsorgane sind die zuweilen auch bei Scarlatina vorkommenden diphtheritischen Larynxaffectionen mit Laryngostenose zu erwähnen; neuerdings ist ein Fall von acutem Glottisoedem als erstes Zeichen einer Nephritis beschrieben worden. — Die wichtigste Affection ist die Pleuritis, welche zuweilen unscheinbar, insbesondere unter wenig Schmerz entstehend, mächtige, fast immer eitrige Exsudate setzt. Die physikalische Untersuchung giebt Aufschluss über die stattgehabten Ergüsse, das hohe Fieber, Schüttelfröste und Probepunktionen geben den Nachweis der eitrigen Beschaffenheit.

Bronchialkatarrhe und katarrhalische Pneumonie sind gefürchtete und höchst gefährliche Begleiter der scarlatinösen Nephritis; sie führen bei vorhandenem Hydrops sehr leicht suffocatorisch den Tod herbei.

g) Pericarditis und Endocarditis.

Am Circulationsapparat sind Pericarditis und Endocarditis erwähnenswerth; insbesondere ist die Endocarditis ebenso heimtückisch, wie hoch gefährlich. Die endocardialen Herzgeräusche sind zuweilen sehr wenig ausgesprochen und man kann mitten in anscheinender Euphorie der Kranken von Embolien überrascht werden. Der Tod eines Kindes kann alsdann urplötzlich in Folge von Embolie der Pulmonalarterie erfolgen, oder es erfolgt die Embolie der Hirnarterien mit allen Gefahren der Localisation dieses Affectes.

h) Verdauungsorgane.

Von Seiten der Verdauungsorgane sind heftige, die Scarlatina begleitende Diarrhoeen erwähnenswerth; auch Icterus kommt zuweilen vor; derselbe ist bedeutungsvoll, wenn er sich mit Nephritis combinirt, weil durch die combinirte Verstopfung der Harnkanälchen mit abgestossenen Epithelien und Gallenfarbstoffmassen hartnäckige Anurie erfolgen kann.

i) Scarlatinöse Amaurose.

Bezüglich des Centralnervensystems ist auf die secundären Erkrankungen, Meningitis und Embolie der Hirnarterien bereits hingewiesen; auch Chorea, schwere Delirien, Psychosen (Tobsucht, Ideenverwirrung, Melancholie) sind beobachtet worden. — Wichtig ist die Kenntniss der augenscheinlich central entstehenden und auf Hirnödem zurückgeführten scarlatinösen Amaurose. Dieselbe ist eine Begleiterscheinung der Nephritis und geht Hand in Hand mit anderen urämischen Symptomen. So beängstigend die Amaurose ist, so geht dieselbe in der Regel doch in ein bis zwei Tagen zurück; indess kann eine längere Dauer der Erblindung (bei Förster 16 Tage) vorkommen. Graefe hat bezüglich der Prognose der Erblindung auf die Bedeutung der Pupillenreaction hingewiesen; dieselbe ist in der Regel erhalten. — Dass die Amaurose allerdings auch persistiren kann, geht aus zwei von Bagley mitgetheilten Fällen hervor, wo sich an dieselbe Dementia anschloss, also augenscheinlich eine schwere Läsion des Gehirns vorlag.

k) Nephritis.

Den Mittelpunkt aller die Scarlatina begleitenden Affectionen bildet die Nephritis. — Schon in den ersten Tagen des Scharlachs zeigt die mikroskopische Untersuchung des Harns eine Beimischung vereinzelter abgestossener Epithelien und Lymphkörperchen; zuweilen findet man auch geringe Mengen Albumen. Seltener sind grössere Epithelschläuche und reichliche Albumenmengen nachweisbar; ausserdem die von Thomas beschriebenen fadenförmigen Cylindroide. — Diese Beimischungen können sämmtlich verschwinden und es folgt nun eine Reihe von Tagen, wo der Urin völlig normal erscheint. Im Beginn der dritten Woche ändert sich indess das Bild. Die Harnmenge wird allmälig geringer, die Harnfarbe saturirt, gelbgrau, lehmig. Die chemische Prüfung zeigt reichen Albumengehalt, die mikroskopische Untersuchung Blutkörperchen, Lymphkörperchen, hyaline Cylinder und ganze Haufen abgestossener trübkörniger Epithelien. In anderen, selteneren Fällen ist um dieselbe Zeit zuerst der Harndrang vermehrt, der Harn blass, die Harnmenge reichlich; ziemlich plötzlich tritt aber eine erhebliche Verminderung der Diurese ein. — Der Kranke fühlt sich unbehaglich, die Haut ist heiss, trocken, zuweilen ist Erbrechen vorhanden, zuweilen Kopfschmerz; nach kurzer Zeit sieht man ein leichtes Oedem der Augenlider, bald auch des ganzen Gesichtes und ödematöse Schwellung der Knöchel. Wird der Process durch therapeutische Maassnahmen nicht unterbrochen, so nimmt die Diurese mehr und mehr ab; der Harn färbt sich röthlich, zuweilen blutroth und die Oedeme nehmen rasch zu. Die ganze Haut wird wassersüchtig, Hydrops Ascites, Hydrothorax und Hydropericardium gesellen sich dazu. Die Athmung ist erschwert. Der tief bleiche, gedunsene Kranke sitzt im Bett auf nach Luft ringend; jede Bewegung wird zur Qual. Allmälig gesellen sich allerhand nervöse Symptome dazu. Kopfschmerzen, Uebelkeiten, andauerndes Erbrechen, Delirien, Störungen des Sehvermögens (Amaurose) treten auf, endlich Cheyne-Stoke'sches Athmungsphänomen und unter allgemeinen Convulsionen erfolgt wohl rasch der Tod; in anderen Fällen bleibt das Sensorium vorerst frei, nur die Athemnoth steht im Vordergrund der Erscheinungen; ganz allmälig wird die Athmung oberflächlicher, es entwickelt sich ein schwerer, quälender Husten, der den Kranken nicht Tag noch Nacht Ruhe lässt; das heftige Fieber weist auf die Entwickelung katarrhalisch pneumonischer Heerde hin, welche sich physikalisch bei der Masse der im Thorax befindlichen Flüssigkeit nicht nachweisen lassen und unter Lungenödem erfolgt der Tod. — Noch andere zum Glück seltene Fälle giebt es; der Harn ist trübe, reich

an Niederschlägen harnsaurer Salze, aber sonst frei von krankhaften
Beimischungen und urplötzlich, wie aus heiterem Himmel, treten Convulsionen auf, Schlag auf Schlag, welche zum Tode führen, ohne dass
der Kranke aus dem Coma erwacht. — Das anatomische Bild der erkrankten Nieren ist in allen den beschriebenen Fällen ein ziemlich gleich-
mässiges. Die Niere ist gross, die Kapsel leicht abziehbar, die Oberfläche von grauer, hie und da mit violett, gemischter Farbe. Kleine
Haemorrhagieen sind an der Oberfläche allerorten sichtbar. Auf dem
Durchschnitt ist die Corticalis breit, gelbgrau, trübe, wie abgekocht; die
Medullaris dunkelroth. Das mikroskopische Bild zeigt enorme Trübung
der Parenchymzellen, dieselben sind zuweilen völlig feinkörnig zerfallen.
Die Glomeruli sind gross, trübe, die Kapselzellen undurchsichtig. Die
Interstitien sind verbreitert, mit lymphoiden Zellen erfüllt; dieselben
können an einzelnen Stellen so zahlreich erscheinen, dass die Niere wie
mit leukämischen Knötchen durchsetzt erscheint; zuweilen wenn auch
selten sieht man sogar winzige Abscesschen. — Hat die Nephritis lange
angedauert, so sind auch die consecutiven Erscheinungen am Herzen
nachweisbar. Die Masse des linken Herzventrikels ist vermehrt, eine
echte Hypertrophie des linken Ventrikels, zuweilen mit Dilatation, ohne
Läsion des Klappenapparates. — Die Frage über die Ursache der
Nephritis ist bis heute ungelöst. Erkältungen, Reizung des Unterhautzellgewebes etc. sind leere Ausflüchte; am wahrscheinlichsten ist und
bleibt der auch experimentell von mir erwiesene Zusammenhang der
Unterdrückung der Hautfunction mit der Nierenläsion; in wie weit die
Reizung der Nieren durch das der Scarlatina zugeschriebene und durch
die Nieren ausgeschiedene Contagium vivum (Micrococcen) in Betracht
kommt, ist bis heute nicht festzustellen gewesen.

Die Prognose der Nephritis ist indess im Allgemeinen nicht so
ungünstig, wie aus den oben gegebenen Schilderungen zu erwarten
wäre. Allmälig und unter therapeutischen Maassnahmen schwinden die
Fieberbewegungen; die Diurese nimmt zu, die Oedeme schwinden und
wenngleich abgemagert, und insbesondere tief bleich, gehen die Kranken
zur normalen Reconvalescenz. So geht sogar die Mehrzahl der Fälle
in Heilung, insbesondere bleibt selten eine chronische Nephritis zurück,
wenngleich sehr lang dauernde Albuminurie vielfach beobachtet wurde;
indess ist diese Albuminurie keine entzündliche mehr und verschwindet
unter günstigen hygienischen Verhältnissen von selbst. — Die Krankheit ist um so gefährlicher, je schneller die Functionsstörung in den
Nieren zu Stande kommt. Haematurie an und für sich macht die
Prognose nicht erheblich ungünstiger, bei vernünftigem Regime ist sie

zu beseitigen. Der Hydrops wird gefährlich durch die Beschränkung
der Respiration und der Circulation. Zum Hydrops sich hinzugesellende Bronchitis, Pneumonie, Pleuritis, Lungenatelektase etc. werden
häufig tödtlich.

Recurrirende Scarlatina.

Die Wiederkehr des Scharlachexanthems im Verlaufe derselben
Krankheit ist selten, aber von mehreren Beobachtern (Trojanowsky,
Körner, Schwarz, Laugier, Hüttenbrenner etc.), auch von
mir, gesehen. Das Exanthem kehrt in der vierten Woche wieder und
zwar mit der gleichen Heftigkeit, mit denselben Complicationen wie die
erste Affection. Ich habe in einem Falle (Mädchen von vier Jahren)
eine colossale Abschuppung dem zweiten Exanthem folgen sehen. Dasselbe war mit einer schweren diphtheritischen Pharyngitis gepaart,
nachdem auch die erste Attaque die gleiche Affection gezeigt hatte.

Combinationen des Scharlachs mit Ileotyphus, Variola, Varicellen, Morbillen, stehen ausser Zweifel. Ich komme weiterhin darauf
zurück.

Diagnose.

Die Diagnose der Scarlatina ist, wenn man die Krankheit von Anfang an beobachtet, nicht schwer; nur die malignen, ohne Exanthem
tödtlichen Fälle lassen, wenn sie als die ersten einer Epidemie einsetzen, an dem Wesen der Krankheit Zweifel. Bald erklären jedoch
ausgesprochene Fälle, welche folgen, die vorangegangenen dunklen
Fälle. In dem ausgesprochenen Falle sichert der plötzliche Beginn
unter Erbrechen, die Pharynxaffection, die Beschaffenheit der Zunge
(Himbeerzunge) und das Aussehen des Exanthems die Diagnose. — In
den späteren Stadien ist aus der Mannigfaltigkeit der Complicationen,
welche keiner anderen Krankheit in derselben Weise eigen ist, der Scharlach zu erschliessen. Drüsenvereiterungen, Gelenkaffectionen, Nephritis,
endlich nachweisbare Desquamation lassen mit einiger Zuversicht auch das
nicht beobachtete Exanthem voraussetzen und anamnestisch ist dasselbe
alsdann häufig zu ermitteln. — Verwechselungen sind indess sicher vorgekommen, als man die sogenannten Arzneiexantheme nicht kannte und
viele der als wiederholte Scharlacherkrankung beschriebenen Fälle sind
derartige Artefacte gewesen. — Vor Verwechselung der Scarlatina
variegata mit Morbillen schützen die Art des Ausbruches und vor Allem
die begleitenden Affectionen des Pharynx und der Zunge; vor Verwechselung mit Rubeolen der Verlauf.

Prognose.

Die Prognose des Scharlachs ist nicht allein in jedem Falle dubiös, sondern der Kranke ist so lange nicht völlig ausser Gefahr, als noch die geringsten Spuren der Desquamation oder einer Complication vorhanden sind. Jede neue Complication, Diphtherie des Rachens und der Nase, Otitis, Nephritis etc. verschlimmert die Prognose. Ueber die Gefahren und die Prognose der Nephritis ist absichtlich schon oben (pag. 91) gesprochen. Die Prognose ist, so weit meine Erfahrung reicht, besonders schlecht bei scrophulösen Kindern; in wie weit frühere Lues der Eltern, ohne ausgesprochene congenitale Syphilis der Kinder, die Prognose beeinflusst, wie dies namentlich von amerikanischen Autoren behauptet wird, wage ich nicht zu entscheiden. — Zuverlässig ist, dass sich die Epidemien in Bezug auf den Verlauf unterscheiden; vielfach ohne nachweisbare Ursache; dies giebt aber für die Prognose des Einzelfalls gar keine sichere Handhabe; ich habe erst jüngst bei einer im Ganzen günstigen Epidemie sehr schwere Fälle mit tödtlichem Ausgange erlebt. Die Prognose ist desto schlechter, je jünger das Kind ist; im Allgemeinen wird sie mit jedem Jahre, vom ersten Lebensjahre entfernt, besser; aber auch dies giebt für den Einzelfall keinen Maassstab. Die Sterblichkeit schwankt zwischen 13 bis 18 Procent, erreicht aber unter Umständen auch 30 bis 40 Procent.

Therapie.

In wenigen Krankheiten des kindlichen Alters ist die Aufgabe der Prophylaxe eine so umfangreiche, wie im Scharlach, in wenigen allerdings auch gleich schwierig. Bei einer Krankheit, welche sich durch gesund bleibende Mittelpersonen, durch todte Gegenstände (Kleidungsstücke), selbst durch die Nahrung (Milch) fortpflanzt, ist die Exclusion des Contagiums kaum möglich. Dennoch ist festzuhalten, dass nach hundertfachen englischen Berichten durch die sorgfältige Abschliessung der Kranken insbesondere in kleinen Städten und Dörfern die Krankheit im ersten Beginne unterdrückt und die epidemische Verbreitung gehindert wurde. Besondere Aufmerksamkeit verdient die Abschliessung des Kranken, welche sich so weit erstrecken muss, dass alle mit demselben in Berührung kommende Personen nicht ohne Wechsel der Kleidung mit anderen zusammen kommen. Aerzte haben zum mindesten die Pflicht, ihre Scharlachkranken so zu besuchen, dass sie nicht sogleich wieder andere Kranke sehen — leider eine schwer erfüllbare Bedingung. — Gesunde Kinder müssen von den erkrankten Geschwistern durch Entfernung aus dem Hause getrennt werden; die-

selben dürfen durchaus nicht zum Schulbesuch zugelassen werden. —
Kinder, welche Scharlach durchgemacht haben, dürfen in wohl durch-
lüfteten, womöglich aber in gänzlich neuen Kleidern die Schule erst
wieder besuchen, wenn jede Spur der Abschuppung verschwunden ist,
also frühestens fünf bis sechs Wochen nach Beginn der Krankheit. Der
Schulbesuch erfolgt nur unter schriftlicher Erlaubniss des behandelnden
Arztes. Schulen, in denen Scharlachfälle in mehrfacher Anzahl kurz
nach einander vorkommen, sind zu schliessen. — Die Wohnräume, in
denen Scharlachkranke gelegen haben, sind sorgfältigst zu desinficiren,
womöglich neu zu tapeziren, und die Dielen mit desinficirenden Flüssigkeiten sorgfältigst mehrfach zu reinigen. — Des Weiteren ist die Art
der Verbreitungsweise wohl zu beachten. Personen, welche im Ver-
dachte als Träger des Contagiums sind (Handelsleute, Milchlieferanten)
sind mit ihren Waaren von der Familie fernzuhalten. — Als selbstverständlich müssen allgemeine hygienische Maassregeln während einer
Epidemie (gute Luft, gutes Trinkwasser etc.) gelten.

Die Therapie hat in dem reinen uncomplicirten Falle die Aufgabe, das
Fieber zu mässigen und der Möglichkeit der Complicationen vorzubeugen. —
Der ersten Indication genügt man durch fleissige Zuführung frischer Luft.
Scharlachkranke können Sommer und Winter bei offenen Fenstern
liegen; denn Scharlach ist in hervorragender Weise eine Krankheit,
welche kühl behandelt werden muss. Beiden Indicationen genügt zugleich die Anwendung der Bäder. Die schwerste Complication des
Scharlachs, die Nephritis, erklärt sich aus der Unterdrückung der Haut-
functionen durch die diffuse Dermatitis, daher steht in der Therapie
die Hautcultur oben an. Man muss Scharlachkranke vom ersten Tage
der Krankheit an baden. Der Temperatur herabmindernde Werth des
Bades ist als gute Nebenwirkung mit in Kauf zu nehmen; er steht aber
nicht oben an; die Bedeutung des Bades liegt in der Hautpflege. Man bade
je nach dem Fiebergrade in Wasser von 22 bis 28° R., bei letzterer
Temperatur, wenn kein Fieber vorhanden ist. Die Kinder bleiben 10
bis 15 Minuten im Bade. Nach dem Bade werden dieselben abgetrocknet,
leicht bedeckt liegen gelassen und nach circa einer Stunde von oben
bis unten mit Speck eingerieben. Diese Procedur erfolgt zwei Mal
täglich. — Nach der Einreibung reine Wäsche.

Es ist Erfahrungssache, dass die Anwendung kalter Bäder im Scharlach von sehr geringer Wirkung ist; sie bleibt selbst bei hyperpyretischen
Zuständen wirkungslos, die Kranken collabiren danach nur noch rascher
und gehen an Herzschwäche zu Grunde. Kühlhalten der Kranken,
aber nicht forcirt Abkühlenwollen, dies ist die richtige Methode. —

Verlängerte Bäder von 20 bis 26° R. sind bei hohem Fieber zu empfehlen und werden gut vertragen. Die malignen Fälle erheischen bei den schweren Anomalien im Circulationsapparat (Kühle der Extremitäten, Leichenblässe, elendem Puls) und Nervensystem (Jactationen, Delirien, Coma, ohne gleichzeitige Hyperpyrexie) die Anwendung stimulirender Mittel. Schwarzer Kaffee, Wein, Campher, Moschus, kohlensaures Ammoniak sind hier am Platze. Zu empfehlen sind insbesondere die subcutanen Injectionen von Ol. camphorat. oder Spirit. camphorat. (Camphor 0,05 : 5 Spirit. vini und Aq. a͡a und Tinct. Moschi $\frac{1}{2}$ Gramm). Ich habe von letzterem Mittel zuweilen recht gute Wirkung gesehen; nur ist festzuhalten, dass man mit Reizmitteln im Scharlach überhaupt möglichst zurückhaltend sein muss.

Von den Complicationen fasse man zunächst die Diphtherie ins Auge. Die Application von Eis in dauernder Anwendung um den Hals ist gerade im Scharlach von sehr geringer Wirkung. Wirksamer sind sorgfältige Abspülung der zersetzten Massen mittelst Spray aus Aq. Calcis. Injectionen durch die Nase mit schwachen Carbollösungen 1 : 250 müssen mit grösster Vorsicht gemacht werden, um das Eintreiben des Mittels in die Tuba Eustachii zu verhüten; besser ist die Anwendung der einfachen Nasendouche, wenn Kinder sich dieselbe gefallen lassen. — Vor der Anwendung des Pilocarpin kann ich nach meinen Erlebnissen nur warnen.

Bei Otitis, welche sich vor der Perforation des Trommelfells durch stechende Ohrenschmerzen kundgiebt, und wohl zu erkennen ist, beachte man das Trommelfell und mache frühzeitig die künstliche Paracenthese. Nach der Perforation kommen vorsichtige Reinigungen des Gehörganges mittelst Thymolinjection (0,06 : 250) und nachfolgender Application von Borsäure oder Jodoform in Pulver oder von Cupr. sulfocarbolicum 0,05 : 250 in Anwendung. — Am wichtigsten ist die Behandlung der Nephritis. — Ich glaube bestimmt behaupten zu können, dass man bei Anwendung der warmen Bäder die Entstehung von reichlichem Hydrops überhaupt verhüten kann. Sind die Kinder, wie häufig im Beginn der Nephritis, fieberfrei, so wende man länger dauernde warme Bäder (28 bis 30° R.) an und lasse nach jedem Bade ein bis zwei Stunden nachschwitzen. Ist das Fieber heftig, so kommen an die Stelle der Bäder hydropathische (Priessnitz'sche) Einpackungen, in welchen man die Kinder schwitzen lässt. — Man unterstütze die Wirkung durch Ableitung auf den Darmkanal mittelst Laxantien (Inf. Sennae compositum). — Bekommt man den Hydrops als solchen in Behandlung, so kommt es darauf an, welchen Befund der Harn ergiebt. — Viel Albumen in sparsamem, blutfreiem Urin, Beimischung reichlicher Mengen von Fettkörncheueylindern indicireu Diuretica (Digitalis, Kali acctieum, Baccae Juniperi, Vichy und Wildunger Brunnen 2 bis 3 Weingläser pro Tag). — Haematurie erfordert die Anwendung von Liq. Ferri sesquichlorat. 3 bis 10 Tropfen mehrmals täglich in Haferschleim. — Tiefe Anämie, starker Hydrops, geringe Beimischung morphotischer Bestandtheile in dem Urin erfordern neben Diureticis Eisenpräparate, am besten Tinct. Ferri pomat. drei Mal täglich zu 15 bis 20 Tropfen. Pilocarpin ist nur mit Vorsicht zu verwenden (Pilocarpin muriat. 1 : Aq. destillat. 10 mit Zusatz von einigen Tropfen Ol. camphorat.) insbesondere, wenn die Lungen nicht ganz frei sind. — Längerdauernde Albuminurie, ohne nachweisbare Nephritis, heilt am sichersten unter Luftwechsel.

Lymphdrüsenabscesse, Phlegmonen werden nach den bekannten chirurgischen Regeln behandelt.

Bei Polyarthritis leichterer Art lasse man die Gelenke einwickeln; ist hohes Fieber vorhanden, so kann das Natr. salicylicum 2,5 bis 4 : 120 in Anwendung kommen.

Pleuritis, Peri- und Endocarditis werden nach den in den betreffenden Kapiteln angegebenen Regeln behandelt.

Die gegen Scarlatina empfohlenen specifischen Mittel, sulfo-carbolsaures Natron (0,5 bis 1 Gramm zwei- bis dreistündl.); Magnesia sulfurosa und Natr. sulfurosum 1 Gramm drei Mal täglich; Balsamum Copaivae, Liq. Ferri sesquichlorati, Belladonna, Natron benzoicum u. A. sind trotz der gegentheiligen Angaben einiger Autoren sowohl als prophylactische wie therapeutische Mittel wirkungslos und man thut sicher gut, wenn man sie verwenden will, die Bäder und die übrigen Mittel nicht ausser Anwendung zu lassen.

Masern, Morbilli.

Die Masern wurden zuerst von Aron, später von Rhazes erwähnt. In der Folge mit Variola zusammengeworfen, wurden sie von Forest und Sydenham (Sydenham opera, Genevae 1757) exact von jener Krankheit getrennt, und seitdem als Krankheit sui generis beschrieben. Die Krankheit erscheint in Kulturländern als wesentliche Kinderkrankheit, weil sie in der Regel nur ein Mal das Individuum befällt und bei ihrer eminenten Ansteckungsfähigkeit schon in der frühen Kindheit ihre Opfer aufsucht. Dieselbe ist im Allgemeinen von regelmässigem Verlauf, nicht so heimtückisch, wie der Scharlach und um deswillen etwas weniger zu fürchten; indess ist sie unter Umständen eine der schwersten Krankheiten des kindlichen Alters.

Aetiologie.

Die Ausbreitung der Masern auf dem Continente scheint von wesentlicherer Bedeutung zu sein, als diejenige des Scharlachs, während auf den Inselgebieten (England) der Scharlach mehr ins Gewicht fällt; wenigstens scheint sich dies aus den vorliegenden epidemiologischen Berichten erkennen zu lassen. Die Disposition zu Morbillen liegt in jedem Menschen; daher erkranken Erwachsene, wenn sie die Krankheit in der Jugend nicht durchgemacht haben. Eine verheerende Masernepidemie, ähnlich der vielfach citirten, von Panum auf den Faroërinseln beobachteten, hat im Jahre 1873 in Süd-Australien und auf den Fitjiinseln gewüthet und 20000 Menschen hingerafft, darunter eine sehr erhebliche Anzahl Erwachsener. — Die Masern herrschen vorzugsweise in den Frühjahrsmonaten, wenngleich die Sommermonate nicht verschont sind. Die schwersten Fälle kommen aber in der kälteren Jahreszeit vor. Die Epidemien setzen in der Regel plötzlich ein, erheben sich ziemlich rasch auf die Höhe und verschwinden wieder rasch nach völliger Durchseuchung der Bevölkerung. Eine Periodicität der Epidemien lässt sich nicht erweisen, indess steht ziemlich fest, dass in grösseren Städten, wo die Krankheit endemisch ist, etwa alle drei Jahre ein lebhaftes epidemisches Aufflackern Statt findet. Dasselbe ist abhängig von Geburten und nicht durchseuchtem Zuzug. — Das früheste Säuglingsalter scheint eine geringere Disposition für die Krankheit zu haben; dies schliesst allerdings nicht aus, dass die im Säuglingsalter vorkommenden Erkrankungsfälle mit zu den allerschwersten gehören. — Das Geschlecht ist bezüglich der Disposition indifferent. Knaben und Mädchen sind gleich disponirt. — Eine mehrmalige Erkrankung an Morbillen ist selten, indess auch von mir einige Male beobachtet (ebenso Hennig, Kassowitz, Prunac u. A.). Die Contagiosität der Masern ist enorm. Dieselbe besteht schon in dem katarrhalischen Stadium der Incubation, ist aber am bedeutendsten zur Zeit des blühenden Exanthems; geringer in der Abschuppungsperiode. — Die Verbreitung geschieht zumeist durch Uebertragung der Krankheit von Person auf Person; nichts desto weniger ist die Verschleppung durch Mittelspersonen und todte Gegenstände nicht abzuleugnen; eine von mir beobachtete Epidemie ist nachweislich auf diese Weise entstanden. — Die Uebertragbarkeit des Contagiums durch Impfung ist vielfach gelungen (Home, Speranza, Katona, Hebra, Bufalini); nichts desto weniger kann es doch

vorkommen, dass, wenn man von einem im Prodromalstadium der
Masern befindlichen Kinde Vaccine auf ein anderes verimpft, die Morbillen nicht mitgeimpft werden (Hryntschak). Genaue Kenntniss
des Maserncontagiums ist bis jetzt nicht vorhanden.

Pathologische Anatomie.

Das anatomische Bild des Morbillenexanthems ist, soweit sich der
Process auf die Haut erstreckt, sehr wenig bekannt. Im Wesentlichen
handelt es sich um einen exsudativen Vorgang um die Ausführungsgänge
der Follikel, welche sich in Form kleiner Knötchen erheben und rings-
um von einem kleinen rothen Hof umgeben sind (G. Simon). — Besser
studirt sind die Vorgänge an den Schleimhäuten und insbesondere die
complicirenden Affectionen des Respirationsapparates. Unter normalen
Verhältnissen hat der morbillöse Process ebenso seinen Sitz auf den
Schleimhäuten, wie auf der äusseren Haut und zwar handelt es sich
überall um katarrhalische Affection, Schwellung und Trübung der
Mucosa, Abstossung des Epithels und eventuell Eiterbildung (Conjunctiven). — Die complicirenden Erkrankungen, welche insbesondere den
Larynx betreffen, sind von Gerhardt und Coyne, soweit sie sich
auf die Lungen beziehen, von Bartels und neuerdings von Taube
eingehend studirt. Gerhardt hatte zuerst auf der Schleimhaut des
Larynx und der Trachea das fleckenartige Exanthem der Morbillen
laryngoskopisch nachgewiesen, ein Befund, welcher durch die Section
bestätigt wurde. Coyne bezeichnet die oberflächlichen laryngitischen
Processe als Laryngites erythémateuses und fand mikroskopisch Gefäss-
reichthum der Schleimhaut und Anhäufung weisser Blutkörperchen um
die Drüsen und Gefässe der Schleimhaut. Die Schleimdrüsen vergrössert, die Epithelien geschwollen, zum Theil abgestossen und mit
zahlreichen Lymphkörperchen das Lumen der Drüsen erfüllt. Das
Epithel der Schleimhaut erhalten. Die den Morbillen specifisch eigenthümliche Form der interstitiellen katarrhalischen Pneumonie, welche
Taube beschrieb, zeigt die Lunge lobulär erkrankt, hie und da käsig
verwandelt; deutliche Peribronchitis ohne Tuberculose, lobuläres inter-
stitielles Emphysem. In den Alveolarinterstitien zwischen Capillarwand
und Lungenepithel Ansammlung von Zellen bis zur totalen Compression
der Alveolen und Capillaren. Diese Veränderungen findet man schon
an den anscheinend normalen Stellen. Das Emphysem ist mit Veränderungen des Parenchyms, Zerreissungen der Alveolarzwischenräume
verbunden. — Taube hat ausserdem fibrinöse Pneumonie beobachtet
und endlich bei der Bronchitis eine hervorragende Betheiligung der

Schleimdrüsen an dem Processe gesehen. Alles zusammenfassend glaubt Taube den Process als eine Adenitis der Bronchialschleimdrüsen darstellen zu können, in deren Gefolge kleine Senkungsabscesse nach Zerfall der Membrana propria und Austritt der Epithelien in das Bronchialgewebe entstehen. Das Zusammenschmelzen dieser Abscesse (kleine interstitielle Senkungsabscesse) bedingt die katarrhalisch interstitielle Pneumonie mit theilweiser Zerstörung der Lunge. Ueber den Befund der anderen complicirenden Krankheitsprocesse verweisen wir auf die betreffenden Capitel.

Symptome und Verlauf.

Normale Masern.

Man unterscheidet bei den Morbillen, wie bei Scarlatina

1) Das Stadium der Incubation. — Vom Moment der stattgehabten Infection bis zum Beginn des Eruptionsfiebers.

2) Das Stadium exanthematicum. — Dasselbe umfasst die Zeit von dem Beginne des Eruptionsfiebers bis zum Abschluss der Desquamation; der früher als Prodromalstadium bezeichnete Zeitraum muss nach den Erfahrungen von Rilliet & Barthez, Monti, Rehn, Thomas u. A. als die Zeit des initialen Fiebers zum Stadium exanthematicum gerechnet werden, welches weiterhin aus praktischen Gründen wohl eine Eintheilung in das Stadium der Eruption, der Florition und der Desquamation zulässt. Natürlich ist jede derartige Eintheilung nur schematisirend und deckt sich nicht mit dem continuirlich abrollenden Krankheitsbilde.

Stadium der Incubation. — Das Incubationsstadium der Masern verläuft in der Regel nicht ganz ohne Störung des Allgemeinbefindens; im Gegensatze zum Scharlach, dessen Incubationsstadium keinerlei Symptome krankhafter Störung veranlasst, leiden die Kinder an Appetitlosigkeit, nächtlicher Unruhe, leichter gastrischer Indisposition, Erbrechen oder Diarrhoe, Schnupfen, Husten und leichten Fieberbewegungen. Im Verlaufe einer Epidemie ist aus diesen sonst schwer zu deutenden Erscheinungen der Ausbruch des Exanthems vorherzusagen; im Beginne einer solchen bereiten sie dem Arzte zuweilen einige Verlegenheit, weil die genaueste Untersuchung keine positive Erklärung der Erscheinungen zulässt. — Der ganze Vorgang dauert etwa acht bis zehn Tage. Ziemlich plötzlich beginnt nun eine lebhafte Steigerung der Fiebertemperatur und eine sehr deutliche Störung des Allgemeinbefindens. Die Kranken treten ein in das

7*

Stadium exanthematicum. — Das erkrankte, in der Regel recht übel gelaunte Kind liegt mit zugekniffenen Augen, vom Lichte abgekehrt in seinem Bettchen. Der Athem fliegt, die Wangen sind roth, die Haut trocken und heiss. Die Augen sind lichtscheu und schwimmen beim Versuche den Arzt anzusehen in Thränen, die Conjunctivae palpebrarum und auch der bulbi sind injicirt, die Nase fliesst und es erfolgt häufiges Niesen. Das Schlucken ist etwas erschwert, die submaxillaren Lymphdrüsen leicht geschwollen. Die Mundschleimhaut ist wenig feucht, die Zunge grauweiss, dick belegt, mit rothem Rande und etwas hervortretenden Papillen. Der ganze Pharynx, insbesondere das Velum palatinum zeigt eine fleckige Röthe. Die hintere Pharynxwand ist geschwollen, schleimbedeckt (Mettenheimer). — Dies sind die ersten Zeichen der Eruption des Exanthems (Rehn). Die Stimme ist heiser, dabei quälender, oft dem croupösen ähnlicher, bellender Husten. Die physikalische Untersuchung des Thorax ergiebt gar kein Resultat oder nur geringe katarrhalische Geräusche in den beiden unteren hinteren Particeen. Die Körpertemperatur erreicht 40⁰ C. und darüber. Puls 140 bis 160 bei jüngeren Kindern. Totale Appetitlosigkeit, viel Durst. Das Sensorium ist im Ganzen frei, indess bleiben während des unruhigen Schlummers Delirien häufig nicht aus. — Am nächsten Morgen ist das Allgemeinbefinden ein wenig besser, insbesondere die Fiebertemperatur geringer, zuweilen nahezu normal; die objectiven Symptome sind aber dieselben geblieben; so verstreichen zwei Tage: ziemlich plötzlich steigt am Abend die Temperatur wieder auf 40⁰ C. und darüber, während die nächste Morgenremission nur gering ist. — Unter Andauer der abendlichen Fieberexacerbation und geringer Morgenremission erfolgt endlich am dritten bis fünften Tage der definitive Ausbruch des Exanthems im Gesicht. — Das Gesicht ist gedunsen, die Nase breit, geschwollen; die Farbe des Gesichts ist roth und bei aufmerksamer Betrachtung sieht man, dass die Röthe sich zusammensetzt aus einer grossen Summe mittelgrosser, zackiger, leicht über das Niveau der Haut sich erhebender Flecken. Die Flecke confluiren hie und da, an anderen Stellen lassen sie normale Haut zwischen sich, die mit blendender Weisse von der dunkelrothen Umgebung absticht. — Bald dehnt sich die Röthe über Brust, Bauch und Rücken, endlich über die Extremitäten aus; überall dieselben zackig fleckigen Eruptionen von einander getrennt durch weisse, unverändert gebliebene Hautstellen. — Das Exanthem hat seine Höhe erreicht und die Krankheit befindet sich im **Stadium floritionis.** Die kleinen Patienten befinden sich in recht unbehaglichem Zustande; insbesondere gequält von neckendem Husten, Niesen und ziemlich intensiver Lichtscheu. Das Fieber bleibt noch ein bis zwei Tage auf der erreichten Höhe und beginnt nunmehr endlich ziemlich rasch abzusinken. Es ist nicht selten, dass in zwei Tagen die volle Entfieberung erfolgt. Damit ist die Gewalt des Exanthems zugleich gebrochen. Die Haut nimmt eine dunklere, mehr bräunlich rothe Farbe an; hie und da verblassen die Flecken ziemlich rasch. Im Ganzen steht das Exanthem drei, höchstens fünf Tage, und zugleich mit dem Abblassen beginnt zunächst an Stirn und Gesicht die Abschuppung, Stadium desquamationis. Die Abschuppung erfolgt in kleinen unbedeutenden Schüppchen und ist etwa um den vierzehnten Tag nach Beginn der Eruption beendet.

Anomale Masern.

Die Incubationsdauer der Masern kann anomal sein. Sie kann ausnahmsweise Wochen lang währen, wenigstens werden namentlich von älteren Autoren (Reil) solche Fälle erwähnt. — Die exanthematischen Erscheinungen zeigen eine Reihe von Anomalien sowohl bezüglich der Art der Eruption und Ausdehnung des Exanthems, als auch in Bezug auf das Aussehen. Zuweilen bleiben die Extremitäten von den Morbillen völlig frei, in anderen Fällen sind besondere Stellen bevorzugt, so sieht man das Exanthem mitunter in besonderer Ausdehnung an Stellen, wo früher Vesicantien gelegen haben.

Die Erhebung der Haut zu Pemphigus ähnlichen Blasen (Morbilli bullosi) ist mehrfach beobachtet worden, ebenso Combinationen des Masernexanthems mit Erythemen, mit Urticaria, mit Miliaria alba und Pemphigus (Henoch). Ein tödtlich endender Fall von Vermischung der letztgenannten Eruptionsformen mit haemorrhagischen Morbillen ist von mir beschrieben worden. Petechien sind bei Morbillen überhaupt nicht selten und wenngleich zumeist bedeutungslos, sind sie doch in einzelnen Fällen der Ausdruck septischer Infection, welche unter Hinzutritt von Haemorrhagien aus den Schleimhäuten mit allen Symptomen septischen Fiebers, tiefer Prostration und Coma zum Tode führt (Fälle von Bufalini).

Fälle von Morbillen ohne Exanthem findet man schon bei Reil und de Haen angeführt.

Anomalien durch Complicationen.

Die wichtigsten Complicationen der Masern sind die Affectionen des Respirationsorganes.

Die katarrhalische Erkrankung des Larynx, von welcher oben schon gesprochen wurde, bedeutet eigentlich nur die Localisation des Exanthems auf der Larynxschleimhaut und gehört so direct zum Morbillen-

process. Die Affection ist stets von Heiserkeit, quälendem Husten,
nicht selten von Schmerzen im Larynx begleitet; zuweilen ist der
Husten von exquisit croupösem Klang, ohne dass der Process, welcher
rein katarrhalischer Natur ist, von Bedeutung ist. Mit vollendetem
Ausbruch des Exanthems schwinden die Larynxsymptome. Die Stimme
wird klarer, und zugleich lässt der neckende Husten nach.

In anderen Fällen entwickelt sich indess aus dem ursprünglich
katarrhalischen Process eine echte fibrinöse Exsudation auf der Larynxschleimhaut mit allen Gefahren des Croup. Ich habe unter den Symptomen des Croup drei Kinder einer Familie in kurzer Zeit zu Grunde
gehen sehen. In wie weit hierbei Diphtherie mit im Spiele ist, bleibe
vorläufig dahin gestellt. — Man wird immer festzuhalten haben, dass
laryngostenotische Symptome und croupöser Hustenton von ernster Bedeutung sind. — Definitiven Aufschluss über den Zustand des Larynx
wird bei älteren Kindern die laryngoskopische Untersuchung verschaffen,
die in den genannten Fällen stets versucht werden muss.

Die die Masern begleitende Bronchitis wird in dem Maasse bedeutungsvoller, als der Process hinabsteigend die kleineren Bronchien
ergreift, und sich bis in das eigentliche Lungengewebe fortsetzt. Die
capilläre Bronchitis und die Hand in Hand mit ihr gehende particelle
Lungenatelektase und katarrhalische Pneumonie sind die schwerste
Complication der Morbillen und führen überaus häufig zum Tode. —
Die solchermaassen complicirten Masern nehmen in der Regel im Ganzen
einen wesentlich anderen und gestörten Verlauf. Tritt die Affection
des Respirationsorganes frühzeitig ein, so kommt es zu einer mangelhaften oder verzögerten, oder unregelmässigen Entwickelung des Exanthems; bei späterem Auftreten der Pneumonie sieht man wohl das vorhandene normal aussehende Exanthem ziemlich plötzlich verschwinden, —
eine Erscheinung, welche bekanntlich die Pathologen früherer Epochen
zur Theorie des „Nachinnenschlagens" des Exanthems verleitet haben.
Die Dyspnoe der erkrankten Kinder ist zuweilen enorm. Der Athem
fliegt, die Nasenflügel bewegen sich, der Scrobiculus cordis, Fossa jugularis, die Seitentheile des Thorax werden mit jeder Inspiration tief eingezogen. Das Aussehen der Kinder ist bleich, zuweilen cyanotisch.
Die Muskulatur schlaff. Unter Zunahme der Dyspnoe erfolgt der Tod.
Physikalisch kann man den Process durch deutlich vernehmliches
Knisterrasseln am Thorax, hie und da durch bronchiales Athmen und
Dämpfung nachweisen. — Bartels hat nachgewiesen, dass es sich
im Wesentlichen um die Entstehung atelektatischer Partien in den
Lungen der Kinder handelt, aus welchen weiterhin entzündliche Ver-

dichtungen sich hergestellt haben. Die genaueren Details sparen wir auf das betreffende Kapitel auf. — Als ätiologisches Moment schiebt B a r t e l s die schlechten hygienischen Verhältnisse, insbesondere mangelhafte Zuführung frischer Luft in den Vordergrund. Dies ist unzweifelhaft richtig; indess lässt sich nicht ableugnen, dass gewisse Epidemien vorzugsweise mit Pneumonien einhergehen und gerade dadurch eine bedeutende Mortalität erzielen. — In der Natur der Affection liegt es, dass sich Pleuritis, Empyem, käsiger Zerfall und schliesslich Miliartuberculose an den ursprünglichen Masernprocess anreihen. Die ganze Gruppe dieser Affectionen gehört alsdann in das Bereich der Nachkrankheiten, welchen Wochen lang nach überstandenem Masernprocess eine Reihe von Kindern zum Opfer fällt. (Bezüglich des Verlaufes dieser Anomalien s. die betreffenden Kapitel).

Erkrankungen des H e r z e n s und H e r z b e u t e l s sind bei Morbillen als Folgekrankheiten selten, indess habe ich selbst einen Fall von eitriger Pericarditis und Myocarditis beobachtet (Centralz. f. Kinderheilk. Bd. I. pag. 356) und sind diese Affectionen auch von R i l l i e t und B a r t h e z, B o u i l l a u d, T h o m a s u. A. erwähnt.

Ueberaus wichtig sind die Affectionen der Verdauungsorgane. — Ulcerative Processe der Mundschleimhaut gehören keineswegs zu den Seltenheiten. Die Mundschleimhaut ist geschwollen, Zunge und Innenseite der Wangen mit gelbgrauen unregelmässigen Geschwüren bedeckt, die Salivation zuweilen enorm und die Qualen der Kinder, denen jede Nahrungsaufnahme nahezu unmöglich wird, beträchtlich. In seltenen Fällen sieht man die ursprünglich katarrhalischen Geschwüre sich mit diphtheritischen Einlagerungen bedecken oder gar gangränös werden. Bei zwei der oben erwähnten drei Kinder derselben Familie begann der Process als Diphtheritis der Mundhöhle und ging erst später auf den Larynx über; der Tod erfolgte alsdann bei denselben durch Larynxstenose. — Auch der Uebergang des einfachen flachen Mundgeschwürs zu Noma ist zuweilen beobachtet. Die Verbindung der Masern mit heftigen Diarrhoeen habe ich insbesondere im Sommer häufig zu beobachten Gelegenheit gehabt. Die auf Zunge und Pharynx deutliche Mitleidenschaft im morbillösen Process giebt den Beweis, dass auch die Darmschleimhaut nicht verschont bleibt. Charakteristisch ist insbesondere für die ersten Tage der Krankheit die absolute Appetitlosigkeit der Kinder und die Neigung zum Erbrechen. — Icterus habe ich als Complication der Morbillen nicht gesehen.

N i e r e n e n t z ü n d u n g e n nach Morbillen sind selten, indess habe ich selbst einmal Nephritis beobachtet und neuerdings hat K a s s o w i t z

zwei Fälle von Nephritis nach Morbillen beschrieben. Der Verlauf ist
der gewöhnliche. Im Harn findet man Blut, Albumen, Harncylinder.
Frühzeitig entstehen Oedeme. Von besonderer Bedeutung ist noch
die die Morbillen begleitende Conjunctivitis, welche, abgesehen von
der Lichtscheu und den Schmerzen, welche sie den Kindern verursacht,
durch Uebergreifen auf die Cornea gefährlich werden kann. Ulcerative Keratitis und selbst Keratomalacie mit Iridocyclitis und Phthisis
bulbi sind beobachtet worden (Bezold, Berl. kl. Wochenschr. 1874).

Erkrankungen des Mittelohres kommen seltener, als beim
Scharlach vor, sind indess dennoch zu beobachten. Cordies schildert
den Process als einen einfachen Katarrh der Paukenhöhle. Zuweilen
erfolgt Durchbruch des Trommelfelles, aber nicht so rapid, wie im
Scharlach. Der ganze Process ist bei den Masern milder.

Von Seiten des Nervensystems stehen Convulsionen im Vordergrunde der Erscheinungen, doch kommen auch schwere comatöse Zustände vor. In einem von mir beschriebenen Falle sah ich tetanische
Contracturen in den oberen Extremitäten, Sopor, Strabismus, neben allgemeinen Convulsionen. Bei jüngeren Kindern involviren diese Symptome hohe Lebensgefahr.

Meningitis ist eine seltene Complication der Morbillen, desto häufiger
die mit diffuser Miliartuberculose gepaarte tuberculöse Meningitis, eine
Folgekrankheit, welcher nach Wochen und Monaten viele Kinder erliegen.

Im Anschlusse sei gleichzeitig erwähnt, dass Scrophulose mit allen
ihren Symptomen, wie eccematösen Hautausschlägen, ulcerösen Ophthalmien, Lymphdrüsenschwellungen und Vereiterungen, Gelenkaffectionen,
Ozaena u. s. w., eine häufige Nachkrankheit der Masern ist. Manche
Kinder erholen sich nach schweren Morbillen nicht wieder und gehen
tuberculös oder an einfacher Atrophie zu Grunde. — Bemerkenswerth
ist, dass sich an die Epidemien der Morbillen solche von Tussis convulsiva gern anschliessen, dass sie denselben entweder vorangehen oder
noch öfter ihnen folgen.

Prognose.

Die Prognose der Masern ist im Ganzen eine günstigere, als diejenige des Scharlachs. Die Krankheit ist nicht so heimtückisch, wie
jene und bietet deshalb nicht so viel trübe Ueberraschungen. Die normalen Masern kann man bei Kindern über ein Jahr sogar für eine un-
schuldige Affection halten; unter einem Jahre ist die Prognose stets
dubiös. Die Mortalität giebt Fleischmann für Kinder unter einem

Jahre auf 51 Procent an; von eins bis vier Jahren = 34 Procent; von fünf bis acht Jahren = 6 Procent. — Die Differenzeu in der Mortalität der einzelnen Epidemien sind indess so variabel, dass diese allgemeinen Angaben für den Einzelfall bedeutungslos sind. Complicationen mit Croup, Pneumonie, schweren nervösen Symptomen sind in jedem Falle hoch lebensgefährlich und es hat Epidemien gegeben, wo nahezu 100 Procent der Todesfälle beobachtet sind (Valleix).

Diagnose.

Die Diagnose der Maseru ergiebt sich auf der Höhe eiuer Epidemie schon während der Incubation aus dem allgemeinen Unbehagen der Kinder; mit Beginn des Eruptionsfiebers sichert das frühzeitige Erscheinen der Flecken auf der Rachen- und Mundschleimhaut die Diagnose. — Das Exanthem selbst ist unverkenubar durch sein zackig fleckiges, über die Haut sich leicht erhebendes, rosafarbenes Aussehen. Verwechselungen sind eigentlich nur möglich mit ganz anomaleu Formen der Scarlatina variegata, indess sichert hier die Beobachtung der Begleiterscheinungen, das Vorwiegen des Schnupfens, Hustens, der Conjunctivitis, der langsamere Ausbruch des Exanthems und das Erscheinen des Exanthems auf Stirn und Gesicht die Diagnose der Morbillen. — Die Diagnose der begleitenden Erkrankungen der Respirationsorgane ergiebt sich aus der physikalischen Untersuchung.

Therapie.

Die Therapie der normalen Morbillen ist höchst einfach. — Vor Allem hat man die Kinder gegen den unseligen Gebrauch der heissen Einpackung zu schützen. Die Masern werden unter schlechten hygieuischen Verhältnissen, bei Mangel frischer Luft und Reinlichkeit durch Hinzutreten von Pneumonien geradezu verhängnissvoll. Man soll allerdings die Patienten etwas wärmer bedeckt halten, als im Scharlach; dies hindert aber nicht das Gebot reichlichster Luftventilation, genauer Reinhaltung der Haut und der steten Verwendung reiner Wäsche. — Ich lasse masernkranke Kinder bei vorsichtiger Handhabuug gern lauwarm baden und nach jedem Bade in reine Wäsche kleiden. — Gegen hervorragende nervöse Zufälle wird man sich uach den allgemeinen therapeutischen Regeln weuden. Ist die Fiebertemperatur sehr hoch, so kann man nebeu dem lauwarmen Bade Chinin, Natr. salicylicum, eventuell auch kalte Umschläge und selbst Eisblasen auf den Kopf anwenden. — Schlag auf Schlag wiederkehrende Convulsionen können unter Umständen die Anwendung von Chloralhydrat (1,5 : 150 zu drei

Klistiren für ein einjähriges Kind) oder Bromkalium (3,0 : 120 zweistündlich einen Kinderlöffel) erheischen. — Gegen die heftige Conjunctivitis mit Lichtscheu wende man mässige Verdunkelung des Zimmers
und kühle Bleiwasserumschläge auf die Lider an. — Erhebliche gastrische
Symptome kann man mit Säuren (Acid. hydrochlorat. 0,5 bis 1 : 120)
bekämpfen. — Complicationen mit Diphtheritis, Croup, Bronchitis,
katarrhalischer Pneumonie werden nach den in den betreffenden Kapiteln
abgehandelten Principien und Methoden behandelt und wir verweisen
auf dieselben.

Wichtig ist die Prophylaxe. Die enorme Ansteckungsfähigkeit der
Masern schon in der Zeit der Incubation macht es zur unausweichlichen
Bedingung, während einer Epidemie Kinder mit Conjunctivitis, Schnupfen
und leichtem Unwohlsein von anderen Kindern zu entfernen; dies gilt
besonders für die Schulen. Es giebt kaum eine zweite Krankheit,
welche so leicht in der Schule acquirirt und durch dieselbe verbreitet
wird, wie die Masern. — Die geringere Haftbarkeit des Morbillencon-
taginms an todten Gegenständen macht es allerdings nicht nothwendig,
dass auch die Geschwister erkrankter Kinder aus der Schule fern-
bleiben. — Die Rückkehr der erkrankten Kinder zur Schule darf nur
nach ärztlicher Erlaubniss erfolgen.

Rötheln (Rubeola, Roseola epidemica).

Die Rötheln sind schon von Rhazes beschrieben, von Ali Abbas
als Krankheit sui generis erkannt und von Masern und Scharlach geschieden worden. Nichts desto weniger schwankt ihre Existenz in der
Literatur hin und her bis auf die neueste Zeit. Oesterreich,
Thierfelder, Thomas, Steiner, Emminghaus, Roth, Nymann erkennen die Krankheit als eine eigene an, Fleisch, Ziegler,
Heim aus früherer Periode, — Hebra, Kassowitz, René Blache
von den Jüngeren, bestreiten die Selbstständigkeit der Rubeolen vollständig oder betrachten dieselben wenigstens nur als Modification von
Scarlatina und Morbillen. — Nach meinen Erfahrungen muss ich
Rubeolen zweifelsohne für eine Krankheit sui generis halten; sie befällt
Kinder, welche Morbillen und Scharlach durchgemacht haben, ihr Verlauf unterscheidet sie wesentlich von diesen Affectionen und nur
das Aussehen des Exanthems hat, weil es nichts absolut Charakteristisches hat, den Zweifel an der Selbstständigkeit überhaupt entstehen
lassen.

Grössere Epidemien sind von Thomas, Nymann und Buchmüller beschrieben worden.

Aetiologie.

Die Krankheit gehört zu den contagiösen, wenngleich die Infectionsfähigkeit nicht so beträchtlich ist, wie bei Masern und Scharlach. Ihre Verbreitung von der Schule aus ist sicher erwiesen (Buchmüller, Roth). Dem Alter nach sind vorzugsweise Kinder von zwei bis zehn Jahren befallen, indess sind auch Erkrankungen Erwachsener beobachtet. Knaben und Mädchen in gleicher Weise. Die Disposition der einzelnen Individuen ist verschieden, so dass auch zweimalige Erkrankung beobachtet ist (Nymann). Die Krankheit ist häufiger in der kühleren Jahreszeit, als in den Sommermonaten epidemisch beobachtet worden.

Symptome und Verlauf.

Die Incubationsdauer der Rubeolen beträgt nach Thomas etwa 2½ bis 3 Wochen; nach Roth 18 bis 19 Tage, nach Buchmüller 13 bis 24 Tage. — Zumeist ohne jede initiale oder zum mindesten nur unter geringer Fieberbewegung entwickelt sich bei unbedeutender Störung des Allgemeinbefindens das Exanthem ziemlich rasch. Nur selten kommt im Beginn Frost zur Beobachtung, häufiger klagen die Kinder über Halsschmerzen und zuweilen kann man selbst leichte Schwellung der submaxillaren Lymphdrüsen beobachten. — Wie bei den übrigen Exanthemen sind auch hier die Schleimhäute in erster Linie befallen, insbesondere sieht man deutliche Veränderungen an der Pharynxschleimhaut. Dieselbe zeigt entweder eine fein punktirte, oder fleckige und wohl auch streifige Röthe (Thomas); die Zunge ist leicht belegt, mit rothem Rande; die Conjunctiven hie und da injicirt, mitunter, aber nicht immer, Coryza vorhanden. — Die geringen Allgemeinerscheinungen bedingen es, dass diese Symptome zumeist erst wahrgenommen werden, wenn das Exanthem schon auf der Haut sichtbar ist. — Auf der Haut sieht man, vom Gesicht beginnend und über Brust, Bauch und Rücken, schliesslich über die Extremitäten sich erstreckend, kleine, linsengrosse und noch kleinere hellrothe, etwas unregelmässige Fleckchen, welche sich nur wenig oder gar nicht über das Niveau der gesund verbliebenen Stelle erheben. Dieselben haben weder das fein punktirte Aussehen des Scharlachs, noch auch die deutliche Papelform und die zackige Ausstrahlung der Morbillen und unterscheiden sich von beiden ausserdem auch dadurch, dass zumeist Gesicht und Hals schon frei werden, wenn das Exanthem die Extremitäten erreicht. — Bräunliche Färbung oder

Desquamation an den abgeheilten Stellen habe ich nie gesehen. — Der
Ablauf des Exanthems ist in der Regel in drei bis vier Tagen beendet.
Die Fieberbewegungen während der ganzen Zeit der Blüthe ganz unbe-
deutend, oder auch in vielen Fällen gar kein Fieber vorhanden. —
Von complicirenden Affectionen ist bei der leichten Krankheit
keine Rede.

Die Diagnose ergiebt sich aus der gegebenen Schilderung von
selbst. Von leichtester Scarlatina unterscheidet sich die Krankheit insbesondere durch das mehr fleckenartige Aussehen des Exanthems und
vor Allem durch jedes Fehlen von Complicationen und Nachkrankheiten.

Die Prognose ist absolut günstig.

Eine Therapie erheischt die Krankheit überhaupt nicht. Man
halte die Kinder reinlich und restringire die Diät. Da Nachkrankheiten
nicht vorkommen, kann man die Patienten sofort nach Verschwinden
des Exanthems wieder ausgehen lassen.

Variolois (Modificirte Pocken).

Mit der Einführung der allgemeinen Vaccination haben die Pocken
ihre Bedeutung für das kindliche Alter verloren. Seit dem Jahre 1871
habe ich echte Variola bei Kindern nicht mehr gesehen und selbst die
milde Form der Variola, Variolois, kommt selten zur Beobachtung. —
Die Variolois unterscheidet sich von der Variola sowohl durch die geringe Anzahl der Efflorescenzen, als auch dadurch, dass die einzelne
Efflorescenz zumeist nicht die volle anatomische Entwickelung der
charakteristischen Variolapustel erreicht. Dem entsprechend sind auch
die Allgemeinerscheinungen und der gesammte Verlauf, eingeschlossen
die Mortalität, erheblich gemildert.

Pathologische Anatomie.

Die pathologische Anatomie der Variola ist durch die eingehenden
Studien Weigert's wesentlich gefördert worden, wenngleich auch hier
ein definitiver Abschluss nicht erreicht ist, wie aus den gegentheiligen
Schilderungen Unna's hervorgeht. Nach Weigert entwickelt sich zuerst eine umschriebene Röthe und Erhebung der Haut zur Papel. Die
untersten Zellen einer umschriebenen Stelle des Rete Malpighii werden in
unregelmässige schollige Massen verwandelt, wobei die Kerne unter-
gehen (diphtheroide Degeneration). Der Heerd ist scharf begrenzt.
Darüber erheben sich unregelmässige mit Flüssigkeit und einem Maschen-

werk durchzogene Hohlräume. Die Balken des Maschenwerks reichen
nach oben bis zur Hornschicht, nach unten bis in die Bindegewebs-
fläche oder gehen in die Zellen des Rete Malpighii über, Haarbälge und
Schweissdrüsengänge bleiben von dem diphtheritischen Process verschont. Die Delle der Pocken entsteht dadurch, dass in der Umgebung die Zellen des Rete Malpighii wuchern, während das Centrum
durch die Balken mit der Hornschicht in straffer Verbindung bleibt.
Die in den Hohlräumen vorhandene Flüssigkeit enthält weisse Blutkörperchen, Fibrinfäden und Körnchen, später reichlich Eiterkörperchen.
Die Entwickelung der Pocke beginnt in der Mitte und der Schorf liegt
hier unmittelbar auf dem Bindegewebe. Bacterien findet man Reihen
bildend oder in Schläuchen aufgehäuft nur in den Pocken, welche noch
nicht zur Eiterung gekommen sind. — Auch in den inneren Organen
hat Weigert Zooglocaheerde beobachtet, so in der Leber, Milz, den
Nieren und Lymphdrüsen. Der Process in der Umgebung der Bacte-
rienheerde hat auch hier wesentlich necrotischen, nicht entzündlichen
Charakter.

Aetiologie.

Die furchtbare Contagiosität der Variola ist aus der Jahrhunderte
langen Geschichte der Krankheit bekannt. Unabhängig von Jahreszeit,
Klima, Alter und Geschlecht verbreitet sich die Krankheit mit einer
Rapidität, wie kaum eine andere. — Das Contagium ist in dem Inhalte
der Pusteln enthalten, zerstreut sich aber in der Umgebung des Kranken,
und kann sowohl durch directe Berührung desselben wie auch durch
todte Gegenstände übertragen werden.

Symptome und Verlauf.

Die Incubationsdauer der Pocken ist ziemlich genau auf 14 Tage
anzugeben; jedenfalls überdauert dieselbe die Zeit der Vaccination, so
dass die Vaccineimpfung, wenn sie gleichzeitig mit der Infection Statt
gefunden hat, ihren mächtigen modificirenden Einfluss auf das Blattern-
contagium ausübt. Mir sind zwei Fälle bei Kindern im Gedächtniss,
wo die rechtzeitige Vaccination den folgenden beträchtlichen Variolaaus-
bruch nicht verhinderte, aber in einer Weise beeinflusste, dass sie die
zahlreichen Variolaefflorescenzen nahezu ohne Eiterung zur raschen Ab-
trocknung brachte. Beide Kinder waren mit variolakranken Wärte-
rinnen bis zum Moment der Erkrankung dieser Personen in Berührung
gewesen. — Das initiale Fieberstadium der Variolois ist wie das der
eigentlichen Variola bei Kindern ziemlich heftig. Die Kinder sind unruhig, werfen sich im Schlafe umher, knirschen mit den Zähnen, sind

somnolent und deliriren. Kleinere Kinder erkranken wohl auch unter heftigem Erbrechen, unter Diarrhoe und zuweilen leitet sich das Fieber mit Convulsionen ein. Dieser Zustand währt insbesondere mit abendlicher Exacerbation der hohen Temperatur (bis über 40° C.) bis in den dritten Tag. Nunmehr zeigen sich zuerst im Gesicht, später auf dem übrigen Körper vereinzelte, den Morbillenflecken ähnliche rothe papulöse Erhabenheiten, indess von mehr ausgesprochen rundlicher Form. Alsbald erheben sich insbesondere die zuerst aufgetretenen Fleckchen mehr und mehr über die Haut und nehmen jene charakteristische Bläschenform an, welche mit flüssigem Inhalt gefüllt in der Mitte eine mattere, kreisförmige, eingezogene Stelle erkennen lassen (Delle). Diese Bläschenform entwickelt sich nach und nach an allen Efflorescenzen. — Die Schleimhäute bleiben von den Eruptionen ebenso wenig verschont, wie in den übrigen Exanthemen, vielmehr sieht man am harten Gaumen, am Velum palatinum, auch auf der Conjunctiva palpebrarum und Bulbi vereinzelte Eruptionen auftreten. — Die Fiebersymptome lassen während der Zeit der Umwandlung der ursprünglichen Flecken in Vesikeln allmälig nach und die Kinder kehren zu anscheinendem Wohlsein zurück. — Das zweite Fieberstadium, welches bei Variola vera ein echtes Suppurationsfieber, und von bekannter verhängnissvoller Wirkung ist, bleibt bei der modificirten Form der Variola zwar nicht völlig aus, ist aber entsprechend der geringeren Anzahl der Efflorescenzen überaus mild und bedeutungslos. Die Umwandlung der Vesikeln in eitrige Pusteln geht solchermaassen ohne erhebliche Störung des Allgemeinbefindens einher, und besondere Beschwerden sind nur vorhanden, wenn zufälligerweise der Pharynx oder die Conjunctiven von Efflorescenzen heimgesucht sind. Dieselben sind alsdann mehr localer Natur und beunruhigen die Kinder durch die Schmerzen, die sie an Ort und Stelle verursachen. - Die eitrige Umwandlung erfolgt in der Regel am fünften bis sechsten Tage nach dem ersten Eintritt des Exanthems. — Nicht alle Vesikeln werden in Pusteln verwandelt; einige trocknen direct ein, andere können allerdings zu recht grossen Pusteln sich entwickeln, welche sich später im Eintrocknen mit einem dicken Schorf bedecken. Früher oder später, je nach der Grösse der Pusteln, fallen die Schorfe ab. Um dieselbe Zeit zeigt sich an Hand und Fussrücken, an den Streckseiten der Knie- und Ellenbogengelenke eine eigenthümliche, der Scarlatina ähnliche Röthe (Rash, Simon), welche wohl mit Scharlach verwechselt werden kann, aber im Gegensatze zu etwa hinzutretendem Scharlach keine Temperaturerhöhung verursacht. Im Ganzen ist der Process gegen Ende der dritten Woche abgeschlossen, vorausgesetzt, dass nicht das zufällige Befallensein der Conjunctiva Bulbi eine ernste, in der Regel länger dauernde ulcerative Keratitis bedingt. Complicirende Krankheiten oder Nachkrankheiten sind bei der Variolois überaus selten. Diphtheritische Affectionen des Pharynx im Anschlusse an vorhanden gewesene Varioloispusteln können nur als der Effect einer neuen Contagion betrachtet werden. — Alle die schweren und bösartigen Complicationen der Variola vera, wie Gangrän, Parotitis, Vereiterungen, Endocarditis u. s. w. bleiben aus.

Die Prognose der Variolois ist günstig. Der Process sieht nur im Anfange zuweilen gefährlich aus, weil das Initialfieber heftig sein und ernste Symptome verursachen kann. Mit der Beendigung der Eruption verschwindet das Fieber spontan.

Die Diagnose ist im Anfange nicht leicht; die Initialsymptome haben nichts Charakteristisches; auch mit dem Erscheinen der rothen Flecke ist die Diagnose nicht völlig sicher, da Verwechselung mit Morbillen bei der Aehnlichkeit der Effloresccnzen wohl möglich ist. Man achte auf die begleitenden Symptome, und auf die Verbreitung und Zahl der Flecke. Reichliche Eruption auf der Haut unter Conjunctivitis, Coryza und reichliche fleckige Eruption auf dem Pharynx wird bei vaccinirten Kindern stets für Morbillen sprechen; vereinzelte Flecken und Fehlen der charakteristischen morbillösen Schleimhautaffectionen wird Variolois vermuthen lassen. Die bald folgende Exsudation und vesiculöse Erhebung der Flecken mit Bildung der Delle in der Mitte der Ventrikel sichert die Diagnose für Variolois.

Die Aufgabe der Therapie ist es, das initiale Fieber zu mässigen und begleitende nervöse Symptome zu beherrschen. Man kann bei Variolois dreist von antifebrilen Mitteln, Eisblasen, mild temperirten Bädern (25° R.) Gebrauch machen. Unter Umständen wird man Chinin oder Natr. salicylicum anwenden; in der Regel sind diese Mittel bei der Kürze der Fieberdauer allerdings zu entbehren. — Im weiteren Verlaufe hat der Arzt nur die Aufgabe, directe diätetische Schädlichkeiten abzuhalten. Von specifischen Mitteln ist zuletzt das Xylol (Xylol 4, Aq. Foeniculi u. Vini āā 50. Malay. Gummi 10. Syrupi 40. Ol. Menthae Gtt. III. zweistündlich 1 Theelöffel) empfohlen worden. Man wird kaum nöthig haben, das Medicament bei der milden Krankheit anzuwenden. — Besondere Aufmerksamkeit erheischen pustuläre Affectionen der Augen. Kühle Umschläge, bei heftiger Lichtscheu und erheblicher Conjunctivalreizung auch Atropineinträufelungen und selbst innerlich verabreichte kleine Gaben Morphium werden zuweilen geboten sein. Lauwarme Bäder sind im ganzen Verlaufe der Krankheit zu empfehlen.

Wasserpocken, Windpocken, Varicella.

Die Varicella ist noch bis in die jüngste Zeit (Hebra, Nymann)
der Variola zugerechnet und als leichteste Form dieser Krankheit hingestellt worden. Nichts desto weniger ergeben sorgfältige Beobachtungen, dass Varicella und Variola vollständig von einander zu trennende,
nur dem äusseren Ansehen nach wohl ähnliche, aber sonst in keiner
Weise mit einander verwandte Krankheiten sind.   Dies wird durch
folgende Thatsachen bewiesen: 1) Die Varicella verbreitet sich in
eigenen Epidemien.   2) Sie befällt Kinder, welche kurze Zeit vorher
Variola überstanden haben (Senator).   3) Die Vaccination schützt
nicht vor Varicella.   4) Kinder, welche Varicella überstanden haben,
können kurze Zeit darauf mit Erfolg vaccinirt werden.   5) Die Varicella ist eine specifische Kinderkrankheit und befällt nur ganz ausnahmsweise Erwachsene, während Variola kein Alter verschont.   Das
Auseinanderhalten von Variola und Varicella hat aber nicht nur theore-
tische, sondern hohe praktische Bedeutung, weil das Ueberstehen der
Varicella vor Variola nicht schützt und weil es aus diesem Grunde gefährlich ist, ein Kind, das Varicella überstanden hat, mit Variola in
Berührung zu bringen, vorausgesetzt, dass dasselbe nicht vaccinirt ist.
Alles über das Verhältniss von Varicella zu Variola Gesagte bezieht
sich naturgemäss auch auf Variolois, da letztere Beide identische
Krankheitsprocesse sind und sich nur in der Schwere unterscheiden.

Symptome und Verlauf.

Die Krankheit beginnt entweder unter milden Fiebersymptomen,
einiger Unruhe, Appetitlosigkeit, Unlust der Kinder, oder auch gänzlich
ohne Allgemeinsymptome.   In letzterem Falle macht einzig die Eruption
der Efflorescenzen auf der Haut die Eltern der Kinder auf den pathologischen Process aufmerksam.   In einzelnen Fällen habe ich allerdings
auch hohe Fiebertemperaturen wenige Stunden vor der Eruption der
Varicella vorausgehen sehen; indess waren in diesen Fällen fast ausnahmslos gastrische Symptome, dick belegte Zunge, saurer Geruch aus
dem Munde hervorstechend, so dass die Frage ist, ob nicht zufällige
Complicationen der Varicella mit acuten Dyspepsien vorhanden waren. —
Die Efflorescenzen sind zuweilen ziemlich reichlich.   Im Gesicht, auf
Brust, Bauch und Rücken, und vereinzelt auf den Extremitäten sieht
man rothe Fleckchen entstehen, auf welche sich in der kurzen Zeit
kleine, unregelmässig gestellte, mit klarer Flüssigkeit erfüllte Bläschen

erheben. Dieselben zeigen nur vereinzelt eine Delle; auch ist die Bläschenform nur bei wenigen gleichzeitig vorhanden, vielmehr sieht man Fleckchen, Bläschen und mit kleinen rothbraunen Borkchen bedeckte Efflorescenzen neben einander, wie überhaupt eine Regelmässigkeit der Eruption in dieser Krankheit nicht vorhanden ist. — Die Efflorescenzen erscheinen in unregelmässigen raschen Nachschüben, zuweilen mehrere Tage nach einander und so kommt es, dass die verschiedenen Stufen der Entwickelung nach einander zur Anschauung kommen. In der Regel stehen die Bläschen nur wenige Stunden und trocknen alsbald zu kleinen Börkchen ein, welche sich in kurzer Zeit abstossen. — Die kleinen Patienten sind zumeist in der Zeit der nachschiebenden Eruption vollkommen wohl, fieberfrei und ausser Bett; hie und da ist der Appetit ein wenig gestört und zuweilen Hautjucken vorhanden. — Zuweilen sieht man die Eruption von Varicellenbläschen auch am Pharynx und auf der Mundschleimhaut.

Die Diagnose der Krankheit ergiebt sich aus dem Aussehen der Efflorescenzen, der Art des unregelmässigen Auftretens, und dem nahezu ungestörten Allgemeinbefinden.

Die Prognose ist durchaus günstig.

Von der Nothwendigkeit einer Therapie ist kaum die Rede. Bei complicirenden gastrischen Symptomen restringire man die Diät und verabreiche allenfalls, wenn gleichzeitig Obstipation vorhanden ist, ein mildes Laxans.

Kuhpocke, Vaccine.

Die Vaccine ist eine durch künstliche Uebertragung des Vaccinegiftes, in der Regel auf der äusseren Fläche des Oberarmes erzeugte pustuläre Hautentzündung, welche eine Allgemeininfection des Organismus bedingt und zu dem Zwecke eingeführt wird, um die Disposition für die Variola vera zu vernichten. — Die Vaccination, nachweislich schon asiatischen Nationen seit lange her bekannt, ist im Jahre 1798 von dem englischen Arzte Edward Jenner zur Methode erhoben, und nach vielen Kämpfen endlich bei der Mehrzahl der civilisirten Völker gesetzlich eingeführt worden. — Die immer noch lebendige Literatur des Gegenstandes füllt ganze Bibliotheken.

Das originäre Kuhpockengift entwickelt sich unter fieberhaften Erscheinungen am Euter der Kühe in rundlichen flachen Bläschen, welche sich in Pusteln umwandeln und schliesslich (am 11. oder 12. Tage —

Bohn) zu vertrocknen beginnen. — Der Inhalt dieser Bläschen (Lymphe) wurde von Jenner zu den ersten Impfungen am Menschen benutzt; mit dem experimentellen Nachweis der Uebertragbarkeit und Wirksamkeit der Lymphe, welche er aus Menschen erzeugten Impfpusteln entnahm, verliess Jenner indess sehr bald den Weg der Impfung mit originärer Lymphe und zeigte den Weg der Impfung von Mensch zu Mensch. (Humanisirte Lymphe).

Die Impfung geschah seither nahezu ausschliesslich mit humanisirter Lymphe und erst in neuerer Zeit hat die Furcht vor der Uebertragung von chronischen Cachexien (Syphilis, Scrophulose, Tuberculose) zur Wiedereinführung der Impfung mit originärer Vaccine hingeleitet. — Zu diesem Zwecke sind Institute zur animalen Vaccination errichtet, in denen animale Lymphe (Färsenlymphe) durch fortgesetzte Uebertragung dauernd erzeugt wird. Die Dauerhaftigkeit der originären Färsenlymphe ist geringer, als diejenige der humanisirten, die Möglichkeit der Uebertragung von Cachexien, wenn eine solche überhaupt zugestanden wird, seit der genaueren Kenntniss der Perlsucht der Rinder, auch bei der animalen Vaccination nicht ausgeschlossen, und somit der Vortheil der Benutzung von Färsenlymphe überhaupt in Frage gestellt. — Die Schwierigkeit der Beschaffung genügender Mengen humanisirter Lymphe hat für Massenimpfung auf den Weg der Verdünnung der Lymphe mittelst Glycerin geführt. Frische Glycerinlymphe ist von unzweifelhafter Wirkung. Die vorsichtig entnommene Vaccinelymphe ist eine wasserklare Flüssigkeit, welche neben vereinzelten Blutkörperchen, (rothen und weissen), feine Fibringerinnsel, Fettkörnchen und die von Keber, Hallier, Cohn beschriebenen feinen Körnchen enthält, welche echte Kugelbacterien sind. Nach neuerlichen Angaben von Warlomont ist die Wirkung der Lymphe an diese Bacterien gebunden, das Serum der Lymphe aber ist wirkungslos.

Die Impfung geschieht am besten in den späteren Frühjahrsmonaten oder im Beginn des Herbstes. In den heissen Sommermonaten ist die Impfung an jüngeren Kindern, insbesondere in grossen Städten, bei der Gefahr der Sommerdiarrhoeen zu vermeiden und nur dann empfehlenswerth, wenn eine drohende Variolaepidemie diese Rücksicht beseitigt. — Das beste Alter für die Impfung ist die Zeit des 8. bis 18. Lebensmonates; doch können auch jüngere, selbst wenige Tage alte Kinder unter den nöthigen Cautelen gefahrlos geimpft werden.

Die Impfung geschieht am besten an der Aussenseite des Oberarmes, indem mittelst der mit der Lymphe reichlich befeuchteten Lancette ein feiner etwa 2 mm langer oberflächlicher, nur die Epidermis

durchdringender Schnitt geführt wird. Ich bin gewöhnt, 3 Schnitte
an jedem Oberarme zu führen, so gelegt, dass dieselben schräg unter
einander verlaufend, je 1 cm von einander entfernt sind. — Sogleich nach
der Impfung entsteht an der geritzten Stelle, welche nicht bluten darf,
eine leichte Röthung und Erhebung der ein wenig auseinander klaffenden
Epidermis. — Die Röthe schwindet alsbald und man sieht keine Spur
der stattgehabten Läsion. Nach etwa vier Tagen röthet sich die Umgebung der Schnittwunden, welche nun deutlich hervortreten, von Neuem,
und am fünften Tage sieht man entlang derselben, und die kleine
Schnittwunde gleichsam einschliessend, ein längliches, mit wasserheller
Flüssigkeit sich mehr und mehr prall füllendes bläschenartiges Erheben
der Epidermis (Jenner'sches Bläschen). — Eröffnet man mit seichtem
Einritzen der Epidermis am siebten Tage das prall gefüllte Bläschen,
so entleert sich ein wasserklares, durchsichtiges Serum (Lymphe) zuerst
spärlich, nach einigem Zuwarten indess in einem grösser werdenden
Tropfen, der bei besonders reichem Inhalt des Bläschens wohl auch am
Arme des Kindes herabfliesst. — Das nicht entleerte Bläschen wird am
achten Tage trüber und umgiebt sich mit einem näheren dunklen und
weiteren blasseren rothen Hofe (Areola). Die Umgebung fühlt-sich härtlich an und wenn mehrere Impfstellen vorhanden sind, ist die Aussenseite des Oberarmes prall und fest, fühlt sich heiss an und ist etwas
geschwollen. Die Eiterbildung in der Efflorescenz wird nunmehr
immer deutlicher und erst am elften bis zwölften Tage beginnt die
deutliche Eindickung des Eiters und die Borkenbildung an der Oberfläche. Die Eintrocknung geht weiter vor sich und schliesslich nimmt
eine braune Borke die Stelle der ursprünglichen Pustel ein. Dieselbe
löst sich endlich ab und hinterlässt eine röthliche, flache, strahlige
Narbe, welche nach Jahr und Tag durch ihren weissen glänzenden
Grund und ihre strahlige, vertiefte Fläche noch kenntlich ist.

Der Process der Vesikel- und Pustelbildung geht durchaus nicht
ohne Fieber und Störung des Allgemeinbefindens einher; vielmehr beginnen die Kinder schon am fünften Tage unruhig und weinerlich zu
werden; am siebenten Tage kommen Fiebertemperaturen bis nahezu 40° C.
vor; dieselben währen allerdings nur ein bis zwei Tage, um sodann
rasch zur normalen Temperatur zurückzukehren.

Anomalien des Verlaufs.

Zu späte oder zu frühe Entwickelung. Die Anomalien
des Verlaufs äussern sich, wenngleich in seltenen Fällen in Verspätung
der Entwickelung der Vaccinepustel. Ich erinnere mich mehrerer Fälle,

wo die Besichtigung am siebenten Tage keine Spur der stattgehabten
Impfung ergab, und der Erfolg ausgeblieben zu sein schien. Die Kinder
präsentirten am 14. Tage wohl entwickelte Impfpusteln. Von anderen
Autoren sind gleiche Beobachtungen gemacht; ebenso wird über zu
frühe Entwicklung berichtet. Bohn bemerkt sehr richtig, dass im
Hochsommer die Pusteln früher zur Reife kommen. In heissen Sommermonaten konnte ich als städtischer Impfarzt am siebenten Tage vielfach
völlig eitrige, zum Theil schon geplatzte und mit Borken bedeckte Impfpusteln beobachten, aus denen eine Entnahme von Lymphe unmöglich war.

Bei der Revaccination, so nennt man die Wiederholung der Impfung
in einer Reihe von Jahren nach der ersten Impfung, sieht man selbst
da, wo der Erfolg nicht ausbleibt, häufig nur rudimentäre Vaccinepusteln,
welchen die charakteristischen Eigenschaften der Jenner'schen Bläschen
fehlen. Die Umgebung der Impfstelle zeigt wohl die Areola, aber nicht
so deutlich wie sonst, und vor Allem fehlt der klare, flüssige Inhalt der
Bläschen; die Impfstelle ist nur gewulstet und mit einer kleinen Kruste
bedeckt, an einzelnen Punkten von trübem oder eitrigem Inhalt umgeben.

Verschwärung der Impfpusteln. Während die normale
Vaccinepustel sich, nachdem ihr Inhalt eitrig geworden ist, mit einer
Kruste bedeckt, eintrocknet und nach Entfernung der Kruste mit Hinterlassung einer Narbe abgeheilt ist, sieht man zuweilen unter der Kruste
und um dieselbe herum eine eiterbedeckte, unregelmässige und hässlich
aussehende Geschwürsfläche entstehen; dieselbe ist mit einem erhabenen
rothen härtlichen Rande umgeben und zeigt wenig Heiltrieb. — Die Verschwärung kann äusseren Ursachen, wie Kratzen und anderen mechanischen
Reizen ihre Entstehung verdanken; ich kann aber Bohn nicht zugestehen, dass dies immer der Fall sei; mitunter ist die Lymphe unzweifelhaft an der Verschwärung schuld; ich habe die Ulceration bei
mehreren Kindern gesehen, welche von einem und demselben, mir von
Geburt an bekannten, durchaus gesunden Kinde geimpft worden waren.
Die Ursache weiss ich nicht anzugeben.

Schwellungen der Lymphdrüsen in der Achselhöhle
kommen bei der ersten Vaccination überaus selten vor; dagegen habe ich
dieselben häufiger bei Revaccinirten gesehen. Die Geschwulst ist schmerzhaft, geht indess mit dem normalen Verlauf der Impfpusteln sehr bald
zurück; wenigstens habe ich selbst niemals Vereiterung beobachtet.
Bohn berichtet von 14 Vereiterungen unter 297 Fällen; es scheint
mir, wie wenn die Bewegungen des Armes, welcher bei Revaccinirten
weniger geschont wird, in ätiologischem Zusammenhange mit der Lymph-
drüsenschwellung stehen.

Impferysipel. Das Verhältniss des Erysipels zum Vaccine-process ist von Bohn dahin klar gestellt, dass die Areola des Jen-ner'schen Bläschen an sich schon ein umschriebenes Erysipel (Erysi-pelas marginatum) darstellt und dass so das Erysipelas in gewisser Beziehung zum normalen Vaccineprocess gehört; unter seiner Erscheinung vollzieht sich die Durchseuchung des Organismus. — Demgemäss ist das Erysipelas localisatum, welches sich in der Umgebung der Impf-stellen auf engere Grenzen, wie etwa die eine Extremität beschränkt, und das E. migrans, welches sich entweder von den Impfpusteln oder von einer anderen Körperstelle allmälig nahezu über den ganzen Körper ausdehnt, nur die anomale Verbreitung des ursprünglich gesetzlichen Vor-ganges. Bohn unterscheidet das Früherysipel, welches sich am zweiten oder dritten Tage entwickelt, von dem Späterysipel, welches etwa am siebenten bis zehnten Tage entsteht und macht für das erstere die directe Infection mit einem Erysipelas erzeugenden Stoff, für das letztere mehrfache Ursachen (Unreinlichkeit, mechanische Reizung etc.) verant-wortlich. — Die Fiebertemperaturen sind beim vaccinalen Erysipel zu-weilen sehr hoch, bis 41° C., und die Remissionen im Ganzen gering. Plötzliche Temperaturabfälle kommen vor, ohne die Besserung einzu-leiten, vielmehr können ebenso rapide Steigerungen wieder folgen (Bohn). — Auch Collapstemperaturen kommen vor (Rauchfuss). — Die Prognose des Erysipelas migrans ist zweifelhaft (Mortalität 67,3 Procent, Rauchfuss). Besonders gefährlich ist das nicht direct von den Impfpusteln entstehende Erysipel. — Schutz gegen das Erysipel bietet die scrupulöseste Reinlichkeit bei der Impfung und sorgfältige nicht irritative Behandlung der Impfpusteln.

Complicationen der Vaccine mit anderen Krankheiten sind naturgemäss häufig, insbesondere beobachtet man im Sommer neben der Vaccine an demselben Kinde häufig Diarrhoeen oder Dyspepsien, selbst Diphtherie, Typhen oder acute Exantheme. — Von letzteren wird so-gleich die Rede sein.

Von chronischen Affectionen spielen besonders Syphilis, Scrophu-lose, Tuberculose und Rachitis eine Rolle. Die Ueberimpfung der Syphilis mit der Vaccine ist nachgerade unbestreitbar. — Es giebt da-gegen keinen anderen Schutz, als die sorgfältigste Untersuchung und anamnestische Kenntnissnahme über die Constitutionsverhältnisse des Stammimpflings. — Die Ueberimpfung von Scrophulose und Tuberculose ist nicht erwiesen, kann aber nicht absolut ausgeschlossen werden; von ihnen gilt das Gleiche, wie von der Syphilis. — Die Uebertragung der Rachitis kann kaum ernstlich discutirt werden. — Erwähnenswerth sind

noch die Fälle von generalisirter Vaccine, welche neuerdings von
französischen und deutschen Autoren erwähnt worden (Kalischer); es
handelt sich hierbei um Auftreten von Vaccinepusteln an von der Impfstelle fern gelegenen Körperstellen bei geimpften Kindern. Diese Gene-
ralisation der Vaccine ist insbesondere bei Kindern, welche an Eccem
leiden, beobachtet worden.

Die Prognose der normalen Vaccine ist absolut günstig. Die Erscheinungen sind milder, wenn die Zahl der Impfpusteln gering ist. Indess
erheischt die Absicht der Schutzkraft der Impfung, dass man nicht unter
eine gewisse Zahl herabgehe. Ich impfe stets auf jeden Arm drei Pusteln,
indess habe ich gesehen, dass eine einzelne, stark entwickelte Pustel den
Effect hatte, dass eine sofort vorgenommene Revaccination fehl schlug.

Die Dauer der Schutzkraft der Vaccine ist individuell verschieden.
Das deutsche Gesetz gebietet die Revaccination im zwölften Lebensjahre.

Die Therapie der normalen Vaccine besteht in Reinhaltung der
Pusteln, Schutz vor mechanischen Reizen und vor erheblichen Temperaturdifferenzen. — Ich lasse die geimpften Kinder in der Regel bis
zum fünften Tage baden, sodann das Bad bis zum elften Tage aussetzen. — Die am siebenten Tage geöffneten Pusteln werden mit einem
mit Ung. leniens bestrichenen Läppchen bedeckt.

Bei ulcerativer Vaccine wende man neben sorgfältigster Reinigung
ein schwaches Ung. Arg. nitrici (0,06 : 15) an; wenn die Heilung sehr
langsam vor sich geht, so applicire man Jodoform in Pulver oder in
Salben (1 : 15 Vaseline).

Syphilitische Vaccine wird nach den Regeln der Syphilistherapie
behandelt; am besten local mittelst Sublimatpinselungen (0,06 : 15
Spirit. vini) später gegen die allgemeine Syphilis Sublimatbäder (0,5 :
1 Bad). — Die Lymphadenitis heilt bei einfacher Ruhigstellung des
Armes in der Mitella. Gegen das vaccinale Erysipel kommen neben
den innerlichen Antipyreticis (Chinin, Natr. salicylicum) local sorgfältige Reinhaltung der Vaccine und Pinselungen der erysipelatösen
Stellen mittelst Carbolglycerin (Ae. carbol. 2 : Glycerini u. Aq. āā 50)
zur Anwendung. Mit subcutanen Carbolinjectionen wird man, wegen der
Gefahr der Carbolintoxication bei Kindern sehr vorsichtig sein müssen.

Gleichzeitiges Auftreten zweier acuter Exantheme.

Aus den Publicationen von Steiner, Monti, Thomas, Körber,
Fleischmann u. A. geht mit Sicherheit hervor, dass zwei Exantheme
an demselben Körper gleichzeitig vorkommen können. Sicher constatirt
sind nach Thomas

Masern und Scharlach und umgekehrt,
Masern und Pocken und umgekehrt,
Scharlach und Pocken,
Masern und Varicellen und umgekehrt,
Scharlach und Varicellen und umgekehrt.

Ich kann hinzufügen, dass ich Vaccine uud Masern mehrfach combinirt geseheu habe. Fleischmann gelangt zu folgcuden Resultaten:

1) Treten zwei Exantheme im Eruptionsstadium in die Erscheinung, so wird ihr Verlauf abgekürzt; das zweite mildert das erste und wird selbst abgekürzt; nur schwere Variola mit Scarlatina wird tödtlich.

2) Scharlach oder Masern kürzen im Suppurationsstadium mildere Variola ab. Die Suppuration schreitet laugsam vorwärts oder steht ganz still; die Decrustatiou erfolgt rascher. — Beschleunigte Suppuration oder präcipitirte Decrustation in schwcren Fällen ist eine Collapserscheinung.

3) Scharlach zu florirenden Masern hinzutretend, kürzt diese ab.

4) Die Combination im Iucubationsstadium bedingt keine Fiebersymptome.

5) Das zweite Exanthem zeigt eine von dem ersten unabhängigc Fiebercurve und dies ist das entscheidende Merkmal dafiir, dass es sich um eine wirkliche Coincidenz zweier Exantheme, nicht um zufälligeu oder symptomatischen Ausschlag handle. — Dies ist besonders wichtig mit Bezug auf den vou Simon beschriebenen Variola-Rash, der leicht mit Scarlatina verwechselt werden kann (s. oben).

6) Die Prognose ist für die Gleichzeitigkeit zweier Exantheme im Ganzen schlimmer, als für die einzelnen Formeu.

Die Therapie wird bei allen Combinatiouen entweder eine rein symptomatische, und nach den allgemeinen Gesetzen zu reguliren sein; insbesondere werden der Fieberverlauf und die deu eiuzelnen Erkraukungsformen eigeueu Complicatiouen ins Auge zu fassen sein, ganz speciell aber wird man bei der doppelten Attaque auf die Haut die Pflege dieses Organes und der Nieren in Erwägung zu zieheu habeu.

Typhöse Krankheiten.

Abdominaltyphus (Ileotyphus), Unterleibstyphus.

Der Abdominaltyphus der Kinder, bis in deu Anfaug der Vierziger Jahre nahezu vou allen Autoren entweder völlig iu Abrede gestellt, oder

wenigstens für äusserst selten gehalten, ist, wie die alltägliche Erfahrung zeigt, sogar eine häufige und den Praktiker viel beschäftigende
Kinderkrankheit.

Aetiologie.

Die Krankheit ist im Säuglingsalter seltener und weniger charakteristisch ausgesprochen, gehört aber vom fünften Lebensjahre ab
entschieden zu den bestcharakterisirten Krankheitsprocessen. In der
von mir beschriebenen Typhusepidemie in Eggenstedt waren 16 Kinder
unter 10 Jahren. Henoch hatte unter 97 Fällen zwei im ersten
Lebensjahre, 21 im Alter von 2 bis 5 Jahren, 59 im Alter von 5 bis
10 Jahren. Von Steffen's 148 Kranken waren zwei unter einem
Jahre, 28 im Alter von 3 bis 6 Jahren, 34 im Alter von 6 bis 9 Jahren.
Das städtische Jahrbuch von Berlin weist im Jahre 1878 unter
623 Typhustodesfällen 98 im Alter von 0 bis 5 Jahren, 39 im Alter
von 5 bis 10 Jahren auf. Der Promillesatz der Mortalität im Alter von

0 bis 5 Jahr war 0,69

5 .. 10 „   „ 0,55.

Die Jahreszeit ist von eminentem Einfluss auf die Entwickelung des
Typhus; die Epidemien beginnen in Berlin mit einer erstaunlichen Regelmässigkeit gegen Ende August und währen bis in den December, so
dass die Herbstmonate unzweifelhaft für den Abdominaltyphus disponiren. — Die Bedeutung der Grundwasserverhältnisse (Absinken des
Grundwassers) für die Entwickelung des Typhus in München von
Pettenkofer, in Berlin von Virchow in das rechte Licht gestellt,
lässt sich kaum mehr in Abrede stellen. — Ueber die Verbreitung des
Typhus durch Trinkwasser und (mit inficirtem Wasser versetzte) Milch
bringt jedes neue Jahr neue und unzweifelhafte Belege. Die Contagiosität des Ileotyphus ist nicht sehr intensiv, indess habe ich selbst in
Seehausen die Verbreitung auf dem Wege der Contagion so unzweifelhaft beobachtet, dass dieselbe nicht in Abrede gestellt werden kann;
auch die Entstehung durch Einathmung von Cloakengasen ist sicher gestellt, und ich halte die Frage, ob nicht die autochthone Entstehung auf
diesem Wege möglich ist, durchaus nicht für abgeschlossen. — Das Geschlecht lässt keine Disposition erkennen. Knaben und Mädchen erkranken
nahezu in gleicher Häufigkeit.

Pathologische Anatomie.

Das pathologische anatomische Bild des Abdominaltyphus der Kinder
unterscheidet sich im Wesentlichen dadurch von demjenigen der Erwachsenen, dass im Darm bei diesen mehr der degenerative, nekrobiotische,

dort mehr der hyperplastische Process in den Vordergrund tritt. Der Darmkanal der Kinder zeigt geschwollene, über die Oberfläche des Darmes hervortretende Plaques und solitäre Follikel. Dieselben sind von Rosafarbe, in der Umgebung reichlich injicirt. Die mikroskopische Untersuchung ergiebt zum Theil einfache Injection und Quellung, zum Theil Neubildung von Zellen. Doch kommen auch nekrotisirende, geschwürige Processe vor und ich selbst habe einen Fall mit erheblichen Darmgeschwüren beschrieben; die Geschwüre unterscheiden sich in Nichts von den typhösen Darmgeschwüren Erwachsener. — Ausserdem findet man in der Schleimhaut der Submucosa und bis hinein nach den Mesenterialdrüsen den von Eberth, Klebs und jüngst von Meyer beschriebenen stäbchenförmigen Microorganismus (Typhusbacillus). Die Muskeln sind trocken, dunkel und zeigen die von Zenker beschriebene wachsartige Degeneration. Im Gehirn beschreibt Popoff Kerntheilung in den Ganglienzellen und Einwanderung von lymphoiden Zellen in dieselben, Theilung des Protoplasma der Nervenzellen und Anhäufung von Wanderzellen in dem perivasculären Gewebe und längs der Nervenfasern, endlich Ablagerung von Fett- und Pigmentkörnchen in den Gefässwandungen und Kerntheilung in den Capillaren des Gehirns, Alles zusammengefasst also entzündliche Vorgänge; allerdings sind diese Angaben neuerdings von Herzog Carl, Blaschko, Rosenthal in ihren wesentlichsten Theilen ernstlich angefochten. — Die Milz ist vergrössert, sehr blutreich, weich; die Mesenterialdrüsen sind geschwollen und unterscheiden sich nicht von den typhösen Drüsen der Erwachsenen. Das Herz ist in der Regel schlaff, die Muskulatur brüchig. Die Lungen häufig der Sitz von atelektatischen und katarrhalisch-pneumonischen Heerden; typhöse Larynxgeschwüre sind mehrfach beschrieben. — Ausser diesen regelmässigen Befunden sind Schwellungen der Parotis, gangränöser Zerfall der Mund- und Wangenschleimhaut, auch der gesammten Weichtheile des Gesichtes beobachtet. In einzelnen Fällen sind erhebliche Ergüsse in die Hirnhöhlen zu beobachten, dagegen gehören wirkliche meningitische Processe zu den Seltenheiten.

Symptome und Verlauf.

Mit unscheinbaren Anfängen, vieldeutig und unklar, leitet sich in der grössten Mehrzahl der Fälle der Typhus bei Kindern ein; in der Regel ist, je kleiner die Kinder, desto vieldeutiger das Krankheitsbild. — Klage über Kopfschmerz, Appetitlosigkeit, üble Laune, schlechter Schlaf, Durst und mässige Fieberbewegungen machen den Anfang. Mitunter ist frühzeitig Diarrhoe vorhanden, meist Verstopfung. Nach und nach steigert sich das Fieber und gleichzeitig eine gewisse Somnolenz. Die Kinder schlafen viel, die Lippen sind trocken, die Zunge ist grauweiss belegt, mit rothem Rande und dreieckiger, rother Spitze; die Augen sind leicht injicirt. Der Leib weich, auf Druck zuweilen schmerzhaft. Allmälige Milzschwellung, anfänglich nur mittelst der Percussion, später mittelst Palpation nachweisbar; zugleich, etwa am achten oder neunten Tage, tritt Roseola auf; kleine vereinzelt stehende Fleckchen; der Leib ist weich, leicht aufgetrieben. Diarrhoeen sind jetzt nicht selten. Die Stuhlgänge sind schaumig, bräunlich, stinkend, dünnflüssig. — Die Somnolenz nimmt mehr und mehr zu, so dass die Kinder langsam aus dem tiefen Schlummer erwachen und bald sich demselben wieder hingeben. In derselben Zeit ist eine gewisse Schwerhörigkeit bei den Kindern wahrnehmbar. — Auch Husten tritt auf, welcher zuweilen recht quälend wird. Die physikalische Untersuchung ergiebt in der Regel in den beiden hinteren unteren Thoraxpartien Schnurren und Pfeifen, zuweilen ist auch der Schall etwas matter, als normal. — Der Gesichtsausdruck ist apathisch, stumpf; die Kinder liegen in der Rückenlage, zusammengesunken im Bett. Bei dem Versuch sie zu untersuchen, weinen sie wohl und sträuben sich, mitunter recht energisch, mitunter lassen sie sich Alles ohne Widerstreben bieten; es hängt dies von dem Grade der vorhandenen Somnolenz ab. — So vergehen wiederum etwa acht Tage. Im Anfange der dritten Woche bessert sich zunächst die sensorielle Sphäre, die Kinder werden theilnehmender, zugleich eigensinniger, mehr weinerlich. Die bisher trockene, oft an der Spitze und am Rande dunkelrothe Zunge wird blasser, der Belag mehr feucht, weniger dick. Die Lippen verlieren den schmutzigen Belag, sind nicht mehr so rissig. Die Diarrhoeen lassen nach. Der Husten wird häufiger, aber lockerer. Die Roseola ist geschwunden. Ganz allmälig geht so der Zustand zur Norm wieder zurück, während der Appetit rege wird. In der Zwischenzeit ist der Körper erheblich abgemagert, und der tiefe Verfall giebt sich jetzt erst am deutlichsten kund, nachdem das Fieber abzusinken beginnt und allmälig ganz verschwindet.

Wichtig ist aus dem Symtomencomplex vor Allem die Beobachtung des Fieberverlaufs. Bei der Unklarheit der Symptome, insbesondere in der ersten Zeit der Krankheit, sichern die Temperaturmessungen oft einzig und allein die Diagnose. — Im Allgemeinen schleicht sich das Fieber langsam ein. Die Abendtemperaturen sind in der ersten Woche stets höher als die Morgentemperatur desselben Tages, die folgende Morgentemperatur erreicht nahezu die Abendtemperatur des vorangegangenen Tages; so steigt also das Fieber staffelförmig. Die Temperaturen erreichen am Schluss der ersten Woche Abends 40,0 bis 40,5 und noch höhere Zahlen. In der zweiten Woche bleibt das Fieber, wenn nicht durch Medicamente beeinflusst, auf dieser Höhe, während Morgen- und Abendtemperaturen um 1° und mehr differiren. — Am Anfang der dritten Woche beginnt ein langsames Absinken der Morgentemperaturen, während gleichzeitig die noch hohen Abendtemperaturen allmälig geringer werden; ganz allmälig werden endlich die Morgentemperaturen normal, die abendlichen Fieberexacerbationen werden geringer und schliesslich gehen auch diese zur Norm zurück, während am Morgen subnormale Temperaturen zum Vorschein kommen. — In seltenen Fällen kommt es wohl am Anfange der dritten Woche zu einem kritischen Abfall.

Der Puls geht nahezu dem Fieber analog, 120 bis 140 Schläge, am Morgen weniger als am Abend. Deutliche Dicrotie des Pulses, wie bei Erwachsenen, kommt bei Kindern sehr selten vor. — Unregelmässigkeit des Pulses und momentanes Aussetzen desselben beobachtet man selten und dann sind dieselben in der Regel Zeichen beträchtlicher Herzschwäche und drohender Herzparalyse, wie ich dies ein Mal als Folge von Nahrungsentziehung gesehen habe. Die Herztöne sind in solchen Fällen in der Regel dumpf, und der zweite Ton fehlt wohl ganz; nicht selten hört man auch an der Herzspitze ein weiches systolisches Blasen.

Anomalien des Verlaufs.

Abortivformen. Die unscheinbarsten und kürzesten Typhusformen gehören im Kindesalter nicht zu den Seltenheiten. Die Krankheit verläuft in solchen Fällen so, dass sie gleichsam nur den schwachen Abglanz des Typhus darbietet. Die leichten gastrischen Störungen, das Aussehen der Zunge, unbedeutende Diarrhoeen, mässige, aber durch Abendexacerbation gekennzeichnete Fiebercurve geben die Krankheit als typhöse zu erkennen. Mehr noch das gleichzeitige Vorkommen ernsterer Fälle um dieselbe Zeit.

Recidive. Das Wiederaufflackern des Fiebers gegen Ende der dritten Woche, die volle Wiederkehr der charakteristischen Fiebercurve und aller der geschilderten Symptome, in der Regel begleitet von beträchtlicher Prostration der Kräfte charakterisiren das Recidiv. Seine Dauer kann diejenige der ersten Attaque erreichen.

Ausserordentliche Schwierigkeiten für die Diagnose bereiten die von mir geschilderten Formen, welche mit Erbrechen, Unregelmässigkeit des Pulses, Zähneknirschen, lautem Aufschreien, tiefstem Sopor einhergehen; sie sind der Meningitis tuberculosa sehr ähnlich und nur die sorgfältigste Untersuchung der Milz, die Ueberwachung des Auftretens von Roseola, das Aussehen der Zunge, und in manchen Fällen der charakteristische Fieberverlauf, endlich die Kenntniss einer gleichzeitigen Typhusepidemie, aber nur die Beachtung aller dieser Umstände zusammen, schützen vor Irrthümern.

Complicationen und Nachkrankheiten.

Unter den Complicationen spielen die Atelektase der Lunge und die katarrhalische Pneumonie eine bedeutende Rolle. Dieselben lassen sich aus den physikalischen Phänomenen, (Rasselgeräuschen, Dämpfung, abgeschwächtem resp. Bronchialathmen) erkennen.

Parotitis und Noma sind schwere, zum Glück seltene Complicationen des Typhus bei Kindern. Erstere zeigt sich als Geschwulst des Gesichts zur Seite und vor dem Ohre und geht zuweilen, nicht immer zur Vereiterung; letztere ist in der Regel tödtlich. — Das Uebel beginnt zumeist am Zahnfleisch oder der Lippenschleimhaut in der Form eines schmutziggelben oder grünen, der Diphtherie ähnlichen Belags ; allmälig greift derselbe weiter , schreitet auf die Wangenschleimhaut , welche in eine stinkende, von einem infiltrirten schwarzen Rande umgebene Masse zerfällt. Die Verwüstungen im Fortschreiten sind enorm , der Anblick der schon von fern einen pestilentischen Gestank verbreitenden Kinder ist entsetzlich. Typhöse Larynxgeschwüre äussern sich durch Heiserkeit in der Brust und quälenden heisern Husten. Der Decubitus, welcher bei Erwachsenen eine so bedeutende Rolle spielt, ist bei Kindern selten, und wo er vorkommt nur in geringer Ausdehnung vorhanden. In der Regel handelt es sich nur um kleine Substanzverluste in der Haut über dem Os coccygis.

Blutige Diarrhoeen sind im Typhus der Kinder überaus selten; indess sind dieselben insbesondere bei älteren Kindern beobachtet und wegen des von ihnen herbeigeführten Kräfteverfalls wohl zu fürchten.

Von Nachkrankheiten des Typhus sind insbesondere furunkulöse Hautkraukheiten und Abscesse bemerkenswerth. Ausserdem Affectionen des Nervensystems. In einem Falle habe ich eine nahezu vier Wochen andauernde psychische Störung mit affenartigen Grimassen, augenscheinlich die Folge von Hydrocephalus bei einem vierjährigen Kinde beobachtet. Der Fall heilte.

Die Diagnose des Typhus, im Anfange schwierig, wird bei fortgesetzten Temperaturmessungen , namentlich per Exclusionem und durch den Verlauf leicht. — Die Fiebercurve, gastrische Störungen,

Diarrhoe, die charakteristisch belegte Zunge, Milztumor, Roseola sichern die Diagnose. — Schwierig ist nur in einzelnen Fällen die Unterscheidung von der Miliartuberculose; zuweilen entscheidet erst das Auftreten von meningitischen Symptomen, Unregelmässigkeit des Pulses, Erbrechen, Obstipation, endlich von Convulsionen für die letztere Krankheit. Von acuten fieberhaften Krankheiten ist es besonders die Pneumonie, mit welchen Typhus verwechselt werden kann; die stets wiederholte physikalische Untersuchung, welche schliesslich den pneumonischen Heerd nachweist, schützt vor der im Anfange wohl möglichen Verwechslung.

Die Prognose des Typhus ist bei Kindern in der Regel nicht ungünstig; ich habe höchstens 6 bis 8 Procent der Erkrankten verloren. Dies stimmt etwa mit den Erfahrungen Anderer. Steffen hat von 148 Fällen 10 verloren.

Die Prognose wird verschlimmert durch Complicationen mit Pneumonie, Parotitis, oder gar mit Noma. Schwere cerebrale Störungen, tiefes Coma, hochgradige Delirien und Jactationen, endlich intensive Darmerscheinungen, wie heftige Diarrhoeen oder blutige Entleerungen verschlimmern gleichfalls die Prognose. Mir starb ein 4jähriges Kind nach einem nachweisbaren Diätfehler im Typhus unter unstillbaren Diarrhoeen mit allen Erscheinungen langsam eintretender und unaufhaltsamer Herzparalyse.

Vom Decubitus hat man im kindlichen Alter für die Prognose wenig zu fürchten.

Therapie.

Der Therapie erwachsen im Typhus so dringende Aufgaben, wie kaum bei irgend einer andern Krankheit. Wenn irgend wann, so ist hier der Arzt in der That leistungsfähig. — Mit der Erkenntniss, dass Dauer und Höhe des Fiebers den hauptsächlichsten Factor der Gefahr im Typhus abgeben, hat die antipyretische Methode der Therapie für das kindliche Alter dieselbe Bedeutung erlangt, wie für die Erwachsenen und zwar sind es hier wie dort die drei Mittel: 1) das Bad und die kalte Einpackung, 2) Chinin, 3) Natr. salicylicum, welche im Vordergrund stehen. — Man kann diesen ganz allgemein hingestellten Satz wohl für wahr anerkennen und doch gegenüber der schablonenartigen Art der Antipyrese entschieden Stellung nehmen. Schon bei Erwachsenen ergeben sich Contraindicationen für die energische Durchführung der Antipyrese, in der unter gewissen Umständen drohenden Herzparalyse, in Complicationen seitens des Respirationsapparates (Pneumonie, Atelektase) und des Digestionstractus (Diarrhoeen, blutige Stühle). Dieselben Contraindicationen gelten auch für das kindliche Alter, und zwar in ausgiebigem Maasse. Es kommen aber noch gewisse physiologische Eigenschaften des kindlichen Alters hinzu, welche wohl zu berücksichtigen sind. Obenan steht die bekannte Thatsache der beträchtlichen Erregbarkeit der sensiblen Hautnerven, und die hohe Reflexerregbarkeit; wir erkennen dieses Verhältniss am besten aus der enorm starken Erregung der respiratorischen Centra bei plötzlicher Anwendung der Kälte auf die kindliche Haut. Diese, unter Umständen, so bei Atelektase, capillärer Bronchitis, katarrhalischer Pneumonie sehr vortheilhafte Eigenschaft kann eine wiederholte oder lange durchgeführte Anwendung rascher Abkühlungen unmöglich machen; ein Mal wegen drohender Ermüdung der respiratorischen Centra oder wegen Ausdehnung des intensiven Reflexreizes auf andere, insbesondere auf die motorischen Rindencentra. Noch wichtiger ist aber der mechanische Effect der Anwendung der Kälte auf das Herz durch Contraction der kleinen Hautgefässe und entsprechende Dilatation der central gelegenen Gefässabschnitte. Die so erschwerte Herzarbeit kann bei abnorm ernährtem oder pathologisch verändertem Herzmuskel leicht zu Ermüdung des Herzens und zu drohender Herzlähmung führen. Einen ähnlichen Effect werden natürlicherweise auch solche Mittel haben, welche direct den Herzmuskel afficiren, wie das salicylsaure Natron. Auch die beschleunigte Wärmeabgabe, welche von der verhältnissmässig grossen Körperoberfläche leicht erfolgt, kann unbehagliche Nebenwirkungen der antipyretischen Methode erzeugen. — Alle diese Eigenthümlichkeiten machen also die Antipyrese bei Kindern zu einem zweischneidigen Schwert, welches wohl der Vorsicht bei der Führung bedarf. —

Von der Anwendung eigentlich kalter Bäder muss man bei Kindern völlig Abstand nehmen. Entweder wiegt die enorme Aufregung, in welche ein Kind durch Anwendung direct kalter Bäder versetzt wird, den dargebotenen Nutzen auf; oder es treten geradezu gefahrdrohende Collapszustände in und nach dem Bade ein; überdies wirken langsam abgekühlte Bäder entschieden nachhaltiger wärmeentziehend, als kalte. Man gehe deshalb von vornherein mit der Temperatur nicht unter 25° C. und kühle im Verlaufe des Bades bis 22 bis 20° C. ab. Die Kinder bleiben etwa 10 Minuten im Bade, bis leichtes Frostgefühl eintritt. — Vor jedem Bade reicht man einen Kinderlöffel schweren Ungarweins oder Portweins. Je kleiner das Kind, desto vorsichtiger sei man mit der directen Anwendung des kalten Bades; ältere (12 bis 14 Jahre alte) Kinder

vertragen schon eher die Anwendung von Anfangstemperaturen von
20° C. — Allem Anscheine nach sehr empfehlenswerth sind gerade für das
kindliche Alter die permanenten lauwarmen Wasserbäder nach Riess.
Die Kinder werden auf ein flach unterhalb der Wasserfläche in der
Wanne ausgespanntes Laken gelagert und verbleiben je nach der Höhe
der Temperatur Stunden- und Tagelang in dem Bade. — Vorzüglich
vertragen werden von Kindern auch die kalten Einpackungen und
sie sind in der That geeignet, das Bad zu ersetzen. — Die Absicht,
die Fiebertemperaturen fast völlig zu unterdrücken, und die kühlen
Bäder und Einpackungen nahezu zweistündlich zu verabfolgen, ist·
entschieden zu verwerfen, da ein gewisser Grad von Fieber zum Typhus
gehört und so wenig unterdrückt werden darf, wie die Diarrhoe oder
etwa die entzündliche Reaction einer per primam heilenden Wunde.
Niemand weiss, was er damit anrichtet, wenn er à tout prix die Temperatur herabpresst. Das „nimis“ muss behandelt werden, und so thut man
gut, Temperaturen über 40° bei Kindern nach Möglichkeit zu beseitigen, — aber stets mit Berücksichtigung aller übrigen Verhältnisse.
Mehr als zwei höchstens drei Bäder pro Tag habe ich bei Kindern nie
appliciren lassen. — Chinin ist für Kinder ein vorzügliches Mittel. Dasselbe
kann abwechselnd mit den Bädern in Anwendung kommen; nur verzettle
man die Wirkung nicht, sondern gebe volle Gaben.   Abends für ein
Kind von ein bis zwei Jahren 0,5 bis 1 Gramm in ein bis zwei Stunden
zu verbrauchen.   Man sieht in der Regel eine vortreffliche Wirkung,
vorausgesetzt, dass das Mittel nicht erbrochen wird; in solchem Falle
giebt man dieselbe Gabe im Clysma. — Natr. salicylicum etwa in der
dreifachen Gabe des Chinin, aber langsamer verabreicht, (also von einer
Mixtur von 2 bis 3 Gramm : 120 zweistündlich 1 Kinderlöffel) wirkt sicher
Temperatur herabsetzend; indess habe ich in demselben Maasse, als die
Temperatur herabging, Unruhe, Schlaflosigkeit, Delirien, Blässe der
Haut und Verfallen des Pulses entstehen sehen.   Man muss demnach
mit dem Mittel vorsichtig sein, wenngleich sich nicht leugnen lässt, dass
die genannten unbehaglichen Symptome unter gleichzeitiger Anwendung
von gutem Wein ohne Störung vorübergehen.

Unter steter Controle des Thermometers werden Bäder, Chinin
und Natr. salicylicum abwechselnd oder neben einander in Anwendung
kommen können.   Doch ist damit die Therapie des Typhus nicht
erschöpft.

Der Erfolg der Behandlung hängt wesentlich ab von der Pflege
des Kranken.   Bouillon, Wein, Eigelb mit Wasser und Wein (1 Eigelb:
2 Esslöffel Wein : 5 Esslöffel Wasser), Milch müssen in kurzen Inter-

vallen, am besten ¼- bis ½stündlich 1 bis 2 Kinderlöffel verabreicht
werden. Jede feste Nahrung ist verboten. Zum Getränk
Wasser mit etwas Wein, oder bei vorhandenen Diarrhoeen dünner Reis-
oder Haferschleim.

Gegen die Diarrhoeen verabreicht man gern Ac. hydrochlorat. mit
einem Minimum Tinct. Opii. — Ist das Sensorium gleichzeitig benommen, so kommt Bismuth. subnitricum oder auch Extr. semin.
Strychni. 0,015 bis 0,03 : 120 in Anwendung. — Gegen Darmblutungen
Liq. Ferri sesquichlorati.

Besondere Aufmerksamkeit erheischt das Respirationsorgan. Atelektasen, diffusen Bronchialkatarrh bekämpft man mit Liq. Ammonii anisati,
oder Sulf. aurat. und Acidum benzoicum. Man beachte auch sehr vorsichtig den Puls und die Herztöne. Bei Schwächerwerden des zweiten
Tones, blasenden Herzgeräuschen, schwachem Spitzenstoss und unregel-
mässigem Puls unterlasse man jede antipyretische Maassnahme; man halte
sich trotz des Fiebers energisch an Stimulantien, wie Moschus, Campher,
und Liq. Ammonii succinici. Nebenbei Wein und gute Ernährung.

Delirien, Jactationen, Sopor sind, wenn nicht etwa Natr. salicylicum
gegeben wurde, entweder Folge der Hyperpyrexie oder von Complicationen mit cerebralen Störungen. Das Thermometer giebt hier Aufschluss und eventuell kommen auch antipyretische Heilmittel, Eisblasen
auf den Kopf zur Anwendung. Zuweilen muss man zu Narcoticis greifen,
um die Kinder einigermaassen zu beruhigen. Das beste ist und bleibt
immer das Chloralhydrat, welches innerlich in Gaben von 0,5 bis 1 bis
1,5 Gramm oder auch als Clysma zur Anwendung kommt. Seltener
und nicht eigentlich gern giebt man bei kleinen Kindern Morphium
(0,005 bis 0,008 pro Dosi).

Gegen Parotitis versuche man hydropathische Umschläge und Einreibungen mit Ung. Kali jodati.

Complicationen wie Diphtheritis vulvae, Decubitus u. s. w. behandelt man nach den bekannten chirurgischen Maassnahmen mittelst
Application von Carbolverbänden oder Jodoform.

Typhus exanthematicus (Fleckfieber, Hunger-
typhus, Flecktyphus).

Aetiologie.

Der Flecktyphus ist eine contagiöse Krankheit im eminentesten
Sinne des Wortes. Die Krankheit wird sowohl durch directe Berührung

des Kranken, wie durch Mittelspersonen und Gegenstände übertragen. Es ist eine unläugbare Thatsache, dass dieselbe auf dem Boden des Elends, in einer Bevölkerung, welche durch Hunger, Strapazen, enges Beisammenwohnen gleicher Zeit heruntergebracht ist, leicht entsteht, wahrscheinlich autochthon. Einzelne Länder und Districte sind Prädilectionsplätze für die Krankheit, so Irland und Oberschlesien, beide bekanntlich in Elend herabgekommene Bevölkerungen bergend. Kinder erkranken im Ganzen verhältnissmässig selten, ganz besonders in der ersten Lebensperiode. Die Erkrankungsziffer nimmt zu mit den vorrückenden Lebensjahren. Dem Geschlechte nach lässt sich eine Verschiedenheit der Disposition nicht constatiren. — Die Incubationsdauer ist nicht genau festgestellt, dieselbe scheint zwischen acht Tagen bis drei bis vier Wochen zu schwanken. In welcher Zeit die Krankheit am meisten contagiös sei, ist ebenfalls noch nicht festgestellt.

Pathologische Anatomie.

Die pathologisch-anatomischen Veränderungen des Gehirns sind im exanthematischen Typhus denjenigen des Abdominaltyphus sehr ähnlich. Hier wie dort findet man nach Popoff Auswanderung von Zellen in die Ganglienkörper, Neuroglia, Proliferationen in den Gefässwänden, endlich den Miliartuberkeln ähnliche, im Wesentlichen aus weissen Blutkörperchen zusammengesetzte Knötchen (Popoff). Auch diese Angaben sind indess von Blaschko, Herzog Carl und Rosenthal angefochten. Die Gehirnhäute sind hyperämisch. — Die Conjunctiven ebenso; die Schleimhaut des gesammten Respirationstracts hyperämisch, geschwollen; in einzelnen Fällen findet man auch hier das decubitale Larynxgeschwür, endlich Bronchitis, Atelektase und Bronchopneumonie. — Die Pharynxschleimhaut ist in der Regel geröthet; die Darmschleimhaut leicht geröthet und geschwollen, die Follikel sind unbedeutend vergrössert, ebenso die Peyer'schen Plaques. Niemals sieht man geschwürigen Zerfall oder markige Infiltration. Mesenterialdrüsen unverändert. — In der Leber ist nur der Blutreichthum bemerkenswerth. Die Milz ist gross, das Parenchym sehr blutreich, morsch. — Die Nieren sind blutreich. — Der Herzmuskel ist braunroth, brüchig, in den späteren Stadien der Krankheit fettig zerfallen. — In der Haut findet man häufig Petechien.

Symptome und Verlauf.

Die Krankheit beginnt plötzlich, mit Frost und zuweilen auch mit Erbrechen oder mit Convulsionen. Unter ziemlich rapidem Ansteigen der Temperatur, welches dem Frost folgt, ist die Hinfälligkeit und Unruhe des Kindes bedeutend. Der Schlaf ist von Aufschrecken und Delirien unterbrochen, der Durst lebhaft. Das Gesicht ist blühend, roth, die Conjunctiven dunkel geröthet, die Augen thränend. Allmälig wird die Zunge trocken, dieselbe erhält wie im Abdominaltyphus das charakteristische Aussehen der Typhuszunge, weissgrauer Belag in der Mitte, rothe Ränder und dreieckige rothe Spitze. Die Mundschleimhaut ist trocken, Pharynx roth. Die Lippen werden trocken, spröde, rissig. Die Nasenöffnungen mit Borken bedeckt, trocken. Die Respiration durch die Nase wird schniefend, leicht behindert. — Der Puls ist frequent, 120 bis 140 Schläge. Das Fieber eine Febris continua mit Temperaturen nicht selten über 41° C Die Milz ist in dieser Zeit in der Regel nicht deutlich geschwollen. Stuhlgang zumeist angehalten. Der Harn trüb, hochgestellt, sauer, enthält in der Regel etwas Albumen. — In der Zeit vom dritten bis sechsten Tage, unter Andauer der geschilderten Symptome, tritt ein fleckenartiges Exanthem auf, in Aussehen der Roseola des Abdominaltyphus ähnlich, indess weit reichlicher an Zahl. Die Flecke sind etwa linsengross, rundlich, von hellrother Farbe und erheben sich leicht über die normale Haut. Die Eruption, in der Regel an der Brust beginnend, dehnt sich rasch über Brust und Bauch, endlich über die Extremitäten hin aus; in der Mehrzahl von Fällen bleibt es bei diesem mehr oberflächlichen Exanthem, in schweren Fällen complicirt sich dasselbe indess mit wirklichen petechialen Flecken, welche als kleine Haemorrhagien in die Cutis zwischen den hellrothen Roseolaflecken erscheinen. Dieselben haben mehr blutrothe Farbe und verschwinden nicht auf Fingerdruck.

Mit fleckiger Haut, in hohem andauernden Fieber, mit Benommenheit des Sensoriums, tiefster Apathie, oder in Unruhe, welche mit den schwersten steten Delirien, Flockenlesen, fortwährenden Jactationen sich verbinden kann, die Lippen rissig, trocken, die Zungenspitze und Zähne mit bräunlichen Borken bedeckt, in sich zusammengesunken, in passiver Rückenlage, schwerhörig bis zur Taubheit, bietet das kranke Kind nunmehr auf der Höhe der Krankheit ein unvergessliches Krankheitsbild. — Der Milztumor ist jetzt in der Regel deutlich durch die Palpation nachweisbar. Auch treten um dieselbe Zeit die katarrhalischen Erscheinungen des Respirationsapparates ebenfalls in den Vordergrund. Von Zeit zu Zeit erfolgt ein kraftloser etwas heiserer Husten. Die physikalische Untersuchung des Thorax lässt zumeist hinten diffuse katarrhalische Geräusche erkennen; nicht selten sind um dieselbe Zeit durch Dämpfung und Abschwächung der Respiration Atelektasen nachweisbar. — Allmälig verblassen die Roseolaflecken, und zugleich nimmt das Fieber, langsame Morgenremissionen zeigend, ab; dieselben können bis zur Normaltemperatur herabgehen, während noch ziemlich hohe Abendtemperaturen bestehen bleiben. Das Fieber ist sodann eine intermittens, bis bei Absinken der Abendtemperaturen die volle Entfieberung eintritt. Nicht selten tritt die Entfieberung gegen Ende der zweiten Woche mit kritischem Abfall ein, welcher den ganzen Process beendet.

Mit der Entfieberung bessert sich das Allgemeinbefinden. Die tiefe Depression des Nervensystems lässt nach, Delirien, Sopor, Subsultus tendinum schwinden, der Blick wird freier, die Theilnahme der Kranken an der Umgebung nimmt zu; der Schlaf ist ruhig und langdauernd. Das Aussehen der Kranken ist indess gerade um diese Zeit recht schlecht; bleich, abgemagert, sind sie nicht im Stande, im Bette aufzusitzen. Der Puls ist bei der geringsten Aufregung rasch, die Arterie von minimaler Spannung. Der Appetit frühzeitig rege, steigert sich bis zum Heisshunger und man hat Mühe die Kleinen vor Magenüberladungen zu hüten. — Die Respiration wird freier, Zeichen von Atelektase und Bronchialkatarrh schwinden und ganz allmälig kehren die Kranken so zur Norm zurück.

Complicationen.

Bezüglich der Complicationen ist im Wesentlichen auf das zu verweisen, was im Capitel Abdominaltyphus hervorgehoben ist; hier wie dort sind Complicationen mit Parotitis, Noma, Pneumonie u. s. w. möglich. — Bemerkenswerth ist für den exanthematischen Typhus die verhältnissmässig lange Dauer der Albuminurie. — Die schweren Fälle zeichnen sich nicht allein durch die reichen Petechien auf der Haut, sondern auch durch reichliches Nasenbluten aus.

Von Anomalien des Verlaufs sind auch hier die leichtesten febriculösen Fälle hervorzuheben, welche unter mässigem Fieber in fünf bis acht Tagen den Process beenden; da in diesen Fällen das Exanthem häufig gänzlich fehlt, so sind sie nur durch die Kenntniss der Epidemie in den exanthematischen Typhus einzureihen.

Diagnose.

Die Diagnose des Typhus exanthematicus ergiebt sich aus dem Verlauf. Die verhältnissmässig rasche Steigerung der Fiebertemperatur, die Prostration der Kräfte und die übrigen Allgemeinerscheinungen, das Auftreten des Exanthems, der Milztumor und endlich die Kenntniss von dem Vorhandensein der Epidemie schützen vor Irrthümern. — Die Ver-

wechselung mit Abdominaltyphus ist bei sorgfältig geführten Temperaturmessungen zu vermeiden, da diesen das in ausgesprochener Staffel-
form langsame Ansteigen der Temperatur kennzeichnet, während der
exanthematische Typhus schon innerhalb der ersten drei Tage die
höchsten Fiebertemperaturen bis 41° zeigt; auch pflegen beim Abdominaltyphus in den ersten Tagen die Allgemeinerscheinungen nicht
so heftig zu sein; endlich ist die den exanthematischen Typhus begleitende Conjunctivitis ein Führer zur Diagnose. — Vor Verwechselungen
mit Morbillen schützt gleichfalls die Schwere der Allgemeinerscheinungen,
die Fieberhöhe und der weitere Verlauf. Das Gleiche gilt bei vaccinirten Kindern bezüglich der Verwechselung mit Variola. Bei nicht
vaccinirten Kindern kann die Entscheidung anfänglich schwierig sein, doch
klärt der weitere Verlauf die Krankheit auf. Auch hier ist die Kenntniss der Epidemie für die Diagnose von Wichtigkeit.

Prognose.

Die Mortalität ist im exanthematischen Typhus der Kinder im Ganzen
besser, als diejenige der Erwachsenen; nur die frühesten Kinderjahre
zeigen erhebliche hohe Mortalitätsziffern. Dieselbe beträgt nach der
Zusammenstellung von Wyss im Alter von 0 bis 5 Jahren 12,5 Procent;
im Alter von 5 bis 10 Jahren 7,11 Procent; im Alter von 10 bis 15
Jahren 4,4 Procent. — Die Prognose der Krankheit hängt wesentlich
ab von dem Zustande, in welchem sich die Kinder zu der Zeit befanden,
als sie von der Krankheit befallen wurden, und von der Art der Ver-
pflegung im Verlaufe der Krankheit, endlich von den die Krankheit
begleitenden Complicationen. — Heruntergekommene, von lange her
schlecht ernährte Kinder erliegen leichter; und um so mehr dann, wenn
man ihnen nicht geeignete Pflege in zweckmässigen Räumen verschaffen
kann. Daher die zahlreicheren Todesfälle der Kinder in den Typhus-
districten Oberschlesiens und Irlands. Der Tod wird in der Regel durch
die andauernde Höhe des Fiebers oder durch die Complicationen mit
vereiternder Parotitis, Noma, Diphtherie herbeigeführt.

Therapie.

Die Therapie deckt sich mit derjenigen des Abdominaltyphus. Die
Indicationen sind hier wie dort die Herabminderung des Fiebers bei
gleichzeitiger Unterstützung der Kräfte. Die Heilmittel hier, wie dort
dieselben. Man wird im exanthematischen Typhus nur noch vorsichtiger
mit Natr. salicylicum sein, als dort; dagegen wird man reichliche Wein-
mengen verabreichen, wenn man kühle Bäder zur Anwendung bringt.

Da eine Darmaffection hier ausgeschlossen ist, so kann man frühzeitiger anfangen, die Kranken gut zu ernähren, insbesondere wird man frühzeitig von Bouillon, Chokolade und der Hartenstein'schen Leguminose in Bouillon Gebrauch machen können.

Typhus recurrens (Febris recurrens), Rückfalltyphus (Rückfallfieber), Relapsing fever, biliöses Typhoid.

Febris recurrens, schon gegen Ende des vorigen Jahrhunderts beschrieben und im Vereine mit Typhus exanthematicus beobachtet, wurde, insbesondere soweit sich die Krankheit auf das kindliche Alter bezog, erst in dem grossen Epidemienzuge der sechziger Jahre dieses Jahrhunderts kennen gelernt und nunmehr allerdings genau beobachtet und beschrieben. Steffen nennt die Krankheit noch 1869 eine sehr seltene Kinderkrankheit, während die nahezu gleichzeitigen oder wenige Zeit darauf erfolgenden Publicationen von Wyss und Bock, Lebert, Pilz, Weissenberg, Unterberger u. A. ihre verhältnissmässige Häufigkeit im kindlichen Alter nachweisen. Aus der jüngsten Zusammenstellung der Procentzahlen von Wyss geht hervor, dass in manchen Epidemien über 22 Procent der Erkrankten Kinder im Alter von 0 bis 15 Jahren waren.

Aetiologie.

Die Krankheit ist für die gesammte Pathologie deshalb von so weittragender Bedeutung geworden, weil Obermeyer in dem Blute der Recurrenskranken einen, während des Anfalles stets vorhandenen, sich lebhaft bewegenden, fadenförmigen Organismus (Spirille, Spirochaete, Ehr.) nachwies. Es war damit das erste sichere Fundament des Contagium vivum für die zymotischen Krankheiten gegeben. — Die Spirille ist ein fadenförmiger Körper von äusserster Zartheit, welcher unter dem Mikroskop einmal gesehen, leicht und sicher im Blute wieder aufgefunden wird. Bei Fuchsinfärbung erscheint er roth gefärbt und deutlich scharf conturirt (Heydenreich). — Aeusserst merkwürdig und überraschend sind die den Faden durchziehenden korkzieherartigen Bewegungen, welche oft blitzschnell vor sich gehen. Die einzelnen Fäden haften oft an einander und bilden Knäule, welche, wenn die Fäden lebhafte Bewegungen zeigen, einen geradezu erschreckenden

Anblick bieten. Ihre Lebenszähigkeit ist nicht bedeutend; am längsten halten sie in einer Temperatur von 15 bis 22° C. aus (3 bis 14 Tage), während höhere Temperaturen sie rasch tödten.

Die Frage von der Bedeutung der Spirochaeta für die Febris recurrens ist seit den positiven Impfresultaten von Motschuttkowsky gelöst, ebenso die Frage von der Contagiosität der Febris recurrens; die Uebertragung gelang, wenn mit Blut, welches Kranken während des Anfalles entnommen war, geimpft wurde, während Impfungen mit Secreten, wie Speichel, Schleim, Milch etc. erfolglos blieben. Neuerdings sind mehrfach Uebertragungen der Krankheit auf pathologische Anatomen, welche frische Recurrensleichen secirten, bekannt geworden. Recurrens ist also eine exquisit contagiöse Krankheit und das Contagium ist die Spirochaeta. Da überdies die Uebertragung von Blut eines an biliösem Typhoid leidenden Patienten nur Recurrens erzeugte, so ergiebt sich daraus die Identität dieser beiden Krankheitsformen. Der charakteristische Verlauf der Recurrens mit Fieberabfall und erneuter Wiederkehr des Fieberanfalles beruht, wie Heydenreich darthut, wahrscheinlich auf dem rapiden Untergang der Spirochaeta in dem hochtemperirten Fieberblut und der Wiedererzeugung aus Dauersporen. Thatsächlich geht die Krankheit Hand in Hand mit dem Typhus exanthematicus und man hat sich vorzustellen, dass die Spirochaeta sich auf dem günstigen Boden, welcher durch Schmutz, gedrängtes Zusammenwohnen in schlecht oder gar nicht gelüfteten Räumen geschaffen wird, entwickelt oder wenigstens ihre Giftigkeit annimmt. Es leuchtet ein, dass die rauhe Jahreszeit solchen Verhältnissen am günstigsten ist, daher sind die meisten Recurrensepidemien im Herbst und Winter beobachtet. — Bezüglich des Geschlechtes scheinen Knaben mehr für die Krankheit disponirt zu sein. — Vom Alter ist dem oben angeführten noch hinzuzufügen, dass schon im Säuglingsalter Recurrens beobachtet wurde, indess sind diese Fälle vereinzelt. — Entgegen den Erfahrungen bei den übrigen Formen der Gruppe der typhösen Krankheiten schützt das einmalige Ueberstehen der Krankheit nicht vor späteren Attaquen.

Pathologische Anatomie.

Bei der geringen Mortalität der recurrenskranken Kinder gehören Sectionsbefunde zu den Seltenheiten. In einem von Unterberger beschriebenen Falle resumirte er den Befund in Folgendem: Allgemeine Anämie, Blässe, verfettete Muskulatur aller Organe, Endocarditis, Pericarditis, Schwellung zum Theil Verfettung aller Unterleibsdrüsen, namentlich der Leber und Milz, letztere mit Infarcten durchsetzt. —

Man muss aus diesem Befunde mehr accidentelles von dem eigentlichen Recurrensbefunde trennen. Nach Ponfick's, nach Sectionsbefunden an Erwachsenen gegebenen Schilderung, sind Recurrensleichen tief bleich, oder auch icterisch, aber nicht abgemagert. Gesichtsausdruck verwahrlost. Auf der Haut Schmutz und Spuren von Ungeziefer. — Das Herz ist schlaff, Muskulatur blass, graugelb, brüchig. Die Leber ist vergrössert, das Parenchym trübe, oft icterisch; die Nieren sind vergrössert. Das Parenchym schlaff und mürbe; die Corticalis trübe und verbreitert. Die Zellen der Harnkanälchen verfettet, das Lumen derselben hie und da mit fibrinösen und blutigen Pfröpfen erfüllt. Die Milz ist bedeutend vergrössert, das Gewicht derselben beträchtlich vermehrt, die Pulpa dunkel blauroth, Follikel mässig vergrössert. Ausserdem findet man in der Milz venöse und arterielle Heerderkrankungen, und zuweilen scharf umschriebene, grössere oder kleinere, zum Theil keilförmige Infarcte von dunkelschwarzrother bis graugelber, hie und da schon exquisit käsiger Farbe. Wesentliche Veränderungen zeigt auch das Blut, welche sich schon während des Lebens nachweisen lassen. Dasselbe enthält verfettete Endothelzellen und erhebliche Vermehrung der weissen Blutkörperchen. Im Anschluss daran findet man im Knochenmark zum Theil diffuse Anhäufung von Körnchenzellen, zum Theil heerdartige Erweichungen des Markes, insbesondere in den Knochenepiphysen. Als mehr accidentelle Befunde endlich schildert Ponfick eine phlegmonöse Erkrankung des Larynx, Pneumonie und Parotitis. Der Darmkanal zeigt keinen constanten Befund, höchstens hie und da katarrhalische Schwellung der Schleimhaut.

Symptome und Verlauf.

Nach einer, zwischen drei bis sieben Tage dauernden Incubation treten ohne erhebliche Prodrome ziemlich plötzlich die Initialsymptome der Krankheit in Erscheinung. Die kleinen Patienten klagen über Müdigkeit, frieren und wünschen zu Bett; alsbald stellen sich Kopfschmerz, Erbrechen und Klagen über Schmerzen in allen Gliedern ein, welche sich bei kleineren Kindern in Wehgeschrei bei jeder Bewegung äussern. Die Temperatur steigert sich rapide und wenige Stunden nach Beginn der Erscheinungen ist die Haut lebhaft heiss und trocken; in anderen Fällen feucht und selbst mit Schweiss bedeckt. Das Fieber ist nach raschem Ansteigen und in den nächsten Tagen eine Febris continua mit geringen Morgenremissionen, die Abendtemperaturen colossal, zuweilen über 42° C., indess so, dass nach neun Uhr Abends in der Regel ein Absinken der Temperatur eintritt, welches die Nacht hindurch andauert (Pilz). Der Puls ist 120 bis 160, die Arterie weich. Während der Andauer dieser Fieberperiode ist die Hinfälligkeit der Kranken bemerkenswerth. Arme, Beine, Genick schmerzen und zuweilen ist der Kopf stark nach hinten gebeugt. Das Sensorium ist in der Regel frei; die Zunge ist blass, leicht belegt, feucht, der Leib weich, Appetit zuweilen gering, zuweilen wohl erhalten. Sehr bald entwickelt sich mitunter unter Schmerzen deutlich nachweisbarer Milztumor; in manchen Fällen gleichzeitig damit ein leichter Icterus. Der Urin ist in dieser Zeit sparsam, hochgestellt, enthält Albumen und Nierenepithelien. — Ohne erhebliche Unterbrechungen dauert diese Attaque 5 bis 6 bis 8 Tage. Ziemlich plötzlich, zuweilen, nachdem die Fieberhöhe abnorm gesteigert ist und die Allgemeinerscheinungen erheblich geworden, tritt unter colossalem Schweiss die Apyrexie ein. In wenigen (6 bis 8) Stunden sinkt die Temperatur um 6 bis 7 Grad ab, nicht selten von 42 bis 35° C. — ein Abfall, mit welchem derjenige der Pulszahl in der Regel gleichzeitig, wenn auch nicht ganz conform, erfolgt. Es folgt nun eine Ruhepause, in welcher die Patienten sich allmälig erholen. Sogleich nach der Krise ist die Erschöpfung gross; die Kinder schlafen viel und sehen elend aus; doch wird es besser. Die Kinder verlangen nach Speise und Trank, werden theilnehmend; die Arterienspannung wird besser, der Gesichtsausdruck frischer. Die Gelenkschmerzen und Gliederschmerzen klingen allmälig ab. — So gehen in scheinbarer Besserung 3 bis 4 bis 10 Tage dahin. — Ziemlich plötzlich, zuweilen unter Frost, zuweilen nach prämonitorischer Steigerung von Pulszahl und Temperatur, aber mitten in subjectivem Wohlbefinden kehrt die zweite Attaque wieder. — Nicht selten treten jetzt heftiges Erbrechen, Nasenbluten, zuweilen wohl auch Diarrhoe ein. Die Temperatur steigt rapide, wie im ersten Anfall. Entsprechend der Temperatur steigt auch die Frequenz des Pulses. Die Spannung der Radialis ist aber gering, die einzelnen Schläge sind zuweilen weniger energisch, so dass sich die Arterie schwirrend anfühlt. Entsprechend diesem Befunde ist auch der Herzimpuls weniger energisch und zuweilen hört man laute anämische Geräusche am Herzen. Auch die Gliederschmerzen, die Steifigkeit und Schmerzhaftigkeit des Nackens stellen sich wieder ein; ebenso und noch mehr, als im ersten Anfalle, die Hinfälligkeit der Kranken. Dieselben sehen recht bleich aus, sind auch abgemagert, schlafen viel, wenn auch unruhig. Sehr deutlich ist jetzt der Milztumor, sowohl durch Percussion wie durch Palpation nachweisbar. — Temperatur und Puls nehmen den schon kennen gelehrten Lauf. Am 2. bis 3. bis 5. Tage tritt zum zweiten Male die Krise ein.

Bei der Mehrzahl der Kranken ist damit die Kurve geschlossen, doch nicht immer; Viele machen noch einen dritten Anfall durch mit ganz gleichem Verlauf.

Complicationen.

Von den Complicationen haben einige wegen der verhältnissmässigen Seltenheit ihres Auftretens geringe Bedeutung, so die Parotitis, Otitis media, Pharyngitis, Paralyse des weichen Gaumens; häufiger sind Endocarditis, Icterus, Peritonitis, Bronchitis und Pneumonie, Herpes labialis und acute Augenentzündungen, sowohl die Conjunctivitis wie auch Erkrankungen des inneren Auges, Cyclitis und Iritis. — Was die letztere Affection betrifft, so gehört dieselbe eigentlich in das Gebiet der Nachkrankheiten, so beschreibt Unterberger zwei Fälle, welche je 3 Wochen und 14 Tage nach dem zweiten Anfalle an Entzündungen des inneren Auges erkrankten. Beide Fälle wurden geheilt.

Anomalien des Verlaufs.

Wie bei allen typhösen Krankheitsprocessen kommen auch bei Recurrens abortive Formen der Krankheit mit leichtem Verlauf vor. Dieselben sind vorzugsweise aus der Kenntniss der Epidemie zu diagnosticiren. — Unangenehme Ueberraschungen, welche auch diagnostisch leicht irre führen können, bereiten die vehementen Kopfschmerzen, Nackenstarre, Erbrechen und Muskelschmerzen. Paaren sich diese Erscheinungen, wie ich es erlebt habe, mit Ungleichheit der Pupillen und Unregelmässigkeit des Pulses, nächtlichen Delirien und Obstipation, so ist die Differenzialdiagnose zwischen Recurrens und Meningitis vorerst nur durch den Nachweis der Spirillen, weiterhin allerdings durch den Verlauf möglich. — Das frühzeitige Auftreten von Icterus, in Verbindung mit schweren nervösen Symptomen, giebt dem Krankheitsbilde einen eigenthümlichen bedenklichen Chrakter. Das in dieser Variation mit dem Namen des biliösen Typhoid bezeichnete Leiden ist nichts desto weniger nur eine durch die beträchtliche Affection der Leber und Gallengänge modificirte Recurrens, wie sich aus dem Nachweis der Spirillen im Blute solcher Kranken (Heydenreich) und aus den oben citirten erfolgreichen Impfungen ergiebt.

Diagnose.

Die Diagnose des Febris recurrens ist leicht, wenn man mitten in einer Epidemie steht, insbesondere dann, wenn die Epidemie sich auf einen kleinen Kreis beschränkt; sie ist gleichfalls leicht, wenn man den Kranken von Anfang an beobachtet oder genaue anamnestische Daten über den Verlauf einer ersten Attaque erhalten kann. Mitten im Anfalle ist die Verwechselung mit Ileotyphus durch Beachtung der Höhe der Temperatur und durch Berücksichtigung des Gegensatzes zwischen Allgemeinbefinden und Höhe der Temperatur wohl zu vermeiden. Kranke mit Ileotyphus erreichen nicht so rapide die hohen Fiebertemperaturen von 41° C. und darüber und wenn dieselben vorkommen, ist die Eingenommenheit des Sensorium in der Regel sehr beträchtlich. Die Diagnose wird gesichert durch den mikroskopischen Nachweis der Spirillen.

Prognose.

Die Prognose der Recurrens bei Kindern ist durchaus günstig; die in der Literatur bekannten Todesfälle beziehen sich fast sämmtlich auf schon heruntergekommene Kinder. Die volle Wiederherstellung der Kranken ist allerdings abhängig von den Complicationen, so können Herzfehler, chronische Diarrhoeen noch spät zum Tode führen oder die angeführten Erkrankungen der Sehorgane können zu dauernden Verlusten der vollen Gebrauchsfähigkeit Anlass geben.

Therapie.

Die Prophylaxe erheischt gute hygienische Verhältnisse, insbesondere sorgfältige Lüftung der Wohnungen und gute Ernährung. — Bei dem cyklischen Verlaufe der Krankheit, und der bis zu diesem Augenblicke bestehenden Unkenntniss eines Antidots gegen die Spirochaeta kommt es nur darauf an, die Höhe der Fiebercurve zu mässigen und Complicationen symptomatisch zu behandelr. Der ersteren Indication genügen in der bekannten Weise die beim Ileotyphus citirten Antipyretica, mit allen den dort angeführten Cautelen ihrer Anwendungsweise. Im Ganzen und Grossen ist der Effect der antifebrilen Mittel bei der Recurrens auf der Höhe des Fiebers nur unbedeutend, kurz vor der Apyrexie wird man sich aber vor allzu energischem Eingreifen mit decomponirenden Mitteln wie Natr. salicylicum doppelt in Acht zu nehmen haben. — Gegen den Milztumor haben Botkin und Unterberger, letzterer mit einer gewissen Einschränkung, die Anwendung des electrischen Stromes empfohlen. Ich möchte der doch immerhin kurzdauernden Milzschwellung nicht die Bedeutung beimessen, wie es nach Unterberger's theoretischen Betrachtungen über die deletäre Wirkung der Blutstase in der Milz geschieht. Ist der Milztumor sehr erheblich, die Schmerzhaftigkeit der Milzgegend bedeutend und fürchtet man eventuell die Ruptur der Kapsel oder eine inducirte Peritonitis, so wird man gewiss mit Erfolg die Eisblase appliciren.

Bezüglich der Complicationen beachte man insbesondere sorgfältig das Herz, unterscheide aber zwischen anämischen und echten endocarditischen Zuständen. Entschliesst man sich zu der Annahme letzterer, so wird man mit der Antiphlogose mit Rücksicht auf die Dauer der Krankheit, auf etwaige neue Attaquen und den Kräftezustand des Kranken vorsichtig sein, insbesondere Blutentziehungen möglichst vermeiden. Bezüglich der Augenentzündungen, welche in der Regel im Verlaufe der Reconvalescenz in den Vordergrund treten, gilt, soweit es die Antiphlogose betrifft, das Gleiche; Mercurialeinreibungen, Atropin, vielleicht auch der Druckverband werden zur Heilung in den meisten Fällen ausreichen. — Die Otitis media puruleuta erheischt die locale Behandlung mit antiseptischen Mitteln (Borsäure, Jodoform), wenn, wie dies in der Regel sehr rasch geschieht, der Durchbruch erfolgt ist. Lähmungen des weichen Gaumens heilen in der Reconvalescenz spontan oder unter Gebrauch tonisirender Mittel und der Application des electrischen Stromes. Nur in seltenen Fällen wird man von Strychnininjectionen Gebrauch machen.

Betreffs der übrigen Complicationen ist auf die bezüglichen Capitel zu verweisen.

Die Diät ist während der Recurrens nicht so streng zu halten, wie sonst bei den typhoiden Fiebern. Wenn guter Appetit vorhanden ist, so kann man mit Bouillon, Ei, Wein, Milch, Semmel reichlich nähren. In der Zeit der Intermission vertragen die Kranken nahezu alle Speisen, vorausgesetzt, dass nicht Diarrhoeen vorhanden sind. Die reguläre Kinderdiät wird gern und reichlich in dieser Zeit zu gewähren sein.

Infectiöse Allgemeinkrankheiten.

Meningitis cerebrospinalis epidemica (epidemischer Genickkrampf, Hirnfieber).

Die Krankheit ist erst seit etwa 30 Jahren in Deutschland bekannt, während Frankreich das epidemische Auftreten schon aus dem Anfang dieses Jahrhunderts datirt. In den sechziger Jahren durchzog die Krankheit nahezu ganz Deutschland und seit dieser Zeit schreibt sich die genaue Kenntniss der Pathologie derselben durch die zum Theil vortrefflichen Bearbeitungen einer grossen Anzahl deutscher Autoren her (insbesondere Hirsch 1866 und Emminghaus 1877).

Aetiologie.

Die Mehrzahl der Epidemien traf in die Wintermonate, ohne dass indess eine bestimmte Abhängigkeit von Temperatur und Witterungseinflüssen sich nachweisen liess. Nur selten war der Beweis der directen Verschleppung der Krankheit zu bringen, so dass die Möglichkeit einer spontanen Entwickelung nicht ausgeschlossen ist; insbesondere werden von den Autoren feuchte dumpfe Wohnungen, Schmutz und Elend einer zahlreichen zusammengepferchten Bevölkerung als causale Momente in den Vordergrund geschoben. Die Contagiosität der Krankheit ist nicht so bedeutend, als diejenige anderer zymotischer Krankheiten, indess ist auch bei ihr die Möglichkeit der Uebertragung durch die Leichen mehrfach erwiesen worden. Ueber das Wesen des Contagium sind keinerlei bestimmte Aufschlüsse vorhanden; seine Haftbarkeit an Kleidern und anderen Gegenständen scheint, ähnlich wie im Scharlach, eine geringe Flüchtigkeit desselben zu dokumentiren. Kinder sind ausserordentlich leicht für die Krankheit disponirt, und zuweilen scheinen gerade die jüngeren Altersstufen leicht befallen zu werden; nur das Säuglingsalter zeigt, wie gegenüber den meisten Zymosen, so auch gegenüber der Meningitis cerebrospinalis eine gewisse Unempfänglichkeit. Das Geschlecht macht in der Disposition keinen Unterschied. Von besonders disponirenden Momenten werden allseits körperliche und geistige Anstrengungen hervorgehoben. Ueberaus häufig ist die Uebertragung der Krankheit von Kind zu Kind in der Schule.

Pathologische Anatomie.

Der pathologisch anatomische Befund ist verschieden je nach der Dauer der Krankheit. — Die Leichen von Kranken, welche nach wenigen Stunden erlegen sind, sind in der Regel gut genährt; dieselben zeigen reichliche Todtenflecke, das Blut ist von dunkler Farbe, dünnflüssig. Die Schädelknochen sind enorm blutreich, ebenso die Sinus. Dura mater und Pia sind blutreich, trübe; zur Exsudation und Eiterbildung ist es noch nicht gekommen (Emminghaus). In den Fällen, deren Krankheit längere Zeit hindurch gedauert hat, sind die Leichen erheblich abgemagert, die Haut neben den Todtenflecken zuweilen icterisch; die Muskulatur dunkelroth, mürbe. Die Dura mater sehr blutreich, desgleichen die Hirnsinus. Nach Entfernung der Dura sieht man die Gehirnwindungen etwas abgeplattet, auf denselben reichliche Eitermassen, sowohl an der Convexität, als an der Hirnbasis die subarachnoidalen Räume erfüllend. Den Eiter sieht man in der Regel an

den Gefässen entlang ziehen; insbesondere bildet derselbe an der Basis
des Gehirns eine zusammenhängende gelbe Schicht, welche sich in gleicher
Weise in den Spinalkanal hinabzieht; zuweilen ist die Eiteransammlung
daselbst so bedeutend, dass sie die Dura spinalis spannt und zu Fluctuation Anlass giebt, zuweilen sieht man mehrfache solche Eiteransammlungen im Verlaufe des Spinalkanales. Hie und da sieht man auf der
Dura hämorrhagische Stellen. Die Oberfläche des Gehirns zeigt Wucherungen der Neurogliazellen (interstitielle Encephalitis, die Hirnventrikel
sind erweitert, mit einer milchigen Flüssigkeit gefüllt, welche Eiterkörperchen enthält (Rudnew und Burzew). Die Oberfläche des
Rückenmarks ist seltener aber doch auch zuweilen Sitz einer interstitiellen Entzündung. — Eiterzüge gehen zuweilen der Scheide des
Gehirnnerven entlang in die Orbita und nach dem Ohre, auch die
Scheiden der spinalen Nerven sind von eitrigem Exsudat erfüllt. —
Das Herz ist schlaff, Muskulatur in körnigem Zerfall. Die Milz ist vergrössert, blutreich. Die Leber gross, blutreich oder das Parenchym
trübe und in feinkörnigem Zerfall. Nieren in der Corticalis trübe, in
der Medullarsubstanz blutreich, zeigen Fiebercylinder in den Harnkanälchen. Die Lungen zum Theil atelektatisch, zum Theil Sitz katarrhalischer und fibrinöser Pneumonie. Die Bronchialschleimhaut geröthet.
Im Darmkanal kein constanter Befund, zuweilen erhebliche Schwellung
der drüsigen Elemente. — In einzelnen Fällen sieht man Vereiterungen
des ganzen Bulbus oculi, und des inneren Ohres.

Symptome und Verlauf.

Der Verlauf der Krankheit lässt in grossen Zügen zwei Hauptformen unterscheiden. 1) Meningitis acutissima s. siderans (Ménin-
gite foudroyante). 2) M. subacuta. Eine dritte, die abortive Form
hat weniger in ihren Erscheinungen etwas Charakteristisches, als dass
sie vielmehr einen grossen Theil der Symptome der zweiten Form in
milderer Art und abgekürzter Dauer zur Erscheinung bringt.

Meningitis acutissima s. siderans. Urplötzlich, ohne Vorboten oder Andeutung üblen Befindens werden die Kinder von der
Krankheit ergriffen. Die Scene beginnt mit einem heftigen Frost oder
plötzlich hereinbrechenden allgemeinen Convulsionen. Die Besinnung
schwindet rasch, oder kehrt nach den Convulsionen nicht mehr zurück.
Der Puls ist elend, die Extremitäten kühl. Die Respiration rasch, wohl
auch unregelmässig. Der Kopf ist nach hinten gezogen, die Nackenmuskulatur steif. Die Pupillen weit, oder ungleich. — Lautes Anrufen
erweckt den Kranken nicht; auch auf Hautreize erfolgt keine Reac-

tion. Die Zähne sind fest geschlossen. Noch einmal wiederholen
sich wohl die Convulsionen, zuweilen auch nicht und im Coma schlum-
mert der Kranke hinüber. Es giebt Fälle, wo die ganze Scene knapp
6 Stunden andauert.

Meningitis cerebrospinalis subacuta. Nach unscheinbaren Prodromalsymptomen, wie leichten gastrischen Störungen,
Mattigkeit, unruhigem Schlaf, oder auch mitten im Wohlsein urplötzlich, stellen sich unter Schüttelfrost heftiger Kopfschmerz, Erbrechen und Fieber ein. Alle Glieder beginnen zu schmerzen, insbesondere der Nacken und Rücken. Das Aussehen der Erkrankten ist
tief leidend, elend. Die Conjunctiven sind injicirt, die Conjunctiva
bulbi zuweilen von rosenrother Farbe. Der Nacken wird steif, der
Kopf wird nach hinten gezogen und bohrt in die Kissen. Jede Bewegung wird schmerzhaft, doch auch in der Ruhelage sind die Schmerzen
heftig, welche momentan durchschiessend die Kinder zu lautem gellendem
Geschrei bringen und dies um so mehr, als in einzelnen Fällen schon
in dieser Zeit Schwellungen von Gelenken vorhanden sind. Der Schlaf
ist gestört, unruhig, von Zähneknirschen und Delirien unterbrochen. —
Aufgeweckt sind die Kleinen schwer besinnlich, ältere Kinder klagen
über Schwere im Kopf und Schwindel. Die Sinnesorgane sind überaus
leicht erregbar; jedes Geräusch, helles Licht stören und rufen Miss-
behagen hervor. Strabismus, Ptosis, leichte Paresen des Facialis, Ungleichheit der Pupillen treten auf und verschwinden nach einiger Zeit
wieder; hie und da kommt es wohl auch zu allgemeinen Convulsionen.
Die Abmagerung der Kranken und die tiefe Blässe nehmen zu; um den
Mund herum tritt Herpes labialis auf. Die Zunge ist feucht, leicht belegt; der Leib eingezogen. Der Puls etwas beschleunigt, nur selten
verlangsamt und unregelmässig. Die Respiration ist ziemlich rasch,
wohl auch unregelmässig. Zuweilen werden die Delirien heftig, fiebernd.
Die Kranken springen aus dem Bett und taumeln durch das Zimmer
bis sie zusammenstürzen. Die ursprüngliche Hyperästhesie der Sinnesorgane hat augenscheinlich nachgelassen. Das Sehvermögen ist schlecht,
das Gehör gestört, zuweilen ist volle Taubheit vorhanden. Allmälig entwickelt sich ein soporöser Zustand, aus welchem die Kranken nur schwer
noch durch lautes Anrufen und Erregung der Hautnerven zu erwecken
sind. Unter Zunahme der Frequenz des Pulses, welcher fadenförmig
wird, und unregelmässiger Respiration (oft deutliches Cheyne-
Stokes'sches Phänomen) erfolgt der Tod etwa in der Zeit des 5. bis
10. oder 14. Krankheitstages. — Doch nur in einer beschränkten Anzahl von Fällen ist der Verlauf so verhältnissmässig rasch; in anderen

Fällen zieht das Leiden sich in die Länge; anscheinend bessere Tage wechseln mit schlechteren. Lähmungserscheinungen, Contracturen treten auf und verschwinden wieder. Schwindel, Sopor, Delirien setzen zeitweilig heftig ein, werden aber zeitweilig an Intensität geringer. So kann die Krankheit allmälig abklingen und bei dem tief herunter gekommenen Kinde die Reconvalescenz sich einleiten; in der Regel nicht ohne schweren Defect, sei er der psychischen Functionen oder eines oder des anderen Sinnesorganes (Taubheit, Blindheit). In anderen Fällen exacerbirt nach Wochen die Krankheit wieder. Delirien, Coma oder Convulsionen treten mit Intensität von Neuem auf, und in rapider Entwickelung der oben geschilderten Erscheinungen an Puls und Respiration, tritt der Tod ein. — Noch andere Fälle zeigen eigenthümliche Ruhepausen im Verlaufe der Krankheit. Dieselbe nimmt einen nahezu intermittirenden Charakter an, so dass die ganze Kette der nervösen Symptome gleichsam in einzelnen Attaquen erfolgt von geringerer oder grösserer Heftigkeit, bis schliesslich in einem solchen der Tod eintritt. Die Intermissionen können nahezu regelmässig sein, so dass das Krankheitsbild den larvirten Malariaformen sich annähert. Solche Fälle mit intermittirendem oder remittirendem Charakter sind fast in jeder Epidemie beobachtet und von fast allen Autoren beschrieben worden. — Die Dauer der so mannigfach sich darstellenden Krankheit kann Wochen, selbst Monate in Anspruch nehmen.

Ihnen gegenüber steht die als abortive Meningitis cerebrospinalis, ebenfalls von fast allen Autoren geschilderte Krankheitsform. Unter Frösteln treten Kopfschmerz, Nackensteife, Rückenschmerzen, unruhiger, von Träumen unterbrochener Schlaf ein. Auch Uebelkeiten und Erbrechen sind vorhanden. Doch dabei bleibt es auch. Die Krankheit entwickelt sich nicht weiter und in wenigen, oft schon ein bis zwei Tagen tritt nach intensivem Schweiss wieder Wohlbefinden ein *).

––– — –––

*) Man hat versucht (und insbesondere ist dies in der ausgezeichneten Arbeit von Emminghaus in Gerhardt's Handbuch, Bd. II. geschehen), die einzelnen Symptome der Krankheit aus den bekannten physiologischen, durch Experiment und Krankenbeobachtung am Gehirn eruirten Thatsachen der Localisation zu erklären. Für eine Reihe derselben glückt dies gewiss, indess ist die Vieldeutigkeit der Erscheinungen bei einer Krankheit, welche als acute Infectionskrankheit auftritt, mit hohem Fieber verläuft, das gesammte Centralnervensystem und einen grossen Theil der peripheren Nerven direct und zur gleichen Zeit in colossalem Maassstabe ergreift, so einleuchtend, dass wir den Werth dieses Versuches wohl schätzen können, seine praktische Durchführbarkeit aber anzweifeln müssen.

Dies das allgemeine Krankheitsbild. Zergliedert man dasselbe
nach den Störungen in den einzelnen Organen, so erkennt man am
Centralnervensystem die drei hauptsächlichsten Kategorien der
physiologischen Function, die Sensibilität, Motilität und die psychischen
Leistungen in erheblicher Weise alterirt. Von Störungen in der Sensibilität sind Kopfschmerz, durchschiessende Schmerzen in den Extremitäten,
Rückenschmerzen, Hyperästhesie bemerkenswerth. Seltener sind sensible Lähmungserscheinungen, beginnend mit Ameisenkriechen und
schliesslicher Entwickelung von Anästhesie einzelner Körperstellen. —
Die Reizerscheinungen erklären sich unschwer aus den activen entzündlichen Zuständen der Dura und Pia, der Exsudation und Eiterbildung,
während die Anästhesie zum Theil aus der Zerstörung der entsprechenden
nervösen Centra oder der Leitungsbahnen bei Uebergreifen des Processes
auf das Rückenmark, hervorgeht, oder als Symptom des, seitens an-
gesammelter Eitermassen, auf die Centra und Leitungsbahnen ausgeübten
Druckes, zu erklären ist. — Die motorischen Reizerscheinungen äussern
sich vorzugsweise in Zittern, tonischen und klonischen Krämpfen einzelner
Muskelgruppen oder der gesammten Muskulatur. Besonders häufig sind
der N. facialis (Facialiskrampf), die Augenmuskulatur (Nystagmus,
Strabismus), die Kaumuskeln (Trismus) Sitz localer motorischer Reizung.
Die allgemeinen Convulsionen kommen in der Regel nur bei jüngeren
Kindern vor und abgesehen von den foudroyanten Fällen, wo sie bis
zum Tode andauern können, gehen sie zumeist rasch vorüber. Sie sind
als der Effect von directen Läsionen der Hirnrinde aufzufassen. Moto-
rische Lähmungen sind an den Augenmuskeln und Gesichtsmuskeln
(Ptosis, Strabismus, Verziehung der Mundwinkel) sichtbar, gewiss häufig
als Folge der peripheren Erkrankung des Oculomotorius und Facialis.
Weniger häufig sind Lähmungen der Extremitäten, doch kommen auch
solche zum Theil einseitig und zum Theil beiderseitig vor. — Nicht
minder wichtig sind die psychischen Störungen in Form vehementester
Delirien, und schon in der einfachen Unruhe im Schlafen und Wachen
(Jactation) wird die Reizung der Hirnrinde ebenso augenscheinlich, wie
in den Erscheinungen der einfachen Somnolenz bis zum tiefsten Coma
sich die Depression desselben Theiles des Centralnervenapparates kund
giebt; auch aphasische Zustände sind vielfach von den Autoren erwähnt
(Kotsonopulos).

Sinnesorgane. Es sind besonders die Augen und Ohren,
welche functionelle und anatomische Läsionen zeigen. Amblyopie, entzündliche Reizungen, wie Keratitis, Cyclitis, Panophthalmitis gehören
nicht zu den Seltenheiten, — ebenso Gehörstörungen bis zur voll-

kommensten Taubheit. Sie sind der Effect der Entzündung des Chiasma und der Nn. optici bis zum Innern des Auges und ebenso des N. acusticus in seinem Verlaufe bis zum inneren Ohre. Puls und Respiration. Der Puls ursprünglich rasch, wird allmälig langsamer; häufig sind Unregelmässigkeiten desselben. — Die Respiration zuweilen beschleunigt, zeigt ebenfalls Unregelmässigkeiten, zuletzt nicht selten Cheyne-Stokes'sches Phänomen, also augenscheinlich Ermüdung des respiratorischen Centrums.

Die Temperaturcurve zeigt einen unregelmässigen atypischen Verlauf. Unter initialem und später wohl auch wiederkehrendem Schüttelfrost steigt die Temperatur zeitweise an, erhält sich aber dann nur auf einer mittleren Höhe (39° C.). Antemortale sehr hohe Temperatursteigerungen, vielleicht die Folge von Paralyse des regulatorischen Centrums sind vielfach beobachtet (Leyden, Wunderlich). Unterleibsorgane. Die Zunge ist leicht belegt. Erbrechen und Stuhlverstopfung sind in der Regel, insbesondere im Anfange der milderen Fälle vorhanden; später treten wohl auch Diarrhoeen auf. Der Leib ist dabei nur selten eingezogen und gespannt, häufiger weich und zuletzt wohl auch aufgebläht (paralytisch).

Vom Harnapparat ist nichts Besonderes zu bemerken. Mit der Abnahme des Fiebers ist der Harn blass, in der Regel frei von Albumen und nur in vereinzelten Fällen enthält er Zucker.

Haut. Eine fast constante Erscheinung auf der Haut ist die Eruption von Herpes, sowohl im Gesicht, um den Mund herum, wie auch in Form des Zoster an den verschiedensten Körperstellen. Häufig beobachtet man Schweisse und bei längerem Krankenlager Sudamina. Auch Roseola und Petechien sind mehrfach beobachtet worden.

Bemerkenswerth sind noch die Affectionen der Gelenke, so der Hand- und Kniegelenke, ausserdem ist auch eine entzündliche Erkrankung der Intervertebralknorpel beobachtet worden (Woronichin).

Nachkrankheiten. Die Nachkrankheiten sind zum Theil psychischer Natur, Gedächtnissschwäche, Nervosität, melancholische Verstimmung, zum Theil sind es motorische Läsionen, Schreibekrampf, Epilepsie, zum Theil endlich Defecte in den Sinnesorganen, vollkommene Taubheit, Amblyopie oder Verlust des Sehvermögens durch panophthalmitische Processe.

Diagnose.

Die Diagnose der Krankheit, in dem Beginne einer Epidemie ziemlich schwierig, ergiebt sich alsbald aus der Häufung der ähnlich verlaufenden Fälle. Der Beginn unter Schüttelfrost, das Hervortreten der nervösen Symptome, Erbrechen, Delirien, Convulsionen, Lähmungserscheinungen u. s. w. sichern vorerst die Diagnose eines meningitischen Processes. Die tuberculöse Form kann man durch den Ausschluss tuberculöser oder scrophulöser Basis bei den Erkrankten, endlich aus der epidemischen Verbreitung derselben excludiren; letzteres gilt auch für die Meningitis simplex. — Man kann bei den länger hingeschleppten intermittirenden Formen in der Diagnose Meningitis cerebrospinalis oder Malaria wohl eine Zeit lang schwanken, doch schützt auch hier die Verbreitung der Krankheit, die Andauer eines wenngleich geringen Fiebers und endlich die Wirkungslosigkeit des Chinin (Emminghaus) vor Irrthum.

Prognose.

Die Prognose der Krankheit ist durchaus ungünstig. Zunächst ist fast allgemein die Mortalität eine bedeutende gewesen. Kotsonopulos erwähnt auf 104 Fälle 67 Todte = 64,42 Procent. Dieselbe Mortalität und selbst eine solche bis 75 Procent wird von speciellen Kinderepidemien erwähnt. — Die Krankheit bietet aber eine noch weit schlechtere Prognose quoad valetudinem completam, wie bei den oben erwähnten Nachkrankheiten einleuchtet.

Therapie.

„Die Behandlung dieser Krankheit hat uns wenig erfreuliches geboten", sagt Hennig. Ableitende Mittel, Blutentziehungen, sind nahezu erfolglos, zuweilen sogar schädlich. Dasselbe gilt von den Quecksilberpräparaten. Bei der Unkenntniss des Contagiums ist die Behandlung rein symptomatisch. Sedative Medicamente, Opium, Morphium, Chloralhydrat bei heftigen Convulsionen, Eisbeutel auf Kopf und Rücken, eventuell auch lauwarme Bäder bei heftigen Schmerzen und grosser Unruhe der kleinen Kranken. — Gegen excessive Fiebertemperaturen Chinin, Natr. salicylicum, und vorsichtige Abkühlung im temperirten Bade. — Bei Collaps und tiefem Coma gehe man zu Stimulantien über. Moschus, Campher, Ammoniakpräparate. — Man überwache mit Sorgfalt die Sinnesorgane, speciell Augen und Ohren, und behandele die dort auftretenden entzündlichen Vorgänge sorgfältig nach den allgemeinen Regeln. Zur Ernährung Milch, Eier, Bouillon. Bei andauerndem Erbrechen versuche man die Ernährung mittelst Peptonen vom Rectum aus (Leyden, Emminghaus) und sind hier die Präparate von Sanders-Ezen wohl zu empfehlen. — In der Reconvalescenz bedürfen die Patienten grösster psychischer Schonung, speciell muss der Schulbesuch Monate lang unterbleiben. — Die Krankheit erheischt überdies, da sie entschieden contagiös ist, alle diesen zukommenden prophylactischen Cautelen.

Tussis convulsiva (Stickhusten, Keuchhusten).

Der Stickhusten ist eine fast ausschliesslich das kindliche Alter heimsuchende Affection contagiöser Natur, deren charakteristisches Symptom periodenweis auftretende, heftige, mit Erstickungsnoth einhergehende Hustenanfälle sind. Der Verlauf ist chronisch, die Dauer zuweilen überaus lange. Die Krankheit überfällt in der Regel nur ein Mal dasselbe Individunm.

Aetiologie und pathologische Anatomie.

Die Aetiologie des Keuchhustens fällt zunächst zusammen mit der Aetiologie des Hustens überhanpt. Das physiologische Experiment hat zweifelsohne in dem Nervus laryngeus superior den Hustennerv und als diejenige Stelle, von welcher am intensivsten Husten ausgelöst werden kann, die hintere Kehlkopfwand dicht unterhalb der Stimmbänder (Fossa interarytaenoidea) und die Bifurcationsstelle der Trachea erwiesen (Nothnagel). Im Einklange hiermit ist eine entzündliche Affection des Larynx und der Trachea als die anatomische Basis der Tussis convulsiva beschrieben worden (Meyer-Hüni, Leber), insbesondere sollen es die Fossa interarytaenoidea und die unteren Partien der Trachea bis zu den kleineren Bronchien sein, welche intensiv entzündlich erkrankt sind. — Dieser localisirenden Pathogenese schliessen sich naturgemäss diejenigen Autoren an, .welche die Contagiosität des Keuchhustens aus dem Befunde von Microorganismen in den Sputis der Kenchhustenkranken herleiten, (Letzerich, Tschamer, Birch-Hirschfeld) und durch Uebertragung der nachgewiesenen Pilzsporen auf die Respirationsschleimhant von Kaninchen echte Tussis convulsiva wollen erzeugt haben (Letzerich, Tschamer). Demnach würde es sich beim Keuchhusten nur um einen mycotischen Katarrh der Respirationsschleimhaut handeln und die in der Symptomatologie charakteristischen neurotischen Phänomene würden nur die Folge des heftigen, durch die Pilzeinwanderung auf die Schleimhaut gegebenen, Reizes sein.

Dieser wohl einleuchtenden Pathogenese gegenüber stehen die Thatsachen, dass die Erzeugung der charakteristischen Hustenparoxysmen bei Thieren durch Uebertragung der als specifisch geschilderten Pilz-

10*

elemente nicht glückte (Birch-Hirschfeld, Rossbach), ferner
die Negation des von Meyer-Hüni geschilderten anatomischen Befundes überhaupt (Rossbach); und so kommt es, dass auch heut noch
die Erregbarkeit des Hustencentrums durch ein pathologisches Virus
und die gesteigerte Sensibilität der Nervenenden des N. laryngeus
superior als das Wesen der Krankheit angegeben werden (Rossbach,
Sturges). — Eine eigenthümliche Anschauung über die Aetiologie der
Tussis convulsiva entwickelt Guéneau de Mussy, welcher die ganze
Erkrankungsform als eine durch Vergrösserung der bronchialen und
trachealen Lymphdrüsen veranlasste Reizung (Druck und Entzündung)
des Vagus auffasst; auch dieser anatomische Befund wird zum Theil
bestritten (Bara), oder wenn vorhanden, pathogenetisch anders gedeutet.

Ueberblicke ich das ganze vorliegende Material, so kann ich mich
kaum zu einer anderen Deutung, als zu derjenigen, dass die Tussis convulsiva ein infectiöser Katarrh der Respirationsschleimhaut sei, entschliessen, insbesondere scheinen mir die Resultate der Untersuchungen
von Meyer-Hüni von überzeugender Klarheit zu sein*).

Der genauere anatomische Befund deckt sich mit dem des Katarrhes.
Die Schleimhaut des Respirationstracts ist, von der Nasenschleimhaut
angefangen, etwas geschwollen, geröthet und sammtartig aufgelockert.
Die Stimmbänder sind völlig intact, dagegen ist die Larynxschleimhaut
unterhalb der Stimmbänder, insbesondere in der Regio interarytaenoidea
geröthet, gelockert und mit Schleim bedeckt. Dieser Befund bleibt
Wochenlang bestehen, bis allmälig die Röthung und Auflockerung zunächst in der Trachea, zuletzt im Larynx sich verliert. — Das Uebergreifen des Processes auf die kleineren Bronchien erzeugt nicht selten
die anatomischen Veränderungen der Bronchiolitis, schliesslich der
Atelektase und katarrhalischen Pneumonie; überdies kommt es durch
die heftigen Hustenparoxysmen in Verbindung mit der katarrhalischen
Schwellung der Bronchialschleimhaut vielfach zu emphysematischer
Blähung der Lungenbläschen. — Die Krankheit befällt Kinder von den
ersten Monaten des Säuglingsalters (ich habe ein dreiwöchentliches Kind
behandelt) bis in die spätere Kinderzeit. Das Hauptcontingent stellen
die Kinder in dem Alter von 0 bis 4 Jahren. Szabó giebt an, dass
nahezu die Hälfte der Erkrankten im Alter von 0 bis 2 Jahren steht;

---

*) In diesem Sinne würde die Tussis convulsiva aus der Gruppe der All-
gemeinkrankheiten heraus und in diejenige der ansteckenden Localaffectionen
zu bringen sein. Ich habe indess vorgezogen bei dem vorläufigen Stand der
Dinge die Krankheit noch an dieser Stelle zu belassen.

nahezu dreiviertel aller Fälle stehen im Alter von 0 bis 4 Jahren. Ich finde unter 117 Fällen nur 6 über 4 Jahre.
Mädchen sind in jedem Alter der Infection leichter ausgesetzt als Knaben. Nach meinen Aufzeichnungen ziemlich genau im Verhältniss von 2 : 1.
Der Einfluss der Jahreszeiten auf die Entwickelung der Epidemien wird vielfach bestritten. Von 117 Fällen fiel die höchste Ziffer 22 auf Juli. Im Ganzen kommen auf die Sommermonate 58 Fälle, also die Hälfte. Dies stimmt mit Szabó, welcher unter 4181 Fällen 604 im Juli fand; nach ihm steigt die Erkrankungsziffer gradatim vom Januar bis Juli und nimmt dann ab. Diesen Angaben widersprechen indess Förster, Ranke, Nymann, so dass in der That nichts Positives übrig bleibt. — Eine gewisse Periodicität der Wiederkehr der Keuchhustenepidemien lässt sich ebenso wenig erweisen, nur darin stimmen viele Autoren überein (Ranke, Löschner, Voit), dass sich Keuchhustenepidemien gern an Masernepidemien anschliessen, oder denselben vorangehen (Spiess, Hagenbach). Nach meinen Erlebnissen möchte ich mich den letzteren anschliessen.

Symptome und Verlauf.

Die Krankheit beginnt unter dem unscheinbaren Bilde eines einfachen Katarrhs der Respirationsschleimhaut. — Stadium katarrhale. Die Nase ist ein wenig verstopft, die Stimme vielleicht sogar etwas heiser, der Husten ohne charakteristisches Merkmal häufig, heftig und wenn die Kinder etwas expectoriren, zeigt sich ein glasiger, heller Schleim. Die Kleinen sind fieberfrei, wohlgemuth. Die Auscultation des Thorax ergiebt im Gegensatze zu dem quälenden Husten fast gar keine objectiv pathologischen Phänomene. — Allmälig, mitunter schon nach wenigen Tagen, mitunter aber auch erst nach zwei bis drei Wochen, beginnen die Hustenstösse sich gleichsam für einzelne Zeiträume zu cumuliren. — Der Husten kommt anfallsweise, während die zwischen den Anfällen gelegene Zeit von Husten nahezu frei bleibt. In dem Maasse, als dies geschieht, wird der Hustenreiz intensiver. Ein kitzelndes Gefühl im Kehlkopf zeigt den Kindern das Herannahen des nun schon gefürchteten Feindes. Der Athem wird angehalten, der Gesichtsausdruck der Kleinen ist gespannt, ängstlich. Die Kinder eilen zur Mutter, klammern sich an deren Kleider oder halten sich an den ersten besten Gegenstand fest; alsbald bricht der Husten los; kurz, oberflächlich, immer rascher, Stoss auf Stoss. Das Gesicht wird dunkelroth, die Lippen schwellen, die Zunge wird mit jedem Stosse weit aus dem

Munde hervorgestreckt, nur für Augenblicke schliessen sich die Lippen und zwischen denselben wird ein glasiges, feinschaumiges Sputum hervorgebracht. Unter den fortdauernden exspiratorischen Hustenstössen bleibt dem Kinde keine Zeit zur Inspiration. Die Expiration scheint nicht enden zu wollen. Die Hustenstösse werden immer kürzer, oberflächlicher, dumpf klingend. Das Gesicht ist blau, die Lippen sind livide, die Augen quellen hervor; endlich stockt der Husten, aber auch der Athem; der Thorax steht in tiefster Expiration. Der Moment ist überaus ängstlich, da plötzlich holt das Kind mit tiefem, juchendem Tone wieder Athem und von Neuem beginnt der Husten, jetzt feuchter und lockerer, als vorher, und reichlich wird das beschriebene Sputum herausbefördert. Allmälig tritt Ruhe ein, der Anfall scheint vorüber und doch scheint das Kind noch nicht seine Beängstigung los zu sein, wenigstens ist der Gesichtsausdruck noch nicht der gewohnte; in der That beginnt die Attaque nach der Pause von etwa einer Minute von Neuem (Reprise); das ganze Bild des ersten Anfalles wiederholt sich, bis das Kind endlich erschöpft in den Arm der Mutter zusammensinkt und der Husten endlich aufhört. Die Krankheit ist in das S t a d i u m c o n v u l s i v u m eingetreten. − Solcher Anfälle kommen nun je nach der Heftigkeit der Erkrankung 10 bis 20, selbst 50 bis 60 in 24 Stunden vor. Die Kinder haben keine Nachtruhe, der Appetit ist gestört, oder wo er erhalten ist, wird unter den furchtbaren Attaquen die genommene Nahrung erbrochen. Das Fettpolster schwindet, die Kinder werden bleich, nicht selten treten Zerreissungen der kleinen Blutgefässe der Conjunctiva ein; die Augen sind blutunterlaufen; das Gesicht ist ödematös und sieht durch die leichte Schwellung der unteren Lider und die zuweilen ödematösen Wangen wie im Ganzen nach Aufwärts gezogen aus. Entkleidet man die Kinder, so steht die Dicke des Gesichtes mit der Abmagerung des Körpers im grellen Widerspruch. − Ist das Erbrechen längere Zeit hindurch heftig andauernd, und mit jeder Hustenattaque wiederkehrend gewesen, so ist die allmälig eintretende Abmagerung erschreckend. Die physikalische Untersuchung des Thorax ergiebt nur Schnurren, Pfeifen und Rasseln; in manchen Fällen steht aber auch der nahezu völlige Mangel objectiver Erscheinungen mit dem furchtbaren Husten in gar keinem Einklang. In dieser Zeit tritt auch eine eigenthümliche Erkrankung im Munde der Kinder auf. Man sieht unter der Zunge, quer durch das Frenulum linguae, ein gelblich belegtes, quer ovales Ulcus. Dasselbe ist augenscheinlich die Folge von stets wiederholten Einrissen, welche das Frennlum linguae durch das Herausstrecken der Zunge während des Hustens an den unteren Schneidezähnen erleidet.

Das sublinguale Ulcus hat gar keine pathognostische Bedeutung; ich habe dasselbe mehrfach bei Kindern mit einfachem Bronchialkatarrh gesehen. — Die Dauer des convulsiven Stadiums des Keuchhustens ist nahezu unbegrenzt. Die Durchschnittsdauer ist etwa drei bis sechs Wochen, doch habe ich Fälle gesehen, welche, allen Mitteln widerstehend, Monate lang dauerten. — Die Erschöpfung der Kleinen ist dann furchtbar. Emphysem der Lungen, Hernien, Haemorrhagien aus der Nase, aus den Ohren, Ecchymosen der Conjunctiva Bulbi, combiniren die Krankheit, und selbst eine Hemiplegie, in einem heftigen Anfalle entstanden, kam mir zur Beobachtung. Besonders ängstlich ist die Combination mit Rachitis und Laryngismus stridulus; sehr bald folgen dann volle Convulsionen, welche sich häufig mit den vehementen Hustenattaquen combiniren und die Kinder wiederholt dem Tode nahe bringen. Allmälig werden die Attaquen seltener, die Anfälle kürzer, die Expectoration leichter. Die Krankheit tritt in das dritte, das secundäre katarrhalische Stadium. — Das Sputum verliert den glasig schleimigen Charakter und wird mehr eitrig, gelb. Das Erbrechen lässt nach, die reichliche Nahrungsaufnahme verbessert alsbald den Panniculus und die Kleinen verlieren den eigenthümlichen anämisch ödematösen Habitus des Gesichtes. Nach weiteren 14 Tagen bis 3 Wochen ist die Krankheit geschwunden.

Complicationen.

Eine Reihe von Complicationen ist schon erwähnt; die häufigste und wichtigste ist die Atelektase einzelner Lungenpartien und die sich daran knüpfende katarrhalische Pneumonie. Diese Complication, auf deren Entstehungsmechanismus wir bei der Abhandlung der Pneumonie noch zurückkommen, ist besonders bei Kindern mit mangelhafter Respirationsmuskulatur und mit rachitischen Thoraxverbildungen verhängnissvoll. — Lungenemphysem begleitet den Keuchhusten fast immer und eine Reihe von Kindern behält dieses Uebel für die ganze spätere Lebensdauer. In einem Falle war dasselbe der Ausgang von chronischem Bronchialkatarrh, von Bronchiektasenbildungen mit schliesslichem Ende in allgemeiner Miliartuberculose; in der Mehrzahl der Fälle bildet sich indess das Emphysem vollständig wieder zurück. Pneumothorax und Hautemphysem habe ich bei Tussis convulsiva nicht beobachtet.

Diagnose.

Die Diagnose der T. convulsiva ist im Anfange schwierig; den Verdacht auf diese Krankheit muss der verhältnissmässig negative Befund in Bronchien und Lungen bei heftigem Husten erwecken. Im weiteren

Verlaufe giebt sich die Krankheit durch das attaquenweise Auftreten des Hustens, seine convulsive Art, und endlich durch die deutliche Reprise unverkennbar zu erkennen.

Prognose.

Der Keuchhusten ist eine der schlimmsten Kinderkrankheiten sowohl quoad vitam als auch quoad valetudinem completam. Nach Uffelmann's Zusammenstellungen sterben an Keuchhusten durchschnittlich mehr Personen, als an typhösen Krankheiten. In Deutschland durchschnittlich 12000 Individuen jährlich, exclusive derjenigen, welche an consecutiven Lungenkrankheiten erliegen. — Jede Complication der Krankheit, obenan Rachitis, verschlimmert die Prognose. Die katarrhalische Pneumonie, welche durch Keuchhusten entstanden ist, ist eine der tödtlichsten Kinderkrankheiten. — Ueberdies ist die Gefahr des Zurückbleibens von Nachkrankheiten, Lungenemphysem, Schwellung der Bronchialdrüsen mit nachfolgender Verkäsung und Miliartuberculose, von Hernien, Otitis media bedeutend.

Therapie.

Die Therapie hat entsprechend den Anschauungen, dass der Keuchhusten ein parasitärer Katarrh der Luftwege sei, in der letzten Zeit mehr und mehr localen Charakter angenommen. Nur Rossbach tritt neuerdings für die Durchleitung eines constanten Stromes durch das Rückenmark ein; doch giebt er auch Chinin innerlich in grossen Gaben, um wie er sagt, die Reflexerregbarkeit des Rückenmarks herabzusetzen. — Alle antizymotischen Mittel von der Carbolsäure angefangen, Salicylsäure, Thymol, Petroleum, phenylsaures Natron, Salpeterdämpfe, Gazéoldämpfe, Propylamin, Terpentinöl, Chinininhalationen, sind in Anwendung gezogen worden. Unter den sedativen Mitteln sind Aetherzerstäubungen längs des Verlaufes des N. vagi, Chloralhydrat, Bromkalium, Chloroforminhalationen, baldriansaures Coffeïn, Extract. Castaneae, abwechselnd gebraucht worden. Ich habe mich vorzugsweise an vier Mittel, an Inhalationen mit Carbolsäure, an grosse Gaben Chininum sulfuricum oder Chininum tannicum und innerliche Verabreichung von Bromkalium und von Chloralhydrat gehalten. — Die Carbolinhalationen haben mir wenig oder gar keinen Erfolg gegeben ; um so mehr leisten grosse Chiningaben (von Chinin sulf. für ein zweijähriges Kind 2 Gramm : 120, davon ein- bis zweistündlich 1 Kinderlöffel, oder 0,5 bis 1 Gramm auf ein Mal in Lösung gegeben) und Chloralhydrat bis zur schwach narkotischen Wirkung (2 bis 3 Gramm : 120 zweistündlich 1 Kinderlöffel für ein Kind von ein bis zwei Jahren). Bei Anwendung der letzten beiden Mittel

habe ich doch geglaubt eine wesentliche Abkürzung des Krankheitsprocesses erkennen zu können; weniger, und nur in manchen Epidemien,
schien mir das Bromkalium (3,5 : 120) zu leisten. — Dabei lasse ich die
Kinder bei gutem Wetter viel an die frische Luft und lasse gute kräftige
Kost verabreichen. Bei Kindern, welche viel erbrechen, gebe ich sofort
nach dem Erbrechen wieder Speise; eventuell habe ich die Ernährung
durch Peptouklistiere unterstützt. — Betreffs der Behandlung der Nachkrankheiten oder Complicationen, speciell der katarrhalischen Pneumonie,
verweise ich auf die betreffenden Kapitel.

Ueberaus wichtig ist die Prophylaxe einer Krankheit von solch
deletärer Wirkung. — Kinder mit T. convulsiva müssen streng separirt
werden, dürfen nicht die Schule besuchen, und wie Uffelmann sehr
richtig hervorhebt, nicht an fremde Plätze gebracht werden, letzteres
um so weniger, als der Luftwechsel häufig ohne jeden Effect auf den
Verlauf der Krankheit bleibt.

Diphtherie.

Die Diphtherie (von ἡ διφθέρα die Haut) ist eine contagiöse, mit
Fieber verlaufende Krankheit, welche am häufigsten den Rachen und
den obersten Abschnitt des Respirationstractus befällt, durch die Bildung
schmutzig gelber, in die Schleimhaut und das unterliegende Gewebe ein-
greifender Plaques sich kund giebt, und durch Infection des Gesammtorganismus allgemeine deletäre Wirkungen (Septicaemie, Lähmungen)
hervorruft. — Die Krankheit ist aus der frühesten Epoche der Medicin
bekannt, schon von Aretaeus und Galen sehr charakteristisch beschrieben, durch verheerende Epidemien im ganzen Mittelalter gefürchtet
und als Synanche, Garotillo, Angina maligna etc. etc. geschildert. Der
Name Diphtherie ist von Bretonneau (1821) gegeben.

Aetiologie und Pathogenese.

Die Krankheit ergreift mit Vorliebe das kindliche Alter, verschont
indess auch nicht die Erwachsenen und ist für letztere insbesondere als
septicaemische Form zuweilen höchst verderblich. Wenngleich bei Neugeborenen schon beobachtet (Jacobi), kommt die Krankheit doch erst am
häufigsten vom Beginn des zweiten Lebensjahres an vor. Die Mehrzahl
der von mir beobachteten Fälle stand im Alter von 2 bis 7 Jahren. Im
Geschlechte giebt sich kein Unterschied zu erkennen; Knaben erkranken
ebenso wie Mädchen. — Die einmalige Erkrankung schützt nicht vor

der Wiederkehr, nur soviel glaube ich behaupten zu können, dass die
späteren Attaquen insbesondere nach einmaliger schwerer Erkrankung
milder sind. — Die Disposition einzelner Familien unterscheidet sich
ausserordentlich, und vielfache Erkrankungen in denselben Familien
sind häufig zu beobachten. — Klimatische Einflüsse können für die
Entstehung in so fern nicht völlig abgeleugnet werden, als reichliche
kalte Wasserniederschläge durch Verbreitung katarrhalischer Erkrankungen die Disposition für die Diphtherieinfection schaffen. Eine directe
Abhängigkeit der Epidemien von der klimatischen Constellation ist aber
nicht festzustellen. Die Diphtherieepidemien der letzten Jahrzehnte
haben die Aufmerksamkeit der Beobachter auf die Einströmung von
Kanalgasen in die Wohnräume, auf verunreinigtes Trinkwasser, auf
Milch, welche mit verunreinigtem Trinkwasser versetzt ist, gerichtet.
Ein positiver ätiologischer Connex ist indess nicht erwiesen. Nachweislich haftet die Krankheit an Wänden und Dielen der Wohnräume
(Förster), und schafft so gleichsam einen miasmatischen Boden. Die
künstliche Atmosphäre unserer Zimmer, insbesondere zu grosse Hitze
und Trockenheit, schafft eine gewisse Disposition für die Krankheit
(Krieger). — Die Diphtherie ist zweifelsohne ausserordentlich contagiös. — Die Incubation nach stattgehabter Infection dauert von 2 bis
20 Tagen und mehr. Das Wesen des Contagiums ist aber bis zu
diesem Augenblicke nicht aufgeklärt. Man kann nur sagen, dass die
Microorganismen, welche Letzerich, Oertel, Hüter, Klebs u. A.
in diphtheritischen Membranen und den unterliegenden Geweben nachgewiesen haben, mit hoher Wahrscheinlichkeit die Träger oder Produ-
centen des eigentlichen diphtheritischen Virus sind; der Nachweis ist
aber noch nicht geführt.

Pathologische Anatomie.

Die pathologische Anatomie der Diphtherie ist bis zum heutigen
Tage nicht abgeschlossen, und die Anschauungen von Wagner, Weigert. Schweninger u. A. divergiren noch in wesentlichen Punkten
(s. mein Referat in Börner's Jahrbuch 1879). Schweninger
schildert kleinere und grössere Flocken, bald vereinzelt, bald con-
fluirend auf der Schleimhaut. Seltener finden sich gut erhaltene
Epithelien; der Inhalt derselben ist getrübt; in und zwischen denselben
finden sich Pilzanhäufungen. Unter den Epithelien findet sich eine
Anhäufung von kleinen runden Zellen, die in eine feinkörnige Masse
eingeschlossen sind. Später bilden sich dickere Membranen, welche
den unterliegenden Theilen adhäriren. Die Membran ist weisslich

gefärbt und besteht aus einem unregelmässigen Netzwerk, dessen Balken
stark glänzen und die unter einander verbunden sind. Häufig findet
sich in den tieferen Schichten dieses Netzwerkes noch ein feineres.
Micrococcen sind nur in den oberen Lagen des Netzwerkes vorhanden.
Die ganze Bildung ist als ein aus Blut und Lymphe hervorgegangenes
Exsudat zu betrachten, der Hauptmasse nach Faserstoff, der sich unter
dem Einflusse des beim Zerfall der weissen Blutkörperchen entstehenden
Fermente bildet. — Bei den schweren Fällen der Diphtherie findet man
Gangrän der Rachengebilde, so zwar, dass die Schleimhaut selbst
nekrotisch geworden ist. Mikroskopisch findet man dann Fett, Eiweiss,
Blutfarbstoff und Micrococcen in verschiedener Anordnung; Reste von
Bindegewebe und elastische Fasern. Im Larynx und Trachea sieht man
pseudomembranöse Ausschwitzungen meist in Röhrenform. Hier ist das
Epithel erhalten, die Flimmerepithelien ohne Cilien, zwischen den Epithelien feinste Fibrinfasern. Unter den Epithelien finden sich kleine
runde Gebilde, ähnlich den ausgewanderten weissen Blutkörperchen. —
Die submaxillaren Lymphdrüsen sind vergrössert, auf dem Durchschnitt
von dunkeler blaurother Farbe. — Die Lungen sind hyperämisch, nicht
selten Sitz bronchopneumonischer Heerde. Häufig findet man subpleurale
Ecchymosen. Der Herzmuskel ist schlaff, häufig anämisch, hier und da
wohl mit Ecchymosen bedeckt; die Muskelfasern zuweilen feinkörnig zerfallen, verfettet, die Klappen zuweilen der Sitz endocarditischer Wucherungen mit Fibrinauflagerungen. — Magen- und Darmschleimhaut aufgelockert, die Plaques trüb, geschwollen und verbreitert. Die Nieren
hyperämisch, zuweilen Sitz parenchymatöser und interstitieller Entzündung, die Harnkanälchen mit Micrococcen erfüllt. Die Milz vergrössert,
weich, wohl auch Sitz embolischer Heerde. In der Pia mater und im
Gehirn will Bouchut Thrombosen beobachtet haben.

Symptome und Verlauf.

Nach dem anatomischen Bilde hat man zwei Hauptformen der
Diphtherie zu unterscheiden: 1) die reine diphtherische Form, 2) die
gangränöse Form. Diese Eintheilung deckt sich indess nicht vollkommen
mit dem klinischen Bilde der Krankheit, welchem vielmehr folgende
Eintheilung entspricht:

  1) die localisirte diphtheritische Affection,

  2) die diphtheritische Allgemeininfection,

  3) die septicaemische Diphtherie.

In der Natur sind strenge schematische Trennungen überhaupt nicht
vorhanden und so erklärt es sich, dass Uebergänge zwischen den drei

klinischen Kategorien vorhanden sind. Es giebt vielleicht keine diphtheritische Affection, welche nicht bis zu einem gewissen Grade auch
eine Allgemeinwirkung im Organismus des Befallenen erkennen lässt,
ebenso wenig giebt es eine Allgemeininfection ohne ausgesprochene
Localisation, also ohne diphtheritischen Heerd, und nicht wenige der
schweren Intoxicationsfälle lassen sich von den eigentlichen septicaemischen Formen nur dem Grade nach unterscheiden. Nichts desto
weniger wird man gut thun, die Eintheilung beizubehalten, weil sie
allerdings im Wesentlichen die hervorstechenden Eigenschaften der
Einzelfälle charakterisirt.

1) Die localisirte diphtheritische Affection. Unscheinbar und kaum von den Kranken beachtet oder dessen Umgebung bemerkt, entwickelt sich die Krankheit, und so verläuft sie auch. Die
Kinder, namentlich ältere, schlafen wohl etwas unruhig, die Haut ist
etwas wärmer als normal, der Appetit geringer; die Zunge ist belegt,
der Athem riecht übel und die zu beiden Seiten der Kieferwinkel
liegenden Lymphdrüsen sind geschwollen. Kaum klagen die Kinder
aber über Halsschmerzen. — Der Pharynx ist mässig geröthet, die
Schleimhaut nur wenig geschwollen, die Tonsillen mit grösseren oder
kleineren gelbgrauen, dünneren oder dickeren Massen bedeckt, welche
in der Schleimhaut der Tonsillen festhaften und mit der Pincette nicht
ohne Blutung und Defect entfernt werden können. — Der Verlauf der
Krankheit kann so gänzlich unbeachtet bleiben; die gelbgrauen Massen
lösen sich allmälig ab, während eine rothe Demarcationslinie auf den
Tonsillen ihre ursprüngliche Grösse bezeichnet, die Farbe der Rachenschleimhaut wird normal, sogar etwas anämisch und nach einigen Tagen
zeigt die deutlich erkennbare Narbe die Stelle der vorhanden gewesenen
Affection. — Man muss indess nicht glauben, dass der Process immer
rasch abläuft; ich habe solche unzweifelhaft diphtheritische Affectionen,
deren contagiöse Entstehung sich erweisen liess, unverändert bis 14 Tage
hindurch andauern sehen. Auch ist der Process keineswegs so ungefährlich, wie er den Anschein hat; denn jeden Augenblick ist die Allgemeininfection des Körpers zu befürchten und auch der Uebergang der
Affection auf den Larynx und die laryngostenotische Suffocation sind
drohend. Die diphtheritische Localaffection ist durchaus nicht immer
auf den Pharynx beschränkt; Diphtherie des Gehörganges, der Vagina,
der Conjunctiva, der Haut kommen zur Beobachtung, ebenso Diphtherie
künstlicher Verletzungen (Wunddiphtherie). Ueberall kann der Process
local bleiben oder wenigstens verhältnissmässig geringe Allgemeinwir-
kungen zur Folge haben.

2) Die diphtheritische Allgemeininfection. Die Krankheit beginnt mit hohem Fieber, zuweilen mit Frost oder auch mit heftiger Hitze. Temperaturen bis 40" und darüber gehören zum Alltäglichen. Die Kinder sind augenscheinlich schwer erkrankt. Das Sensorium ist leicht benommen, Delirien, selbst Convulsionen kommen vor. Die Wangen sind geröthet, die Lippen trocken, die Augen glänzend. Die Mundschleimhaut ist geröthet, der Pharynx intensiv dunkelroth, die Tonsillen sind geschwollen. Beide Tonsillen und zuweilen auch die Nischen des Gaumensegels sind mit gelbgrauen Massen bedeckt, nur die Uvula ist frei. Das Schlucken ist erschwert, die Sprache einigermaassen näselnd. Die submaxillaren Drüsen geschwollen. Aus der Nase fliesst in einer Reihe von Fällen eine saniöse ätzende Flüssigkeit mit gelben Fäden oder Flocken gemischt. Versucht man die Nase auszuspritzen, so kann der Wasserstrahl nur mit einiger Schwierigkeit hindurchgepresst werden und zuweilen entfernt derselbe dicke gelbgraue zähe Membranen aus den Nasengängen, als ein Document der gleichzeitig vorhandenen diphtheritischen Nasenaffection. — Der weitere Verlauf dieser Erkrankungsform ist sehr verschieden. In einer Reihe von Fällen lässt das Fieber alsbald nach, die Temperatur steigt nicht über 38 bis 38,5 Procent, das Sensorium wird völlig frei, der Schlaf wird ruhig, der Appetit bessert sich; gleichzeitig zeigt sich eine Beschränkung der localen diphtheritischen Affection; die Umgebung derselben auf Tonsillen und weichem Gaumen wird roth, die gelben Flatschen verlieren sich mehr und mehr, die Schleimhaut schwillt ab, wird blasser, die Schwellung der submaxillaren Drüsen geht zurück und die Krankheit endet so in wenigen Tagen günstig. In anderen Fällen bildet sich die Affection des Pharynx und selbst die Nasendiphtherie trotz aller angewandter Mittel nicht zurück, ergreift das ganze Velum palatinum und geht endlich auf den Larynx über, suffocatorisch den Tod des Kindes herbeiführend; oder auch die Rachenaffection beginnt sich zurückzubilden und verschwindet bis auf kaum nachweisbare kleine Reste; Alles berechtigt zur Annahme eines günstigen Verlaufes, nur das Fieber weicht nicht recht, die Kleinen sind unruhig, schlafen schlecht, der Appetit ist gering. Ganz allmälig wird die Stimme etwas heiserer und die laryngoskopische Untersuchung lässt eine Infiltration und Röthe der Epiglottis und der ganzen Kehlkopfschleimhaut erkennen; während die Stimme sich mehr und mehr belegt, zeigen sich plötzlich graugelbe Plaques auch im Kehlkopf. Die Respiration wird erschwert, der Husten, welcher zeitweilig auftritt, hat einen heiseren bellenden Ton; allmälig treten jene langgedehnten, heiseren, sägenden Inspirationstöne ein, die wir noch

genauer beim Croup kennen lernen werden. Die Larynxdyspnoë nimmt mehr und mehr zu, plötzliche suffocatorische Anfälle mit Cyanose, Einziehung des Scrobiculus cordis und der Fossa interclavicularis treten auf; die Extremitäten werden kühl, der Puls klein und wenn nicht die Tracheotomie Hilfe schafft, sterben die Kinder suffocatorisch. — In noch anderen Fällen nimmt die Schwellung der submaxillaren Drüsen zu, die Körpertemperatur ist von mittlerer Höhe, 39 bis 40°, dabei das Sensorium eingenommen. Die Kinder sind apathisch, das Aussehen ist bleich; Radialarterie wenig gespannt, die Pulszahl frequent, die Extremitäten sind kühl. Die Kinder verweigern jede Nahrungseinnahme und unter zunehmender Somnolenz gehen dieselben zu Grunde. — Bei einer Reihe von Fällen sind es noch andere begleitende Affectionen innerer Organe, welche das Leben bedrohen. Der Urin ist sparsam; Albumen, Blut und Cylinder im Harn erweisen das Vorhandensein einer diffusen Nephritis; hie und da treten neben der erheblichen Anorexie Diarrhoeen auf; oder nach wenigen Stunden heftigeren Schmerzes beginnen beide Ohren reichlich zu eitern. Vielfach bleiben auch die Lungen nicht frei, selbst wenn der Larynx frei geblieben ist; hie und da auftretende kleinblasige Rasselgeräusche und bronchiales Athmen deuten bronchopneumonische Heerde in den Lungen an. Nephritis, Otitis, Pneumonien, Dyspepsien reiben allmälig die Kräfte auf und die Kleinen erliegen oft erst nach Wochen, nachdem der diphtheritische Process an sich längst verschwunden ist.

So ist die diphtheritische Allgemeininfection eine nach jeder Richtung hin zu fürchtende Krankheit.

3) Die septicaemische Diphtherie. Die Affection im Pharynx kann bei der septicaemischen Diphtherie gangränösen Charakter angenommen haben, doch ist es nicht nothwendig. Die Erkrankungsform tritt auch auf, selbst wenn die Affection im Pharynx nur unbedeutend ist. Dagegen führt die gangränöse Diphtherie zumeist zur Septicaemie. Sind beide Processe vereint, so wird der Pharynx Sitz einer grünlichen, aashaft stinkenden schmierigen Masse, welche Tonsillen und Velum palatinum überzieht. Aus der Nase fliesst eine saniöse übelriechende Jauche. Die Lippen sind rissig, blutig, trocken; die Zunge ist trocken, auf der Fläche belegt, die Ränder roth, spiegelnd. Die submaxillaren Lymphdrüsen sind beträchtlich geschwollen. Die Kinder sehen tief elend aus, die Extremitäten sind kühl, Puls elend, klein, kaum zählbar. Stuhlgang diarrhoisch, das Sensorium ist benommen, und unter tiefster Apathie, zuweilen mit nachweisbarer Complication von Pneumonie und Endocarditis schlummern die Kleinen hinüber. — In anderen Fällen

treten reichliche Haemorrhagien auf; Petechien der Haut, Blutergüsse
in den Schleimhäuten, blutige Stühle, blutiger Harn, blutende zerrissene
Lippen, dabei die schwerste Prostration der Kräfte, allmälig tritt Somnolenz ein, endlich der Tod; zuweilen gesellt sich zu dem einen oder
anderen dieser Erkrankungsformen noch die Erkrankung des Larynx
mit Aphonie, Laryngostenose und rascher Tod.

Ueberblickt man nach all diesem die Krankheit nochmals, so kann
in der Pathogenese kaum zweifelhaft sein, dass man es mit einem Gift
zu thun hat, welches local in seiner Wirksamkeit beginnend, entweder
an Ort und Stelle beschränkt bleibt und in den Organismus überhaupt
nicht tiefer eindringt, oder nach länger oder kürzer dauernder Localisation
in die Blutmasse eingeht und von hier aus mehr oder minder intensive Wirkungen auf sämmtliche Organe hervorbringt. So kommt es,
dass die Allgemeinerscheinungen häufig in gar keinem Verhältniss zur
localen Affection stehen; man sieht bei unbedeutenden Plaques, ja selbst
in Fällen, wo die Schleimhaut noch roth geblieben ist und die charakteristischen gelben Einlagerungen ganz vermissen lässt, die vehementeste
Allgemeininfection und rapiden Tod, umgekehrt sieht man schwere
Localerkrankungen fast ohne Einwirkung auf den Organismus, oder
die Allgemeinwirkung erfolgt nach ursprünglich unbedeutender Reaction rapide, indem Somnolenz, Coma und Tod sich rasch an einander
reihen.

Kein organisirtes Gebilde, noch so zahlreich und noch so klein,
kann für sich direct die genannten Wirkungen in der beschriebenen
Weise hervorbringen; so kann nur ein chemisches, rasch diffundirendes
Gift wirken und es bleibt, wenn anders man den Microorganismen in der
Pathogenese der Diphtherie eine Rolle zutheilt, was ja kaum nach den
vorliegenden Arbeiten von Letzerich, Oertel, Hüter, Klebs u. A.
zu umgehen ist, keine andere Annahme möglich, als die, dass die an
Ort und Stelle eingewanderten Microorganismen ein heftiges Gift erzeugen, von dessen Aufnahme in die Blutmasse jeder Erkrankte in
jedem Augenblicke bedroht ist. Wir werden sehen, wie wichtig die
Klarstellung dieser Anschauung für die Therapie ist.

Complicationen und Nachkrankheiten.

Von complicirenden Erkrankungen sind oben schon die diphtheritische Nephritis, die Otitis media purulenta, die diphtherische Laryngitis, Bronchopneumonie, Dyspepsie und Dysenterie erwähnt worden.
Die Affectionen haben sämmtlich nichts Charakteristisches und wir
können auf die betreffenden Kapitel verweisen. Charakteristisch für

die Diphtherie sind indess zwei Affectionen: 1) die diphtheritische
Herzlähmung mit plötzlichem Tode, 2) die diphtheritische Paralyse.

Plötzliche Todesfälle im Verlaufe der Diphtherie sind nicht gar
selten und von Mosler u. A. beschrieben. Die Kranken werden ziemlich plötzlich anämisch, der Puls wird sehr rasch oder verlangsamt sich
enorm, die Athmung wird seufzend, tief. Extremitäten und Nasenspitze
werden kühl und unter Somnolenz tritt der Tod ein. Die Section ergab
bei einigen der beschriebenen Fälle eine Verfettung des gesammten
Herzmuskels; neuerdings hat aber Leyden auf das Vorkommen von
wirklicher Myocarditis aufmerksam gemacht. Indess fand man in
anderen Fällen keinerlei Alteration des Gewebes, so dass man genöthigt
ist, für die Erklärung eine directe Läsion des N. Vagus herbeizu-
ziehen; hierbei will ich erwähnen, dass Dubrisay mehr chronische
Herzerkrankungen mit intermittirender und verlangsamter Herzbewegung,
Unregelmässigkeit des Pulses, Palpationen, Stickanfällen und allgemeiner
Schwäche im Verlaufe des diphtheritischen Processes beschreibt. Bei
einer Reihe plötzlicher Todesfälle nach Diphtherie hat man auch
Trombenbildung im Herzen nachgewiesen (Meigs).

2) Die diphtheritische Paralyse. Zuweilen kurze Zeit nach Ablauf des diphtheritischen Processes, oft aber auch erst nach Wochen
beobachtet man als häufigste Lähmungsform Lähmungen des Gaumensegels. Die Sprache ist näselnd, die Kinder bringen flüssige Speisen
beim Schlucken durch die Nasenöffnungen wieder heraus, und man
sieht das Velum palatinum bei dem Versuch der Phonation schlaff herab-
hängen. Ausser dieser häufigsten Erkrankungsform kommen Lähmungen
an den Augenmuskeln, speciell durch Affection der Ciliarnerven (Acco-
modationslähmung) der Extremitätenmuskeln und selbst der Respirationsmuskeln zur Beobachtung; auch sensible Lähmungen (Anästhesie, Eingeschlafensein) und endlich Lähmungen der Sinnesnerven (Amblyopie)
kommen vor. Die Lähmungen treten zumeist sprungweise, ohne bestimmte Reihenfolge bei einem und demselben Individuum ein; nur
soviel scheint die Regel zu sein, dass die Pharynxlähmung die primäre
ist. Als die anatomische Basis einer Reihe solcher Erkrankungen haben
Buhl und Oertel Blutungen und entzündliche Affection an den Spinal-
ganglien und der grauen Substanz des Rückenmarks nachgewiesen, in
anderen Fällen scheint es sich um mehr moleculare Veränderungen in
den Nerven zu handeln, da die rasche Wiederherstellung der Function
a priori schwerere Läsionen ausschliessen lässt. In jedem Falle handelt
es sich um eine von der Peripherie nach dem Centrum fortschreitende
Alteration der Nerven, und mit Recht ist dieselbe, wenngleich für die

Diphtherie durch die Häufigkeit charakteristisch, der Specifität entkleidet und den Lähmungen im Typhus und anderen Krankheiten gleich-
gestellt worden (Senator).

Diagnose.

Die Diagnose der Diphtherie stützt sich auf die Wahrnehmung der
beschriebenen gelben oder gelbgrauen Plaques zumeist auf der Pharynx-
oder Nasenschleimhaut, der gleichzeitigen Schwellung der submaxillaren Lymphdrüsen und der Anwesenheit eines intensiven Mund- und
Rachenkatarrhs. Von denjenigen Affectionen, welche mit Diphtheritis
verwechselt werden können, steht obenan die folliculäre Tonsillitis,
welche durch gelbe, nicht selten zusammenfliessende in den Tousillar-
buchten steckende Pfröpfe, auf der Fläche das Bild eines zusammenhängenden flatschenartigen Körpers (Plaque) hervorruft. Hier schützt
nur die sorgfältige und genaue Besichtigung vor Irrthümern. Pilzauf-
lagerungen im Rachen, reine croupöse Auflagerungen geben sich durch
die rein weisse, einfach katarrhalische eitrige Processe durch rein gelbe
Farbe und durch die Möglichkeit, dass man die Massen durch sanftes Berühren ohne Defect und Blutung von der Schleimhaut abwischen kann, zu
erkennen. — Ueberaus wichtig ist die Diagnose der Nasendiphtherie. Dieselbe ist zumeist nur durch den reichlichen Ausfluss eines wässrig schmierigen
Secrets, durch leichtes Wundsein der Nasenöffnungen, endlich durch die
Schwellung der submaxillaren Drüsen zu erkennen. Zuweilen ist es mir
geglückt, durch die Entfernung diphtheritischer Membranen bei Ausspritzungen der Nase den Nachweis direct zu führen. Die Ausspritzungen
werden neben sorgfältiger Besichtigung des Pharynx stets ein gutes diagnostisches Hilfsmittel sein, schon um deswillen, weil sie ermöglichen, die
Rachenschleimhaut frei von Schleim und Eiter zu sehen. Wichtig für
die Diagnose ist auch die Kenntniss von der Anwesenheit einer Epidemie.

Die Diagnose der diphtheritischen Laryugitis ist bei vielen Kindern
mittelst des Laryngoskops zu stellen, bei anderen kann sie nur aus der
Heiserkeit und der allmälig sich steigernden Laryngostenose erschlossen
werden. Das klinische Bild der Laryngostenose ist bei Croup und
Larynxdiphtherie dasselbe.

Die Diagnose der Complicationen, der drohenden Herzparalyse und
der übrigen Paralysen ergiebt sich aus den an den entsprechenden
Orten gegebenen Schilderungen.

Prognose.

Eine allgemeine Angabe über die Prognose der Diphtherie ist
geradezu unmöglich. Der Verlauf ganzer Epidemien ist prognostisch

verschieden, ebenso der des einzelnen Falles. In manchen Epidemien
stirbt fast kein einziger Fall; ich habe eine solche in einem Dorfe bei
Magdeburg im Jahre 1868 erlebt, während zur selben Zeit in den Nach-
bardörfern Epidemien wütheten, welche über 50 Procent der Kinder
tödteten. Ueber die Ursachen dieser Verschiedenheiten ist absolut Nichts
bekannt. Der Einzelfall ist prognostisch verschieden, je nach Hervortreten der Allgemeininfection des Organismus. Kein locale Diphtherie
ohne oder mit ganz geringem Fieber giebt zumeist eine gute Prognose,
gleichgültig, ob der locale Heerd gross oder klein ist, — vorausgesetzt
natürlich, dass der Larynx nicht befallen wird. In der Gefahr der
Larynxdiphtherie und der laryngostenotischen Asphyxie im Verlaufe
des anscheinend unschuldigsten Falles, liegt aber gerade die Unsicher-
heit jeglicher Prognose.

Diphtherie mit septicaemischen Erscheinungen ist zumeist tödtlich
und jeder Fall wird in dem Maasse gefährlicher, als septicaemische Erscheinungen in den Vordergrund treten; daher giebt die gangränöse
Diphtherie zumeist eine schlechte Prognose. Rapide Pulssteigerung
oder Verlangsamung, tiefe Anämie, erhebliche Schwäche ergeben eine
ungünstige Prognose. Vorausgegangene schwere Erkrankungen, begleitende Rachitis und Scrophulose, Complicationen wie Nephritis, Pneumonie etc. verschlechtern die Prognose. — Die der Diphtherie folgenden
Paralysen heilen in der Regel.

Therapie.

Für die Therapie hat man sich zunächst principiell zu entscheiden,
ob man local eingreifen will und darf oder nicht. Nach den oben entwickelten Anschauungen sollte man folgerichtig in mir einen energischen
Localtherapeuten erwarten. Man könnte sich vorstellen, dass ich von
der Absicht ausginge, mit der Unterdrückung des Infectionsheerdes die
Möglichkeit der Allgemeininfection auszuschliessen. Diese Absicht hätte
ich allerdings, wenn ich gleichzeitig überzeugt wäre, den localen Heerden
überhaupt positiv und sicher zu Leibe gehen zu können; abgesehen aber
davon, dass die allgemeine Infection in vielen Fällen erfolgt ist, noch
bevor man an eine locale Therapie denken kann, ist jede Garantie über
die Kenntniss des localen Heerdes unmöglich. Wer weiss, was bei
einem Kinde an der Hinterseite des Velum vor sich geht, was in den
Choanen und gar in der Nasenhöhle? Dies Alles ist gar nicht festzustellen und so hat es gar keinen Zweck, die gerade sichtbaren Plaques
therapeutisch in Angriff zu nehmen, ja es kann jedes, durch mechanische
Eingriffe erzeugte Freilegen von Blutgefässen die Resorption des eigent-

lichen Virus befördern und deletär wirken. Der Abschluss des diphtheritischen Virus von den resorbirenden Gefässen durch Fibrinmassen und Detritus ist als ein Glück für jeden Kranken zu betrachten. So vermeide ich also jeden energischen localen Eingriff, verpöne seit Jahr und Tag jeden Pinsel und halte selbst die brüske Untersuchung mit dem Spatel für gefährlich. Ich gestatte nur die Reinigung mittelst Zerstäubung oder Abspülung von der Rachenhöhle oder Nasenhöhle her.

Bei ungeduldigen Kindern ist die Reinigung von der Nase her das beste Mittel, nur hüte man sich vor Anwendung starken Druckes, weil das Eindringen von Injectionsmasse in die Tuba Eustachii unfehlbar Otitis media mit allen den schon bei Scarlatina angedeuteten Folgen bedingt. Zur Injection nehme man bei ungeberdigen Kindern ganz indifferente Flüssigkeiten, am besten lauwarme $1/4$- bis $1/2$ procentige Kochsalzlösung. Bei grösseren Kindern kann man Thymol (1 pro mille) Acid. carbolicum ($1/4$ bis 1 %), Natr. salicylicum (2 %), Natr. benzoicum (2 %) mit Wasser oder schwachem Kamillenthee verdünnt zur Anwendung bringen; auch kann man diese Kinder mit Aq. Calcis gurgeln lassen. Bei fleissiger Reinigung von der Nase her sieht man die Schwellungen der submaxillaren Lymphdrüsen häufig rasch zurückgehen und auch die diphtheritische Localaffection sich begränzen, abstossen und zur Heilung gehen. — Intensive Schwellung und Röthung der Pharynxschleimhaut bekämpft man mit constant liegenden Eiskravatten; für kleine Kinder am besten feine Condoms mit Eisstückchen halb gefüllt, um den Hals gebunden. In dem Grade, als die entzündliche Schwellung schwindet, gehe man zu hydropathischen Compressen und endlich zu lauwarmen Ueberschlägen über, in der Absicht, die Abstossung der diphtheritischen Schorfe zu befördern.

Für die innere Behandlung habe ich bisher zumeist Kali chloricum verabreicht, doch hüte man sich vor zu concentrirten Lösungen (höchstens 2 bis 3 Gramm : 120 zweistündlich 1 Kinderlöffel) auch gebe man das Mittel nicht bei leerem Magen. Die toxische Wirkung des Kali chloricum ist jetzt durch Marchand experimentell festgestellt, überdies von Jacobi, Hofmeyer und mir durch unzweifelhafte Vergiftungsfälle erwiesen. — Vielfach habe ich von der internen Anwendung von Flores Sulfuris 0,5 pro Dosi zweistündlich Gebrauch gemacht, wie ich glaube nicht ganz erfolglos. — Ausserdem lasse ich diphtheritische Kinder gern baden, u. z. bei spröder Haut in Kochsalzbädern (1 bis 2 Pfund : 1 Bade bei einem Kinde von 1 bis 2 Jahren). Die Diät sei möglichst roborirend, — Bouillon, Wein, Milch, Beaf-tea. — Bei ausgesprochener Larynxdiphtherie mit entwickelter Laryngostenose mache

11*

ich frühzeitig die Tracheotomie, unbekümmert selbst um eventuelle Complication seitens der Lungen; nur für die septicaemischen Diphtheriefälle schliesse ich die Tracheotomie aus, weil die unfehlbaren Todesfälle die Operation und den Arzt nur discreditiren können. — Die Complicationen, Nephritis, Otitis, Pneumonie etc. werden von mir nach den allgemeinen Regeln der Therapie behandelt; ich verweise auf die entsprechenden Kapitel. — Gegen diphtheritische Lähmungen wende ich vorerst nur roborirende Diät und Wein an, daneben milde Eisenpräparate (Tinct. Ferri pomat.). Geht die Lähmung nicht sehr bald zur Heilung, so gehe ich zur Anwendung des Inductionsstromes über und unterstütze dieselbe durch Strychnininjectionen (0,001 pro Dosi). Bei dieser Therapie sind die Resultate meiner Diphtheriefälle derart gewesen, dass ich im Durchschnitt kaum mehr als 10 Procent verloren habe.

Die Anpreisungen von Mitteln und therapeutischen Eingriffen gegen Diphtherie übersteigen alle wissenschaftlichen Grenzen. Man sieht eben „tamen est laudanda voluntas!" Ich gebe im Folgenden eine kurze Uebersicht der Mittel und der empfehlenden Autoren, es dem Leser überlassend, mit dem einen oder anderen einen Versuch zu machen.

Locale Mittel:

Sawger: Anwendung von Milchsäure und Kalkwasser zu Inhalationen.
Joice: Inhalationen mit Schwefelsäure.
Taube: Injectionen mit 3 Procent Carbolsäure in das Mandelgewebe, überdies Pinselungen mit übermangansaurem Kali und Einstäubungen mit einer concentrirten Boraxlösung einstündlich 10 Minuten.
Mosler: Inhalationen mit Ol. Eucalypti e foliis in zwei Stärken. Ol. Eucalypti e foliis 5 bis 20, Spirit. vini rectificati 25 bis 20, Aq. destillat. 170 bis 180 umgeschüttelt zu 10 Inhalationen.
Demme u. A.: Inhalationen mit Natr. benzoicum alcoholisat. und subcutane Injectionen von Sol. Natr. benzoici. 5 : 10 in die geschwollene Retro- und Submaxillargegend. Das Mittel auch innerlich 5 bis 20 Gramm pro die : 100 bis 125 Aq.
Schütz: Brom-Bromkaliumlösung, Bromi puri, Kali bromati $\overline{aa}$ 0,5, Aq. destillat. 100. Zu Inhalationen, Einspritzungen, Bepinselungen.
Pératé: Carbolcampherlösung zum Pinseln. Acid. phenylic. 9, Camphor 25, Alkohol 1, mit gleichen Theilen Ol. Amygdal. gemischt.
Danilewsky: Pinselungen und Gurgelungen mit künstlichem Magensaft. Pepsin germ. 4, Aq. destillat. 180, Ac. hydrochlor. Gtt. XV.
Caesfeld, Galanin, Oertel: Heisse Wasserdämpfe.
Wertheimber: Borsäure 10 : 300 zum Gurgeln.

Roger und Peter: Neben Emeticis Ausspritzungen mit gesättigtem Kalkwasser und Pinselungen mit Aetznatron 25 : 100 oder concentrirt. Arg. nitric. (10 : 30).

Kaatzer: Lapis en crayon.

Créquy: Tannin in Pulverform oder Inhalation.

Innere Mittel:

Villers und Annuschat: Hydrargyr. cyanat. 0,1 : Aq. 100, 1stdl. 1 Theelöffel; bei Erbrechen weniger.

Triedau und Védrine: Cubeben bis zu 12 Gramm pro die mit Copaïvabalsam.

Wiss: Chinin 0,4 bis 0,6, Aq. 90, Ac. hydrochlorat. Gtt. III, Ammon. hydrochlorat. 6, Syrup 30.

Gegen Anämie: Liq. Ferri sesquichlorati.

Goldschmidt: Liq. Ferri sesquichlorati 5 : 100, 2stdl. 1 Kaffeelöffel abwechselnd mit Tinct. Eucalypti.

Guttmann: Pilocarpin 0,002 bis 0,004, Pepsin 0,6 bis 0,8, Ac. hydrochlorat. Gtt. II bis III, Aq. destillat. 70, ½ bis 1 Kaffeelöffel bis 1 Essl., daneben Eiswasser und schweren Wein.

Parotitis epidemica (Mumps, Ziegenpeter).

Die Parotitis epidemica ist eine überaus milde Infectionskrankheit, welche sich als eine von Kind zu Kind fortpflanzende, unter mässigen Fieberbewegungen entstehende Schwellung der Ohrspeicheldrüse äussert.

Aetiologie.

Die Krankheit ist zweifelsohne contagiös, verbreitet sich besonders leicht in Pensionaten und Schulen, wo Kinder zusammengehäuft leben oder verkehren. In Pensionaten erkennt man die Uebertragung daran, dass die Krankheit an den benachbarten Bettangehörigen weiterkriecht. Dem Alter nach werden vorzugsweise Kinder nach dem zweiten Lebensjahre ergriffen, überaus selten Säuglinge. Die Krankheit kommt fast nur in der kälteren Jahreszeit vor und befällt Knaben häufiger, als Mädchen. Die Incubation dauert etwa 10 bis 20 Tage. Das Wesen des Contagiums ist völlig unbekannt.

Pathologische Anatomie.

Während man bei denjenigen Parotitiden, welche Typhus, Cholera und andere Infectionskrankheiten begleiten, die Krankheit durchaus

als eine katarrhalische entstehen sieht, da dieselbe mit einer Obliteration
des Dnetus Stenonianus mittelst eines, Detritus, Epithelzellen und Eiterkörperchen enthaltenden Pfropfes beginnt, wird über den pathologischen
Vorgang der Parotitis epidemica gestritten. Gerhardt betont ausdrücklich die Unversehrtheit des Drüsenparenchyms und die Intaetheit
des Ausführungsganges; der ganze Vorgang der Entzündung besteht
nach ihm in Schwellung und Exsudation im interstitiellen Gewebe und
der Drüsenkapsel, so dass die Krankheit mehr eine Periparotitis ist.
Dieselbe Affection gesellt sich übrigens zu den Affectionen der erstgenannten Art im weiteren Verlaufe ebenfalls hinzu. Der gewöhnliche
Ausgang ist die Resorption der gesetzten Exsudate und Zurückbildung
der Schwellungen. Nur selten kommt es zu Abseedirung. Pentzoldt
hat darauf hingewiesen, dass analog der Parotis Schwellungen der Gl.
submaxillaris vorkommen.

Symptome und Verlauf.

Die Krankheit beginnt in der Regel mit etwas Unbehagen, nächtlicher Unruhe, Appetitlosigkeit und mässigen Fieberbewegungen. Die
Kinder klagen über leichtes Stechen in den Wangen. Nach zwei bis
drei Tagen zeigt sich eine diffuse Schwellung der Gegend vor und
unter dem Ohre, welche sich alsbald ziemlich rasch nahezu über den
hinteren Theil der Wange verbreitet. Die Affection ist in der Regel
ursprünglich einseitig, verbreitet sich indess sehr bald auf die andere
Seite. Die Geschwulst ist von mittlerer Härte, schmerzhaft bei Berührung, die Haut zuweilen gespannt und glänzend, aber wenig oder
gar nicht geröthet. Die Schwellung geht hinter den Kieferwinkel fort,
allmälig an den Seitentheilen des Larynx sich verlierend. Der Pharynx
und die Mundschleimhaut sind zuweilen geröthet, die Tonsillen etwas
geschwollen. Bewegungen des Kopfes sind nur bei erheblichen Schwellungen beschwerlich und schmerzhaft, ebenso das Schlucken; in den
leichteren Fällen sind beide intact. Schmerzen im Ohre sind nicht
selten. Die Schwellung besteht in der Regel auf der Höhe 3 bis 4 Tage
und verliert sich allmälig, zuweilen erst nach 8 bis 14 Tagen. — Während
der ganzen Krankheit ist das Fieber nur gering, so dass die Kinder,
welche sich nahezu wohl fühlen, aus dem Bette zu bleiben wünschen;
nur selten kommen höhere Temperaturen bis 39 oder 40° vor.

Der Ausgang ist fast immer derselbe günstige; ich habe von Parotitis epidemica nur einen einzigen Fall in Eiterung gehen sehen. Die
Geschwulst wurde sehr schmerzhaft, prall, die Wangenschleimhaut
glänzend, stark gespannt und geröthet, und es mussten Incisionen ge-

macht werden, um den Eiter zu entleeren. Der Verlauf war alsdann völlig normal.

Von Complicationen kommt die Orchitis, eine entzündliche Schwellung des Hodens in Betracht. Dieselbe ist indess vorzugsweise bei Erwachsenen beobachtet; bei Kindern ist mir dieselbe nicht begegnet.

Diagnose.

Die Diagnose der Parotitis ergiebt sich leicht aus der Localisation der Schwellung. Um sich vor Irrungen zu schützen, wird man stets gut thun, den Pharynx nicht nur zu besichtigen, sondern eine Digitaluntersuchung vorzunehmen, weil retropharyngeale Phlegmonen und Abscesse mit secundärer Schwellung des Unterhautzellgewebes und der Fascien in der Gegend des Unterkieferwinkels Parotitis vortäuschen können.

Die Prognose ist günstig; die Ausnahmsfälle der Vereiterung könnten nur durch Eitersenkung oder hinzutretendes Erysipelas gefährlich werden.

Die Therapie ist indifferent. Mässige Bedeckung mit Watte, allenfalls Einreibungen mit Ol. Hyoscyami genügen. Man braucht die Kinder wegen der Leichtigkeit der Affection kaum zu separiren. — Die Vereiterung muss nach allgemeinen chirurgischen Regeln antiseptisch behandelt worden.

Cholera epidemica, (asiatica).

Die epidemische Cholera ist eine, mit höchster Wahrscheinlichkeit durch ein fixes Contagium von Indien aus verbreitete Krankheit, welche kein Lebensalter verschont. Dieselbe ist seit ihrem ersten epidemischen Auftreten in Europa im Jahre 1831 periodenweis wiedergekehrt und von mir in zwei grösseren Epidemien in Berlin (1866 und 1873) beobachtet worden.

Aetiologie.

Das Choleragift ist bis jetzt unbekannt. Die Versuche, einen Microorganismus als den specifischen Cholerakörper darzustellen (Thomé, Hallier, Klob), sind als missglückt zu betrachten, da dieselben Organismen in Leichen von mit Arsenik vergifteten Thieren nachgewiesen wurden (Virchow, Hoffmann). Fütterungs- und Inhalationsversuche mit Choleradejectionen sind mit Ausnahme der bekannten, von Thiersch an Mäusen angestellten, ebenfalls missglückt. Meine eigenen Injectionsversuche ergaben nur den Tod der Thiere durch

Sepsis. Nichts desto weniger kann man die Idee eines specifischen organischen Cholerakeimes nicht aufgeben, dafür spricht das endemische Auftreten der Cholera in Indien und die Art und Weise der Verbreitung der Epidemien in Europa. Ich habe Erkrankungen von Personen gesehen, welche in directe genaue Berührung mit der Wäsche Cholerakranker gekommen waren. Die Infection dieser Personen war unzweifelhaft. Neue Infectionen des Wäschepersonals kamen nicht wieder vor, sobald die Wäsche sorgfältig desinficirt worden war. So scheint ziemlich sicher in den Dejectionen der Cholerakranken, mit welchen die Wäsche beschmutzt war, der Cholerakeim verborgen gewesen zu sein. Dagegen habe ich mich von Uebertragungen durch Nachtstühle, Closets und Senkgruben nicht überzeugen können, ebenso wenig von directen Uebertragungen auf das Wärterpersonal und die Aerzte, trotz engster Berührungen zwischen diesen und den Kranken. Nicht ganz sicher auszuschliessen ist die Verbreitung des Choleragiftes durch das Trinkwasser und durch mit Wasser verdünnte Milch. Die Krankheit wird zweifelsohne durch den menschlichen Verkehr weitergetragen, daher die Choleraepidemien auf Schiffen und die rasche Verbreitung im Verhältniss der Frequenz des Personenverkehrs auf Eisenbahnen. Von höchster Bedeutung ist die Beschaffenheit des Bodens und seine Beziehungen zum Grundwasser und zu der Grundluft, so dass man eine dauernde und wechselnde Disposition in denselben zu unterscheiden hat. Poröser, durchlässiger mit organischen Resten durchsetzter Boden giebt die stetige Disposition für Entwickelung des Cholerakeimes her, das Absinken des Grundwassers und die durch Winde und Lufttemperatur beeinflusste Bewegung der Grundluft schafft die zeitig wechselnde Disposition. Die Wohnung bedingt weniger an sich, als durch die Beziehungen der in ihr befindlichen Luft zu der Bodenluft die Möglichkeit der Entstehung. Im Ganzen sind also höher gelegene Wohnungen weniger der Cholera ausgesetzt. — Die Cholera erscheint bei uns öfters in den Sommer- und Herbstmonaten, doch sind auch überaus schwere Winterepidemien bei strenger Kälte vorgekommen, so dass die Krankheit von der Jahreszeit unabhängig ist. In einem Theile Indiens begünstigen feuchte Winde und Niederschläge die Krankheit, in unseren Gegenden scheinen reichliche Wasserniederschläge dieselbe zu vernichten. — Während einer Epidemie schaffen Indigestionen, körperliche und geistige Abspannung eine erhöhte individuelle Disposition für die Krankheit. — Die Neigung des kindlichen Alters für die Krankheit ist sehr erheblich, was bei der Häufigkeit der Sommererkrankungen des kindlichen Intestinaltractus sehr wohl erklärlich ist. Ein Unterschied in der Disposition durch das Geschlecht lässt sich für Kinder nicht constatiren. — Eine einmalige Erkrankung schützt nicht vor der Krankheit, wenngleich eine gewisse Durchseuchung befallener Ortschaften behauptet wird. Die Incubationsdauer nach stattgehabter Infection ist im Mittel drei bis fünf Tage, doch kommt eine Zeitdauer von 14 Tagen und darüber vor.

Pathologische Anatomie.

Es giebt wenige Krankheiten, in welchen der anatomische Befund im Verhältniss zur Vehemenz des Krankheitsverlaufes so nichtssagend und unbedeutend ist, wie in der Cholera. Schwellung der Papillae circumvallatae der Zungenwurzel, Auflockerung der Magen- und Darmschleimhaut, vereinzelte Schwellung der Peyer'schen Plaques und solitären Follikel, subpleurale und subpericardiale Ecchymosen, Hyperämie der Nieren, insbesondere der Medullarsubstanz mit Trübung und leichter Schwellung der Corticalsubstanz, ist Alles, was man bei den im Anfalle Gestorbenen findet. An Leichen, welche im Typhoid gestorben sind, findet man katarrhalisch pneumonische Heerde, parenchymatöse und interstitielle Nephritis, Parotitis, und im Intestinaltract insbesondere im Colon und Rectum nicht selten Haemorrhagien und diphtheritische Verschorfung, welche sich streifenförmig der Länge des Darmes nach erstreckt. Auch Diphtheritis des Pharynx und der Vulva und Vagina ist mehrfach von mir beobachtet worden. — Das Blut der Choleraleichen ist tief dunkel bis schwarz, dick und zeigt eine Verminderung des Wassergehaltes um 10 bis 13 Procent; das Blutserum ist reicher an Eiweiss und Salzen und enthält Kalisalze und Phosphate, welche den Blutkörperchen entnommen sind und in demselben Maasse, wie das Serum davon mehr enthält, dort abnehmen. Der Harnstoff des Blutes ist vermehrt (Kühne).

Symptome und Verlauf.

Die Krankheit beginnt in der Regel mit Diarrhoe. Bei mässigem Appetit, leidlicher Munterkeit, unbedeutend belegter Zunge, kaum verändertem Aussehen stellen sich ziemlich copiöse, gelbbraune, aashaft stinkende, sehr reichliche Diarrhoeen ein, drei, vier, sechs Mal am Tage, und wohl auch in der Nacht. Leibschmerz ist nicht vorhanden oder wird von den Kindern nicht angegeben; kleinere Kinder erscheinen etwas bleich, sonst völlig munter. Plötzlich gesellt sich dieser prämonitorischen Diarrhoe Erbrechen hinzu, und mit dieser Erscheinung beginnt rapide der Verfall der kleinen Patienten. Das Aussehen wird bleich, die Augen liegen tief und zeigen dunkle Schatten, der Leib ist weich, flach oder etwas aufgetrieben, die Extremitäten beginnen kühler

zu werden. Es folgen Entleerungen von unten und oben Schlag auf
Schlag. Die sehr reichlichen Ausscheidungen entfärben sich mehr und
mehr und werden reiswasserähnlich. Die Nase ist spitz, die Fontanelle
und die Augen sind tief eingesunken, das Gesicht cyanotisch, livide, die
Nasenspitze, Zungenspitze kalt, die Extremitäten froschkalt, nur der
Leib fühlt sich warm an, zuweilen brennend heiss. Die Farbe der gesammten Körperhaut ist cyanotisch, bei Berührung erkennt man auf
derselben einen eigenthümlichen, etwas klebrigen kalten Schweiss, der
einen ganz specifischen faden Geruch verbreitet; die erhobene Hautfalte
bleibt Minutenlang stehen. Die Stimme ist oft vollkommen verschwunden
und mit klanglosem Wimmern oder Kichern verlangen die Kleinen
unter zeitweiligem Herausstrecken der Zunge nach Wasser. Der Durst
ist brennend, jede Menge gereichten Getränkes genügt nicht, mit einer
unersättlichen Gier wird dem Wartepersonal von den Kleinen das Trink-
gefäss aus der Hand gerissen. Der Radialpuls ist verschwunden, der
Herzimpuls kaum wahrnehmbar, der zweite Ton an der Herzspitze und
Aorta gänzlich verschwunden, der erste nur dumpf. Die Respiration
ist tief und erschwert, die Kinder lassen keinen Urin und der Katheter
zeigt die Blase leer. Das Sensorium ist frei, aber die Kinder sind
apathisch. Zuweilen wird das Gesicht schmerzhaft verzogen, wenn die
Bauch- und Extremitätenmuskeln von schmerzhaften Contractionen befallen werden; mehr und mehr sinken die Kräfte, die Sinne umnebeln
sich und der cyanotische, froschkalte, halb besinnungslose Körper rechtfertigt den Namen des Stadium asphyeticum der Krankheit. —
Die Diarrhoeen und Erbrechen haben nachgelassen, der Leib ist aufgetrieben, weich, quatschend, die Bauchhaut im Gegensatze zur übrigen
Körperhaut heiss; die Augen sind tiefliegend, die Venen der Conjunctiva bulbi reichlich injicirt, die Lider bedecken den Bulbus beim Augen-
schluss nur halb; so schlummern die Kleinen hinüber, oft ohne dass
man das Entweichen des Lebens wahrgenommen hat. — So der Verlauf, wenn der Tod im ersten Anfalle erfolgt. — Zum Glück ist der
Ausgang nicht immer tödtlich. Nach Aufhören der Dejectionen, insbesondere nach Aufhören des Erbrechens, anscheinend noch mitten im
asphyktischen Stadium beginnen die Kleinen müde zu werden und Schlaf
stellt sich ein. Der Puls an der Radialis kehrt ganz allmälig wieder,
die Radialarterie ist noch ganz wenig gespannt, die Pulswelle eminent
niedrig, der Puls aber doch schon fühlbar. Die Körperhaut wird wärmer
und die Cyanose schwindet, der Turgor der Haut beginnt wiederzu-
kehren; Füsse und Hände werden wärmer, das Gesicht verliert die
livide cyanotische Farbe, die Zeichen des Collapses, und beginnt sich zu

eongestioniren, es wird roth. Der Durst lässt nach, endlich tritt auch Urinsekretion wieder auf. Der Urin ist spärlich, diek, von hohem speeifischem Gewicht, enthält reichlich Albumen und morphotische Bestandtheile. Der Kranke befindet sich im Stadium der normalen Reaction. Ganz allmälig kehren alle Funetionen zur Norm zurück.

In vielen Fällen kommen Schwankungen in dem Befinden der kleinen Patienten vor; es scheint, als wolle die Reaction eintreten, da der Puls sich hebt, die Kälte der Extremitäten nachlässt und der Gesichtsausdruck der Kleinen sich belebt; doch bald verfällt die Herzthätigkeit wieder und asphyktisch sterben die Kranken; in noch anderen tritt endlich nach mehrfachen Schwankungen die volle, zuweilen etwas stürmische Reaction ein. Das Gesicht wird heftig eongestionirt, die Herzaction wird lebhaft, die Haut wird heiss, reichlich schwitzend und unter Wiederkehr einer ziemlich reichlichen Urinsekretion und bräunlich gefärbter Defäcation geht der Kranke zur Genesung. Im Ganzen ist indess die Wiederkehr zur Norm durch die einfache Reaction selten, häufiger treten die Kranken zunächst in die Periode des Choleratyphoids. Im somnolenten Zustande, mit halbgeöffneten Augen und halboffenem Munde liegen die Kinder da. Die Augenlider sind mit eitrigem Schleim bedeckt, die Lippen trocken, die Zunge ist belegt, feucht mit rothem Rande. Die Haut ist warm, schwitzend, nicht selten mit Miliaria bedeckt, zuweilen Sitz des charakteristischen Choleraexanthems, der Leib ist weich, aufgetrieben. Die Diurese ist sparsam, der Urin wolkig trüb, von hohem specifischem Gewicht und albuminhaltig. Zuweilen ist eine Parese der Blasenmuskulatur vorhanden, so dass der Urin mittelst Katheter entleert werden muss. Der Stuhlgang ist angehalten, oder dünnbreiig von goldgelber bis bräunlicher Farbe. Erst unter allmäliger Zunahme der Urinsekretion, welche zuweilen enorm steigt, und unter reichlichen Schweissen wird das Sensorium mehr frei, das Aussehen der Kranken bessert sich, der Appetit kehrt wieder und allmälig treten die kleinen Patienten in die Reconvalescenz ein. — Die Schwere des Typhoids oder auch der gefahrdrohenden Complicationen, bedingen allerdings häufig auch in diesem Stadium der Krankheit noch den lethalen Ausgang. Dann bleibt das Sensorium benommen, zum mindesten ist die Apathie ausserordentlich. Mit Mühe schlagen die Kleinen die Augen auf, wenn sie angerufen werden. Der Puls bleibt elend, klein, unregelmässig. Nicht selten treten Convulsionen auf, welche bei dem Mangel der Diurese augenscheinlich urämischer Natur sind und unter Zunahme aller Erscheinungen erfolgt der Exitus lethalis. In anderen Fällen führen Complicationen wie Parotitis, Otitis media

duplex, Pneumonien, Diphtherie des Pharynx und der Genitalien nach
langer erschöpfender Krankheit den Tod herbei. — Dies das allgemeine
Krankheitsbild. — Es erübrigt einzelne Symptome des Choleraanfalls
genauer ins Auge zu fassen.

Stuhlgänge. Die Masse der Stuhlgänge ist in einzelnen Fällen
colossal, in anderen verhältnissmässig unbedeutend. Die Stühle sind
auf der Höhe des Anfalls exquisit reiswasserähnlich und enthalten weissliche Flocken in einem leicht molkigen dünnflüssigen Menstruum. Die
Reaction ist zuweilen alkalisch, zumeist neutral. Die mikroskopische
Untersuchung ergiebt colossale Massen von Bacterien (einzeln und
Zoogloea), verhältnissmässig spärliche Darmepithelien. Die chemische
Untersuchung ergiebt reichlichen Mucingehalt und von Salzen vorzugsweise Chlornatrium, durchschnittlich 3,7 pro mille (Bruberger).

Das Erbrechen ist auf der Höhe des Anfalles flüssig, wässrig,
den Stuhlgängen ähnlich. Die Menge des Erbrochenen hängt vielfach
von der Menge der eingenommenen Flüssigkeit ab. Die Reaction ist
zumeist neutral. Auch in dem Erbrochenen sind Chlornatriumsalze vorherrschend (2 bis 3 pro mille Schmidt).

Puls. Die Höhe des Anfalls zeichnet sich aus durch absolutes
Verschwinden des Pulses an der Radialis und in ganz schweren, rasch
tödtlichen Fällen auch an der Carotis. Die Herztöne ursprünglich
dumpf, verschwinden allmälig gänzlich, ebenso jede Andeutung des
Herzstosses. Erst mit Eintritt der Reaction wird die Herzbewegung
wieder lebhafter, Herztöne und Puls kehren wieder und zuweilen wird
die Herzaction sogar stürmisch. In der Reactionsperiode und im Typhoid
kommen nicht selten Pulszahlen von 200 Schlägen zur Beobachtung.

Respiration. In der Asphyxie ist die Respiration in der Regel
etwas erschwert, die Athemzüge tiefer, indess ist trotz der erheblichen
Eindickung des Blutes und trotz der Stase in den Venen die Respiration
verhältnissmässig gut. Rasche, oberflächliche, stossende Respiration
kommt erst im Typhoid unter dem Einfluss der Entwickelung pneumonischer Heerde vor. — Die Stimme ist auf der Höhe der Asphyxie bei
grösseren Kindern zuweilen complet aphonisch, bei kleineren Kindern
ist die Stimme in der Regel fast unverändert (Monti).

Temperatur. Die Temperatur an der Peripherie des Körpers
ist erheblich niedriger, während des asphyktischen Stadiums dagegen
ist die innere Körpertemperatur erhöht. Die Temperatur steigt zumeist
mit Herannahen des Todes. Die normale Reaction ergiebt einen allmäligen Ausgleich zwischen der Temperatur der Peripherie und der
inneren Organe. In den protrahirten asphyktischen Fällen sinkt die

Temperatur auch in den inneren Organen unter die Norm. Complicationen während des Typhoids steigern in der Regel die Temperatur und
auch in der Reconvalescenz kommen ohne nachweisbare Ursache Temperatursteigerungen vor — (Güterboek, nach Messungen, welche zum
grossen Theile von mir im zweiten Berliner Cholerahospital ausgeführt
wurden).

Harn. Die Harnsekretion wird mit Eintritt des Choleraanfalls
unterbroehen; die Wiederkehr zur Norm wird in demselben Maasse
durch die Wiederkehr der Harnabsonderungen geleitet, so ist also die
Quantität des Urins ein wichtiges pathognostisehes und prognostisches
Zeichen. Der erste Choleraharn zeigt ein etwaiges specifisches Gewicht
von 1012 bis 1024 (Brnberger), in dem späteren Urin ist dasselbe
je nach der Absonderungsmenge, die colossal werden kann 1004 bis
1008 und noch niedriger. Die Reaction ist zumeist sauer. Von morphotischen Bestandtheilen sind im ersten Urin reichliche Epithelien,
hyaline Cylinder und Fettkörnchenconglomerate, indess verschwinden
diese Beimischungen mit der Zunahme der Urinmenge. Auffallend gering
ist der Gehalt des Urins an Chlornatrium, kaum 1 pro mille, und zuweilen hält diese Alteration bis in die Reconvalescenz an (Brnberger).
Nicht selten schliesst sich an das Typhoid eine entwickelte chronische
Nephritis mit den entsprechenden pathologischen Veränderungen des
Harnes an.

Haut. Die Haut der Cholerakranken ist kalt, cyanotisch, von
einem eigenthümlichen klebrigen Schweiss bedeckt. Der Schweiss ist
zuweilen so reich an Harnstoff, dass sich ein krystallinischer Nieder-
schlag davon auf der Haut festsetzt (Sehottin); überdies verbreitet
die Haut der Cholerakranken einen faden, ganz specifischen Geruch,
den ich nur bei dieser Krankheit kennen gelernt habe. Im Typhoid
kommt auf der Haut ein eigenthümliches, zum Theil Roseolaartiges
(Flecken) zum Theil der Urticaria ähnliches (Quaddeln) Exanthem vor.
Dasselbe befällt Arme, Schenkel, Brust und zeichnet sieh durch eine
lebhafte Rosafarbe aus; vielfach wird seinem Erscheinen prognostische
Bedeutung beigemessen.

Nervensystem. Das Sensorium bleibt im Anfalle frei, doch
ist die Apathie der kleinen Kranken enorm; kaum, dass dieselben
winseln. Im Typhoid sind Sopor, Delirien und selbst maniakalische Zustände bei Kindern nichts gar Seltenes. Convulsionen treten in der
Reactionsperiode und in dem Typhoid ebenfalls auf, dagegen sind die
bei Erwachsenen so überaus quälenden Muskelkrämpfe des asphyktischen
Stadiums bei Kindern seltener, als bei Erwachsenen. — Auch Lähmungs-

erscheinungen mit gleichzeitigen Contracturen der Antagonisten kommen
bei Kindern zur Beobachtung; überdies habe ich auch mehrfach Blasen-
lähmungen bei ganz kleinen Kindern gesehen.

Sinnesorgane. Besonders auffällig sind die in der Zeit des
Typhoids statthabenden pathologischen Veränderungen des Auges. Die
Conjunctiven sind stark injicirt, in den Winkeln der Augen sieht man
dicke, zum Theil eingetrocknete Eitermengen, die Augen sind nur halb
geschlossen. In den schwersten Fällen kommt es zu Abstossung des
Epithels an der dauernd unbedeckten unteren Hälfte der Cornea und
ich habe Fälle gesehen, in welcher durch totale Verschwärung der
Cornea und Sclerotica schliesslich durch Phthisis bulbi totaler Verlust
des Sehvermögens eintrat.

Complicationen.

Es giebt bei der Schwere der Allgemeinerscheinungen kein Organ,
welches nicht im Verlaufe des Choleratyphoids pathologische Zustände
durchmachen könnte. In der Frequenz obenan stehen indess die Affectionen der Parotis, der Nieren, der Lungen und Pleura; auch Vereiterungen des Unterhautzellgewebes mit Erysipel, Cystitis, Pericarditis
und Endocarditis und selbst Peritonitis kommen im Typhoid und im
Anschlusse an dasselbe vor.

Die Parotitis setzt in der Regel mit hohem Fieber ein und die
Rapidität der Schwellung des Organes ist geradezu überraschend. In
wenigen Stunden ist das Gesicht der kleinen Patienten unförmig geschwollen; die Mundschleimhaut ist roth, aus der Oeffnung des Ductus
Stenonianus lässt sich ein gelber Eiterpfropf mit Leichtigkeit herauspressen. Der Schmerz ist lebhaft und die Infiltration der Umgebung,
die entzündliche Schwellung der Fascia parotideo-masseterica verhindert
das Oeffnen des Mundes und das Kauen. In der Regel geht der Process
rasch in Eiterung über, und nur frühzeitige ausgiebige Incision kann
Eitersenkungen nach dem Halse verhüten; zuweilen bricht indess der
Eiter nach dem Gehörgang durch, zuweilen auch nach dem Pharynx.
Gerade diese Fälle combiniren sich leicht mit dem Erysipel und führen
zumeist zum Tode.

Nierenentzündungen mit allen Symptomen dieser Krankheit, wie Albuminurie, Haematurie, Absonderung von Harncylindern bedingen Hydrops
und ebenfalls nicht selten urämische Convulsionen, welche tödtlich enden.

Am häufigsten sind katarrhalische Pneumonien, welche bei den
herabgekommenen Kindern unter schwerer Dyspnoë, lang hingezogenem
Fieber schliesslich ebenfalls manchen Todesfall bedingen.

Diagnose.

Die Diagnose der Cholera ist in Zeiten der Epidemie nicht schwierig. Jede Diarrhoe ist als Choleraprodrom in solcher Zeit gefährlich und muss als der Cholera zugehörig aufgefasst werden. Gesellt sich Erbrechen der Diarrhoe hinzu und treten die charakteristischen Symptome der Algidität, Cyanose, Kühle der Extremitäten, Pulslosigkeit, Anurie hinzu, so ist die Diagnose unzweifelhaft. Verwechslungen sind nur mit Vergiftung mittelst Arsenik oder Tartarus stibiatus möglich und vor diesen sichert die Anamnese. — Schwieriger ist die Diagnose des Typhoids, wenn man den Anfall nicht beobachtet hat; hier ist neben der Anamnese der Verlauf der Temperaturcurve geeignet, insbesondere vor Verwechslungen mit Abdominaltyphus zu schützen. Das Choleratyphoid zeigt fast nie die charakteristische Regelmässigkeit der Typhuscurve.

Prognose.

Die Prognose der Cholera ist für das kindliche Alter, wie für die Erwachsenen gleich dubiös. Weder strotzende Körperfülle, noch gesunde Constitution verbessern dieselbe. Nach den Erfahrungen, die ich an Erwachsenen gemacht habe, scheint es allerdings, wie wenn eine dauernd reiche Amylumkost vor der Erkrankung die Prognose verschlechtert, wenigstens starben in unserem Hospitale fast alle aus dem Arbeitshause stammenden Kranken, selbst wenn sie robust erschienen und gut genährt waren. Die Länge der Dauer des Anfalles, die protrahirte Asphyxie verschlechtern die Prognose. — Erhebliche Ausdehnung des Leibes, schwappende Füllung desselben mit flüssigen Massen und heisse Haut des Abdomen verschlechtern die Prognose. — Rasche Wiederkehr reichlicher Harnabsonderung, das Auftreten des Choleraexanthems verbessern im Ganzen die Prognose; in demselben Maasse verschlechtern mangelhafte Diurese nach dem Anfalle und Complicationen jeglicher Art dieselbe. — Im Grossen ist die Lebensgefahr für Kinder unter fünf Jahren am bedeutendsten und hier sind wiederum Säuglinge (0 bis 1 Jahr) am meisten gefährdet. Bei Kindern über zehn Jahren ist die Prognose relativ günstig. Im Typhoid sind wegen der drohenden Complicationen seitens der Lungen rachitische und scrophulöse Kinder mehr gefährdet, als gesunde.

Therapie.

Bei der vollständigen Unkenntniss des Choleragiftes und der Rapidität des Verlaufes ist von einer Therapie, wenigstens soweit sie den eigentlichen Anfall betrifft, keine Rede, daher wird in der Verzweiflung des Thuns bei wenigen Krankheiten so viel Unsinniges angewendet, als bei dieser Krankheit. Die Prophylaxe der Krankheit ist eine internationale Frage; ist die Krankheit irgendwo überhaupt aufgetreten, so nützt die persönliche Prophylaxe wohl dem Vorsichtigen, die epidemische Verbreitung wird aber bei der Zahl der Unklugen und Uneinsichtigen kaum verhindert. — Die Prophylaxe für das Kindesalter lässt sich in folgenden Maassregeln zusammenfassen. Man halte von den Kindern jede Kost fern, welche bewusstermaassen bei ihnen leicht Diarrhoe hervorbringt, und man sei selbst in der Verabreichung zuträglicher Nahrung mässig. Als eine hervorragend wichtige Maassregel erscheint mir, Kindern Nichts zu verabreichen, was nicht vorher gekocht worden ist; dies bezieht sich selbst auf das Mundwasser. Alle sonst bei Kindern nothwendigen hygienischen Maassregeln, wie die der Reinlichkeit, des Genusses frischer Luft, der Regelmässigkeit müssen in erhöhtem Maasse zur Anwendung kommen. — Wichtig ist es ferner, die Obstipation zu verhüten und auf der anderen Seite jeder Diarrhoe die sorgfältigste Aufmerksamkeit zu schenken. — Kinder, welche an chronischen Dyspepsien leiden, entfernt man am besten gänzlich aus cholerainficirten Orten. Die Ueberwachung der Aborte in Schulen ist eine communale Aufgabe, die Fernhaltung von Kindern, welche an Diarrhoeen leiden, aus der Schule eine Pflicht der Eltern.

Kinder, welche an Diarrhoe leiden, müssen zu Bett und müssen bei strengster Abstinenz in Speise und Trank gehalten werden. Am besten verabreicht man denselben nur mild-schleimige Getränke (Reisschleim, Haferschleim) und entzieht ihnen jede feste Nahrung. Als Getränk ist abgekochtes Wasser und auch etwas Selterwasser (aus destillirtem Wasser bereitet) in kleinen Quantitäten zu gewähren. — Die Rückkehr zu Bouillon und festerer Speise darf erst statthaben, nachdem die Diarrhoe einige Tage hindurch sistirt ist. Bei der medicamentösen Behandlung der Diarrhoe rathe ich vorerst dringend ab von der besonders für kleinere Kinder entschieden gefährlichen Anwendung der Opiate. Nicht wenige der Kinder, die ich an Cholera habe sterben sehen, standen unter dem deletären Einfluss von Opiaten, die den Kindern, bevor sie im Krankenhause Aufnahme fanden, verabreicht waren. Man gebe den Kindern, wenn die Zunge belegt ist, nur einige Tropfen Ac. hydrochloratum in einem Decoct. Alth. — bei saurer Reaction der Stühle gebe man Bismuth. hydrico-nitricum (0,05 bis 0,25 pro Dosi) und wenn lebhafte Fieberbewegungen, Uebelkeiten und belegte Zunge die Diarrhoe begleiten und eine hervorragende Betheiligung des Magens andeuten, gebe man Resorcin 0,06 bis 0,15 pro Dosi; zu vermeiden sind Salep und auch Stärkeklistire, weil beide die Gährungserscheinungen im Darm nur vermehren. Von Excitantien giebt man am besten etwas feurigen lebhaften Wein (Sherry, Portwein), nur nicht den schlechten Alltagsrothwein, oder sogenannten Ungarwein; selbst Cognac in etwas Wasser ist anzurathen. — Den Leib bedecke man mit einem warmen Tuche und wenn lebhaftes Fieber vorhanden ist, ist auch eine hydropathische Einwickelung des Abdomen am Platze. — Zu den eigentlich stopfenden Mitteln, Arg. nitricum, Acid. tannicum, Colombo, Cascarilla gehe man nur über, wenn die Diarrhoe länger dauert und die Kinder völlig fieberfrei sind. Am besten wendet man die erstgenannten Arg. nitricum und Acid. tannicum im Klistir an und verschont den Magen mit den differenten Substanzen.

Gesellt sich, trotz der genannten Mittel und Cautelen, Erbrechen der Diarrhoe hinzu, wird das Gesicht spitz, und treten beginnende Zeichen eines ernsten Choleraanfalls ein, so versuche man durch ein warmes Bad, mit folgenden sanften Frottirungen der Haut, Verabreichung von Cognac in etwas schwarzem Kaffee der drohenden Herzschwäche Herr zu werden. — Die empfohlenen Mittel können hierbei fortgesetzt werden. — Von Getränk verabreicht man am besten in Eis gekühltes Selterwasser mit etwas Cognac gemischt.

In dem entwickelten Stadium algidum hat der Arzt nur die Aufgabe, die Circulation des sich eindickenden Blutes durch Belebung des Herzmuskels zu erhalten. Subcutane Injectionen von Tinct. Moschi, von Aether, Spir. camphorat., besonders aber die ersten beiden sind wohl zu empfehlen. Auch subcutane Injectionen mit Strychnin 0,005 pro Dosi, Chinin 0,10 pro Dosi, sind gemacht worden, und sind in der bezeichneten Absicht zu versuchen. — Im Allgemeinen liegt aber das Erhalten des Lebens nicht sowohl in der Hand des Arztes, als der aufmerksamen, den Bedürfnissen des Kranken vorsichtig Rechnung tragenden Pflege, welche sich besonders in der Wiederholung der Frottirungen, des Bades, der steten Darreichung kleinster Portionen von Eiswasser, Cognac, Kaffee, bestätigt.

Beginnt der Kranke in die Reaction einzutreten, so gönne man ihm vor Allem die sehnsüchtig verlangte Ruhe und reiche nur je nach der Beschaffenheit des Pulses kleine Gaben von Getränk oder der genannten Excitantien. Nimmt die wiederkehrende Spannung der Radialarterien wieder ab und beginnt der Puls urplötzlich wieder zu verschwinden, so sind gerade in dieser Periode subcutane Injectionen mit Aether und Tinct. Moschi wohl am Platze. Im Allgemeinen halte man den Kranken

in der Reactionsperiode etwas wärmer und unterstütze den von der
Natur eingeleiteten Schweissansbruch in dem Maasse, als er sich zeigt.
Forcirte Einpackung in der Absicht den Schweiss zu befördern, ist
geradezu schädlich und es kann sehr wohl kommen, dass man bei Eintritt höherer Temperatur und beginnenden Congestivzuständen nach dem
Kopfe allmälig zur Anwendung kalter Umschläge auf den Kopf übergeht. — Man überwache die Harnausscheidung und versuche, wenn das
Kind trotz eingetretener Reaction keinen Harn lässt, mit dem Katheter
denselben zu entleeren. Die Percussion, das halte man fest, giebt nicht
bestimmt Auskunft, ob die Blase gefüllt, oder leer sei. Die übrige Behandlung des etwa eintretenden Typhoids regelt sich nach den allgemeinen
therapeutischen Maximen. Hohe Fiebertemperaturen, Delirien, Convulsionen auf urämischer Basis, Parotitis, Pneumonie, Nephritis werden in
der bei diesen Affectionen beschriebenen Weise behandelt. — In der
Reconvalescenz bleibt bei Cholerakranken in der Regel eine hervorragende Empfindlichkeit des gesammten Gastro-Intestinaltracts zurück.
Man sei deshalb in der Darreichung der Nahrungsmittel besonders bei
jüngeren Kindern ausserordentlich vorsichtig. Es dauert ziemlich lange,
bevor es gestattet ist, zu Fleischdiät und zu der gewohnten Kost zurückzukehren.

Dysenterie (Ruhr).

Die Ruhr ist eine entschieden contagiöse, mit Tenesmus, blutig,
schleimigen oder eitrigen Diarrhoeen einhergehende, in der Regel fieberhafte Erkrankung des Dickdarmes.

Aetiologie.

Die Ruhr tritt zuweilen epidemisch auf; insbesondere sind grössere
Anstalten, Alumnate, auch Krankenhäuser von Epidemien heimgesucht.
In der Praxis ist das Vorkommen sporadischer Fälle vorherrschend,
wenngleich sich nicht läugnen lässt, dass dieselben sich in einer bestimmten Zeit des Jahres mehr und mehr häufen. Die Ruhr ist exquisit
an die Zeit des Hochsommers und des Herbstbeginnes gebunden und
schliesst sich in den grossen Städten, so in Berlin, direct an die Sommerdiarrhoeen an. — Die Krankheit befällt mit Vorliebe das kindliche
Alter, und macht keinen Unterschied im Geschlecht. Das Krankheits-
gift ist, wie meist überall, so auch hier unbekannt, indess glaube ich
für die Contagiosität der Krankheit sicher einstehen zu können; ich
habe ganz unzweifelhafte Uebertragungen von Kind zu Kind, schliesslich

auf die Erwachsenen derselben Familie beobachtet. In wie weit Trinkwasser, Obst und andere ungekochte Substanzen die Träger der Noxe sind, bleibt dahingestellt. Uebertragungen der Krankheit durch Benutzung derselben Nachtgeschirre, ist bei Kindern nicht unwahrscheinlich.

Pathologische Anatomie.

Man hat in der Krankheit drei Phasen des pathologisch-anatomischen Processes zu unterscheiden, die zum Theil neben einander vorkommen, aber doch eine gewisse Abstufung in der Intensität documentiren. Dieselben sind katarrhalische, folliculäre und diphtheritische Veränderungen der Schleimhaut, alle drei nicht selten mit hämorrhagischen Zuständen vergesellschaftet. Bei der katarrhalischen Form sieht man die Darmschleimhaut geschwollen und aufgelockert, das Epithel gequollen, verdickt, an einzelnen Stellen in Ablösung begriffen. Die Darmzotten zeigen reichlich mit Blut erfüllte Gefässe, das Bindegewebe ist verbreitert, in demselben reichliche lymphoide Zellen nachweisbar; hie und da sieht man länglich blutige Streifen in der Schleimhautfläche, zum Theil mit völlig intacter Schleimhaut, zum Theil mit Arrosion der Zottenköpfe entlang den Schleimhautfalten; indess ist diese katarrhalisch-hämorrhagische Erosion nur ganz flach. In der Regel ist die katarrhalische Affection mit Schwellung der solitären Follikel und wenn der Process in den Dünndarm hineingeht, auch der agminirten Peyer'schen Follikel verknüpft. Die Follikel sind reichlich mit Zellen erfüllt und erheben sich als weissliche Körper über die Schleimhaut, in der Regel umgeben von einem kleinen Kranz reichlich mit Blut injicirter Gefässe. — Ist der Process einiger Maassen intensiv, so kommt es zu Verschwärungen der so afficirten Follikel. Die reichlich im Follikel gebildeten Eiterkörperchen durchbrechen die Follikelwand und es bildet sich so ein tief gehender kleiner Substanzverlust, welcher an sich unbedeutend, allmälig durch Conflux mit der gleichen Affection der Nachbarfollikel ein buchtiges Ulcus in der Schleimhaut darstellt. Später führt der necrotische Zerfall der so abgelösten oberen Platte der Schleimhaut zur Bildung einer grösseren Ulceration. — Haemorrhagische Erosion, katarrhalische Schleimhautschwellung und Defect des Epithels, Follicularabscess und folliculares Ulcus kommen sämmtlich an demselben Darmstück und gleichzeitig zur Beobachtung. Daneben sind diphtheritische Infiltrationen und necrotischer Zerfall der Schleimhaut nicht selten. Grosse diphtheritische Längsstreifen, mit der Farbe der Fäcalien imbibirt, greifen in die Schleimhaut ein, die Schleimhaut ist dick

12*

geschwollen, die Muscularis und Serosa ödematös, verdickt; an anderer
Stelle sieht man den diphtheritischen Schorf ganz oder zum Theil gelöst
und einen mehr oder weniger tief greifenden Ulcus an dessen Stelle; die
gleichzeitigen Folliculargeschwüre sind ebenfalls mit diphtheritischer
Masse bedeckt; die obere Schleimhautdecke zum Theil necrotisirt und
in Fetzen herabhängend. An allen necrotisirten Stellen findet man
reichliche Einlagerungen von stäbchenförmigen Microorganismen zum
Theil in Haufen, zum Theil einzeln gelagert. So giebt die diphtheritisch erkrankte Dickdarmschleimhaut ein wüstes Bild der Zerstörung,
indem hämorrhagische Erosion, necrotische Schleimhautfetzen, diphtheritischer Schorf und flache und tief greifende Ulceration neben einander
bestehen.

Ausser diesen Veränderungen findet man beträchtliche frische
Schwellung der Mesenterialdrüsen, Schwellung der Milz und nicht selten
secundäre Veränderungen in den Nieren und Lungen (katarrhalische
Pneumonie).

Symptomatologie.

Die Krankheit beginnt entweder plötzlich mit hohem Fieber, bei
kleineren Kindern selbst mit Convulsionen und zeigt sofort in allen
Symptomen ihr wahres Gesicht, oder sie tritt schleichend ein unter
dem Bilde des subacuten, mit mässigem Fieber einhergehenden Darmkatarrhs. In den Fällen der ersteren Categorie werden die Kinder
unruhig, klagen über heftige Schmerzen im Abdomen, werfen sich hin
und her. Die Zunge ist trocken, grau mit rothem Rande, die Wangen
sind geröthet, Lippen trocken, viel Durst. — Der Drang zum Stuhlgang treibt die kleinen Patienten immer wieder in der kürzesten
Periode auf das Geschirr und unter peinvollem Pressen wird eine blutig
schleimige mit Fetzen untermischte Masse, welche nur ganz geringe
Mengen von Fäcalstoffen enthält, entleert. Die mikroskopische Untersuchung dieser Massen zeigt neben Schleim-Eiterkörperchen und Blutkörperchen vorzugsweise colossale Massen von zum Theil einzelnen,
zum Theil in Zoogloeahaufen liegenden Microorganismen, welche sich
indess in Nichts von den in normalen Stuhlgängen vorhandenen unterscheiden. Für Augenblicke scheint die Entleerung dieser Massen dem
Kranken Erleichterung zu geben, doch bald kehren die überhaupt
periodenweis auftretenden Schmerzen im Abdomen wieder und auch der
Tenesmus tritt alsbald wieder ein. Der Leib ist heiss, aber meist
weich, und nur mässig aufgetrieben. — Nicht so heftig sind die Erscheinungen in der zweiten Categorie von Fällen, welche als einfache

Diarrhoe eingesetzt haben, indess werden auch hier alsbald Leibschmerzen und Tenesmus quälend. — Hohes Fieber, Unruhe Tag und
Nacht hindurch, der quälende Tenesmus, die ziemlich reichlichen Blutverluste in den fortdauernd wiederholten Stuhlgängen, bringen in wenigen
Tagen die kleinen Patienten enorm herunter. Die Abmagerung ist auffallend, tiefe Bleiche der Gesichtsfarbe tritt ein, die Augen liegen tief
und eine eigenthümliche Apathie bemächtigt sich der Kinder. Der
Puls wird elend, die Athmung erschwert, weil unter dem Einfluss
der Herzschwäche Circulationsstörungen in den Lungen eintreten,
welche sich unter Husten als Katarrhe oder Atelektase der Lunge präsentiren. Unter Zunahme der Schwäche erfolgt in diesem Zustande in
wenigen Tagen nicht selten der lethale Ausgang. — In anderen Fällen
zieht der Process sich mit wechselnden Erscheinungen in die Länge.
Der Tenesmus und die charakteristischen Stühle verschwinden und
kommen nach einiger Zeit wieder. Fetzen, Blut und dünne Fäcalien,
auch Eiter in buntem Gemisch zeigen sich im Stuhlgang. Der Anus
wird excoriirt, die Analöffnung schlaff, so dass die Schleimhaut bei
leichtem Pressen sich herausstülpt. Hierbei zeigt dieselbe sich geschwollen, dick infiltrirt und oft mit diphtheritischen Schorfen bedeckt.
— Der Urin ist in diesen Fällen sparsam, hochgestellt und enthält
Albumen. — Die Abmagerung der Kleinen wird zuweilen excessiv und
in wenigen Krankheiten erhält der Gesichtsausdruck der Kinder einen
so leidenden Zug, wie in dieser. Nur allmälig geht der Zustand zur
Besserung, und selbst in diesen subacuten Fällen können noch schliesslich die Erschöpfung, oder concomittirende Uebel den Tod herbeiführen.
— Tritt Heilung ein, so erfolgt dieselbe unter Abnahme des Tenesmus,
der Schmerzen im Abdomen und unter Erscheinen normaler dünnbreiiger
Fäces. Das Fieber verschwindet, die Zunge wird rein, die Trockenheit derselben, die Rissigkeit der Lippen lassen nach, der Appetit wird
rege und das Gesicht und ganze Wesen der Kranken beginnt sich
wieder zu beleben. — Von den einzelnen Symptomen erheischt das
F i e b e r einige Worte. Die Temperaturen sind sehr wechselnd; ich
habe fast fieberfreie Fälle, und Fälle mit sehr hohen Temperaturen gesehen, in der Regel gehen die subacuten Fälle mit kaum mittleren
Temperaturen einher und bei tiefer Herabgekommenheit kann die Temperatur selbst unter die Norm gehen. — Von c o m p l i c i r e n d e n
Krankheiten sind ausser den schon genannten noch Noma, scorbutische
Affectionen der Mundschleimhaut und Gelenkaffectionen zu erwähnen;
sie compliciren die Dysenterie wie jede andere zymotische Krankheit.
— Von N a c h k r a n k h e i t e n endlich sind insbesondere Paresen der

Extremitäten zu erwähnen; auch hierin dokumentirt die Krankheit ihre Verwandtschaft mit den übrigen Infectionskrankheiten.

Diagnose.

Die Diagnose der Krankheit ergiebt sich lediglich aus der Beschaffenheit der Stuhlgänge. Das fetzenartige, blutig schleimige, eitrige Aussehen der Stuhlgänge ist charakteristisch. — Nicht so sicher pathognostisch sind die anderen Symptome, so können Tenesmus und Koliken fehlen, während dennoch die charakteristischen Stuhlgänge die Krankheit erwiesen.

Prognose.

Die Prognose der Dysenterie ist stets dubiös. Kleine Kinder und solche, welche in der Ernährung schon durch irgend welche frühere Attaquen gelitten haben, sind entschieden ernst bedroht, doch ist auch für die grösseren Kinder die Gefahr nicht gering. Insbesondere sind diejenigen Fälle, welche sich sehr lange hinziehen und diphtheritische Affection des Rectum an der hervorgestülpten Schleimhaut zeigen, übel daran. Die Sterblichkeitsziffer dürfte in manchem Sommer in Berlin sicher 30 bis 40 Procent betragen.

Therapie.

Die Thatsache, dass Stercoralstauungen im Colon und Rectum der Dysenterie ähnliche Symptome und selbst die anatomischen Läsionen derselben erzeugen können, giebt die therapeutische Maassnahme an die Hand, jeden Fall von Dysenterie vorerst mit Laxantien zu behandeln. Man beginne die Kur stets mit Darreichung von Ol. Ricini, bei jüngeren Kindern mit einer Emulsion aus demselben Mittel (Ol. Ricini 25 : 90 emulgirt. zweistündl. 1 Kdlf.). — Das Fieber und die heftigen Schmerzen bekämpfe man mit kalten Umschlägen oder hydropathischen Einwickelungen des Abdomen. Gegen den Tenesmus giebt es kein souveräneres Mittel als reichliche Irrigation mit lauwarmem Wasser. Diese Ausspülungen des Rectum mit reichlichen Wassermengen, wirken, wenn sie vorsichtig gemacht werden, ausserordentlich beruhigend und sind schon der etwaigen Stercoralstauungen wegen am Platze. — Sind die Leibschmerzen besonders heftig, so kann man die Irrigationen mit innerlicher Darreichung von Opium verbinden, und wie Jacobi richtig bemerkt, vertragen namentlich grössere Kinder während der Dysenterie etwas grössere Gaben Opium (Extr. Opii 0,015, 4 mal tägl. bei Kindern von fünf bis zehn Jahren). Gegen die reichlichen Ab-

sonderungen wende man schwache Klistire von Arg. nitricum 0,10 : 100
an, welche man am besten zwei bis drei Mal täglich den Wasserirriga-
tionen folgen lässt. — Die dauernde Unsauberkeit gebietet es, dysen-
terische Kinder täglich zu baden und die Bäder werden verständiger-
weise je nach der Höhe des Fiebers in der Temperatur normirt. Man
bewegt sich etwa zwischen 22 bis 28° R. Die Bäder werden vorzüglich vertragen. Mit diesen Mitteln kommt man in der Regel bei den
einfacheren Fällen durch. — Schwere diphtheritische Affectionen erheischen ausserdem die Application von Eisblasen auf den Leib. —
Gegen heftigen Tenesmus kann man, wenn die lauwarmen Irrigationen
im Stich lassen, Eisstückchen anwenden, welche in den Mastdarm ein-
geschoben werden; in noch anderen Fällen sind Suppositorien aus Extr.
Belladonnae 0,06 zu 0,5 Butyr. Cacao zu versuchen. — Die Diät
muss in möglichst blander Kost, Milch, Milchsuppen, Hafersuppen bestehen. Wein und Bouillon wird man anfänglich vermeiden, in den
verzögerten Fällen wird man indess von der Darreichung nicht ab-
stehen können; unbedingt zu vermeiden ist jede feste Speise. Gegen
den heftigen Durst gebe man Selterswasser, schleimige Getränke und
eventuell auch kleine Quantitäten kalten Kaffees.

Febris intermittens (Malaria) Wechselfieber.

Das intermittirende oder Malariafieber ist eine in periodisch wiederkehrenden Anfällen, mit Frost und Hitze, auftretende Krankheit, welche
aus gewissen, dem Boden innewohnenden Schädlichkeiten, hervorgeht und
von Person zu Person nicht übertragen werden kann.

Aetiologie.

Die neuesten Untersuchungen von Klebs, Tommasi-Crudeli,
Marchiafava, Lanzi, Marchand scheinen endlich über das
Malariagift Licht zu verbreiten. Die Autoren haben in dem sumpfigen
Boden von Malariagegenden die Sporen eines kleinen Bacillus nachge-
wiesen. Derselbe entwickelt sich im Körper der befallenen Menschen und
Thiere und erzeugt auch, wenn man behufs des Versuches ihn künstlich
auf Thiere überträgt, die charakteristischen intermittirenden Fieber-
attaquen, Milzschwellung und Pigmentanhäufung im Blute, wie sie dem
Malariafieber eigen sind. —

Das Malariafieber befällt Kinder mit Vorliebe und, ausserdem dass
man die Malariaveränderungen schon im Fötus nachgewiesen hat, kann

man schon in den allerersten Lebenswochen Intermittensfieber auftreten
sehen. Unterschiede der Disposition durch das Geschlecht giebt es
nicht. — Die Jahreszeit der Malariaerkrankungen ist in der Regel der
Hochsommer und Herbst.

Die Disposition für die Krankheit wächst in dem Maasse, als der
Organismus durch vorangegangene Krankheiten geschwächt ist. Die
einmalige Erkrankung an Malaria vermehrt die Disposition für dieselbe
Krankheit erheblich. Die Incubationsdauer wird auf durchschnittlich
14 Tage angegeben, ich habe indess bestimmt eine Incubationsdauer von
neun Monaten beobachtet.

Pathologische Anatomie.

Charakteristisch für das Malariafieber ist die schon an Lebenden
nachweisbare Vergrösserung der Milz. Das Organ ist in der Regel
brüchig, und der Sitz von zum grossen Theil in Untergang begriffenen
Blutkörperchen, zum Theil von bräunlichen Pigmentmassen; auch hae-
morhagische Heerde und Infarcte sind darin nachweisbar. Aehnliche
Schwellungen finden sich in der Leber. In beiden Organen haben
neuere Untersuchungen (Kelsch und Kiéner) eigenthümliche Zellen
nachgewiesen, welche sie als Wanderzellen (proliferirte und desquamirte
Gefässendothelien) auffassen und als aus der Milz herstammend beschreiben. Dieselben enthalten oft ein feinkörniges, bräunliches Pigment.
Aehnliches Pigment findet sich in der Milz reichlich vor und bei mehrfach wiederholten Recidiven findet man die Pigmentmassen auch im
Blute der Patienten, und in den übrigen Organen, selbst in der Haut,
während zugleich die Zahl der runden Blutkörperchen abnimmt. Kelsch
glaubt nun gerade aus der mit den Fieberattaquen analog gehenden Verminderung der Zahl der Blutkörperchen den Nachweis führen zu können,
dass die Pigmentmassen grösstentheils direkt aus den rothen Blutkörperchen hervorgehen. Wesentliche Veränderungen zeigt auch in der
Regel der Intestinaltrakt, dessen Schleimhaut aufgelockert und verdickt
ist. — Secundäre Veränderungen, oder wenigstens solche, deren direkten
Zusammenhang mit Malaria man nicht erweisen kann, findet man ferner
an Lungen und Herz (Pneumonie und Endocarditis). Ausserdem sind
Nierenentzündungen und Hydrops, die Begleiter schwerer Formen von
Malaria intermittens; dieselben sind zumeist die Folge der eigenthümlichen pigmentösen Alteration, welche das Blut erlitten hat.

Symptome und Verlauf.

Man hat in der Symptomatologie der Intermittens, mehr noch bei
Kindern als bei Erwachsenen, daran festzuhalten, dass neben dem regel-

mässigen Typus der Krankheit, die irregulären oder larvirten Formen derselben zu Tage treten.

Normale Intermittens. Die Krankheit beginnt bei Kindern in der Regel unter dem Bilde gastrischer Störungen. Uebelkeiten, Appetitlosigkeit, belegte Zunge, Kopfschmerz, Obstipation oder auch leichte Diarrhoe quälen mehrere Tage hindurch die Kleinen, ohne dass man des Zustandes mit den üblichen Mitteln Herr wird. — Allmälig treten die Beschwerden, zu einer bestimmten Stunde des Tages, nicht selten in den Abendstunden ein. Die Kinder werden bleich, klagen über Kälte, die Finger werden wohl auch leicht cyanotisch, die Nägel blau, die Füsse kalt, und die Kinder suchen mit Vorliebe das Bett; indess währt dieser Zustand des vorwiegenden Kältegefühls nicht lange; bald tritt das Gegentheil ein. Die Haut wird warm oder bald sogar brennend heiss, das Gesicht congestionirt, der Puls sehr rasch, und gleichzeitig werden die Kinder auffallend unruhig, sie wälzen sich im Bett hin und her, deliriren auch wohl und verlangen das Bett zu verlassen. Nach und nach bedeckt sich die Haut mit gelindem warmen Schweiss und nach mehrstündigem Schlaf fühlen sich die Kleinen wieder wohl und verlangen zuweilen nach der gewohnten Beschäftigung. — Nicht immer sind die Anfälle so vollständig entwickelt, namentlich ist das Froststadium nur andeutungsweise vorhanden und der Anfall setzt mit Fieberhitze ein; auch das Schweissstadium kommt zuweilen nur andeutungsweise vor.

Die Anfälle kehren in der Regel zur bestimmten Tageszeit wieder, meistens jeden Tag (quotidian), selten einen Tag oder mehrere Tage überschlagend (Tertian- und Quartantypus). — So unscheinbar die ganze Affaire ist, wenn die Kleinen am Abend des Tages, an welchem der Anfall erfolgt ist, vollständig wohl und wie wenn nichts vorgefallen wäre, umherspielen, so überraschend ist doch nach wenigen Tagen die Abnahme der Körperfülle und die erhebliche Anämie, welche die Kinder zur Schau tragen. — Das dauernde Zeichen der Continuität des Uebels ist neben der Veränderung im Aussehen die nachweisbare Vergrösserung der Milz, welche sehr bald unter dem Rippenbogen palpirt werden kann. — So kann der Zustand Wochen in Anspruch nehmen, während die Kleinen mehr und mehr herunterkommen, bis die geeigneten Mittel in Anwendung kommen.

Die unregelmässigen Intermittensformen. Die Unregelmässigkeiten beziehen sich nicht sowohl allein auf Störungen in der Regelmässigkeit der Wiederkehr der Anfälle, als vielmehr auch auf die Art der Attaquen. Dieselben sind zuweilen so lebensbedrohend, dass eine Reihe der hierhergehörenden Erkrankungsformen den Namen

der perniciösen Wechselfieber erhalten haben. Obenan steht
die Intermittensform mit vorwiegend nervösem Typus der Anfälle. —
Die Anfälle beginnen entweder sofort mit schweren nervösen Symptomen,
oder dieselben stellen sich im Verlaufe derselben ein. Schwindel,
Ohrensausen, schwere Ohnmachten, tiefer Sopor, Oedema pulmonum, allgemeine Convulsionen der heftigsten Art, furibunde Delirien, Unregelmässigkeit und Aussetzen des Pulses können in bunter Reihe im Anfalle
auftreten oder einzeln das Bild beherrschen; jede Erscheinung an sich
augenscheinlich aufs Höchste das Leben bedrohend.

In einer anderen Gruppe von Fällen sind die Unregelmässigkeiten
durch Symptome erzeugt, welche von Seiten des Intestinaltracts in den
Vordergrund treten; so durch heftiges Erbrechen oder Diarrhoeen,
welche in einer gewissen, wenngleich nicht vollständig typischen
Regelmässigkeit vorkommen; aber auch hier tragen schwere Formen
von Haemathemesis, von blutiger Diarrhoe und von dysenterischen
Darmabsonderungen in Verbindung mit Collapszuständen, mit Sopor
und Coma dazu bei, das Bild der perniciösen Malaria zu vervollständigen.

Die Complication der Intermittens mit Erkrankungen der Respirationsorgane führt gleichfalls zu eigenthümlichen Krankheitsformen. So kommen Attaquen von acuter Laryngitis mit Symptomen des Pseudocroup,
schwere Bronchitiden, asthmatische Anfälle und selbst Pneumonien vor,
denen ein intermittirender Typus vielleicht nur durch die intermittirenden Fieberanfälle der Malaria aufgedrückt wird, die aber bei der Länge
der Dauer durch die Absorption der Kräfte der kleinen Patienten und
durch die in der Respiration und Circulation geschaffenen Störungen
schliesslich höchst deletär werden.

Ausser allen diesen Variationen ist das Kindesalter von denjenigen
larvirten Formen, welche sich als Neuralgien kund geben und allerdings
vorzugsweise bei Erwachsenen vorkommen, nicht völlig verschont; nur
sind begreiflicherweise im jüngeren Kindesalter diese Erkrankungsformen wegen der mangelhaften anamnestischen Angaben überaus schwer
durchsichtig und erkennbar.

Complicationen und Folgezustände.

Es ist schon erwähnt, dass Kinder durch Malaria sehr rasch herunterkommen. Die vielfache Wiederkehr der Attaquen, die lange Dauer
der Krankheit ohne genügende Behandlung, endlich die Combination
mit constitutionellen Anlagen bringt es bald zu schweren, mächtigen
Milztumoren, und zu Pigmentveränderungen des Blutes mit Ablagerung
von Pigment in sämmtlichen Organen, zu den davon abhängigen

Störungen der Circulation und Ernährung. Die Kinder werden bleich, abgemagert, elend und schliesslich aus Anaemie hydropisch. Appetit und Ernährung liegen darnieder. Die Circulationsstörungen in den Nieren führen aber auch zu subacuten entzündlichen Processen des Organs, mit Albuminurie und Störung der Harnsecretion, schliesslich zu Hydrops, urämischen Erscheinungen und Tod.

Diagnose.

Die Diagnose der Malaria in eigentlichen Malariagegenden gehört gewiss nicht zu den Schwierigkeiten; insbesondere ist der alsbald auftretende Milztumor ein exacter Führer zur Diagnose; desto schwieriger kann insbesondere bei den larvirten Formen die Diagnose werden. Ich habe Fälle gesehen, die im Anfange in exquisitester Weise das bedrohliche Bild einer beginnenden tuberculösen Meningitis vortäuschten, und wo nur die äusserste Vorsicht in Berücksichtigung aller Verhältnisse, und endlich das rasche Anwachsen der Milz, vor dem Irrthum schützte. — Desgleichen bieten gerade die perniciösen Formen häufig anfänglich diagnostische Schwierigkeiten. Die Unmöglichkeit, das versatile Bild der acuten Krankheit anderwärts zu rubriciren, die sorgfältige Exclusion eines localisirbaren Uebels und endlich wieder der Befund des Milztumors führen schliesslich doch zur Diagnose.

Prognose.

Die Prognose ist für Fälle, welche sporadisch auftreten, vollkommen günstig; sie ist ungünstiger in Malariagegenden, welche Jahr aus Jahr ein von Epidemien heimgesucht werden. Die Prognose ist ferner günstiger bei den reinen Intermittensformen, während die unregelmässigen und larvirten Formen unberechenbar im Verlauf sind, und zwar sind sie es sowohl quoad vitam als auch quoad valetudinem completam; insbesondere werden Kindern die nervösen Formen bedrohlich, sowohl die mit Convulsionen als auch mit Sopor und Coma einhergehenden.

Therapie.

Es ist ein Fehler bei den leichteren Formen der Malaria-Intermittens, ohne Rücksicht auf den gastrischen Zustand mit dem specifisch wirkenden Chinin auf den Organismus einzustürmen; bei den schweren Formen mit bedrohlichem Charakter bleibt allerdings kaum etwas anderes übrig und es kommt darauf an, auf dem kürzesten Wege eine genügende Quantität Chinin dem Körper zuzuführen. Man giebt entweder innerlich in Pulvern oder gelöst als Clysmata 0,3 bis 0,5 bis 1 Gramm pro Dosi, und muss sich, wenn das Mittel weder in Clysma noch

bei innerer Verabreichung vom Kranken behalten wird, nolens volens
zu subcutanen Injectionen (am besten das leichte lösliche Chinin.
tannicum in etwas grösserer Gabe) entschliessen. — In den leichteren
Formen ist es gut, vor der Darreichung des Chinin durch ein mildes
Abführmittel und durch vorläufige Darreichung von Acid. hydrochloratum
oder Ammoniac. hydrochloratum die vorherrschenden dyspeptischen Erscheinungen zu bekämpfen und erst später das Chinin folgen zu lassen.
Nach dem unter dem Eindruck grosser Chiningaben erfolgten Nachlass
der Intermittenssymptome thut man in jedem Falle gut, täglich kleinere
Gaben weiter zu geben.

Neuerdings ist die Tinct. Eucalypti gegen Intermittens empfohlen
worden (2 bis 3 Theelöffel pro Dosi).

Zielewicz und Weiss haben vielfach Natr. salicylicum (0,5
bis 2 bis 4 Gramm) während des Fieberanfalls empfohlen, indess scheint
es doch dem Chinin vielfach in der Wirkung nachzustehen. — Auch
das Resorcin 0,5 bis 1 bis 2 : 120 Aq. soll mit gutem Erfolg gegen
Intermittens während des Anfalls angewendet werden können.

Die Ernährung der Kranken muss mild und nahrreich sein, entsprechend den nach dieser Richtung bekannten Vorschriften. Wein und
Bier in kleinen Gaben sind den Kindern zu gestatten.

In der Reconvalescenz kommt Alles darauf an, die kleinen Patienten
vor Diätfehlern zu schützen und bei grosser Neigung zu Recidiven ist
ihre Entfernung aus Malariaorten dringend geboten.

Chronische Allgemeinkrankheiten.

Anämie.

Es kann vielleicht nicht gerechtfertigt werden, die Anämie
als eine selbständige Krankheit des kindlichen Alters hinzustellen;
denn so oft auch anämische Zustände gerade bei Kindern zur Erscheinung kommen und Gegenstand ärztlichen Handelns werden, so
sind die Grundursachen derselben nicht sowohl im Blute selbst, als
vielmehr anderswo zu suchen. Eine genuine Erkrankung des Blutes,
als eines organischen Gewebes ist zum mindesten überaus schwer nachweisbar. Die Berücksichtigung der Anämie in einem speciellen Capitel
geschieht aber aus praktischem Grunde, weil die Störungen der
Blutbildung gerade bei Kindern mehr in den Vordergrund treten, als
bei Erwachsenen. Es hängt dies zusammen mit den bedeutenden Um-

bildungen, welche im fortschreitenden Wachsthum Blut und Gefässe im kindlichen Organismus erleiden. Aus den physiologischen Erörterungen (pag. 3) geht hervor, dass das Blut der Kinder an farbigen Blutkörperchen allmälig zunimmt, dass sein Hämoglobingehalt schwankt und dass selbst die Gesammtblutmenge in ihrer Relation zum Körpergewicht allmäligen Veränderungen unterworfen ist. Ausgiebige Wandlungen haben wir bei der Entwickelung des Gefässsystems kennen gelernt und haben daraus die Veränderungen in den Verhältnissen des Blutdruckes mit fortschreitendem Wachsthum resultiren sehen. Nimmt man hinzu, dass das Wachsthum sämmtlicher Organe nur ermöglicht wird durch die dem Blute entnommenen Appositionsmassen, dass jedes Organ zur Zeit seines grössten Wachsthums an die Blutmasse erhebliche und wiederum verschiedene Ansprüche erhebt, so ergiebt sich eine Perspective für die Möglichkeiten von Störungen, die geradezu unabsehbar wird. Jede Störung der Assimilation durch Erkrankungen des Darmkanals, jeder fieberhafte Process im frühesten Säuglingsalter, directer Blutverlust durch Verletzungen (Circumcision), oder spontane Erkrankungen (Melaena), Eiterungsprocesse, ferner fehlerhafte Ernährung, anomale Erregungen des Nervensystems (Masturbation, Ueberanstrengung in der Schule), schlechte hygienische Verhältnisse im Grossen, sei es im frühesten oder späteren Kindesalter, endlich congenitale Belastung (Syphilis, Tuberculose), werden gerade wegen der physiologischen Ansprüche an Blut und Gefässe in dieser Lebensepoche sich schliesslich als anämische Processe documentiren. So ist die Anämie zwar nur ein Endeffect vorangegangener Anomalien, indess kann der Fehlerhaftigkeit in der Blutbildung eine schliesslich gewisse Selbständigkeit doch nicht abgesprochen werden, so dass sie endlich den Cercle vicieux schliessend, eine hervorragende pathologische Bedeutung hat.

Symptome.

Die Anämie äussert sich zunächst durch Erblassen der äusseren Haut und der Schleimhäute. Das Fettpolster ist davon ganz unabhängig; es giebt Kinder, welche bei mächtigem Panniculus ausserordentlich anämisch sind. Die Muskulatur ist in der Regel welk und wenig entwickelt. Die Kinder ermüden leicht, sind deshalb energielos in den Bewegungen und im Spiel. Der Appetit ist gering oder auf fehlerhafte Weise nach fremdartiger Richtung entwickelt (pica). Der Stuhlgang ist unregelmässig, zuweilen ist hartnäckige Verstopfung vorhanden, zuweilen Diarrhoe. Magen- und Darmschleimhaut sind diesen Schädlichkeiten gegenüber überaus empfindlich. Der Harn ist reichlich, hell von geringem specifischem Gewicht. Nicht wenige Kinder sind so energielos, selbst im fortgeschrittenen Alter den Harn ins Bett zu lassen (Bettnässen). Die Kinder sind in der Regel im Ganzen nervös. Der Schlaf ist gestört, unruhig, die Gemüthsstimmung reizbar; auch die Neigung zu Convulsionen ist vorherrschend, und nicht wenige Kinder erkranken im weiteren Wachsthum an Chorea. Geistige Anstrengung wird schlecht vertragen und insbesondere sind Schulkinder unter dem Eindruck der gestellten Anforderungen schweren nervösen Attaquen, Schlaflosigkeit, nächtlichem Aufschrecken, Neuralgien etc. ausgesetzt. Der Herzimpuls ist schwach. Die Herztöne dumpf, zuweilen die Herzdämpfung etwas breiter als normal. Venengeräusche sind in vielen Fällen, insbesondere im späteren Kindesalter vernehmbar. Die Pulswelle ist niedrig, die Arterie leicht zu comprimiren. — Im Grossen und Ganzen sind die Kinder wenig widerstandskräftig, unterliegen daher leicht der Infection und gewisse acute Krankheiten, wie Pneumonien, Typhus, nehmen einen schleppenden und gerade deshalb gefährlichen Verlauf.

Diagnose.

Die Diagnose der Anämie ergiebt das blasse Aussehen der Haut und der Schleimhäute und die Welkheit der Gewebe; indess wird man aus den obigen ätiologischen Erörterungen erkennen, dass mit der Diagnose der Anämie überhaupt wenig gewonnen ist. Das causale Moment ist für den Einzelfall festzustellen. — Vor Verwechslungen mit Leukämie muss man sich durch die mikroskopische Untersuchung des Blutes sicher stellen. — Man sei ferner vorsichtig, dass man Phthisis pulmonum, Rachitis, Syphilis und andere constitutionelle Krankheiten nicht vor der Anämie übersehe.

Prognose.

Die Prognose des Einzelfalles ist abhängig von der Art der causalen Momente. Constitutionelle Grundlagen geben eine schlechtere Prognose, sind Ernährungsanomalien oder fehlerhafte hygienische Verhältnisse vorangegangen, oder acute Krankheiten (Pneumonie, Typhus, acute Exantheme, Diphtherie) die Ursachen der Anämie, so ist die Prognose natürlicherweise in dem Maasse besser, als diese Ursachen sich beseitigen lassen oder schon beseitigt sind.

Therapie.

Es leuchtet aus der Aetiologie ein, dass es specielle Vorschriften für die Behandlung der Anämie nicht giebt. Die Therapie ist zunächst gegen die Causa morbi zu richten. — Dyspeptische Störungen müssen mit den geeigneten Mitteln beseitigt werden, antihygieuische Einflüsse müssen abgestellt werden; gegen die constitutionellen Grundlagen ist mit den entsprechenden Mitteln einznschreiten; so kann es kommen, dass die Anämie eines syphilitischen Kindes am besten mit Mercurialien, die eines scrophulösen mit Ol. Jecoris, Soolbädern und Jodpräparaten beseitigt wird. Zum Versuch der directen Blutverbesserung wird man immer erst übergehen dürfen, wenn man der Indicatio causalis genügt hat; dann sind Eisenpräparate (Tinct. Ferri pomat. oder Ferrum carbonicum saccharat. oder das pyrophosphorsaure Eisenwasser in Milch) am Platze. Für hartnäckige, insbesondere mit schweren nervösen Störungen einhergehende Fälle ist der Solnt. arsenicalis Fowleri Gtt. 3 bis 5 Tropfen täglich, zuweilen sehr zweckdienlich. Auch das Strychnin, 0,001 pro Dosi intern., wird neben Eisenpräparaten zu versuchen sein (J a c o b i).

Chlorose (Bleichsucht).

Die Chlorose unterscheidet sich von der Anämie wesentlich dadurch, dass ihre causale Grundlage constitutionell ist. Nachdem V i r c h o w als die wesentliche Ursache der Chlorose angeborene Enge der Arterien und Kleinheit des Herzens nachgewiesen hat, und die bahnbrechenden Untersuchungen B e n e k e 's über die constitutionellen Grundlagen des Krankseins (Messungen und Wägungen der Gefässe und Organe) der von V i r c h o w geschaffenen Anschauung eine breite Basis gegeben haben, kann über die Pathologie der Chlorose kein Zweifel sein. Die Verringerung der rothen Blutkörperchen und die Verminderung des Eisengehaltes im Blute sind nur secundäre Zustände, erst hervorgegangen aus den anatomischen Anomalien. — Die Chlorose ist allerdings vorzugsweise eine Krankheit der Mädchen, und kommt gerade wieder in jener Zeit am deutlichsten zum Vorschein, wo die relativen Grössenverhältnisse des Circulationsapparates zu den übrigen Organen sich am lebhaftesten verschieben, d. i. zur Zeit der Pubertät. Im Ganzen haben Kinder ein relativ weites arterielles Gefässsystem, und relativ kleines Herzvolum, während in der Pubertätszeit mit dem fortschreitenden Längenwachsthum die arterielle Blutlaufbahn relativ enger, das Herz dem entsprechend relativ voluminöser wird. Es ist also klar, dass der Einfluss der angeborenen Enge und Dürftigkeit der Arterien sich zur Pubertätszeit in seiner vollen Schädlichkeit zeigen muss. Die vorhandenen und sich allmälig mehr ergebenden Anomalien der arteriellen Circulation in Lungen, Darmkanal und im

Drüsenapparat müssen endgültig die Assimilation der Nahrungsmittel und die Blutbildung beeinflussen. So sehen wir auch hier wieder den Cercle vicieux, indess auf anatomischer Basis sich entwickeln.

Symptome und Verlauf.

Die Symptome der Chlorose decken sich im Wesentlichen mit denen der Anämie; hier wie dort die geringe Widerstandsfähigkeit und rasche Erschöpfung des gesammten Organismus; hier wie dort die vorherrschende Reizbarkeit des Nervensystems, die Störungen der Verdauung. — Der Verlauf ist indess in so fern ein anderer, als die Beseitigung der Zustände, weil sie auf anatomischen Grundlagen basiren, schwieriger ist und dass mit jeder etwas rascheren Wachsthumsverschiebung einzelner Organe die Symptome wieder neu zum Vorschein kommen, die Krankheit also recidivirt. — Im Vordergrund der Symptome stehen die Erscheinungen seitens des Circulationsapparates, Herzklopfen, Beklemmungen beim Treppensteigen, bei raschen Bewegungen, rascher kleiner Puls, mit geringer Spannung der Arterie und endlich die an den Halsvenen vernehmbaren dumpfen Murmelgeräusche (Nonnengeräusche). Von Complicationen ist vielfach Cardialgie in den Vordergrund geschoben worden (Förster), ich glaube zu unrecht, vielmehr handelt es sich in vielen Fällen von Chlorose mit anscheinend rein cardialgischen Beschwerden, um echte runde Magengeschwüre, welche schliesslich auch durch Hämathemesis sich deutlich zu erkennen geben.

Diagnose.

Die Diagnose ergiebt sich, wie bei der Anämie aus dem Exterieur der Kranken, aus der Erschöpfung bei jeder Anstrengung und aus den Symptomen am Circulationsapparat. Man sei vorsichtig, dass nicht bei der Annahme der reinen Chlorose ein Magengeschwür übersehen wird.

Prognose.

Die Prognose quoad vitam ist nur ungünstig mit Rücksicht auf complicirende Krankheiten. Aus Bencke's Feststellungen geht zuverlässig hervor, dass Chlorotische den Infectionskrankheiten leichter erliegen, als Kinder mit gesunden Arterien. An sich tödtet die Chlorose nicht, indess lässt sie, wie natürlich bei der häufigen Wiederkehr der Symptome und bei der constitutionellen Grundlage, die Kranken nur schwer zu einer gedeihlichen Entwickelung kommen.

Therapie.

Die Therapie muss sich von früher Jugend an darauf hin richten, dem Circulationsapparat einen lebhaften Anstoss zur Entwickelung zu geben.

Vorsichtige Gymnastik, kühle Waschungen, normale Ernährung, Verhütung von Ueberanstrengung, Gebrauch der Seeluft, sind die von Bencke zur Verbesserung der constitutionellen Basis vorgeschlagenen, zuverlässig heilsamen Mittel. — Für die Beseitigung der periodenweis in den Vordergrund tretenden Beschwerden sind Eisenpräparate ein souveränes Mittel, weil sie die Blutbildung verbessern und den Defect des Haemaglobin beseitigen. Ihre Anwendung setzt aber stets eine gute Verdauung voraus.

Leukämie.

Die Leukämie ist eine durch pathologische Veränderungen gewisser drüsiger Organe und des Knochenmarkes eingeleitete Erkrankung des Blutes, welche sich vorzugsweise in einer Vermehrung der weissen Blutkörperchen gegenüber den rothen kund giebt.

Aetiologie.

Die Krankheit ist im kindlichen Alter verhältnissmässig nicht häufig; so etwa, dass nur 15 bis 20 Procent aller Erkrankungen auf das Alter von 0 bis 10 Jahren entfallen. Viele Fälle von Milztumoren oder lymphomatösen Drüsentumoren, welche sicher leukämische Blutveränderungen erwarten liessen, auch bei Rachitis, habeu sich mir bei sorgfältiger Blutuntersuchung von der Vermehrung weisser Blutkörperchen frei gezeigt. Die Entscheidung ist allerdings um deswillen nicht leicht, weil Schwankungeu in der Relation der weissen Blutkörperchen zu den rothen bei Kindern, wenngleich nur in geringem Grade schon unter dem Einflusse chronischer Gastro-Intestinalkatarrhe mit Mesenterialdrüsenschwellung und selbst unter dem Einflusse der normalen Digestion vorkommen (Deume). Leukämische Blutveränderung ist bei Neugeborenen beschrieben (Klebs). Die Frage, ob Erblichkeitsverhältnisse oder Syphilis die Entwickelung der Leukämie beeinflussen, ist vorläufig nicht zu entscheiden. Ich habe bei einigen Kindern mit congenitaler Syphilis und mächtigen Milz- und Lebertumoren keine Vermehrung der weissen Blutkörperchen constatiren können. Dem Geschlecht nach überwiegt das männliche.

Pathologische Anatomie.

Zwei Organe sind es, deren anatomische Veränderung bei der Leukämie in den Vordergrund treten, die Milz und die Lymphdrüsen nebst den dazu gehörigen Gebilden (Tonsillen, Darmfollikel),

neuerdings sind wesentliche Veränderungen auch im Knochenmark nachgewiesen worden (Neumann). Demgemäss unterscheidet man 1) eine
lineale Form, 2) eine lymphatische Form, 3) eine medullare Form der
Leukämie. — Die Milz ist vergrössert; anfangs dunkelroth und weich,
entwickelt sie sich später zu einem festen harten Körper mit Einlagerung
weisser, makroskopisch sich deutlich markirender lymphomatöser Bildungen. Die Milzkapsel ist in dem späteren Stadium zumeist verdickt
und die Bindegewebspepta im Innern der Milz sind von Rundzellen
reichlich erfüllt. Die Lymphdrüsen zeigen im Wesentlichen analoge
Gebilde, reichliche Ansammlung von lymphoiden Zellen, welche das
Bindegewebe der Lymphdrüsen durchsetzen und vielfach compacte
weisse, nur aus Rundzellen bestehende Gebilde darstellen. — Die Milz
ebensowohl, wie die Lymphdrüsen, können zu Tumoren von ganz bedeutender Grösse anschwellen, so zwar, dass letztere zu mechanischen
Hemmnissen der Circulation werden. Die Veränderungen, welche Neumann in dem Knochenmark beschrieb, bestehen im Wesentlichen ebenfalls in einer Anhäufung von lymphoiden Zellen, welche dem Knochenmark an vielen Stellen ein eiterähnliches gelbgrünes Aussehen geben. —
Ausser diesen Organen bleibt indess nahezu kein Organ von Veränderungen verschont. — In der Leber findet man lymphoide Zellen, im
Bindegewebe zum Theil mehr einzeln, zum Theil ebenfalls zu weissen
compacteren Einsprengungen angesammelt. — Im Darm findet man in
der ganzen Länge Schwellung der Follikel und des perifolliculären
Zellgewebes von zum Theil ungewöhnlicher Ausdehnung, durchgängig
durch angesammelte lymphoide Zellen bewerkstelligt; nicht selten sind
die Lieberkühn'schen Drüsen durch diese Ansammlung von Zellen
sogar verdrängt, und zuweilen kommt es an der Oberfläche der geschwollenen Particen zu Ulcerationen. — Tonsillen, Thymus, Zungen-
follikel zeigen entsprechende Veränderungen, auch die Nieren und die
Haut bleiben nicht völlig verschont und selbst an Thränendrüsen und
Hoden sind Schwellungen nachgewiesen, welche aus lymphatischen
Bildungen bestanden (Gallasch). Eine leukämische Retinitis mit
Anhäufung von Rundzellen in der Retina ist gleichfalls häufig beobachtet.

 Die Veränderungen im Blute bestehen in einer stetigen Vermehrung
der weissen Blutkörperchen und einer entsprechenden Veränderung der
rothen. Die Verhältnisszahl kann sich soweit verändern, dass allmälig
nahezu der vierte Theil der ganzen Blutmasse aus weissen Blutkörperchen
besteht. Die weissen Blutkörperchen gehören entweder der grossen
Form derselben an (lineale Formen, Milzzellen), oder sie sind klein, mit

deutlichem, zuweilen getheiltem Kern (lymphatische Form). Beide Formen wurden von Virchow in seinen ersten Publicationen beschrieben und auf ihr Herkommen aus den verschiedenen Organen zurückgeführt. Klebs beschreibt bei dem Neugeborenen, dessen Blut er untersuchte, neben normalen rothen Blutkörperchen überdies noch reichliche Microcyten und eine Art von Monadinen.

Die chronische Alteration des Blutes besteht in einer Verringerung des Hämaglobin, in dem Auftreten von Glutin, ungewöhnlich grosser Mengen von Hypoxanthin und einer Reihe intermediärer Säuren, welche dem Blute sogar saure Reaction geben.

Symptome und Verlauf.

Die Krankheit beginnt in der Regel geheimnissvoll und schleichend und nimmt auch zumeist einen solchen Verlauf, wenngleich intercurrente rapide Verschlimmerungen und selbst fieberhafte Zufälle, namentlich bei jüngeren Kindern, vorkommen können (Mosler). Die Kinder, in der Regel an langwierigen Dyspepsien leidend, zuweilen mit chronischen Diarrhoeen behaftet, nicht selten gleichzeitig rachitisch, nehmen an Gewicht nicht zu, magern zumeist ab und werden bleich. Der Schlaf ist gestört, die Haut schlaff, zum Schwitzen geneigt. Allmälig vergrössert sich der Umfang der Milz oder es treten an verschiedenen Körperstellen, insbesondere am Kieferwinkel und am Nacken, aber auch in der Schenkelbenge Schwellungen der Lymphdrüsen, auf, die langsam zu harten unebenen Tumoren sich heranbilden.

Die Untersuchung des Blutes ergiebt schon in diesem Stadium die vor sich gehende Veränderung. — Unaufhaltsam schreitet der Process weiter. Diarrhoeen, Erbrechen, zuweilen blutiger Massen, tragen dazu bei, die Erschöpfung rasch zu mehren, während die Schwellung, sei es der Milz oder der lymphatischen Gebilde, mehr und mehr zunimmt. Schon jetzt treten bei dem Kranken Sehstörungen ein, welche auf die erwähnten Veränderungen in der Retina, eine Retinitis leukaemica sich zurückführen lassen. Die Retina ist blass und vielfach von weissen Flocken, Anhäufungen weisser Blutkörperchen, bedeckt. Der Puls wird elend, klein. Die Respiration oberflächlich. Die Herztöne sind dumpf und von blasendem systolischem Geräusch begleitet. Der Appetit liegt völlig darnieder; zuweilen treten hydropische Schwellungen auf, während die Harnmenge sich vermindert. Im Harn finden sich hie und da etwas Albumen und reichlich lymphatische Körperchen, wohl auch hyaline Cylinder. Von anomalen chemischen Bestandtheilen ist neben reichlichem Harnsäuregehalt Hypoxanthin nachgewiesen worden.

13*

So siechen die Kinder allmälig hin, bis eine rapide Blutung oder
Brechruhr oder eine katarrhalische Pneumonie das Ende ziemlich rasch
und plötzlich herbeiführt. Von Complicationen der Krankheit ist als
insbesondere wichtig die Rachitis zu erwähnen; wir werden die Beziehungen dieser Krankheit zu Milzschwellungen überdies noch genauer
kennen lernen. Tuberculose, Nephritis, und die Entzündungen seröser
Häute, speciell des Peritoneum, gesellen sich der Leukämie, letztere besonders der linealen gern hinzu.

Diagnose.

Die Diagnose ergiebt sich neben den Befunden an Milz oder Lymphdrüsen aus dem mikroskopisch festgestellten Befund der Vermehrung
der weissen Blutkörperchen. Es ist aber wichtig, das Blut zu verschiedenen Tageszeiten, insbesondere vor und nach der Einnahme der
Hauptmahlzeit zu untersuchen, weil, wie Demme nachgewiesen hat,
Differenzen in den Verhältnisszahlen zwischen weissen und rothen Blutkörperchen schon durch die Nahrungsaufnahme bedingt werden, welche
zu Täuschungen Anlass geben.

Prognose.

Die Prognose der Krankheit ist schlecht; nur selten geht ein Fall
zur Heilung, oder auch nur zur Besserung; in der Regel sterben die
Kranken. Die Dauer der Krankheit ist sehr verschieden, zuweilen ein
Jahr und noch darüber hinaus.

Therapie.

Die Therapie der Leukämie bietet leider wenig Aussicht auf Erfolg.
Die Indicationen können je nach der Auffassung, die man von dem
Connex der Erscheinungen hat, darin divergiren, dass man entweder
die Beseitigung der linealen und lymphatischen Tumoren ins Auge fasst
(die Symptome der osteomedullaren Leukämie sind zu dunkel, um therapeutische Indicationen zu erlauben), — oder dass man die Blutverbesserung direct anstrebt. Beides ist geschehen. Man hat versucht,
die Milzschwellung durch kalte Douchen, oder durch Anwendung des
elektrischen Stromes zu beseitigen. Beides wurde mit der Verabreichung
von Chinin und Ol. Eucalypti verbunden. Die Erfolge entsprechen im
Ganzen nicht den Erwartungen. Die directe Galvanopunctur der Milz
war sogar gefährlich. — Die Verkleinerung der lymphatischen Tumoren
wurde durch locale Behandlung mit Jod, Jodkali und Anwendung der
Kälte und durch innerliche Verabreichung von Arsenik angestrebt, ebenfalls ziemlich erfolglos. — Ebenso wenig Erfolg ergab indess die blut-

verbessernde Methode durch Anwendung von Eisen, oder directe Bluttransfusion. — Der vortheilhafteste Weg wird immer in der normalen Leitung der Diätetik und der gesammten Verbesserung der hygienischen Verhältnisse liegen. Nur wo man congenitale Syphilis als die Basis der Krankheit vermuthen kann, wird man sich zur Anwendung von Mercurialien in Einreibungen und Bädern entschliessen.

Hämorrhagische Diathese.

Bei der Zartheit der kindlichen Gewebe im Allgemeinen und der Blutgefässe im Speciellen sind Blutergüsse bei Kindern durchaus nichts Seltenes. Das Cephalaematom und die Melaena neonatorum sind uns früher (S. 44) schon bekannt geworden. Ausser diesen kommt es aber im späteren Kindesalter zu einer Gruppe pathologischer Blutaustretungen, welche man unter dem allgemeinen Begriff der hämorrhagischen Diathese zusammenfassen kann.

Hämorrhagische Diathese kann durch Infectionskrankheiten eingeleitet werden und ist der Effect der durch den Infectionsstoff bedingten Veränderung der Blutmasse und der Blutgefässe. Diese acuten Veränderungen von bekanntermaassen zuweilen höchst deletärer Natur sind hier ausgeschlossen. Die hämorrhagische Diathese im engeren Sinne hat es mit augenscheinlich mehr autochthonen Veränderungen des Blutes und des Circulationsapparates zu thun, wenngleich kaum ein Gebiet der pathologischen Anatomie noch soviel Dunkelheiten enthält, als gerade das in Rede stehende. Es ist nicht von der Hand zu weisen, dass für den grössten Theil der hier eingereihten Krankheitsprocesse ähnliche Krankheitserreger eine Rolle spielen, wie bei den eigentlichen Infectionskrankheiten.

1) Purpura.

Man unterscheidet in der Regel die Purpura simplex und Purpura haemorrhagica (Morbus maculosus Werlhofii). Beide Krankheiten sind nur quantitativ verschieden, im Wesen aber derselbe Process. Die Krankheit ist charakterisirt durch das Auftreten von Blutergüssen entweder nur in der Haut und im Unterhautzellgewebe (Purpura simplex), oder auch auf den Schleimhäuten (Morbus maculosus Werlhofii). Einfluss der Jahreszeiten ist nicht sicher festzustellen, und das scheinbare Ueberwiegen der rauhen Witterung, welches von einzelnen Autoren behauptet wird, erklärt sich daraus, dass die Kinder im Winter in ungesunden Räumen sich mehr aufhalten als im Sommer. Schlechte Nahrung, feuchte Wohnungen, scheinen die Krankheit zu befördern. Daher sind

die erkrankten Kinder in der Regel von Hause aus anämisch und nicht
wenige sind auch abgemagert, wenngleich ich auch schwere Formen
der Krankheit bei gut genährten Brustkindern gesehen habe. Die
Krankheit ist im Säuglingsalter im Ganzen selten, häufiger nach dem
zweiten Lebensjahre, nur die elenden Päppelkinder zeigen Blutergüsse
auf der Haut, besonders häufig im frühesten Lebensalter (Purpura
cacheeticorum), das Geschlecht giebt in der Erkraukungsziffer keinen
Unterschied.

Symptome und Verlauf.

Man kann zwei Formen des Auftretens und des Verlaufes unterscheiden. Die Krankheit kann vollkommen symptomenlos einsetzen und
verlaufen. Die Flecken auf der Haut, von Stecknadelknopfgrösse, bis
zur Grösse von einem Markstück und darüber, und die Blutergüsse im
Unterhautzellgewebe, welche dunkelblau fleckenartig oder striemenartig,
besonders an den Schenkeln und Armen, durchscheinen, indess auch
auf dem Rücken, Brust und Bauch, entstehen ohne jeden Anlass und
ohne jede Einleitung. Von der Umgebung bemerkt, werden sie so in
der Regel dem Arzte präsentirt, während das erkrankte Kind im Ganzen
sonst wenig Pathologisches darbietet. Der Verlauf ist in diesen Fällen
ebenso unscheinbar. Die Flecken werden schmutzig bräunlich, blassen
allmälig ab, nehmen etwas hellere, mitunter gelblichbraune Farbe an
und verschwinden allmälig. Auch die Schleimhautblutungen, insbesondere mässige blutige Absonderungen von Seiten des Darmes, können
auf solche unscheinbare Weise einsetzen und bei geeigneten Maassnahmen rasch wieder verschwinden. — In einer Gruppe anderer Fälle
sind es besonders juckende, urticariaähnliche Flecke auf der Haut,
welche die Erkrankung einleiten und durch die erzeugte Unruhe auf
das Leiden der Kinder aufmerksam machen. — Eine dritte Gruppe
endlich zeigt im Beginne ernste Fieberbewegungen. Die Kleinen sind
weinerlich, schlafen schlecht und leiden augenscheinlich an Schmerzen
in den Gliedern; mitunter siud einzelne Gelenke auffallend schmerzhaft.
Der Appetit ist schlecht, die Hauttemperatur erhöht und Erbrechen
oder Diarrhoe vorhanden. Ziemlich plötzlich erscheinen alsdann die
beschriebenen Flecke auf der Haut und die nur dunkel durchscheinenden
Hämorrhagien im Unterhautzellgewebe. Auch Blutungen aus der Nase,
von der Mundschleimhaut und im Stuhlgange erscheinen alsbald. Dabei
leidet die Ernährung der Kinder ziemlich rasch, insbesondere sieht man
das Fettpolster rasch schwinden und die Kinder welk werden. In der
Regel lässt mit den Blutungen das Fieber nach und der Schlaf und die

Stimmung der Kleinen werden besser. Die Krankheit währt so einige Tage, — ich habe Fälle von acht- bis zehntägiger Dauer gesehen, — bis sich die Symptome allmälig verlieren. Ein schubweises Recidiviren der Anfälle ist hierbei nicht ausgeschlossen, so dass sich nach einigen Wochen der ganze Symptomencomplex wiederholt. — Aufmerksamkeit verdient in den Anfällen die Beschaffenheit des Urins. Nicht selten ist derselbe ebenfalls hämorrhagisch und bei der Beimischung von hyalinen Cylindern und der zuweilen nachweisbaren Anwesenheit von ödematösen Schwellungen in Gesicht und Extremitäten ist der Verdacht einer begleitenden Nephritis nicht auszuschliessen. In der Regel schwinden indess alle die genannten Erscheinungen gleichzeitig mit den Blutungen.

Diagnose.

Die Diagnose ergiebt sich aus den Symptomen von selbst. Man muss sich nur hüten, die mildesten Formen, welche minimale Petechien zeigen, mit Flohstichen zu verwechseln, welche letztere sich bekanntlich durch den dunkeln Stichpunkt deutlich markiren.

Prognose.

Die Prognose ist im Ganzen günstig, vorausgesetzt, dass die Krankheit ihre Spontaneität wahrt; natürlicherweise sind die auf chronischer Cachexie beruhenden Blutungen (nach Diarrhoeen etc.) prognostisch vom Verlaufe des Grundübels abhängig.

Therapie.

Die Therapie hat vorerst die Beseitigung der Schädlichkeiten ins Auge zu fassen und hierbei spielt die Wohnungshygiene eine der wichtigsten Rollen. Man ventilire, namentlich im Winter, die Räume energisch, indem man bei geöffneten Fenstern heizen lässt. Als Nahrung kann eine blande aber gute Kost (Milch, Bouillon, Beaf-tea) verabreicht werden. — Die Hautblutungen heilen spontan und bedürfen keiner Behandlung, dagegen erheischen insbesondere die Blutungen des Zahnfleisches und des Darmes die Anwendung von Liq. Ferri sesquichlorati (5 bis 10 Tropfen : 100). Aromatische Bäder können in den Fällen, wo neben den Blutungen im Unterhautzellgewebe und auf der Haut Nierenblutungen und Oedeme vorhanden sind, von wesentlichem Vortheil sein; indess sei man mit denselben bei vorhandenen Darmblutungen vorsichtig oder unterlasse sie eventuell ganz.

2) Peliosis rheumatica

(von πελιός, πελιδρός bleifarben, livide) ist, wie der Name besagt, die Verbindung der hämorrhagischen Ergüsse mit Gelenkaffectionen. Schon

bei der Purpura ist darauf hingewiesen worden, dass die Gelenke
schmerzen. Das Hervortreten der Gelenkaffectionen unterscheidet die
Peliosis von der Purpura. Im Uebrigen decken sich die Krankheiten
vollkommen. Die Gelenke und zwar vorzugsweise das Knie- und
Sprunggelenk, seltener die anderen Gelenke, schwellen in der Regel
ziemlich rasch, indem sich eine deutlich fluctuirende Flüssigkeit in die
Gelenkkapsel ergiesst. Die Affection schwindet in der Regel unter der
Anwendung des Compressivverbandes ziemlich rasch, insbesondere
führt sie fast nie zu ernsteren Läsionen des Gelenkes; man ist indess
nicht sicher davor, dass bei früher Wiederbenutzung des Gelenkes die
Schwellung ebenso rasch wiederkehrt. Erkrankungen des Herzens sieht
man mit der Gelenkaffection sich nicht combiniren, so dass dadurch
allein die Vermuthung, dass die Peliosis eine rheumatische Basis habe,
ausgeschlossen werden kann.

3) Scorbut.

So überaus häufig blutendes Zahnfleisch und Mundfleischerkran-
kungen im kindlichen Alter sind, ebenso selten findet man eigentlich
Scorbut. Wo die Krankheit beobachtet worden ist, zeigt sie denselben
Charakter wie bei Erwachsenen, dieselben Krankheitsursachen und dem-
entsprechend auch die analoge Therapie. Es ist hier deshalb auf die
Lehrbücher der speciellen Pathologie und Therapie zu verweisen.

4) Hämophilie.

Unter Hämophilie versteht man eine angeborene Neigung zu Blutungen, welche in der Regel ererbt, zumeist auf die männlichen Glieder
einer Familie fortgepflanzt wird.

Aetiologie.

Die Krankheit ist schon aus dem zwölften Jahrhundert her bekannt und von Abul-Kasim el Zahrewi deutlich beschrieben.
Während in der Literatur der nächsten Jahrhunderte die Krankheit
nicht erwähnt wird, treten vom Anfang des 17. Jahrhunderts zahlreiche
Mittheilungen über die Krankheit auf. Es scheint sonach, wie wenn
die Krankheit sich vermehrt und da einzelnen Familien anhaftet, wie
wenn die Zahl der Bluterfamilien zunähme (Herzka). Die Art der
Fortpflanzung in Familien formulirt Grandidier dahin, dass Männer
aus Bluterfamilien, auch wenn sie selbst Bluter sind, mit Frauen aus
anderen Familien die Bluterkrankheit auf Kinder nicht immer übertragen, dass dagegen Frauen aus Bluterfamilien auch mit Männern aus

gesunden Familien Bluter erzeugen. Seltsamerweise sind aber immer wieder die männlichen Glieder die eigentlichen Bluter, während die Mädchen verschont bleiben. Causale Momente für die Entstehung der erblichen hämorrhagischen Diathese sind bis jetzt nicht nachgewiesen. Zuverlässig ist dieselbe in der blonden germanischen Race häufiger, als bei Slaven und Romanen.

Pathologische Anatomie.

Nach Virchow's Untersuchungen handelt es sich bei der Hämophilie um angeborene Enge der Arterien, um Dünnheit der Wandungen und vielfach auch Verfettung der Intima, Angaben, welche neuerdings von Birch-Hirschfeld bestritten wurden, während er selbst in einem Falle an den Capillaren vergrösserte Endothelien mit Schwellung der Kerne fand, auf welche er, wenn auch mit grosser Vorsicht, einiges Gewicht legt. — Im Blute selbst sind keine wesentliche Veränderungen erwiesen; dasselbe ist reich an Fibrin und rothen Blutkörperchen. — Immermann glaubt, dass die Blutmasse im Ganzen vermehrt sei.

Symptome und Verlauf.

Die Hämophilie äussert sich durch spontane und traumatische Blutungen. Die spontanen Blutungen können an den verschiedensten Körperregionen erfolgen, in die Haut, die Muskelscheiden, in die serösen Höhlen, oder von den Schleimhäuten aus, wobei insbesondere die Nasenblutungen, Blutungen aus der Mundhöhle und Darmblutungen gefährlich sind. — Für die traumatischen Blutungen sind gerissene Wunden im Munde (beim Zahnziehen), Impfwunden, die Wunde der rituellen Circumcision, kurz jede Wunde mit Verletzung der Haut oder Schleimhaut Anlass, indess erfolgen nicht minder Blutungen ins Unterhautzellgewebe und in die Muskulatur und deren Scheiden bei geringen traumatischen Anlässen ohne Verletzung der Haut. Die Blutungen sind in beiden Gruppen langdauernd und profus und hören zuweilen nur bei eintretender Ohnmacht auf; die traumatischen Blutungen, insbesondere die von gerissenen Wunden, werden gar nicht selten tödtlich.

Ausser den Blutungen ist die Neigung zu Schwellungen der Gelenke bei Hämophilen vorhanden, oder zum mindesten treten häufig Gelenkschmerzen ein. Die geschwollenen Gelenke lassen zuweilen durch die Palpation einen Bluterguss erkennen, in anderen Fällen scheint es sich jedoch um wirkliche entzündliche Infiltrationen der Gelenkkapsel zu handeln.

Diagnose.

Die Diagnose der Krankheit ergiebt sich aus der Art der Blutungen und der Anamnese. In Bluterfamilien wird man immer gut thun, bei Knaben die Diagnose vor Augen zu haben, um die Circumcision zu vermeiden.

Prognose.

Die Prognose der Krankheit ist schlecht. Es stirbt eine grosse Anzahl von Kindern schon in den ersten Kinderjahren; wird ein höheres Alter erreicht, so nimmt allerdings die Neigung zu Blutungen in der Regel ab.

Therapie.

Die Therapie kann natürlicherweise bei einer ererbten Krankheit von dem Charakter der Hämophilie nur in der Verhütung der Blutungen ihre Hauptaufgabe finden. Ueberdies ist die rationelle Erziehung, mit mässiger, vorsichtiger Abhärtung des Körpers selbstverständlich. — Die Blutstillung bei vorhandenen Blutungen wird nach den chirurgischen Regeln, entsprechend der Localität und Art der Blutung geübt werden müssen. Neuerdings ist das schwefelsaure Natron als ein specifisches internes Mittel (in gelind abführender Gabe) empfohlen worden und wird jedenfalls in dringenden Fällen versucht werden können.

Rheumatismus (Polyarthritis rheumatica).

Die rheumatischen Affectionen, sowohl der Gelenke wie der Muskeln und des Herzens sind seltene Krankheiten, insbesondere in der früheren Epoche des kindlichen Alters; die Krankheit wird erst häufiger nach dem fünften Lebensjahre, und ist in ihrer Erscheinung und in ihrem Verlaufe nur darin von dem Rheumatismus der Erwachsenen verschieden, dass sich der Process im Ganzen etwas rascher abwickelt, auf der anderen Seite aber überaus häufig chronische Herzaffectionen hinterlässt. Eine Besonderheit des Rheumatismus der Kinder ist überdies seine Beziehung zur Chorea.

Aetiologie.

Die Krankheit ist höchst wahrscheinlich eine von langer Hand her sich vorbereitende Ernährungsanomalie, welche schliesslich unter dem Einfluss gewisser unbedeutender directer Schädlichkeiten, wie Durchnässung oder Erkältung durch Zugluft zur localisirten Erscheinung kommt. Menschen, auch Kinder, welche an Gelenkrheumatismus erkranken, transpiriren in der Regel lange vorher selbst bei geringster Bewegung viel, und haben zumeist einen reichen Panniculus adiposus. Die Anämie, welche später den Rheumatismus begleitet, ist anfänglich nicht vorhanden, im Gegentheil sind Rheumatiker meist ursprünglich blühende Personen; auch die Kinder, welche ich an Rheumatismus schwer erkranken sah, waren durchgängig blühend. Welche Schädlichkeiten im Blute und den organischen Säften die rheumatische Diathese schaffen, ob Milchsäure oder andere intermediäre Producte des Stoffumsatzes das causale Moment abgeben, ist nicht zu entscheiden. — Der Rheumatismus ist entschieden eine Krankheit der feuchten und kühleren Jahreszeit, indess ist die klimatische Einfluss augenscheinlich nur die causa proxima. Die Krankheit als eine Infectionskrankheit aufzufassen, erscheint mir bei der augenscheinlichen constitutionellen Diathese nicht möglich; wenn der Rheumatismus in manchen Gegenden häufiger ist, als in anderen, so liegt die Ursache in der besonderen Ernährung und Lebensweise der Bewohner. Deutlicher treten Erblichkeitsverhältnisse in den Vordergrund; es ist leicht zu beobachten, dass Rheumatismus sich in Familien fortpflanzt; vielleicht die beste Stütze der Auffassung der constitutionellen Anlage. — Das Geschlecht prädisponirt für die Krankheit nicht. — Die Gelenkerkrankungen bei Scarlatina, welche in manchen Epidemien überaus häufig sind, haben mit dem gemeinen Rheumatismus wohl nur das Gemeinschaftliche der Localisation, im Uebrigen sind beide schon in so fern völlig verschieden, als das Vorwiegen der constitutionellen Veranlagung bei der scarlatinösen Entzündung nicht zu beobachten ist; überdies ist der Verlauf der Gelenkaffectionen und der begleitenden Affectionen des Herzens in beiden wesentlich von einander verschieden.

Pathologische Anatomie.

Der anatomische Befund der rheumatischen Gelenkaffectionen zeigt nur in den seltenen, zur Eiterung führenden Fällen, ernstere Läsionen der Gelenkkapsel und der Knorpelenden; in solchen Fällen zeigt die Synovialmembran reichliche Injection, die Zotten sind geschwollen und verdickt, des Epithels beraubt und mit Eiter oder fibrinös eitriger Masse bedeckt; die periarticulären Gewebe und die Kapselgewebe sind verdickt und serös infiltrirt. In der Gelenkkapsel befindet sich Eiter. In den milderen Fällen findet man neben geringer Vermehrung der Synovia kaum andere Veränderungen, als Injection. — Wichtig und anatomisch von grösserer Bedeutung sind die Läsionen am Cor, am Pericardium und der Pleura. Es kommt zu schweren entzündlichen Läsionen

dieser Organe mit Vernichtung der Klappen, eitrigen oder serösen Ergüssen in Pericardial- und Pleurahöhle.

Symptome und Verlauf.

Die Symptome des Rheumatismus der Kinder sind wenig verschieden
von denjenigen des Erwachsenen. Zuweilen setzen dieselben allerdings
dunkel ein. Die Kinder fiebern und sind schwer fähig, die eine oder
andere Extremität zu bewegen; so habe ich bei jungen Kindern schwere
Schmerzhaftigkeit des Hüftgelenks gesehen bei beginnendem, später mit
Endocarditis verlaufendem Gelenkrheumatismus. Aeltere Kinder sind
im Ganzen schwer beweglich und unfähig zum Gehen oder Fassen; in
noch anderen Fällen beginnt der Rheumatismus in der Wirbelsäule mit
der Unfähigkeit, den Kopf rechts oder links zu wenden. In jedem Falle
sind die Kinder äusserst verstimmt, weinerlich, appetitlos und zeigen
täglich zunehmende Schmerzhaftigkeit, verbunden mit hohem Fieber.
Der Puls ist rasch, die Arterie aber nicht erheblich gespannt. Die
Haut in der Regel schweissbedeckt. Sehr bald beginnt die dem Rheumatismus eigenthümliche Anämie auch bei den Kindern sich zu zeigen.
Ich habe keinen Fall von schwereren rheumatischen Affectionen bei
einem Kinde ohne gleichzeitige Läsion des Herzens gesehen. Schon
nach wenigen Tagen fangen die Herztöne an dumpfer zu werden.
Die Herzbewegung wird rasch, der Spitzenstoss lebhaft, ziemlich
resistent und alsbald entstehen systolische oder diastolische Geräusche,
als sichere Zeichen einer ernsten Herzaffection. Aeltere Kinder
klagen hierbei bestimmt über Stiche in der Herzgegend. — Die eigentliche Gelenkaffection dauert bei Kindern in der Regel nicht so lange,
wie bei Erwachsenen, indess ist die Dauer der ganzen Krankheit von
den concomittirenden Erkrankungen der genannten inneren Organe abhängig; so habe ich Fälle von sechs- bis achtwöchentlicher Dauer gesehen und einen Fall, welcher langsam beginnend, innerhalb zehn Wochen
unter Pericarditis, Pleuritis und Endocarditis zum Tode führte. — Schwere
cerebrale Störungen kommen bei Kindern im Verlaufe des Rheumatismus
selten vor, dieselben sind, wenn sie eintreten, ebenfalls von denjenigen
der Erwachsenen nicht verschieden und äussern sich in Delirien, Coma
und sich wiederholenden Convulsionen. — Im Grossen und Ganzen ist
der Gelenkrheumatismus demnach bei Kindern ein rascher, acuter Process; indess kommen auch, wenngleich selten, mehr subacute und selbst
chronische Formen vor, bei denen die Kinder unbestimmte Klagen über
Gelenkschmerzen führen, bleich werden, reichlich schwitzen und herunter
kommen.

Wichtig sind die von französischen Autoren, insbesondere von Roger betonten Beziehungen zwischen Chorea und Rheumatismus. Ich habe allerdings bei Chorea schwere endocarditische Läsionen beobachtet, welche als rheumatische entstanden waren; unter anderem ist mir die Erkrankung eines neunjährigen Mädchens besonders interessant geworden, wo Vitium cordis und Chorea im Gefolge von Scarlatina, welche mit Gelenkaffectionen verlaufen war, entstanden sein sollte, wo sich aus der Anamnese indess eine frühere (vor sechs Monaten) vorangegangene acute Polyarthritis erweisen liess. — So war also nicht etwa die Scarlatina, sondern augenscheinlich der Rheumatismus Anlass des Vitium cordis und der Chorea. Trotzdem weiss ich aber eine ganze Reihe von Choreafällen zu nennen, die von Rheumatismus völlig unabhängig waren, und bei denen auch kein Vitium cordis sich nachweisen liess. Meine Erfahrungen drängen also cher nach der Annahme einer gewissen Unabhängigkeit der Chorea vom Gelenkrheumatismus hin. Da überdies Gelenkrheumatismus Anämie erzeugt und Chorea gerade bei anämischen Kindern häufig ist, so scheint mir die Anämie das Mittelglied des Zusammentreffens beider Affectionen zu sein. Die Anwesenheit des Vitium cordis ist dann höchst wahrscheinlich nur da zu constatiren, wo die Anämie und die Herzaffection aus Polyarthritis hervorgegangen ist.

Der oben erwähnte Fall beweist überdies, wie sehr die Annahme, dass Polyarthritis rheumatica mit der Polyarthritis scarlatinosa identisch sei, kritisch gehandhabt werden müsse. Nach reiner scarlatinöser Polyarthritis habe ich trotz einer überaus grossen Anzahl von Beobachtungen niemals ein Vitium cordis hervorgehen sehen.

Prognose.

Die Prognose ist quoad vitam im Ganzen günstig. Der Verlauf ist bei Kindern rascher und milder als bei Erwachsenen; dagegen ist die Gefahr der secundären Herzläsionen bei Kindern entschieden grösser, als bei Erwachsenen. Früh entstandene organische Herzleiden führen aber in der Regel in der Pubertätszeit, also gerade in derjenigen Zeit, in welcher das Verhältniss des Herzvolums zu Arterien und Gesammtkörper so wesentlich alterirt wird, durch rasch entstehende Insufficienz zum Tode. Dass schwere concomittirende Pericarditis, Endocarditis und Pleuritis in verhältnissmässig kurzer Zeit in der ersten Attaque den Tod herbei führen können, versteht sich von selbst. — Sehr häufig sind bei Kindern Recidive der Gelenkaffectionen und der begleitenden Secundäraffectionen und dies ist sehr geeignet, der Gesammtkraukheit pro-

gnostisch einen dubiösen Charakter aufzuprägen. — Auch chronische
Gelenkveränderungen kommen bei Kindern, wenngleich viel seltener,
als bei Erwachsenen vor.

Diagnose.

Die Diagnose der Polyarthritis und des Muskelrheumatismus ist bei
jungen Kindern nicht leicht. Es gehört genaue Untersuchung dazu, die
Affection der Gelenke zu erkennen, insbesondere ist eine frühzeitige
Läsion im Hüftgelenk mit Coxitis und in der Wirbelsäule mit retropharyngealer Zellgewebsentzündung zu verwechseln. — Grössere Kinder
klagen früh über Gelenkschmerzen; bei den kleineren kommt man durch
genaue Untersuchung, durch die Multiplicität der Localisation und durch
Ausschluss der genannten und anderer ernsterer Gelenkaffectionen zur
Diagnose. — Die Diagnose der Herz- und Pleuraerkrankungen ergiebt
die physikalische Untersuchung dieser Organe.

Therapie.

Mit der von Stricker angebahnten Erkenntniss der specifischen
Einwirkungen der Salicylpräparate und der Erfahrung der Anwendbar-
keit derselben in der Kinderpraxis, ist die Therapie des acuten Gelenkrheumatismus höchst vereinfacht. — Man wendet das salicylsaure Natron
(3 bis 5 : 120, 2 bis 3stdl. 1 Kdlfl.) je nach der Höhe des Fiebers und
der Schwere der Localaffectionen an. In der Regel sieht man schon
nach dem Gebrauch von 3 bis 5 Gramm wesentliche Erleichterung. Die
Medication muss alsdann langsam in kleinerer Gabe fortgesetzt werden
und erst unterbleiben, wenn die Anämie und die Salicylwirkung bei den
Kindern Unruhe oder gar Delirien erzeugt. — Die Gelenke lasse ich
in der Regel in weiches Werg einhüllen, indess entsprechend der Jahreszeit; im heissen Sommer unterbleibt auch dies. — Jodkali, Propylamin,
innerlich, habe ich vor der Salicylmedication leider hinlänglich mit voll-
kommenem Misserfolge angewendet. Jodpinselungen oder Vesicantien
oder Collodium cantharidat. können bei Kindern überhaupt nur selten
in Anwendung kommen; sie sind erlaubt, wenn die Gelenksentzündung
an einem bestimmten Gelenke haftet und nicht weichen will. — Gegen
concomittirende Läsion des Herzens und der Pleura sind locale Application von Eisblasen, aber auch von Vesicantien, und innerliche Medication kleiner Quecksilbergaben (Calomel 0,015 bis 0,03 pro Dosi) sehr
wohl angebracht. Vor der Digitalis ist bei Kindern überhaupt zu
warnen, ganz besonders gefährlich kann dieselbe bei vorhandener Pericarditis werden, weil sie sehr rasch Lähmungen des Herzmuskels erzeugt. — Die Ernährung der Kranken sei mild roborirend. Wein ist

indess nur bei Ausschluss von Herzaffectionen zu verabreichen; während
einer floriden Endocarditis ist derselbe nicht zu gestatten. — In der
Reconvalescenz ist reichlicher Genuss frischer Luft bei warmer Bekleidung des Körpers zu gestatten. Kinder mit Herzfehlern in Seebäder zu schicken, ist verfehlt, und selbst während des Landaufenthaltes
schütze man die Kinder vor der Nachtluft und vor dem feuchten Morgen-
thau, insbesondere lasse man das Umhersitzen auf dem kalten Fuss-
boden oder kalten Steinen vermeiden. — Ueberdies kann es vortheilhaft sein, durch vorsichtige Waschungen von Brust und Leib mit kalten
Schwämmen und Nachfrottiren, ebenso durch Anwendung von Soolbädern
oder Lohbädern die Haut gegen Erkältungen abzustumpfen und resistenz-
fähiger zu machen. — Für den Gebrauch von Eisenpräparaten ist der
jeweilige Zustand der Digestionsorgane und auch das Verhalten des
Circulationsapparates maassgebend. Bei deutlichen Compensationsstörungen mit Palpationen muss man in der Regel das Eisen aussetzen,
auch wenn die Kinder anämisch aussehen; es ist vortheilhafter in solcher
Zeit Acid. phosphoricum (2 : 100) mit Syrup. Rubi Idaei zu verabreichen.

Scrophulose.

Die Scrophulose (von Scrofa, das Sauschwein, aus dem Griechi-
schen γρομφάς und σκρόφα von σκρόφω und σκάπτω ich wühle,
Krause) ist von der äusseren Aehnlichkeit der mit Lymphdrüsentumoren am Halse versehenen Kinder mit dem Schwein hergenommen.
Unter dem Begriff der Scrophulose fasst man nach unseren jetzigen
Anschauungen nicht, so wie wohl bei anderen Krankheiten, ein scharf
begrenztes, mit bestimmten anatomischen Läsionen sich deckendes, und
in gewissen regelmässigen Bahnen ablaufendes Krankheitsbild zusammen,
als vielmehr nur einen eigenartigen, wenngleich unregelmässigen klinischen Symptomencomplex, welcher indess bei aller, je nach der
Art des befallenen Organes zu Tage tretender Verschiedenheit der
Affection einen gewissen, unverkenubaren Typus präsentirt. Um deutlicher zu sein — die Scrophulose giebt sich zu erkennen durch eine
überaus grosse Verletzlichkeit aller Gewebe, insbesondere allerdings der
Haut, der Schleimhäute und des gesammten Lymphgefässapparates. Mit
dieser Eigenschaft der Gewebe combinirt sich die Unfähigkeit einer
raschen und vollkommenen Regeneration. Daraus folgt die Multiplicität
und die langwierige Dauer der entstandenen Läsionen. In wie weit
hierbei das Zellenleben an sich oder etwa humorale Veränderungen

(Blut und Lymphe) eine Rolle spielen, ist bisher nicht zu entscheiden gewesen, selbst die Frage der Mitwirkung eines Infectionsstoffes kann nach den experimentellen Erfahrungen, welche bezüglich der mit der Scrophulose eng verschwesterten Tuberculose gemacht sind, nicht gänzlich von der Hand gewiesen werden. Die constitutionelle, d. h. anatomische Veranlagung im Sinne von Benecke's Hypoplasie, d. h. verminderter relativer Grössenverhältnisse einzelner Organe und dem entsprechender verminderter Leistungsfähigkeit des Gesammtorganismus ist für die Scrophulose, wenngleich nicht erwiesen, doch allem Anscheine nach sicher zu vermuthen, so verschieden auch im Einzelfalle das klinische Bild der Krankheit ausfallen möge.

Aetiologie.

Die wichtigsten ätiologischen Momente sind in dem Voranstehenden schon angedeutet. Die constitutionelle Anlage deckt sich im Wesentlichen mit der Erblichkeit. Dieselbe ist sicher nicht von der Hand zu weisen, und zwar ist dieselbe entweder derart, dass die Scrophulose der Kinder direct aus derselben Affection der Eltern hervorgegangen ist, oder die Eltern sind mit Phthisis pulmonum, oder mit Lues behaftet gewesen. Insbesondere hat letztere eine weittragende ätiologische Bedeutung, die sich schon darin äussert, dass die schwersten scrophulösen Erkrankungsformen von den tardirten Syphilisformen klinisch vielfach nicht zu unterscheiden sind. — Schlechte hygienische Verhältnisse in ihrer Totalität, obenan dunkle, feuchte Wohnungen (Keller), fehlerhafte Ernährung (Verweichlichung oder dem Alter nicht entsprechende Ueberlastung und fehlerhafte Zusammensetzung der Nahrung) und Mangelhaftigkeit in der Hautpflege sind vielfach die directen causalen Momente für die Scrophulose. Vorangegangene Krankheiten, wie acute Exantheme und hiervon besonders die Masern, schwere, selbst acute Erkrankungen der Digestionsorgane, auch zufällige, die Ernährung allmälig herabbringende traumatische Einflüsse, und hier wieder besonders zur Eiterung übergehende Läsionen von Knochen und Gelenken sind im Stande, Scrophulose zu erzeugen. — Die Möglichkeit, dass Scrophulose durch die Vaccine verbreitet werde, kann a priori nicht ausgeschlossen werden; ich habe aber trotz vielen tausenden Impfungen nichts dergleichen zu beobachten Gelegenheit gehabt.

Symptome.

Bei der unendlichen Mannigfaltigkeit der scrophulösen Affectionen ist es geradezu unmöglich, ein abgerundetes Bild der Krankheit zu geben; ist doch gerade diese Mannigfaltigkeit ein hervorragendes

Charakteristicum derselben. — Im Grossen uud Ganzen kennzeichnet sich der Habitus scrophulosus in zwei Formen. Auf der einen Seite sieht man bleiche Kinder mit zarter weisser Haut, stark entwickelten blau durchschimmernden Venen, geringem Fettpolster, welker Muskulatur und lebhafter geistiger Anlage, — auf der anderen Seite Kinder in strotzender Fülle, mit congestiouirtem Gesicht, dicker Nase und dicken, dunkelrothen Lippen, straffer Muskulatur, und körperlicher und geistiger Trägheit. Die Verschiedenheit des Aussehens veranlasste die alten Autoren dazu, die Form der ere thischen Scropheln, womit die erste Gruppe bezeichnet wurde, von den torpiden Scropheln, der zweiten Gruppe, zu unterscheiden. — Sorgfältige Beobachtung zeigt bei allen Kindern als eine hervorragende Affection die Schwellung der Lymphdrüsen. Dieselben sind an den verschiedensten Körperstellen geschwollen, hart und als deutliche Knoten oder Pakete fühlbar. Die Annahme, dass diese Affection primär sei, muss unbedingt von der Hand gewiesen werden. Es giebt effectiv keine Drüsenschwellung ohne scrophulöse Primäraffection desjenigen Organes, von welchem aus der Lymphstrom durch die afficirte Drüsenpartie führt. In der Regel beginnt der Primäraffect auf der Schleimhaut oder der äusseren Haut. So konnte ich mehrfach nach geringfügigen Traumen, Ulceration der Haut, darauf ein von dem Ulcus ausgehendes und sich verbreitendes Eccem und endlich die von da sich inducirende Schwellung der entsprechenden Lymphdrüsen, kurz das ganze Bild der Scrophulose beobachten; so entstehen die Schwellungen der abdominalen Lymphdrüsen durch acute oder subacute Intestinalkatarrhe, so der cervicalen Lymphdrüsen durch Coryza, Pharyngitis u. s. w. Das Seltsame der scrophulösen Anlage ist eben das, dass dieselbe Affection, welche an sonst gesunden Kindern spurlos vorübergeht, — so etwa eine geringfügige Verletzung — neue Affectionen an den Nachbarorganen einleitet. — So hat auch die Möglichkeit, dass schon so kleine Läsionen, wie die Vaccination, bei der vorhandenen (scrophulösen) Irritabilität der Gewebe Erkrankungen der Haut und der Lymphdrüsen einleiten, wesentlich zu dem Glauben geführt, dass die Scrophulose durch Vaccination übertragen werden könne; so ist ferner die Scrophulose nach Morbillen nichts anderes, als die auf dem Boden der Coryza und morbillösen Pharynx- und Mundaffection entstandene Affection des Lymphapparates am Kopfe, verbunden allerdings mit einer überaus grossen Reizbarkeit des Hautorganes, welche sich in Eccemeruptionen bei dem geringsten traumatischen Anlass oder auch nur unter dem Einfluss des ätzenden Nasensekrets äussert. — Die Localisationen und Erscheinungsformen der scrophulösen Affectionen sind ausserordentlich mannigfach, wie schon erwähnt. Nur die wichtigsten sollen hier der Reihe nach genannt werden. Haut-Eccoeme, in der Regel nässend und borkenbildend auf Gesicht, Kopfhaut und an den Ohren mit tiefer Infiltration der Cutis. — Lupöse und tiefe ulceröse Erkrankungen der Haut gehören nach den neuesten Untersuchungen direkt in das Gebiet der tuberculösen Erkrankungsformen; dagegen ist eine eigenthümliche Sprödigkeit und Atrophie der Haut bei scrophulösen Kindern sehr häufig. — Als eine Erkrankungsform wichtigster Art findet man überdies multiple Vereiterungen des Unterhautzellgewebes oft so, dass viele hundert Stellen nach einander erkranken, vereitern und so die Kräfte der erkrankten Kinder aufgezehrt werden. — Im Anschlusse hieran seien auch sogleich die schweren und langwierigen Vereiterungen der Lymphdrüsen erwähnt, die in der Regel mit den bekannten specifisch als scrophulös bezeichneten entstellenden Narben enden.

Schleimhäute. Coryza, Ozaena und Pharyngitis; die Erkrankungen sind chronisch und vielfach recidivirend. Die Pharyngitis ist in der Regel gepaart mit Tonsillarhypertrophie, so dass die Kinder mit offenem Munde athmen und des Nachts ebenso schlafend, schnarchen. — Conjunctivitis, zuweilen der schwersten Art und nicht selten gepaart mit phlyktänulären Eruptionen. Die Krankheit wird entweder von der Nase aus oder durch ein fortkriechendes Eccem von der Haut aus eingeleitet, oder endlich — und dies ist die allerhäufigste Art des Entstehens — sie wird dadurch eingeleitet, dass die Kinder von nässenden eccematösen Stellen Secret mit den Händchen in die Augen wischen. — Häufig sind ausserdem Colpitis und Vaginitis, eitrige Absonderungen aus der Vulva und Vagina. — Chronische katarrhalische Affectionen des Darmkanals sind nur hie und da Begleiter der Krankheit, aber nicht so häufig, wie man wohl erwarten möchte; in der Regel leiten sie, wo sie vorkommen, sehr bedeutende Schwellungen der visceralen Lymphdrüsen ein.

Sinnesorgane. Die Conjunctivitis ist soeben erwähnt; von ausserordentlicher Bedeutung sind die scrophulösen Corneaaffectionen, welche zum Theil als diffuse Keratiten, zum Theil als ulceröse Formen wegen der langen Dauer, der Hartnäckigkeit im Recidiviren und der Gefahren der Hypopionbildung mit Corneadurchbruch, inducirter Iritis und Panophthalmitis zu fürchten sind. Selbst diese schweren Erkrankungen des Auges können von Oberflächenprocessen aus (Uebertragung von Eccemeiter ins Auge), auf demselben Wege, wie die Conjunctivitis, eingeleitet werden.

Katarrhalische Erkrankungen des Mittelohres, in der Regel vom
Pharynx ausgehend, mit Perforation des Trommelfelles und nachträglicher, durch die lange Eiterung bedingter Polypenbildung sind häufige
scrophulöse Affectionen. Die Gefahren dieser Erkrankung, welche entweder zur Taubheit und bei jungen Kindern zur Taubstummheit führen
oder durch Vereiterung des Processus mastoideus, Caries des Felsenbeins und schliessliche Sinusthrombose und Meningitis den Tod herbeiführen kann, sind einleuchtend.

Erkrankungen der Knochen und Gelenke. Eine grosse
Anzahl der bisher als rein scrophulös betrachteten Erkrankungen der
Knochen und Gelenke ist neuerdings den tuberculösen Erkrankungsformen zugewiesen, so die Spina ventosa mit chronischer Periostitis, die
Wirbelcaries mit Pott'scher Kyphose und eine grosse Reihe von Gelenkaffectionen. Nichts desto weniger sind insbesondere letztere von
der Scrophulose kaum zu trennen und die Coxitis mit all den traurigen
Folgen der Vereiterung des Gelenks ist eine der schwersten scrophulösen Erkrankungsformen.

Dies sind wohl die wesentlichsten Localisationen, indess ist nicht
zu vergessen, dass kein Organ vor der Localisation der Erkrankung
sicher ist, es kommt eben nur auf den äusseren Anlass an.

Pathologische Anatomie.

Es leuchtet ein, dass ein so mannigfaltiges pathologisches Krankheitsbild anatomisch nicht völlig in einen Rahmen zu fassen ist, und es
kann sich nur um die Frage handeln, ob allen der genannten Localisationen ein gemeinschaftlicher anatomischer Vorgang zu Grunde liegt.
Dies scheint allerdings der Fall zu sein. Alle scrophulösen Ablagerungs-
heerde haben zunächst die Eigenschaft entzündlicher Reizung, also der
Anhäufung von Rundzellen (Auswanderung) und der Neubildung indifferenter Zellen (Granulationsgewebe). Alle Zellformen sind indess
von geringer Resistenz, und ihre kurze Lebensdauer endet mit dem nekrobiotischen Zerfall in Form der Verfettung und Einschmelzung. Die
so gebildete gelbe bis gelbgraue, in der Regel trocken nekrotische
Masse hat nach ihrem Aussehen den Namen „Käse" erhalten; so sind
also die käsigen Processe direkt mit scrophulösen Processen identisch;
es wird aber aus dem Weiteren einleuchten, wie sehr sie gerade die
Verwandtschaft mit der Tuberculose einleiten (s. pag. 215).

Die scrophulösen Drüsen sind demnach anfänglich härtlich, geschwollen, auf dem Durchschnitt roth; je länger die Schwellung gedauert hat, desto blasser, trockner wird die Mitte der geschwollenen Drüse,

14*

bis dieselbe allmälig in die gelbgraue Käsemasse verwandelt ist. Diese Drüsenaffectionen finden sich an den verschiedensten Orten und die Einschmelzung führt nicht selten, da die eingeschmolzene Masse als caput mortuum wirkt, durch Anregung periglandulärer Entzündung schliesslich zu den oben erwähnten langwierigen Eiterungen, welche erst mit der Elimination des caput mortuum enden.

Diagnose.

Die Diagnose der Scrophulose ergiebt sich aus dem Habitus der Kinder leicht. Die multiplen Affectionen, die Schwellungen der Drüsen sind unverkennbar. Fraglich können manche Fälle nur sein wegen der Aehnlichkeit, welche sie mit syphilitischen Affectionen haben; hier entscheidet die Anamnese und wo diese und auch das Urtheil ex juvantibus im Stich lässt, ist die Frage in der That nicht zu entscheiden; insbesondere sind die sogenannten tardirten syphilitischen Ulcerationen von scrophulosen kaum zu unterscheiden.

Prognose.

Die Prognose der Scrophulose ist immer dubiös. Sie ist in dem Maasse ungünstiger, als hereditäre Anlage nachweisbar ist, und als die Fortdauer der causa proxima, insbesondere schlechter hygienischer Verhältnisse unvermeidlich ist; sie ist ferner schlechter bei schon vorhandenen Läsionen von Knochen und Gelenken, während die Haut- und Schleimhautaffectionen leichter der Heilung zugängig sind.

Therapie.

Die Therapie der Scrophulose muss in erster Linie die Verbesserung der hygienischen Verhältnisse, unter welchen die erkrankten Kinder leben, ins Auge fassen. Hier ist grosse Umsicht nöthig, Wohnung, inclusive der Schule, Nahrung, Pflege der Haut, selbst die Kleidung bedürfen strenger ärztlicher Controle und gesundheitsmässiger Anordnung nach allgemeinen hygienischen Regeln.

Gerade hierbei ist die ursprüngliche, alte Unterscheidung der erethischen und torpiden Scrophulose von grosser Bedeutung. Bei torpiden, fettgemästeten Kindern ist der Gesammtstoffwechsel in jeder Beziehung zu beschleunigen und in lebhafteren Gang zu bringen. Die Nahrung muss mager sein, stickstoffreich, aber leicht verdaulich; Milch, Eier, fettfreies gutes Fleisch oder Fleischextracte sind zu gestatten. Kühle Waschungen, viel Bewegung in frischer Luft und Bäder, ganz besonders Soolbäder (Kreuznach, Wittekind, Colberg u. a.) im Hochsommer die Seebäder, gleichviel ob südliche oder nördliche, sind

anzurathen. — Bei den bleichen, mageren Kindern ist eine mehr fett-
reiche Nahrung zu gestatten; hier tritt der Leberthran als ein wichtiges
Heilagens ein, weil er das am leichtesten verdauliche Fett ist, indess
darf derselbe wegen der leichten Zersetzungsfähigkeit nur im Winter
verabreicht werden; dagegen sind Abkühlungen, lebhafte Bewegungen
und Seebäder nur vorsichtig anzuwenden. An ihre Stelle tritt für den
Sommer Aufenthalt auf dem Lande oder in milder waldiger Gebirgsluft
ein (für deutsche Kinder speciell in Thüringen, mit seinen Sool- und
Fichtennadelbädern). — Für beide Formen ist aber der zeitweilige
Gebrauch der Jodpräparate unentbehrlich, insbesondere der Syrupus
ferri jodati (dreimal tägl. 10 bis 15 Trpf.), oder das Ferrum jodatum
saccharatum in Pulver (0,015 bis 0,06 pro Dosi dreimal tägl.), wenn
die scrophulöse Anämie neben den Drüsenschwellungen hervorragend zu
Tage tritt. Jodkalium ohne Eisen, oder Arsenikpräparate (Kali arsenicos. solut. mit Aq. Cinnamomi $\widehat{aa}$ dreimal tägl. 3 bis 6 Trpf.), endlich die jodhaltigen Quellen (Krankenheil, Adelhaidsquelle) müssen in
lang hingeschleppten Kuren der Reihe nach zur innerlichen Anwendung kommen.

Neben dieser allgemeinen Therapie müssen die localen Affectionen
besonders und einzeln der Behandlung unterzogen werden. Bezüglich
der Therapie der meisten Affectionen muss hier allerdings auf die
speciellen Capitel (Conjunctivitis, Keratitis, Otitis, Eccema, Gelenkaffectionen etc.) verwiesen werden. — Neuerdings ist gegen die scrophulösen
Drüsentumoren die Einreibung mit Sapo viridis empfohlen worden und
die von mir beobachteten Resultate sind zwar nicht den Anpreisungen
entsprechend, aber doch ermunternd; leidlich erfolgreich ist die Einreibung
mit Ung. Kali jodati, indess ist es fraglich, ob nicht bei beiden Mitteln der
Effect hauptsächlich dem mechanischen Eingriff (Massage) zuzuschreiben
ist. Das Streichen und Kneten geschwollener Drüsen ist sicher ein
gutes Mittel zur Rückbildung. — Bei eingetretener Vereiterung der
Drüsen bleibt fast nie etwas anderes übrig, als die abgestorbene Drüse
mit dem scharfen Löffel zu entfernen, die Wunde mit Jodoform auszu-
streuen und so allmälig zur Heilung zu bringen. Nur so verhütet man
die tiefgehenden fistulösen und abscheuliche Narben bildenden Ulcerationen.

Gegen eine der peinvollsten und hartnäckigsten Affectionen, gegen
die multiplen Abscedirungen des Unterhautzellgewebes sind wir geradezu
hilfslos. Man wird nur zu fortgesetzten Incisionen und Entleerung
des Eiters seine Zuflucht nehmen können. Die Incisionswunden werden
am besten mit Jodoform bestreut.

Tuberculose.

Die verwandtschaftlichen Beziehungen zwischen Scrophulose und
Tuberculose sind oben schon angedeutet worden; dieselben sind derart,
dass neuerdings die Identität beider Processe urgirt und sowohl pathologisch (anatomisch) als experimentell (ätiologisch) nachgewiesen wird.
Indess werden aus dem Folgenden die bezüglich des Wesens der Tuberculose und ihres Verhältnisses zur Scrophulose noch bestehenden Zweifel
einleuchten. — Von Bayle und Laënnec wurden zuerst die Namen
Tuberculose, tuberculöse Degeneration in die Wissenschaft eingeführt,
hierbei indess von ersterem ein kleines circumscriptes pathologisches
Product, welches die tuberculöse Degeneration einleitet, mit dem Namen
Granulation bezeichnet. Virchow zerlegte die Laënnec'sche
Tuberculose, so weit sich dieselbe auf die Lunge bezog, in zwei pathologisch anatomische Läsionen: 1) in die käsige Pneumonie, 2) in die
eigentliche Tuberculose oder Miliartuberculose (von Milium, Hirsekorn),
unter der ersteren versteht er einen chronischen, destructiv wirkenden
und zur käsigen Nekrobiose führenden Process, unter letzterem eine
winzige, knötchenförmige Geschwulstform, welche aus dem Bindegewebe
hervorgeht und die Neigung zum käsigen Zerfall hat. Virchow's
Untersuchungen sind der Ausgangspunkt für die grossartige Summe der
weiteren Forschungen geworden.

Pathologische Anatomie und Aetiologie.

Der Tuberkel ist ein, entweder mehr weisslich grauer, durchscheinender, oder mehr undurchsichtiger, gelblicher, kaum hirsekorn-
grosser Körper, welcher von einer bindegewebigen Hülle umgeben ist,
und im Innern entweder gar keines, oder nur überaus geringes cytogenes
Gewebe enthält. Die Hauptmasse desselben besteht aus kleinen, kaum
den rothen Blutkörperchen an Grösse gleichenden rundlichen Zellen,
aus grösseren epithelartigen Zellen und aus einzelnen grossen Riesenzellen mit reichlichen Kernen. Die Riesenzelle nimmt in der Regel das
Centrum des Gebildes ein und bildet einen so constanten Bestandtheil
des Tuberkels, dass dieselbe geradezu als charakteristisch für den
Tuberkel hingestellt worden ist (Schüppel). Ueber die Bedeutung
der Riesenzellen wird noch vielfach hin und her gestritten, während die
Beziehungen des Gesammtbildes zu den Lymphgefässen, insbesondere
zu den Lymphgefässendothelien soweit feststeht, dass man das ganze
Gebilde des Tuberkels zu den Lymphomgeschwülsten rechnet. Das
Wachsthum des Tuberkels geschieht, indem neue Massen der mehr

kleinzelligen Gebilde entstehen, während die Riesenzelle neue Kerne bildet; indess dauert das Wachsthum überhaupt nicht lange, vielmehr geht alsbald durch völligen Ausfall der Blutzufuhr in dem gefässlosen Gebilde die centrale in der Regel von der Riesenzelle eingenommene Stelle den nekrobiotischen Zerfall (Verfettung und Verkäsung) ein, welcher so fortschreitet, dass alsbald das Ganze eine käsige, von Bindegewebe umschnürte Masse darstellt, welche durch Einschmelzung und Resorption zur Höhlenbildung (Caverne) führt oder durch Ablagerung von Kalkmassen zur Verkalkung kommt. Es leuchtet ein, dass bei gruppenweisem Auftreten miliarer Knötchen durch centrales Einschmelzen und Verkäsen schliesslich Heerde gebildet werden, welche von den früheren als scrophulösen bezeichneten nicht mehr zu unterscheiden sind.

Dies führt zu der Frage, ob dem Miliartuberkel überhaupt etwas Specifisches anhafte, oder ob er nur eine anatomisch zwar eigenartige Form habe, im Ganzen aber den irritativen Processen unterzuordnen sei. — Die Impfversuche von Villemin, welche erwiesen, dass man durch Impfung mit tuberculösen Massen bei Thieren Miliartuberculose erzeugen kann, gaben dem Miliartuberkel zuerst eine entschieden specifische Stellung, indess nicht für lange Zeit. Die Möglichkeit Miliartuberculose durch jedes irritative Agens zu erzeugen (Wilson, Fox, Cohnheim und Fränkel, Waldenburg u. A.) entschied wiederum für das gerade Gegentheil, bis durch neuerdings gemachte Versuche Cohnheim und Salomonsohn die Specifität des Tuberkels aufrecht erhielten, da es denselben glückte, durch Impfung tuberculöser Masse direct miliare Tuberkel zu erzeugen, während Impfungen mit anderen Substanzen fehl schlugen. Weitere Stützen für die Specifität des Tuberkels ergaben sich ferner aus den Fütterungsversuchen (Aufrecht, Bollinger) und aus den Inhalationsversuchen (Tappeiner) mit tuberculösen Massen, bei welchen Miliartuberculose des Darmes und der Lungen experimentell erzeugt wurde. Von hervorragender Wichtigkeit würden endlich für die Entscheidung der Frage die Untersuchungen von Klebs sein, welcher in den tuberculösen Massen einen Organismus nachzuweisen sich im Stande glaubte (Monas tuberculosum), durch dessen Ueberimpfung unter eigenartigen Cautelen (fractionirte Cultur) Tuberculose erzeugt wurde. Diese Versuche wurden neuerdings von Schüller bestätigt, nur kommt letzterer zu dem Schluss, dass es nicht allein tuberculöse Massen sind, welche Miliartuberculose erzeugen, sondern dass auch Impfungen mit Culturen aus scrophulösem Drüsengewebe, aus Lupusgewebe regelmässig Tuberculose der Lungen und anderer Organe zur Folge haben, so dass also bei Auf-

rechterhaltung eines specifischen Virus (Micrococcus) die Identität scrophulöser und tuberculöser Erkrankungen, — die Omnipotenz des käsigen
Productes wieder hergestellt wird, — eine Anschauung, von welcher
Buhl ursprünglich ausgegangen war. Zu einem gewissen Abschlusse
scheint endlich die ganze Frage durch die epochemachenden Arbeiten
von Robert Koch gebracht zu sein, welcher den schon von Anfrecht
und gleichzeitig von Baumgarten entdeckten Bacillus isolirte, züchtete
und durch die Verimpfung des gezüchteten Bacillus Tuberculose erzeugte.
So drängt eine bedeutende Summe von Erfahrungen darauf hin, der Tuberculose die Specifität zu wahren, während auf der anderen Seite gewisse
Thatsachen dagegen sprechen. Unter Anderem führt Schüppel aus,
dass Miliartuberculose sich an jeden chronischen Entzündungsprocess anreihen könne; Friedländer, Virchow, Köster haben Miliartuberculose in chronisch entzündlichen, zu käsigen Erweichungen neigenden
Heerden nachgewiesen, Anfrecht endlich in Fällen florider syphilitischer
Affection. Vielleicht werden diese widerstrebenden Thatsachen anderweitig aufgeklärt werden können; denn wenn schon die Exactheit der
Koch'schen Untersuchungen an sich den höchsten wünschenswerthen
Grad zu erreichen scheint, so werden die Resultate derselben noch
unterstützt durch die erwähnten Versuche Tappeiner's, welcher Hunde
durch Inhalation zerstäubter Käsemassen tuberculös machte, und durch
die Fütterungsversuche Aufrecht's, welche erwiesen, dass man mit
Perlsuchtsmassen und der Milch von perlsüchtigen Kühen Thiere tuberculös machen kann, wenn die Substanzen roh verfüttert wurden, dass
das Kochen die Infectionsfähigkeit aber verhindere. — Alles in Allem
bleibt kaum etwas anderes übrig, als die Tuberculose für eine von
einem Bacillus erzeugte chronische Infectionskrankheit zu halten.

Die Verbreitung des Miliartuberkels im Organismus ist entweder
überaus diffus und verschont dann nur die Muskeln oder sie ist mehr
localisirt, von einem chronisch entzündlichen Heerde, so etwa von der
Lunge, von Lymphdrüsen ausgehend. Man sieht in letzterem Fälle entsprechend den Lymphbahnen entlang in den Nachbarorganen die Eruptionen sich verbreiten. Rindfleisch unterscheidet sogar präcis die
drei Erscheinungsformen: 1) Primäraffecte, localisirt mit dem Charakter
der Phthisis oder Ulceration; 2) Secundäraffecte (Verbreitung in der
Nachbarschaft des Primäraffectes); 3) Tertiäraffecte (Diffuse Miliartuberculose aller Organe), wobei er die Resorption der käsig zerfallenen
Massen als die Träger der sich weiterverbreitenden Infection betrachtet.
Die Eintheilung entspricht allerdings ziemlich genau den klinischen
Thatsachen. — Die Erblichkeit der Tuberculose oder wenigstens die-

jenige der tuberculösen Diathese hat bis in die jüngste Zeit festgestanden; Klebs will dieselbe nicht anerkennen, indem er die Seltenheit tuberculöser Erkrankungen im frühesten Säuglingsalter urgirt. Alles bisher als Erblichkeit Bezeichnete soll nichts anderes als Uebertragung des Infectionsstoffes durch den Athem seitens erkrankter Mütter auf die Kinder sein. Diese Auffassung wird allerdings durch hundertfache Beobachtung am Krankenbette widerlegt. — Das Geschlecht ist in keiner Weise maassgebend für die Erkrankung, ebenso wenig sind klimatische Einflüsse für die Entstehung der Miliartuberculose irgend wie zur Geltung zu bringen.

Die Disposition zur Erkrankung wächst mit dem Zusammentreffen schlechter hygienischer Bedingungen unter welchen Kinder leben, insbesondere sind schlechte Raumverhältnisse der Wohnung und Mangel der Ventilation verhängnissvoll. Von vorangehenden Krankheiten schaffen insbesondere Masern und Tussis convulsiva wegen ihrer Beziehungen zu Lungenaffectionen eine gewisse Disposition für die Krankheit; indess folgt dieselbe oft auch den chronischen Sommerdiarrhoeen. Nur das früheste Säuglingsalter ist von der Krankheit einigermaassen verschont; mit Einschluss des ersten Lebensjahres tritt die hervorragende Disposition des kindlichen Alters beträchtlich in den Vordergrund. Die Disposition nimmt erst nach der Pubertät wieder ab.

Symptome und Verlauf.

Die Miliartuberculose hat einen wesentlich verschiedenen Charakter, je nachdem sie noch als localisirte Affection oder als Allgemeinkrankheit auftritt. — Die localisirte Tuberculose der Knochen (Spina ventosa), Gelenke, der Hautulcerationen (Lupus), in der Umgebung länger dauernder Abscesse oder in den Lymphdrüsen, ist eine mit langwierigen Eiterungsprocessen einhergehende Affection, welche zumeist zu chirurgischen Encheiresen Anlass giebt. Der von Hüter vorgeschlagene Weg mittelst Messers und scharfen Löffels die afficirten Organe, soweit sie irgend zugänglich sind, zu eliminiren, ist sicher der richtige, weil man auf demselben im Stande ist, durch rasche Entfernung des Befallenen die Allgemeininfection des Organismus zu verhüten; in der Regel sieht man nach der Operation die elend gewordenen Kleinen rasch wieder gedeihen. Die diffuse Miliartuberculose ist eine, mit durchaus nicht präcis charakterisirten Erscheinungen einhergehende fieberhafte Allgemeinkrankheit. Die Krankheit wird allerdings in dem Maasse deutlicher, als sie die beiden Prädilectionsstellen im kindlichen Alter, die Lunge und das Gehirn, in Mitleidenschaft zieht. Während

indess für die Miliartuberculose der Lungen neben etwaigen, von früher
her stammenden chronisch entzündlichen (käsigen) Processen mehr der
Mangel objectiver physikalischer Phänomene, im Gegensatz zu der auffälligen Frequenz und Oberflächlichkeit der Respiration, zur Diagnose
leitet, sind für Affectionen der Meningen und des Cerebrum vielfach
positive und charakteristische Phänomene maassgebend. — Mit dem
Auftreten der cerebralen Symptome, — Ungleichheit der Pupillen,
Nackenstarre, seufzender Respiration, Unregelmässigkeit des Pulses,
Erbrechen, Obstipation, — klärt sich zuweilen das Tagelang dunkel gebliebene Krankheitsbild mit einem Schlage; dagegen kann ich für die
Miliartuberculose der Lungen, wenn das Cerebrum frei bleibt, kaum
bessere Zeichen für die Diagnose geben, als die hohe Respirationsziffer
bei mässigem Fieber und nahezu jedwedem Mangel objectiver physikalischer Phänomene; zuweilen gesellt sich diesem Symptomencomplex
Cyanose oder Livor faciei hinzu. Immerhin wird die Diagnose in
vielen solchen Fällen nur als wahrscheinlich gelten können. — Von
den einzelnen Symptomen ist von hervorragender Wichtigkeit die constant vorwärts schreitende Abmagerung der kleinen Kranken, anscheinend ohne wesentliche pathologische Grundlage im Intestinaltract.
Sie muss insbesondere, wenn Lymphdrüsenschwellungen vorhanden sind,
wenn Eiterungen oder Diarrhoeen längere Zeit vorangegangen sind, auf die
Möglichkeit der Entwickelung von Miliartuberculose aufmerksam machen.

Weniger charakteristisch, als die Abmagerung, ist das Vorhandensein eines mittleren, mit abendlichen Exacerbationen nicht scharf charakterisirten Fiebers; es ist schon beim Typhus (pag. 125) davon die Rede
gewesen, dass Verwechselungen mit Miliartuberculose möglich sind, und
dass nur die sorgfältigen Temperaturmessungen wenigstens in der Mehrzahl der Fälle davor schützen können; leider auch nicht immer, wie
jeder Praktiker erfahren wird.

Wichtig für die Diagnose ist der Nachweis der Miliartuberkeln,
der Chorioidea mittelst des Augenspiegels. Leider ist die Untersuchung
der Kleinen schwierig und das Fehlen der Choriodealtuberkeln lässt die
Miliartuberculose nicht ausschliessen; dagegen entscheidet ihre Anwesenheit die Diagnose in positivem Sinne.

Diagnose.

Aus dem Vorangegangenen ergeben sich die Schwierigkeiten der
Diagnose. — Dieselbe glückt ganz positiv in der Mehrzahl der Fälle
von ausgesprochener Meningitis tuberculosa, sie gelingt auch, wenn alte
Heerde in den Lungen oder ein altes pleuritisches Exsudat die Auf-

merksamkeit auf die Krankheit lenken und ganz besonders, wenn der
Nachweis der genannten Affectionen sich mit der eigenartigen Beschleu-
nigung der Respiration und der Abmagerung combinirt.

Die locale Tuberculose kann erfahrungsgemäss bei den oben genannten Erkrankungsformen vorausgesetzt werden.

Prognose.

Die Prognose der localen Tuberculose ist im Ganzen günstig, wenn
rasch zur Entfernung des Erkrankten geschritten wird; auch bin ich
überzeugt und habe es bei Kindern mehrfach erlebt, dass käsige Processe in den Lungen zur Ausheilung kommen können. — Die diffuse
Miliartuberculose ist aber nach meinen Erlebnissen eine absolut todt-
bringende Krankheit. Heilungen der tuberculösen Meningitis sind
mehrfach beschrieben (Fleischmann u. A.); ich habe bis jetzt keinen
Fall heilen sehen, dagegen habe ich jüngst allerdings zwei Fälle von
Heilung tuberculöser Localerkrankungen des Cerebrum beschrieben; in
dem einen dieser Fälle war eine Combination mit einer beträchtlichen
käsigen Infiltration der Lunge vorhanden.

Therapie.

Die Therapie der localen Miliartuberculose ist, soweit sie in Haut,
Drüsen, Knochen und Gelenken vorkommt, chirurgisch. Man schneidet
die erkrankten Massen aus oder entfernt dieselben mit dem scharfen
Löffel unter Verwendung der für das kindliche Alter, welches die Carbol-
säure nicht verträgt, modificirten Lister'schen Cautelen; insbesondere
ergiebt die Anwendung des Jodoform in Pulver oder in Pinselung als
Jodoformäther (1 : 10) günstige Resultate. Die Heilung der localisirten
Hirntuberculose in meinen zwei Fällen glückte durch beträchtliche
Gaben von Jodkali in späterer Combination mit Eisen, Malzextract
und guter Ernährung. Man wird zu diesen Mitteln auch bei diffuser
Miliartuberculose greifen können; Erfolg wird man sich indess leider
nur in den seltensten Fällen versprechen können.

Die Prophylaxe der zu Miliartuberculose prädisponirten oder hereditär belasteten Kinder liegt in der Verwendung hygienischer Hilfs- und
Heilmittel im vollsten Umfange; insbesondere aber entferne man solche
Kinder aus dem Bereiche tuberculöser Mütter. Dass man solche Mütter
ihre Kinder nicht säugen lassen darf, versteht sich von selbst. — Die
Gefahren der Uebertragung von Miliartuberculose durch die Milch perl-
süchtiger Kühe sind nach Aufrecht's Untersuchungen ziemlich sicher
durch Abkochen der Milch zu vermeiden. Man halte also den Grund-
satz fest, Kindern niemals rohe, kuhwarme Milch zu verabreichen.

Rachitis (englische Krankheit).

Die Krankheit von Glisson um die Mitte des 17. Jahrhunderts beschrieben und im Volksmunde Rikets, „von Ricq, Rick, Haufe, Buckel" bezeichnet, erhielt den Namen Rachitis wegen dieser volksthümlichen Bezeichnung und der gleichzeitigen Beziehung zu gewissen Veränderungen der Wirbelsäule. Rachitis würde also soviel bedeuten, wie ιοσος της ραχιος. — Die Verbreitung der Krankheit ist geographisch sehr beträchtlich, sie verschont nur die eigentlichen Tropenländer, kommt aber in Gegenden mit rauherem Klima selbst im Mittelgebirge und an der See vor; ich selbst habe sie in Höhen von 2000' bei Kindern gesehen. Wo sie überhaupt beobachtet wird, ist sie in der Regel häufig und sehr verbreitet.

Aetiologie.

Die Rachitis ist eine Krankheit des frühen Kindesalters und fällt in die Zeit des rapiden Wachsthums des Skelettes in der allerersten Lebensepoche.

Von 624 Fällen von Rachitis, welche ich beobachtet habe, standen

	im ersten	Lebensjahre	136 Knaben	80 Mädchen
„	zweiten	„	179 „	134 „
„	dritten	„	27 „	36 „

der Rest war über drei Jahre. — Ueberwiegend ist also das zweite Lebensjahr befallen. — Dem Geschlechte nach scheint sich nach dieser Zusammenstellung ein Ueberwiegen der Knaben herauszustellen, doch ist das nur scheinbar, da die Gesammtsumme der mir zugeführten Knaben grösser ist, als diejenige der Mädchen. — Die Krankheit ist in der weitaus grösseren Anzahl ihres Vorkommens ein Product fehlerhafter Ernährung und Pflege in des Wortes weitester Bedeutung. Das Ueberfüttern der Kinder mit Amylaceen zur Unzeit, Feuchtigkeit der Wohnung, Kellerluft, mangelhafte Hautpflege, Unsauberkeit in jeder Beziehung erzeugen fast sicher die Rachitis. Sie kommt aber unter all den genannten Verhältnissen in der Regel nicht ohne Weiteres und selbständig zum Vorschein, sondern schliesst sich gern an vorangehende Diarrhoeen, an Brechruhren, schwere Bronchitiden und Pneumonien an, aus denen sie sich alsdann zu entwickeln scheint. — Nicht selten beobachtet man die Krankheit auch bei Kindern, welche zu lange an der Mutterbrust gesäugt sind, und eine Zeit lang augenscheinlich mit einem nicht genügenden Nährmaterial unterhalten wurden. — Nicht unwesentlich für die Entstehung der Krankheit sind gewisse constitutionelle Anlagen, welche den Kindern mitgegeben werden. So erkranken Kinder

phthisischer Eltern, oder Kinder mit angeborener Syphilis häufig
an Rachitis; dass die Rachitis direct erblich sei, kann selbst aus
v. Ritter's Zusammenstellung, wonach in 27 von 71 Fällen von Rachitis
des Kindes, auch bei den Müttern Reste von Rachitis nachweisbar
waren, nichts erwiesen werden, weil bei der grossen Verbreitung der
Krankheit dieses Zusammentreffen keine Beweiskraft hat. Ueber die
Beziehungen der Krankheit zur Syphilis, welche schon von Boerhave
betont, von van Swieten aber geleugnet wurden, wird weiterhin noch
die Rede sein. Hier sei nur so viel erwähnt, dass die syphilitischen
Knochenveränderungen bei aller Aehnlichkeit sich dennoch wesentlich von den rachitischen unterscheiden, insbesondere durch die Apposi-
tion von reichlichen Kalkmassen an der Ossificationslinie. Ueberdies
findet man, dass notorisch syphilitisch geborene Kinder bei sorgsamer
Pflege von Rachitis verschont bleiben, wenngleich sich auf der anderen
Seite nicht leugnen lässt, dass die syphilitischen Kinder nicht
selten von Rachitis heimgesucht werden; auch kann man bei der
enormen Verbreitung der Rachitis und der relativen Seltenheit angeborener Syphilis kaum einen Zusammenhang zwischen diesen beiden
Affectionen constatiren. Auch die von Oppenheimer neuerdings behauptete Beziehung der Malaria zur Rachitis muss von der Hand gewiesen werden, schon um deswillen, weil Malaria gerade in den süd-
lichen Ländern am häufigsten vorkommt, wo von Rachitis nur ganz vereinzelte Fälle beobachtet werden.

Für die ätiologische Forschung bezüglich der Rachitis, sind eine
Reihe von experimentellen Untersuchungen bedeutungsvoll geworden.
Chossat führte 1842 den Nachweis, dass junge Thiere, welchen man
den Kalk in der Nahrung entzog, Knochenerweichungen bekamen und
schliesslich zu Grunde gingen. Guérin bewies, dass junge Thiere,
denen man die Mutterbrust entzog und welche man frühzeitig mit Fleisch
fütterte, rachitisch wurden. Ersterer wurde von Friedleben, letzterer
von Tripier durch neue Versuche widerlegt. Beide fanden wohl
schwere Erkrankungen der Thiere mit Knochenbrüchigkeit, aber keine
Rachitis. Wildt und Weisske, welche die Versuche von Chossat
nochmals aufnahmen, fanden sogar, dass sich die Zusammensetzung der
Knochen durch die Kalkentziehung nicht alteriren lasse. Diesen Versuchen gegenüber behauptet Forster und neuerdings mit aller Bestimmtheit Roloff, dass man durch Entziehung der Kalksalze die
Knochen und sogar die Weichtheile sehr wesentlich in ihrer Zusammensetzung stören und die Thiere damit herunterbringen könne. Roloff
erklärt die auf solche Weise erzeugte Krankheit (Lähme junger Füllen)

identisch mit Rachitis und will neuerdings auch durch Umkehrung den
Beweis erlangt haben, indem er so krank gemachte Thiere durch Zuführung von Kalksalzen wieder herstellte. — Während so um die Bedeutung der Kalksalze gestritten wurde, behauptete Heitzmann durch
Einführung von Milchsäure mit der Nahrung oder subcutan, bei jungen
Thieren Rachitis und später Osteomalacie erzeugen zu können. Wegner endlich schuf an jungen Thieren durch Phosphorfütterungen bei
gleichzeitiger Entziehung der Kalksalze Knochenveränderungen, welche
mit den rachitischen identisch sind. — Hier sind also zwei neue Schädlichkeiten neben der Entziehung der Kalksalze in den Vordergrund geschoben und experimentell geprüft. Neue Untersuchungen von Voit
haben zunächst die Angaben von Roloff und Forster wieder bestätigt, während meine eigenen Experimente bewiesen, dass man mittelst
der Entziehung von Kalksalzen aus dem Futter in der That Thiere
rachitisch machen kann, dass aber die gleichzeitige Zuführung der Milchsäure den eingeleiteten Process noch steigert. — So sind also mehrere
Potenzen, welche auf die wachsenden Knochen schädlich einwirken, im
Stande, rachitische Veränderungen zu erzeugen, und wenn man nun erwägt, dass die Syphilis die Knochen in einer der Rachitis nahezu ähnlichen Weise alterirt, so wird man resumiren müssen, dass alle schädlichen Beeinflussungen der Ernährungssäfte, und zwar directe Zuthat
solcher schädlichen Substanzen, wie sie bei abnormer Digestion durch
Anomalie der Peptone und des Chylus vorkommen, oder Defecte, wie
Mangel an Kalk oder an anderen, direct zur Ernährung nöthigen Bestandtheilen — im Blute und der Lymphe — die Rachitis erzeugen
können. — Die Krankheit zeigt sich an den Knochen vorzugsweise
intensiv, weil die Knochen gerade in den ersten Lebensjahren das
lebendigste Wachsthum haben und sie entsteht in den Experimenten bei
Kalkentziehung am frühesten und bedeutendsten, weil die Knochen zum
Aufbau in der That mehr Kalk gebrauchen, als die anderen Organe.

Symptome und Verlauf.

Man hat im ganzen Wesen der Krankheit zu unterscheiden, ob sie ein
im Wachsthum etwas vorgeschrittenes, oder ein ganz junges Kind befällt.
Die Veränderungen sind in dem Maasse erheblicher, als das Kind jung ist.

Die Krankheit schliesst sich bei Säuglingen in der Regel an vorausgegangene Uebel an, insbesondere häufig an Sommerdiarrhoeen. Die
Kinder erholen sich nach einer solchen nicht recht wieder. Die Haut
bleibt welk, die Schleimhäute sind blass, der Appetit ist wechselnd.
Die Stühle sind zeitweilig diarrhoisch, übelriechend, reichliche Nahrungs-

reste führend, zeitweilig sehr fest, harte Ballen. Im Gewicht nehmen
die Kinder zumeist ab. — Die Nächte sind unruhig. Die Kinder bohren
mit dem Kopfe in die Kissen, reiben hin und her und erwachen, nachdem Kopf und Brust wie in Schweiss gebadet sind.

K o p f. Nach einiger Zeit merkt man am Hinterhaupt ein Ab-
schwinden des Haupthaares, die Hinterhauptschuppe ist nur mehr mit
Haarstümpfen bedeckt. Der Knochen selbst wird an einzelnen Stellen
weich, pergamentartig, sehr leicht eindrückbar und fast unter dem
Fingerdruck knatternd. (W e i c h e r H i n t e r k o p f. E l s ä s s e r).
Die Tubera parietalia werden in dem gleichen Maasse, als die
Hinterhauptschuppe dünner wird, dicker, ebenso die Tubera frontalia,
die Jochbogen treten stark hervor; das ganze Gesicht erscheint breiter,
die Züge sind welk, die Mundpartie breit. Der Gesichtsausdruck erhält
etwas Gemeines. Der ganze Kopf wird nahezu viereckig (T é t e c a r r é e).
Die Fontanelle ist gross, die Nähte deutlich, zuweilen die Kopfknochen
völlig aus einander weichend. Nicht selten hört man am Schädel gleichzeitig mit der Systole ein eigenthümliches Blasen (s y s t o l i s c h e s H i r n -
g e r ä n s c h). — Der Mund verdankt sein breites Aussehen der eigenthümlich eckigen Verbildung des sonst kreisrunden Unterkiefers; hie und
da ist der Unterkiefer asymmetrisch verbogen. Der Oberkiefer tritt über
den Unterkiefer in der Gegend der Schneidezähne stark hervor (F l e i s c h -
m a n n). Die Kiefer sind zahnlos oder die Z ä h n e sind spärlicher, als
dem Alter entspricht; sie stehen unregelmässig, nach innen im Unterkiefer, nach vorn und aussen im Oberkiefer. Die Zähne haben auch
nicht die gehörige Festigkeit, schleifen sich wie von der Fläche her ab,
oder werden am Halse in einer, quer über den Zahn ziehenden Linie
cariös, schwarz und gehen verloren. Im vorgeschrittenen Alter sieht
man von den Schneidezähnen nur Stümpfe.

R u m p f. Die C l a v i c u l a ist eigenthümlich S-förmig verkrümmt,
wie von hinten oben nach vorn unten zusammengeschoben. Die Rippenknorpel zeigen da, wo sie an die Knochen der Rippen sich ansetzen,
dicke Knoten, welche sich insbesondere von der vierten bis achten
deutlich nach aussen und unten ziehend, bemerkbar machen (r a c h i -
t i s c h e r R o s e n k r a n z).

Diese Veränderungen am T h o r a x sind für die frischen Fälle die
charakteristischen. Im weiteren Verlaufe beginnen die Seitentheile des
Thorax einzusinken, so dass allmälig tiefe Mulden an die Stelle der seitlichen Rippenconvexität treten. Weiterhin beginnt die sechste bis achte
Rippe sich um eine horizontale, etwas nach vorn sich senkende Achse
nach aufwärts gleichsam umzustülpen, so dass zwischen den einge-

sunkenen Seitentheilen und der so geschaffenen Aufbiegung eine tiefe
Furche entsteht. Hand in Hand damit geht, und naturgemäss davon abhängig ist eine Erweiterung des unteren Rippenbogens. Der ganze Thorax
erscheint gehoben und verkürzt, während gleichzeitig das Abdomen
stark hervortritt. — Die Verbiegung der Rippen erstreckt sich aber
auch nach hinten; der Rippenwinkel wird scharf entwickelt, die Convexität der Rippen aufgehoben und daraus durch scharfe Abknickung
ein Winkel gemacht; dabei sind zwischen rechts und links wesentliche
Asymmetrien. Vorn sieht man überdies das Sternum sich hervorwölben
und zwar besonders am Corpus sterni und Processus xiphoideus. Allmälig verschieben sich die Rippenknorpel der dritten und fünften Rippe
an den knöchernen Enden der Rippen und gleichzeitig biegt sich das
Sternum kielförmig auf (Pectus carinatum).

Auch die Wirbelsäule bleibt von der Veränderung nicht verschont.
Es bilden sich Verkrümmungen verschiedener Art: 1) bogenförmige,
nicht eigentliche kyphotische, aber mit der Convexität nach hinten, dieselben sind in der Regel im untersten Abschnitt der Brustwirbel und
im Anfang der Lendenwirbelsäule, 2) scoliotische, entweder mit totaler
Linksausbiegung der Wirbelsäule, oder mit oberer rechtsseitiger, unterer
linksseitiger Ausbiegung.

Nicht immer bleibt es bei einfachen Knochenverbiegungen, insbesondere nicht an den Rippen, vielmehr kommen hier häufig Infractionen
mit nachfolgender Callusbildung vor, ebenso an den Claviculae.

Der Leib ist aufgetrieben, hart oder weich; in der Regel ist der
Scrobiculus cordis luftkissenartig ausgedehnt. Nicht selten ist die Milz
und Leber beträchtlich vergrössert; insbesondere die Milz, welche sich
hart anfühlt und zuweilen bis an das Becken herabreicht. — Die Leber
ist in der Regel glatt, der Rand scharf. — Ueber die Entstehung der
rachitischen Thoraxveränderungen ist vielfach gestritten worden. Ich
habe (Baginsky, Handbuch der Schulhygiene. Berlin, bei Denicke)
schon auf die Bedeutung der Hüter'schen Theorie und die Erklärung
der Deformationen der Wirbelsäule hingewiesen; dieselbe rückt bekanntlich für die Erklärung die Anomalien des Wachsthums nach den
verschiedenen Ebenen in den Vordergrund, und betont die Homogenität
der Veränderungen an Thorax und Wirbelsäule aus diesem Gesichtspunkte. Die Hüter'sche Theorie erklärt die rachitischen Thoraxdeformationen am besten, während die Annahme, dass der inspiratorische
Zug des Zwerchfells oder die exspiratorische Luftdruckdifferenz dieselben
erzeugen, wenigstens für einen Theil der Veränderungen irrthümlich
ist. — Das Aufbiegen des Sternum, die Erweiterung des Rippenbogens

und die Aufkrempelung der unteren Rippen sind allerdings wohl wesentlich die Folgen respiratorischer Muskelwirkungen, welche gleichzeitig das inspiratorische Flankenschlagen (Einsinken des Scrobiculus cordis und der Epigastrien) bedingen. — Auffallende Veränderungen zeigen am Rumpfe auch zuweilen die Scapularränder, welche verdickt, wie eingerollt erscheinen, ferner zuweilen einzelne Wirbel, die sowohl am Körper als an den Seitentheilen erhebliche Verdickungen erkennen lassen.

Becken. Das Becken rachitischer Kinder zeigt gewisse Veränderungen, im Grossen und Ganzen dieselben, wie sie bei Erwachsenen in dem platten rachitischen oder pseudosteomalacischen Becken sich zu erkennen geben. Das Kreuzbein sinkt, wie um eine horizontale Achse gedreht, nach der Beckenhöhle ein, das Promontorium tritt nach vorn und nähert sich der Symphyse. Das Becken wird quergespannt, die Darmbeinschaufeln sind nach vorn gleichsam entfaltet. Der Schambogen ist weit. — Die Veränderungen erklären sich aus den Druckwirkungen der Rumpflast auf die mit reichlicher epiphysärer Knorpelwucherung versehenen Knochen und aus der gegenseitigen Verschiebung der Knochen (Schröder). Dass auch Asymmetrien in den Verschiebungen nicht ausbleiben, dass der Grad derselben von geringen Anfängen bis zur bedeutendsten Verengung des Beckens steigt, ist aus der Pathologie des Wochenbettes hinlänglich bekannt.

Extremitäten. Die Extremitäten zeigen ursprünglich epiphysäre Verdickungen, insbesondere an den unteren Enden von Radius, Ulna, Tibia und Fibula. Allmälig stellen sich Verkrümmungen der Extremitäten ein, an Femur, Tibia und nicht selten auch an den Knochen der oberen Extremitäten. Dieselben sind entweder bogenförmig oder nahezu geknickt, dann sind es aber nicht mehr einfache Verbiegungen, sondern Infractionen mit Callusbildung. So kann es kommen, dass die nachträglichen Verdickungen sich auch auf die Diaphyse, nicht allein auf die Epiphyse erstrecken. Bemerkenswerth für das gesammte Skelett ist überdies ein Zurückbleiben des gesammten Längenwachsthums im Verlaufe des rachitischen Processes, ferner eine Veränderung des Verhältnisses zwischen Thorax und Brustumfang, indem dieser gegen jenen um ein Beträchtliches zurücksteht, während doch der Kopfumfang an sich nicht über das normale Mittel anwächst. — Die Zahnbildung ist total unterbrochen, so dass die langen Zwischenpausen in der Dentition für die Diagnose der Rachitis bedeutungsvoll werden. — Es ist vielfach darüber gestritten worden, welchen Gang die rachitische Affection am Skelett nimmt, ob sie am Kopfe oder an den Extremitäten zuerst beginnt. Die Fragestellung an sich ist aber falsch, da die Rachitis sich wesentlich verschieden verhält, je nach dem Zeitpunkte, in welchen sie das Kind befällt. Allgemein ausgedrückt, verändert sich der Theil des Skeletts am wesentlichsten, welcher in dem Augenblicke des Eintrittes der Krankheit im lebhaftesten Wachsthum ist; daher sieht man bei ganz jungen Kindern vorzugsweise Kopf und Thorax, bei älteren vorzugsweise die Extremitäten verbildet.

Von den inneren Organen zeigen Milz und Leber die oben schon erwähnten Schwellungen; auch die Lymphdrüsen sind geschwollen; der Leib ist aufgetrieben. Die Verdauung ist dauernd gestört; Diarrhoeen wechseln mit intensiver Verstopfung. Der Appetit ist schlecht; zuweilen ist indess Heisshunger vorhanden oder auch das perverse Verlangen der Kinder nach allerhand abnormen Stoffen, wie Sand, Kalk u. s. w., die Stimmung der Kinder ist schlecht; die Glieder scheinen zu schmerzen, daher erheben die Kleinen bei Bewegungen, insbesondere auch bei der ärztlichen Untersuchung ein winselndes Geschrei. Die Nachtruhe ist schlecht. Heftige Schweisse stellen sich am Morgen oder auch während des Schlafens am Tage ein. Die Haut ist in Folge dieser Schweisse, insbesondere im Sommer, am Halse und Rücken mit reichlichen Sudamina und Malaria rubra bedeckt, welche wiederum Jucken hervorrufen und die Kinder beunruhigen.

Im Vordergrunde der Erscheinungen stehen endlich gewisse Anomalien im Nervensysteme und in dem Respirationsorgan, welche als wesentliche Bestandtheile des rachitischen Symptomencomplexes betrachtet werden müssen, wenngleich sie nicht in jedem Falle vorkommen.

Laryngismus stridulus. Man beobachtet bei den Kindern zeitweilig Anfälle von keuchender Inspiration mit folgendem Schluss der Rima glottidis und Apnoe. Die Kinder werden tief cyanotisch, der Thorax steht in Inspirationsstellung, der Puls verlangsamt sich und nunmehr erfolgt endlich wieder die erste tiefe Inspiration, auf welche weitere rasche folgen, oder aber der Krampf der Larynxmuskulatur dauert an, die Cyanose weicht einer tiefen Blässe und Ohnmacht. Nicht selten erfolgen nun einzelne Muskelzuckungen, zuweilen aber auch die heftigsten Convulsionen. Der ganze Anfall führt den Namen des Laryngismus stridulus und kann mehrfache Ursachen haben. In manchen Fällen handelt es sich um periphere Vagusreizung mit Auslösung von Reflexen. Der Reiz kann von den Magenenden derselben Nerven, oder von den peripheren sensiblen Enden des Larynx und der Trachea ausgehen; zuweilen mag in der That, wie Oppenheimer behauptet, eine Reizung des centralen Vagusendes im foramen jugulare durch Druck seitens der erweiterten Vena jugularis den Laryngismus auslösen; in denjenigen Fällen, wo der Reiz sich bis zur Hirnrinde erstreckt und Convulsionen erzeugt, ist entweder der durch die Apnoe erzeugte Herzstillstand und die sich daran schliessende Anämie des Gehirns dabei betheiligt, oder es spielen eigene anatomische Läsionen des Gehirns eine Rolle. Zu diesen gehören aber obenan die fast nur bei Rachitis beobachtete, seltene Hypertrophia cerebri und der häufig vorkommende und der Rachitis zugehörige Hydrocephalus, endlich auch der nur durch die weicheren Kopfknochen sich fühlbar machende Druck auf das Gehirn. Die Hypertrophia cerebri besteht in einer thatsächlichen Vermehrung der Hirnmasse zuweilen mit, oder auch ohne sclerotische Vernichtung einzelner Partien; dieselbe giebt klinisch keine anderen Erscheinungen, als etwa der ebenfalls bei Rachitis häufige Hydrocephalus chronicus, nämlich Reizungserscheinungen (Krämpfe) im Anfange und Erscheinungen von Hirndruck (Lähmungen und Störungen der Intelligenz) im weiteren Verlaufe. Vielleicht ist die gesammte Summe der bisher erreichten Affectionen des Schädels und Gehirns aus dem pathologischen Afflux von Blut nach der in hervorragender Weise bei der Rachitis leidenden Schädelkapsel zu erklären.

Die Respirationsorgane sind während des Verlaufes der Rachitis fast dauernd afficirt, indem Bronchialkatarrhe, entzündliche Affectionen der Bronchien und katarrhalische Pneumonien die Krankheit begleiten. Auch bedingen die fast immer die Rachitis complicirenden Schwellungen der Bronchialdrüsen Störungen der Respiration und heftige Hustenanfälle. Ein wesentlicher Theil der dyspnoetischen Zustände, welche die Rachitis begleiten, ist die Folge der oben geschilderten Verbildungen des Thorax, mit welchen Verschiebungen der Lungen und des Herzens und Einengungen des inneren Thoraxraumes in engster Beziehung stehen.

Ausscheidungen. Die Secretion der Nieren zeigt bei Rachitis keine auffallende Anomalie; nur selten begegnete mir Albuminurie. Die Harnmenge ist nicht wesentlich verändert, die früher vermuthete gesteigerte Ausscheidung von Phosphaten und Kalk bestätigte sich nicht; vielmehr fand man neuerdings die Kalkausscheidung vermindert (Seemann); ich selbst fand dieselbe nicht gerade vermindert, aber auch nicht gesteigert. Die Phosphate und Chloride werden sogar entschieden in verringerter Menge ausgeschieden. Ausserdem hat man im frischen Harn rachitischer Kinder Milchsäure gefunden. (Marchand, Lehmann).

Die Stuhlgänge sind, wie erwähnt, dünnflüssig, übelriechend, zeitweilig ausserordentlich fest und fast thonfarben. Dieselben enthalten, wie ich nachweisen konnte, beträchtliche Massen von Kalksalzen, welche zum Theil aus dem in der Nahrung enthaltenen Kalk stammen, zum Theil aber in Folge der Einschmelzung und Lösung von Knochensubstanz ins Blut aufgenommen und von der Darmschleimhaut abgeschieden werden.

Formen der Rachitis: Die Krankheit kommt als fötale Rachitis vor und führt zu enormen Verbildungen des gesammten fötalen Skeletts; die in der Regel zu früh oder todt geborenen Früchte zeigen alle Veränderungen einer schweren, aber schon abgeheilten Rachitis, wenngleich auch andere Zustände in dieser Lebensperiode vorkommen, welche im Grossen das Skelett dem rachitischen ähnlich machen, ohne dass die mikroskopischen Veränderungen desselben sich mit letzteren decken (Fischer, Winkler, Urtel u. A.). Beobachtet man die in der Symptomatologie geschilderten Veränderungen bei einem in der ersten Lebensperiode stehenden Kinde, so zwar, dass man den Ursprung der Veränderungen des Skeletts und der übrigen Organe auf die fötale Periode zurückführen muss, so spricht man von congenitaler Rachitis. Zuweilen findet man in den immerhin seltenen Formen dieser Krankheit schon in dem ersten oder zweiten Lebensmonat den Process völlig abgelaufen, die Knochen an den Epiphysen stark verdickt, in den Diaphysen verbogen und verkürzt, dabei die Knochen in toto hart und sklerotisch, vielleicht intensiv verkrümmt. Thorax und Becken zeigen in der Regel schwere rachitische Verbildungen, auch finden sich Infractionen an den Röhrenknochen mit secundärer Callusbildung. — Die Fälle gehören immerhin zu den Seltenheiten und unter der grossen Summe meiner Beobachtungen ist mir bis jetzt nur ein einziger derartiger Fall begegnet.

Unter den mannigfachen Formen von Rachitis der späteren, nicht fötalen Lebensperiode ist diejenige noch besonders bemerkenswerth, welche mit lebhafter Schmerzhaftigkeit, unter Fieberbewegungen relativ rasch sich entwickelt und nach vielleicht mehrfach wiederholten Attaquen an verschiedenen Gelenken ziemlich rasch wieder verschwindet. Diese Krankheitsform führt den Namen der acuten Rachitis und ist ursprünglich von Feist und Möller beschrieben, später von Bohn, Förster, Hirschsprung, Senator beobachtet. — Hierbei ist aber fraglich, ob gerade diejenigen Fälle, welche Förster jüngst veröffentlicht hat und welche sich besonders durch heftige blutige Suffusionen des Zahnfleisches, Schwellung desselben und durch Verdickungen der Diaphysen auszeichneten, in der That als Rachitis zu bezeichnen sind. Die Schwellung der Mundschleimhaut wird allerdings auch in Bohn's Fällen als concomittirende Erscheinung betont. —

Pathologische Anatomie und Chemie.

Die pathologische Anatomie der Rachitis ist durch Virchow's Untersuchungen zum grössten Theile festgestellt und durch die späteren Arbeiten von Strelzoff, Schwalbe und Kassowitz nur ergänzt. Nach Virchow handelt es sich bei der Rachitis nicht sowohl, wie man früher wohl glaubte, um einen Einschmelzungsprocess des Knochens, als vielmehr um Mangelhaftigkeit der Knochenanbildung. Der Defect kommt an der Epiphyse dadurch zu Stande, dass die Zahl der in Reihen sich stellenden Knorpelzellen überhaupt grösser ist, als in normalen Knochen; es handelt sich also um eine lebhafte Wucherung dieser Knorpelzellen; dieselben greifen an vielen Stellen tief in die eigentliche Ossificationslinie hinein, während andrerseits die Markräume, mit Markzellen gefüllt, zapfenartig in die Knorpelzellenmasse hineinragen; auf solche Weise kommt es, dass man statt der in gesunden Knochen scharf abschneidenden Ossificationslinie, Kalkablagerung, Knorpel, neu gebildetes Osteoidgewebe, Alles durch einander lagern sieht. Man erkennt ferner aufs Deutlichste den directen Uebergang von Knorpelzellen in Knochenkörperchen (metaplastische Ossification). Ganz ähnlich ist der Process an der periostealen Ossificationsschicht. Im weiteren Verlaufe der Studien über den anatomischen Bau des Skeletts und die Ossification hat sich nun ergeben, dass bei Rachitis der metaplastische Ossificationsprocess ein verbreiteter und naturgemässer sei, während er normaler Weise nur in beschränktem Maasse vorkommt, dass solchermaassen die Osteoblastenzellenbildung und ihre knochenbildende Function zurückstehe (Strelzoff); ferner haben Aeby und Schwalbe eine eigenthümliche Umwandlung des normalen kindlichen Skeletts von der Art des geflechtartigen Knochens in den lamellösen in der Zeit vom sechsten Lebensmonate bis zum zweiten Lebensjahre beobachtet und die Rachitis dabei mit der gleichzeitig und allmälig sich entwickelnden osteoporotischen Umwandlung des Knochens in Beziehung gebracht.

Kassowitz hat den Vorgang weiterhin noch ergänzt, indem er lebhafte Einschmelzung von Knochengewebe im Verlaufe des rachitischen Processes und Neuaufbau in zum Theil lamellösen, zum Theil geflechtartigen Charakter nachwies. Auch Kassowitz hält an der von Virchow betonten irritativen Art des Vorganges fest und behauptet insbesondere das Gebundensein der Ossification an die physiologische Veränderung des Gefässdrucks im Knochen, ein Vorgang, welcher bei der reicheren Gefässentwicklung im rachitischen Knochen wesentlich gestört ist.

Alles zusammen ist also der anatomische Hergang der rachitischen Verbildung ein irritativer Process, eine echte parenchymatöse Ostitis. — Kommt der Process endlich zum Stillstand, so stellt sich an der Stelle, wo die Wucherungsprocesse am lebhaftesten waren, eine massenhafte Ablagerung von Kalksalzen bis zur echten Osteosklerose ein.

Die Chemie der rachitischen Knochen giebt bei aller Verschiedenheit der Einzelergebnisse das gemeinschaftliche Resultat, dass der Knochen in dem Maasse, als er sich auf der Höhe der rachitischen Verbildung befindet, an anorganischer Substanz eingebüsst hat. Ich habe in den von mir untersuchten Knochen das Verhältniss von organischer Substanz zu anorganischer durchschnittlich etwa wie 65 : 35 gefunden, während in normalen Knochen des Kindes dasselbe etwa wie 35 : 65, also gerade umgekehrt ist. Man kann berechnen, dass der Calciumgehalt nahezu um das Dreifache abgenommen hat. Ueberdies haben Marchand und Lehmann behauptet, in rachitischen Knochen kein echtes Glutin gefunden zu haben, eine Behauptung, welche ich nach meinen Untersuchungen nicht bestätigen kann, vielmehr hatte die organische Substanz, welche aus den von mir untersuchten rachitischen Knochen gewonnen wurde, in der That alle Eigenschaften echten Glutins.

Diagnose.

Die Diagnose der Rachitis ist im Ganzen leicht, insbesondere durch die sehr auffälligen Veränderungen des Skeletts. Dunkel sind nur die Anfänge der Krankheit: indess führen die allmälige Abmagerung, das Erbleichen der Schleimhäute, die Unterbrechung der Zahnbildung, die schweren Störungen der Digestion, endlich die allmälig sich äussernden Anomalien in der Schädelbildung oder am Thoraxskelett zur Diagnose. Von Krankheiten, mit welchen die Rachitis verwechselt werden kann, spielt obenan die angeborene Syphilis eine Rolle. Ueber die Aehnlichkeit in der äusseren Erscheinung der Anomalien des Skeletts ist oben gesprochen worden; auf diese ist also diagnostisch in der Unterscheidung der beiden in Rede stehenden Krankheiten kein besonderer Werth zu legen; die Entscheidung geben hier die Anamnese und die concomittirenden Symptome der Syphilis, insbesondere die syphilitische Ozaena, die Larynxsymptome bei Syphilis, endlich die Affectionen der Haut und der Schleimhäute, von welchen im nächsten Capitel zu reden sein wird.

- Die acute Rachitis kann mit der Osteomyelitis anfänglich verwechselt werden, indess ergiebt sich bald aus dem mehr ruhigen Verlauf des Fiebers, aus der geringeren Schwere der gesammten Affection und dem günstigeren Ausgang, dass es sich um Rachitis handle.

Prognose.

Die Prognose der Rachitis ist quoad vitam so lange günstig, als man den Process in nicht weit fortgeschrittenen Stadien und ohne Complicationen in Behandlung bekommt. Rachitis mit schweren Thoraxdeformationen, Laryngismus stridulus, Hydrocephalus und Leber- und Milztumoren ist eine hoch lebensgefährliche Krankheit. Gefährlich ist sie überdies, wenn acute Bronchitiden, katarrhalische Pneumonie und gar Tussis consulsiva oder Brechruhren intercurrent sie compliciren. — Für den weiteren Verlauf des Lebens ist Rachitis um deswillen quoad vitam eine ernste Krankheit, als sie sich gern mit käsigen Processen und Miliartuberculose combinirt. Ich habe von 624 Fällen, so viel mir bekannt geworden ist, 24 Fälle verloren, wovon 14 an Atrophie und schwerer Thoraxrachitis, 10 an Laryngismus stridulus mit allgemeinen Convulsionen starben.

Therapie.

Die Therapie der Rachitis muss vor Allem eine prophylaktische sein. Die Rachitis zu verhüten ist die Hauptaufgabe jedes Kinderarztes; indess decken sich hier die Einzelvorschriften genau mit den Gesetzen der allgemeinen Diätetik und es hiesse eine ganze Hygiene des kindlichen Alters schreiben, wollte man die Prophylaxe genau und ausführlich lehren. Es muss hier auf das früher Gesagte (S. 14 ff.) verwiesen werden und es mag nur betont werden, dass man besonders vor zu frühem und zu reichlichem Gebrauch der Amylaceen in der Nahrung zu warnen habe, dass man den Kindern hinreichende Mengen frischer Luft gewähre und sie reinlich halte. Kinder, welche an der Mutterbrust nicht gedeihen, insbesondere wenn sie sich nahe am Ende des ersten Lebensjahres befinden, möge man entwöhnen und mit reichlicher Stickstoffkost (Fleisch, Bouillon, Milch, Eier, Wein) ernähren.

Die eigentliche Therapie hat in erster Linie die Beseitigung der dyspeptischen Erscheinungen ins Auge zu fassen, wiederum durch Regulirung der Diät und durch Zuführung von kleinen Gaben von Säuren oder Alkalien je nach der Art der dyspeptischen Gährungsvorgänge. Auch der Pepsin, wenn in Verbindung mit kleinen Gaben von Salzsäure, hat zuweilen grossen Werth. — Des Weiteren sind die Symptome, welche der Respirationsapparat darbietet, therapeutisch ins Auge zu fassen. Leichte Expectorantien, Ipecacuanha, Liq. Ammonii anisati u. s. w., neben dem Genuss frischer Luft, und neben vorsichtig geübten kalten Waschungen sind hier souveraine Mittel. Sehr wichtig ist die rechtzeitige und energische Bekämpfung des Laryngismus stridulus.

Man wird zunächst alle diejenigen Störungen, welche von der Peripherie
aus den Reflex auslösen, beseitigen müssen, so die Digestionsstörungen
und die Affecte des Respirationstractus; sodann wird man zu sedativen
Mitteln direct übergehen, zu Kalibromat (3 : 120) 2 bis 3stdl. einen
Kdlfl.; zu Hydrat. Chloral. (1,5 bis 2 : 120) 2 bis 3stdl. einen Kdlfl. Bei
heftigen Convulsionen wird man letzteres Mittel in Gaben von 0,5 bis 1
Gramm in Clysma mit sehr viel Vortheil anwenden.

Den rachitischen Process als solchen kann man durch hygienische
Massregeln und durch eine Reihe äusserer und innerer Mittel bekämpfen.
Zu den äusseren Mitteln gehören vor Allem Soolbäder mit oder ohne
Zusatz aromatischer Substanzen und Malz (1 bis 2 Pfund Stassfurter
Salz zu einem Bad mit Abkochung von einem Liter Malz und 50 Gramm
Calmuswurzel). Nur, wo die Bäder das Gewicht des Kindes erheblich
herabmindern, oder wo Bronchitiden dieselben contraindiciren, vermeide man sie und gehe zu den inneren Mitteln über. Unter diesen
spielen das Ol. Jecoris Aselli und die Eisenpräparate eine hervorragende
Rolle. Man giebt das erstere mit oder ohne Zusatz von Malzextract bei
besonders heruntergekommenen und abgemagerten Kindern, letzteres bei
fetten, bleichen Kindern mit erheblichen Milzschwellungen. Nicht selten
sieht man bei diesem Regime eine rasche Beseitigung des rachitischen Processes, was sich neben der günstigen Veränderung des Gesammtzustandes,
besonders durch die Wiederkehr des Zahndurchbruches oder bei älteren
Kindern durch die zunehmende Fähigkeit, sich aufzustellen und zu gehen,
zu erkennen giebt. — Von der früher so vielfach üblichen Darreichung
der Kalksalze bin ich im Ganzen kein Freund; nur in seltenen Fällen,
da wo die angewandten Mittel im Stich lassen, versuche man die Kalksalze; in der Regel hat ja jede normale Kindernahrung hinlänglichen Kalk-
gehalt, um den Bedarf des Kindes nach Kalk zu decken; indess kommen
wohl Fälle vor, wo der Kalk namentlich bei Beginn des Heilungsprocesses
in mehr als normaler Weise verlangt wird, wo vielleicht durch Knochen-
einschmelzung während der Krankheit der Defect an Kalk zu erheblich
geworden ist. Solchen Kindern verabreiche man Calcaria phosphorica
mit Zucker in gleichen Theilen und lasse kleine Gaben von Salzsäure
zur leichteren Lösung der Kalksalze wenige Minuten nach Darreichung
des Pulvers nachfolgen. Die Fälle, wo das Mittel wirklich Nutzen schafft,
werden indess selten sein.

Wichtig ist es, frühzeitig an die Geraderichtung der rachitischen
Deformitäten zu gehen. Für den Thorax haben wir in der von Hauck angegebenen luftdicht anschliessenden pneumatischen Wanne oder dem pneumatischen Blechkorset Mittel, welche gestatten, den Druck der Atmosphäre

vom Thorax einigermaassen abzuheben. Gegen beginnende Kyphosen,
insbesondere im unteren Abschnitt der Wirbelsäule verwendet man mit
günstiger Wirkung die Rauchfuss'sche Schwebe, welche gestattet,
das Kind gleichsam mit hohlem Kreuz längere Zeit suspendirt zu erhalten. Auch die Sayre'schen Gyps- oder Wasserglascorsets, oder
Corsets aus Poroplastik sind für diesen Zweck und auch gegen die
skoliotischen Verbildungen sehr wirksam. Die Verbiegungen der Extremitäten, Genu valgum u. s. w. werden mit Schienenverbänden nach
orthopädischen Grundsätzen zu behandeln sein. Nur wo die Verbildungen so erheblich sind, dass diese Mittel sicher im Stiche lassen
und nur dann, wenn die Rachitis total zum Stillstand gekommen ist und
ein Zustand der Osteosklerose eingetreten ist, wird man sich zur Osteo-
tomie unter Lister'schen Cautelen entschliessen dürfen. In diesen
Fällen kann die Operation allerdings enorme Dienste leisten und selbst
ganz complicirt verkrümmte Extremitäten wieder brauchbar machen.

Syphilis.

Im kindlichen Alter sind zwei Formen von Syphilis zu berücksichtigen, welche sich nicht nur ätiologisch, sondern auch in der Art der
gesetzten anatomischen Läsionen unterscheiden, die hereditäre (ererbte)
und die acquirirte Syphilis. Letztere ist in keinem wesentlichen
Theile von der gleichen Krankheit der Erwachsenen verschieden und
kann mit dem Hinweis auf die entsprechenden Handbücher hier übergangen werden; nur einige ätiologische Momente sollen berücksichtigt
werden. Ausführlicher werden wir nur von der hereditären Syphilis
handeln.

Aetiologie.

Acquirirt wird die Syphilis von Kindern, wenn wir vom Stuprum,
von Küssen und anderweitigen Berührungen mit Erwachsenen absehen,
vorzugsweise durch das Säugen an der Brust syphilitischer Ammen
und durch die Impfung. — Die erstere Entstehungsursache gehört zu den
Seltenheiten, da syphilitische Schanker der Brustwarzen selten sind und
bei Ammen wohl nur dann vorkommen, wenn unglücklicherweise ein
syphilitisches Kind an die Brust einer gesunden Amme gelegt war, und
dieselbe inficirt hatte. Die Möglichkeit der Uebertragung auf ein zweites
gesundes Kind durch eine solche Amme ist leicht ersichtlich. — Das
Vorkommniss der Uebertragung durch die Impfung (Vaccination) ist
ausser Zweifel; thatsächlich kann dieselbe sogar durch die Benutzung

unreiner Instrumente geschehen. — Wie man sich die Uebertragung
denken solle, ob durch die gleichzeitige Uebertragung von Blut (Vien-
nois) oder durch die gleichzeitige Verimpfung des Secretes eines, am
Grunde der Vaccinepustel sitzenden syphilitischen Geschwürs (Köbner)
ist noch nicht entschieden.

Die Fragen über die Vorgänge der Vererbung der Syphilis von
Eltern auf die Nachkommen sind in der jüngsten Zeit mehr als jemals
discutirt worden und noch nicht zum definitiven Abschluss gekommen.
Folgende Beziehungen sind zu berücksichtigen: 1) Wie verhält sich
das Kind, wenn Vater und Mutter syphilitisch sind? 2 a) Wie verhält
sich das Kind, wenn der Vater zur Zeit der Conception syphilitisch,
die Mutter gesund ist? b) Wie verhält sich im Fortgange der Schwangerschaft die Mutter? Wird sie von der Frucht aus syphilitisch?
3) Wie verhält sich das Kind, wenn die Mutter allein bei der Conception
syphilitisch ist. 4 a) Wie verhält sich das Kind, wenn Vater und
Mutter, zur Zeit der Conception gesund sind, die Mutter aber im Fortgange der Schwangerschaft eine frische syphilitische Infection erlitten
hat? b) Kann das Kind durch einen frischen syphilitischen Affect (an
den Genitalien) der Mutter einen ebensolchen im Geburtsdurchgange
erleiden?

ad 1). In der Regel wird ein syphilitisches Kind gezeugt; und
zwar mit in dem Maasse schwereren Formen, als die Krankheit der
Eltern florid ist. Nur selten kommt es vor, dass die Kinder gesund
bleiben, und zwar nur dann, wenn die Eltern nur noch Gummata als
syphilitische Affection darbieten (Zeiss, Neumann).

ad 2 a). In der Regel wird das Kind vom Vater durch das Sperma
syphilitisch, und zwar um so eher, je recenter die Erkrankung des
Vaters ist; doch erzeugen auch Väter mit tertiären syphilitischen Formen
syphilitische Kinder (Neumann).

ad 2 b). Die Mutter kann offenbar an Syphilis erkranken, oder
bleibt anscheinend gesund; indess ist mit einiger Sicherheit latente
Syphilis bei der Mutter anzunehmen, weil die Erfahrung lehrt, dass die
Mütter von dem syphilitischen Kinde in der Folge beim Säugegeschäft
und bei Berührungen etc. nicht inficirt werden. — Ob die latente
Syphilis von dem Sperma direct, oder durch die Placentarcirculation
von dem syphilitischen Fötus erzeugt wird, ist nicht zu entscheiden. —
Kassowitz leugnet letzteres bestimmt; nach ihm überschreitet das
syphilitische Virus die Scheidewände des mütterlichen und fötalen
Gefässsystemes weder in der Richtung von der Mutter zum Kinde, noch
von dem Kinde zur Mutter.

ad 3). Eine Uebertragung findet von der Mutter auf das Kind vorzugsweise bei recenter Syphilis Statt. Mütter mit tertiären Formen bringen gesunde Kinder zur Welt (N e u m a n n).

ad 4 a). Das Kind kann von der Mutter auf dem Wege des Pla-centarkreislaufes inficirt werden (Z e i s s l (contra) K a s s o w i t z auch N e u m a n n); indess ist es um so wahrscheinlicher, dass das Kind gesund bleibt, in einem je späteren Schwangerschaftsmonate die Infection der Mutter erfolgt. Allerdings sind Fälle bekannt, wo bei sehr junger In-fection der Mutter schwere secundäre Erkrankungsformen bei den Kin-dern vorkamen (H u t c h i n s o n).

ad 4 b) Die Infection per partum ist durchaus möglich (Z e i s s l).

Trotz der hier präcis formulirten Antworten soll auf das Schwan-kende der Erfahrungen und Urtheile über die einschlagenden Verhält-nisse nochmals hingewiesen sein. Darin stimmen alle Autoren überein, dass in dem Maasse, als die Syphilis der Eltern recent ist, die Erkran-kung der Früchte heftig ist. In der Regel erfolgt zunächst frühzeitiges Absterben der Frucht mit folgender Frühgeburt. Mit Abklingen der Syphilis der Eltern wächst die Lebensfähigkeit der Früchte, gleich-zeitig in demselben Maasse, wie die Syphilis derselben sich mildert; so kommt es, dass nach und nach Kinder gezeugt werden, welche nur noch Spuren der Syphilis zeigen; allerdings geschieht auch dies nicht ohne gewisse Schwankungen, so dass zwischendurch immer noch heftige syphilitische Erkrankungen der Erzeugten vorkommen können.

Zweifelsohne wirken hierbei die therapeutischen, auf die Eltern ausgeübten Einwirkungen, ganz besonders energische Mercurialkuren bestimmend, und in der Regel günstig ein.

Pathologische Anatomie.

Die anatomischen Läsionen bei hereditärer Syphilis erstrecken sich auf alle Gewebe und auf alle Organe, sowohl auf das Skelett, wie auf die Weichtheile.

K n o c h e n. Die hereditär syphilitische Veränderung des Knochens ist das constanteste Symptom der Krankheit und fehlt in keinem Falle. Befallen sind vorzugsweise die langen Röhrenknochen, weitaus seltener die Schädelknochen. Unter 40 Fällen fand W e g n e r nur zwei Mal gummöse innere Periostitis an den Schädelknochen, häufiger flache disseminirte Knötchen im Periost, welche mit Vorliebe an den Seiten-wandbeinen, seltener am Stirn- und Hinterhauptsbein ihren Sitz hatten. Die Erkrankung der Röhrenknochen hat ihren Sitz an der Uebergangs-stelle zwischen Diaphyse und Epiphysenknorpel und lässt drei Stadien der Affection erkennen: 1) eine wesentliche Verbreiterung der vorläufigen Kalkinfiltration der Knorpelsubstanz; 2) ein unregelmässiges, zackenoder vorsprungartiges Uebergreifen dieser Schicht in die Schicht der in Reihen gerichteten Knorpelzellen mit gleichzeitiger Wucherung dieser Zellen oder mit Verbreiterung der Knorpelzellensäulen (Kassowitz, Heubner); überdies zeigt sich schon innerhalb der Knorpelkanäle, da wo nur noch Knorpel sein sollte, wirkliche Knochensubstanz — also vorzeitige Sklerose, Verkalkung und Verknöcherung; 3) Auftreibung der Gelenkenden, ähnlich wie bei Rachitis mit Bildung von Granulationszellen oder wirklichen Eiterzellen zwischen Epiphysenknorpel und Diaphyse, so dass durch diese zuweilen zähflüssige Gewebsschicht die Epiphyse von der Diaphyse abgelöst wird. Wegner fasste den ganzen von ihm geschilderten Befund als Osteochondritis auf, während Waldeyer und Köbner denselben als syphilitische Granulationsbildung bezeichneten, und gleichzeitig das Fehlen der sonst im Knochen vorhandenen eigenthümlichen Osteoblastenzellen betonten. Haab beobachtete alsdann die Bildung von Granulationszellen im Knorpel selbst mit Einschmelzung der gewucherten Zellen und nachfolgender zur Ablösung des Epiphysenknorpels führender Spaltbildung in demselben. — Die Ablösung der Epiphysen kann unter gleichzeitiger Bildung von reichlichen Eitermengen mit Durchbruch nach Aussen und zwar an multiplen Gelenken gleichzeitig erfolgen (Parrot, Taylor, Güterboek, Heubner). — Nicht immer ist nur die Epiphyse befallen, auch an der Diaphyse kann es zu Schwellung, Verdickung und Wucherung der inneren Periostlagen kommen, wobei der Knochen in der compacten Substanz ein brüchiges, gypsartiges Aussehen annimmt. — Eigenthümliche Veränderungen zeigen auch die Zähne hereditär syphilitischer Kinder. Dieselben sind in der Regel an der Vorderfläche mit Längskerben versehen, welche bis zum Zahnrand gehen, ausserdem sind die Zähne in der Regel um die Längsachse nach verschiedenen Richtungen gedreht, so dass sie divergirend stehen und beträchtliche Zwischenräume zwischen je zwei Zähnen sich zeigen (Hutchinson).

Im Gehirn kommen echte gummöse Neubildungen vor, ausserdem hydrocephalische Ergüsse. — An den Meningen beobachtet man zuweilen ausser den oben beschriebenen Veränderungen (Wegner) echte hämorrhagische Pachymeningitis mit Erguss von dunkelrother zähflüssiger Masse (Heubner).

Am Gefässapparat zeigen sich mannigfache Veränderungen, so an den Arterien Verdickungen der Gefässwand, speciell entstanden durch Wucherungen in der Muscularis und Adventitia mit Zelleninfiltration in der Umgebung des letzteren (S c h ü t z). Im Herzmuskel findet man zuweilen grössere und kleinere Gummata. Schwere Veränderungen zeigen die R e s p i r a t i o n s o r g a n e. Man findet in der Nase katarrhalische und ulcerative Veränderungen; letztere mit der Neigung in die Tiefe zu greifen und die Knochen zu zerstören. Der Larynx ist entweder Sitz einer chronischen oberflächlichen Laryngitis mit Zellwucherungen im submucösen Zellgewebe, welche zu destructivem Zerfall neigen (Ulceration) oder es bilden sich von vornherein tief gehende geschwürige Processe; auch chronische interstitielle Entzündungsformen kommen vor mit Neigung zur Bildung fibröser Gewebsmassen, welche zur Larynxstenose führen. Trachea und Bronchien sind in der Regel Sitz chronisch entzündlicher Processe (M a e k e n z i e). In den Lungen sieht man entweder Einlagerungen von Gummata oder eine diffuse interstitielle Gewebswucherung oder man findet die Alveolen mit einem weissen zelligen Material erfüllt, so dass die Lunge auf der Schnittfläche glatt, weissgrau aussieht (weisse Pneumonie). In der Thymusdrüse findet man zuweilen eitrige Einschmelzung.

Am Intestinaltracte kann man in vivo Condylomata auf der Zunge beobachten. — Im Pharynx, am Velum, an Tonsillen und hinterer Pharynxwand findet man entweder ebenfalls Condylome oder neben chronischen katarrhalischen Zuständen Ulcerationen. Ebenso findet man auf der Darmschleimhaut condylomähnliche Eruptionen, welche aus ursprünglich zelligem hyperplastischem Material hervorgehen und allmälig ulceriren. Ausserdem kommen Gummata in der Muscularis des Darmes, endlich kleinere miliare Knötchen in der ganzen Darmhaut zerstreut vor. Dieselben sind von gelblicher Farbe, undurchsichtiger als Tuberkeln und combiniren sich in der Regel mit Vermehrung von weissen Blutkörperchen und Milzschwellungen (J ü r g e n s).

Die Leber ist vergrössert, wenig fetthaltig und zeigt entweder grössere, oder nur miliare graue Einsprengungen, welche sich als lymphoide Bildungen mit reichlicher Anhäufung lymphoidzelligen Materials zu erkennen geben. Ausserdem ist das interstitielle Gewebe reichlich gewuchert, verdickt; die Leberzellen sind durch dasselbe atrophirt, zum Theil völlig eingeschmolzen. Die Gallengänge, die Verästelungen der Vena portarum, die Leberarterien sind in gleicher Weise von dem interstitiellen, reichlich verdickten Gewebe eingehüllt und eingeengt.

In der M i l z, welche ebenfalls vergrössert ist, finden sich ganz ähnliche Veränderungen; mitunter ist dieselbe der Sitz reichlicher Bildung von Gummata; ebenso im P a n c r e a s, wo ganz besonders intensive interstitielle Wucherung mit Untergang des eigentlichen Drüsengewebes zu constatiren ist.

In den Nieren sind es die oben beschriebenen Veränderungen der Gefässe, die hervortreten, insbesondere Schwellung der Muscularis und Adventitia mit Verengerung des Lumens; auch findet man reichliche kleine hämorrhagische Heerde. Auch die Nieren können Sitz von grösseren oder kleineren gummösen Einlagerungen sein.

Der Hoden ist zuweilen vergrössert und Sitz von interstitieller Wucherung; (also chronische Orchitis und Epidydimitis). (Henoch).

Von den Sinnesorganen sind die Augen und Ohren häufig Sitz anatomischer Läsionen. An den Augen hat man Reste von intrauterin verlaufenen Iritiden in Form congenitaler hinterer Synechien beobachtet, während an den lebenden Kindern interstitielle Keratitis neben Iritis zur Beobachtung kommen (Walter, Bull). An den Ohren sind chronische Otitis media mit Perforation und langwieriger Eiterung bei syphilitischen Kindern nichts Seltenes.

Erwähnenswerth sind endlich noch die niemals fehlenden Schwellungen der Lymphdrüsen des gesammten Körpers.

Symptome und Verlauf.

Die ersten Symptome der congenitalen Syphilis sind nicht sehr markant; die Krankheit wird indess mit jedem Tage deutlicher und unverkennbarer. -- Die Symptome treten in der Regel in der Zeit der dritten bis vierten Woche in die Erscheinung, können indess, wie ich selbst mehrfach beobachtet habe, bis zu dem Anfang des vierten Monates völlig verborgen bleiben; Fälle von sogenannter Syphilis tarda, bei welcher die ersten syphilitischen Symptome erst im vorgerückten Lebensalter (im 12., 18., 19. Lebensjahre) auftreten, sind neuerdings von Laschkewitz mitgetheilt worden. Ich selbst habe einen Knaben beobachtet, welcher die ersten syphilitischen Symptome und zwar multiple Knochenauftreibungen im Alter von 4 1/2 Jahren gezeigt haben soll.

Man muss zwei Gruppen von Kindern unterscheiden; die eine, elend, klein, in der Regel zu früh geboren, zeigt in relativ kurzer Zeit die deutlichsten Zeichen des congenitalen Uebels; die andere ist wohlgebildet, kräftig, gedeiht anfangs leidlich, lässt indess nach einiger Zeit im normalen Fortschritt des Wachsthums allmälig nach; insbesondere wird die Hautfarbe kachektisch, wenngleich noch das Fettpolster nichts zu wünschen übrig lässt. Alsbald treten dann auch bei diesen Kindern die syphilitischen Erscheinungen in den Vordergrund.

Die am meisten in die Augen springende Localisation der Krankheit ist auf der Haut. — Alle Formen der Syphiliden der Erwachsenen und eine Form, welche dem kindlichen Alter noch in hervorragender Weise eigen ist, nämlich das nässende Eecem kommen zum Vorschein. — Bei einigen Kindern sind es röthliche, bräunliche, bis dunkelbraune Flecken, welche Gesicht, Rumpf, Hand und Fusssohlen bedecken (maculöses, — Fleckensyphilid), bei anderen erheben sich die Flecken über die Haut, und es bilden sich echte Papeln von brauner, rothbrauner schmutziger Farbe; die Epidermis löst sich leicht von den Papeln ab und es bleibt eine fast kreisrunde nässende Stelle (papulöses Syphilid); oder es erheben sich auf der Papel reichliche Massen trockener, leicht abbröckelnder Epidermisschuppen, entsprechend den psoriatischen Schuppen der Erwachsenen (squamöses Syphilid). — Alle diese Formen erstrecken sich über den ganzen Körper, insbesondere aber sind Handflächen und Fusssohlen mit in den Bereich der Loealisation gezogen. — Weiterhin kommen vesieulöse und bullöse Eruptionen vor; die Bläschen zuweilen klein, von knapp Erbsengrösse, liegen gleichsam tief in der Haut, über deren Niveau sie sieh nur wenig erheben und sind mit einem trüben Secret erfüllt, oder es sind kreisrunde grössere, echte Pemphigusblasen, welche hie und da platzen und eine nässende oder eiternde excoriirte, hie und da mit vertrockneter Epidermis bedeckte Stelle hinterlassen. — Auch echte tief gehende Knotenformen kommen in der Haut vor; man sieht dann nur an der Oberfläche eine rothe rundliche, sich leicht über die Haut erhebende Stelle, welche bei Berührung eine elastische, fast weiche Consistenz zeigt und gleichsam tief in die Haut bis ins Unterhautzellgewebe dringt. — Ebenso kommen echte pustuläre Formen vor; runde, sich wenig über die Haut erhebende, mit Eiter gefüllte, der Ecthyma gleichende Pusteln, welche alsbald platzen und sich mit einer dicken, braunen, kreisrunden Borke bedecken; zuweilen sieht man auch mehrere Pusteln zusammenschmelzen und eine grössere borkenbedeckte Fläche darstellen. — Neben allen diesen, mehr oberflächlichen oder tiefer gehenden Proeessen kommt aber das impetiginöse Eccem, zuweilen grosse Flächen auf der Kopfhaut, an der Nase, den Lippen bedeckend vor. In der Regel ist die Secretion dieser Ecceme sehr reichlich, so dass die eintrocknenden Massen dicke gelbe, bis gelbbraune oder grüne Borken bilden. Unter denselben sickert ein dünnflüssiger Eiter hervor, welcher das unterliegende Corium mehr und mehr in Mitleidenschaft zieht und sehliesslich beträchtliche zum Theil tief gehende Ulcerationen erzeugt. — So sehe ich die Kinder mit oft mächtigen Hautausschlägen, elend und abgemagert in der abscheulichsten Weise entstellt

in das Ambulatorium bringen. — Auch das Unterhautzellgewebe wird
ergriffen; es kommt zu multiplen furunculösen Abscessen, welche an den
verschiedensten Körperstellen aufbrechen und allmälig durch den Eiterverlust die Kräfte erschöpfen; endlich sieht man zuweilen einzelne dieser
Furunkeln confluiren und nach Verlust der Haut grosse, tiefgehende,
übelriechenden, dünnflüssigen Eiter secernirende Geschwüre darstellen.
— Die Nägel der Kinder zeigen häufig ganz eigenthümliche tiefe, über
den ganzen Nagel gehende Querriefen, welche dem Nagel ein unebenes,
wie in der Mitte eingeknicktes Aussehen geben. Auch Verschwärungen
des Nagelbettes (Onychia) kommen zur Beobachtung.

Von den Schleimhäuten sind besonders die Nasen-, Mund- und
Rachenschleimhaut der Sitz erheblicher Affectionen; ausserdem die
Uebergangsstellen von Epidermis zur Schleimhaut. Zuweilen ist das
Lippenroth, die Mundwinkel, ganz besonders aber die Innenseite der
grossen Schamlippen der Sitz von echten papulösen, nässenden Eruptionen (Condylomata) oder von flachen und zum Theil sogar tief gehenden, mit callösen Rändern umgebenen Ulcerationen. Auf der Mundschleimhaut, der Zunge sind Plaques muqueuses eine häufige Erscheinung. Der
Pharynx ist geröthet, die Schleimhaut aufgeschwollen, ebenso die Tonsillen. Auch hier sind Ulcerationen nicht selten und frühzeitig kann
man sogar tiefe Narbenbildung beobachten. — Die Nasenschleimhaut ist
geschwollen und sondert einen saniösen, stinkenden, ätzenden Eiter ab;
derselbe ist zuweilen mit Blut vermischt, nicht selten werden gleichzeitig dicke Borken ausgestossen. Die Respiration durch die Nase ist
behindert und so ist eines der frühzeitigsten Symptome der congenitalen
Syphilis ein stetes Schnüffeln der Kinder als Folge der syphilitischen Coryza oder Ozaena. — Auch die Larynxschleimhaut ist geschwollen. Die Stimme ist auffallend heiser oder krähend —
ein zweites wichtigstes Symptom der Krankheit. — Viele Kinder leiden
gleichzeitig an schwerer Ophthalmia neonatorum, andere an eitrigen
Mittelohrentzündungen, andere an Keratitis und Iritis mit allen diesen
Krankheiten bekanntermaassen eigenthümlichen Symptomen.

Die oben geschilderten anatomischen Läsionen der Röhrenknochen geben sich am lebenden Kinde vielfach auf das Deutlichste
zu erkennen. Die Knochen sind im Ganzen verdickt, oder man findet
kreisrunde Auftreibungen in der Nähe der Epiphysen. Die Knochen
schmerzen bei jeder Berührung und die Folge ist, dass die Kinder
die in dieser Weise afficirten Extremitäten nicht gebrauchen, vielmehr
wie gelähmt liegen lassen (Pseudoparalyse). Hebt man das anscheinend
gelähmte Glied auf, so geben die Kleinen ein lebhaftes winselndes Ge-

schrei von sich, als Beweis des entzündlichen Leidens, welches mit einer eigentlichen Lähmung nicht zu verwechseln ist. — Ausserdem kann es zu vollkommenen Ablösungen der Epiphyse kommen, mit oder ohne Eiterung im Gelenk. Im ersteren Falle fühlt man deutliche leise Crepitation und hat völlig den Eindruck einer stattgehabten Trennung in der Continuität. Bei vorhandener Eiterung kommt es zum Durchbruch nach aussen und man ist im Stande mit der eingeführten Sonde zwischen Epiphyse und Diaphyse einzudringen und den rauhen Knochen zu fühlen. Auch die Bildung von umschriebenen Tophi kommt vor; ich habe dieselben an der Stirn eines fünf Monate alten Kindes beobachtet. — Bei älteren Kindern und mehr chronischem Verlauf kann man erhebliche Verdickungen des Knochens und Vermehrung des Längenwachsthums beobachten; so bei dem oben erwähnten fünfjährigen Knaben, welcher z. B. an der rechten Tibia eine Länge von 23,5 cm, an der linken von nur 22,5 präsentirte.

Thatsächlich erkrankt die Mehrzahl der syphilitischen Kinder später an Rachitis; indess keineswegs alle, vielmehr habe ich bestimmte, gut beobachtete Ausnahmen zu verzeichnen.

Die Erkrankungen der inneren Organe, der Leber, Milz, des Pancreas, Darmkanals geben sich entweder durch die physikalischen Phänomene, durch Palpation und Percussion, oder durch die functionellen Störungen zu erkennen; die Verdauung ist in der Regel gestört, indess nicht so intensiv, wie man a priori erwarten sollte; insbesondere sieht man bei geeigneter antisyphilitischer Kur die Kinder lebhaft im Gewicht fortschreiten. — Bemerkenswerth sind die mit den Veränderungen der Arterien in Zusammenhang zu bringenden, neuerdings von Behrend u. A. betonten Haemorrhagien, sowohl Nabelblutungen als auch Haemathemesis der syphilitischen Kinder; dieselben unterscheiden sich aber in Nichts von denjenigen anderer, nicht syphilitischer Kinder.

Die Lymphdrüsen findet man allerorten geschwollen; zuweilen kommt es zu harten, grossen Intumescenzen, zuweilen indess auch zu Vereiterungen; so habe ich Lymphdrüsenabscesse in der Achselhöhle und der Leistenbeuge beobachtet.

Diagnose.

Für die Diagnose der congenitalen Syphilis haben die anamnestischen Daten eine gewisse Bedeutung, nicht sowohl die Angaben der Eltern über eigene frühere Erkrankung — denn gerade diese lassen am meisten im Stich — als vielmehr die Erfahrung über vorangegangene Aborte oder Todtgeburten. Im Verlaufe der Beobachtung führen die

charakteristischen Hautsymptome, die Coryza und die Heiserkeit leicht
zur Diagnose der congenitalen Syphilis. Bezüglich der acquirirten
Syphilis sei man in der Beurtheilung der an die Vaccination so häufig
anknüpfenden, varicellaartigen oder pustulären Hauteruptionen, oder in
Beurtheilung der ulcerirenden, nicht syphilitischen Vaccinepusteln sehr
vorsichtig. Hier schützt nur genaue, eigen erworbene Kenntniss und
viele Erfahrung vor Irrthümern; die Beschreibung kann wenig helfen.

Prognose.

Die Prognose der congenitalen Syphilis ist für das Kind verschieden,
je nachdem es der einen oder anderen Gruppe a priori angehört; ferner
je nach der Pflege, die ihm gewährt wird. Elende Kinder sterben
leicht, während die kräftig geborenen, wenn noch dazu die Syphilis ziemlich spät zum Ausbruch kommt, relativ leicht am Leben erhalten werden;
indess sind auch elende Kinder in guten Familien an der Mutterbrust
und bei sorgfältiger hygienischer Pflege häufig am Leben zu erhalten. —
Die congenitale Syphilis recidivirt häufig, auch nach energischer mercu-
rieller Behandlung, indess klingen die späteren Attaquen mehr und mehr
ab und erscheinen fast mehr als locale Affecte der Haut oder eines anderen
Organes. — Die Ansteckungsfähigkeit der hereditären Syphilis ist ausser
Frage, ich habe selbst die Uebertragung derselben von einem hereditär syphilitischen Neugeborenen auf ein zweijähriges Kind beobachtet.

Therapie.

Selbst die elendesten Kinder vertragen die mercurielle Behandlung
und man gehe dreist damit vor, wenn anders man die hygienischen
Verhältnisse der Kinder normal gestalten kann. — Von allen angewandten Mitteln ist mir bei jungen Kindern Sublimat in Bädern als die
souveränste Methode der Anwendung des Mercur erschienen; ich habe
niemals einen Fehlschlag, sondern raschen und sicheren Erfolg gesehen. — Man gebe Kindern bis ein Jahr 0,5 Gramm Sublimat zu einem
Bade; täglich ein Bad. — Die Bäder werden selbst bei eccematösen
und ulcerativen Hauteruptionen gut vertragen; insbesondere sieht man
aber schwere (pseudoparalytische) Knochenerkrankungen rapid nach
Anwendung der Sublimatbäder weichen. — Ich wende seit Jahr und
Tag kein anderes Mittel mehr an.

Natürlich bleibt es unbenommen, auch Calomel oder Hydrargyrum
jodat. flavum innerlich zu geben; indess treten leicht Diarrhoeen oder
Kolikanfälle ein, welche die Mittel zu reponiren zwingen. — Grössere
pustulöse Eruptionen oder Ulcerationen bedecke man mit kleinen Stückchen von Emplast. mercuriale; dieselben heilen alsdann sehr rasch. —

Condylomata lata an den Labien, in der Schenkelbeuge oder an den Nates lasse ich in der Regel mit Sublimat 0,06 : Aq. u. Sprit. vini $\widehat{a\,a}$ 7,5 touchiren. — Gerade für diese Zustände hat mich das vielgepriesene Jodoform vollständig im Stich gelassen. Dagegen werden Vereiterungen der Gelenke nach geschehener Freilegung und Spaltung von Fistel-gängen vortrefflich mit reichlicher Einstreuung von Jodoformpulver behandelt. Bei späteren Recidiven wendet man mit Vortheil entweder Jodkali 1,0 : 100 (drei bis vier Mal tägl. 1 Kdlfl.) oder das von Monti empfohlene Ferrum jodatum saccharatum 0,06 bis 0,3 pro Dosi, drei Mal täglich an. Locale Affectionen behandele man gerade bei Recidiven nur local.

Man sei überdies bei Anwendung der Mercurialien auch darauf be-dacht, die Mundschleimhaut der Kinder zu schützen; ich habe zwei Mal ziemlich schwere Stomatiten bei Säuglingen entstehen sehen. Am besten sind immer reichliche Waschungen mit Kali chloricum, eventuell auch die innere Darreichung des Mittels. Auch die Nase und eventuell die Ohren reinige man sorgfältig durch Einspritzungen mit schwachen Lösungen von Natr. salicylicum oder Acidum boracicum (1 : 100). Die Ernährung sei während der ganzen Dauer der Behandlung sorgfältig und unter Controle der Wage. Säuglinge erhalten am besten die Mutterbrust. Ein syphilitisches Kind an die Brust einer gesunden Amme zu legen, halte ich für gewissenlos, selbst wenn man versucht, der Amme die Verhältnisse klar zu machen. Ueberdies habe ich viel-fach syphilitische Säuglinge bei guter Kuhmilch vortrefflich gedeihen sehen.

Frühzeitig achte man auf etwaige Spuren von Rachitis und trete denselben in geeigneter Weise durch gute hygienische Maassnahmen entgegen.

Diabetes mellitus. Zuckerharnruhr.

Aetiologie.

Die Krankheit ist im Gegensatze zu früheren Behauptungen im kindlichen Alter keinesweges selten. In Gerhardt's Handbuch findet man von Külz eine Zusammenstellung von 111 Fällen aus den ver-schiedensten Alterstufen des kindlichen Alters (von sechs Monaten bis 15 Jahren). Redon berichtet über 32 Fälle aus seiner eigenen Beobach-tung. Unter Cantani's 218 Fällen von Diabetes waren allerdings nur fünf Kinder im Alter von 6 bis 15 Jahren. Augenscheinlich wird wegen der Schwierigkeit der Beschaffung des Urins die Krankheit sehr oft

16*

übersehen. — Beide Geschlechter sind ziemlich gleichmässig befallen. —
Aetiologisch spielen neben der Heredität Traumen und zwar vielleicht
schon die bei der Geburt entstandenen, vorangegangene schwere Erkrankungen, insbesondere aber die zymotischen Krankheiten, ferner langwierige
Verdauungsstörungen und Syphilis eine hervorragende Rolle. — Specielle Studien über die Pathogenese des Diabetes der Kinder liegen
meines Wissens nicht vor, und so können für dieselbe nur die allgemein aufgestellten, vielumstrittenen Theorien verwerthet werden. —
Ohne hier des Genaueren auf dieselbe einzugehen, soll nur erwähnt
werden, dass mit Claude-Bernard's Entdeckung des Piqûre (künstliche Erzeugung von vorhergehendem Diabetes durch Einstich in den
vierten Ventrikel) der erste wichtige Schritt in der Erkenntniss der
Krankheit gethan wurde. Die weitere Entdeckung des Leberglykogens
und der Erzeugung von Zucker in der Leber führte zu der Hypothese,
dass Diabetes wahrscheinlich die Folge sei einer, durch Nerveneinfluss
vermehrten Zuckerbildung in der Leber. Es folgten die Untersuchungen
von Pavy, Schiff, Tommasi, Tscherinoff, Pettenkofer und
Voigt, Tigel, Cantani, Külz u. A. m., welche zu stets neuen
Theorien des Diabetes führten (siehe die kritische Beleuchtung derselben bei Cantani: Diabetes mellitus, fünfte Vorlesung).

Symptome und Verlauf.

Die Krankheit nimmt bei Kindern nahezu denselben Verlauf, wie
bei Erwachsenen. Die Kinder beginnen trotz vortrefflichen Appetits
und reichlicher Nahrungsaufnahme abzumagern. Die Haut wird spröde
und trocken, die Urinmenge reichlich, der Stuhlgang angehalten. Die
Gemüthsstimmung ändert sich, insonders werden erregbare, unruhige
Kinder still und schweigsam, andere werden unleidlich und schreien bei
jeder Bewegung (Fullom-Conolly). Der Puls ist gewöhnlich sehr frequent. Der Urin ist sehr hell, von hohem specifischem Gewicht, enthält
kein Albumen, lässt indess mittelst der üblichen Proben deutlichst
Zuckergehalt erkennen. — Unter zunehmender Abmagerung sterben die
Kinder zumeist an Erschöpfung, oder an intercurrenten Krankheiten, insbesondere an Pneumonien. Seltener als bei Erwachsenen tritt Phthisis
pulmonum auf, so hat Redon unter 24 Todesfällen nur vier Mal Phthise
beobachtet. — Zuweilen erfolgt der Tod sehr rasch unter dem Bilde des
diabetischen Coma. Einen solchen Fall hat Bohn (1878) beschrieben.
Das auffälligste Symptom dieser sehr rasch tödtenden Affection ist die
sogenannte grosse und beschleunigte Athmung. Der Thorax wird bei
der lauten, vernehmbaren, sehr tiefen Inspiration, ohne wesentliche Mit-

betheiligung des Zwerchfells, gehoben und bei der langsamen Exspiration mechanisch wieder gesenkt. Die Expirationsluft ist kühl, Extremitäten und Nase kalt. Das Sensorium ist mässig benommen. Unter Zunahme aller Erscheinungen erfolgt der Tod. — Die Erklärung für diesen Symptomencomplex zu geben ist bisher nicht völlig gelungen. Es steht dahin, ob es sich dabei um Auftreten von Aceton im Blut, also um echte Acetonaemie handelt, oder ob die Eindickung des Blutes durch den Wasserverlust den Symptomencomplex verursacht (B o h n).

Die P r o g n o s e der Krankheit ist nach R e d o n nicht durchaus schlecht. Unter 32 Fällen hat derselbe vier Heilungen gesehen; auch bei K ü l z (l. c.) werden sechs Heilungen angeführt. Die Dauer der Krankheit ist verschieden. Die acut verlaufenden Fälle dauern kaum länger, als vier Wochen, doch ist auch über Jahre lange Dauer berichtet.

Die D i a g n o s e ergiebt sich aus der Trockenheit der Haut, der rapiden Abmagerung bei wohlerhaltenem Appetit, der Heftigkeit des Durstes, der Vermehrung der Harnmenge, endlich durch den Nachweis des Zuckers im Harn.

T h e r a p i e.

Die Therapie besteht vorzugsweise in geeigneter Diätetik. — Je jünger das Kind, desto weniger wird man sich der Darreichung von Milch entziehen können, ein Zusatz von Bouillon zu derselben ist aber, wie schon sonst, so erst recht bei Diabetes selbst bei jüngeren Kindern empfehlenswerth. Auch von Beaf-tea kann ausgiebig Gebrauch gemacht werden und bei älteren Kindern gebe man directe Fleischkost. Amylaceen sind möglichst zu beschränken; gänzlich entbehrlich werden sie bei Kindern kaum sein. Als Medication ist Carlsbader Mühlbrunnen zu verabreichen, bei Kindern von einem bis zwei Jahren drei bis vier Weingläser täglich. Kinder vertragen bei Diabetes sowohl, als auch sonst den Carlsbader ausgezeichnet. — Nach den Mittheilungen von C a n t a n i kann die Darreichung von milchsaurem Kalk, oder milchsaurem Natron versucht werden (Calcaria lactica 0,3 bis 1 Gramm pro Dosi, -3 bis 4 Mal täglich für ein zweijähriges Kind). Von weiteren Medicamenten kann man, wenn nicht intercurrente andere Krankheiten dazu auffordern, Abstand nehmen.

Diabetes insipidus. Polyurie. Polydipsie.

Unter Diabetes insipidus versteht man die unter Durstgefühl und vermehrter Wasseraufnahme eintretende Vermehrung der täglichen Harnmenge, ohne dass fremdartige Bestandtheile (Zucker etc.) in dem Harn enthalten sind.

Aetiologie.

Die Erblichkeit ist auch bei dieser Krankheit ein hervorragendes ätiologisches Moment, so hat G e e zwei an Diabetes insipidus leidende Kinder gesehen, bei welchen sich die Erblichkeit des Leidens schon in der vierten Generation zeigte. Die Krankheit hatte sich bei einzelnen jung (im vierten und sechsten Monat) verstorbenen Kindern schon sehr früh durch heftigen, nur durch grössere Quantitäten Wassers zu stillenden Durst geäussert *). Im Uebrigen kommen auch hier dieselben ätiologischen Momente zur Geltung, wie bei Diabetes mellitus, also Traumen, acute Krankheiten, Intermittens, Gehirnaffectionen, Syphilis etc. Pathogenetisch ist die Frage, ob der Durst oder die Harnabsonderung die primäre Erscheinung sei, dahin zu entscheiden, dass wohl beides der Fall sein kann, so kommt B o n e h u t zu der Anschauung, dass die Krankheit eine Neurose des Magens sei, während K ü l z unter Herbeiziehung der physiologischen, auf die Harnsekretion bezüglichen Thatsachen, sich für die Annahme einer Neurose der Nieren entscheidet.

Symptome und Verlauf.

Die Krankheit giebt sich durch den lebhaften Durst der Kinder, die Häufigkeit und Quantität der Diurese zu erkennen. Die Kinder kommen herunter, die Haut ist trocken und spröde, die Nächte sind unruhig, weil die Kleinen vom Durstgefühl und Harndrang gepeinigt, im Schlaf gestört werden. Der Harn ist sehr hell; die Quantitäten sind zuweilen enorm bis 10000 Ccm bei Kindern von fünf bis sechs Jahren. Das specifische Gewicht des Harns minimal, zuweilen nur 1001. Die absoluten Mengen der ausgeschiedenen festen Harnbestandtheile, Harnstoff etc. sind vermehrt. — Die Krankheit hält die Kinder in der Entwickelung zurück, ist aber an sich nicht tödtlich. Der Tod erfolgt indess häufig durch intercurrente Krankheiten.

Die Diagnose ergiebt sich aus den Erscheinungen des Durstes und der vermehrten Harnabsonderung. Die Quantität der letzteren muss aber durch sorgfältige Messung festgestellt werden. Wichtig ist es, im Harn den Gehalt an anomalen Beimischungen durch sorgfältige Untersuchung bestimmt auszuschliessen. —

Die Therapie hat, von der Idee ausgehend, dass man es mit einer Neurose zu thun habe, die ganze Summe der Narcotica und Anti-

---

*) Centralzeitung für Kinderheilk., Bd. 2, pag. 207.

spasmodica durchgeprobt. Bouchut empfiehlt Opium und Morphium, und man kann sie versuchen. Atropin und Belladonna geben wenig gute Resultate. Dasselbe gilt für Ergotin, Strychnin, Valeriana, Asa foetida u. s. w. Es ist undurchführbar und grausam, den Kindern die Wasserquantität gewaltsam zu beschränken, nur ermahne man sie, möglichst wenig zu trinken.

Krankheiten des Nervensystems.

Anatomisch-physiologische Einleitung.

Ein Verständniss der Erkrankungen des Nervensystems ist bei dem heutigen Stande der Dinge nur für denjenigen möglich, welcher sich wenigstens in grossen Zügen mit den anatomischen und physiologischen Verhältnissen vertraut gemacht hat. Daher schicke ich das Wissenswerthe in der folgenden Einleitung voraus, muss indess gleichzeitig auf die Arbeiten von Schwalbe, Meynert, Ecker, Nothnagel, Exner, Munk, Wernicke, Charcot u. A. verweisen.

Gehirn und Rückenmark der Neugeborenen sind in der Entwickelung den übrigen Organen gegenüber noch um ein Wesentliches rückständig; ganz besonders das Gehirn, welches in den ersten Monaten des Lebens nicht allein ein rapides Wachsthum, sondern eine erhebliche innere Umgestaltung erkennen lässt. Das junge Gehirn ist breiartig, sehr wasserreich und lässt eine genaue Trennung von grauer und weisser Masse kaum erkennen. Dieselbe entwickelt sich erst in dem Maasse, als die Nervenfasern durch Umhüllung der Achsencylinder mit Markscheiden denjenigen der Erwachsenen ähnlicher werden. Die Masse des Bindegewebes (Neuroglia) überwiegt noch und ausserdem finden sich im Gehirn reichliche Anhäufungen von Körnchenzellen, welche erst in den späteren Monaten des ersten Lebensjahres verschwinden. Gleichwohl erkennt man in der äusseren Configuration des Centralnervensystems zwischen Kindern und Erwachsenen nur wenig Unterschiede.

Das ganze Centralorgan ist von der Dura mater, Arachnoidea und Pia mater umhüllt. Die Dura durch den subduralen Raum von der Arachnoidea getrennt, haftet den kindlichen Schädelknochen als echtes Periost derselben sehr innig an. Zwischen Dura und Arachnoidea befindet sich ein von Endothel ausgekleideter und umschlossener capillärer Lymphraum, welcher nur sehr wenig Flüssigkeit enthält und mit den

Lymphgefässen der vom Gehirn abgehenden Nerven und Venen in Verbindung steht (Subduralraum). Die Pia haftet der Oberfläche des Gehirns vollkommen an und ist von demselben durch keinen Lymphraum geschieden. Die zwischen Pia und Arachnoidea an denjenigen Stellen gebildeten Räume, wo Arachnoidea und Pia nicht eng aneinander haften und eine einzige Membran (Leptomeninx) darstellen, (die subarachnoidealen Räume), vom Gehirn durch reichliche Maschenbildung getheilt, stellen an der Medulla spinalis einen grösseren, in einen vorderen und hinteren Abschnitt geschiedenen Hohlraum dar.

Die Oberfläche des Gehirns stellt sich beim Kinde, wie beim Erwachsenen in bestimmten Abschnitten dar, welche die Eintheilung in die vier Lappen des Gehirns, den Frontallappen, Scheitellappen, Schläfenlappen und Hinterhauptlappen, gestatten. Jeder dieser Lappen ist durch eine Reihe von ganz charakteristischen und in ihrem Verlaufe wenig abänderlichen Furchen in Windungen eingetheilt. — Die Kenntniss dieser Windungen ist es, an welche die Localisation der Hirnläsionen anknüpft. Ohne hier auf Details genauer einzugehen, erwähne ich nur, indem ich besonders auf Ecker verweise, dass die vor und hinter der Centralfurche gelegene vordere und hintere Centralwindung, ferner die nach Broca bezeichnete dritte Stirnwindung für die Pathologie von hervorragender Bedeutung geworden sind; jene weil sie die motorischen Rindencentra im Ganzen, diese weil sie mit der Reil'schen Insel das Rindencentrum der Sprache darstellt. — Der Aufbau des Centralnervensystems und seine physiologische Leistung wird wesentlich verdeutlicht durch Meynert's Projectionsschema des Centralnervensystems. — Meynert betrachtet die graue Hirnrinde als denjenigen Theil des Nervensystems, nach welchem alle von der Aussenwelt empfangenen Sinneseindrücke projicirt werden, jedoch nicht direct, sondern durch eingeschobene Zwischenglieder. So entstehen drei Glieder des Projectionssystems. 1) Graue centrale Gehirnmassen oder Gehirnganglien (Streifenhügel, Sehhügel, Vierhügel) mit dem Haupttheil der Stabkranzfaserung. 2) Centrales Höhlengrau (Grau des dritten Ventrikels mit einem grossen Theile der Faserzüge des Hirnschenkels und Fortsetzung durch das Rückenmark). 3) Periphere Nerven. In dem zweiten Gliede liegt die Pyramidenkreuzung und der Anschluss des Kleinhirns nach Gehirn und Rückenmark.

Ausser diesen Hauptfaserzügen werden endlich Commissurenfasern zwischen rechter und linker Hemisphäre (Balkenstrahlung) und Associationsfasern zwischen einzelnen Rinden- oder Centralabschnitten derselben Seite des Gehirns und den spinalen Nervenwurzeln unterschieden. — Hervorragend wichtig endlich in dem Schema ist die Trennung von

Hirnschenkelhaube und Hirnschenkelfuss. Dieser führt die motorischen Bahnen und steht in Verbindung mit dem geschwänzten Kern und Linsenkern (motorische Ganglien des Fusses). Jene (die Haube) führt die Reflexbahnen und steht in Verbindung mit dem Sehhügel und Vierhügel (Ganglien der Reflexbahnen).

Geht man nun von dem kindlichen Rückenmark in der Untersuchung aus, so erkennt man, dass beim Neugeborenen ein bestimmtes System von Bahnen, nämlich das der directen und gekreuzten Pyramidenbahnen, in der Entwickelung rückständig ist. Die ersteren nehmen als Türck'sche Faserbündel die mediale Stelle der Vorderstränge ein und enden wahrscheinlich in der grauen motorischen Vordersubstanz der Medulla spinalis; die letzteren in der ganzen Länge des Rückenmarks hinabziehend, nehmen die hintere Hälfte des Seitenstranges ein, lassen sich aufwärts als Pyramidenbündel des Bulbus bis zur Kreuzung verfolgen und während sie im Pons sich zerklüften, dringen sie wieder gesammelt in den Fuss des Grosshirnschenkels ein; von da aus bilden sie einen Theil der Capsula interna, gehen sodann entweder in dem Centrum ovale sich verbreitend für die weitere Untersuchung verloren, oder man kann einen kleinen Theil bis zur Gegend des Lobulus centralis, des eigentlichen motorischen Centrum, hin verfolgen. — Sie sind, wie gesagt, in Rückenmark und Bulbus der Neugeborenen rudimentär, dagegen im Gehirnschenkelfuss schon entwickelt und mit Markscheiden versehen und so scheint es, wie wenn die Entwickelung von den, im Gehirn gelegenen grauen Centralkernen (Parrot) oder der Corticalsubstanz der motorischen Zone hervorginge. — Das ganze, soeben beschriebene Fasersystem ist für die Pathologie des kindlichen Alters, wie bald deutlich sein wird, von hoher Bedeutung. — Der Ursprung der Pyramidenfasern in der Corticalsubstanz der Rolando'schen Zone ist in den dort befindlichen Riesenzellen des Rindengraues zu suchen. Dieselben sind die Analoga der in den Vorderhörnern des Rückenmarks befindlichen grossen Nervenzellen, mit denen sie übrigens durch die Pyramidenbahnen in keiner directen Beziehung stehen; denn die Nervenzellen des Rückenmarks sind beim Kinde zu einer Zeit längst vollkommen entwickelt, wo die Entwickelung der Pyramidenbündel und der Riesenzellen der Rolando'schen Gegend noch vollkommen rückständig ist. Die Pyramidenfasern enden bei alledem in den Vorderwurzeln oder dem grauen Horn des Rückenmarks und die Uebertragung der Willensimpulse geschieht durch die motorischen Zellen der Vorderhörner. Die Erkrankung der Rolando'schen Region des Hemisphärenmantels oder die entsprechende Unterbrechung der Leitung in der Capsula interna führt zur secundären

Degeneration des ganzen bis ins Rückenmark verfolgten Systems. — Ausser diesen vom Gehirn ausgehenden centrifugalen Fasern besitzt das Rückenmark in dem Gebiet der Vorderseitenstränge eigene kürzere centrifugal leitende von der grauen Substanz entstehende Commissurenfasern. — Gegenüber diesem centrifugalen System ist ein zweites centripetales System am Rückenmark zu beachten, welches aus den directen Kleinhirnseitenstrangbahnen und den Goll'schen Faserbündeln besteht. Dieselben haben ihr trophisches Centrum im Rückenmark selbst oder im Ganglion intervertebrale, ihr terminales Centrum im Kleinhirn und in der grauen Substanz der Bulbärregion liegen (Charcot). Von ihnen zu trennen sind noch die Burdach'schen Stränge, welche nicht bis zum Gehirn hinaufdringen, sondern im Rückenmark selbst entstehen und ihren Verlauf nehmen; sie sind echte centripetale Commissurenfasern des Rückenmarks. Es ist nun für das kindliche Alter von hervorragender Wichtigkeit, dass in dem Maasse, als die Pyramidenbahnen noch rückständig sind, die Bewegungen reine Reflexacte sind, während mit der Entwickelung der Pyramidenbahnen die vom motorischen Centrum ausgehenden Willensbewegungen die Reflexe eindämmen. Dieses Resultat, auf anatomische Basis gestellt, stimmt vollkommen mit den von Soltmann nachgewiesenen physiologischen Thatsachen überein.

Vom Rückenmark aufwärts begegnet man in der Medulla oblongata dem Olivenkern und den Pyramiden, welche letztere hier die Trennung in zwei Bündel eingehen, von denen in der Regel das stärkere jedenfalls die Kreuzung vollführt, während das schwächere als directes Bündel nach abwärts geht. Der Olivenkern steht mittelst directer Faserzüge mit den Vierhügeln und dem Kleinhirn in Verbindung.

Ausserdem liegen hier die Kerne einer grossen Reihe von Gehirnnerven, und da in diesen die Reflexübertragung von der sensiblen zur motorischen Sphäre Statt hat, so ist die Medulla ein hervorragend wichtiges Reflexcentrum, (so für den Lidschluss, für den Schlingact, für Niesen, Husten). In der Medulla oblongata liegen ferner die Centra für die Kaubewegungen (eventuell für Trismus), für die Speichelsecretion; endlich das vitale Athmungscentrum, das Herzhemmungscentrum, das vasomotorische Centrum, das Schwitzcentrum und das Centrum der Zuckerabsonderung im Harn (s. Munk's Physiologie).

Während nun die vom Rückenmark bis hierher verfolgten Faserzüge im Pons sich lockern und von den Bündeln des Pons durchdrungen werden, treten sie aus denselben als die Grosshirnschenkel divergirend hinaus und versenken sich als solche in das Grosshirn.

Man unterscheidet an den Grosshirnschenkeln die durch die Substantia
nigra von einander getrennten Theile, die obere Schicht (Haube, Teg-
mentum), welche centripetale Fasern führend mit den Vierhügeln und
Sehhügeln in Verbindung tritt, und eine untere Schicht (Fuss) mit
motorischen Fasern, welche in der Capsula interna und weiterhin in
den Stabkranz zerfasern. — Der Stabkranz erhält aber ausser den
directen Pyramidenfasern noch Fasern von dem Streifenhügel, vom
Sehhügel und vom Linsenkern, so dass eine Verbindung hergestellt ist
zwischen der grauen Gehirnrinde und den Centralganglien einerseits
und den Vorderhörnern des Rückenmarks und peripheren Nerven andererseits. Wir haben einen Theil dieser Faserzüge oben als das System
der Pyramidenbahnen bereits kennen gelernt. Zu erwähnen ist endlich
noch eine directe Ausfaserung eines Theiles der Grosshirnschenkelfasern,
welche sich umbiegend direct zur Corticalsubstanz des Occipitallappens
begeben und in der hinteren Partie der Capsula interna gelagert sind. Ihre
Verletzung führt zur cerebralen Hemianaesthesie, während diejenige der
vorderen Partie der Capsula interna, als der specifisch motorischen Bahn,
Hemiplegie der entgegengesetzten Körperhälfte zur Erscheinung bringt.

Ausser diesen Fasern treten in die Markmassen des Gehirns die
Commissurenfasern des Corpus callosum (Balkenstrahlung)
und der Commissura anterior; endlich die Fasern des Associations-
systems, die von Meynert beschriebenen Fibrae propriae zwischen
je zwei Windungen und die längeren, welche weiter entfernte Partien
der Hirnrinde mit einander verbinden (Fasciculus uncinatus, longitudinalis inferior, arcuatus, Lingulum und Fornix).

An der Hirnbasis sieht man auf der Strecke zwischen dem hinteren
Rande des Pons und Grosshirnschenkels den Austritt des Abducens
und Trigeminus; weiterhin dem Mittelhirn zugehörig des Trochlearis
und Oculomotorius. Der Abducenskern schickt wahrscheinlich Zweige
nach dem Oculomotorius und Trochlearis und so erklären sich auch
ohne Nothwendigkeit der Annahme eines Centrum (Wernicke) gewisse
associirte Augenbewegungen und die zuweilen beobachteten Lähmungen
des Rectus internus eines Auges mit dem Abducens des anderen.

Der Oculomotorius selbst ist ausgezeichnet durch eine Reihe ge-
trennter aus den Ganglien hervorgehender Wurzelfasern, welche in
ihrer Verbreitung auf eine relativ grosse Fläche die centrale Affection
der einzelnen Fasern leicht erklärlich machen.

Die Vierhügel stehen centralwärts mit der Haubenregion in Verbindung und zerfallen in die durchaus nicht gleichwerthigen vorderen
und hinteren Paare. Das vordere Paar ist das Ursprungsgebiet

des Nervus opticus, welcher sich überdies noch aus Faserbündeln des
äusseren Kniehöckers, und der unteren Lage des Thalamus opticus zusammensetzt und mit seinen inneren Wurzeln in die inneren Knie-
höcker hineinreicht. — Das hintere Vierhügelpaar besteht zum
grössten Theile seiner Masse aus grauer Substanz. Aus derselben
gehen Faserzüge hervor, welche die untere Schleife bilden und in den
basalen Theil der Haubenregion übergehen; dies sind Theile, welche
die Fortsetzung der Seitenstränge des Rückenmarks bilden; ausserdem
bilden aber die Seitenarme der hinteren Vierhügel mit Wahrscheinlichkeit
Faserzüge, welche mit der Grosshirnrinde in Verbindung stehen (Stab-
kranzfasern). Beziehungen der hinteren Vierhügel zum Corpus geniculatum
und Nervus opticus sind wahrscheinlich nicht vorhanden (Schwalbe).

Das Kleinhirn steht mit der Medulla oblongata durch die
Brückenschenkel in Verbindung, welche aus dem Pons Fasern nach
der Rinde des Kleinhirns führen, mit dem Grosshirn durch die Grosshirnschenkel, welche nach dem hinteren Ende der Vierhügel hinführen, endlich mit der Medulla oblongata durch die Medullarschenkel,
welche direct in die Corpora restiformia der Medulla eingehen. Auch
diese Verbindung führt Fasern nach der Rinde und vielleicht auch nach
dem Corpus dentatum. Ueberdies treten aus dem Kleinhirn Fasern
zum Acusticus, zum Trigeminus und zur Schleife.

Seit den Untersuchungen von Broca, Fritsch, Hitzig sind
in der grauen Hirnrinde mehr und mehr die Centra der Motilität und
Sensibilität aufgesucht und nachgewiesen worden. Zunächst ist bemerkenswerth, dass man nach Exner absolute und relative Centra
für die Leistungen der einzelnen Körpertheile zu unterscheiden hat,
wobei jene die unentbehrlichen, diese die weniger als unentbehrlich
sichergestellten bezeichnen. Die motorischen Bezirke haben in der
linken, die sensiblen in der rechten eine grössere Intensität (Exner).
Die motorischen Bezirke liegen in der Umgebung der Centralfurche, in
der oben bezeichneten Rolando'schen Gegend (Lobulus paracentralis,
Gyrus centralis anterior und posterior), von hier sind Bewegungen der
oberen und unteren Extremität auszulösen. Es ist wahrscheinlich, dass
kleinere Läsionen oder solche von geringer Intensität nur eine Motilitäts-
störung der oberen, grössere oder intensivere eine solche beider Extremitäten auslösen. — Das Rindenfeld des Nervus facialis mit Ausnahme des
Orbicularis palpebrarum nimmt die untere Hälfte des Gyrus centralis anterior
und etwa das untere Drittel des Gyrus centralis posterior ein, erstreckt
sich aber auch auf die beiden unteren Stirnwindungen und den oberen
Antheil des Gyrus supramarginalis. Das Rindenfeld der Zunge ist

der untere Theil des Gyrus centralis anterior und das anstossende Stück der untersten Stirnwindung. Das Rindenfeld der Hals- und Nackenmuskeln fällt mit einem der beiden Gyri centrales zusammen; das Rindenfeld der Muskeln des Augapfels inclusive derjenigen des M. levator palpebrarum erstreckt sich vom Gyrus centralis anterior bis zum Gyrus angularis. — Das Rindenfeld des Trigeminus gehört dem vorderen Theile der Fossa Sylvii an. — Das Rindenfeld der Sprache ist die Broca'sche (dritte) Frontalwindung, die Reil'sche Insel und ein Theil des Schläfenlappens. Das Rindenfeld des Gesichtssinnes ist das obere Ende des Gyrus occipitalis primus. — Die Centren der tactilen Empfindungen fallen mit denen der motorischen Rindenfelder zusammen (Exner).

Von den Centren der central gelegenen Hirntheile ist das in den Vierhügeln gelegene Reflexcentrum für die Verengerung der Pupille wichtig; endlich liegt im Wurm das Centrum der coordinirten Gehbewegungen. — Physiologisch wichtig ist die Irradiation der Bewegungs- und Empfindungsimpulse von einem Centrum auf das andere (Mitbewegungen und Mitempfindungen). Die bisher geschilderten Centra sind erst im weiteren Fortschritt der Entwickelung ausgebildet, wie dies früher von den motorischen Centren und ihrer Verbindung mit den Pyramidenfasern ausgeführt worden ist.

Von der höchsten Bedeutung für das Verständniss der pathologischen Vorgänge im Gehirn ist die Kenntniss der Gefässvertheilung und der Circulation in dem Organe. Die einschlägigen Verhältnisse sind von Heubner und Duret studirt und beschrieben, von den Neuropathologen aber, insbesondere von Charcot, aufs lebhafteste anerkannt worden. Die Localisation embolischer und hämorrhagischer Processe im Gehirn hängt wesentlich von der Kenntniss der Gefässvertheilung und der Circulationsvorgänge ab. — Es ist aus der groben Anatomie bekannt, dass die beiden Carotiden, sobald sie an die Gehirnbasis herantreten, jederseits in Hauptäste sich theilen, in die Arteria cerebri anterior und die Arteria Fossa Sylvii. Die beiden Arteriae cerebri anteriores sind durch die Art. communicans anterior verbunden. — Vom Foramen occipitale aus dringt an die Hirnbasis die aus den beiden Arteriae vertebrales entstandene einzelne Art. basilaris, welche alsbald in die beiden Art. cerebri posteriores zerfällt. Man unterscheidet so zwei Arteriensysteme des Gehirns: 1) das Carotidensystem, 2) das Vertebralarteriensystem. Beide Systeme communiciren mit einander durch die beiden Art. communicantes posteriores. — So entsteht der als Circulus arteriosus Willisii beschriebene Arterienkranz an der Hirnbasis.

Man hat nun zwei Hauptsysteme von Verzweigungen jeder der genannten Arterien zu unterscheiden:

1) Das Corticalarteriensystem, welches in die Pia eindringt und sich senkrecht in die graue Hirnrindenmasse einsenkt.

2) Das Centralganglienarteriensystem, welches die als Centralganglien bekannten grauen Hirnmassen versorgt; und es ist als eine hervorragend wichtige Thatsache festzuhalten, dass die beiden Systeme von Verzweigungen in keinerlei Communication mit einander stehen; ferner ist höchst bedeutungsvoll, dass vielfach die Verzweigungen in beiden Systemen Endarterien im Sinne Cohnheim's sind, dass sie von ihrem Ursprung an bis zur Auflösung in Capillaren, keinerlei Communication mit anderen Arterien haben; insbesondere sind die Arterien des centralen Systems solche Endarterien. — Sieht man sich nun in der Art der Vertheilung der Endäste der corticalen Arterien um, so erkennt man, dass es sich um zwei Formen von Aesten handelt: a) um längere sogenannte medulläre, welche, ohne mit einander zu communiciren, durch die graue Rinde hindurch in das weisse Marklager dringen, b) um kürzere, welche sich in der grauen Hirnrinde verästeln. Die Capillaren beider Formen bilden in der Hirnrinde und in den angrenzenden Markmassen ein maschiges Gefässnetz, welches an der Peripherie der Hirnrinde am engsten, in der Markmasse am weitesten ist. So sind also, wie Charcot sich ausdrückt, die graue Rindenschicht und die darunter liegende weisse Gehirnrinde solidarisch verbunden, und jede Verstopfung eines Arterienbezirks macht beide ischämisch und bringt dieselben event. zur Erweichung. Die letztere wird aber einen um so geringeren Kreis einnehmen, je kleiner das verstopfte Gefäss ist.

Was nun die Vertheilung der einzelnen corticalen Arterien betrifft, so sind von hervorragender Bedeutung die drei Hauptarterien: 1) die Art. cerebri anterior, 2) die Art. cerebri posterior, 3) die Art. Fossae Sylvii. Jede der drei Arterien giebt auch centrale Zweige ab.

ad 1). Sie vertheilt sich in drei Aesten an die beiden unteren Stirnwindungen, an die Balkenwindung, den Balken, einen Theil der ersten Stirnwindung, an den Lobulus paraceutralis, die convexe Seite des Stirnlappens, an die zweite Stirnwindung und den Lobus quadratus.

ad 2). Geht um den Grosshirnschenkel herum und vertheilt sich an die untere Seite des Grosshirns und des Occipitallappens (Gyrus uncinatus; Seepferdfusswindung; die zweite, dritte und vierte Temporalwindung, Zwickel und Lobulus lingualis).

ad 3). Bildet, nachdem sie durch die Lamina cribrosa antica centrale Aeste zum Streifenhügel abgegeben hat, vier sich cortical verästelnde Zweige.

a) Art. frontalis externa inferior für die Broca'sche Windung.

b) Art. parietalis anterior für die aufsteigende Stirnwindung.

c) Art. parietalis posterior für die aufsteigende Parietalwindung.

d) Art. für den Gyrus angularis und die erste Sphenoidalwindung.

Was nun das System der Centralarterien betrifft, so sind vor Allem drei wichtige Hauptpunkte festzuhalten, einmal, dass sie fast sämmtlich Endarterien sind, sodann, dass sie mit den Corticalarterien nicht communiciren, endlich, dass sie relativ starken Kalibers sind und nicht eigentliche Capillaren. Die Art. centrales, welche aus den Art. cerebri anteriores und posteriores stammen, haben relativ kleine Verbreitungsbezirke, namentlich die ersteren, welche nur den Kopf des Streifenhügels versorgen, während die letzteren zu den Sehhügeln, dem oberen Theil der Grosshirnschenkel und den Vierhügeln Aeste senden. Die Art. fossae Sylvii versieht den geschwänzten Kern, Linsenkern, einen Theil des Sehhügels und die ganze Capsula interna. Diese Arterien sind für die Pathologie der Hirnblutungen von hervorragender Bedeutung.

Versucht man es, ein Schema der Gefässvertheilung zu entwerfen, so würde es in grossen Zügen etwa folgendermaassen ausfallen:

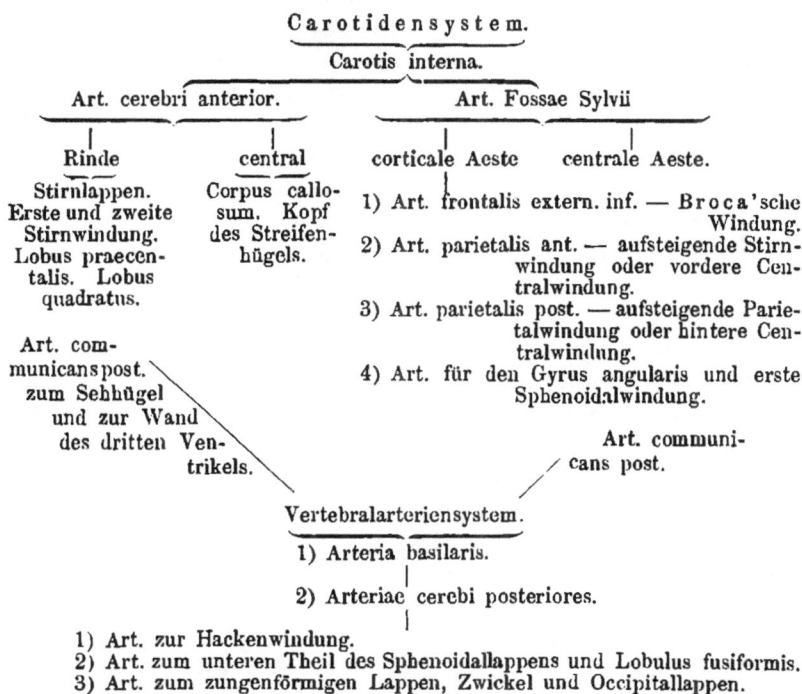

Carotidensystem.

Carotis interna.

Art. cerebri anterior.

Art. Fossae Sylvii.

Rinde	central	corticale Aeste	centrale Aeste.
Stirnlappen. Erste und zweite Stirnwindung. Lobus praecentalis. Lobus quadratus.	Corpus callosum. Kopf des Streifenhügels.		

Art. communicans post. zum Sehhügel und zur Wand des dritten Ventrikels.

1) Art. frontalis extern. inf. — Broca'sche Windung.

2) Art. parietalis ant. — aufsteigende Stirnwindung oder vordere Centralwindung.

3) Art. parietalis post. — aufsteigende Parietalwindung oder hintere Centralwindung.

4) Art. für den Gyrus angularis und erste Sphenoidalwindung.

Art. communicans post.

Vertebralarteriensystem.

1) Arteria basilaris.

2) Arteriae cerebi posteriores.

1) Art. zur Hackenwindung.

2) Art. zum unteren Theil des Sphenoidallappens und Lobulus fusiformis.

3) Art. zum zungenförmigen Lappen, Zwickel und Occipitallappen.

Zu erwähnen sind noch die Arterien des Pons und der Medulla
oblongata. Dieselben entstammen den Arteriae vertebrales resp. der Art.
basilaris und theilen sich in die 1) Rami radiculares für die Wurzeln
der Hirnnerven bestimmt und je in einen Ramus ascendens und descendens
zerfallend, von denen der erstere central nach den Nervenkernen vordringt,
während der letztere peripher mit den Nerven verläuft; 2) die Rami
nucleorum, welche innerhalb der Raphe central zu den Nervenkernen
vordringen und mit den Rami ascendentes der vorigen communiciren;
endlich 3) Rami zu den Oliven, Pyramiden, Corpora restiformia und zu
der Tela chorioidea inferior und den Plexus chorioidei des vierten
Ventrikels.

In der Symptomatologie der pathologischen Vorgänge
sind allgemeine Symptome, von den localen (Heerd-) Symptomen
zu unterscheiden. Nur die letzteren haben für die Localisationsdiagnose
Bedeutung, treten jedoch naturgemäss in dem Maasse im kindlichen Alter
zurück, als die Centra und die Markfasern in ihrer Entwickelung rückständig
sind. — Die Heerdsymptome haben dann um so höhere Bedeutung, wenn
sie sich langsam entwickeln und wenn sie in der Reihenfolge des Auftretens
die Erkrankung eines Systems von Fasern (fortschreitende Degeneration)
erkennen lassen. — Unter den allgemeinen Symptomen stehen im Vordergrund die der Reizung und der Depression. Reizungssymptome in der motorischen Sphäre sind Convulsionen, welche, bei Kindern
wegen der geringen Entwickelung der Hemmungscentra an und für sich
häufiger als bei Erwachsenen, überdies leicht tonischen Charakter annehmen. In der sensoriellen Sphäre geben sich die Reizungserscheinungen
als Hyperästhesie oder als Hallucinationen und Delirien zu erkennen.
Die Depressionserscheinungen sind in der motorischen Sphäre
Lähmungserscheinungen, die der sensoriellen Sphäre Anästhesie und Benommenheit bis zum Coma.

Bezüglich der peripheren Nerven haben die Untersuchungen von
Soltmann ergeben, dass die Erregbarkeit der motorischen Nerven
neugeborener Thiere nicht erhöht, sondern geringer sei, als bei erwachsenen, dass dieselbe erst von der Geburt an rasch ansteigt und die
der erwachsenen bald erreicht oder gar übertrifft. Relativ geringe Reize
erzeugen indess tetanische Muskelkrämpfe. Aehnliches gilt von den
sensiblen Nerven. Diese Eigenthümlichkeit des raschen Anwachsens der
Erregbarkeit, ohne dass die Entwicklung der Hemmungscentra damit
gleichen Schritt hält, erklärt die Neigung des jungen Organismus zu
Krämpfen überhaupt (gesteigerte Reflexthätigkeit) und zu tetanischen
Convulsionen insbesondere. Die Ergebnisse der Untersuchungen, die an

jungen Hunden angestellt wurden, stimmen im Allgemeinen mit den am kindlichen Organismus beobachteten pathologischen Vorgängen, so dass sie zur Erklärung der letzteren wenigstens für eine gewisse Summe von Erscheinungen herangezogen werden können.

Krankheiten der Hirnhäute.

Pachymeningitis. Meningeale Haemorrhagie. Entzündung und Haematom der Dura mater.

Die Erkrankungen der Dura mater sind im Ganzen bei Kindern seltene Vorkommnisse. Der enge Zusammenhang derselben mit den Schädelknochen, deren Periost sie darstellt, lässt die Mitleidenschaft bei Traumen, welche die Schädelknochen treffen, bei entstandenen Fissuren derselben, auch bei Erysipelas der Kopfhaut und bei Caries des Felsenbeins mit Sinusthrombose wohl verstehen; so kann das Cephalaematom der Neugeborenen durch Vereiterung und Fortpflanzung der Entzündung auf die Innenwand der Schädelkapsel Pachymeningitis erzeugen. — Die Dura wird vielfach in der Schädelhöhle in 2 Blätter gespalten und fasst bekanntlich zwischen diesen den Venensinus ein. So wird auch die Möglichkeit einer an der Aussenfläche (extern) und einer an der Innenfläche, der Arachnoidea zu gelegenen (internen) Entzündung zu verstehen sein. — Abgesehen von traumatischen Einflüssen sind die internen, in der Regel mit hämorrhagischen Ergüssen einbergehenden Entzündungen die häufigeren. — Als bestimmte Ursache der hämorrhagischen Pachymeningitis ist neuerdings in einem Falle von Heubner die congenitale Syphilis angegeben worden. Möglicherweise hatte die auch sonst bei congenitaler Lues vorhandene hämorrhagische Diathese das Leiden verursacht und der Zusammenhang mit der Ursache der Erkrankung bei älteren Kindern mag auf diesem Boden gesucht werden.

Dem Alter nach wird die Krankheit in der Regel bei Kindern im ersten bis dritten Lebensjahre beobachtet (Legendre). Einer der von B. Wagner beschriebenen Fälle stand im achten, der andere gegen Ende des dritten Lebensjahres, der ältere von beiden hat vielfach Neigung zu Blutungen gehabt.

Pathologische Anatomie.

An der Innenfläche der Dura mater bemerkt man in der Regel in der Nähe der Art. meningea media und von ihr ausgehend reichliche

Füllung der kleinen Gefässe und Capillaren. An der injicirten Stelle entwickelt sich alsbald eine leichte, dünn membranöse Auflagerung, welche von zum Theil neu gebildeten Gefässen reichlich durchzogen aus einem zellenreichen Maschengewebe besteht. Die Neubildung steht im engen Zusammenhange mit dem inneren Duraendothel und geht wohl zum grössten Theile aus demselben hervor. Im weiteren Fortschritt wird die gebildete Pseudomembran mehrschichtig und derber. Schon im ersten Anfange findet man die kaum gebildete Membran mit minimalen hämorrhagischen Heerdchen durchsetzt, welche sich mit dem weiteren Fortschritt mehr und mehr zu grossen, flatschenförmig oder hautartig sich ausbreitenden Haemorrhagien entwickeln. Zuweilen nehmen Pseudomembran und Haemorrhagien grosse Strecken ein. Ist der Bluterguss sehr reichlich, so bildet er einen flachen von der obersten Schicht der Pseudomembran überzogenen hämorrhagischen Sack (Haematom). — Die Rückbildung dieser·Haematome geschieht in derselben Weise, wie die der Blutergüsse überhaupt, durch allmälige Schrumpfung und Umwandlung der Blutkörperchen in Pigment mit gleichzeitiger Ansammlung von mehr durchsichtiger Flüssigkeit, welche an Stelle des Blutes tritt (Cystenbildung). Grössere derartige von Flüssigkeit erfüllte Räume bezeichnet man alsdann mit dem Namen des Hydrocephalus externus; auch geben sich dieselben am Schädel durch rapide Zunahme des Umfanges, Senkrechtstellung der Scheitelbeine und bei noch offenen Nähten durch Auseinandertreiben der Nähte zu erkennen.

Symptome und Verlauf.

In vielen Fällen bleibt die Krankheit völlig symptomlos oder ihre Symptome werden durch die vorhandenen concomittirenden Krankheitsprocesse (Erysipel, Sinusthrombose etc.) verdeckt.

Treten die Erscheinungen hervor, so erkennt man ziemlich deutlich zwei Formen der Krankheit, die acute und die subacute oder chronische Form. — In der acuten Form werden Kinder, welche bisher wohl an gewissen Cachexien (Syphilis, hämorrhagischer Diathese) gelitten haben, oder auch solche, welche von einem Trauma heimgesucht wurden, plötzlich von Convulsionen befallen. Die Krämpfe sind heftig, tonisch und klonisch; schwinden wohl, kehren indess nach einiger und relativ kurzer Zeit wieder. Dieselben befallen die Augenmuskulatur, die Muskulatur des Gesichtes und der Extremitäten. Zuweilen sind sie nicht auf alle Theile der Rumpfmuskulatur ausgedehnt, sondern erfassen nur eine Seite, alsdann kommt es zu ausgesprochenen Zwangsbewegungen, Rotationen u. s. w. Die Krämpfe selbst sind in der Regel mit Bewusstlosigkeit verbunden und von soporösen Zuständen oder tiefem Coma für einige Zeit gefolgt. Wachen die Kinder aus dem Coma auf, so erkennt man, dass nach den Convulsionen Contracturen einzelner Muskelgruppen, auch Strabismus zurückgeblieben sind. — Der Puls ist während der Attaque hart und gespannt, gewöhnlich sehr frequent, aber regelmässig. Die Pupillen sind gleich, meist verengt, die Hauttemperatur erhöht. Der Kopf schmerzt und ältere Kinder klagen in den freien Momenten vielfach darüber; jüngere fassen mit den Händchen nach dem Kopfe. Erbrechen ist in vereinzelten Fällen vorhanden, dagegen ist der Stuhlgang normal, wenigstens keine ausgesprochene Obstipation vorhanden. — Unter Zunahme der Convulsionen, welche niemals von Lähmungen gefolgt oder begleitet sind, kann in ziemlich kurzer Zeit der Tod erfolgen.

In anderen subacuten oder chronischen Fällen ist der ganze Krankheitsverlauf weniger stürmisch, kein Fieber vorhanden, die Convulsionen sind seltener und die Krankheit nimmt einen mehr schleichenden Verlauf mit wechselnden Symptomen. Sind die Kinder sehr jung, so erkennt man nach einiger Zeit, dass der Schädel rapid an Umfang zunimmt; die Scheitelbeine richten sich mehr und mehr senkrecht auf und der Kopf nimmt völlig das Aussehen des hydrocephalischen Schädels an, insbesondere treten auch die noch nicht geschlossenen Nähte auseinander. Das Fieber ist geschwunden, der Puls ist unverändert. So können Wochen und Monate an dem erkrankten Kinde vorüber gehen, allerdings nicht, ohne dass das psychische Vermögen des Kindes einigermaassen beeinträchtigt wird. Immerhin fällt auch im chronischen Verlauf der Umstand auf, dass Lähmungserscheinungen fast vollkommen fehlen. —

Diagnose.

Die Diagnose der Pachymeningitis und der meningealen Haemorrhagie ist vielfach dunkel. Nach Traumen, bei congenitalen Cephalaematom, bei Syphilis congenita, hämorrhagischer Diathese wird an die Krankheit zu denken sein, wenn die geschilderten nervösen Excitationszustände eintreten, gleichzeitig der Puls die angegebene Beschaffenheit hat und neben Erbrechen die Obstipations- und Lähmungserscheinungen fehlen. Die letzteren Eigenschaften lassen die Krankheit von der tuberkulösen Meningitis sehr wohl unterscheiden. Dagegen ist eine exacte Trennung vom Hydrocephalus nur auf Grund der anamnestischen Daten oder der vorhandenen Cachexie zu geben. — Von Encephalitis und Hirntumoren unterscheidet sich die Krankheit sehr deutlich durch jedes Fehlen der Lähmungen.

Prognose.

Die Prognose der Pachymeningitis und meningealen Haemorrhagie ist im Ganzen nicht günstig; die Mehrzahl der Fälle geht entweder im acuten Stadium nach wenigen Tagen zu Grunde, oder erliegt bei der chronischen Form an intercurrenten Krankheiten, insbesondere Pneumonien, oder stirbt endlich au neuerdings hereinbrechenden Convulsionen mit nachfolgendem Coma. — Bei alledem ist a priori dem Krankheitsvorgang die Möglichkeit der Heilung und selbst die Tendenz zu derselben nicht abzusprechen, sobald nur das causale Moment der Krankheit gehoben werden kann.

Therapie.

Die Therapie kann hier in erster Linie prophylaktisch sein, die Kinder vor Traumen und herunterbringenden Krankheitsprocessen (hämorrhagischer Diathese) zu schützen, was durch allgemeine diätetische Leitung zu bewerkstelligen ist. Ist der Verdacht einer hämorrhagischen Pachymeningitis wachgerufen, so wende man Eiskompressen auf den Kopf an, Eisblasen oder Irrigationskissen. Gegen die Convulsionen kommen sedative Mittel, Chloralhydrat im Clysma, oder Chloroforminhalationen zur Anwendung. Liegt Syphilis vor, so wird man natürlich mit Mercurialien gegen dieselbe zu Felde ziehen. Ableitungen auf den Darmkanal können nicht schaden, vorausgesetzt, dass dieselben mit Rücksicht auf den Kräftezustand der Kinder vorsichtig angewendet werden. — Sollten die Fiebererscheinungen sehr heftig sein, so wird man Antipyretica wie Natr. salicylicum, Digitalis, Chinin dagegen verordnen. — Gegen den entwickelten externen Hydrocephalus ist von einer Therapie keine Rede. Mechanische Eingriffe, wie Punctionen oder Compressionen des Schädels, erstere schon von Boerhave, letztere schon von Monro, Cooper u. A. geübt, sind gefährlich und meist völlig erfolglos.

Meningitis simplex.
Acute Entzündung der Pia mater.

Actiologie.

Die acute Entzündung der Pia mater ist, im Gegensatz zu der in einem der folgenden Capitel zu schildernden, zumeist die Basis befallenden tuberculösen Meningitis, vorzugsweise eine Erkrankung der Pia an der Convexität, und gleichzeitig eine viel rapider verlaufende, stürmische Krankheit. Dieselbe kann ohne jede nachweisbare Ursache, ganz autochthon auftreten, sic kann indess auch andere Krankheiten compliciren, so ist sie vielfach eine Begleiterin der acuten Entzündungsprocesse der Lungen (croupöse Pneumonie), auch in Verbindung mit Typhus und einzelnen acuten Exanthemen, insbesondere mit Scharlach habe ich dieselbe mehrfach unzweifelhaft beobachtet, andere Autoren haben dieselbe mit Rheumatismus, Endocarditis, Pericarditis, Peritonitis vergesellschaftet gesehen. Dass sie sich zu entzündlichen Processen, welche im Kopfe ihren Sitz haben, hinzugesellen kann, darf nicht Wunder nehmen; so sieht man die Krankheit nach schweren Traumen des Schädels bei Schädelfissuren, bei Erysipelas des Gesichtes und Kopfes, bei Otitis media und interna. Auch als Folge der Insolation sieht man die Krankheit bei zarten Kindern entstehen. Ob sie in Folge schwerer geistiger Anstrengungen der Kinder nach längere Zeit vorausgegangenen oder wiederholten Attaquen von Hyperaemia cerebri auftreten kann, muss dahingestellt bleiben. Allerdings befällt die Krankheit auch Kinder im schulpflichtigen Alter, doch ist sie in der frühesten Periode des kindlichen Alters nicht selten und dann besonders in Anstalten, wo kleine Kinder zusammengehäuft leben, also in Findelanstalten und Kleinkinderbewahranstalten vielfach beobachtet worden.

Pathologische Anatomie.

Das anatomische Bild der Meningitis der Convexität stellt dieselbe als eine echte eiterbildende Entzündung dar. Die Gefässe der Pia sind reichlich injicirt, die kleinen Venen tief dunkelblau, das Gewebe der Pia serös durchfeuchtet, etwas geschwollen und trübe. Die Oberfläche der so veränderten Gehirnhaut ist zumeist in der Nähe der kleinen Gefässe von gelben, als Eiter sich darstellenden Massen bedeckt, welche zuweilen auf grössere Strecken sich ausdehnen und zusammenhängende, flächenartig verbreitete Heerde darstellen. Die Pia selbst ist von dem Gehirn schwer und nur an einzelnen Stellen und mit gleichzeitiger Trennung eines Theiles der Hirnrinde abzulösen. Die Gefässe der Dura mater, die Hirnsinus, auch die Substanz der Kopfknochen sind in der Regel gleichzeitig reichlich mit Blut erfüllt.

Symptome und Verlauf.

Die Krankheit erscheint bei vorher gesunden Kindern zuweilen rapide, fast gänzlich ohne Prodromalsymptome, in voller Heftigkeit und verläuft rapid mit tödtlichem Ausgang, zuweilen gehen längere Zeit hindurch, selbst 8 bis 14 Tage, Prodromalsymptome vorher. Die Kinder sind verdriesslich, häufig müde, klagen über Kopfschmerzen, Schwindel, zeitweilig tritt Erbrechen ein, der Stuhlgang ist angehalten. Plötzlich treten Convulsionen ein, tonische und klonische Krämpfe; die Nackenmuskulatur ist contrahirt, der Kopf, nach hinten gezogen, bohrt in die Kissen. Das Sensorium ist völlig gewichen, die Kinder liegen tief comatös und sind weder durch Schütteln, Rufen noch durch Nadelstiche zu erwecken, selbst kalte Uebergiessungen bleiben ohne Eindruck. Die Temperatur ist erhöht, oft über 40°C., das Gesicht turgescent, die Augen geröthet, die Conjunctiva Bulbi injicirt. Die Pupillen sind ungleich, seltener beide verengt, die Radialarterie ist gespannt, der Puls unregelmässig, verlangsamt. Der Leib ist gespannt, eingezogen. In diesem Zustande bleiben die Kinder, die Convulsionen wiederholen sich, zuweilen mehrmals in einer Stunde, allmälig treten Lähmungen einzelner Glieder, oder auch hemiplegische Lähmungen ein und nach Andauer von wenigen, oft nur ein bis zwei Tagen erfolgt der Tod. Ich habe einen 9 jährigen frischen Knaben unter solchen Erscheinungen nach 36 Stunden ohne jedes Prodromalsymptom zu Grunde gehen sehen. Derselbe kam mit der Klage über Kopfschmerzen aus der Schule, darauf mehrmaliges Erbrechen, das Sensorium wurde benommen, plötzlich traten Krämpfe ein, darauf tiefes Coma: wiederholte Attaquen von Convulsionen, Nackenstarre und ohne dass trotz aller angewandten Mittel auch nur eine Spur von Nachlass der Symptome eintrat, erfolgte der Tod. — Sind complicirende Krankheiten vorhanden, so ist der Verlauf in der Regel etwas weniger rapide und der convulsive Charakter tritt auch in den Hintergrund, dagegen spielen die sensoriellen Symptome eine hervorragende Rolle. Die Kinder sind unruhig, werfen sich umher, oft wie von innerster Angst getrieben, fortdauernd, unbezwinglich, trotz allen Zuredens. Von Zeit zu Zeit erfolgen heftige, weit hin gellende Schreie, die Kinder deliriren, setzen sich im Bett auf, stieren um sich, werfen sich wieder nieder, knirschen mit den Zähnen und schlummern wohl allmälig ein; doch nur für kurze Minuten, um das Spiel von Neuem zu beginnen. So gehen in schrecklichem Zustande drei, vier und mehr Tage vorüber, bis der Tod erfolgt; auch in diesen Fällen können Convulsionen eintreten, doch ist es nicht immer der Fall, vielmehr gesellt sich allmälig Sopor und schliesslich Coma zu dem Krankheitsbilde; die Kinder werden ruhiger, knirschen allenfalls nur noch mit den Zähnen, liegen aber mit zurückgebogenem Kopfe und weiten Pupillen tief in den Kissen und erwachen nicht wieder. — Mit diesem Verlaufe habe ich die Krankheit bei Typhus und Scharlach gesehen.

Wie man sieht, tritt die Krankheit in zwei wohl zu scheidenden Formen auf, die eine, in welcher die Symptome der motorischen, die

andere, der sensoriellen Sphäre in den Vordergrund treten (convulsi-
vische und phrenetische Form nach Rilliet). — Nicht immer ist
der Ausgang so ungünstig, wie bisher geschildert, die Kinder können auch
genesen. Dann tritt nach den schweren nervösen Symptomen allmälige Ruhe
ein, die Convulsionen lassen nach, ebenso die Delirien, es tritt sanfter,
ruhiger Schlaf ein. Die Turgescenz des Gesichts verliert sich, das Gesicht
wird mehr bleich, die Haut feucht, gleichzeitig geht die Temperatur
herab bis zur Norm. Die Spannung des Leibes lässt nach, es erfolgt
spontaner Stuhlgang, reichlicher Urin. Nach und nach wird das Sensorium freier, die Kinder klagen noch über Kopfschmerz, nehmen aber die
gereichte Nahrung und verlangen solche wohl selbst; auch die Theilnahme
für die Umgebung nimmt allmälig zu und ganz langsam kehren die Kinder
zur Norm zurück. Ich habe im Jahre 1878 einen solchen Fall bei einem
2½ Jahre alten Kinde gesehen. Die Krankheit begann mit hohem
Fieber (Temp. 39,6, Puls 176, Resp. 24), mit Benommenheit des Sensorium und Erbrechen. Nächtliches Aufschreien, Jactationen, Zähneknirschen
folgten, alsbald traten auch Lähmungen am rechten Facialis ein, Ptosis
des linken Auges. In den nächsten Tagen fortdauerndes Geschrei, das
Kind fasst nach dem Kopfe, erkennt die Umgebung nicht. Die beschriebenen Paresen sind überaus wechselvoll, einmal mehr, ein andermal
weniger hervortretend. Der Puls etwas langsamer, 100 regelmässige
Schläge. Die Pupillen ungleich. Weiterhin traten volle maniakalische Zustände auf, das Kind schrie und biss um sich, Strabismus, Ptosis und
Facialisparese wechselnd. In lichten Momenten Klage über Kopfschmerzen. Ganz allmälig gingen endlich mit Abnahme der Fiebersymptome die Erscheinungen zurück. Das Kind wurde geheilt.

Diagnose.

In den foudroyanten autochthonen Fällen, wo Erbrechen, Unregelmässigkeit des Pulses, vehementer Kopfschmerz, Ungleichheit der Pupillen, Convulsionen und Coma Schlag auf Schlag einander folgen, ist in
der Diagnose wohl kaum irgend ein Zweifel. Schwierig wird die Diagnose
nur in denjenigen Fällen, wo die Krankheit sich zu anderen acuten
Krankheiten hinzugesellt hat und hier giebt das Krankenbett sicher
manchmal schwierige Räthsel zu lösen. Ist eine Meningitis vorhanden,
oder sind die schweren cerebralen Symptome nur als Fiebersymptome, als
Folgen stattgehabter schwerer Infection aufzufassen? Dies ist die häufige
Frage. Man wird sorgfältig alles Vorhandene erwägen müssen und auch
den Verlauf zur Beurtheilung zu Hilfe nehmen. Tritt bei Typhus,
Pneumonie, Erysipel u. s. w. plötzlich Erbrechen auf, wird der Puls un-

regelmässig, der Stuhlgang angehalten, sind die Pupillen ungleich oder
ausserordentlich verengt, sind die Delirien heftig, mit dauernden
excessiven Jactationen verbunden, treten endlich Convulsionen, Nackencontractur, Strabismus oder Paresen auf, so wird man sich bei der
Gesammtheit dieser Erscheinungen für die Anwesenheit der Meningitis
entscheiden müssen.

Von den übrigen Gehirnkrankheiten kann mit Ausnahme der Pachymeningitis kaum eine einzige in ernstliche Frage kommen. Die acut
einsetzenden Processe, wie Embolie oder Hirnhaemorrhagie führen allerdings zu denselben Allgemeinsymptomen, wie die Meningitis, doch sind
die von ihnen erzeugten Kopfschmerzen nicht so heftig, wie die meningitischen, ebensowenig die Delirien, endlich sind die sehr bald eintretenden hemiplegischen Lähmungen charakteristisch. Die acute Encephalitis
unterscheidet sich in der Regel durch den weiteren Verlauf von der
Meningitis, ebenso der Hirntumor.

Therapie.

Die Therapie lässt bei einer so energisch und rapid verlaufenden
Krankheit wenig Zeit zur Ueberlegung. Es heisst hier entschlossen
handeln. Bei bisher gesunden Kindern wird man sofort zu Blutentziehungen schreiten, nur bleibe man hier nicht bei halben Maassregeln.
Man verwende bei einem kräftigen Kinde im Alter von einem bis zwei
Jahren vier, bei Kindern von drei bis sieben Jahren vier bis sechs bis
acht Blutegel, lasse aber möglichst wenig nachbluten, sondern stille die
Blutung sofort nach Entfernung der Blutegel. Auf den Kopf applicire
man dauernde Eiskappen, oder irrigire den Kopf mit kaltem Wasser,
oder wende die Goldschmidt'sche Irrigationskappe an. Innerlich
Calomel mit Rheum ($\overline{aa}$ 0,06 bis 0,10) oder mit Jalappa und eventuell,
wenn Stuhlverstopfung vorher vorhanden war, ein Clysma aus Essig,
Ricinusöl und etwas Kochsalz. — Lassen die Symptome nicht nach, treten
namentlich heftige Delirien oder Convulsionen ein, so wende man entweder in Clysma oder intern Chloralhydrat an (2 bis 3 Gramm : 100 Trpf.
1 bis 2 stdl. 1 Kdfl.). Ausserordentlich beruhigend wirken namentlich
auf jüngere Kinder lauwarme Bäder, welche man entsprechend der vorhandenen Körpertemperatur zwischen 23 bis 26°R. temperiren kann. Im
weiteren Verlaufe der Krankheit kann man zu ausgiebigen Einreibungen
mit Ung. Hydrargyri schreiten, 0,5 Gramm p. Dosis 3 stdl. — Sinapismen
oder Vesicantien auf den Hinterkopf und Nacken anzuwenden, hat nur
wenig Aussicht auf Erfolg, es kann aber, wenn alle angewandten Mittel
im Stiche lassen, der Versuch mit ihnen gemacht werden. — Tritt die

Krankheit in ruhigere Bahnen, so wird man in der Energie der genannten Mittel nachlassen; man halte indess sorgfältig auf genügende
Darmentleerung und schütze die Kinder überhaupt vor Aufregung, selbst
vor Geräuschen, lauten Gesprächen u. s. w. — Die Ernährung muss
möglichst mild und reizlos sein und wenn im Coma das Schlucken unmöglich ist, bleibt nichts anderes übrig, als die Kinder mit Peptonklystieren
zu erhalten.

Viel schwieriger, als in den eigentlich frischen Fällen, ist die
Therapie, wenn die Meningitis zu anderen Krankheiten als Complication
hinzutritt, ganz besonders dann, wenn dieselbe langwierige und Kräfte
absorbirende Krankheiten, wie Typhus, Erysipel complicirt. Hier muss
man von Blutentziehungen und der ausgiebigen Anwendung von Mercurialien Abstand nehmen und muss vorzugsweise in der Application von
Eis und Irrigationen sein Heil suchen; auch mit Laxantien, Clysmata
u. s. w. muss man hier vorsichtig sein, weil der Typhus dieselben nicht
verträgt. Bei heftigen Delirien scheue man sich nicht, frühzeitig zu
reichlichen Gaben sedativer Mittel, also des Chloralhydrat und eventuell
sogar des Morphium zu greifen. Die stete Unruhe absorbirt die kindlichen Kräfte so rapid, dass in der künstlichen Beruhigung eine ausgiebige Heilwirkung zu suchen ist.

Wo Sopor und Coma vorherrschen, wende man dauernde Abkühlungen des Kopfes an. Bei sehr hohem Fieber wird schon der Typhus
an sich abkühlende Bäder indiciren.

In der Reconvalescenz der Krankheit bedarf das Kind der höchsten
Schonung, ganz besonders halte man es frei von jeder geistigen Erregung.
Schulkinder dürfen, selbst wenn sie vollständig hergestellt erscheinen,
noch nach Monaten nicht die Schule besuchen. Am besten thut man, die
Kinder in einen milden, waldreichen Landaufenthalt zu schicken. Seebäder meide man vorerst, schon um die Kinder nicht etwa der Insolation
auszusetzen, überdies aber auch deshalb, weil die Seebäder zu aufregend
wirken.

Hydrocephalus acutus*) — Meningitis ventriculorum.

Die acute Entzündung der Plexus chorioidei, in der Regel im Anschluss an die Entzündung der Pia der Basis entstehend, ist eine,

*) Ueber den Namen acuter Hydrocephalus herrscht dadurch, dass
derselbe synonym für die basilare tuberculöse Meningitis gebraucht wird, eine

gewöhnlich nicht so rapid einsetzende und verlaufende Krankheit, wie die acute Meningitis der Convexität. Sie befällt Kinder der frühen Lebensepoche besonders gern und ist eine gefürchtete Complication mannigfacher acuter und chronischer Krankheitsprocesse, so besonders bei Bronchitis, Tussis convulsiva und der grossen Gruppe dyspeptischer Krankheitszustände.

Pathologische Anatomie.

Anatomisch handelt es sich bei der Krankheit in augenfälliger Weise um einen acut erfolgenden beträchtlichen Erguss von Flüssigkeit in die Hirnhöhlen. Die Seitenventrikel, und selbst dritter und vierter Ventrikel sind beträchtlich erweitert und mit einem entweder wasserklaren oder molkigen und selbst Flocken von Eiter enthaltenden Inhalt erfüllt. Die Pia an der Basis ist entweder an dem entzündlichen Process betheiligt, trüb und mit dünn eitrigen Massen durchsetzt oder auch völlig unbetheiligt, als dann sieht man nur die Plexus chorioidei reichlich mit Blut erfüllt, die Gefässe trübe und von einem schwachen eitrigen Ueberzug bedeckt. — Das Ependyma der Hirnhöhlen ist in der Regel intact und erst, wenn aus dem acuten Processe sich ein chronischer entwickelt, kommen die Veränderungen zu Stande, auf welche wir gelegentlich der Schilderung des chronischen Hydrocephalus zurückkommen. Die Gehirnmasse ist wenig verändert, in der Regel anämisch und mitunter etwas weicher als normal.

Symptome und Verlauf.

Die Krankheit beginnt mit unscheinbaren Veränderungen in der Stimmung der Kinder. Dieselben sind verdriesslich, schlafen schlecht und unruhig, werfen sich hin und her und knirschen mit den Zähnen. Alsbald treten auch anscheinende Störungen der Digestion in den Vordergrund, obenan Erbrechen und einigermaassen hartnäckige Stuhlverstopfung. Dabei magern die Kinder erheblich und auffallend ab. Der Puls wird verlangsamt oder in einer augenfälligen Weise unregelmässig. Einzelne Schläge desselben setzen aus, andere folgen rascher aufeinander, so dass die Schlagzahl schwer festzustellen ist. Aehnliche Unregelmässigkeit zeigt die Respiration. Dieselbe ist indess gewöhnlich beschleunigt. Die Temperatur ist wenig erhöht, zuweilen während der

Verwirrung, aus welcher der Anfänger sich kaum zurecht finden kann. Ich gebrauche den Namen ausschliesslich für die nicht tuberculöse acute Entzündung der Chorioidalplexus mit Erguss in die Ventrikel, während ich für die tuberculöse Meningitis nur diesen einen ganz ausreichenden bezeichnenden Namen festhalten werde.

ganzen Krankeit nahezu normal. — Mehr und mehr treten cerebrale
Symptome in den Vordergrund; Strabismus, Nystagmus, Ungleichheit
der Pupillen, grosse Unruhe, Verzerrungen der Mundwinkel, Zittern der
Glieder, abwechselnd mit Benommenheit des Sensoriums entwickeln sich
in mehr weniger rascher Folge. Plötzlich tritt ein Anfall von Convulsionen ein; die Krämpfe sind tonisch und klonisch von grosser Heftigkeit und erstrecken sich auf einzelne Strecken oder die gesammte Muskulatur. — Bei jüngeren Kindern zeigt sich in dieser Zeit eine augenfällige Veränderung am Schädel. Die Fontanelle ist enorm gespannt,
sogar convex hervorgewölbt. Der Kopf nimmt an Umfang rasch zu,
die Nähte des Schädels werden erweitert, die Kopfknochen gleichsam
von einander getrieben. Bei einem fünfmonatlichen Kinde konnte ich
von Tag zu Tag die zunehmende Erweiterung der Nähte und die Zunahme der Spannung der Fontanelle constatiren. Das Kind zeigte bei
intensiv beschleunigter Respiration Strabismus und Ungleichkeit der Pupillen, keine Facialislähmung. — Der Tod erfolgt nach eingetretenen
Convulsionen. — Dieser Ausgang ist auch der gewöhnliche. Nur
wenige Kinder überwinden die sich häufig folgenden Anfälle, vielmehr
tritt Sopor ein, derselbe bleibt zwischen den Attaquen andauernd und
die Kinder sterben.

Der tödtliche Ausgang der Krankheit ist der häufigste. Wenn aber
die Kinder am Leben bleiben, so sieht man nur in den seltensten Fällen
eine volle Wiederkehr zur Norm. Gewöhnlich bleibt ein gewisser Grad
hydrocephalischen Ergusses bestehen. Die acute Attaque der Krankheit wird zwar überwunden, doch zeigt sich in der Folge die Intelligenz
beeinträchtigt, selbst einzelne Sinnesorgane, wie Gesicht und Gehör in
der Leistungsfähigkeit herabgesetzt oder die Sprache ist unvollkommen
geworden. Häufig wiederholen sich Anfälle von epileptiformen Convulsionen. Die Kinder bleiben blöde und wenig entwickelungsfähig; bei
frühzeitiger Störung des Gehörs auch taubstumm.

Diagnose.

Die Diagnose ist bei jüngeren Kindern, bei welchen die Spannung
der Fontanelle, die Erweiterung der Nähte und die Zunahme des Schädel-
umfanges zu constatiren ist, bei gleichzeitigem Eintritt der geschilderten
cerebralen Symptome gewiss nicht schwer. Bei älteren Kindern hat die
Diagnose des acuten Hydrocephalus mit Rücksicht auf die Unterscheidung von tuberculöser basilarer Meningitis, zuweilen ganz besondere
Schwierigkeiten. In einem Falle (bei einem 1½ Jahre alten Mädchen)
war ich absolut nicht im Stande, die Krankheit von der tuberculösen

Meningitis zu unterscheiden. So vollkommen deckten sich die, beiden Krankheiten gemeinsamen Symptome, und erst die Section erwies den einfachen acuten Hydrocephalus. Man achte darauf, dass die ventriculare Meningitis gewöhnlich etwas rascher sich entwickelt und abläuft, als die tuberculöse Form, dass sie zumeist gesunde Kinder angreift, während die letztere eher bei herabgekommenen Kindern zu Stande kommt. Aber genau trifft dies Alles nicht zu und die Entscheidung wird vielfach in der That unmöglich. — Von der Meningitis simplex der Convexität ist der acute Hydrocephalus weit eher zu unterscheiden. Jene ist eine weit acutere Krankheit. Bei jener treten die Reizsymptome wenigstens eine Zeit lang in frappanter acutester Weise in den Vordergrund, bei dieser sind es mehr die Depressionszustände (Drucksymptome), welche frühzeitig die Oberhand gewinnen. Dies äussert sich im ganzen Auftreten, an dem Sensorium, der Art der motorischen und sensiblen Störungen.

Prognose.

Die Prognose der Krankheit ist leider wenig verheissend. Die Mehrzahl der Fälle endet tödtlich und an den Ueberlebenden hat man wegen der zurückbleibenden chronischen Anomalien wenig Freude. Nur in den seltensten Fällen gehen Kinder völlig intact aus der Krankheit hervor.

Therapie.

Für die Therapie kann im Wesentlichen das für die Meningitis simplex Gesagte wiederholt werden. Man greife früh und energisch zu. Allerdings wird man bei Kindern, welche durch Dyspepsien oder Tussis convulsiva schon gelitten haben, mit Blutentziehungen vorsichtig sein müssen, indess ist wohl zu erwägen, dass selbst in solchen Fällen halbe Maassregeln durch uneinbringliche Zeitverluste deletär werden. Für den Einzelfall liegt hier die Entscheidung gänzlich in dem Verständniss und in der Erfahrung des Arztes. — Im Uebrigen werden Laxantien, Clysmata, Eisbeutel u. s. w. in Anwendung kommen, wie früher auseinandergesetzt wurde (s. pag. 264). — Was die Behandlung des Hirnhöhlenergusses betrifft, so kann man, wenn die Kinder am Leben bleiben und die Krankheit einen mehr chronischen Habitus annimmt, versuchen, durch Darreichung von Jodkali oder Syrupi ferri jodati, ferner durch vorsichtige Aufbesserung der Gesammternährung mittelst geeigneter Nährmittel und Malzpräparate, ferner mittelst Soolbäder die Resorption herbeizuführen. In der Regel gelingt dies leider nicht. Den operativen Eingriffen ist selbst bei chronisch gewordenem Hydrocephalus bei dem augenblicklichen Stand unserer Kenntnisse nur wenig Berechtigung zuzuerkennen.

Meningitis basilaris tuberculosa.

Man hat zu unterscheiden zwischen der Meningitis basilaris simplex und der Meningitis basilaris tuberculosa. Da letztere die weitaus häufigere Erkrankungsform ist und sich von der ersteren fast nur durch die Prognose unterscheidet, so werde ich hier ausschliesslich diese letztere abhandeln.

Die tuberculose Meningitis ist nicht sowohl eine genuine Krankheit der Pia, als vielmehr zumeist der Schlussact einer allgemeinen, den ganzen Organismus in Mitleidenschaft ziehenden, und mit seinen pathologischen Producten durchsetzenden Cachexie, der diffusen Miliartuberculose. Man muss diesen Standpunkt klar und bestimmt festhalten, um nicht in den perversen Irrthum zu verfallen, welchen so viele Praktiker begehen, indem sie bei Zutagetreten der Symptome der Meningitis die Therapie auf das eine Organ concentriren und sich zu Maassnahmen hinreissen lassen, welche absolut erfolglos, quäleud für die Kranken und peinvoll für die Umgebung sind. — Von der Tuberculose ist früher (pag. 216) gehandelt worden; es ist aus einander gesetzt worden, dass man es mit einer echten Infectionskrankheit zu thun hat, welche durch den Einfluss eines Mikroorganismus zu der Entwickelung eines eigenartigen, zellenreichen, aber zu käsigem Zerfall neigenden miliaren Neoplasmas führt. Die Entwicklung des Miliartuberkels geht der Saftströmung am Körper nach, an den Geweben des Lymph- und Blutgefässsystems sich haltend. — Die Miliartuberculose der Pia ist deshalb vorzugsweise an die Gefässe geheftet. — Die Bezeichnung der basilaren Meningitis trifft nicht für alle Fälle zu; die basilare Form ist nur in der Häufigkeit so ausserordentlich die überwiegende, dass sie das ganze Gebiet beherrscht; mit ihr ist die ventriculäre Form, welche eigentlich zur basilaren gehört, so verknüpft, dass der Name „acuter Hydrocephalus" für die tuberculöse Meningitis im praktischen Sprachgebrauch, wenn auch unrichtig, identificirt wird. Nichts desto weniger kommt auch die tuberculöse Eruption mit Entzündung der Pia an der Convexität vor oder man findet Combinationen aller drei Localisationen. — Die Meningitis an sich, d. h. die Entzündung der Pia, welche mit der Entwickelung des Tuberkels einhergeht, ist augenscheinlich die Folge der Einwirkung des in dem tuberculösen Virus befindlichen Reizes auf die Gefässbahnen der Pia, die in dem Maasse heftiger ist, als dem Virus seine qualitativen oder durch die Quantität irritativen Fähigkeiten zu eigen sind. So findet man zumeist beträchtliche Entzündung der Pia bei reichlicher miliarer Eruption, doch auch solche Fälle kommen vor,

wo bei spärlicher miliarer Eruption die Meningitis sehr bedeutend ist;
kommt doch selbst bei tuberculösen Kranken die Meningitis gänzlich
ohne miliare Eruption zuweilen zur Erscheinung. — Die Pathogenese
der tuberculösen Meningitis wird, wie leicht einzusehen ist, mit derjenigen der Miliartuberculose identisch sein; dass bei der Entwickelung
der Meningitis besonderen Einflüssen, wie Traumen u. s. w. Bedeutung
beigemessen werden soll, kann wenn überhaupt nur in beschränktestem
Maasse zugestanden werden.

Pathologische Anatomie.

Das Charakteristische des anatomischen Befundes ist die Entwickelung zahlreicher miliarer, grauer, durchscheinender bis gelber
Knötchen an der Pia des Gehirus. Die concomittirende Erscheinung
ist die Trübung der Pia und die Ausammlung einer eitrigen, gallert-
artigen oder sulzig-eitrigen Masse im eigentlichen Piagewebe. Die
miliaren Knötchen finden sich am zahlreichsten an der Pia der Fossa
Sylvii; dieselben stehen an dieser Stelle zumeist dicht gedrängt und
dringen mit der Pia in die Tiefe der Gehirnfurchen; indess findet man
auch die Gegend des Chiasma, den Raum zwischen den Hirnschenkeln
und das Cerebellum von miliaren Knötchen übersäet. Sieht man genau
zu, so findet man, dass der miliare Tuberkel sich vorzugsweise an den
kleinen Arterien des Gehirns entwickelt und von den, dieselben um-
spinnenden Lymphendothelien ausgeht. Die Knötchen stellen alsdann
eine Verdickung der Gefässwand dar und beeinträchtigen, indem sie an
Grösse zunehmen, das Lumen des Gefässrohres. — Gleichzeitig erkennt
man fast in allen Fällen eine beträchtliche Anhäufung einer nahezu
klaren oder molkig getrübten Flüssigkeit in den Hirnhöhlen, welche
dilatirt erscheinen. — Die erheblichen Veränderungen an den kleinen
Gefässen der Pia und an deren Gewebe überhaupt gehen überdies an
der Hirnrinde nicht spurlos vorüber. In der Regel sieht man auch an
den Gefässen der Hirnrinde zahlreiche Tuberkel haften und die eigentliche Hirnsubstanz von Rundzellen durchsetzt.

Symptome und Verlauf.

Es giebt wenige Krankheiten des kindlichen Alters, deren einleitende Symptome so mannigfach, vielmals so unscheinbar sind, wie
diejenigen der tuberculösen Meningitis, daher auch wenige Krankheiten,
welche den jungen Praktikern so üble Ueberraschungen bereiten, wie
diese. Erst, wenn die Krankheit ihr wahres Gesicht zeigt, wird auch
der Verlauf ein mehr regelmässiger, ihr Ausgang ist mit ausserordentlich geringen Ausnahmen, leider völlig regelmässig der Tod. — Nach

den Initialsymptomen lässt die Krankheit zwei Hauptformen unterscheiden, die eine, in welcher die g a s t r i s c h e n Symptome im Vordergrunde stehen, die andere mit von vornherein c e r e b r a l e n Symptomen. Wir werden zu einem Kinde gerufen, welches vor längerer Zeit an einem acuten Leiden, an Diarrhoeen oder Brechdurchfall, vielleicht auch an einer Pneumonie oder heftiger Bronchitis gelitten hat, oder das Kind hat überhaupt eine zarte Constitution gezeigt, es war für Erkältungen leicht empfänglich, hat an scrophulöser Conjunctivitis, an Eccemen, an Lymphdrüsenschwellungen u. s. w. gelitten. — Seit einiger Zeit will das Kind in der Ernährung nicht recht vorwärts kommen, es magert ab, die Haut ist bleich, welk, der Appetit schlecht, der Stuhlgang unregelmässig. Der Schlaf ist unruhig, oder das Kind zeigt bei geringfügigen Bewegungen auffallende Zeichen von Ermüdung und schläft wohl zu ungewohnter Zeit auf dem Arm der Mutter, oder mitten im Spiel, am Tisch oder Stuhl oder auf dem Boden liegend ein; seine Gemüthsstimmung ist deprimirt, es ist weinerlich, sein Spiel macht ihm nur kurze Freude und wird in Misslaune verlassen. Die genaue Untersuchung ergiebt ganz unbedeutende Fieberbewegungen, kaum über die Norm erhobene Temperatur; aber die Zunge ist mit grauem Belag überzogen; auf Nachfragen erfahren wir, dass neben der ausgesprochenen Appetitlosigkeit zeitweilig Uebelkeiten oder auch Erbrechen eintritt. Das Ganze erscheint wie eine einfache, sich etwas lang hinschleppende Dyspepsie. Demgemäss wird die Behandlung eingeleitet, doch vergebens; die angewandten Mittel, Alkalien, Säuren, lassen völlig im Stich. Das Uebel wird eher schlimmer als besser, die Abmagerung ist auffallend, die leichten Fieberbewegungen und andauerndes Erbrechen nehmen an Häufigkeit zu, die Stuhlverstopfung ist hartnäckig und weicht nur schwer den angewandten Mitteln für kurze Zeit. Zeitweilig klagt das Kind über den Kopf; so gehen in anscheinend unbedeutenden gastrischen Symptomen wohl acht bis zehn Tage vorüber. Allmälig sind kleine, unscheinbare, aber doch hochernste Symptome eingetreten. Fasst man den Puls des Kindes, so nimmt man neben einer eigenthümlichen, gleichsam zitternden Bewegung an der Radialis (s c h w i r r e n d e r P u l s) eine ganz unbedeutende Unregelmässigkeit in der Schlagfolge wahr. Hie und da häsitirt der Puls für einen Augenblick, wie wenn ein Schlag ausbliebe, alsdann folgen die Schläge rascher nach einander. Das Phänomen wird erst auffallend, wenn man den Puls längere Zeit festhält. Das Kind gähnt, wie ermüdet, oder seufzt, wie von schwerer Sorge bedrückt, tief auf. Aeltere Kinder klagen jetzt bestimmt über Kopfschmerzen; indess werden die an sie gerichteten Fragen nur wirsch beantwortet, andere

Kinder sprechen ganz gegen ihre sonstige Gewohnheit kein Wort,
sondern blicken still vor sich hin. Das Aussehen ist tief bleich, die
Abmagerung auffallend. Mitunter sieht man jetzt schon eine, wenngleich
unbedeutende Ungleichheit der Pupillen. Dieselben reagiren nur langsam. — In diesem Zustande, für die besorgte Umgebung erschreckend,
aber auch für den jungen, unerfahrenen Arzt überraschend, setzen
plötzlich Convulsionen ein, zuweilen von enormer Heftigkeit. Die
Krämpfe sind wechselnd, tonische und klonische, die ersteren über-
wiegend. — Das Sensorium ist vollkommen geschwunden. Auf Anrufen, auf sensible Reize reagiren die Kinder fast gar nicht, selbst kalte
Uebergiessungen erwecken dieselben nur für Momente aus der tiefen
Lethargie. Endlich beruhigen sich die Convulsionen, oder erschüttern
wenigstens nicht den ganzen Körper; jetzt erkennt man Lähmungen an
mehreren Kopfnerven; Ptosis eines Auges, stark ausgesprochene Ungleichheit der Pupillen, Lähmung der Facialis und zuweilen hemiplegische Lähmung. Der ungelähmte Arm sucht angebrachte Reize zu
entfernen, auch der Schenkel wird bewegt; die gelähmte Seite liegt
regungslos. — Die Augen werden zeitweilig geöffnet, die Pupillen sind
weit, die Augen blicken starr in die Ferne, oft mehrere Minuten. Das
Gesicht zeigt verschiedene Färbung, die eine Wange roth, die andere
blass oder beide Wangen tief roth zu einer Zeit, zu anderer tief bleich.
Die Haut ist warm, nass, der Kopf wie in Schweiss gebadet. Der Puls
nicht mehr so unregelmässig wie früher, ist beschleunigt. Von Zeit zu
Zeit knirscht das Kind mit den Zähnen, macht Kaubewegungen, oder
kreischt urplötzlich mit gellendem, in unendlich klägliches Wimmern
anstönendem Schrei auf. — Der Leib ist kahnförmig eingezogen, hart.
Stuhlgang ist jetzt spontan erfolgt, zuweilen sogar mehrmals nach einander und diarrhoisch.

In diesem Zustande gehen ein, zwei, drei bis acht Tage vorüber.
Mitunter treten hellere Momente ein, das Kind scheint für kurze Zeit
die Mutter, den Vater zu erkennen, greift mit der nicht gelähmten Hand
nach dem gereichten Glase, schlürft hastig das Dargebotene. Doch die
Lähmungen bleiben bestehen; die Convulsionen kommen wieder und
mit ihnen das Coma, oder auch das Coma allein. Die Respiration wird
unregelmässig, deutlich und unverkennbar tritt Cheyne-Stokes'sches
Respirationsphänomen ein, die Haut ist bleich, schweissbedeckt; die
Extremitäten dabei kühl, der Puls kaum zu fühlen, rasch. Die Sensibilität erscheint völlig erloschen; die Conjunctiven sind insensibel mit Eiter
angefüllt. Die Abmagerung ist excessiv. Das ganz verwandelte Kind ist ein
Bild des tiefsten, erschreckenden Elends. Stertor tritt ein und endlich zur

Erlösung für die Umgebung der Tod. — Zwei bis drei Wochen hat das entsetzliche Trauerspiel gewährt.

Ueberblickt man das ganze Krankheitsbild, so erkennt man, dass in demselben drei Stadien vorhanden sind. Das erste Stadium zeichnet sich neben den anscheinend gastrischen, aber dennoch vom Gehirn beeinflussten Phänomenen, Erbrechen und Stuhlverstopfung, überdies durch ausgesprochene Reizbarkeit der Kinder, ihre psychische Alteration und durch Kopfschmerzen aus; dieses Stadium deckt sich anatomisch mit höchster Wahrscheinlichkeit mit der durch die Entwickelung der Tuberkeln eingeleiteten Hyperämie der Pia und der Hirnrinde. Das zweite Stadium mit Convulsionen, Unregelmässigkeit des Pulses, Ungleichheit der Pupillen, multiplen Lähmungserscheinungen und Coma ist hervorgerufen durch den, in die Hirnhöhlen stattfindenden hydrocephalischen Erguss, mit gleichzeitig stärker und stärker sich entwickelnder Anaemia cerebri. Es treten entsprechend den von Kussmaul und Tenner erwiesenen Thatsachen, die Symptome der Hirnanämie in den Vordergrund. Das dritte Stadium endlich ist das des allmäligen Erlöschens der Functionen der einzelnen Centra des Gehirns; es ist, wenn man es so nennen darf, ein allmäliges Absterben der Centra. Wenn man daran festhält, dass diese Eintheilung in drei Stadien nur schematisch ist, dass Variationen in den Krankheitsbildern vorkommen, welche die Phänomene gleichsam durch einander würfeln, so ist gegen diese Eintheilung nichts einzuwenden: nur wolle man das Schema nicht überall wiederfinden.

Geht man die einzelnen Symptome besonders durch, so verdienen folgende besondere Aufmerksamkeit:

Erbrechen und Obstipation. Wenn bei einem Kinde, welches langsam abmagert und bleich aussieht, gleichzeitig Erbrechen und Obstipation vorhanden ist, so sei man auf der Hut bezüglich der Diagnose. Das Erbrechen gewinnt dann besondere Bedeutung und ist fast immer ein Zeichen cerebraler Reizung: überdies pflegt das Erbrechen die Eigenthümlichkeit zu haben, dass es ohne jedes Würgen urplötzlich erfolgt und dass es massenhaft ist. — Die Obstipation ist ein sehr regelmässiges Initialsymptom der tuberculösen Meningitis und zeichnet sich durch die Hartnäckigkeit aus, mit welcher es den gereichten Abführmitteln widersteht. Nur selten ist im Anfange der Meningitis Diarrhoe vorhanden, wenn dies aber dennoch der Fall ist, so ist gerade diese Erscheinung am ehesten dazu angethan, den Arzt irre zu führen. Fälle, welche mit Diarrhoeen und etwas lebhaftem Fieber einsetzen, sind zuweilen dem Typhus so täuschend ähnlich, dass eine Differentialdiagnose in den ersten Tagen der Erkrankung absolut unmöglich wird. Leider ist der Arzt

alsdann auf die Beobachtung des Verlaufes angewiesen, um zu einer
Entscheidung zu kommen.

In der Regel ist von Anfang an Kopfschmerz vorhanden. Bei
älteren Kindern bildet er eine häufige, ja stete Klage, und geht dem
Erbrechen voran. Zuweilen ist derselbe so heftig, dass die Kinder viele
Nächte hindurch nicht zur Ruhe kommen, sondern wimmernd und schreiend
sich in dem Bette wälzen. Schlummern die Kinder endlich müde ein,
so ist der Schlaf unruhig, von Delirien und von Zähneknirschen unterbrochen.

Der frühe Leitstern zur Diagnose ist die Beschaffenheit des Pulses.
In einer grossen Anzahl von Fällen sieht man die Pulszahl erheblich
herabgehen und dieses Phänomen gewinnt in dem Maasse höhere pathognostische Bedeutung, als es mit wenngleich mässiger Temperaturerhöhung
in einem gewissen Gegensatze steht. — Wichtiger aber noch, als die Verlangsamung ist die Unregelmässigkeit des Pulses. Dieselbe braucht nur
ganz andeutungsweise vorhanden zu sein, so dass der eine oder andere
Pulsschlag gleichsam zu spät kommt, und hat dennoch diagnostische Bedeutung. Die Verlangsamung bis auf 60 bis 70 Schläge mit gleichzeitiger
Unregelmässigkeit verdoppelt natürlich die Bedeutung der Erscheinung.
In dem dritten Stadium wird der Puls zuweilen enorm rasch, augenscheinlich als ein Zeichen beginnender Vaguslähmung.

Die Respiration zeigt frühzeitig die Eigenthümlichkeit, dass die
Kinder tief senfzend exspiriren, doch kommen auch tiefe Inspirationen
vor, wie wenn die Kinder zeitweilig an Athemnoth litten; die Respiration
erhält dadurch eine eigenthümliche Unregelmässigkeit, welche im dritten
Stadium mit dem Eintritt des Cheyne-Stokes'schen Phänomens als
deutliche Ursache eine Ermüdung und endliche Erlahmung des Respirationscentrums erkennen lässt. Gleichzeitig mit der Unregelmässigkeit der
Respiration beobachtet man eigenthümliche, häufig wiederholte Kaubewegungen.

Die Temperaturverhältnisse der Krankheit sind in der letzten
Zeit von Henoch, Turin und Votteler genauer studirt worden.
Nach denselben stellt sich vorerst eine ausserordentliche Unregelmässigkeit im Gange der Temperaturen überhaupt und in der Höhe derselben
heraus; eine typische Temperaturcurve kommt der tuberculösen Meningitis nicht zu; die Temperatur erhebt sich im Ganzen fast nie über 39°.
Vorzugsweise ist es das sogenannte erste Stadium der Krankheit, in
welchem Temperaturerhöhungen eintreten, dagegen kommen in den
beiden anderen Stadien sogar subnormale Temperaturen zum Vorschein.
Nur kurz vor dem Tode erkennt man ein rapides antemortales An-

wachsen der Temperatur, welches weder von vorhandenen Convulsionen noch von acuten Complicationen der Krankheit eingeleitet ist, sondern mit Wahrscheinlichkeit die Folge der Lähmung des Temperaturcentrums oder auch vielleicht die Folge der bei der allgemeinen Auflösung vor sich gehenden rapiden chemischen Umsetzungen ist.

Alle diese Verhältnisse bieten für die grösste Anzahl von Fällen die Garantie, dass man die Krankheit mit Typhus nicht verwechsele; doch leider nicht immer, vielmehr kommt bei Kindern zuweilen ein so atypischer Fieberverlauf auch im Typhus vor, auf der anderen Seite kann die Höhe der Fiebertemperatur bei der Meningitis besonders im ersten Stadium so beträchtlich sein, dass die Entscheidung für die eine oder die andere Krankheit überaus schwierig ist. Man muss dann alle Symptome gemeinsam ins Auge fassen und gegen einander abwägen, überdies den Verlauf sehr sorgfältig controliren um die Diagnose zur Entscheidung zu bringen.

Die Lähmungen der Gehirnnerven, des Oculomotorius, Abducens, Facialis erklären sich zum Theil aus der directen Läsion der Nervenstämme an der Hirnbasis, zum Theil wie die Convulsionen und hemiplegischen Lähmungen aus der durch gesteigerten Hirndruck erzeugten Hirnanämie.

Ein wichtiges Phänomen, welches von Manz und Gräfe entdeckt und später von Cohnheim und Fränkel ausgiebiger klinisch verwerthet worden ist, ist eine Veränderung des Augenhintergrundes im Verlaufe der Meningitis. Man findet gewöhnlich in der Nähe der Papilla nervi optici auf der hyperämisch erscheinenden Retina rundliche weisse Flecke, welche mitunter deutlich parallaktische Verschiebung zeigen. Dieselben sind nichts anderes, als von der Chorioidea ausgehende Tuberkel, welche gegen das Gewebe der Retina vordringen. Leider ist der Befund nicht constant genug, um ihn diagnostisch mit Sicherheit verwerthen zu können, wenigstens entscheidet ein negativer Befund nicht gegen die Annahme der Miliartuberkulose.

Diagnose.

Die Diagnose der tuberculösen Meningitis ist zuweilen sehr leicht, und ganz besonders dann, wenn die cerebralen Symptome sich von vornherein in den Vordergrund drängen, und Abmagerung, hereditäre Anlage und Scrophulose mit derselben concurriren. Mitunter ist man dann schon Wochen lang vor dem eigentlichen Ausbruch der Krankheit im Stande, dieselbe zu diagnosticiren. Die Diagnose kann ausserordentlich schwierig, für einige Zeit (acht bis zehn Tage) geradezu unmöglich werden, wenn hohes Fieber und schwere gastrische Symptome das Krankheitsbild beherrschen. Ein wesentlicher Führer zur Diagnose ist für eine grosse Anzahl solcher Fälle die genaue, regelmässige, mindestens dreimal täglich geübte Temperaturmessung. Die typische Fiebercurve lässt alsdann den Typhus wohl erkennen, doch wie schon gesagt nicht immer; überdies stören die angewendeten antipyretischen Arzneien das Bild der Fiebercurve vielfach. — In solchen Fällen entscheidet einzig der Verlauf, welcher schliesslich mit voller Deutlichkeit spricht. — Von der Meningitis simplex unterscheidet sich die tuberculöse Meningitis durch den langsameren Ausbruch der Krankheit, die geringere Heftigkeit der Anfangssymptome und den mehr schleppenden Verlauf. — Die Meningitis cerebrospinalis ist durch die Bekanntschaft mit dem Herrschen einer Epidemie dieser Krankheit und durch die exanthematischen Symptome, welche dieselbe begleiten, von der tuberculösen zu unterscheiden; allerdings auch nicht immer, da jene zuweilen weniger, diese mehr acut auftreten kann und die im Verlauf gegebenen Unterschiede sich solchermaassen verwischen. — Schwierig wird die Diagnose der tuberculösen Meningitis ferner dann, wenn vorzugsweise die Convexität statt der Basis ergriffen und die Gehirnrinde wesentlich betheiligt ist. Ich habe in einem solchen Falle jüngst wohl die Encephalitis, aber nicht die tuberculöse Meningitis diagnosticiren können. Das ganze Krankheitsbild war nach einem heftigen Excitationsstadium von Sopor und Coma beherrscht. Die Pupillen waren stets gleich geblieben, nur Ptosis war vorhanden; auch war der Verlauf rascher. Der Tod erfolgte schon in dem sogenannten zweiten Stadium der Krankheit.

Prognose.

Man liest in der Literatur von vereinzelten Fällen geheilter Meningitis tuberculosa (Politzer, Fleischmann, Herz). Ich habe niemals einen Fall heilen sehen, unter dem leider reichen mir nach dieser Richtung hin zur Verfügung stehenden Beobachtungsmaterial. Was mich hindern würde, die Prognose absolut lethal zu stellen, sind nur die von den genannten zuverlässigen Beobachtern publicirten Fälle und die von mir gemachte Beobachtung, dass man zuweilen nicht im Stande ist, die acute ventriculäre Meningitis simplex von der tuberculösen zu unterscheiden. Ich könnte jener die Heilungsfähigkeit nicht in gleichem Maasse absprechen. Man kann also, selbst wenn man sich für die Annahme der tuberculösen Meningitis entscheidet, mit der Prognose einigermaassen vorsichtig sein; die höchste Wahrscheinlichkeit spricht indess für den lethalen Ausgang.

Therapie.

Die Therapie ist in erster Linie eine prophylaktische und die Prophylaxe deckt sich mit derjenigen der Tuberculose und Scrophulose. Indess muss dieselbe von sehr langer Hand geleitet werden. Die Frage, ob man Fälle, welche Wochen lang prodromale Symptome zeigen, bevor sie endgültig zum Ausbruch kommen, aufhalten kann, muss ich nach meinen Erlebnissen verneinen. Vielleicht sind andere Autoren glücklicher gewesen, vielleicht auch ein anderes Krankheitsmaterial therapeutisch dem Erfolg mehr zugängig. Ich habe in keinem Falle, wo ich nahezu bestimmt für Wochen die Entstehung der Krankheit voraus sah, dieselbe aufhalten können. Immerhin wird es zu versuchen sein. Landaufenthalt, roborirende Kost, Fernhalten jeden Reizes, welcher die Cerebralsphäre erregen kann, kühle Waschungen, Sorge für regelmässigen Stuhlgang, Soolbäder und gelinde Ableitungen auf die Haut können vielleicht doch der Krankheit Halt gebieten. — Ist dieselbe zum Ausbruch gekommen, so darf man nicht vergessen, dass die Krankheit keine eigentliche Gehirnkrankheit sei, sondern nur der Ausdruck einer constitutionellen Cachexie, der Miliartuberculose. Daher sind Vesicantien, Pockensalben, selbst kalte Uebergiessungen auf den Kopf entschieden zu verwerfen. Man versuche der Hyperämie der Meningen höchstens durch Eisblasen oder die Goldschmidt'schen Kühlkopfpolster Herr zu werden, gebe abführende Calomelgaben und, wenn Couvulsionen eintreten, lauwarme Bäder. Der Versuch mit innerlicher Anwendung des Jodkali (2 bis 3 Gramm : 100 2stdl. 1 Kdlfl.) wird immer gemacht werden, wenn die Krankheit sich in die Länge zieht. Leider fast immer erfolglos. Sind die Couvulsionen sehr heftig, so wird man trotz des Coma vor Anwendung von Chloralklystiren, schon um der Umgebung willen, nicht zurückschrecken dürfen.

Krankheiten des Gehirns.

Hypertrophie des Gehirns.

Die Hypertrophie des Gehirns ist eine relativ seltene Krankheit des kindlichen Alters. Dieselbe kommt angeboren vor, oder entwickelt sich mehr oder weniger rasch in den ersten Kinderjahren. Aetiologisch scheint dieselbe in Beziehung zu stehen mit Rachitis, da sie vorzugsweise mit dieser Krankheit vergesellschaftet vorkommt.

Pathologische Anatomie.

Es handelt sich um eine wahre Hyperplasie, um Zunahme der Neuroglia und der Markfasern des Gehirns, wobei die Hyperplasie vorzugsweise das Grosshirn befällt. Bei der Section sieht man die Masse des Gehirns in toto vermehrt, von verschiedenem Aussehen und anderer Consistenz, je nachdem die Schädelwandungen fest, die Nähte geschlossen sind, oder die Schädelknochen verdünnt, rachitisch, die Suturen und Fontanellen noch offen sind. Es leuchtet ein, dass bei dem beschränkten Raume der Schädelkapsel im ersten Falle die Vermehrung der Gehirnmasse nur vor sich gehen kann auf Kosten der flüssigen Bestandtheile des Gehirns, des Blutes, der Hirnhöhlenflüssigkeit und der die subarachnoidalen und subduralen Räume erfüllenden Lymphmassen; daher ist bei geschlossenem Schädel das Gehirn derber, trockner, anämisch. Die Lymphflüssigkeit ist in das Spinalrohr gedrängt. Bei noch offener Fontanelle und nicht fest geschlossenen Suturen ist die Schädelkapsel gross, die Fontanelle abnorm gross, die Nähte verbreitert. Das äussere anatomische Bild entspricht genau dem des chronischen Hydrocephalus. Im ersteren Falle sieht man die etwas platt gedrückten Gyri bei der Eröffnung des Schädels über die Knochenwände emporquellen.

Symptome und Verlauf.

Die Erscheinungen der Hirnhypertrophie sind je nach der Acuität des Processes die der Hirnreizung mit allmäligem Uebergang in diejenigen der Depression. Dumpfer Kopfschmerz, mürrisches Wesen und gestörter Schlaf mit Zähneknirschen sind die etwas dunkelen, die Krankheit begleitenden Symptome. Der Kopf wird allmälig in auffälliger Weise grösser und zwar um so rascher, je weniger die Schädelkapsel geschlossen ist. Das Hervortreten der Tubera frontalia und parietalia ist von der, zumeist gleichzeitig vorhandenen Rachitis herzuleiten und hat mit der Hypertrophie als solcher nicht direct zu thun. — Zeitweilig treten Convulsionen ein, welche nicht selten an Anfälle von Laryngismus stridulus anknüpfen; in diesen kann der Tod eintreten. In länger hingeschleppten Fällen leidet allmälig das Sensorium. Die Kinder werden schlafsüchtig, benommen und gehen unter allmälig häufiger wiederkehrenden Anfällen von allgemeinen Convulsionen zu Grunde.

Prognose.

Die Prognose der Krankheit ist schlecht. Die Kinder sterben sämmtlich in relativ kurzer Zeit.

Die Krankheit ist keiner Therapie zugänglich.

Atrophie des Gehirns.

Die Atrophie des Gehirns kann ebenso, wie die Hypertrophie angeboren sein oder im Verlaufe der ersten Lebensjahre entstehen; in letzterem Falle sind es zumeist acute Processe, welche die Atrophie einleiten, so Meningitis, Hirnblutungen, Tumoren u. s. w. Pathologisch-anatomisch giebt sich die Atrophie durch Einsinken der atrophischen Partien, mit oder ohne Verdichtung des Gewebes zu erkennen. Die Stellen sind zumeist blass, entbehren der integrirenden Nervenelemente und zeigen oft Anhäufungen von Körnchenzellen; zuweilen und zwar besonders dann, wenn die Atrophie die Folge entzündlicher Processe ist, ist das Bindegewebe vermehrt, die atrophischen Stellen fühlen sich sklerotisch an. — Nimmt die Atrophie grössere Bezirke ein, so ist sie in der geschlossenen Schädelkapsel durch Flüssigkeitsansammlungen ersetzt.

Symptome und Verlauf.

Die Symptome der Atrophie sind ausserordentlich verschieden, je nach der betroffenen Localität; der anatomische Defect construirt den physiologischen Ausfall nicht allein in der ursprünglich befallenen Stelle, sondern in dem ganzen damit zusammenhängenden System von Nervensträngen. So führt die Atrophie einzelner psychomotorischer Centra zu Lähmungen einzelner Glieder, diejenige grösserer Bezirke zu Störungen des Sensoriums bis zum Blödsinn, zu Aphasie, hemiplegischen Lähmungen u. s. w. Atrophie im Cerebellum sieht man von Störungen der Coordination der Bewegungen, von Zittern etc. begleitet. — In anderen Fällen sind es trophische Defecte, welche im Vordergrund stehen, so Muskelatrophie und selbst atrophische Zustände in den gesammten Weichtheilen und den Knochen (halbseitige Gesichtsatrophie).

Die Prognose ist quoad vitam nicht so ungünstig, wie bei Hypertrophie. Die Kranken leben ziemlich lange, allerdings oft als Idioten zur Qual der Umgebung.

Der Therapie ist die Atrophie selbstverständlich nicht zugänglich.

Gehirnvorfall.

Man unterscheidet je nach der Art der ausserhalb der Schädelkapsel befindlichen Bestandtheile des Schädelinhaltes Hydro-Meningocele (wässriger Inhalt), Hydro-Encephalocele (Hirnmasse mit wässrigem In-

halt), Encephalocele (Hirninhalt). Die ersteren beiden Formen sind
die häufigeren, und diejenigen, welche relativ leicht von den kleinen
Patienten ertragen werden. — Bei allen drei Formen handelt es sich
um einen Defect der knöchernen Schädelkapsel und der Dura mater.

Symptome.

Die Gehirnbrüche präsentiren sich als kleinere oder grössere
Tumoren, welche von normaler, an einzelnen Stellen mit reichlichen
kleinen Blutgefässen versehener Haut bekleidet sind; in der Regel mit
etwas eingezogener, wenngleich immerhin noch breiter Basis. Die
Knochenränder sind zuweilen scharf zu fühlen, in anderen Fällen nicht.
Ein Fall von Hydro-Meningocele, welchen ich bei einem sechs Monate
alten Kinde längere Zeit hindurch beobachtete, präsentirte einen rechts
von der Medianlinie auf dem Hinterhauptsbein gelegenen apfelgrossen
Tumor, mit ziemlich breiter Basis. Derselbe war auf dem Gipfel von
der nahezu durchsichtigen von feinen Gefässen durchzogenen Haut geschlossen. Die Knochenränder der ziemlich breiten Basis waren nicht
gewulstet. Druck auf den Tumor war schmerzhaft, doch traten bei
mässiger Kraft keine Erscheinungen von Hirndruck ein. — Mehrfach
wiederholte Punctionen mit der Pravaz'schen Spritze entleerten
einen wasserklaren, ziemlich dünnflüssigen albumenhaltigen Inhalt. —
Der Tumor nahm nur ganz allmälig an Grösse zu. — Die Punctionen
hatten keinen Einfluss, weder auf die Grösse des Tumors, noch auf das
Allgemeinbefinden des Kindes. — In der Regel kann man durch gesteigerten Druck auf die Hirnbruchtumoren die Erscheinungen des
Hirndruckes erzeugen.

Die Therapie ist den Hirnbrüchen gegenüber machtlos. Alle
intensiven Eingriffe, Punction mit Aspiration, Spaltung mit Entleerung
oder Abtragung haben sich für die Kinder deletär erwiesen. — Man
hat sonach nur durch geeignete Schutzdecken, am besten durch mit
Flanell gefütterte Blechkapseln die Tumoren vor Druck zu schützen.

Hydrocephalus chronicus.

Die Ansammlung von abnormen Flüssigkeitsmengen innerhalb der
Schädelhöhle, mögen dieselben in den von den Hirnhäuten dargestellten
Hohlräumen (subduraler Raum, Subarachnoidalräume), innerhalb der
Maschen der Hirnhäute, oder innerhalb der eigentlichen Hirnhöhlen
(Ventrikel) Statt finden, bezeichnet man mit dem Namen Hydrocephalus.

Entzündliche Vorgänge und Circulationshindernisse können, wie überall, wo seröse Membranen ergriffen werden, so auch im Gehirn zu derartigen Flüssigkeitsansammlungen (Exsudation) Anlass geben, und dieselben können natürlicherweise innerhalb der ersten Lebensjahre acquirirt werden. Abgesehen davon, giebt es indess intrauterin ablaufende Processe, welche denselben Effect herbeiführen. So unterscheidet man 1) den angeborenen chronischen Hydrocephalus, 2) den acquirirten chronischen Hydrocephalus.

Man unterscheidet indess weiter, je nach der Localität des stattgehabten Ergusses 1) den intrameningealen Hydrocephalus, 2) den ventriculären Hydrocephalus.

Aetiologie.

Die Aetiologie der intrauterin erfolgenden hydrocephalischen Ergüsse ist um so dunkler, als man die mehrfache Wiederholung der Affection bei Abkömmlingen einer und derselben Familie gesehen hat. Trunksucht, vorgerücktes Lebensalter, kachektische Zustände der Eltern zu beschuldigen, geht kaum an, weil die relative Seltenheit des angeborenen Hydrocephalus der Frequenz dieser causalen Momente einigermaassen widerspricht. Ob chronisch entzündliche intrauterin verlaufene Processe den Hydrocephalus bedingen, lässt sich nicht erweisen; auffallend ist das Zusammentreffen mit den als congenitale Rachitis bezeichneten Zuständen, und giebt den Fingerzeig, dass die anomalen Vorgänge in der Ossification der Schädelknochen, wahrscheinlich fluxionäre, damit Hand in Hand gehende Zustände, ätiologisch zur Wirkung kommen. — An dem extrauterin lebenden Kinde sind zweifelsohne häufig chronisch entzündliche Vorgänge in den Meningen, an den Plexus chorioidei, die Ursachen hydrocephalischer Ergüsse. — Atrophie des Gehirns, ebenfalls nicht selten entzündlich entstehend, wird in dem Maasse, als die Schädelknochen dem einsinkenden und schrumpfenden Gewebe nicht nachzugeben vermögen, zu hydrocephalischen Ergüssen führen. — Ausserdem leuchtet ein, dass alle solche pathologische Vorgänge, welche dauernde Circulationsstörungen in den Venen des Gehirns unterhalten, also comprimirende Tumoren der Halsgegend, angeborene Herzfehler u. s. w., zu serösen Transsudationen in die Meningen und Hirnhöhlen Anlass geben können; ja es scheint fast, dass selbst vielfach wiederholte Anlässe zu venöser Stase, wie sie durch die furchtbaren Attaquen der Tussis convulsiva bedingt sind, ähnliche Folgen haben können.

Pathologische Anatomie.

Der anatomische Befund des Gehirns ist verschieden, je nachdem es sich um meningealen oder ventriculären Hydrocephalus handelt; im ersteren Falle sieht man den subduralen Raum oder die Gewebsmaschen der Arachnoidea, die Cisternae arachnoidales reichlich mit Flüssigkeit erfüllt; mitunter dringt die Flüssigkeit tief zwischen die Hirnwindungen in die Hirnfurchen ein und drängt die Gyri auseinander. Die Masse des Gehirns ist von dieser Flüssigkeitsansammlung wenig anders beeinflusst, als dass die Corticalsubstanz des Gehirns auffallend anämisch ist. Weder Markmasse noch Corticalis haben an Masse Einbusse erlitten. — Anders bei den ventriculären Flüssigkeitsansammlungen. Vorzugsweise sind es die Lateralventrikel, welche mit Flüssigkeitsmengen von 200 bis 300 Ccm erfüllt sind. Die Ventrikel sind erweitert, ebenso die Ventrikelhörner; die Markmasse des Gehirns ist verdünnt; die Gyri abgeplattet, anämisch und die Furchen weniger tief. Die grauen, die Seitenventrikel bildenden Massen, die Hirnganglien, sind weich, wie platt gedrückt, zuweilen das Foramen Monroi colossal erweitert, ebenso der dritte und vierte Ventrikel. Zuweilen ist der Defect der Gehirnmasse so bedeutend, dass dieselbe nur wie eine knapp 1 bis 1 ½ cm dünne Schaale die mit Flüssigkeit erfüllte Höhle umschliesst. — Wesentliche Veränderungen zeigen die Plexus chorioidei; dieselben sind hyperämisch, die Gefässe mit kleinen, gefässreichen Papillen besetzt, welche aus reichlichen Massen von Epithelzellen mit einem von Gefässen eingenommenen centralen Theile bestehen. Das Ependym ist verdickt, sonst wenig verändert (Rindfleisch).

Der Befund am Schädel ist verschieden je nach der Zeit des Eintritts des hydrocephalischen Ergusses und je nach der extra- oder intraventriculären Localisation derselben. Je früher die intraventriculäre Exsudation erfolgt ist, je weniger Nähte und Fontanellen geschlossen sind, desto leichter wird der Kopf gleichsam auseinander getrieben und dies wiederum um so mehr, wenn der Erguss intraventriculär ist, augenscheinlich, weil die Menge des Ergusses dann grösser ist und dieselbe zur vollen und gleichmässigen hydrostatischen Wirkung gelangt. Man findet dann die Stirn bis zur Nasenfurche von einem tiefen medianen fluctuirenden Spalt eingenommen, derselbe geht in die colossale fluctuirende Fontanelle über, von welcher aus zu beiden Seiten zwischen Ossa frontalia und parietalia tiefer bis zur Schläfe hinziehende breite fluctuirende Furchen hinabziehen; eine ebensolche erstreckt sich in der Medianlinie, den Longitudinalsinus entlang bis zum Os occipitis. Die Stirn erscheint vorspringend, breit. Die Augen stark glotzend, hervorspringend, etwas nach unten gedrückt. Tubera frontalia und parietalia sind in der Regel verdickt; die Hinterhauptsschuppe im Gegensatz hierzu verdünnt, ebenso einzelne Partien der Schuppe des Seitenwandbeins. — Das Gesicht erscheint klein gegenüber dem an Umfang colossalen Schädel. — Dieser Befund bleibt aus, oder ist nur andeutungsweise vorhanden, wenn der Erguss extraventriculär ist; gleichwohl ist der Schädel auch in diesem Falle an Umfang vergrössert. — Tritt der hydrocephalische Erguss nach vollständiger Consolidation der Nähte und nach Abschluss der Fontanelle ein, so wird der Schädel nur langsam grösser und nur ganz allmälig tritt Breiterwerden der Stirn, Graderichtung der Schuppen der Ossa parietalia, Hervorwölbung der Temporalgegend, Abflachung der Hinterhauptschuppe ein; auch wird der Umfang der Schädelkapsel nicht so bedeutend, endlich ist auch der Exophthalmus mit Abwärtsstellung der Augen nur angedeutet. — In seltenen Fällen geht der hydrocephalische Erguss in geschlossenem Schädel sogar mit allmälig mehr und mehr sich aussprechender microcephalischer Schädelbildung einher; dann fehlt die Entwickelung der Tubera parietalia und frontalia und die Schädelkapsel erhält neben ihrer relativen Kleinheit eine nahezu kugelrunde Gestalt. — In der Regel sind hydrocephalische Kinder nebenbei entweder rachitisch und zeigen alle charakteristischen rachitischen Knochenveränderungen, oder sie bleiben in der gesammten Körperentwickelung, insbesondere in der Entwickelung der Körperlänge zurück, während sich einzelne Körpertheile, so die oberen Extremitäten, in auffallender Weise entwickeln. So kommt es zu karrikaturähnlichen Körperformationen mit kurzer Rumpfbildung, kurzen Unterextremitäten, langen Oberextremitäten und mächtigen Schädeln.

Symptome und Verlauf.

Die Mehrzahl der charakteristischen Symptome ist mit der anatomischen Schilderung erschöpft. Die functionellen Störungen hängen von der Grösse des durch den Erguss erzeugten Hirndefectes und von der Localität der hauptsächlich betroffenen Stellen ab; doch nicht immer. Die Verdünnung der gesammten Markmasse wird zuweilen gänzlich ohne allgemeine oder Heerdsymptome vertragen und selbst die Intelligenz leidet wenig. — In anderen Fällen, und insbesondere bei frühem Schädelschluss mit microcephalischer Bildung, entwickelt sich völliger Idiotismus oder zum mindesten ein bedeutender Defect der Intelligenz mit Ausfall der Begriffsbildung und der Sprache. — Am Kopfe hört man häufig das systolische Hirngeräusch. Die Gehbewegungen sind in der Regel mangelhaft, schwankend. Die Kinder fallen leicht und dies

mag zum Theil durch die von dem beträchtlichen Gewicht des Kopfes
geschaffene Veränderung der statischen Momente bedingt sein. Kopfschmerz. unruhiger Schlaf, häufige Verstimmung der Kinder, sind reguläre Begleiter des Hydrocephalus. Zuweilen beobachtet man öfters
wiederkehrende Convulsionen; zuweilen Attaquen von sensorieller Benommenheit bis zum Coma.

Prognose.

Die Prognose ist selbst quoad vitam nicht günstig; in der Regel
leben hydrocephalische Kinder nicht lange, und zwar um so weniger,
je rapider der Hydrocephalus zur Entwickelung kommt und je intensiver
er mit anderen Krankheiten, wie Rachitis, Scrophulose verquickt ist. —
Die Kinder sterben in der Regel an Convulsionen oder intercurrenten
katarrhalischen Pneumonien. — Spontane Heilung des Hydrocephalus
mittelst Durchbruch der Flüssigkeit durch die Nase oder die Meningen
und Nähte wird beschrieben; ich habe nie etwas Aehnliches erlebt.

Diagnose.

Die Diagnose wird nur dann schwer, wenn bei schon geschlossenen
Nähten die dauernde unverhältnissmässige Zunahme des Schädels die
Entscheidung zwischen Hydrocephalus oder Hirnhypertrophie erheischt;
sie ist aber in der That dann nicht präcis zu stellen; vielmehr bei der
weit grösseren Häufigkeit des Hydrocephalus dieser als Wahrscheinlichkeit anzunehmen.

Therapie.

Der Versuch, dem Hydrocephalus gegenüber activ vorzugehen,
wird immer ein gewagter bleiben. Die Compression des Schädels oder
die Punction mit oder ohne nachfolgende Jodinjection versprechen
gleichwenig gute Resultate. So bleibt dem Arzte nur die exspectative
Behandlung und die frühe erzieherische Fürsorge der in der Intelligenz
zurückbleibenden Kinder bei irgend dazu vorgebildeten Lehrern oder
in Idiotenanstalten. Die Erfolge der letzteren, wie sie von England berichtet werden, sind häufig überraschend und manches der geistig fast
aufgegebenen Kinder wird noch zu leidlich erspriesslichem Leben und
Wirken herangebildet.

Circulationsstörungen im Gehirn.

Hyperämie und Anämie.

Pathogenese.

Die Schädelkapsel, als geschlossener Raum gedacht und mit einer incompressiblen, theilweise flüssigen Substanz (Gehirn, sammt Blut und Lymphe) erfüllt vorgestellt, kann einer hinzutretenden Flüssigkeit nur in demselben Maasse Raum gewähren, als von dem ursprünglichen Inhalt abströmt. Die normale Circulation in dem Schädel beruht auf diesem Gleichmaass des Zu- und Abströmens und jede Störung, sei dieselbe hervorgerufen durch Steigerung des Zustromes oder Verminderung des Abflusses, wird reciprok wirken müssen. Eine Ausnahme hiervon ist nur möglich, wenn die Fontanelle noch nicht geschlossen ist oder die Nähte der Schädelknochen nicht fest sind. In solchem Falle ist durch die Nachgiebigkeit der nicht festen Theile die Möglichkeit gegeben, dass, in gewissen Grenzen wenigstens, mehr hinzuströmen kann, als abfliesst. — Der Zufluss wird vorzugsweise dargestellt durch den arteriellen Blutstrom. Derselbe ist abhängig von der Zahl der Herzcontractionen und der in der Einheit geförderten Blutmenge. Jeder Diastole der Gehirnarterien, welche durch die arterielle Blutzufuhr bedingt ist, wird die Entfernung einer gleichen Menge von Lymphe oder Venenblut aus der Schädelhöhle entsprechen müssen. So liegt in der, durch die Herzsystole gegebenen, vis a tergo gleichzeitig eine gewisse, den Abfluss befördernde Kraft. Als wesentlicher Factor des Blut- und Lymphabflusses wirkt aber die Inspirationsbewegung und die eigene Schwere des Blutes. Die gesteigerte Herzkraft (grössere Frequenz der Contractionen in der Zeiteinheit bei gleicher Massenbewegung und Hubhöhe) treibt eine grössere Blutmenge in den Schädelraum; die Folge davon ist vorerst rapide Entfernung der Lymphe aus dem subduralen und subarachnoidalen Räumen, gesteigerte vis a tergo in den Venen, also rascherer Abfluss nach dem rechten Herzen. Der Abfluss von Lymphe ist begränzt durch die Weite der Lymphbahnen des Spinalkanals, wohin die Lymphe zunächst abfliesst und durch die Weite der mit dem Schädel communicirenden Lymphbahnen der Sinnesorgane, des Gesichtes und Halses. Ist der Afflux arteriellen Bluts stärker, als der Abfluss von Lymphe, so erfolgt durch den von letzterem ausgeübten Druck auf die kleinen Arterien und Capillaren die Compression der letzteren, also Anämie. Derselbe Erfolg tritt um so rascher ein, je weniger rasch die Entleerung der Venen vor sich

geht, ganz besonders also bei gestörter Respiration oder directer Strom-
behinderung in den venösen Ausflussbahnen (am Halse oder im Thorax,
z. B. durch Lymphdrüsentumoren). Wir sehen also **fluxionäre Hyperämie** und **venöse Stase** (Hyperämie) in letzter Linie zur Anämie
des Gehirns führen. — Dieser Effect wird bei Kindern besonders leicht
erzielt, wenn bei völlig geschlossener Schädelkapsel (geschlossener
Fontanelle) die Zahl der Herzcontractionen sehr beträchtlich ist. — Es
leuchtet aber auch ein, dass ein gewisser Grad activer und passiver Hyperämie des Gehirns bestehen kann, so lange die Druckspannung in den
Lymphbahnen diejenige in den Capillaren nicht überwiegt; dies wird
immer der Fall sein, wenn bei gesteigerter Herzaction der Abfluss
aus den Venen relativ wenig behindert ist.

Aus diesen Verhältnissen ergeben sich also folgende Formen der
Circulationsstörungen 1) active (fluxionäre) Hirnhyperämie, durch Steigerung der Herzaction vorzugsweise im Fieber, oder bei Hypertrophie
des linken Ventrikels oder endlich bei Vermehrung der Blutquantität.
Die Hyperämie ist nahezu rein arteriell und führt nur dann zu Anämie,
wenn der Blutabfluss aus den Venen gestört ist.

2) Passive Hirnhyperämie. Dieselbe kann arteriell sein bei plötzlicher vasomotorischer Erweiterung der Gehirnarterien durch Trauma
(Commotio cerebri); sie ist aber meistens venöser Natur, meist hervorgerufen durch Störungen in den Respirationsorganen oder durch mechanische Verengerung der aus dem Gehirn abführenden Venen. — Beide
Formen führen rasch zur Hirnanämie, das eine Mal, weil durch Aufhebung
der hämatomotorischen Kraft der Arterien die vis a tergo der venösen
Blutbewegung fehlt, das zweite Mal weil vom Herzen aus mit jeder Systole
neuerdings Blut in den Schädelraum getrieben wird. — Die so erzeugten
Formen von Anämie kann man als

3) active Hirnanämie bezeichnen. Zu ihnen gesellt sich noch als
eine eigenartige, die mit Nephritis zuweilen einhergehende Anämie,
welche dadurch entsteht, dass von einem übermässig starken (hypertrophischen) Herzen ein dünnflüssiges Blut mit gesteigertem Druck in
die Arterien getrieben wird und mit relativ grosser Spannung durch die
Capillaren transsudirt, bis die in der Umgebung erzeugte Spannung die
Capillaren comprimirt. (Urämische Anämie nach Traube). Ihr gegenüber steht

4) die passive Hirnanämie, erzeugt durch Blutverluste, durch rapide
Kräfteverluste (Brechdurchfall), endlich durch idiopathische Schwächung
der Herzkraft (Erkrankung des Herzmukels und passive Dilatation der
Ventrikel).

Hyperämie.

Symptome und Verlauf.

Es ist schwierig, ein reines Bild der activen Hirnhyperämie zu zeichnen, weil sich dasselbe in der Regel mit den Symptomen erhöhter Bluttemperatur (Fieber) verquickt und vielleicht dem einen Vorgange zugeschrieben wird, was dem andern angehört. — Die Kinder sind missgelaunt, weinerlich, müde, die Haut turgescent, die Wangen roth, blühend, die Augen glänzend, der Puls beschleunigt, die Athmung rascher. Nicht selten bemeistert sich der Kinder eine eigenthümliche Unruhe, kleine Kinder sehnen sich nach dem Arm der Mutter, alsbald wieder ins Bett; von Zeit zu Zeit tritt Neigung zum Schlaf ein, indess ist der Schlaf nicht ruhig, sondern die Kinder schrecken auf und sind schwer wieder zu beruhigen. Auch im Wachen bemerkt man eine eigenthümlich gesteigerte Reflexerregbarkeit. Aeltere Kinder klagen über Kopfschmerz, alsbald auch über Müdigkeit und versuchen zu schlafen. Der Schlaf ist unruhig und die Kinder sprechen wirres Zeug; augenscheinlich träumen sie viel; auch knirschen sie mit den Zähnen und werfen sich umher. Zuweilen tritt nach diesen mehr prämonitorischen Symptomen urplötzlich ein Anfall allgemeiner Convulsionen ein, ganz besonders bei jüngeren Kindern, doch auch bei älteren. Die Krämpfe sind tonisch und klonisch, zuweilen rasch vorübergehend, zuweilen von erstaunlicher Dauer und so intensiv, dass sich volle epileptiforme Attaquen und Krämpfe einzelner Muskelgruppen (Nackenmuskulatur, Gesicht, obere Extremitäten) an einander reihen, fast ohne Zwischenpausen oder nur unterbrochen von Pausen, in welchen das Sensorium nicht klar wird. Die ursprüngliche Unruhe ist dann gewichen und ein comatöser Zustand an ihre Stelle getreten. So habe ich die Zustände sechs, acht, selbst 24 Stunden bei Kindern andauern sehen. Man möchte vermuthen, dass eine schwere Gehirnerkrankung sich einleitet und doch geht die Attaque vorüber. Wenn man am nächsten Tage die Kinder wiedersieht, so ist man überrascht, dieselben wohl etwas erschöpft, aber sonst wohlauf zu sehen; — und doch nicht immer. Es kann vorkommen, dass das ergriffene Kind aus den wiederholten nur von Coma unterbrochenen Attaquen nicht wieder erwacht und zu Grunde geht.

Nicht so explosiver Natur sind die Erscheinungen der venösen Hyperämie; hier sind Krämpfe überhaupt selten und vorzugsweise sind es Somnolenz und Delirien und in schwereren Fällen comatöse Zustände, welche die Affection charakterisiren. Auch das äussere Ansehen der Kinder ist verschieden; die Gesichtsfarbe ist mehr bleich, bei schweren

Respirationshindernissen auch cyanotisch, das Gesicht zuweilen gedunsen.
In der Regel ist der Radialpuls weniger gespannt, die Pulszahl weniger
rasch als bei activer Hirnhyperämie. Auffallend sind die zumeist weiten,
schwach reagirenden Pupillen.

Die Diagnose der Hirnhyperämie ist bei den ersten unscheinbaren Symptomen nicht leicht; die der activen Hyperämie ergiebt sich
indess aus der Beobachtung der Spannung des Radialpulses, der Pulsfrequenz und dem geschilderten allgemeinen Verhalten des Kindes; eine
venöse Hyperämie ist dann zu erschliessen, wenn zunächst causale
Momente für eine solche vorhanden sind und wenn dann die skizzirten
Symptome des Hirndruckes sich einstellen.

Therapie.

Die Indicationen für die active Hyperämie sind einfach, es handelt
sich darum in erster Linie die Herzaction zu mässigen, in zweiter Linie
die bluterfüllten Capillaren, soweit dies angeht, zu entleeren oder
wenigstens den Seitendruck in den kleinsten Arterien zu verringern. Der
ersten Indication wird man gerecht durch Anwendung von Kali und
Natronsalzen (Kali und Natr. nitricum), von Säuren (obenan Acidum
phosphoricum), endlich durch Digitalis; letzteres insbesondere bei sehr
lebhaft gesteigerter Pulszahl und erheblichem arteriellen Druck. — Der
zweiten Indication genügen kalte Ueberschläge über den Kopf bis zu
permanenten Eisblasen oder kühlen Irrigationen, ferner directe Blutentziehungen in Form von Blutegeln, welche an Stirn oder Processus
mastoideus gesetzt werden, endlich durch stark abführende Arzneien.
Für das kindliche Alter war in der früheren Praxis stets das Calomel
in abführender Gabe (0,03 bis 0,10 pro Dosi) ein beliebtes Mittel.
Dasselbe hat keine directen Vorzüge vor andern Abführmitteln, kann
indess immerhin, insbesondere in Verbindung mit Rheum, Jalappe etc.
also (Hydrargyr. chlorat. mit. 0,06 Pulv. Rad. Rhei $\overline{aa}$ 0,06 Sachar.
lactis 0,5) in Anwendung kommen. Sollte seit längerer Zeit Stuhlverstopfung vorhanden gewesen sein, so ist es gewiss gut, die Behandlung
mit einem entleerenden Clysma, welchem Ol. Ricini beigemischt ist,
oder mit einer grösseren kühlen Irrigation zu beginnen. — Die Anwendung der Carotidencompression, von Trousseau empfohlen, hat
mir nie den erwünschten Erfolg gezeigt; augenscheinlich kann man
es auch nicht vermeiden, die Venen mit den Arterien zu comprimiren,
und kann so begreiflicherweise auch nicht eine Entleerung der Hirn-
capillaren erzielen. — Bei Schlag auf Schlag folgenden Convulsionen
wird man zu sedativen Mitteln greifen müssen und hier leisten Chloro-

forminhalationen bis zur Narkose oder Chloralhydratklystire (0,5 bis 1 Gramm für ein- bis zweijährige Kinder) eventuell wiederholt, vortreffliche Dienste. — Den venösen Hyperämien gegenüber wird Alles darauf ankommen die causalen Momente, also Respirationsstörungen (Tussis convulsiva, Pleuritis, Hydrothorax etc.) zu beseitigen; ebenso wird man gegen comprimirende Tumoren, soweit dies überhaupt möglich ist, mit den entsprechenden Mitteln vorgehen. Im Uebrigen ist gerade hier die auf die Ableitung nach dem Darm hin gerichtete Methode ganz besonders am Platze. Man wird also von Abführmitteln und Clysmata ausgiebigen Gebrauch machen.

Anämie.

Symptome und Verlauf.

Der oben als active Anämie bezeichnete Vorgang schliesst sich in der Regel so eng an die hyperämischen Zustände, dass eine klinische Trennung kaum möglich wird. Man muss sich nur klar machen, dass Blutfülle und Blutleere in den ersten Momenten ihrer Einwirkung auf die befallenen Hirnbezirke gleichmässig als Reize einwirken und Erregungen zu Stande bringen; daher sind die activen Anämien von heftigen Convulsionen eingeleitet, ganz entsprechend den von Kussmaul und Tenner experimentell festgestellten Thatsachen. Nur ein Unterschied ist zwischen Anämie und Hyperämie physiologisch einleuchtend, dass die Anämie zu rascher Ermüdung der erregten Centra führen muss, ferner dass die Anämie sich entschieden intensiver an der Hirnrinde kund geben wird als die Hyperämie, weil dieselbe von Gefässen kleineren Calibers versorgt wird. So kommt es, dass nach den rapid einsetzenden Convulsionen ziemlich plötzlich Sopor und Coma zu Stande kommen. Kinder, welche an Hirnänamie leiden, sind in der Regel tief bleich im Gesicht, die Augen liegen tief, die Pupillen sind weit. Die Schleimhäute und Lippen sind blass; die Bewegungen sind wenig energisch, insbesondere lassen kleinere Kinder vom Säugen, auch erbrechen sie die aufgenommene Nahrung; früh schon zeigen sich Paresen. — Bei Kindern, welche Blutverluste erlitten haben, oder an erschöpfenden Diarrhoeen leiden, und welche noch eine offene Fontanelle haben, ist dieselbe eingesunken. In der Regel ist der Durst sehr lebhaft, die Stimme ist heiser, die Extremitäten sind kalt, der Puls nicht zu fühlen; das ganze Bild deckt sich mit dem von Marschall Hall als Hydrocephaloid beschriebenen, welches in der That mit hydrocephalischen Ergüssen direct nichts zu thun hat.

Häufig gehen die Kinder so, mit langsam erlöschender Herzkraft, unter allmäliger Abnahme der Respirationstiefe, als Bilder der tiefsten Erschöpfung zu Grunde. — Gelingt es durch geeignete Mittel die Herzkraft zu beleben, verlorene Säfte rasch wieder zu ersetzen, so wird der Puls kräftiger, die Haut wärmer, das Gesicht erhält wieder etwas mehr componirten Ausdruck, die Augen werden glanzvoller, die Fontanelle erhält einen gewissen Grad von Spannung wieder. Das Coma macht zuletzt einem ruhigen Schlafe Platz, aus welchem die Kinder leicht erweckt werden; das Sensorium wird allmälig ganz frei. Die Paresen schwinden, die Muskelkräfte kehren wieder und damit verschwindet allmälig der ganze schwere Symptomencomplex.

Diagnose.

Die Diagnose der activen Hirnanämie ist nur aus dem Verlauf der Erscheinungen zu stellen und es ist sehr schwierig festzustellen, wo die Hyperämie aufhört, die Anämie beginnt. — Wie angedeutet, sind es die Depressionserscheinungen (Paresen, Anästhesien, Coma), welche darauf schliessen lassen, dass Anämie des Gehirns eingetreten ist. — Leichter zu erkennen ist die Erschöpfungsanämie, weil sie sich nicht sowohl allein durch die cerebralen, als vielmehr durch die allgemeinen Symptome Kunde giebt.

Therapie.

Die Therapie der activen Anämie fällt zusammen mit derjenigen der venösen Hyperämie. Es kommt eben nur darauf an, dem arteriellen Blute im Innern des Schädels Raum zu schaffen. Man wird allerdings in dem Maasse, als die comatösen Zustände zunehmen, mit Blutentleerungen vorsichtig sein müssen, weil, wenn sie zu spät gekommen sind, und zwar zu einer Zeit oder in einem Falle angewendet werden, wo die Herzkraft anfängt zu erlahmen, der Effect der Blutentleerung nur der ist, dass hydrocephalische Ergüsse eintreten, ohne dass der Afflux arteriellen Blutes zunimmt. — Ein vortrefflicher Führer ist hier die Beobachtung des Augenhintergrundes; die rein hyperämischen Zustände geben sich durch strotzende Blutfülle in den Retinalgefässen zu erkennen, während das Eintreten von Anämie allerdings nur dann, wenn grössere Bezirke im Gehirn betroffen sind, sich durch Anämie der Retina und die sogenannte Staunngspapille (Verschwommensein und trübe Schwellung der Opticuspapille) zu erkennen giebt. — Gegen die passiven Formen der Hirnanämie wird man mit allen Mitteln vorzugehen haben, welche die Herzkraft beleben, die verloren gegangenen Säfte ersetzen und die Circulation im Innern des Schädels befördern können. Man

wird also Stimulantien, Wein, Moschus, Aether (letztere beide, eventuell
subcutan), starken schwarzen Kaffee, Campher, Benzoë etc. in Anwendung bringen. Nach schweren Blutverlusten wird man mit gutem Erfolg ebenfalls schon bei kleinen Kindern zur Transfusion von defibri-
nirtem Blut in die Venen oder vielleicht auch in die Bauchhöhle, oder
auch zu Infusionen mit Chlornatriumlösungen schreiten. Die injicirten
Quantitäten Blutes können 20 bis 50 Cem und darüber bei jeder Transfusion betragen; die Operation kann unter Umständen mehrfach wiederholt werden. — Zur Ernährung reiche man Milch, kräftige Bouillon
(eventuell Flaschenbouillon), Beaf-tea, Eigelb mit feurigem Wein, und
sollte die Nahrung erbrochen werden, wende man die von Sanders-
Ezen dargestellten Peptone im Clysma an. Es braucht wohl kaum
darauf hingewiesen zu werden, dass etwa vorhandene Blutungen, Diarrhoeen etc. vorher oder gleichzeitig mit allen entsprechenden Mitteln
beseitigt werden müssen.

Embolie und Thrombose der Gehirngefässe.

Embolie und Thrombose sind relativ seltene Krankheiten des kindlichen Alters. Die erstere ist zumeist die Folge von endocarditischen
(mit Reumatismus, Chorea, oder Infectionskrankheiten, wie Scarlatina
und Diphtherie verbundenen) Krankheitsprocessen, die letztere in der
Regel die Folge von einer, aus Herzschwäche hervorgehenden, erheblichen Verlangsamung des arteriellen Blutstromes mit gleichzeitiger
Herabsetzung des arteriellen Druckes. — Die erstere entsteht, indem
ein fester Pfropf, innerhalb der arteriellen Bahn von seiner Haftstelle
(in der Regel die Herzklappe) losgelöst und in eine Arterie kleineren
Kalibers oder deren Endverzweigungen eingekeilt wird, die letztere, indem Blutgerinnung am Orte der beträchtlichsten Verlangsamung des
Blutstromes eintritt. — So ist die Embolie ein plötzlich einsetzender,
rapid schwere Symptome, die Thrombose ein mehr langsam entstehen-
der und weniger heftige Symptome erzeugender Vorgang.

Pathologische Anatomie.

Die Embolie bedingt in dem, von der verstopften Arterie ernährten
Gehirnbezirk, zunächst Anämie. Es kommt nun sehr darauf an, ob ein
grosses Gefäss im Stamme obliterirt wird, oder ob die Verstopfung ein
kleineres Gefäss, insbesondere eins von den, als Endarterien bezeichneten
Gefässen betroffen hat. Im ersteren Falle kann, wenn das Kind über-

haupt lange genug am Leben bleibt, sehr rasch die sogenannte ge l b e
Erweichung eingeleitet werden; im letzteren Falle kommt es in der
Umgebung des obliterirten kleinen Gefässes zu Hyperämie, zu punktförmigen Hämorrhagien, oder zum Anstritt von Blutkörperchen durch
die veränderten, aber nicht versehrten Gefässwände und erst im weiteren
Verlaufe entsteht gelbe Erweichung. Die letztere ist die Folge einer
Verflüssigung der nervösen Elemente (Anstreten und Einschmelzen des
Myelins) und eine Verfettung der Neurogliazellen (massenhafte Anhäufung
von Körnchenzellen). Der Endausgang ist alsdann die totale Resorption
mit Einsinken der zerstörten Stelle und Narbenbildung oder der Uebergang in flüssige, klare Substanz, welche abgekapselt erscheint (Cystenbildung). Aus den früher gegebenen Erörterungen (s pag. 254) leuchtet
ein, dass die einschmelzenden Stellen, im Gebiete der Corticalarterien,
zuweilen ganz klein und beschränkt sind, und dass sie im Ganzen keilförmige Gestalt haben. Aus anatomischen Gründen leuchtet ferner ein,
dass die Embolie am leichtesten in die Art. fossae Sylvii erfolgt und
dass centrale Zweige, weil dem Herzen am nächsten, leicht der Sitz
embolischer Verstopfung werden können.

Symptome und Verlauf.

Die Embolie lässt, wie die später noch zu schildernde Hirnhämorrhagie zwei wohl geschiedene Gruppen von Symptomen unterscheiden, die allgemeinen Symptome und die Symptome der Localisation. Die ersten, allgemeinen Symptome sind die des embolischen
Insults. — Mitten in relativem Wohlbefinden werden die Kinder von
einem Anfall allgemeiner Convulsionen heimgesucht; mitunter ist schon
vor dem Hereinbrechen derselben das Sensorium etwas benommen, es
tritt Kopfschmerz, Unruhe, Irrereden, Ohnmacht und Erbrechen ein;
indess nicht immer, vielmehr treten die Convulsionen auch plötzlich ein.
Der Puls ist äusserst frequent, die Arterien wenig gespannt. Alsbald
zeigt sich eine hemiplegische Lähmung mit mehr oder weniger ausgesprochener Anästhesie der befallenen Seite, und das Sensorium ist schwer
benommen, oder völliges Coma vorhanden. So vergehen einige Stunden,
allmälig kehrt nun das Bewusstsein wieder und im Verlaufe von weiteren 24 bis 36 Stunden zeigt sich der eigentliche Localaffect in den
nunmehr bestehenbleibenden Paralysen. — Ein Fall von Embolie
nach protrahirter Scarlatina, welche ein neunjähriges Mädchen be-
fiel, begann mit zweimaligen Ohnmachtsanfällen innerhalb kurzer
Zwischenpausen. Der Puls war enorm frequent; das sehr intelligente
Kind klagte über heftigen Kopfschmerz, insbesondere in der Gegend

der rechten Stirnhälfte. Nach kurzer Frist zeigte sich eine rechtsseitige
Facialisparese, das Sensorium schwand nicht vollständig, aber es trat
Irrereden ein. Nach wenigen Stunden konnte ich eine totale rechts-
seitige Hemiplegie constatiren, mit gleichzeitiger Anästhesie, so zwar,
dass Nadelstiche wohl schienen empfunden zu werden, ohne indess
Schmerz zu erregen, — eine Thatsache, welche das Kind in den späteren
Tagen bestimmter dadurch kennzeichnete, dass es zwar lokalisirte, aber
Schmerzempfindung leugnete; insbesondere zeigte sich diese Erscheinung
an der oberen Extremität, während der Schenkel Schmerzen empfand.
— Am folgenden Tage war das Sensorium frei, die Lähmung blieb be-
stehen und dauerte noch viele Monate an, und zwar im Arm, wo sich
Contracturen einstellten, während die Beweglichkeit des Schenkels sich
völlig restaurirte. Der Puls blieb sehr frequent, die Herztöne dumpf.
Das Kind hatte augenscheinlich eine centrale Embolie erlitten.

Was nun die Localisation der Embolie betrifft, so geben die nach
dem Verschwinden der allgemeinen Symptome bestehen bleibenden Paralysen, respective der Ausfall physiologischer Functionen die leitenden
Fingerzeige. Die Möglichkeit, dass in der Hirnrinde durch Obliteration
kleinster Gefässe ganz umschriebene kleine Hirnbezirke zu Grunde
gehen, gestattet die entsprechende Localisationsdiagnose. Es braucht
hier nur auf die Einleitung verwiesen zu werden, so wird einleuchten,
dass die Verstopfung von Zweigen der die Broca'sche dritte Frontalwindung versorgenden Art. frontalis externa Sprachstörungen zu Wege
bringt, und so wird man umgekehrt aus restirenden Sprachstörungen die
Embolie der Verzweigungen dieser Arterie erschliessen. — Die Art.
parietalis anterior versieht die vordere Centralwindung. Dieselbe enthält die motorischen Rindencentra der Extremitäten und so würde umgekehrt aus dem Ausfall der Motilität dieser Körpertheile die Embolie
der contralateral gelegenen, bezeichneten Arterie zu erschliessen sein.
Hierbei ist aber noch eine Ueberlegung zu machen. Eine Affection der
motorischen Corticalganglien oder des motorischen Theiles der Capsula
interna macht dieselben Erscheinungen, so muss also bei einer hemiplegischen Lähmung die Frage entstehen, ob die Embolie überhaupt ein
corticales oder centrales Gefäss betroffen habe. In der Regel wird man
aber bei totaler hemiplegischer Lähmung mit gleichzeitiger Facialislähmung an die centrale Affection zu denken haben, weil die Affection
der Rinde beträchtliche Ausdehnung diesseits und jenseits der Rolando-
schen Furche haben müsste, also relativ weithin verbreitete Rindencentra treffen müsste, um dieselben Erscheinungen zu Wege zu bringen;
dies ist aber bei der Art der Gefässvertheilung in der Rinde schwerer

anzunehmen, es müsste denn die Obliteration den Stamm der Art. parietalis anterior oder posterior getroffen haben. Bei alledem würde also,
wie man sieht, die Entscheidung nicht sicher zu geben sein. — Das
Centrum des Gesichtssinnes liegt vorzugsweise in dem oberen Ende des
Gyrus occipitalis primus, derselbe wird ernährt von einem Aste der
Arteria cerebri posterior, so wird also aus dem plötzlichen Ausfall des
Sehvermögens die Verstopfung dieses Astes der Art. cerebri posterior zu
erschliessen sein. — Das Rindencentrum der Augenmuskelbewegung
deckt sich mit einem Theile des Gyrus centralis anterior bis zum Gyrus
angularis, das ist der Verbreitungsbezirk des vierten Astes der Art.
fossae Sylvii. Der Ausfall der Augenmuskelbewegungen wird also zunächst auf einen Verschluss dieser Arterie zu beziehen sein. Auf der
anderen Seite steht fest, dass die centralen Oculomotoriusbezirke vom
Pons nach den Vierhügeln sich hinstrecken, welche Bezirke von der
Art. cerebri posteriores versorgt werden, so dass auch hier der Sitz der
embolischen Attaque gesucht werden könnte. Die Entscheidung wird
hier durch das Auftreten der combinirten Lähmung (externus des einen
und internus des anderen Auges), welche sich nur aus einer centralen
Affection des N. abducens und oculomotorius herleiten liesse, zu geben
sein.

Die Embolie der centralen Zweige der Art. fossae Sylvii, welche
zu einem grossen Theile der centralen Ganglien und zur Capsula interna
dringen, wird totale Hemiplegie der entgegengesetzten Seite bedingen
und zwar mit Anästhesie, wenn das hintere Drittel der Capsula interna
betroffen ist.

Embolien der Arterien des Pons geben sich durch die mannigfachsten Formen der Lähmungen der Extremitäten zu erkennen, je nachdem die Embolie nur die eine oder die andere, der zu beiden Seiten
aus der Art. basilaris hervorgehenden Arterien betroffen hat. Bei ein-
seitiger Lähmung (Hemiplegie) ist dieselbe contralateral, wie bei den
corticalen Gehirnlähmungen. Auch die Sensibilität ist gestört und vor
Allem giebt sich die Embolie durch gleichzeitige Paralyse der Facialis
und des Hypoglossus und durch vasomotorische Störungen zu erkennen.

Embolien der Art. der Medulla ablongata sind durch die Lähmungen
der von der Medulla ausgehenden Nerven, hinlänglich kenntlich. Der
Sitz des Vaguscentrum macht überdies dort stattfindende Embolien höchst
lebensbedrohend. Die Summe der Symptome deckt sich mit dem, als
Bulbärparalyse gekennzeichneten Symptomencomplex.

Die Embolie der Arterien des Cerebellum endlich sind durch plötzlich eintretende Störungen der coordinirten Bewegungen, durch Zitterbe-

wegungen und Schwankungen wohl kenntlich, wenngleich die Vertheilung der Cerebellarterien an sich noch nicht einmal hinlänglich bekannt ist.

Der Verlauf der Embolie ist durch den oben angeführten Fall
im Ganzen gekennzeichnet. Erhebliche, grosse Gefässströme im Ganzen
obliterirende Embolien können rapid zum Tode führen, ebenso embolische Processe, welche vitale Centren (Vaguscentrum) treffen.
Bleiben die Kranken am Leben, so schwinden erst die Allgemeinsymptome des embolischen Insultes; das Sensorium wird frei und es
bleiben nur die localen Affecte übrig. — Der weitere Verlauf ist nun
wiederum abhängig von der Localität des Insultes, d. h. von den Beziehungen, welche dieselbe zum anderen Theile des Centralnervensystems hat, ferner von der Ausdehnung der afficirten Partie des Gehirns,
endlich von der Beschaffenheit des Embolus. Die Vernichtung der zur
Seite der Rolando'schen Furche localisirten motorischen Rindencentra,
oder was diesem Affect entspricht, die Läsion der vorderen Theile der
Capsula interna oder des Hirnschenkelfusses führt in dem System ihrer
Leitungsbahnen in dem gekreuzten und geraden Pyramidenfaserbündel
zur Sklerose derselben. Die Folge ist die, die Lähmung begleitende,
contralaterale Contractur. — In der Regel sieht man allerdings bei
Kindern eine relativ günstige Rückbildung und zwar bessert sich die
Parese der unteren Extremitäten leichter, als diejenige der oberen. —
Ueberdies mag die Gewohnheit und die Uebung dazu führen, dass bei
Untergang der absoluten Centra, die relativen, zu einem gewissen
Ersatz in der Leistung herangezogen werden (Exner). Man erkennt
dies ganz besonders in der Sprache, da aphasische Erscheinungen bei
Kindern sich fast immer ausgleichen. Aehnliches mag für eine Reihe
der motorischen Rindencentra gelten. Schwieriger sind die Erscheinungen gewiss, wenn Leitungsmassen von dem Insult betroffen sind, so
wenn die Capsula interna oder einer der Pedunculi cerebri von dem
embolischen Insult heimgesucht sind. Bei ausgebreiteter Zerstörung
dieser Bahnen wird von einer Besserung hier keine Rede sein können.
Dass die Beschaffenheit des Embolus für den weiteren Verlauf massgebend ist, leuchtet ein, da feststeht, dass Emboli, welche aus ulceröser
Endocarditis herstammen oder andere pyämische (coccenhaltige) Emboli
unfehlbar zu Infection der embolischen Stelle zu führen pflegen. — Die
Thrombose unterscheidet sich in all dem Angeführten von der Embolie
nur dadurch, dass der eigentliche embolische Insult mit seinen allgemeinen
Symptomen fehlt und dass die localen Symptome langsamer zur Erscheinung kommen.

Prognose.

Die Prognose der Embolie hängt von denselben Momenten ab,
welche für den Verlauf massgebend gewesen sind. Kleine umschriebene
Affecte der Corticalarterienenden werden die, der afficirten Localität
entsprechenden motorischen und sensibeln Ausfälle bedingen, diese
werden je nach der Intensität der gesetzten Veränderung reparabel oder
irreparabel sein. Quoad vitam sind diese Embolien relativ unschuldig.
Dagegen wird der totale Verschluss eines grossen Gefässes hochlebens-
gefährliche Erscheinungen bedingen. Ueberdies ist die Prognose der
Embolie im Ganzen abhängig von der Prognose des ursprünglichen,
zumeist endocarditischen Processes. Nach Allem, was ich erlebt habe,
ist ein früh entstandener Herzfehler eine nicht leichte, wenngleich zuweilen heilbare Krankheit des kindlichen Alters; dem entsprechend
kann auch die Embolie auf die Dauer nicht immer eine günstige
Prognose geben.

Diagnose.

Die Diagnose der Embolie ergiebt sich aus der ursprünglichen Anlage zur Affection, das ist aus dem Vorhandensein eines, zu Gerinnungen und Loslösung fester Theilchen führenden endocarditischen
Processes, ferner aus der Plötzlichkeit des Auftretens der Symptome
des Insultes (Erbrechen, Schwindel, Ohnmacht, Convulsionen, Delirien)
endlich aus den darauf folgenden bestehen bleibenden Lähmungen der
Motilität und Sensibilität. — Zu verwechseln ist die Attaque vorzugsweise mit der Hirnhaemorrhagie und es muss zugestanden werden,
dass zwischen beiden ausserordentlich viel Aehnlichkeit besteht. Der
Unterschied besteht höchstens darin, dass bei Embolie die allgemeinen
Symptome des Insultes auch rascher verschwinden, als bei Hirnhaemorrhagien. — Die Diagnose des afficirten Gefässes ergiebt sich aus
dem speciellen Symptomencomplex. Ein Unterschied zwischen Thrombose
und Embolie besteht nur in der grösseren Rapidität der Entwickelung der
Lähmungen und in dem Eintreten derselben unter den Allgemeinsymptomen des embolischen Insultes bei der Embolie; sonst sind die Symptome
und Folgezustände beider Krankheiten nahezu identisch, wenn man von
der Infectiosität des Embolus absieht, welche den Folgesymptomen ausser
allem Uebrigen den pyämischen Charakter aufprägt.

Therapie.

Die Therapie muss während des embolischen Insultes darauf bedacht
sein, die in erschreckender Weise sinkenden Kräfte zu erhalten. Man
wird trotz der durchsichtigen Absicht Wallungen im Gefässapparat zu

vermeiden, den bleichen, mit enorm raschem und elendem Pulse da-
liegenden ohnmächtigen Kindern mit Analepticis, wie Wein, Moschus,
Campher zu Hilfe kommen müssen. Gegen die heftigen Erregungszu-
stände, wie Irrereden, Hyperästhesien und Convulsionen wende man lauwarme Bäder und eventuell Narcotica, Bromkalium, Chloroforminhalationen
oder Chloralhydratklystiere an. Bei heftigen Kopfschmerzen Eisumschläge
oder kühle Irrigationen, eventuell mit Goldschmidt'schen Gummi-
kappen. Sind die Erscheinungen der ersten Attaque vorüber, so erheischt das fortbestehende Leiden im Herzen (Herzfehler bei Embolie
oder Herzschwäche bei Thrombosen) die entsprechende Palliativbehand-
lung (s. bei Krankheiten des Circulationsapparates); den zurückbleibenden Lähmungen gegenüber ist die vorsichtige Massage der Muskeln und
die Elektricität, insbesondere constante Ströme, zu empfehlen. Gegen
die sich entwickelnden Contracturen wird man gut thun, frühzeitig durch
orthopädische Einwirkungen (Verbände, Maschienen) palliative Abhilfe
zu bieten. In der späteren Zeit kommen warme Seebäder, Soolbäder
und ganz besonders die Bäder von Rehme (Ocynhausen) zur günstigen
Wirkung.

Phlebitis und Thrombose der Hirnsinus.

Pathogenese.

Die Thrombose der Hirnsinus ist keine häufige Erkrankung des
kindlichen Alters. Dieselbe ist entweder die Folge einer erheblichen
Verlangsamung des venösen Blutstromes, oder die Folge der Fortbildung
eines Thrombus von den peripheren Venen des Gesichtes oder des
Schädels. Die Verlangsamung des venösen Blutstromes kann zu Stande
kommen von der arteriellen Seite her durch eine erhebliche Herabsetzung
des arteriellen Druckes, also durch Verminderung der vis a tergo. Dies
kann der Fall sein bei allen erschöpfenden Krankheiten des kindlichen
Alters. (Rapide oder dauernde Säfteverluste, Blutverluste, chronische
Eiterungen, Diarrhoeen). Die Verlangsamung des venösen Blutstroms
kann aber auch bedingt werden durch directe Behinderung des venösen
Abflusses nach dem Herzen, also durch comprimirende Tumoren am
Halse etc. Die Thrombosirung von der Peripherie her geht in der
Regel Hand in Hand mit entzündlichen Vorgängen (Phlebitis) an den
mit den Hirnsinus in Verbindung stehenden peripheren Venen; relativ
am häufigsten sind es die Vereiterungen des inneren Ohres, welche auf

diese Weise Phlebitis und Thrombose der an dem hinterem Theile der
Schädelbasis gelegenen Sinus transversi und petrosi induciren. — Der
anatomische Bau der Hirnsinus ist der Verlangsamung des Blutstromes
im Ganzen dadurch günstig, dass die Sinus eine gering geneigte Lage
haben, dass sie eine dreiseitige Form haben, ohne Klappen sind, und
im Inneren mit fibrösen Fäden oder Blättchen (Trabeculae fibrosae)
versehen sind. Die Möglichkeit, dass Eiterungsvorgänge am Schädel
durch Fortleitung von Phlebitis von peripheren Schädelvenen aus Phlebitis
der Sinus zu Wege bringt, ist besonders dadurch gegeben, dass letztere
durch die sogenannten Emissaria Santorini mit den peripheren Schädelvenen in directem Zusammenhange stehen.

Pathologische Anatomie.

Wenn wir absehen von dem bekannten Befunde der einfachen Thrombosirung, so ist der anatomische Befund phlebitisch erkrankter und throm-
bosirter Sinus in der Regel der, dass die Wände der Sinus mit zahlreichen
lymphoiden Zellen durchsetzt sind, zuweilen so reichlich, dass dieselben wie
eitrige Massen erscheinen. Die Intima ist rauh, blutig suffundirt, aufgelockert und uneben und an derselben haftet der in der Regel weiche und
zum Theil zerbröckelte Thrombus. Die Gefahr der Wegführung dieser
Thrombentrümmer nach der Vena cava und die Embolie und Infarct-
bildung in der Lunge liegt nahe, und nicht selten findet man bei den
so erkrankten Kindern zahlreiche lobuläre, auf dem Wege der Embolie
der Lungenarterien entstandene pneumonische, zum Theil vereiterte
Heerde in den Lungen. Der Ausgang ist sonach der in echte Pyämie.
Auch die Weiterverbreitung der Entzündung und Vereiterung auf die
Meningen und das Gehirn ist nichts seltenes, und so sieht man mit der
Phlebitis Meningitis und Gehirnabscesse einhergehen. Wiederum sind
nach dieser Richtung hin die vom inneren Ohre ausgehenden Entzündungen die gefahrdrohendsten, weil häufigsten im kindlichen Alter.

Symptome und Verlauf.

Die Symptome der Sinusthrombose sind im Ganzen dunkel. Man
hat zwei Gruppen von Symptomen von einander zu unterscheiden, einmal die der reinen Thrombose angehörigen mechanischen, sodann die
der phlebitischen Thrombose zugehörigen localentzündlichen und allgemeinen (pyämischen). Die mechanischen Symptome sind Ueberfüllung
der peripheren, nach den Sinus hin sich entleerenden Venen und Leere
der centripetalen Venen, überdies durch Transsudation entstandene
Schwellung in der Nähe der thrombosirten Sinus. So sieht man also bei

Thrombosirung des Sinus longitudinalis Ueberfüllung in den Venen des Gesichtes, der Schläfe, der Schädeldecke und der Nase. Zuweilen kommt reichliches Nasenbluten vor, auch reichliche Schweissbildung ist beobachtet worden. — Bei Thrombosirung der Sinus transversus bis zum Bulbus der Vena jugularis sieht man die Vena jugularis externa der thrombosirten Seite zusammengefallen und blutleer, ausserdem sieht man in der Umgebung des Processus mastoideus, sich nach hinten und unten erstreckend ein ziemlich ausgedehntes pralles Oedem. Die geschwollene Stelle ist auf Druck zumeist äusserst schmerzhaft. — Thrombosirung der Sinus cavernosi kann Schwellung der Augenlider mit Ueberfüllung der Venen des Auges, Exophthalmus und selbst durch intensiven Druck auf die Oculomotoriuszweige Paresen der Augenmuskeln erzeugen. In der Regel sind ausgedehnte Thrombosirungen von Störungen des Sensorium, von Convulsionen, Nackenstarre und Ausfallserscheinungen in dem Gebiete der dem Sinus angehörigen Nerven begleitet. So entstehen bei Thrombosirung des Sinus cavernosus Paresen des Nervus abducens, des N. oculomotorius und Störungen im Gebiete des N. trigeminus und trochlearis und des die Carotis interna umgebenden cavernösen Geflechts des Sympathicus.

Während alle diese Symptome den mechanischen (Drucksymptomen) zuzuzählen sind, charakterisiren sich - die phlebitischen durch wiederholte Schüttelfröste, enorme Temperaturschwankungen mit zeitweiligen zwischen heftigen Delirien und Sopor schwankenden Störungen des Sensorium, durch ausgedehnte bronchitische und bronchopneumonische Erscheinungen am Thorax und Albuminurie. Ich habe im December 1880 bei Scarlatina einen solchen, von diphtheritischer Otitis media und intima inducirten Fall von Phlebitis und Thrombose des linken Sinus transversus an einem elfjährigen Mädchen beobachtet. Der an sich anomale Verlauf des Exanthems combinirte sich mit schwerer Diphtherie, welche indess am Pharynx in wenigen Tagen abheilte. Im Anfange der zweiten Woche begann eine mit jauchiger Eiterung aus beiden Ohren einhergehende Otitis media. Trotz ausgedehntester antiseptischer Behandlung begannen am elften Tage der Krankheit Schüttelfröste mit Temperaturschwankungen zwischen 36° bis 41° C., dem entsprechend zeitweilige schwere Collapszufälle, heftige Delirien wechselnd mit Coma. Die Umgebung des linken Processus mastoideus war von einem festweichen Oedem eingenommen, welches sich nach dem Halse hinab erstreckte. Der Druck auf diese Stelle war äusserst schmerzhaft, so dass das Kind denselben im tiefsten Sopor abwehrte. Dabei ausgeprägte Nackenstarre. Keine ausgesprochene Lähmung der Kopfnerven. Tiefe Leichenblässe des Gesichts. Schliess-

lich Bronchopneumonie der linken Seite, reichlicher Albumengehalt im
Urin. Unter wiederholten Schüttelfrösten Tod im Collaps am 23. Tage
der Krankheit. Der Symptomencomplex und Verlauf dieser Affection ist
selbst für den Arzt durch den furchtbaren Wechsel der Erscheinungen
erschütternd und es kann nicht oft genug auf die verderbenbringende
Wirkung der Otitis im kindlichen Alter hingewiesen werden.

Prognose.

Die Prognose der Sinusthrombose ist leider fast durchgehends
schlecht. Eine Resorption des Thrombus und Wiederbewegbarmachung
des Sinus wäre nur bei der einfachen aus Herzschwäche hervorgegangenen
Thrombose denkbar; auch hier ist sie nicht sichergestellt. Die phlebitische Thrombose führt regulär zum Tode, entweder durch Meningitis
und Encephalitis oder durch Pyämie.

Therapie.

Der Therapie erwachsen unter solchen Verhältnissen nur geringe Aufgaben. Bei den durch Erschöpfung entstandenen Thrombosen kann man
versuchen durch Analeptica, Wein, Cognac, Moschus, Aether (innerlich
oder subcutan) die Herzkraft zu beleben, weiterhin durch Beseitigung
der die Erschöpfung herbeiführenden Affection und durch Zuführung
geeigneter Nahrung die Gesammternährung zu heben. Gegen die Thrombose ist direct nichts zu thun. Gegen die phlebitische Thrombose, eitrige
Meningitis, Encephalitis und Pyämie ist die Therapie hilflos.

Haemorrhagia cerebri.
Blutergüsse in das Gehirn.

Pathogenese.

Blutungen in die Gehirnmasse sind bei Kindern ungleich seltener
als bei Erwachsenen, und wo sie auftreten, sind sie fast niemals von
dem drastischen Symptomencomplex des apoplectischen Insultes begleitet,
wie man ihn bei Erwachsenen zu beobachten gewohnt ist Ich habe
einen einzigen Fall von spontaner Hirnblutung mit ausgesprochener
Hemiplegie bei einem zweijährigen Kinde erlebt. Die Blutung war in
einem schweren Anfalle von Tussis convulsiva erfolgt; das Kind war
besinnungslos geworden, bekam sodann Convulsionen und als die Besinnung wiederkehrte, stellte sich heraus, dass die rechte Seite vollkommen gelähmt war. Die Ursachen der Hirnblutungen sind bei Kindern

dieselben wie bei Erwachsenen. Sie können in erster Linie entstehen durch anomale Veränderungen der Gefässwand, insbesondere durch miliare aneurysmatische Bildungen in derselben; verwandt damit sind die durch die sogenannte hämorrhagische Diathese erzeugten Hirnblutungen, bei welchen anomale Zustände in dem Bau der Gefässwand supponirt werden müssen, wenngleich dieselben vielfach anatomisch nicht nachweisbar sind. Eine durchsichtige Ursache für hämorrhagische Ergüsse ergeben, wie früher (S. 292) auseinandergesetzt wurde, die Embolien und Thrombosen von Hirnarterien. Doch ist erklärlich, dass auch alle diejenigen Processe, welche die einfache Sinusthrombose erzeugen, ebenso die entzündlichen mit anatomischen Veränderungen in den Gefässen und mit Thrombenbildung einhergehenden Processe wie Encephalitis und Meningitis, Haemorrhagien in der Gehirnmasse erzeugen können. Endlich und am durchsichtigsten ist die Entstehung der Hirnhaemorrhagien durch Traumen, welche auf die Schädelkapsel eingewirkt haben.

Pathologische Anatomie.

Den einfachsten Befund zeigt die traumatische Haemorrhagie. Die Wand eines oder mehrerer Gefässe ist zerrissen, das Blut aus dem Gefässlumen in die Gehirnmasse eingetreten. Dieselbe kann nun unter der Wucht des stattgehabten Trauma zugleich mit den Gefässen zertrümmert worden sein, oder sie ist erst durch das, unter arteriellem Druck in sie hineingetriebene Blut auseinandergedrängt, zerrissen und zertrümmert. Sie kann aber auch, und namentlich bei langsam erfolgender und spärlicher Blutung wohlerhalten, einfach auseinander gedrängt und comprimirt sein. Derselbe Vorgang kann bei den spontanen Blutungen statthaben. Sehr beschränkte und insbesondere capilläre oder venöse Blutungen wie bei thrombotischen und embolischen Processen vorkommen, zerstören die Gehirnmasse in der Regel nicht. Die arteriellen aus miliaren Aneurysmen erfolgenden Blutungen führen dagegen fast immer zu Zerstörungen eines grossen Theils der Hirnsubstanz. Man findet zunächst an den Gefässen und namentlich an den von der Art. fossae Sylvii durch die Substantia perforata abgehenden centralen Aesten kleine Rissstellen, welche nach fettiger Usur der Intima und nach Bildung kleinster aneurysmatischer Erweiterungen unter dem arteriellen Blutdruck entstanden sind. Das Blut ist in die Gehirnmasse eingetreten, so lange bis der von der Gehirnmasse erzeugte Seitendruck den weiteren Austritt von Blut aus der Rissstelle verhindert. Die weiteren Veränderungen sind nun folgende. Entweder wird das ausgetretene Blut abgekapselt und nach einer eigenthümlichen Pigmentmetamorphose und gleichzeitiger Anbildung

von Narbengewebe, welche durch eingewanderte lymphoide Zellen gebildet wird, einfach resorbirt (Narbenbildung), oder es bildet sich an
Stelle des hämorrhagischen Heerdes eine kleine sogenannte apoplectische
Cyste. Oder es bildet sich aus dem zertrümmerten Gewebe des Gehirns
und der extravasirten Blutmasse auf dem Wege der reactiven Entzündung,
bei welchem die Neurogliazellen und einwandernde lymphoide Zellen hervorragend betheiligt sind, eine „rothe Erweichung" aus, oder endlich es
entwickelt sich unter allmäligem Verschwinden der extravasirten Blutmasse, reichlicher Bildung neuer lymphoider Rundzellen und gleichzeitigem
Einschmelzen der zertrümmerten Hirnmasse ein grünlich gelben Eiter
enthaltender Heerd (gelbe Erweichung). Die beiden letzterwähnten
Zustände subsummiren unter den Namen der secundären Encephalitis. —
Die erwähnten drei Formen der Entwickelung sind ebensowohl bei punktförmigen, wie bei grösseren hämorrhagischen Ergüssen möglich, sie
kommen deshalb ebensowohl im kindlichen Alter wie bei Erwachsenen vor.

Symptome und Verlauf.

Die Symptome der Hirnhaemorrhagie unterscheiden sich in der eigentlichen Attaque in nichts von denjenigen der embolischen Insulte. Hier
wie dort sind die ersten allgemeinen Symptome Verlust des Bewusstseins,
Convulsionen und rapid auftretende Lähmungserscheinungen. Je nach
dem Umfange der gesetzten pathologischen Veränderung erwachen die
Kranken nach dem Insult überhaupt nicht, sondern gehen im Coma
unter den Erscheinungen contralateraler hemiplegischer Lähmung zu
Grunde oder sie zeigen, wenn sie bei geringerer Grösse des Affects aus
dem Coma erwachen, die der Localität des gesetzten Affects entsprechenden Ausfälle der Motilität. — Es ist hier auf Alles das schon bei der
Embolie Angeführte einfach zu verweisen. Im Ganzen sieht man bei
Kindern ebenso wie bei Erwachsenen, dass in dem Maasse, als die
Kranken sich von der Zeit der apoplectischen Insultes entfernen, die gesetzten Lähmungserscheinungen sich auf einen kleineren Bezirk erstrecken; so kommt es, dass von der ursprünglichen Hemiplegie nach
einigen Wochen nur eine monoplegische Lähmung der oberen Extremität
zurückbleibt. Dies kann natürlich nur der Fall sein, wenn der stattgehabte
Erguss nicht erhebliche Zerstörung innerhalb der motorischen Ganglien
oder der Capsula interna gesetzt hat; in letzterem Falle führt der schliesslich erfolgte Heileffect zu Sklerose der von den motorischen Centren
beherrschten motorischen Pyramidenbahnen mit den Symptomen der
dauernden hemiplegischen Contractur besonders in der oberen Extremität. — Dass bei Blutungen in beschränkten kleinen Heerden, insbe-

sondere in die Hirnrinde, nur diejenigen Muskeln Lähmungserscheinungen zeigen, welche von den betroffenen Stellen innervirt werden, ist schon daraus zu erschliessen, dass je ein grosser Theil der von Exner bestimmten absoluten und relativen Rindencentra erst auf dem Wege des Rückschlusses aus dem pathologischen Befund festgestellt wurde. Ich kann deshalb an dieser Stelle auf die Einleitung (S. 249) verweisen. Dasselbe gilt natürlich von den Störungen der Sensibilität. Im weiteren Verlaufe zeigen die cerebralen Lähmungen die Eigenthümlichkeit, dass die gelähmte Muskulatur in der Regel wenig oder gar nicht atrophirt. Dies kann allerdings nicht mehr als unbedingt giltig festgehalten werden, nachdem Ausnahmen nach dieser Richtung mehrfach beobachtet wurden (Förster, Seeligmüller). Die Atrophie ist allerdings relativ gering und bleibt alsbald stationär; dagegen sind regelmässige Störungen im Längenwachsthum der gelähmten Extremitäten von Förster nachgewiesen worden. Die electromuskuläre faradische Erregbarkeit der gelähmten Muskeln bleibt überdies nahezu vollkommen erhalten und nur im Anfange, oder da, wo ausgesprochene Atrophie eingetreten ist, kann man zuweilen eine geringe Verminderung der faradischen Muskelerregbarkeit nachweisen.

Diagnose.

Die Diagnose der Hirnhaemorrhagie unterliegt vielfachen Schwierigkeiten. Unbedeutende, auf kleine Bezirke beschränkte Hämorrhagien können nur dann diagnosticirt werden, wenn bei sonst günstigem Allgemeinbefinden einzelne Muskelgruppen, welche von den Hirnnerven innervirt werden, Lähmungserscheinungen zeigen, so die Augenmuskeln, der Facialis, die Zungenmuskulatur, und man wird zu der Diagnose um so mehr berechtigt sein, wenn Schwindel, Kopfschmerz oder allgemeine Convulsionen die Lähmungen einleiten. Bei Neugeborenen ist das vorkommende Coma nach schweren Geburten, namentlich wenn gleichzeitig Haematome entstanden sind, ein Führer zur Diagnose. Bei älteren Kindern ist es indess vielfach gar nicht möglich, die Hirnhaemorrhagie von dem Hirntumor, insbesonders von den umschriebenen Tuberkeln zu unterscheiden, namentlich wenn letztere ihre erste Attaque machen, welche den hämorrhagischen Insulten ausserordentlich ähnlich sind, selbst bis auf die nachfolgenden hemiplegischen Lähmungen. Erst später wiederholte Attaquen geben die Möglichkeit einer Differentialdiagnose. — Von embolischen Processen lässt sich der hämorrhagische Insult durch die sorgfältige Untersuchung des Herzens und des ganzen Gefässsystems in der Regel wohl unterscheiden. Die später zurückbleibenden Lähmungen

geben sich als cerebrale durch die Art ihrer Entstehung (anamnestisch)
durch gleichzeitiges Vorhandensein von Lähmungen der Kopfnerven,
durch Störungen der Sprache und Intelligenz, endlich durch die oben
angeführten charakteristischen Symptome zu erkennen.

Prognose.

Die Prognose der Hirnhämorrhagie ist abhängig von dem Umfange
des erfolgten hämorrhagischen Ergusses, welcher sich in der Regel deckt
mit der Schwere der initialen Erscheinungen des Insultes. Bleiben die
Kinder.lange Zeit im Coma, sind mehrere Gehirnnerven gleichzeitig gelähmt,
ist die Sensibilität intensiv gestört, so gehen die Kinder in der Regel
in dem Insult oder an der alsbald sich anschliessenden Encephalitis zu
Grunde. — Hämorrhagische Ergüsse, welche bei der Geburt entstehen,
tödten die Kinder in der Regel in den ersten zwei Tagen. — Die Prognose des weiteren Verlaufes, wenn ein Kind den apoplectischen Insult überstanden hat, ist abhängig von der Art der secundären Veränderungen der Leitungsbahnen. Entwickelt sich Sklerose derselben,
so ist an eine Wiederherstellung kaum zu denken und dies ist namentlich
der Fall, wenn die Capsula interna in ausgedehnterem bis ins hintere
Drittel reichendem Umfange betroffen ist. (Charcot). Kleinere Ergüsse
in die Hirnrinde können volle Reparabilität der motorischen Defecte
gestatten. Das Gleiche gilt von den Störungen der Sprache.

Die Therapie deckt sich vielfach mit derjenigen der Embolie.
In einer Reihe von Fällen ist auch der apoplectische Insult von tiefem
Collaps begleitet. Hier wird man rasch mit Campher, Aether, Moschus
eingreifen müssen, um die Kräfte zu beleben. In anderen Fällen sind
fluxionäre Vorgänge nach dem Gehirn im Vordergrund; bei diesen
kann in Frage kommen, ob man, wie bei Erwachsenen, im Augenblicke
des Insultes zu Blutentziehungen schreiten soll, in der Absicht, den
arteriellen Druck zu vermindern. — Venaesectionen werden bei Kindern
niemals gemacht; dagegen kann man sich bei solchen Kindern, welche
ein congestionirtes Gesicht und gespannte Radialarterien darbieten, zu
Blutentziehungen mittelst Blutegel wohl entschliessen. — Darmentleerungen und Ableitungen auf den Darm durch Clysmata und Laxantien sind von demselben Gesichtspunkte aus indicirt. Der reactiven
Entzündung des Gehirns kann man versuchen mittelst Eiscompressen
und kalten Irrigationen vorzubeugen. Im Uebrigen wird man mehr
exspectativ verfahren, nachdem die ersten Erscheinungen der hämorrhagischen Attaquen vorüber sind. — Aeltere Kinder schütze man durch
Lagerung auf Wassermatratzen vor leicht auftretendem Decubitus; die

Ernährung sei leicht roborirend. Alkoholica werden in der Mehrzahl der Fälle vermieden werden müssen. — Nur bei vorhandener hämorrhagischer Diathese wird man besser ernähren müssen und auch Eisenpräparate verabreichen. Die electrische Behandlung der Lähmungen darf nur vorsichtig und mittelst schwacher constanter Ströme geschehen. Man kann dieselbe, wie bei der Embolie, durch schwache Soolbäder unterstützen.

Eitrige Encephalitis.
Gehirnentzündung mit Abscessbildung.

Pathogenese.

Schon in den vorigen Capiteln ist bei der Embolie und Hämorrhagie in das Gehirn der Ausgang in Encephalitis mit Erweichung erwähnt worden. Indess sind diese Ursachen der Krankheit relativ selten. Weit häufiger entsteht die Encephalitis aus Weiterverbreitung der Entzündung eines mit dem Gehirn in directem Zusammenhange stehenden Organes auf das Gehirn. So kommt die Encephalitis in einer überaus grossen Anzahl von Fällen bei Otitis media und interna mit Caries des Felsenbeines zu Stande, ebenso bei Panophthalmitis. Die Verbreitung der Entzündung geschieht den Gefässen und Nervenscheiden entlang, centripetal. Als weitere hervorragend wichtige Ursachen sind die traumatischen Einflüsse zu erwähnen, Sturz und Fall mit und ohne Schädelfracturen, ausserdem als ein häufiges Ereigniss, Hufschlag von Pferden. Neuerdings erst beschreibt Elcan wieder einen Hirnabscess bei einem fünfjährigen Knaben, entstanden nach eiuem von Fractur des linken Stirnbeines gefolgten Hufschlag eines Pferdes. Es darf nicht Wunder nehmen, dass die traumatische Encephalitis vorzugsweise bei Knaben vorkommt. Weiterhin kann die Encephalitis durch intracerebrale Tumoren eingeleitet werden, und zwar geben die bei Kindern beobachteten grösseren, infiltrirten Tuberkel der Hirnsubstanz vielfach Anlass zu Erweichungsheerden in ihrer Umgebung; auch die Erweichung syphilitischer Tumoren ist beobachtet worden. — Ausser nach diesen geradezu handgreiflichen Anlässen kommt die Entzündung der Gehirnsubstanz bei den zymotischen Krankheiten ohne direct nachweisbaren Anlass vor. Es ist nicht unwahrscheinlich, dass hier Microorganismen eine ätiologische Rolle spielen, vielleicht sind aber auch gewisse in den Hirngefässen vor sich gehende Veränderungen, auf welche früher (pag.

121) hingewiesen worden ist, und daraus herzuleitende Ernährungsanomalien in der Hirnsubstanz, die Ursache der Erkrankung. Ueberdies
kommt aber ohne jede nachweisbare Ursache Encephalitis vor, wenn
nicht etwa bei diesen Fällen mehrfach wiederholte anscheinend geringe,
aber in der Zahl sich summirende traumatische Einflüsse, deren Anfangs-
glied vielleicht schon im Geburtsact zu suchen ist, als causale Momente
herbeigezogen werden sollen. — Trotz dieser so reichen Kette von Ursachen ist die Krankheit keine der häufigeren im kindlichen Alter,
wenigstens ist die in der Literatur beschriebene Zahl von Erkrankungsfällen relativ gering.

Pathologische Anatomie.

Der Gehirnabscess stellt sich in der Regel als einen, von einer soliden
Kapsel umschlossenen, mit grünlich gelbem Eiter erfüllten Heerd dar,
welcher sich nach aussen mit der Gehirnsubstanz in engsten organischen
Zusammenhang setzt und sich von derselben nicht herausschälen lässt.
Geht man der Entstehung des Abscesses nach, so zeigt sich, dass der
Beginn der eitrigen Schmelzung durch strotzende Hyperämie der kleinen
Gefässe des Gehirns eingeleitet wird. Alsbald kommt es zu reichlichen
kleinen, vielfach miliaren Blutungen in die Hirnsubstanz, in deren
Umgebung die letztere in kleine breiige Heerde einschmilzt. Der
ganze Heerd erhält eine rothe blutdurchtränkte Farbe, so dass er den
Namen der „rothen Erweichung" rechtfertigt. Die Nervenfasern sind
in demselben gleichsam zerbröckelt eingeschlossen, und auch die
Ganglienzellen haben neben einer dunkelkörnigen Trübung die Zeichen
bröckelnden Zerfalls angenommen. Auf dem Wege der Einwanderung
lymphoider Körperchen einerseits und der Bildung von Eiterzellen andererseits sammelt sich, während der Blutfarbstoff der ausgetretenen
rothen Blutkörperchen eine allmälige Wandlung eingeht, eine grünlich
gelbe Eitermasse, welche neben den massenhaften Rundzellen alsbald
Detritus, Nervenmassenstücke und zerfallende Ganglienzellen enthält.
In der Umgebung dieser Masse entsteht augenscheinlich durch wuchernde
Betheiligung der Neuroglia die charakteristische, nach Innen glatte, zuweilen ziemlich dicke Abscesshaut, welche die Eitermasse einkapselt.
Dieselbe geht nach Aussen in die Neuroglia der umgebenden Gehirnmasse über, nach Innen ist ihre glatte Oberfläche mit einer Schicht
fettig degenerirter Zellen ausgekleidet, während sie im Uebrigen aus
einem Fasergewebe besteht, welches neben reichlichen Rundzellen vorzugsweise aus lang hingezogenen Spindelzellen besteht; in der äussersten,
an die Hirnmasse anstossenden Schicht begegnet man wieder reichlichen

Massen runder in Zerfall begriffener Zellen. Vielfach findet man an
der Innenwand der Kapsel oder dieselbe durchziehend, stehen gebliebene,
zuweilen noch mit Ganglienzellen in Verbindung gebliebene Nervenfasern. Die Hirnsubstanz ist in der Umgebung des Abscesses ödematös,
die Gyri bei grossen Abscessen plattgedrückt. Je nach Lage und er-
weichendem Vordringen des Abscesses ist der Erguss von Eitermassen
durch das Lumen der an einer oder mehreren Stellen durchbrochenen
Kapsel hindurch in die normalen Hirnhöhlen erfolgt.

Symptome und Verlauf.

Die Mannigfaltigkeit der Entstehungsursachen und die Eigenthümlichkeit, dass die Krankheit zumeist secundärer Natur ist, prägen der
Encephalitis, insbesondere in den initialen Symptomen einen vielfach
verschiedenen und dunkeln Charakter auf. Die Krankheit verbirgt
sich hinter den Symptomen derjenigen Affectionen, welche sie verursachen. Die traumatische Encephalitis, die Encephalitis bei Caries des
Felsenbeines, die embolische oder hämorrhagische Encephalitis, jede
dieser Formen hat von Anfang an einen durch keinerlei specifische
Eigenschaft charakterisirten Verlauf. — Weite der Pupillen, soporöse
Zustände bis zum Coma, Erbrechen, Convulsionen, Paresen sind allen
Formen gemeinsame, vieldeutige Symptome; dieselben können ebenso
gut der initialen Krankheit an sich, als der Encephalitis ihren Ursprung
verdanken; sie werden weder nach schweren Traumen mit Schädel-
fractur, noch nach irgend einer der genannten Ursachen Wunder nehmen,
noch auch aber mit einiger Bestimmtheit auf eine organische Erkrankung des Gehirns bezogen werden können. — Die Krankheit gestaltet
sich erst deutlicher durch den weiteren Verlauf. — Im Grossen und
Ganzen kann man zwei Hauptformen der Erkrankung, die a c u t e und
die c h r o n i s c h verlaufende, unterscheiden. — Die acute Encephalitis
setzt mit ziemlich stürmischen Symptomen ein, unter welchen neben
der allgemeinen, auch Heerdsymptome nicht fehlen. Die Kranken fiebern
heftig, unter besonderen Umständen und so namentlich bei pyämisch
embolischen Processen, bei diphtheritischer Otitis media und interna,
auch bei einzelnen zymotischen Krankheiten treten Schüttelfröste auf;
der Kopf schmerzt heftig, und so lange das Sensorium frei bleibt, beherrscht der Kopfschmerz die Situation. Ausserdem treten zuweilen
die Heerdsymptome in den Vordergrund, Parese des Facialis, Lähmungen
des Oculomotorius, Aphasie, Störungen des Sehvermögens, Zitterbewegungen gestatten die Deutung, dass an den physiologisch entsprechenden
Localisationsstellen eine umgrenzte Affection Platz gegriffen habe. Als-

20*

bald wird auch das Sensorium benommen; stöhnend und tief betäubt
liegen die kleinen Kranken mit zurückgeworfenem Kopfe in den Betten.
Der Puls ist verlangsamt, die Pupillen sind weit. Die Respiration unregelmässig. — So droht dem Kranken anscheinend rapid der Exitus lethalis;
und dennoch tritt auch unter diesen erschwerenden Symptomen wenigstens
ein gewisser Grad von Remission ein. Die Convulsionen sistiren, das
Sensorium wird wieder freier und nur gewisse Symptome, wie Paresen,
Aphasie, auch der zeitweilig wiederkehrende Kopfschmerz gemahnen an
den Ernst der Situation. — Alsbald wird auch mit dem zweiten acuten
Anfall das Ende herbeigeführt. — Heftiger Kopfschmerz, allmälig sich
herausbildende tiefe sensorielle Benommenheit, unterbrochen von mitunter colossal heftigen Attaquen von Convulsionen, erhebliche Unregelmässigkeit des Pulses, Nackencontractur, Paralysen der Kopfnerven,
der Extremitäten, schwere vasomotorische Paresen, zerfliessende
Schweisse führen in relativ kurzer Zeit das Ende herbei. — So der
acute Verlauf. — Der chronische Verlauf der Krankheit charakterisirt sich dahin, dass die soeben gekennzeichnete Remission Wochen
und Monate, selbst Jahre in Anspruch nehmen kann. — Nach einem
heftigen Trauma sind die ersten schweren cerebralen Symptome vorübergegangen; das kranke Kind wird munter, seine Ernährung schreitet
gut vorwärts, nur geringe sensorielle Störungen, Unruhe des Nachts,
eine etwas auffallende Erregbarkeit, endlich leichte Kopfschmerzen,
vielleicht auch geringe motorische Störungen, wie Facialisparese oder
Strabismus verrathen in undeutlicher Weise die vorangegangene Affection. Nichts lässt einen bestehenden und langsam um sich greifenden
Erweichungsheerd vermuthen. Plötzlich tritt das zweite acute, das
terminale Stadium in die Erscheinung und rapid, in wenigen Stunden
geht unter Convulsionen und den übrigen, schon geschilderten Symptomen das anscheinend blühende Leben verloren. — So charakterisirt
sich also die abscedirende Encephalitis durch ein acutes initiales
Stadium, durch die darauf folgende Remission und endlich durch das
terminale, zumeist in kürzester Frist den Tod einleitende, acute
Stadium. — So sehr auch auf solche Weise eine gewisse Art fester
Charakteristik in der Krankheit ausgeprägt ist, so sind die Erscheinungen
im Einzelfalle überaus wechselvolle und vieldeutige. Unter 44 von
Küster zusammengestellten Fällen von otitischem Hirnabscess war die
eigentliche Entwickelung des Abscesses zumeist latent verlaufen, und
die ersten acuten Zeichen erschienen erst, nachdem der Abscess schon
lange bestand. In der Regel traten heftige Kopfschmerzen ein, zuweilen mit echtem neuralgischem Charakter, später die eben geschilderten

motorischen und sensoriellen Affectionen. K ü s t e r betont die Schwierigkeit der Diagnose in dem Einzelfalle. Selbst die Heerdsymptome, welche sonst leichter zur Diagnose leiten, verwischen sich bei der allgemeinen Wirkung der Abscesse mehr, als bei anderen localen Erkrankungen des Gehirns, speciell bei den Gehirntumoren und die Fälle, wo auf Grund von Heerdsymptomen ohne traumatische Veranlassung zur Eröffnung des Abscesses mittelst Trepanation geschritten wurde, bleiben Seltenheiten.

Diagnose.

Die Schwierigkeiten der Diagnose sind soeben gekennzeichnet. Für dieselbe ist die Kenntniss vorhandener Anomalien (Herzfehler, Otitis, Ophthalmien) ebenso nothwendig, wie die genaue Feststellung anamnestischer Thatsachen. Vorangegangene Traumen, anscheinend bedeutungslos, zeigen nach Wochen und Monaten ihre Tragweite. Wenn nach einem solchen, mit cerebralen Symptomen verlaufenen, eine relative, nur von Kopfschmerz, oder leichten Contracturen oder Paresen unterbrochene Remission eintritt, so wird man bezüglich des Hirnabscesses wohl auf der Hut sein müssen. Der terminale Symptomencomplex führt zur Diagnose. Andererseits verdeckt die initiale Meningitis die gleichzeitig inducirte Encephalitis. Selbst bei vorhandenen Heerdsymptomen kann die Differentialdiagnose zwischen Abscess und Hirntumor überaus schwierig werden. Für ersteren entscheiden dann wieder die anamnestischen Daten, etwa vorhandenes Fieber, Schüttelfröste, endlich die erhebliche und charakteristische Latenz, welcher zwar auch bei dem Tumor vorkommt, aber fast nie so vollkommen ist, wie beim Abscess. — Die aus Embolie und Hirnhämorrhagie hervorgehende acute Encephalitis kennzeichnet sich neben der Dauer der schweren sensoriellen Benommenheit vorzugsweise durch das Fieber, während die Heerdsymptome zumeist dem embolischen oder hämorrhagischen Heerde zuzuschreiben sind, und nur neue, allmälig eintretende Heerdsymptome das Fortschreiten des initialen Heerdes durch cerebrale Erweichung kennzeichnen.

Prognose.

Die Prognose der Encephalitis ist nur bei den traumatischen Fällen günstiger, sonst fast durchweg schlecht. Bei Traumen ist die Widerstandsfähigkeit der Organismen allerdings zuweilen erstaunlich. Beträchtliche Defecte des Gehirns werden gut vertragen und die Ausfallssymptome gleichen sich sogar wieder aus; so ist in dem oben citirten Falle von E l c a n nach Elevation und nachträglicher Entfernung von Stücken des

Stirnbeins, endlich nach Entleerung eines grossen (6 bis 8 Unzen) haltenden Hirnabscesses, Aphasie und Hemiplegie vollständig geschwunden und nach 18 Monaten völlige geistige und körperliche Frische des Knaben eingetreten. Aehnliche Fälle sind in der Literatur vielfach citirt. Dem gegenüber geben die otitischen, embolischen und hämorrhagisch encephalitischen Heerde eine durchaus ungünstige Prognose. Selbstverständlich gilt das Gleiche von solchen, welche auf dem Boden oder als Folgekrankheit zymotischer Krankheiten entstanden sind.

Therapie.

Die moderne Chirurgie, welche so wirksam bei den inneren Erkrankungen des Organismus einzugreifen beginnt, hat bei den traumatisch entstandenen encephalitischen Heerden ein reiches und lohnendes Feld der Thätigkeit. Die Trepanation deprimirter und fracturirter Knochensplitter und die nachträgliche Incision in vorhandene Abscesse haben vielfach das lethale Ende vermeiden helfen. Desto ungünstiger gestaltet sich die Aufgabe gegenüber den übrigen Formen von Encephalitis. Bei Otitis media und interna ist die Prophylaxe, welche sich darauf hin richtet, die Ohrenentzündungen zur Heilung zu bringen, eine überaus wichtige Maassnahme. Unter Umständen wird man zu frühzeitiger Trepanation des Processus mastoideus auch bei Kindern zu schreiten haben, um fortschreitende Caries des Felsenbeins zu verhüten. — Der Encephalitis bei embolischen oder hämorrhagischen Insulten wird man versuchen durch ableitende Mittel (Abführmittel, Clysma) und durch die Application von Eis auf den Kopf vorzubeugen; in passenden Fällen, insbesondere wenn die Kinder stark congestionirt sind, wird man nebenbei die Application von Blutegeln am Kopfe nicht scheuen. — Bei hohem Fieber wende man überdies die bekannten antipyretischen Mittel an, obenan kühle Bäder oder auch kühlende Irrigationen auf den Kopf oder lege die Kinder auf die vom kalten Wasser durchspülten Goldschmidt'schen Matratzen. — Heftige Convulsionen bekämpfe man mit Chloralklystiren (1 Gramm : 1 Klystir bei einem 1 bis 2jährigen Kinde event. wiederholt) oder mittelst directer Anwendung von Chloroforminhalationen. Man kann mittelst dieser Mittel die Abscedirung vielleicht verhindern; ist indess trotz dieser Medication Abscessbildung und Erweichung eingetreten, so ist jede andere, als die chirurgische Therapie hilflos und es wird auf die vorhandenen Heerdsymptome ankommen, ob man sich vorstellen kann, dem Krankheitsheerde durch Trepanation und Incision beizukommen; die relativ beste Aussicht auf Erfolg werden selbstverständlich solche Abscesse geben, deren Sitz in der Hirnrinde und zwar an der Convexität derselben zu diagnosticiren ist, während centralwärts gelegene Abscesse unzugänglich sind.

Sklerose des Gehirns.

Die Sklerose des Gehirns ist eine bis jetzt spärlich beschriebene Krankheit des kindlichen Alters, welche zu den chronischen encephalitischen Processen gehört. Die Mehrzahl der bekannt gewordenen Fälle betrafen Knaben. Die Krankheit ist schon angeboren beobachtet und kommt im Säuglingsalter vor; indess scheinen die Jahre des Knabenalters zu derselben noch mehr zu disponiren. Ein von mir beobachteter Fall begann im zehnten Lebensmonate und endete nach 3 ¹/. jähriger Dauer tödtlich. — Die Aetiologie der Krankheit ist in völliges Dunkel gehüllt, indess scheint es, wie wenn dieselbe, ebenso wie ein anderer chronischer hyperplastischer Process, die Hirnhypertrophie, mit der Rachitis im engen Connex sei und es ist wohl möglich, dass die mit der Rachitis einhergehenden fluxionären Processe nach den Schädelknochen den Anlass zu der Krankheit abgeben.

Pathologische Anatomie.

Es handelt sich im Wesentlichen um einen echten hyperplastisch indurativen Process in der Neuroglia. Dieselbe ist vermehrt, die Neurogliazellen gewuchert, das interstitielle Gewebe reichlicher und derber. Allmälig kommt es in dem gewucherten Gewebe zu einer Art von narbiger Schrumpfung und Verdichtung mit gleichzeitigem Untergang von Nervenfasern und Ganglienzellen des Gehirns. Die Consistenz der so veränderten Partien des Gehirns kann geradezu knorpelhart werden. — Die Sklerose befällt entweder grössere zusammenhängende Partien des Gehirns, oder kommt an disseminirten Stellen vor. In der Regel sind es die von einem Centrum ausgehenden Leitungsbahnen, welche der Sklerosirung anheimfallen, so ist bei der Vernichtung der motorischen Centra in der Gegend der Broca'schen Windung, oder bei Zerstörung des motorischen Theiles der Capsula interna die Sklerosirung der Pyramidenstränge die reguläre Consequenz.

Symptome und Verlauf.

Die Krankheit ist, wie die von den Autoren (Steiner und Neureutter, Dreschfeld, d'Espine und Picot, Steffen) beobachteten Fälle zeigen, eine überaus schleichende und langwierige; der von mir beobachtete Fall war von Anfang bis zu Ende dauernd in meiner

Beobachtung. Die Krankheit begann, nachdem das Kind einige Monate
vorher an Diarrhoeen gelitten hatte, mit einer auffallend schweren
Anämie, welcher sich alsbald Rachitis zugesellte. Die ersten Zeichen
einer centralen Erkrankung waren Lähmungen im rechten Facialis und
an der ganzen rechten Seite (Hemiplegie), der Gesichtsausdruck wurde
blöde und es trat überreiche Salivation ein. Später stellten sich Contracturen der oberen Extremität und zwar besonders in der Gruppe der
Flexoren ein, während die Intelligenz trotz des blöden Gesichtsaus-
druckes leidlich erhalten blieb. Die Sprache entwickelte sich nicht,
wiewohl das Gehörvermögen erhalten war. Intercurrente Krankheiten
(Rubeolen, Icterus, Ecceme) hatten auf den Verlauf keinerlei Einfluss.
Der Tod erfolgte an einer diffusen Miliartuberculose. Der Sections-
befund ergab neben hydrocephalischen Erweiterung der Seitenventrikel,
Sklerose des linken Vierhügelpaares, eines Theiles des linken Sehhügels, des Kleinhirns und des Pons.

Der Verlauf dieses Falles charakterisirt im Ganzen die Krankheit,
welche sich durch Convulsionen, Paresen mit nachfolgenden Contracturen an Kopf und Extremitäten, Zitterbewegungen und je nach der
befallenen Localität durch Störung des Sehvermögens und der Hörfähigkeit auszeichnet. Die Sensibilität ist in der Regel ebenfalls gestört,
ganz besonders aber wird von den meisten Autoren die Störung der
Intelligenz und der Sprache betont. Die Mehrzahl der Kinder verfällt
schliesslich dem Idiotismus.

Diagnose.

Die Diagnose lässt sich insbesondere aus der Constanz der allmälig
zunehmenden Lähmungen und der gleichzeitigen psychischen Alteration
erschliessen. — Jede andere der chronischen Cerebralerkrankungen
(Abscess, Tumoren), lässt gewisse Zeiten der Latenz erkennen, während
diese bei der Sklerose fehlt; überdies sind bei der Sklerose die Heerdsymptome weniger ausgesprochen.

Prognose.

Die Prognose der Krankheit ist absolut schlecht. Es ist keine
Hoffnung der Besserung zu geben. Dem entsprechend ist auch von
therapeutischen Maassnahmen keine Rede. Man sorge nur für die
nothwendige Reinlichkeit der Kinder und für eine der Herabsetzung
der Intelligenz entsprechende Beschäftigung.

Geschwülste im Gehirn.

Während bei Erwachsenen fast alle Formen von Tumoren in wechselnder Reihe im Gehirn zur Beobachtung kommen, ist die Gruppe von Geschwülsten, welche bei Kindern im Gehirn beobachtet worden ist, eine relativ kleine. Mit Ausnahme von Tuberkeln, sind Tumoren, wie Syphilome, Carcinome, Sarcome, Gliome und parasitäre Cystentumoren (Cysticercus und Echinococcus) im Gehirn der Kinder nur ganz vereinzelt beobachtet worden und unter den genannten spielt immer der Tuberkel eine so hervorragende Rolle, dass er für die Pathologie der in Rede stehenden Erkrankungsform eigentlich maassgebend ist. Man wird deshalb, wenn Symptome eines Gehirntumors zu Tage treten, in erster Linie an den Tuberkel zu denken haben und nur durch zwingende Gründe zu einer anderen Annahme übergehen. Autochthone Entwickelung eines Gehirntumors kann wohl vorkommen, ist indess selten; weit häufiger ist die Entstehung des Tumors auf dem Boden einer Allgemeinerkrankung (Tuberculose, Syphilis) oder durch sogenannte Metastase (Carcinom, Sarcom) oder endlich durch Einwanderung oder mechanische Verschleppung mit dem Blutstrom (Cysticercus, Echinococcus). — Aetiologische Momente für die Entstehung der Tumoren liegen nur für die erste und dritte dieser drei Gruppen deutlich vor, dagegen ist die Aetiologie der eigentlichen Tumoren nach wie vor in Dunkel gehüllt; ob mechanische Insulte und chronische, dauernd sich wiederholende Reizzustände die Tumoren veranlassen, oder ob die congenitale Anlage, wie Cohnheim annimmt, für ihre Entstehung maassgebend ist, wird voraussichtlich noch für lange Zeit der Discussion zugängig sein. Von einzelnen, den Hyperplasien zuzurechnenden Tumoren, wie es die Osteome sind, ist die Annahme, dass chronische, von Traumen ursprünglich hervorgegangene Reizzustände sie verursacht haben, nicht wohl gut von der Hand zu weisen. — Die Zeit, in welcher Tumoren sich entwickeln, ist in der Regel das Knabenalter, indess sind auch schon in sehr frühem Säuglingsalter Tumoren bei Kindern nachgewiesen worden. Einer der von mir beschriebenen Fälle, wo ich einen Hirntuberkel im Cerebrum mit einiger Sicherheit glaubte annehmen zu können, stand im Alter von 7 Monaten; ein anderer durch die Section bestätigter Fall, im Alter von 1½ Jahren. Demme hat einen Fall von angeborenem Hirntuberkel im Kleinhirn beschrieben.

Pathologische Anatomie.

Tuberkel. Der Hirntuberkel bildet kleinere und grössere, erbsengrosse bis wallnussgrosse oder noch grössere rundliche oder zackige und mit Fortsätzen sich verbreitende Tumoren in der Hirnsubstanz. Derselbe nimmt mit Vorliebe seinen Sitz in dem Cerebellum, ist indess vielfach in jedem Abschnitte des kindlichen Gehirns beobachtet und beschrieben. Die Entwickelung ist in der Regel so, dass ein grösserer Knoten aus dem Conflux einer grösseren Menge kleiner und kleinster Knötchen entsteht, und die Ausdehnung des tuberculösen Heerdes geschieht in der Weise, dass sich in der Peripherie des gebildeten Tumors neue kleine Heerdchen entwickeln, welche mit den grösseren zusammenfliessen. Während dieses Acts des Wachsthums schmilzt die Mitte des Knotens zu einer käsigen, grünlichen Masse ein, oder es bildet sich auch in einzelnen Knoten ein mehr festes, faseriges, von kleinen Rundzellen durchsetztes Gewebe aus. Die Entwickelung des Tuberkels geht an der Hirnperipherie, wo er vorzugsweise gern seinen Sitz hat, von den Gefässen aus, in deren Adventitia die tuberculöse Granulation zunächst Platz greift; im Innern des Gehirns oder im weiteren Vordringen nach dem Innern ist zweifelsohne auch die Neuroglia des Gehirns bei der Entwickelung mit betheiligt. Die Umgebung des solitären Tuberkelknotens wird in der Regel von einer blutreichen, mit kleinen Rundzellen vielfach durchsetzten Schicht von unbedeutender Dicke gebildet, welche continuirlich nach aussen in die normale Hirnsubstanz übergeht. Nur in manchen Fällen sieht man in der Umgebung des tuberculösen Heerdes die der Encephalitis zugehörigen anatomischen Substrate, röthliche Durchtränkung mit Anhäufung von grosskernigen Rundzellen und Zerfall von Nervenfasern und Ganglien, in fortgeschrittenen Fällen sogar reichliche Ansammlung von Eiter, so dass also ein encephalitischer eitriger Schmelzungsheerd in den eigentlichen Tuberkel übergeht. In anderen und zwar der grösseren Zahl von Fällen ist die die eigentliche verkäste Tuberkelmasse einschliessende Schicht wohl erhalten. Man findet den Hirntuberkel selten einzeln, sondern in der Regel in mehrfacher Zahl im Gehirn vor. Vereinzelte Tuberkeln sind zumeist etwas grössere Geschwulstknoten. Ihr Sitz ist mit einiger Vorliebe das Cerebellum, in welchem sie sowohl in der Hemisphäre, als auch in dem Wurm Platz greifen, indess sind vielfach Tuberkel im Grosshirn, und zwar in der Rinde ebensowohl, wie im Marklager und den Centralganglien und besonders im Pons beobachtet und beschrieben worden.

Syphilome. Syphilitische Tumoren, bei Kindern kaum jemals mit Sicherheit beobachtet (Gummata), nehmen, wenn man nach den Verhältnissen der Erwachsenen urtheilt, in der Regel ihre Entwickelung aus den Gefässscheiden des Gehirns. Doch kommen auch Fälle vor, wo die Syphilome von den Nervenscheiden ausgehen, so hat Barlow einen Fall beschrieben, in welchem multiple Syphilome an der Hirnbasis, von den Gehirnnerven ausgegangen, zu Zerstörung der Nervencylinder geführt hatten, während gleichzeitig, insbesondere die grösseren Arterien, Verdickungen der Wände zeigten. Die gummösen Geschwülste bestehen aus einem mehr weichen zellenreichen Gewebe, mit fast schleimiger Grundsubstanz und nähern sich dadurch erheblich den als Myxomen beschriebenen Tumoren an (Rindfleisch). Die Verkäsung in der Art der tuberculösen, kann auch bei den Syphilomen Platz greifen und dann kann es kommen, dass die Syphilome von eigentlichen käsig zerfallenen Tuberkeln nicht zu unterscheiden sind.

Carcinom. Das Carcinom geht zumeist von den Gefässen der Pia mater aus und besteht gleich den Carcinomen anderer Organe in den Haupttheilen aus grösseren von bindegewebigen Fasern und Fasermassen eingetheilten Alveolen, welche epitheliale grosse, zum Theil runde, zum Theil mehr spindelförmige Zellen enthalten. Zuweilen sieht man zwischen den einzelnen Alveolen Reste des zerstörten Gliagewebes, wohl auch Stücke von zertrümmerten Nervenfasern, insbesondere einzelne Stücke erhalten gebliebener Achsencylinder. Die Umgebung der ungleichmässig und in Zapfen vordringenden Geschwulst besteht aus fettig degenerirter und zerfallener Hirnsubstanz mit zahlreichen Gefässen, an welche sich die normale Substanz anschliesst. In der Regel obliteriren und veröden die Gefässe innerhalb des Tumors sehr bald; dann kommt es auch im Inneren des Carcinom zu fettiger Einschmelzung des Gewebes und zu einer Art käsigen Zerfalls. Das Carcinom des Gehirns ist zumeist durch Metastase entstanden, und es ist sodann der Hauptsitz der Erkrankung in einem fernliegenden Organ; so sind bekanntlich Carcinome der Nieren bei Kindern keineswegs grosse Seltenheiten. Auch die Fortwucherung eines Carcinoms der Orbita auf das Gehirn ist mehrfach beobachtet worden. Das Carcinom hat im Gehirn keine Prädilectionsstelle, sondern ist ebenso im Grosshirn wie im Kleinhirn beschrieben worden. Im Ganzen ist aber der Natur dieser Krankheit nach ihr Erscheinen im kindlichen Alter ausserordentlich selten.

Die Sarcome und Myxome entwickeln sich entweder spontan oder durch Fortwucherung aus der Orbita und endlich aus der Dura mater; dieses, indem es ein weiches, gallertartiges, jenes, indem es ein mehr festes, aus Spindelzellen oder kleinen Rundzellen zusammengesetztes Gewebe darstellt, zellenreich und mit geringer Zwischensubstanz.

Die Tumoren sind in jedem Theile des Gehirns beobachtet worden. Wie
widerstandsfähig übrigens die Schädelbasis und die Dura gegenüber dem
Fortwuchern der Sarcome ist, habe ich in einem Falle gesehen, wo ein
sarcomatöser Tumor in colossaler Weise von der linken Orbita her
die ganze linke Aussenseite des Schädels einnahm, das Siebbein durchbrochen hatte und an der Basis des Schädels nach der rechten Orbita
hinübergewuchert war, den linken Bulbus völlig zerstört, den rechten
protrudirt hatte, ohne doch in die Gehirnbasis einzudringen; wenigstens
waren keinerlei Symptome vorhanden, welche die Annahme des Er-
griffenseins des Gehirns rechtfertigen konnten.

Gliome gehen aus der Neuroglia des Gehirns hervor, haben die
Eigenthümlichkeit gewisse abgegrenzte Bezirke des Gehirns zu ergreifen
und sonderbarer Weise trotz vollständiger Vernichtung des eigentlichen
Gehirngewebes die Farbe desselben zu erhalten. Dieselben bestehen in
der Regel aus kleinen Rundzellen oder auch Spindelzellen, welche sich
in Bündel oder Faserzügen anordnen (Rindfleisch) und besitzen eine
zweifellose Aehnlichkeit mit den Sarcomen. Die Entstehung des Glioms
aus der Retina und die Fortwucherung derselben in das Gehirn ist eine
vielfach beobachtete Thatsache.

Cysticercus und Echinococcus sind die Blasenzustände,
jener von Taenia solium, dieser von Taenia Echinococcus. Der Cysticercus cellulosae entsteht aus den Eiern der Taenia solium, deren harte
Eischale im Magensafte gelöst wird. Der frei gewordene Embryo wandert
von dem Magen aus in den Geweben weiter, oder er wird mit dem Blut-
strome fortgeschwemmt. Nachdem er festgeheftet ist, entwickelt er sich
zuerst zu einem bläschenförmigen, durchsichtigen Körper und später
bildet sich der mit einem Hakenkranz und den Saugnäpfen versehene
Kopf.

Der Cysticercus wirkt reizend auf die Umgebung der Stelle, wo
er sich niedergelassen hat und entwickelt daselbst eine reactive Entzündung, welche zur Bildung einer den Blasenwurm einkapselnden
Bindegewebsschicht führt, oder es kann auch zu einer langsam sich entwickelnden erweichenden Encephalitis kommen. Der Reiz genügt überdies, zu Transsudationen in den Hirnhöhlen zu führen.

Bedeutendere Veränderungen als der Cysticercus setzt der Echinococcus wegen der inneren Vergrösserungsfähigkeit und Wachsthums-
energie. Der Echinococcus entwickelt sich aus den Eiern der Skolices
von Taenia veterinorum (Echinococcus) in ähnlicher Weise, wie der
Cysticercus. Nur sind seine Bewegungen langsamer, ebenso seine Entwickelung. Es bildet sich hier wie dort ein bläschenartiger Körper,

welcher allmälig an der Innenwand aus einer körnigen Schicht von runden und sternförmigen Zellen entsteht und weiterhin die Entwickelung von Brutkapseln und in denselben eine oder mehrere Skolices mit Hakenkranz und Saugnäpfen zeigt. Die Grössenzunahme, die fortschreitende Blasenbildung mit zeitweiliger Abschnürung der Tochterblasen machen den Echinococcus geeignet, grosse Partien des Gehirns durch Druck total zu vernichten. Die Wirkung ist in gewisser Beziehung der hydrocephalischen ähnlich, indess ist der Echinococcus in dem Maasse gefährlicher, als er, als lebender Parasit nicht von den einfachen (physikalischen) Diffusionsgesetzen mehr passiv abhängig ist, sondern sich organisch fortentwickelt. So kann es kommen, dass bei jüngeren Kindern die Schädelwände in den Nähten auseinander gedrängt, oder die Knochen stellenweise usurirt werden.

Symptome und Verlauf.

Man hat in der Symptomatologie der Gehirntumoren zwei Gruppen von Erscheinungen zu trennen, 1) die Allgemeinerscheinungen, welche der Tumor veranlasst, das sind Fernwirkungen des Tumors auf entfernt gelegene, mit ihm in keinem directen organischen Zusammenhange stehende Centren. Dieselben sind einerseits erklärlich aus dem Reiz, welchen ein fremder (heterotoper und heteroplastischer) sich entwickelnder und wachsender Körper auf das Organ, in welchem er Platz gegriffen hat, ausübt, andererseits aus den Circulationsstörungen, welche durch das Eindringen des fremden Körpers in den geschlossenen Schädelraum entstehen. Aus der in der Einleitung gegebenen Lage der Circulationsverhältnisse wird die Möglichkeit und Art dieser Circulationsstörungen wohl ohne Schwierigkeit zu verstehen sein. — 2) Die Heerdsymptome. Dieselben sind die Folge der örtlichen Reizung und Zerstörung an dem von dem Tumor ergriffenen Gehirnbezirk und äussern sich dem entsprechend in abnormem Ausdruck der von diesen Bezirken ausgehenden physiologischen Leistungen, oder in totalem Ausfall derselben. Man wird nach beiden Gruppen von Erscheinungen bei der Diagnose der Hirntumoren zu suchen haben, wird aber mit Bezug auf die erste vielfach auf anamnestische Daten angewiesen sein. Daher ist bei wenigen Krankheiten des kindlichen Alters den logisch und klar durch die Anamnese zu eruirenden reinen Thatsachen soviel Raum zu gestatten, wie gerade bei der Frage nach der Anwesenheit eines Gehirntumors.

Schleichend, langsam, stetig oder mit Unterbrechungen, wie das anatomische Wachsthum des Tumors, ist die Entwickelung der allgemeinen Symptome. Die Kinder fangen an mürrisch und verdriesslich zu werden,

schlafen zu ungewohnter Zeit, während die sonst innegehabte Nachtruhe
gestört ist. Zeitweilig schrecken sie plötzlich in der Nacht auf, weinen
und schlafen erst nach einiger Zeit wieder ein. Andere Kinder schlafen
abnorm viel. Der Schlaf ist dann tief, schwer und nicht recht erfrischend.
Alsbald treten in wachem Zustande Schwindelerscheinungen hervor;
jüngere Kinder taumeln, fallen viel, ältere klagen über Schwindel beim
Gehen und Stehen, über Kürze der Gedanken und Eingenommenheit des
Kopfes. Alsbald stellt sich auch Kopfschmerz ein, derselbe ist zuweilen
an einem Punkte des Kopfes localisirt, zuweilen dumpf, allgemein, nicht
genau bezüglich seines Sitzes zu fixiren. Allmälig treten auch anscheinend gastrische Symptome in den Vordergrund, die Kinder erbrechen häufig, unerwartet, ohne nachweisbaren Diätfehler, gleichzeitig
ist der Stuhlgang unregelmässig, angehalten und auch durch Clysmata
und Laxantien schwer zu bewerkstelligen. Beobachtet man bei allen
diesen Symptomen den Puls, so zeigt derselbe gewisse kleine, anscheinend
unbedeutende Unregelmässigkeiten. Der Puls ist im Ganzen etwas verlangsamt, einzelne Schläge wie schleppend, hie und da setzen einzelne
Schläge völlig aus. Auch die Athmung zeigt gewisse Unregelmässigkeiten.
Manche Kinder fühlen eine Art von Beklemmung in der Brust, holen
zeitweilig tief Athem und seufzen auf. Mitten unter diesen, an sich unbestimmten Symptomen giebt sich die cerebrale Affection urplötzlich durch
hereinbrechende Convulsionen zu erkennen. Die Krämpfe sind ausserordentlich heftig, vorherrschend tonisch, aber auch klonisch, und be-
theiligen vorwiegend eine Körperhälfte, ohne jedoch die andere völlig
frei zu lassen. Die Krämpfe gehen in der Regel nicht spurlos vorüber.
Nachdem sie geschwunden oder anscheinend beseitigt sind, das Sensorium
wieder zurückgekehrt ist, zeigen sich gewisse Reste motorischer Störungen. Hie und da bleibt eine gewisse Schwäche in der einen oder
anderen Extremität zurück, auch totale Hemiplegie bleibt bestehen, die
je nach Art und Wachsthum des Tumors allmälig wieder zurückgeht
und sich anscheinend ausgleicht. Jüngere Kinder mit offener Fontanelle
zeigen alsdann die Fontanelle gespannt, emporgewölbt, als Zeichen des
stattgehabten ventriculären Ergusses. Untersucht man bei diesen Symptomen den Augenhintergrund, so sieht man die Sehnervenpapille trübe,
geschwollen, von der Umgebung nicht scharf abgegrenzt, blass (Stauungspapille). Das Sehvermögen ist dadurch gestört; ältere Kinder klagen
über Flimmern und die Unfähigkeit die Gegenstände scharf zu sehen
und zu erkennen. — Während alle diese Symptome in grösserer Häufigkeit und Schärfe sich herausbilden, sind gewisse Symptome, Reizungen
und Lähmungen einzelner Nerven, Störung und Ausfall einzelner Func-

tionen (in der Coordination und Exactheit der Bewegungen, in der
Sprache) hervorgetreten, welche zu den eigentlichen Heerdsymptomen
gehören.

H e e r d s y m p t o m e. Man muss nicht glauben, dass die Heerdsymptome in allen Fällen von Tumoren des Gehirns deutlich zu Tage
treten. Das hängt vielfach von Sitz und Art des Tumors, von der
rascheren oder langsameren Art seines Wachsthums ab; vielfach davon
ob es zu Vernichtung von Centren und Leitungsbahnen, oder nur zu
langsamer Verdrängung derselben durch den Tumor kommt, endlich
davon, ob nicht die Allgemeinsymptome das Feld beherrschen, was
namentlich dann geschieht, wenn entzündliche Affectionen des Gehirns
und der Meningen oder beträchtliche Exsudation in die Hirnhöhlen den
Tumor compliciren; so unterscheidet man in der Pathologie der Gehirntumoren die bezüglich der Localitionssymptome positiven und negativen
Fälle (E x n e r). Nicht wenige Tumoren verlaufen völlig latent und die
Section erst lässt unvermuthet die Anwesenheit eines Tumors erkennen.
Unter neun Fällen von Hirntuberkel hat H e n o c h drei Mal die völlige
Latenz der Tumoren constatirt, bis die tödtliche Meningitis ein cerebrales
Leiden aufdeckte; dabei hatten alle drei ihren Sitz an Stellen des Gehirns,
deren functionelle Bedeutung physiologisch nahezu feststeht, im Wurm,
Hinterlappen des Grosshirn, und sogar in demjenigen Theile, welcher
durch den Hindurchtritt aller Leitungsbahnen vom Gehirn nach der
Medulla spinalis und als Centrum einer Reihe von Gehirnnerven wohl
charakterisirte Bedeutung hat, im Pons.

Geschwülste des Kleinhirns.

Die Erscheinungen sind verschieden, je nachdem die Kleinhirn-
hemisphäre oder der Wurm Sitz des Tumors ist. Erkrankung des Wurms
führt in der Regel zu schweren Coordinationsstörungen, zu Schwindel,
Taumeln im Gang, welcher sich dem eines betrunkenen Menschen
annähert. Zuweilen auch zu Strabismus, Rigidität der Muskeln und
tetanischen Anfällen (H u g h l i n g s J a c k s o n); fortwährende Bewegungen
der Augen und langsame Sprache hat D o n a l d F r a s e r bei zwei Kindern
mit Defect der Kleinhirnrinde beobachtet. Diese Symptome stimmen mit
den neuesten physiologischen Errungenschaften über die Bedeutung des
Wurms als Coordinationscentrum (B. B a g i n s k y). Tumoren in den
Kleinhirnhemisphären bleiben häufig latent, in anderen Fällen beobachtet
man Zitterbewegungen. Die hervorstechenden allgemeinen Symptome,
welche bei Erkrankungen des Kleinhirn zur Geltung kommen, sind Kopfschmerz in der Hinterhauptsgegend, Erbrechen, Schwindelsymptome mit

Eingenommenheit des Kopfes und Störungen des Sehvermögens durch Stauungspapille. Die Kleinhirngeschwülste sind in der Regel mit reichlichen Ergüssen in die Hirnventrikel combinirt, und ein grosser Theil der Allgemeinerscheinungen ist auf diese Ergüsse zurückzuführen. So kann es schliesslich zu totaler Erblindung durch Sehnervenatrophie, zu allgemeinen Convulsionen mit folgenden Lähmungserscheinungen, endlich zu Sopor und Coma mit lethalem Ausgang kommen. Da die Tumoren des Kleinhirns bei Kindern vorzugsweise tuberculöser Natur sind, so darf es nicht wundern, dass tuberculöse Meningitis dieselben vielfach complicirt und relativ rasch den Tod herbeiführt. In letzteren Fällen werden selbstverständlich die localen Symptome durch diejenigen der tuberculösen Meningitis völlig verdeckt.

Geschwülste der Crura cerebelli.

Die Verletzung der Crura cerebelli ad pontem (mittlerer Kleinhirnschenkel) erzeugt bei Thieren Zwangsbewegungen und zwar vorzugsweise Rollbewegungen um die Längsachse. Indess sind die Richtung und die Art der Bewegungen nicht constant. Man wird also bei Auftreten von Zwangsbewegungen der erwähnten Form zunächst an die Erkrankung der Kleinhirnschenkel und der zunächst liegenden Partien des Cerebellum zu denken haben.

Geschwülste des Pons.

Die Erscheinungen der Geschwülste im Pons sind deshalb so mannigfach, weil der Pons auf einem relativ beschränkten Raume die Durchgangsstation aller motorischen und sensiblen Bahnen zwischen Gehirn und Rückenmark ist und überdies das Centrum einer grösseren Gruppe von Nervenursprüngen, vom N. trochlearis bis zum N. abducens darstellt. Ausserdem ist aber der Pons durch die Beziehungen des Abducens zu den, weiter aufwärts am Boden des dritten Ventrikels, in der Gegend der Vierhügel liegenden Kernen des Oculomotorius (Heusen und Völckers), welche Wernicke zu der Annahme eines Centrum der associirten Augenbewegungen Anlass gaben, sicher wesentlich derjenige Hirntheil, von welchem aus die Augenmuskelbewegungen grösstentheils innervirt werden. — Es wird aus diesen Eigenschaften leicht einleuchten, dass Läsionen im Pons durch halbseitig gelegene Tumoren, die Motilität und Sensibilität der von den Gehirnnerven innervirten Theile auf derselben, dem Tumor entsprechenden Seite stören werden; dagegen werden etwaige Störungen der Motilität, welche durch Vernichtung der motorischen Leitungsbahnen nach Rumpf

und Extremitäten, zu Stande kommen, weil oberhalb der Pyramidenkreuzung entstanden, contralateral zur Geltung kommen. — Nur dann,
wenn der Tumor nicht halbseitig ist, sondern über die Mittellinie hin-
ausgreift, werden an Kopf und Extremitäten gleichseitig gelegene
Störungen der Motilität zur Anschauung kommen. Diesen theoretisch
zu construirenden Thatsachen entsprechen die pathologischen Beobachtungen aufs Vollkommenste. — Was zunächst die Lähmungen an Rumpf
und Extremitäten betrifft, so sind dieselben in der Regel hemiplegisch;
ist eine von den gleichseitigen Extremitäten verschont, so ist es der
Arm, während das Bein Paresen einzelner Muskeln und Schwäche zeigt,
welche sich im Nachschleppen des Beines, in stampfendem und Schleuder-
gang äussert. Auch die Sensibilität ist in den gelähmten Theilen gestört, selten nur Hyperästhesie vorhanden. Von den abwärts des Pons
gelegenen Hirnnerven zeigen sich Lähmungen im Gebiete des Hypoglossus durch erschwerte Sprache und Behinderung des Schluckactes.
Störungen im Acusticus, im Facialis, Trigeminus, Oculomotorius und
Abducens kommen in der Regel gleichzeitig und auf derselben Seite vor.
In einem jüngst von mir beobachteten Falle war es möglich, aus der
Combination der Augenmuskellähmungen die Diagnose eines Tuberkels im
Pons mit aller Präcision zu stellen. Die Section bestätigte den Befund.
(Der Fall wird speciell veröffentlicht werden). In einem anderen Falle
begann das Uebel im Alter von 1 Jahr 3 Monat mit unruhigem Schlaf,
nächtlichen Jactationen und Zähneknirschen und allgemeiner Ernährungsstörung. Erbrechen, Stuhlverstopfung und Convulsionen fehlten. Allmälig bildete sich Ptosis beider Augen, combinirte Augenmuskellähmung
der beiden Nn. oculomotorii und Abducentes und linksseitige Parese in
Rumpfmuskulatur und unterer Extremität aus. Der N. Trigeminus blieb
frei, ebenso Facialis und Acusticus. Die Sensibilität der gelähmten Extremität war unversehrt. Die Sprache war anscheinend ungestört. Der
Fall ging unter combinirter Behandlung mit Jodkali und Malzextract
mit Leberthran in Heilung. Die tuberculöse Affection liess sich aus der
gleichzeitigen Anwesenheit einer Infiltration der rechten Lungenspitze
und hereditärer Anlage diagnosticiren.

Geschwülste im Hirnschenkel.

Die Grosshirnschenkel führen im Fuss motorische, in dem Tegmen-
tum sensible Leitungsbahnen; ausserdem sind sie von den, in mehreren
Bündeln entstehenden und bogenförmig sich verbreitenden Oculomotorius-
fasern durchzogen. Es werden also bei Zerstörungen der Pedunculi a priori
Lähmungserscheinungen derselben Seite an den Augenmuskeln und zwar

entweder an einzelnen oder allen vom Oculomotorius innervirten zu erwarten sein, contralateral werden au den Extremitäten Störungen der
Sensibilität und der Motilität entstehen; von letzterem beiden Symptomen
die ersteren in dem Maasse mehr hervorstechend als die Haube, die
letzteren mehr, als der Grosshirnschenkelfuss betroffen ist. — Die klinischen Erfahrungen stimmen mit den physiologischen Postulaten vollkommen überein. Man hat in der That hemiplegische, contralaterale
Lähmung und Anästhesie mit, der Seite des Tumors entsprechender
Lähmung des Sphincter pupillae, mit Ptosis und Strabismus beobachtet.
Klassische und nach der Richtung der Symptomatologie der in Rede
stehenden Affection belehrende Fälle haben jüngst Francis Warner
und Assagioli und Bonvechiato veröffentlicht. Der letztere
Fall betraf kein Kind, sondern einen 60jährigen Mann, bei welchem
Ptosis, rechtsseitiger Strabismus mit totaler linksseitiger Hemianästhesie
und Hemiplegie bei einem Tumor, welcher den rechten grossen Hirnschenkel vollständig zerstört hatte, aufgetreten war; in dem Falle von
Warner trat bei einem 4jährigen Kinde zu linksseitiger Hemiplegie
rechtsseitige Oculomotoriuslähmung. Die Section ergab einen Tuberkel
im rechten Grosshirnschenkel.

Geschwülste in den Vierhügeln. (Corpora quadrigemina).

Die Tumoren der corpora quadrigemina werden keine gleichwerthigen
Symptome machen, da beide Vierhügelpaare, die vorderen und die hinteren,
in ihren Verbindungen und dadurch auch in ihrer Bedeutung wesentlich
verschieden sind. Während das vordere Vierhügelpaar zweifelsohne die
Opticusanfänge enthält, sind Beziehungen der hinteren Vierhügel zum Opticus unwahrscheinlich, dagegen haben diese directe Verbindungen mit
der Grosshirnrinde und ebensolche mittelst der Schleife mit der Haube,
welche die sensiblen Bahnen vom Rückenmark nach dem Grosshirn führt.
A priori wird man also bei Tumoren im vorderen Vierhügelpaar Störungen des Sehvermögens, bei solchen im hinteren Paare Störungen im
Gebiete der Sensibilität erwarten können. Indess trifft die Erwartung thatsächlich nicht völlig zu. Frühzeitig ist die Symptomatologie des Vierhügel-
tumors durch die von Henoch und Steffen publicirten Fälle erläutert
worden. In beiden Fällen waren Lähmungen im Gebiete des Oculomotorius
(Ptosis, Weite und Trägheit der Pupille) und Kopfschmerz vorhanden, dagegen auffallender Weise keine Störung des Sehvermögens. In einem später
von Hirschberg publicirten Falle war der Tumor von den Vierhügeln
aus nach dem Pons vorgedrungen und hatte gleichzeitig den linken
Oculomotorius comprimirt. Die Erscheinungen waren in diesem Falle

doppelseitige Neuritis optica, Hemiplegie, Lähmung des Facialis und
Paralyse des linken Oculomotorius. Die Vernichtung des Sehvermögens
gehört in diesem Falle aber augenscheinlich den secundären (Drucksymptomen) an.

Geschwülste in den Thalami optici.

Bei der Unkenntniss der physiologischen Bedeutung des Thalamus
opticus sind Heerdsymptome, welche sich direct auf diesen Theil des
Gehirns beziehen lassen, kaum festzustellen. In den aus der Literatur
bekannten, zum Theil aber durch andere Affectionen complicirten Fällen
waren hemiplegische Lähmungen der contralateralen Seite mit nachfolgenden Contracturen vorherrschend.

Geschwülste in den Corpora striata.

Der bestgekannte Theil aus dem Gebiete der Corpora striata ist
die Capsula interna. Während die Beziehungen des Nucleus caudatus
und lentiformis zur Grosshirnrinde, ihre Verbindungen mit Stabkranz-
fasern einerseits (Projectionsfasern erster Ordnung, nach der Hirnrinde
hin) und Hirnschenkelfasern andrerseits (Projectionsfasern zweiter Ordnung nach der Medulla spinalis hin) noch zu Controversen Anlass geben
(s. Schwalbe's Lehrbuch S. 747), steht von der Capsula interna fest,
dass sie im vorderen zweiten Drittheil motorische Fasern (Grosshirnschenkelfuss) im hinteren Drittheil sensible Fasern enthält. Daraus wird
man erschliessen können, dass die durch Tumoren erzeugte Läsion der
vorderen zwei Drittheile der Capsula interna contralaterale Hemiplegie,
die des hinteren Drittheils Hemianästhesie erzeugen wird. Grosse Tumoren,
welche die grauen Kerne mit der ganzen Capsula interna in Mitleidenschaft ziehen, werden in der motorischen und sensiblen Sphäre Lähmungserscheinungen erzeugen; ganz umschriebene kleine Tumoren im Nucleus
caudatus oder lentiformis können völlig symptomlos bleiben, oder sie
erzeugen wegen der Beziehungen der genannten Ganglien zur motorischen Sphäre gleichfalls contralaterale hemiplegische Symptome. —
Der Grösse der Tumoren entsprechen alsbald auch die allgemeinen
Symptome, Convulsionen und sensorielle Benommenheit, während bei
den circumscripten kleinen Tumoren das Sensorium völlig frei bleiben
kann. — Frühzeitig entwickeln sich bei Tumoren in den Corpora striata
nach eingetretener Hemiplegie Contracturen.

Geschwülste im Centrum ovale.

Die Geschwülste im Centrum ovale machen, entsprechend der beträchtlichen Verbreitung dieses Theiles des Gehirns, welcher überdies

21*

durch Commissurenfasern beide Gehirnhälften gleichsam solidarisch macht und je nach der Lage des betroffenen Theiles Rückwirkungen auf die Rindencentra und die centralen grauen Massen hervorbringt, sehr complicirte und als Heerdsymptome nur schwer zu deutende Erscheinungen. In einem neuerdings von Dumin veröffentlichten Falle handelte es sich um einen Tumor in der Gegend des Sulcus Rolandi, also in der Nähe der motorischen Rindencentra. Die Symptome waren Kopfschmerz, Störungen des Bewusstseins, Krämpfe, Sprachstörungen, linksseitige hemiplegische Lähmung, Lähmung einzelner Facialiszweige. Die sensible Sphäre war frei. — Ein zweiter Fall desselben Beobachters zeigte Kopfschmerzen, Delirien, allmälig eintretende Bewusstlosigkeit wechselnder Intensität, rigide rechtsseitige Hemiplegie, Verlust des Sprachvermögens, Krämpfe der Halsmuskeln und Tod. Es zeigten sich links im Gehirn multiple kleine und ein grösserer Erweichungsheerd im Centrum ovale, letzterer in der Nähe des Sulcus Rolandi, dabei Meningitis. Beide Fälle hatten Erwachsene betroffen. — Die älteren, und je nach der befallenen Localität in Steffen's Bearbeitung der Gehirnkrankheiten (Gerhardt's Handbuch) geordneten Fälle geben durchgängig sehr mannigfache und deutungsvolle Symptome.

Geschwülste der Hirnrinde.

Die Geschwülste der Hirnrinde geben diejenigen Symptome, welche der Function der Region des Gehirnes, an welcher sie vorkommen, entsprechen, und dies trifft um so mehr zu, als ein Theil der in der Einleitung (pag. 252) gegebenen Localisationen in der Hirnrinde von Exner aus pathologischen Fällen erst abstrahirt worden sind, und sich dennoch herausstellt, dass die so an der Hirnrinde nach nachgewiesenen Functionsdefecten fixirten Stellen mit den experimentell physiologisch eruirten Thatsachen in überraschender Weise übereinstimmen; allerdings sind die negativen Fälle, d. h. solche Fälle, in welchen einer Rindenläsion keine Symptome entsprechen, nicht selten, indess betrifft die Affection alsdann nur die von Exner als relative Rindenfelder bezeichneten Rindenpartien, während die der absoluten niemals symptomlos verlaufen. Bezüglich der motorischen Centra ist zunächst festzuhalten, dass die relativen Felder in der linken Hemisphäre grössere Ausdehnung haben, als in der rechten, was nichts anderes heisst, als dass Erkrankung der linken Hirnrinde häufiger Lähmungserscheinungen bedingt, als der rechten. Zu absoluten Rindenfeldern gehören rechts, wie links die Gyri centrales und der Lobulus paracentralis. Tumoren, welche hier ihren Sitz haben, erzeugen also Reizungs- und Lähmungserscheinungen auf der contralateralen Seite und zwar, je nach der Ausdehnung der ergriffenen Partie nur in der oberen Extremität, oder in weiteren Muskelgebieten, der Rumpfmuskulatur und unteren Extremität. — So kommen von der Hirnrinde aus allmälig volle allgemeine Convulsionen zu Stande, deren Auftreten unter dem Namen der „Rindenepilepsie" jetzt wohl bekannt ist. Das Charakteristische dieser epileptiformen Krämpfe ist das allmälige Fortschreiten derselben von einer Muskelgruppe zur anderen auf einer und derselben Körperhälfte, bis zu allgemeinen sich auf beide Seiten ausdehnenden Convulsionen, — bei nahezu völlig erhaltenem Bewusstsein. Allmälig treten Lähmungen in einzelnen von den Krämpfen ergriffenen Muskelgebieten ein. So theilen Assagioli und Bonvechiato zwei Fälle von corticaler Epilepsie mit, welche von Tumoren der Hirnrinde ausgelöst wurden. In dem einen Falle handelte es sich bei einer alten Frau um ein Sarcom der Dura mater an der mittleren Stirnwindung mit den Erscheinungen von clonischen Zuckungen im M. orbicularis der rechten Seite, Nystagmus und Erweiterung der rechten Pupille. Sodann gingen die Krämpfe auf Hals- und Kiefermuskulatur, schliesslich auf die Muskeln der oberen und unteren Extremität der rechten Seite über. In derselben Reihenfolge wurden die Muskeln der linken Seite ergriffen. — Der zweite Fall betraf ein Mädchen. Bei demselben verursachte ein die Gegend des linken Lobus paracentralis, Praecuneus und Gyrus fornicatus einnehmender Käseknoten epileptische Krämpfe, welche vom Beine ausgingen und meist vollständig auf die rechte Seite beschränkt blieben. — Das Rindengebiet des N. facialis ist die Gegend des Sulcus frontalis inferior und superior und des Gyrus centralis anterior. Tumoren, welche in dieser Stelle ihren Sitz nehmen, führen demnach zu Facialislähmungen, welche indess dadurch ausgezeichnet sind, dass der Augenfacialis völlig frei bleibt (Orbicularis palpebrarum); auch ist die Lähmung vorzugsweise dann ausgesprochen, wenn die linke Seite die betroffene ist, weil die Rinde der linken Seite vorzugsweise das absolute Centrum des Facialis enthält. — Es würde zu Wiederholungen des (auf pag. 252) bezüglich der in der Hirnrinde gelegenen Centren Gesagten führen, wenn im Einzelnen die gesetzten Veränderungen bei den durch Tumoren geschaffenen Läsionen der einzelnen Rindengebiete ausgeführt werden sollten. An der Hand der physiologischen Kenntniss ist es leicht, aus den nachweisbaren motorischen Reizsymptomen und als Lähmungen erscheinenden Defecten den Sitz der Tumoren der Hirnrinde zu erschliessen.

Geschwülste in der Schädelkapsel, ohne Läsion des Gehirns.

Die Geschwülste, welche ausserhalb des Gehirns in der Schädelkapsel ihren Sitz haben, also von den Knochen, oder den Hirnhäuten
ausgehen oder von der Augenhöhle in die Schädelhöhle hineinwuchern,
verlaufen in dem Maasse mit geringeren Symptomen oder völlig symptomlos, als dem Gehirn die Möglichkeit gegeben ist auszuweichen, und
der Raumbeengung zu entgehen. So sind in dem von mir oben citirten
Falle trotz sicheren Eindringens der Geschwulstmasse in die Schädelkapsel bei der colossalen Ausdehnung des Tumors auch nach Aussen
hin keinerlei cerebrale Symptome zu Stande gekommen. So können
grosse Tumoren der Schädelbasis bei Kindern symptomlos verlaufen,
deren Fontanelle noch offen ist. — Die Raumbeengung äussert sich in
erster Linie durch Druckerscheinungen an den den Tumoren zunächst
gelegenen Gehirnpartien und, sofern die Tumoren an der Basis ihren
Sitz haben, an den vom Gehirn abgehenden Nerven. — Bemerkenswerth
ist in letzterem Falle, dass die Nerven, weil in ihrem Stamm betroffen,
total, d. h. in allen Zweigen lädirt und demgemäss die innervirten
Muskeln gelähmt sind. Die Lähmung ist selbstverständlich auf der
Seite, auf welcher der Tumor sitzt. Ferner ist bei Nerven, deren Abgang an der Hirnbasis nahe neben einander liegt, eine natürliche Folge
der anatomischen Lage, dass sie gleichzeitig oder kurz nach einander
in den Krankheitsprocess hineingezogen werden. Ein Blick auf die
Schädelbasis erläutert, dass Tumoren an der Sella turcica auf das Chiasma
und die Stämme beider Optici Druckwirkungen ausüben können. Daher
kann doppelseitige Amaurose die Folge sein. Oculomotorius, Trochlearis
und Abducens einer Seite können gleichzeitig durch Tumoren der mittleren Schädelgrube gelähmt werden, wobei indess durch die Nähe der
Austrittsstelle der beiden Oculomotorii am Gehirn an diesem Nerven
auch Lähmungserscheinungen auf der anderen Kopfhälfte eingeleitet
werden können. — Die Folge wäre totale Lähmung beider Augen.
Eine Affection, welche beide Oculomotorii, einen Trochlearis und Abducens ergriffen hat, wird mit Leichtigkeit an der Schädelbasis in die
Gegend der mittleren Schädelgrube nach der Seite des nachweisbar
gelähmten Abducens localisirt werden. — Bei erheblicher Grössenzunahme eines an dieser Stelle gelegenen Tumors können weiterhin
natürlicherweise auch Drucksymptome durch Beeinträchtigung der Hirnschenkel zu Tage treten; alsdann combiniren sich die Lähmungen der
genannten Hirnnerven mit contralateraler Hemiplegie und eventuell auch
Hemianästhesie. Allerdings werden so schwere Läsionen durch intra-
cranielle Tumoren bei Kindern wohl selten zur Beobachtung kommen.

Die Tumoren der Schädelhöhle lassen in der Regel das Sensorium intact; nur dann, wenn die Raumbeengung durch den Tumor erheblich wird, oder Ergüsse in die Hirnhöhlen erfolgt sind, zeigen sich Convulsionen und Coma. — Meningitis ist bei Tumoren, welche mit den Meningen in engster Beziehung stehen, eine wohl begreifliche und nicht seltene Complication.

Diagnose.

Die Diagnose des Hirntumors setzt sich, wie die Symptomatologie lehrt, aus der Beobachtung der beiden Gruppen von Symptomen zusammen, aus den Allgemeinerscheinungen und den Heerdsymptomen. Von den ersteren ist jedes einzelne Symptom an sich vieldeutig, in der Gesammtheit, der Constanz und stetigen Entwicklung sind sie wohl im Stande frühzeitig zur Diagnose zu führen, insbesondere dann, wenn andere pathologische Vorgänge im Organismus zu denselben einleiten. Dieselben entscheiden auch sogleich über die Art des Tumors. Ein Kind, welches nachweislich an Scrophulose leidet, wird sicherlich eines cerebralen Tuberkels verdächtig, wenn es dauernd über Kopfschmerz klagt, missgelaunt ist, schlecht schläft, erbricht, an Stuhlverstopfung leidet und zeitweilige Attaquen von Convulsionen hat. Auszuschliessen wäre in solchem Falle nur die Frage der tuberculösen Meningitis. Unter ähnlichen Verhältnissen würde, wenn das Kind an einem nachweislichen Sarcom oder Carcinom leidet, ein Sarcom oder Carcinom des Gehirns diagnosticirt werden. — Volle Klarheit bringt in die Verhältnisse allerdings erst das Auftreten der Heerdsymptome. Verwechslung mit Embolie kann bei plötzlichen epileptiformen Attaquen mit nachfolgender Hemiplegie durch genaue Untersuchung des Herzens vermieden werden; überdies durch die Anamnese und den weiteren Verlauf; embolische Attaquen können wiederkehren, indess geschieht dies relativ selten, dagegen zeichnen sich die von Tumoren ausgehenden Convulsionen durch Wiederkehr aus, überdies bilden sich embolische Heerdsymptome langsam zurück, während die von Tumoren gesetzten Heerdsymptome eine gewisse Constanz zur Schau tragen. Eitrige Encephalitis und Erweichungsheerde zeichnen sich im Verlauf durch die einige Zeit hindurch andauernde Latenz aus. Sie sind in ihrem ersten Einsetzen und gegen das lethale Ende hin mit Tumoren zu verwechseln; indess giebt auch hier die Anamnese vielfach Klärung und Aufschluss.

Festzuhalten ist, dass die von Tumoren gesetzten Lähmungs- und Reizungssymptome sich mehr an die physiologisch ermittelten Centra und Nervenkerne halten, gleichsam schärfer anatomisch differenziren,

als encephalitische oder embolische Heerde; ausserdem sieht man in dem
langsamen Fortschreiten von einem Centrum zum andern gleichsam die
anatomische Entwickelung vor sich. Am deutlichsten erkennt man dies
bei Tumoren, welche von den psychomotorischen Centren aus nach dem
Frontallappen vordringen, zuerst abgegrenzte motorische Lähmungen,
Rindenepilepsie und endlich Aphasie erzeugen. — Bei alledem kann die
Differentialdiagnose zwischen Tumor und encephalitischem Heerd recht
schwer werden. — Die Diagnose des Tumors wird beeinträchtigt durch
Auftreten entzündlicher Vorgänge an den Meningen. So macht tuberculöse Meningitis jede Diagnose einer Heerderkrankung unmöglich. —
Ausserhalb des Gehirns, in der Schädelkapsel gelegene Tumoren werden
durch die Beeinträchtigung der vom Druck betroffenen Nerven erkennbar,
ausserdem ist auch für diese, wie für die cerebralen Tumoren das Auftreten von Stauungspapille an der Retina und inducirte Neuroretinitis von
diagnostischem Werth.

Prognose.

Die Prognose der Hirntumoren ist diejenige der Tumoren überhaupt,
mit dem verschlimmernden Zusatz, dass sie an unangreifbaren Stellen
sitzen und das wichtigste Centralorgan bedrohen. Nimmt man noch dazu,
dass viele Tumoren nur der Ausdruck einer schon vorhandenen Cachexie
sind (Tuberkel, Carcinom), so leuchtet ein, dass die Prognose schlecht
ist. — Nichtsdestoweniger braucht man den Muth nicht immer zu verlieren. Gewisse Tumoren haben die Neigung, an Ort und Stelle beschränkt zu bleiben, oder gar sich zu involviren; andere sind der medicamentösen Therapie nicht ganz unzugänglich. Ich habe selbst die Heilung
eines mit Zuversicht als Tuberkel zu diagnosticirenden Tumors erlebt.
Wernicke hat einen ähnlichen Fall beschrieben. Beide Tumoren
sassen im Pons.

Therapie.

Die Therapie wird abhängig sein von der gewonnenen Vorstellung
über die Beschaffenheit des Tumors. Tuberculösen Tumoren gegenüber
wird man nach den Schlüssen, welche aus Wernicke's und meinem
Falle zu ziehen sind, mit Jodkalium Versuche machen. Kinder vertragen
dies Mittel zuweilen gut, auch in grösseren Gaben; solche müssen allerdings zur Anwendung kommen, wenn man Erfolge haben will. Man gebe
bei einem Kinde von 1 bis 2 Jahren 1 bis 2 Gramm pro die. Gehen die
Heerdsymptome zurück, so wende man später neben guter Ernährung
Malzextract mit Leberthran, im Sommer Soolbäder und Milchkuren an.
— Bei Sarcomen erfreut sich die Sol. arsenicalis Fowleri eines gewissen Rufes; bei subcutaner Injection in sarcomatöse Tumoren hinein,

sieht man unzweifelhafte Heilungen derselben; man kann dieses Mittel auch in innerer Anwendung versuchen. Man gebe einem Kinde von 1 bis 2 Jahren dreimal tägl. 3 Trpf. am besten $\widehat{aa}$ mit Aq. Cinnamomi. Gegen die einzelnen Symptome kommen schon früher genannte Mittel in Anwendung, so gegen Convulsionen Chloralklystire oder Chloroforminhalationen; bei einfachen Congestionen Eisblasen und vielleicht auch bei sonst sehr kräftigen Kindern eine locale Blutentziehung mittelst in der Nähe des Heerdes applicirter Blutegel. Bemerkenswerth ist bezüglich des Cysticercus, dass man prophylaktisch die Kinder vor dem Genuss des rohen Fleisches, sowohl des Schweinefleisches, wie des Rindfleisches schütze. Den Echinococcus vermeidet man, wenn man Kinder mit Hunden ganz und gar nicht in Berührung kommen lässt.

Krankheiten des Rückenmarks.

Spina bifida.

Von den Missbildungen des Rückenmarks interessirt vom klinischen Standpunkte aus nur diejenige, welche bei Kindern nicht allzu selten als cystoider, Flüssigkeit enthaltender Tumor in der Lumbal- und Lumbosacralgegend der Wirbelsäule zur Erscheinung kommt und als Spina bifida bezeichnet wird.

Aetiologie.

Die Untersuchungen von R a n k e haben ziemlich sicher gestellt, dass die Spina bifida eine echte Hemmungsbildung ist, welche dadurch zu Stande kommt, dass in früher Fötalperiode die sonst statthabende Loslösung der zwei Platten des Ectoderma, von denen das eine zum Rückenmark und seinen Häuten, das andere zur Epidermis wird, unterbleibt. Der Tumor stellt sonach einen Hohlraum dar, welcher gebildet ist, indem in der Lumbal- oder Lumbosacralgegend die äussere Haut mit dem Rückenmark und den Meningen derselben verwachsen ist. Ein entzündlicher Vorgang braucht sonach ätiologisch nicht supponirt zu werden. Spina bifida kommt übrigens in einzelnen Familien bei mehreren Kindern vor, so hat D y e r die Affection bei drei Kindern derselben Familie beobachtet.

Pathologische Anatomie.

Der Tumor ist eine sackähnliche, mit heller, dünnflüssiger, oder schleimiger zäher Flüssigkeit erfüllte Cyste in der Gegend der Lendenwirbel und des Os sacrum. Die Wirbelsäule ist an dieser Stelle nicht geschlossen, sondern spaltähnlich offen mit zackigen Rändern. Die Processus spinosi und die hinteren Bogen der Wirbelsäule sind defect. Die Cyste ist von einer glatten Wand ausgekleidet, welche von Cylinderepithel bedeckt ist. — Vielfach ist die Cyste multiloculär und zeigt an den inneren Zwischenwänden Nervenfasern. Die Cyste kann breit oder gestielt aufsitzend erscheinen.

Symptome.

Der Tumor macht häufig an sich keinerlei Symptome, ist vielmehr nur durch seine Grösse und die Leichtigkeit, mit welcher die dünne ihn bekleidende Haut entzündet oder gangränös wird, beschwerlich. Ist die Communication mit der Höhle des Wirbelkanals breit, so beeinflusst jeder auf den Tumor statthabende Druck mittelst des, durch den Cysteninhalt auf die Cerebrospinalflüssigkeit ausgeübten Druckes die Circulationsverhältnisse im Gehirn. An kleinen Kindern kann man bei Druck auf den Sacraltumor ein Hervorwölben der grossen Fontanelle beobachten. Gesteigerter Druck führt durch Hineinpressen der Cerebrospinalflüssigkeit in den Schädelraum zu Hirnanämie mit den Folgen derselben, Convulsionen und Coma. — Von Localsymptomen sind Lähmungen der Sphincteren der Blase und des Mastdarmes beobachtet worden. Dieselben entstehen wahrscheinlich durch Atrophie der in die Sackwand eingepflanzten Sacralnerven, welche zum Mastdarm und mittelst des N. pudendus zur Blase gehen.

Diagnose.

Die Diagnose der Spina bifida ist leicht, wenn es gelingt, die Spaltbildung in der Wirbelsäule und die Communication des Cysteninhaltes mit dem Wirbelkanal nachzuweisen; wo dies nicht der Fall ist, ist die Verwechslung mit Tumoren andrer Art (Sarcomen und anderen cystoiden Tumoren) möglich.

Prognose.

Die Prognose ist deshalb immerhin nicht ganz günstig, weil Spina bifida sich häufig mit Hydrocephalus und anderen Missbildungen combinirt. An sich giebt die Spina bifida zu lebensbedrohenden Processen dadurch Anlass, dass die Tumorwand leicht gangränescirt und dass von derselben Meningitis spinalis inducirt werden kann. Operative Eingriffe sind bisher nur von wenig Erfolg begleitet gewesen; erst die in der letzten Zeit unter besonderen Cautelen vollzogenen Operationen fangen an günstigere Ergebnisse zu liefern.

Therapie.

Die Therapie ist entweder rein exspectativ, indem sie den Tumor
als solchen unbeeinflusst lässt, und nur in geeigneter Weise vor Druck
schützt, oder sie ist activ, indem sie durch operativen Eingriff den Tumor
zu entfernen sucht. — Man hat versucht, den Tumor mittelst Schnitt zu
entfernen, und zwar, indem man den Sack eröffnete, entleerte und ein
keilförmiges Stück auf der Wand excidirte. Der Ausgang war tödtlich
(Duncan). — Bei gestielten Tumoren wurde der Stiel in eine Klammer
gefasst, oberhalb der Klammer der Tumor mittelst Schnitt entfernt.
Mit glücklichem Ausgang (Chaffy). In anderen Fällen wurde die einfache Punction versucht. Dieselbe ist, wenn vorsichtig geübt, unschädlich,
indess auch wenig nutzbringend, da der Tumor sich sehr bald wieder
erneuet. Die Verbindung der Punction mit Jodinjection wurde vielfach
versucht, früher nicht sehr glücklich, da fast alle der gemeldeten Fälle
(Cushing, Emmet, Cormack, St. George) tödtlich endeten. Erst
die jüngsten nach Morton's Methode operirten Fälle zeigen günstigere
Resultate; so hat Gouls unter 15 Operationen zwölf Heilungen gesehen,
Berry unter drei Fällen zwei Heilungen. Nach Morton wird eine
Jodglycerinlösung (Jod 1 : Kali jodat. 4 und Glycerin 50) vorsichtig
und in kleiner Quantität (30 bis 40 Trpf.) in den Sack injicirt, nachdem
man circa 10 bis 20 Cbcm. von der Cystenflüssigkeit entleert hat. Es
kommt nach Berry für den schliesslichen Erfolg Alles darauf an, dass
nicht zu viel Spinalflüssigkeit zum Abfluss komme; er räth deshalb die
Injectionsöffnung vorsichtigst mit Collodium zu schliessen.

Die Versuche, den Tumor mittelst Ligaturen, welche entweder durch
den Tumor hindurch, oder um denselben herum geführt sind, zu entfernen,
sind nicht sehr glücklich gewesen, da sie häufig von tödtlicher Meningitis
gefolgt waren.

Hyperämie und Haemorrhagie der Meningen.

Ob die Hyperämie der Meningen des Rückenmarks als spontane
Affection vorkommt, kann nur schwer behauptet, ebensowenig aber geleugnet werden. Sicher ist sie eine primäre Erscheinung bei Meningitis
spinalis, bei heftigen Traumen, welche die Wirbelsäule getroffen haben,
und bei allen denjenigen Krankheitsprocessen, welche sich von den
Wirbeln auf die Meningen fortsetzen, so bei Spondylitis, bei Tumoren
der Wirbelsäule. Letztere beiden Erkrankungsformen können durch
Beengung des Spinalkanals und durch Druck auf die Venenplexus des

Rückenmarks neben der durch Reizung hervorgerufenen activen Hyperämie passive (venöse) Hyperämie und Stasen verursachen. Die Anwesenheit von Hyperämie der Meningen bei zymotischen Krankheitsprocessen ist vielfach fraglich, da in den Leichen schwer zwischen
Hypostase und vitaler Hyperämie zu unterscheiden ist.

Meningeale Haemorrhagien (Apoplexie) sind häufig die Folge von
schweren Traumen der Wirbelsäule, so entstehen sie leicht in Folge des
Geburtsaktes, bei operativen Eingriffen, welche das zu gebärende Kind
treffen, ferner bei älteren Kindern durch Sturz und Schlag beim Turnen.
Auch die Gruppe der hämorrhagischen Diathesen verursacht leicht
Blutungen in die spinalen Meningen. Endlich begleiten hämorrhagische
Ergüsse die meningealen Entzündungen.

Pathologische Anatomie.

Die Hyperämie des Rückenmarks, welche häufig bei den an den
verschiedensten Krankheiten verstorbenen Leichen gefunden wird, stellt
sich dar als Erfüllung der Venen und Capillaren der Dura sowohl, wie
der Pia; zuweilen ist die Hyperämie des Marks selbst beträchtlich, insbesondere im Cervicaltheil und Lumbaltheil. — Die Haemorrhagien,
welche nach Traumen beobachtet werden, finden sich ebensowohl zwischen
dem periostalen Blatt der Dura und den Wirbelknochen, als auch zwischen
jenem und dem inneren Blatte, welches die Medulla spinalis umkleidet.
Bekanntlich ist gerade der von beiden Blättern der Dura umschlossene
Raum von einem überaus gefässreichen lockeren Bindegewebe erfüllt.
Aber auch die Pia ist insbesondere nach schweren Traumen der Sitz
von Haemorrhagien. Dieselben machen im weiteren Verlaufe dieselben
Veränderungen durch, wie sie bei den meningealen Apoplexien des Gehirns beschrieben sind.

Symptome.

Die Symptome der einfachen spinalen Hyperämie sind überaus
dunkel. Schmerzen im Rücken, Contracturen einzelner Muskelgruppen,
Störungen der Sensibilität, Hyperästhesie und Anästhesien sind der
Hyperämie des Rückenmarks, unter der unklaren Bezeichnung Spinal-
irritation, zugeschrieben worden.

Die Symptome der meningealen Blutungen sind verschieden je nach
der Masse des ergossenen Blutes und der etwaigen gleichzeitigen Läsion
des Rückenmarks selbst, wie solche bei Traumen statt haben kann. Erhebliche Blutung bringt die Erscheinungen des Drucks im Rückenmark
hervor mit theilweiser Unterbrechung der Leitungsbahnen. Es können
paraplegische Zustände, Anästhesie und Lähmung der Sphincteren die

Folge sein. Bei Ergüssen geringeren Grades treten Reizungserscheinungen, Hyperästhesie, Kribbelgefühl und Schmerzen, gesteigerte Reflexe und Contracturen ein.

Einen Fall, welchen ich nur für eine Haemorrhagie in die Meningen des Rückenmarks ansprechen kann, habe ich im November 1880 beobachtet. Es handelte sich um ein elfjähriges Mädchen, welches nach dem Turnen mit der Klage über Schmerzen im Nacken und Halsschmerzen erkrankt war. Kurz darauf Erbrechen. Am folgenden Tage die Processus spinosi und Lateralmassen des zweiten und dritten Halswirbels intensiv schmerzhaft. Heftige Schmerzen im linken Arm, abwechselnd mit Kribbeln und dem Gefühl von Taubheit. Gleichzeitig treten im linken Arm und zeitweilig im linken Bein spontane Zuckungen ein. Sensibilität erhöht. Nacken steif. Die nächsten Tage waren sehr unruhig, weil das Kind viel Schmerzen litt. Beide Arme waren unbeweglich geworden; in beiden Ellenbogengelenken Contracturen, auch die Schultergelenke nicht frei. Taubheit in beiden oberen Extremitäten, dabei sehr erheblich gesteigerte Sensibilität. Sensorium frei. Gleiche Pupillen und regelmässiger Puls. Normaler Stuhlgang, kein Erbrechen. Weiterhin stellt sich beiderseits verbreitetes heftiges Kribbeln in den Armen, am Nacken und bis ins Gesicht hinauf ein; allmälig liessen indess die Contracturen, die Schmerzhaftigkeit an den Armen und am Nacken nach und das Kind genas. Die Behandlung hatte in energischen Ableitungen mittelst Vesicantien und innerlichem Gebrauch von Jodkali bestanden.

Diagnose.

Die Diagnose der meningealen Hyperämie wird immer schwierig sein, im Wesentlichen wird sie aus Schmerzhaftigkeit der Wirbelsäule, Hyperästhesie, leichten Contracturen zu stellen sein. Die meningealen Haemorrhagien lassen sich aus den anamnestischen Daten, vorhandenen Lähmungs- oder Reizungssymptomen erschliessen.

Prognose.

Die Prognose der Hyperämie hängt davon ab, ob dieselbe eine genuine Affection bleibt, oder zur Meningitis spinalis wird; in ersterem Falle ist sie günstig. Die Prognose der hämorrhagischen Ergüsse ist völlig abhängig von der Masse des ergossenen Bluts, und von den ätiologischen Momenten. Haemorrhagien, welche aus hämorrhagischer Diathese hervorgegangen sind, sind schon wegen der Allgemeinerkrankung nicht ungefährlich; bei stattgehabten Traumen beeinflusst das Trauma an sich und eine etwaige begleitende Knochenverletzung wesentlich die Prognose.

Die Therapie wird bei der Hyperämie der Meningen in erster Linie für Ableitung auf den Darm Sorge zu tragen haben. Man giebt in solchen Fällen abführende Gaben von Calomel (0,06 bis 0,12 pro Dosi) in Verbindung mit Rheum oder Jalappe. — Ganz vortrefflich ist die Wirkung der Kühlmatratzen oder Kühlpolster von G o l d s c h m i d t, auf welche man die Kinder dauernd lagert.

Bei Haemorrhagien ist zunächst der Sitz derselben zu eruiren; an denselben applicire man dauernde Eisblasen; gleichzeitig sorge man auch in diesen Fällen für reichliche Entleerung und selbstverständlich für ruhige Lagerung. Ist gleichzeitig eine Wirbelfractur vorhanden, so gehe man mit chirurgischen Maassnahmen für die Fractur, event. mit Anwendung von Extensionsapparaten vor. — Wo keine Fractur vorliegt, wendet man im weiteren Verlaufe, wenn die Schmerzhaftigkeit der betroffenen Stelle etwas nachgelassen hat, ableitende Mittel, wie Vesicantien, oder Pinselungen mit Collodium cantharidatum, oder Jodtinctur an. Innerlich kann man Jodkali (1 bis 2 : 120) verabreichen. In der Regel wird es glücken, auf solche Weise den hämorrhagischen Heerd zur Rückbildung zu bringen.

Entzündung der Rückenmarkshäute.
Meningitis spinalis.

Pachymeningitis spinalis. Entzündung der Dura spinalis.

Die Entzündung der Dura spinalis kommt als autochthone Erkrankung sehr selten vor. In der Regel ist sie mit Entzündungen der Wirbel, nach Traumen oder bei chronischer Wirbelcaries, verbunden. Tumoren des Wirbelkanals erzeugen gleichfalls zuweilen Pachymeningitis.

Pathologische Anatomie.

Der Befund ist im Wesentlichen derjenige jeder Periostitis, da das äussere Blatt der Dura als Periost des Wirbelkörpers und Bogens im Wirbelkanal fungirt. Geht die Entzündung vom Wirbelkörper aus, so kommt es zu Exsudation zwischen Dura und Knochen, zu Abhebung der Dura und Eiteransammlung. Der Abscess wölbt sich nach dem Spinalkanal hinein und führt nicht selten zu Compression des Rückenmarks mit nachfolgender Myelitis. Bei chronischer Wirbelcaries handelt es sich indess häufig weniger um guten Eiter, als vielmehr um käsige,

Knochen, Dura und Rückenmark umfassende Producte, so dass von echter käsiger Pacbymeningitis gesprochen werden kann.

Symptome und Verlauf.

Die Symptome der Pacbymeningitis sind, wie einleuchtet, selten rein zu beobacbten; in der Regel combiniren sich dieselben mit denjenigen der Spondylitis. In einem Falle von acuter Spondylitis mit Retropbaryngealabscess bei einem 11 Monate alten Knaben documentirte sich die Pacbymeningitis durch heftige Scbmerzhaftigkeit der Wirbelsäule, Steifigkeit des Nackens und hohes Fieber, letzteres noch gesteigert durch ein binzutretendes Erysipel. — Wird das Rückenmark durch Druck und Entzündung in Mitleidenschaft gezogen, so treten die Erscheinungen der Compressionsmyelitis in den Vordergrund, also Erregungs- und Lähmungszustände in der sensiblen und motorischen Sphäre, von welcher weiter (pag. 339) gebandelt ist. — Der Verlauf der Pacbymeningitis ist also im Wesentlichen abhängig von dem ursächlicben Leiden und von der Mitbetheiligung des Rückenmarks.

Prognose.

Die Prognose der reinen und circumscripten Pacbymeningitis würde günstig sein, wenn dieselbe nicbt abhängig wäre von den concomittirenden und ursächlichen Uebeln der Wirbelsäule und des Rückenmarks. Käsige und chronisch eitrige Processe geben naturgemäss eine schlechte Prognose.

Therapie.

Die Therapie der Pachymeningitis wird im Ganzen mit denjenigen der Spondylitis und Myelitis zusammenfallen. Bei vorhandener Spondylitis wird Alles darauf ankommen, dieses Uebel zu beseitigen.

Leptomeningitis spinalis. Entzündung der Arachnoidea und Pia des Rückenmarks.

Pathogenese.

Die Entzündungen der inneren Häute des Rückcnmarks sind selten spontane Erkrankungen; in der Regel kommen sie combinirt vor mit der Meningitis cerebralis und sind entweder nur einfacb vom Cerebrum aus fortgeleitete Processe, so bei Meningitis basilaris, durcb Caries des Felsenbeins und bei Sinnstbrombose an der Basis oder endlich bei tuberculöser Basilarmeningitis, oder sie gehören mit einer gewissen Selbst-

ständigkeit zu jener hinzu. Letzteres ist namentlich der Fall bei der
früher (pag. 139) beschriebenen epidemischen Cerebrospinalmeningitis.
Wirbelcaries, traumatische Einflüsse können mit der Entzündung der
Dura an circumscripter Stelle gleichzeitig diejenige der inneren Häute
des Rückenmarks einleiten, ebenso können nach dem Rückenmark vor-
dringende Tumoren Leptomeningitis induciren.

Pathologische Anatomie.

Der anatomische Befund deckt sich mit demjenigen, welcher bei
Cerebrospinalmeningitis bereits geschildert worden ist. Arachnoidea und
Pia sind an circumscripten oder längeren Strecken injicirt, die Pia
trübe, zwischen ihren beiden Blättern befindet sich ein gelblichgraues
Exsudat. Der Arachnoidalsack ist in den abhängigen Theilen mit Eiter
erfüllt. — In der Regel ist auch die Substanz des Rückenmarks nicht
völlig intact, sondern ein gewisser Grad von Myelitis mit der Meningitis
verbunden.

Symptome und Verlauf.

Symptome und Verlauf der Leptomeningitis spinalis sind wegen der
Combination der Krankheit mit der Basilarmeningitis schwer wieder-
zugeben. Das meiste hierher Gehörige ist bei der Cerebrospinalmeningitis geschildert (pag. 141). — Tritt die Meningitis spinalis mehr
selbstständig auf, so macht sie in erster Linie neben mässigen Fieberbewegungen heftige Schmerzen. Die Kinder, welche schon einige Zeit
hindurch unzufrieden und sehr reizbar gewesen sind, klagen über
Schmerzen in allen Gliedern; jüngere Kinder verweigern die Nahrung
und schreien fast fortwährend. Allmälig zeigt sich eine ausgesprochene
Schmerzhaftigkeit der Wirbelsäule, die Kinder liegen am liebsten auf
dem Rücken; jede Bewegung, Drehung und Aufrichtung verursacht den
heftigsten Schmerz und wird von lautem Geschrei begleitet. Aeltere
Kinder localisiren den Schmerz ziemlich genau die Wirbelsäule entlang,
doch geben sie vielfach auch Schmerzen in den Extremitäten und Gelenken an. Alsbald zeigen sich eigenthümliche Störungen der Sensibilität. An den oberen oder unteren Extremitäten tritt das Gefühl von
Eingeschlafensein und Kribbeln ein, zuweilen heftiges Jucken, welches
die Kinder quält. In anderen Fällen ist die Sensibilität gesteigert.
Leise Berührungen, Nadelstiche sind äusserst schmerzhaft. Ueberdies
ist die Reflexerregbarkeit gesteigert. Schmerzhafte Muskelzuckungen begleiten oberflächliche Berührungen der Haut, auch die Sehnenreflexe sind
gesteigert. Die Nackenmuskulatur ist steif und mitunter treten plötzlich
Convulsionen auf, mit Vorwiegen tonischer Krämpfe. Der Nacken ist

dann nach hinten gebeugt, zuweilen ist voller Opisthotonus vorhanden. — Die Respiration und der Puls sind beschleunigt und unregelmässig, die Ernährung leidet, da Fieber, Schmerzen und Schlaflosigkeit den Kranken herunterbringen. Der Leib ist etwas eingezogen, gespannt; der Stuhlgang angehalten. — Nimmt die Krankheit weiterhin einen ernsten Charakter an, so wird das Fieber hochgradig, die Respiration wird der Cheyne-Stokes'schen ähnlich, das Sensorium wird benommen; die gesteigerte Reflexerregbarkeit und die Hyperästhesie lassen nach und allmälig tritt an ihrer Stelle Anästhesie auf, während gleichzeitig in der motorischen Sphäre Lähmungssymptome sich kund geben. Die Haut wird feucht, zuweilen reichlich schwitzend. Der Leib weich, pappig. Stuhlgang und Urin werden unbewusst entleert. — Unter Convulsionen und allmäliger Erschöpfung tritt so der Tod ein. So kann der Verlauf ein ziemlich acuter sein, ja selbst rapide und in wenigen Stunden tödtliche Fälle, welche mit schweren tonischen Convulsionen verlaufen, kommen zur Beobachtung. Andere Fälle nehmen indess einen mehr subacuten und sogar chronischen Verlauf. Wochen gehen nach dem ersten Beginne der Krankheit hin; die Reizerscheinungen lassen mehr und mehr nach und Lähmungen der Extremitäten, des Mastdarms und der Blase stellen sich ein. Die Erschöpfung der Kleinen wird erheblich und diese oder intercurrente Krankheiten, wie Pneumonien oder selbst Decubitus, führen endlich den Tod herbei. — Indess ist der Verlauf nicht immer so ungünstig; vielfach lassen die Erscheinungen allmälig nach, insbesondere weicht die Steifigkeit des Nackens, die Schmerzhaftigkeit der Wirbelsäule; allmälig schwinden die sensiblen und motorischen Störungen und die Kinder genesen.

Prognose.

Die Prognose der Spinalmeningitis ist sehr verschieden je nach dem Sitz der Erkrankung und nach dem ursächlichen Anlass. Die epidemische Cerebrospinalmeningitis giebt, wie schon erörtert (s. pag. 139), keine günstigen Prognose; noch weniger die tuberculöse Form. Meningitis spinalis, welche durch Trauma bedingt ist, wird je nach der Vehemenz und dem Sitz desselben eine günstigere oder schlechtere Prognose geben. Je näher der Sitz der Medulla zu ist, desto gefährlicher ist der Process wegen der Beeinflussung der vitalen Centren, während die circumscripte, tief sitzende Spinalmeningitis sogar ein relativ ungefährlicher Process sein kann. Weiterhin hängt die Prognose wesentlich von der etwaigen Mitbetheiligung des Rückenmarks ab, wenigstens soweit dieselbe sich auf völlige Wiederherstellung der Motilität und Sensibilität bezieht.

Diagnose.

Die Diagnose der Meningitis spinalis ist anfänglich nicht leicht. Bei Kindern können Typhus und Malaria, auch Recurrens im Anfange erhebliche Schmerzen der Wirbelsäule, mit Nackenstarre, Hyperästhesie und gesteigerten Reflexsymptomen verursachen. Ich habe einen Fall von Recurrens beobachtet, welcher exquisit das Bild der Spinalmeningitis in den ersten Tagen darbot. Nur der Verlauf schützt hier vor diagnostischem Irrthum, ganz besonders bei Malaria und Recurrens, bei letzterer auch der Nachweis der Spirillen im Blute; für Typhus entscheidet vorzugsweise die Art der typischen Fiebercurve, welche der Spinalmeningitis nicht zukommt. — Bei Spondylitis nach Traumen, entscheiden der Rückenschmerz, und die excentrischen Symptome für Meningitis. Bei Basilarmeningitis weisen die Nackenstarre, Opisthotonus, auch die Lähmung der Sphincteren auf die gleichzeitig vorhandene Spinalmeningitis hin.

Therapie.

Die Therapie der traumatischen Meningitis hat die vorhandenen Verletzungen zu berücksichtigen; bei Wirbelfracturen kommen also Eisblasen, ruhige Lagerung und eventuell Streckverbände zur Anwendung. Aehnlich bei Spondylitis chronica. — Die Therapie der epidemischen Cerebrospinalmeningitis ist schon besprochen (pag. 146). Die der tuberculösen Form schliesst sich im Wesentlichen der Therapie der Basilarmeningitis an. — Bei den genuinen Formen der Spinalmeningitis wird man je nach dem Kräftezustande der Kinder vor Blutentziehungen nicht zurückschrecken. Man wendet an den, auf Druck schmerzhaftesten Stellen der Wirbelsäule, Blutegel oder auch Schröpfköpfe an. Darauf Eisblasen oder besser noch Lagerung auf Goldschmidt'scher Kühlmatratze, welche sich gerade hier ausgezeichnet bewährt, weil sie gestattet, dauernde Kühlung anzuwenden und gleichzeitig vor Decubitus schützt. Inunctionen mit grauer Quecksilbersalbe können mit der Anwendung der Kühlung combinirt werden. Innerlich kleine Calomelgaben (0,015 bis 0,03 pro Dosi). Bei heftigen Convulsionen wende man Chloralklystiere an, bei Hyperästhesie und beträchtlicher Schmerzhaftigkeit der Wirbelsäule innerlich Morphium und Chloralhydrat in kleinen Gaben. Stellt sich Stuhlverstopfung ein, so spüle man die Fäces mittelst Irrigation des Rectum aus. — Bei etwaiger Lähmung der Blase wird der Harn mittelst des Katheters entleert. — In der Reconvalescenz der Krankheit können warme Soolbäder (2 bis 5 Pfund Stassfurter Badesalz : 1 Bad) und nachträglich die Bäder von Teplitz, Warmbrunn oder Rehme-Oeynhausen zur Anwendung kommen. — Die zurückgebliebene Anämie und Ernährungsstörung bekämpft man mittelst Malz-und Eisenpräparaten, am besten beider in Combination.

Myelitis.

Von den entzündlichen Erkrankungen der Rückenmarkssubstanz, acuten wie chronischen, sind vorzugsweise zwei Formen, welche für das kindliche Alter von Bedeutung sind.

1) Die Compressionsmyelitis, 2) die Poliomyelitis anterior acuta, früher als essentielle Kinderlähmung (Rilliet) bezeichnet. Die Kenntniss einer Reihe anderer Erkrankungsformen, auf welche erst seit kurzer Zeit das Augenmerk der Pathologen gerichtet ist, — dazu gehören die spastische Spinalparalyse, welche wahrscheinlich identisch ist mit der Scitenstrangsklerose, und die Sklerose der Hinterstränge — ist für das kindliche Alter noch so wenig durchgearbeitet, selbst die sorgfältigeren Beobachtungen enthalten noch so viel Zweifelhaftes, dass wir dieselben hier übergehen.

Compressionsmyelitis.

Die Compressionsmyelitis ist eine durch Druck erzeugte Heerderkrankung des Rückenmarks. Dieselbe kann je nach der Art des Druckes einzelne Theile der Rückenmarksoberfläche (partielle Form) oder die ganze Masse der Medulla spinalis zur Degeneration bringen (totale transversale Myelitis). Die Compression kann plötzlich entstehen durch Fractur der Wirbelsäule, oder langsam und allmälig zu Stande kommen durch Tumoren des Wirbelkanals, kommt aber am häufigsten vor bei chronischer Wirbelcaries, dem Malum Pottii, mit Knickung der Wirbelsäule und gleichzeitiger chronisch entzündlicher, in der Regel käsiger Erkrankung der Meningen des Rückenmarks. Der chronisch entzündliche Process führt im letzteren Falle nicht sowohl eine einfache Druckatrophie, als vielmehr eine echte chronisch entzündliche Myelitis herbei.

Pathologische Anatomie.

Die Dura des durch Caries zerstörten Wirbelkörpers ist verdickt, mit Eiter bedeckt, die Gefässe injicirt; die Arachnoidea und Pia sind trüb, verdickt mit einer sulzigen und käsigen Masse eingehüllt. Das Rückenmark ist entweder von einer Seite oder von vorn nach hinten abgeplattet, in den schwersten Fällen total, wie eingeknickt und an Volumen verringert. An der Compressionsstelle sieht man Ganglienzellen und Nervenstränge fast vollständig geschwunden, an ihrer Stelle sind nur Körnchenzellen, hie und da wohl auch Corpora amylacea vorhanden. — Untersucht man das Rückenmark nach oben und nach unten von der degenerirten Druckstelle, so findet man die secundären Degenerationen nach den im Rückenmark vorhandenen Systemen von Nervenfasern verbreitet. Nach abwärts findet man eine weitgehende Degeneration der directen und gekreuzten Pyramidenbahnen (Türk'sche Faserbündel und an die Hinterhörner anstossender Theil der Seitenstränge), dagegen ist die Degeneration des übrigen Theils der Vorderseitenstränge nur auf wenige Centimeter unterhalb der Druckstelle ausgedehnt (echte motorische Spinalfasern). Nach aufwärts sind diese Partien völlig intact. Dagegen sieht man nach aufwärts die Degeneration der ganz peripher gelegenen den Vorderseitensträngen zugehörigen und an die gekreuzten Pyramidenbahnen anstossenden directen Kleinhirnseitenstrangbahnen, und zwar setzt sich dieselbe bis zum Gehirn hin fort; ausserdem aber sieht man nach aufwärts die Degeneration der Hinterstränge, indess reicht dieselbe nicht in allen ihren Theilen sehr hoch hinauf, sondern während die Degeneration des medialen Bündels (Goll'sche Fasern) sich zuweilen bis in die Vierhügel verfolgen lässt, sieht man die laterale Zone (Burdach'sche Bündel — echte spinale Fasern) nur einige Centimeter hinauf degenerirt (Charcot). Alle diese secundären Degenerationen sind indess nur vorhanden, wenn an der Compressionsstelle die weissen Faserzüge atrophirt und verschwunden sind, während sie bei alleiniger Erkrankung der grauen Centralmasse des Rückenmarks fehlen. Hat die Druckcompression und die primäre Degeneration nur eine Hälfte des Rückenmarks getroffen, so geht in der geschilderten Art die Degeneration nach oben und unten nur auf einer Seite vor sich, vorausgesetzt, dass nicht durch abnorme Commissurenfasern die Leitungsrichtungen im Rückenmark gewisse Abänderungen erlitten haben. In den degenerirten Partien haben die Nervenfasern ihre Markscheiden zum Theil verloren, zum Theil sind auch die Achsencylinder völlig geschwunden und die Nervenfasern durch ein reichliches Bindegewebe ersetzt; an vielen Stellen sieht man Einlagerungen von Pigmentkörperchen, zuweilen auch von Corpora amylacea.

Gleichzeitig mit dieser Veränderung findet man in den von den degenerirten Nervenpartien versehenen Muskeln die Atrophie der Substanz mit fettigem Zerfall und Vermehrung des interstitiellen Gewebes, zuweilen mit gleichzeitiger Fettanhäufung in demselben.

Symptome und Verlauf.

Die Symptome der Leitungsunterbrechung im Rückenmark sind bei den chronischen Erkrankungsformen, wie sie der Spondylitis und Pott-schen Kyphose eigen sind, langsam entstehend und allmälig fortschreitend. Die Wirbelsäule ist zu beiden Seitentheilen der ergriffenen Partie auf Druck ausserordentlich schmerzhaft. Die Kranken sind nicht mehr fähig sich aufrecht zu erhalten, sondern stützen, wenn sie den Versuch machen sich aufzurichten, die beiden Arme und Hände auf die Knie, so dass sie eine halbgebeugte Stellung einnehmen. Allmälig entwickelt sich eine gewisse Schwäche in den unterhalb der Compressionsstelle versorgten Muskeln; bei Compression des Cervicaltheils des Rückenmarks also zunächst in den oberen, später erst in den unteren Extremitäten, bei Compression des Rückentheils nur in den unteren Extremitäten; allmälig geht diese Schwäche in Lähmung über. — Nachdem dieselbe eine Zeitlang bestanden hat, zuweilen schon nach Tagen, zeigen sich in den gelähmten Partien Zuckungen, Zitterbewegungen und von dem Patienten nicht controlirbare, gleichsam spontane Bewegungen der gelähmten Partien. Dieselben fühlen sich überdies härtlich an, die Muskeln sind wie gespannt. Untersucht man die Sehnenreflexe, so sind dieselben erheblich vermehrt, doch auch die Hautreflexe sind gesteigert und erfolgen wider Willen der Patienten brüsk und rasch. Nach und nach stellen sich Contracturen in den gelähmten Partien ein, und zwar in Streck- oder Beugehaltung der Gelenke. Je weiter aufwärts im Cervicaltheil die Unterbrechung der Leitung im Rückenmark statt hat, desto intensiver sind die gleichzeitigen Störungen in der Respiration durch Mitbetheiligung des Zwerchfells. Zuweilen treten schliesslich sich wiederholende allgemeine Convulsionen ein, denen die kleinen Kranken erliegen, oder secundäre Erkrankungen wie Pneumonien oder brandiger Decubitus enden das Leiden. Ich habe in diesem Augenblicke einen Knaben in Behandlung, bei welchem eine Compressionsmyelitis durch Spondylitis der Hals-wirbelsäule hervorgerufen ist und rapide Lähmungserscheinungen an Bauchmuskulatur und den unteren Extremitäten erzeugte; die Reflexe sind wesentlich gesteigert. Die electromusculäre Erregbarkeit lässt rasch nach. Die Sensibilität scheint nicht wesentlich gestört zu sein. Sehr früh schon beginnen Contracturen. Der Knabe liegt vorläufig im Streck-apparat und es wird später speciell über denselben berichtet werden. — Bei Unterbrechung im Dorsaltheile zeigt sich je nach der Aus-dehnung der Atrophie des Rückenmarks entweder Paraplegie oder nur Lähmung einer unteren Extremität mit secundären Contracturen und Steigerung der Reflexe. Die totale Unterbrechung im Lendentheil

des Rückenmarks führt endlich zu Paralysen oder Sphincteren neben
totaler Paraplegie und Anästhesie. Der Ausgang ist in der Regel auch
in diesen Fällen der lethale und dies um so rascher, je mehr das primäre
Leiden unter Fieberbewegungen, Eitersenkungen (Senkungsabscesse),
Septicaemie oder allmäliger gleichzeitiger Affection der Milz, Leber und
Nieren (Amyloidentartung) den Kranken herunterbringt. Gelingt es, des
primären Affectes Herr zu werden, so sieht man, wenn die Atrophie des
Rückenmarks nicht zu weit fortgeschritten ist, dennoch Rückbildung in
den Lähmungen eintreten. Die Steifigkeit der gelähmten Muskeln lässt sodann nach, die Contracturen schwinden und active Bewegungen stellen sich
langsam wieder her. Charcot erwähnt einige selbst beobachtete Fälle,
und lässt die Möglichkeit einer Regeneration zerstörter Nervenfasern zu.

Die Prognose der Compressionsmyelitis ist abhängig von der Art
der Intensität und dem Verlauf des primären Affects der Wirbelsäule, von
der Ausdehnung der Rückenmarksatrophie, endlich von dem Zeitpunkt
der beginnenden Behandlung. Die neuerdings geübte Behandlung der
Spondylitis mittelst des Streckapparates oder des Sayre'schen Jackets
gestattet, wenn sie frühzeitig eingeführt wird, eine bessere Prognose,
weil der vollständigen Unterbrechung im Rückenmark vorgebeugt werden
kann. Ist die Compressions-Atrophie in einem Theile des Rückenmarks
eine totale, so erliegen die Kinder um so rascher, je höher eben der Process seinen Sitz hat; doch auch bei tiefem Sitz (im Lendentheil) sterben
die Kleinen häufig an intercurrenten Uebeln (Pneumonie, Decubitus).

Die Diagnose ergiebt sich in der Regel aus dem Befunde an der
Wirbelsäule, der Schmerzhaftigkeit derselben, der kyphotischen Ver-
krümmung, endlich aus dem Symptomencomplex, welchen das Nervensystem darbietet, hemiplegischer oder paraplegischer Lähmung mit gesteigerter Reflexerregbarkeit, spontanen Zuckungen und Reflexbewegungen
und den secundären Contracturen.

Die Therapie muss sich in erster Linie auf die Primäraffection
der Wirbelsäule richten, soweit dieselbe der Therapie zugängig ist.
Bei chronischen Eiterungen der Wirbel (cariöser Spondylitis mit Kyphose)
wird man versuchen müssen den Druck vom Rückenmark zu heben und
wird dies am besten durch die Strecklegung oder das im Streckhang
angelegte Sayre'sche Gyps-Poroplastik- oder Wasserglascorset erreichen.
Im Uebrigen kommt Alles auf gute hygienische Pflege an. Lassen nach
einiger Zeit die Contracturen und Lähmungserscheinungen nach, so
werden Soolbäder, oder die Bäder von Rehme-Oeynhausen, Teplitz,
Warmbrunn, bei anämischen Kindern auch Moorbäder die vollständige
Wiederherstellung befördern. — Mit Anwendung der Electricität gegen

die eigentlichen Lähmungen sei man vorsichtig, insbesondere mit faradischen Strömen; weil dieselbe die Reflexerregbarkeit und die Coutrac-
turen steigern und so eher schaden, als nützen.

Poliomyelitis anterior acuta. — Infantile Lähmung. — Essentielle Kinderlähmung.

Die Krankheit ist von v. Heine (1840) zuerst trotz mangelnder
Sectionsbefunde als eine eigentliche spinale Erkrankung hingestellt und
durch alle weiteren Arbeiten, insbesondere der neueren Zeit auch anatomisch als solche begründet. Eine ausgezeichnete Bearbeitung derselben findet man von Seeligmüller in Gerhardt's grossem Handbuch der Kinderheilkunde.

Pathogenese und Aetiologie.

Die Krankheit ist eine mitunter überaus acut, mitunter langsamer
sich entwickelnde Entzündung der grauen Vordersäulen des Rückenmarks
(daher der Name, von πολιος grau, μυελος das Mark). Dieselbe entsteht in frühem Kindesalter, vorzugsweise in den ersten drei Jahren, indess ist sie auch bei älteren Kindern nicht allzu selten; einer der zuletzt
von mir beobachteten Fälle betraf einen 7 jährigen Knaben. Die Mehrzahl der erkrankten Kinder sind Knaben, nach Seeligmüller verhält
sich die Erkrankungsziffer derselben zu der der Mädchen wie 4 : 3. —
Coustitutionelle Disposition habe ich an den von mir beobachteten Kindern
nicht wahrnehmen können, weder Rachitis noch Scrophulose oder Tubereulose stehen zu denselben in directer Beziehung, vielmehr habe ich
sehr schön entwickelte und kräftige Kinder erkranken sehen; zuweilen
ging der Krankheit eine etwas auffällige, länger dauernde Anämie voraus. Den Einfluss der Dentition möchte ich sicher in Abrede stellen;
hereditäre Belastung konnte nur in sehr wenigen der veröffentlichten
Fälle erwiesen werden; in den von mir beobachteten ist dieselbe durchgängig nicht nachweisbar gewesen. — Die Krankheit ist zuweilen nach
vorausgegangenen acuten, insbesondere exanthematischen Krankheiten
beobachtet worden; ein engerer Zusammenhang mit denselben ist aber
entschieden in Abrede zu stellen, da sie im Verhältniss zur Frequenz
dieser Krankheitsfälle geradezu verschwindend selten ist. — So ist die
Pathogenese im Grossen und Gauzen ausserordentlich dunkel und Erkältungen und Traumen sind hier nur als sehr zweifelhafte Krankheitsursachen zu betrachten.

Pathologische Anatomie.

Makroskopische Veränderungen sind am Rückenmark in relativ
frischen Fällen fast niemals wahrzunehmen gewesen, dagegen sieht man

in älteren Fällen und je länger die Kranken gelähmt am Leben geblieben waren, desto mehr, Atrophie der grauen Vordersäulen mit gleichzeitiger Volumsabnahme des gesammten Rückenmarks, insbesondere an der Cervical- und Lumbaranschwellung. Mikroskopisch zeigt sich in den frischeren Fällen, an eben denselben bezeichneten Stellen, Atrophie einer Gruppe von Ganglienzellen oder auch aller Ganglienzellen in einem oder der beiden Vorderhörner. Die Zellen sind entweder vollkommen geschwunden, oder dieselben zeigen alle Zeichen beginnenden oder fortgeschrittenen Zerfalls, Anhäufung von Pigment, körnigen Zerfall und Schrumpfung; gleichzeitig sind die Nervenfasern in der Nähe der Ganglienzellen gänzlich geschwunden oder der Markhülle beraubt. Zwischendurch sieht man endlich reichliche Anhäufungen von Körnchenzellen. In ähnlicher Weise sind die Vorderseitenstränge mehr oder weniger und zwar stets in gleichem Maasse, wie die grauen Vorderhörner atrophisch, die Nervenfasern geschwunden und Körnchenzellen, Pigment und Corpora amylacea daselbst angehäuft. Die Gefässe sind verdickt, an den Gefässwänden reichliche Anhäufung von Rundzellen. Die vorderen Wurzeln zeigen gleichfalls Verlust an Nervenfasern mit gleichzeitiger Vermehrung der Neuroglia und Anhäufung von Körnchenzellen. Die hinteren Abschnitte des Rückenmarks sind in der Regel intact. — In den älteren Fällen findet man statt der mehr weichen Atrophie der jüngeren Periode mehr sklerotische Zustände an all den genannten Stellen, Vermehrung der Neuroglia, reichliche Anhäufung von Corpora amylacea. — In den peripherischen Nervenstämmen findet man Atrophie und Verschmälerung der Nervenfasern, Verlust der Markscheiden, Verdünnung der Achsencylinder bis zum Schwund und Kernvermehrung; in den Muskelnerven Verlust der Markhüllen, Atrophie und Verschmälerung der Nervenfasern und Undeutlichwerden der Achsencylinder. Die Verzweigungen der Muskelnerven sind deutlich (Eisenlohr). Die Muskeln nehmen im Verlaufe der Krankheit frühzeitig an Volumen ab und degeneriren schliesslich vollständig; nach langer Andauer der Lähmung findet man erheblichen Schwund der quergestreiften Muskelfasern, insbesondere Verschmälerung derselben und lebhafte Kernvermehrung, selten fettigen Zerfall der Kerne und des Sarcolemm oder reichliche interstitielle Fettanhäufung (Eisenlohr). — An den gelähmten Extremitäten kommt es später zu, durch Wirkung der antagonistischen Muskeln entstandenen Verbildungen der Gelenke und Knochen und nicht selten auch zu Zurückbleiben sowohl im Längen- wie im Dickenwachsthum.

Symptome und Verlauf.

Die Krankheit beginnt häufig ohne jedes prodromale Zeichen
plötzlich mit fieberhaften Erscheinungen. Unter hoher Temperatur,
grosser Unruhe oder auch Apathie, zuweilen unter unbestimmten, oder
auch bestimmt zu localisirenden Schmerzen und zeitweise eintretenden
Zuckungen, Schlaflosigkeit oder fortwährender Schlafneigung, mitunter
auch mit vollen Convulsionen, mit zeitweiligem Erbrechen, Appetitlosigkeit und belegter Zunge, ohne dass man im Stande wäre, objectiv etwas
Anderes zu finden, als die angegebenen Zeichen acuter gastrischer
Störung, erkranken die Kinder. So gehen ein bis zwei, selten mehrere
Tage in unbestimmtem Leiden hin; die Fiebercurve zeigt nichts Charakteristisches, und die Temperatur sinkt wieder ab. Da plötzlich zeigt
sich, dass das Kind die Fähigkeit verloren hat, einzelne Theile seines
Körpers zu bewegen. Eine Extremität, gewöhnlich eine untere, oder
beide, oder endlich in schwersten Fällen, alle Extremitäten liegen
regungslos da. Versucht man das gelähmte Glied zu bewegen, so wird
dies von den Kindern anscheinend ohne jede Empfindung von Missbe-
hagen ertragen. Die Sensibilität ist nicht erheblich, aber doch einigermaassen herabgesetzt; die Sehnenreflexe sind vollständig aufgehoben.
Damit ist das primäre Krankheitsbild erschöpft. — Nicht immer ist der
Anfang so stürmisch, namentlich das Fieber nicht so lebhaft und demgemäss auch die Allgemeinstörungen geringer; in anderen Fällen zieht
sich die Krankheit vor eigentlichem Erscheinen der Lähmung mehr in
die Länge, in noch anderen endlich entwickelt sich die Lähmung sogar
allmälig, immerhin aber so, dass sie, wenn einmal aufgetreten, rasch
und in wenigen Tagen ihre höchste Höhe erreicht. — Im Jahre 1880
habe ich ein 1½ Jahre altes Kind beobachtet, welches schon im
Juni ohne jede nachweisbare andere Störung, als die eines acuten
Gastrokatarrhs einige Tage hindurch über 40⁰ C. Temperatur hatte.
Das Kind blieb nach dieser Attaque dauernd tief bleich und nahm
nur langsam zu bis October. Im October trat von Neuem mässiges
Fieber ein. Grosse Unruhe, Zähneknirschen, zeitweilige Zuckungen der
Extremitäten. Schmerzempfindung besonders bei Berührung und Bewegung der linken Extremität, und erst im Anfang November zeigte
sich eine ausgesprochene totale Lähmung der linken unteren Extremität,
mit allen charakteristischen Zeichen der spinalen Lähmung auch im
weiteren Verlaufe. — Der Fall wurde mit Faradisation geheilt. — Man
muss wissen, dass auch so langsame Entwickelung der Poliomyelitis
vorkommen kann. Der Fall steht überdies in meinen Beobachtungen
nicht einzig da. — Ist die Lähmung eingetreten, so verharrt sie zu-

meist nicht in der vollen Ausdehnung der ersten Erscheinungen. Muskelgruppen, welche anfänglich gelähmt erschienen, erhalten nach einiger
Zeit ihre Beweglichkeit wieder, selbst ganze Extremitäten, so wird aus
einer anfänglichen Paraplegie eine Monoplegie, aus einer totalen Lähmung
aller Extremitäten eine Hemiplegie oder eine gekreuzte Lähmung mit
gleichzeitiger Betheiligung einzelner Thorax- und Rükenmuskeln. Blase
und Mastdarm bleiben fast immer von der Lähmung frei. — An den gelähmt bleibenden Gliedern zeigt sich schon nach wenigen Tagen eine
augenfällige Abmagerung, welche die Muskulatur betrifft, indess pflegen
die Kinder auch im Ganzen abzumagern, insbesondere ist ihre bleiche
Farbe auffällig. — Die faradische Prüfung zeigt die Erregbarkeit der
gelähmten Muskeln in rapider Abnahme, doch nicht aller Muskeln einer
Extremität gleichzeitig; einzelne sind fast völlig intact und faradisch normal erregbar, andere reagiren sehr bald auch auf die stärksten Ströme
nicht. Höchst bemerkenswerth ist überdies das eigenthümliche Phänomen, welches von Erb als Entartungsreaction beschrieben ist.
Die faradisch fast gar nicht mehr erregbaren Muskeln zeigen gegen den
Batteriestrom eine gesteigerte Empfindlichkeit, so dass schon schwache
Ströme Contractionen auslösen; indess sind dieselben langsam und haben
noch die Eigenthümlichkeit, dass die Anodenschliessungszuckung stärker
ist, als die Kathodenschliessungszuckung, also An, Sz > KoSz. — Die
Folgen der Lähmung sind nach einiger Zeit zuweilen schon in den ersten
Wochen (Seeligmüller) Contracturverbildungen der gelähmten Glieder.
Dieselben entstehen zum Theil auf rein mechanischem Wege durch die
Schwerwirkung der gelähmten Theile (Volkmann), zum Theil durch
Wirkung der die gelähmten Muskeln nunmehr definitiv überwiegenden
Antagonisten (Charcot, Seeligmüller); so entsteht sehr bald am
Fusse pes equinus und die Mischungen von pes equinus mit valgus und
varus, zuweilen auch pes calcaneus mit valgus verbunden; dagegen kommt
es an den Händen nur selten zu consecutiven Contracturen. Mit der
Dauer der Contractur bilden sich schliesslich auf dem Wege der Druckatrophie Verbildungen der Gelenkenden, Schrumpfungen und Streckungen
der Gelenkbänder heraus, welche die ursprünglich redressirbare Contractur zu einer constanten Verbildung des befallenen Gliedes machen.
— Selten sind Hüft- oder Kniegelenke an den Verbildungen betheiligt;
wenn dies aber der Fall ist, so gesellt sich zu denselben noch die consecutive ausgleichende Veränderung in der Richtung der Wirbelsäule
(Lordose, Skoliose). Vielfach beobachtet man überdies Zurückbleiben
im Wachsthum der gelähmten Glieder und zwar leidet sowohl Längen-
als Dickenwachsthum. — Bei total gelähmten Extremitäten beobachtet

man nicht selten Schlottergelenke, so habe ich dieselben in ausgeprägtester Weise insbesondere an den Kniegelenken gesehen; an dem Schultergelenk kommen paralytische Luxationen des Humeruskopfes vor.

Prognose.

Die Prognose der Krankheit ist sehr verschieden, je nach dem Zeitpunkt, in welchem dieselbe in ärztliche Beobachtung kommt. Sicher ist, dass die initialen Lähmungen gleichzeitig die ausgedehntesten sind, und dass dieselben sich spontan an einzelnen Gliedern wieder zurückbilden, man kann also sagen, dass die Lähmung sich wieder bessern wird. Quoad valetudinem completam ist die Prognose im Ganzen ungünstig, und in dem Maasse ungünstiger, je später nach Eintritt der Lähmung der Fall in Behandlung kommt. Muskeln, welche längere Zeit nach der Lähmung die faradische Erregbarkeit vollkommen verloren haben, und erheblich atrophirt sind, sind kaum wieder zur Norm zurückzuführen. Die consecutiven Contracturen sind orthopädischer Behandlung mit vielem Erfolge zugängig. Totale Wiederherstellung kommt vor, so habe ich erst im vorigen Sommer bei einem siebenjährigen Knaben eine echte poliomyelitische Paraplegie mit schwerer Störung der faradischen Erregbarkeit nach Monate andauernder Behandlung vollkommen zur Heilung gehen sehen.

Diagnose.

Für die Diagnose der spinalen poliomyelitischen Lähmungen sind folgende Merkmale entscheidend. 1) Das relativ rasche Eintreten der Lähmung mit Neigung zu spontaner Rückbildung eines Theiles derselben. 2) Die frühe Herabsetzung der faradischen Erregbarkeit der Muskeln, der Sehnenreflexe, bei erhaltener Sensibilität der Haut, endlich das Auftreten der Erb'schen Entartungsreaction. 3) Das frühe Eintreten der Muskelatrophie. 4) Consecutive Contracturen. 5) Nichtbetheiligung cerebraler Nerven an der Lähmung und Freibleiben der Sphincteren an Blase und Mastdarm (Seeligmüller).

Dem gegenüber zeichnen sich cerebrale Lähmungen aus durch die relativ geringe oder gänzlich ausbleibende Atrophie der Muskeln durch die Erhaltung der faradischen Erregbarkeit, die Betheiligung cerebraler Nerven an der Lähmung und gleichzeitiger Anwesenheit von Störungen des Sensorium, endlich durch die Häufigkeit hemiplegischer Lähmungsform, während gerade diese bei der spinalen Lähmung fehlt.

Therapie.

Die Therapie hat wohl zu unterscheiden zwischen den frischen Formen der Poliomyelitis und der chronischen Lähmung und ihren Folgen, mit anderen Worten, ob die supponirte Entzündung des Rückenmarks noch floride oder abgelaufen ist. Die frischen Erkrankungsformen erheischen in dem Maasse, als das Befinden der Kinder dies zulässt, eine antiphlogistische Behandlung, Anwendung von Schröpfköpfen die Wirbelsäule entlang, Einreibungen mit grauer Salbe, ruhige Lagerung am besten auf der auch für diese Fälle ausserordentlich werthvollen Goldschmidt'schen Kühlmatratze. Innerlich Abführmittel oder kleinere Calomelgaben; überdies knappe Diät. Sehr früh beginne man indess mit Vorsicht die electrische Behandlung. Die Behandlung des Rückenmarks mit dem constanten Strom wird von Bouchut, von Erb und Seeligmüller empfohlen und zwar sollen nur schwache Ströme in Anwendung kommen. Der oben erwähnte glückliche Heilungsfall bei dem 7jährigen Knaben wurde indess durch früh, drei Mal wöchentlich, angewendete locale Faradisation der Muskeln mit sehr schwachen und allmälig gesteigerten Inductionsströmen erzielt, dabei war die angegebene Antiphlogose und Kühlmatratze zur Anwendung gekommen, so dass man die vorsichtige locale Faradisation sicher empfehlen kann. Sehr bald kann man alsdann neben der Electricität Soolbäder zur Anwendung bringen. Ist der Entzündungsprocess abgelaufen und nimmt die Muskelatrophie zu, so verhüte man in erster Linie durch geeignete Schutzmassregeln und Contraextension das Eintreten secundärer Contracturen; gleichzeitig wende man die periphere Faradisation mit stärkeren Inductionsströmen, Hand in Hand mit der Massage der atrophirenden Muskeln an. Man lasse also an den Tagen, an welchen die Electricität nicht angewendet wird, die Muskeln sanft mehrmals von Stelle zu Stelle durchkneten. — Nebenher können roborirende Bäder (Soole mit Calmus oder Fichtennadelbäder) und Tonica (Ferrum, Malzpräparate) zur Anwendung kommen. Dabei gute Ernährung. — Der Versuch mit subcutanen Strychnininjectionen kann nach den vorzüglichen Erfolgen, welche man mit diesem Mittel bei den diphtheritischen und bei anderen peripheren Lähmungen erhält, immerhin gemacht werden (Strychninum nitricum oder sulfuricum, 0,001 bis 0,002 pro dosi). Sind endlich neben den Lähmungen paralytische Contracturen und Deformation der Gelenke aufgetreten, so muss mit der Paralyse gleichzeitig die orthopädisch chirurgische Therapie dieser Affectionen eingeleitet werden. Es ist hier auf die chirurgischen und orthopädischen Handbücher zu verweisen.

Functionelle Nervenkrankheiten.

Eclampsie.

Unter Eclampsie (von εκ und λαμβανομαι ich raffe mich, schüttele mich nach K r a u s e) versteht man rasche und ohne Vorboten einsetzende in vereinzelten Anfällen auftretende, von tieferen anatomischen Läsionen des Centralnervensystems unabhängige, mit gleichzeitigem Verlust des Bewusstseins einhergehende, allgemeine, tonische und clonische Krämpfe.

Aetiologie und Pathogenese.

Aus den Untersuchungen von K u s s m a n l und T e n n e r ist die Thatsache hervorgegangen, dass allgemeine Convulsionen mit Verlust des Bewusstseins durch künstlich erzeugte Anämia cerebri ausgelöst werden können. Es bedarf hierzu keiner directen Läsion der Hirnsubstanz. Die weiterhin gemachten Entdeckungen der motorischen Rindencentra des Gehirns in der Umgebung der R o l a n d o ' schen Furche weisen auf diesen centralen Bezirk als den Heerd der convulsiven Bewegungen hin, sodass also in der Anämie der Hirrinde das anatomische Substrat der allgemeinen Convulsionen zu suchen ist. Die Hirnanämie kann nun erzeugt werden, entweder durch directen Blutverlust, durch Compression der kleinen Hirngefässe, und durch Contraction derselben. Die Compression der kleinen Hirugefässe wird, wie aus den Auseinandersetzungen über Hirnanämie (s. pag. 289) hervorgegangen ist, durch ursprüngliche abnorme Gefässfüllung und zwar ebensowohl durch active Fluxion, wie durch venöse Stase erzeugt sein können, wenn man von intracraniellen, den Schädelraum beengenden Tumoren hier absehen will. Jeder, die Herzaction abnorm steigernder Vorgang, in erster Linie also das Fieber, wird unter gewissen Verhältnissen Hirnanämie und mit ihr Convulsionen erzeugen können. Die gleiche Wirkung wird der behinderte Abfluss der dem Gehirn zugeführten Blutmasse haben. Die active Contraction der kleinen Hirngefässe wird auf dem Wege vasomotorischer Action, also reflectorisch entstehen. So sieht man also Convulsionen, ohne tiefere Läsion der Gehirnmasse durch directe Beeinflussung der Blutcirculation im Gehirn und auf reflectorischem Wege entstehen. Ausserdem sind gewisse in das Blut eingeführte Substanzen (Gifte) directe Erregungsmittel für die motorischen Centra. — Für die reflectorisch erzeugten Convulsionen sind weiterhin die Beschaffenheit des kindlichen Nervensystems höchst bedeutungsvoll, insbesondere die von S o l t m a n n eruirten Thatsachen, dass innerhalb der ersten Lebensperiode die Ent-

wickelung der Hemmungscentra rückständig ist, während gleichzeitig
die Erregbarkeit der peripheren Nerven einen hohen Grad erreicht hat;
es leuchtet ein, dass unter solchen Verhältnissen der kindliche Organismus
den wirksamsten Reflexmechanismus präsentrirt.

Im Einzelnen werden also eclamptische Anfälle bei Kindern eintreten 1) nach schweren Blutverlusten.

2) Auf reflectorischem Wege bei intensiven Reizen, welche auf die
sensiblen Nerven einwirken. In hervorragendem Maasse sind hier die
Nerven der Haut und der Schleimhäute betheiligt. Traumen, Verbrennungen, acute Ecceme, schmerzhafte, das Corium frei legende Exantheme, selbst Intertrigo, plötzlich einwirkende sensible Reize, Nadelstiche,
die Impfung können Convulsionen auslösen, von den Nerven der Mundschleimhaut aus der Zahnreiz, von denen des Magens und Darms aus
plötzliche Belastung des Magens durch unverdauliche oder zu grosse
Masse von Speisen, Gasauftreibung, Koliken, Wurmreiz. Von den
sensiblen Nerven des Urogenitalsystems Nierengries und Nierensteine,
Blasensteine, Einklemmungen des Hodens im Leistenkanal, Phimosen.
Bedeutungsvoll sind überdies psychische Eindrücke, obenan der Schreck.

3) Durch directe Beeinflussung der Blutcirculation im Gehirn, auf
arteriellem Wege alle fieberhaften Processe. Dass hierbei die vermehrte
Herzaction allein zur Wirkung kommt, ist nicht anzunehmen, vielmehr
sind die phlogogenen oder infectiösen Körper, welche das Fieber einleiten und unterhalten, wahrscheinlich gleichzeitig directe Erreger der
motorischen Centra; daher die Häufigkeit der eclamptischen Anfälle
gerade im Beginn des Fiebers und als Einleitung des fieberhaften Processes, so bei den acuten Exanthemen, bei Pneumonien u. s. w. Die
Frage, wie die urämische Eclampsie zu Stande kommt, ob durch Einwirkung von direct erregenden, in das Blut aufgenommenen Stoffen der
regressiven Reihe (kohlensaures Ammoniak) (Frerichs) oder durch
acutes, von gesteigertem arteriellem Druck ursprünglich eingeleitetes
Hirnödem mit Hirnanämie (Traube) ist bis zum heutigen Tage Gegenstand der Discussion. Wahrscheinlich kommen beide Vorgänge neben
einander vor. Auf passivem Wege, durch Behinderung des Blutrückflusses,
können alle erheblichen Erkrankungen des Respirationstractus eclamptische Anfälle erzeugen, obenan kommt hier der Laryngismus stridulus
zur Wirkung und Hand in Hand mit ihm die rachitische Thoraxverbildung,
sodann erhebliche pleuritische Exsudate, Tussis convulsiva, und endlich
wiederum auch auf diesem Wege die Pneumonie; selbstverständlich
können Stenosen, Tumoren im vorderen Mediastinum, Laryngo- und
Tracheostenosen die gleiche Wirkung herbeiführen: ebenso auch, wie

einleuchtet, Erkrankungen des Herzens, insbesondere Erkraukungen des rechten Herzens.

4) Unter den direct auf die motorischen Centra einwirkenden Substanzen spielen, wie erwähnt, die Gifte der Infectionskrankheiten und die septischen Gifte gewiss eine Rolle, überdies aber auch die Narcotica, obenan Opiate und Belladonna. So sind die ätiologischen Momente der Eclampsie ausserordentlich mannigfach und darum ist bei der erwähnten anatomischen und physiologischen Constitution des kindlichen Nervensystems die Frequenz ihres Eintretens gewiss nicht überraschend.

Symptome und Verlauf.

Das reinste Bild des eclamptischen Anfalls erhält man bei Kindern, welche sofort nach einer Indigestion von demselben heimgesucht werden. Zuweilen einige Stunden nach der Nahrungsaufnahme, aber auch, wie ich mehrere Male zu beobachten Gelegenheit hatte, sofort nach derselben tritt allgemeines Unbehagen ein, die Kinder werden unruhig und eilen zur Mutter, rasch nach einander erfolgen Schlingbewegungen, während das Gesicht erblasst; plötzlich sinken die Kleinen um, das Sensorium schwindet, die Pupillen werden weit und reagiren fast gar nicht, die Sensibilität der Haut ist geschwunden, Stechen, Kneifen wird nicht empfunden, laute Anrufe und Lichteinwirkungen bleiben ohne Wirkung. Gleichzeitig werden der ganze Körper, Kopf, obere und untere Extremitäten wie von heftigen electrischen Schlägen durchzuckt, die Hände sind zur Faust geballt, die Mundwinkel sind in steter zuckender Bewegung und zur Grimasse verzogen, nicht selten tritt Schaum vor den Mund. Das Gesicht wird tief dunkelroth und schwillt gleichsam an, die Lippen werden blau, die Conjunctiva bulbi congestionirt. Der Kopf wird hin und her gerissen, alsbald oder nach hinten gezogen, die Rückenmusculatur ist gespannt, der Rücken opisthotonisch concav gekrümmt; die gesammte Thoraxmuskulatur ist gespannt; die Bauchmusculatur ist in ruckweiser Bewegung aber bretthart, die Wölbung des Abdomens ist abgeflacht. Die Respiration ist für Momente völlig sistirt, später erfolgen zuckende inspiratorische Bewegungen, welche zeigen, dass auch das Zwerchfell betheiligt ist. Mehr und mehr werden die Extremitäten hin und her geworfen, mitunter mehr die obere, mehr die eine Seite als die andere, mitunter beide Seiten gleichmässig. So dauert der Anfall einige Minuten; endlich treten tiefe Inspirationen ein, die Cyanose schwindet, das Gesicht erblasst, die Spannung der Nacken- und Rückenmuskulatur lässt nach; es erfolgen noch einzelne Zuckungen der Extremitäten, alsbald hören auch diese auf; der ganze Körper wird weich, schlaff. Die Haut wird

feucht, das blasse, kühle Gesicht mit Schweisstropfen bedeckt und es
erfolgt ein kurzer Schlummer, dann schlägt das Kind wie verwundert,
augenscheinlich noch nicht im Vollbesitz seiner geistigen Fähigkeiten,
die Augen auf, wobei kleinere Kinder in der Regel zu weinen anfangen.
Nicht immer kommt es zu der vollen convulsiven Attaque, zuweilen
tritt nur Verlust des Sensorium ein, gleichzeitig vereinzelte Zuckungen
der Extremitäten, oder der Gesichtsmuskulatur; damit geht der Anfall
vorüber. Je nach dem Anlass kehrt derselbe in gleicher oder geringer
Heftigkeit wieder oder bleibt vereinzelt. Bei rachitischen mit Laryngismus stridulus behafteten Kindern sieht man zuweilen fast stündlich
oder noch häufiger die Anfälle, wenngleich nicht voll ausgesprochen
wieder erscheinen.

Bei urämischen Convulsionen sieht man zuweilen Anfall an Anfall
sich reihen, ohne dass das Sensorium völlig wieder frei wird und nicht
selten tritt in einem solchen Anfalle auch der Tod ein. Zuweilen zeichnen
sich die aus acuten dyspeptischen Einflüssen ausgelösten Anfälle durch
besondere Heftigkeit aus, doch ist mit der Entleerung der belastenden
Speisemasse vom Magen aus, oder durch Abführungen die Attaque wie
abgeschnitten und die Anfälle kehren nicht wieder.

Prognose.

Die Prognose der Eclampsie, als Krankheit, ist abhängig von dem
zu Grunde liegenden Uebel. Ist man im Stande die Ursachen zu beheben,
so wird man der Krankheit Herr und kann das Wiederkehren der Anfälle verhüten, daher giebt die dyspeptische Eclampsie die relativ
beste Prognose, ebenso die auf Wurmreiz beruhende. Die urämische
Eclampsie giebt in der Regel eine schlechte, zum mindesten dubiöse
Prognose, weil sie von dem Nierenleiden abhängig ist; ebenso dubiös
sind die von Infectionskrankheiten ausgelösten eclamptischen Anfälle;
es kommt Alles auf den Grad der Infection an. Initiale eclamptische
Anfälle bei Pneumonie geben in der Regel eine gute Prognose, während
sie im Verlaufe der Krankheit schwerwiegende Bedeutung haben; allerdings sind sie dann entweder nur Symptome drohender Asphyxie oder
überhaupt nicht mehr rein, sondern von anatomischen Veränderungen
der Meningen ausgelöst. — Eclampsie in Verbindung mit Rachitis und
Laryngismus stridulus ist stets gefahrdrohend, weil der Tod leicht unter
den Erscheinungen der Asphyxie im Anfalle eintritt. Intoxications-
eclampsie giebt endlich eine um so schlechtere Prognose, je grösser die
Menge des aufgenommenen Giftes war. — Im Grossen und Ganzen hat
jeder eclamptische Anfall für das Kind Bedeutung, und wirft einen

Schatten auf die ganze weitere Entwickelung, weil Reflexbahnen in abnormer Weise gleichsam ausgeschliffen werden, und die Möglichkeit der Wiederkehr nicht ausgeschlossen ist. Die Prognose des einzelnen Anfalles ist abhängig von der Heftigkeit derselben. Sehr schwere Attaquen können zu Gefässzerreissungen, meningealen und cerebralen Haemorrhagien Anlass geben, auch kann plötzlich eintretendes Lungenödem den Tod herbeiführen; dies geschieht um so leichter, je schwerer a priori die Störungen im Circulations- oder Respirationsapparat sind.

Diagnose.

Die Diagnose des eclamptischen Anfalls ergiebt sich aus dem Augenschein; es kann sich nur darum handeln, eine ernstere Cerebralerkrankung auszuschliessen; zum Theil leiten hier die anamnestischen Daten, stattgehabte Indigestionen, Anwesenheit von Würmern, von psychischen oder sensiblen Reizungen. Vielfach kann indess erst nur die eingehende Untersuchung die Diagnose geben, so der Nachweis der Nephritis, der Rachitis u. s. w. In anderen Fällen giebt der Verlauf die Entscheidung, insbesondere giebt der Eintritt von Lähmungen an Gehirnnerven, oder Extremitäten, oder die Entwickelung meningitischer Symptome die Möglichkeit an die Hand, anatomische Läsionen des Centralnervensystems von der functionellen Störung zu scheiden; ebenso giebt die weitere Entwickelung von Infectionskrankheiten, von Pneumonie etc. den initialen eclamptischen Anfall als solchen zu erkennen.

Therapie.

Die Therapie des eclamptischen Anfalls ist, wie seine Ursachen mannigfach. Bei acuten Dyspepsien wird man, je früher der Anfall nach der Indigestion erfolgt ist, und je früher man seinen Zusammenhang mit demselben constatiren kann, desto vertrauensvoller zu einem Emeticum greifen; zuweilen genügt es schon, den Gaumen des Kindes zu kitzeln, um Entleerung der belastenden Massen und sofortige Unterdrückung des eclamptischen Anfalls zu erzielen. Sind seit der Indigestion schon mehrere Stunden vergangen, so wird man mit Clysmata, eventuell mit grösseren Darmausspülungen und innerer Verabreichung von Abführmitteln guten Erfolg erzielen. Man reicht dann Calomel mit Jalappe (0,06 bis 0,10 ͡aa) oder ein Infus. Radicis Rhei 5 : 100. Fiebert das Kind, so verbindet man damit kalte Umschläge auf Kopf und Leib und eventuell ein temperirtes Wasserbad (von circa 23 bis 25°C.). Dieselben Mittel kommen in Anwendung, wenn ohne vorausgegangenen Diätfehler unter rapider Steigerung der Temperatur Convulsionen einsetzen und man vermuthen kann, dass ein acutes entzündliches Uebel oder eine

acute Infectionskrankheit im Anzuge sei. Man kann in solchen Fällen
überdies sofort zur Anwendung der antipyretischen Mittel als Chinin,
Natr. salicylicum, der Digitalis u. s. w. schreiten. Selten wird man
Gelegenheit haben, selbst in diesen Fällen Blutentziehungen zu machen
und wird sich nur dann zu solchen entschliessen, wo die ganze Erscheinung des Kindes, seine Gesammternährung, die Gesichtsfarbe, die Farbe
der Schleimhäute active Hirnhyperämie voraussetzen lassen. Für diese
Fälle passt auch die von Trousseau vorgeschlagene Compression der
Carotiden, welche mitunter den Aufall rasch abschneidet.

Sind die Convulsionen besonders heftig, so giebt man die sedativen
Mittel, und zwar Bromkalium (2,5 bis 3 : 120 für ein Kind von 1 bis 2
Jahren) oder Chloralhydrat (1 bis 2 Gramm : 100 2- bis 3stdl. 1 Lfl.,
innerlich aber 0,5 bis 1 Gramm in Klystir und Moschus 0,06 bis 0,12
pro dosi). Sehr heftige Anfälle sieht man bei Anwendung von Chloroforminhalationen verschwinden. Doch braucht wohl kaum darauf hingewiesen
zu werden, wie vorsichtig man dieses zweischneidige Mittel zu handhaben
habe. Von geringerer Wirkung ist Zincum valerianicum oder lacticum
(0,015 pro dosi 2- bis 3stdl.). Eine Zeit lang habe ich Versuche mit subcutanen Injectionen von Atropin in kleinster dosi (0,01 : 10 davon 1 Theil-
strich, also pro dosi für ein Kind von 1 Jahr circa 0,0001) gemacht, die
Heilwirkungen waren indess nicht ermunternd. Gegen die mit Laryngismus stridulus und Rachitis einhergehenden eclamptischen Anfälle kommen
die genannten Sedativa, in Verbindung mit antirachitischer Diätetik und
Therapie in Anwendung. — Eclampsie bei nachweisbarer Anwesenheit
von Würmern wird man mit Abführmitteln und den entsprechenden anthelmintischen Mitteln bekämpfen, zuweilen genügen hier schon einige
grössere Calomelgaben, sofort die Eclampsie zu beseitigen. Bei der
Behandlung der urämischen Eclampsie hat man die Therapie der Nephritis im Ganzen ins Auge zu fassen, wir verweisen deshalb auf das
Kapitel der Nierenentzündungen. Eclamptische Anfälle bei Intoxicationen wird man mit den entpsrechenden Antidoten behandeln. Die
vielfach ventilirte Frage, ob man bei eclamptischen Anfällen, welche
sich auf den Zahnreiz beziehen lassen, welche aber beiläufig gesagt,
unverhältnissmässig seltener sind, als man in der Regel glaubt, durch
Einschneiden in das Zahnfleisch beseitigen solle, kann ich dahin beant-
worten, dass ich dasselbe überhaupt weder für nöthig, noch für
zweckdienlich halte. Im Allgemeinen wird man bei Kindern, welche
zu eclamptischen Anfällen neigen, darauf bedacht sein müssen, die
Erregbarkeit des Nervensystems durch tonisirende Diätetik überhaupt
zu mindern. Man wird alle aufregenden Momente, abnorme geistige

Anregung von dem Kinde möglichst fern zu halten haben und dem Kinde grösste Ruhe gönnen. Daher ist auch der Anfenthalt in waldiger Gebirgsgegend oder an der See höchst empfehlenswerth. Seebäder sind indess nur mit grösster Vorsicht anzuwenden. Die Ernährung muss vorzugsweise eine reizlose und doch ausgiebige sein, insbesondere habe man Bedacht, dass keine Ueberfüllung des Magens statt habe, sondern dass die Nahrung öfters und in kleinen Qnantitäten den Kindern verabreicht werde. Direct zu warnen ist vor fetten, zähen Fleischspeisen oder zersetzten Nahrungsmitteln wie Käse, während Süssigkeiten von Kindern eher vertragen werden. Alkoholica, insbesondere Bier und schwere Weine, von Branntwein gar nicht zu reden, dürfen diesen Kindern überhanpt nicht, oder nur in kleinsten Quantitäten verabreicht werden. Bei allen diesen Maassregeln ist aber durchaus consequente Durchführung nothwendig, da eine einzige Uebertretung Monate lange Anstrengungen über den Haufen wirft.

Epilepsie. Morbus caducus. Fallsucht.

Die Epilepsie, in der äusseren Erscheinung der einzelnen Attaqnen der Eclampsie nahezu identisch, ist nicht, wie diese, eine accidentelle, von anderen Krankheiten abhängige, sondern genuine Erkraukung des Nervensystems, welche bei aller Unregelmässigkeit in der Frequenz der Anfälle, ihre Selbständigkeit in der unabänderlichen Wiederkehr derselben und in der Anwesenheit grösserer oder geringerer, aber immer vorhandener, nervöser Störungen in den Zwischenräumen zwischen den eigentlichen Anfällen docnmentirt. Sie ist sonach eine echte chronische in gewissem Sinne constitutionelle Krankheit und gehört, da sie bei Erwachsenen weitaus hänfiger znr Beobachtnng kommt, als bei Kindern, eigentlich gar nicht in das Gebiet der Kinderkrankheiten. Ihre Bedeutnng für das kindliche Alter liegt aber darin, dass sie schon angeboren vorkommt, vielfach in früher Kindheit znr ersten Erscheinung kommt und dass sie, je kürzere Zeit sie besteht, desto eher der Ileilung zugängig ist. Ueberdies zeigt sie im kindlichen Alter gewisse Besonderheiten, die sich dahin zusammenfassen lassen, dass sie häufig beim Kinde noch nicht znr vollen Entwickelung gelangt, sondern erst mit fortschreitendem Alter die furchtbare Gestalt annimmt, welche sie bei Erwachsenen darbietet. Dies gilt allerdings nicht für alle Fälle, vielmehr habe ich auch und zwar schon in ganz jugendlichem Alter voll entwickelte Epilepsie zur Beobachtung bekommen.

23*

Aetiologie und Pathogenese.

Die Krankheit ist unzweifelhaft in einer grossen Reihe von Fällen
auf Erblichkeit zurückzuführen. Es giebt geradezu nervös belastete
Familien, in welchen, wenngleich nicht alle, so doch in nahezu ununter-
brochener Reihe einzelne Mitglieder erkranken. Gowers hat in einer
Zusammenstellung von 1450 Fällen bei 36 % Erblichkeit nachgewiesen;
in einer Familie waren 14 Mitglieder erkrankt. Die Erblichkeit wäre
noch grösser, wenn nicht eine so colossale Anzahl von Kindern epilep-
tischer Eltern stürben. Echeverria berichtet, dass von 135 Familien,
in denen entweder Mann oder Frau epileptisch waren im Ganzen 554 Personen stammten; von diesen starben sehr früh 246; 203 waren zum Theil
epileptisch, zum Theil anderweitig nervös erkrankt, und nur 105 gesund.
Gray berichtet, dass neun Kinder derselben Mutter an epileptiformen
Convulsionen nach einander erkrankten und in immer kürzerem Lebensalter starben. So erklärt es sich auch, dass die Krankheit in sehr früher
Lebensperiode beobachtet wird. Von Gowers Fällen waren 29 %,
von 995 Fällen, welche Hasse zusammenstellt 281 = 20,82 % unter
zehn Jahren; 87 Fälle zeigten Epilepsie von der Geburt an. Ich habe selbst
Epilepsie bei einem fünf Wochen alten Kinde gesehen, mehrere andere
Fälle meiner Beobachtung standen im Alter von einem bis zwei Jahren.

Was das Geschlecht betrifft, so zeigen nach Gowers die Frauen
eine gewisse Bevorzugung; sie erkrankten im Verhältniss zu den Männern wie 53,4 % zu 46,6 %. Zu den ätiologischen Momenten zählt
Gowers die Dentition, und zwar sollen 10 % alle Fälle darauf zurückzuführen sein, was aber durchaus nicht erwiesen ist; sodann die Scrophulose, was ebenfalls höchst fraglich ist. Selbst die Syphilis kann ätiologisch
nicht als bedeutungsvoll gelten; ich habe wenigstens nicht ein einziges
unter den vielen von mir behandelten hereditär syphilitischen Kindern
epileptisch werden sehen. Psychische Affecte, wie Schrecken, Angst,
können möglicherweise als Gelegenheitsursachen für die Entstehung der
Epilepsie gelten, ebenso die Imitation, so dass eine gewisse Gefahr
für andere Kinder darin liegt, epileptische Kinder in der Schule zu belassen. Masturbation wird von Griesinger und Hasse als eine häufige
Ursache der Epilepsie angesehen; sehr häufig entsteht Epilepsie nach
Schädelverletzungen und selbst schon nach leichteren Schlägen an den
Kopf, Verletzungen peripherer Nerven können gleichfalls von Epilepsie
nach einiger Zeit gefolgt sein. Für die angeborene Epilepsie ist der
Alkoholismus der Eltern ein schwerwiegendes ätiologisches Moment.

Was die Pathogenese der Epilepsie betrifft, so gelten dafür in erster
Linie die schon bei der Eclampsie bezeichneten Momente, soweit die-

selben chronisch wirksam sind; indess haben die interessanten experimentellen Untersuchungen von Brown-Séquard, Westphal, Nothnagel und die neueren von Luciani, Albertoni, Huglings-Jackson neues Licht in das bisher noch dunkle Gebiet geworfen. Brown-Séquard konnte an Thieren, welchen der Lendentheil des Rückenmarks durchschnitten war, deutlich nachweisen, dass sie auf leichte Reize reflectorisch in epileptiforme Convulsionen verfielen; derselbe trat ein bei Durchschneidung des N. ischiadicus. Westphal erwies weiterhin, dass Schläge an den Kopf bei Thieren einen epileptiformen Anfall auslösen, welcher vorübergeht, nach einigen Wochen der Ruhe aber, von chronischen epileptischen Attaquen gefolgt ist. Diese künstlich erzeugte Epilepsie kann sogar vererbt werden. Nothnagel nahm im Pons cerebri ein Krampfcentrum an und wies gleichzeitig auf den Einfluss der vasomotorischen Nerven für die Entstehung des epileptischen Anfalls hin. Gowers wurde durch die Eigenartigkeit der sogenannten Aura epileptica auf die Hirnrinde als den Sitz des epileptischen Anfalles hingewiesen, ebenso wie Jackson, welcher sogar meint, aus den einzelnen Symptomen der Aura den Sitz der anatomischen oder functionellen Läsion in der Hirnrinde für den jedesmaligen Anfall localisiren zu können; so sollen z. B. Empfindungen in der Herzgegend während der Aura zunächst linksseitige Convulsionen auslösen mit dem Sitz der Affection in der rechten Hirnrinde; Gesichts- oder Gehörsempfindungen und Schwindelgefühl mit anfänglich rechtsseitigen Krämpfen sollen den Sitz der Rindenaffection in der linken Hemisphäre anzeigen, was durch gleichzeitig häufig auftretende Aphasie noch bestätigt wird. Diese klinischen Thatsachen wurden durch Luciani's an Hunden vorgenommenen experimentellen Untersuchungen soweit bestätigt, dass derselbe sich zu dem Schlusse berechtigt glaubt, dass einzig und allein die motorische Zone der Hirnrinde das centrale Organ der epileptischen Convulsionen darstellt, dass die krampfhafte Erregung dieser Zone das wesentlichste Element des epileptischen Processes sei, während die krampfhafte Erregung der Medulla oblongata nur ein accessorisches Element in dem Processe darstelle (s. Centralbl. f. med. Wissensch. 1881 p. 471).

Pathologische Anatomie.

Der pathologisch anatomische Befund bei Epileptikern ist überaus mannigfach; man findet ebensowohl chronische Meningitis, wie Hirntumoren, Sklerose des Gehirns, wie Erweichungsheerde, endlich Asymmetrien des Schädels, hydrocephalische Flüssigkeitsansammlungen in den Hirnhöhlen u. s. w. Gerade diese Mannigfaltigkeit giebt den Beweis,

dass das Wesentliche in diesen Befunden nicht liegt; augenscheinlich
sind functionelle Störungen in der motorischen Hirnrindenpartie und
anatomische Veränderungen jeglicher Art an derselben Stelle im Stande
Epilepsie zu unterhalten.

Symptome und Verlauf.

Man unterscheidet an den epileptischen Anfällen den schweren vollkommenen Anfall (haut mal) und den unvollkommenen Anfall, epileptischen Schwindel (petit mal).

Der schwere epileptische Anfall beginnt in vielen Fällen mit der
sogenannten Aura, einem Vorgefühl, dass der Anfall eintritt. Der Kranke
hat entweder in der Herzgegend, oder im Pharynx, oder an einer peripheren Körperstelle, oder in einem der Sinnesorgane eine ihm bekannte
eigenthümliche Wahrnehmung, welche ihn warnt, dass der Anfall beginne; selbst jüngere Kinder geben solche Wahrnehmungen bestimmt an. Wenige Sekunden darauf stürzen die Kinder mit einem
gellenden Schrei hin, während zumeist zugleich das Gesicht tief
erbleicht. Es folgt nach einem kurzen Moment starrer Ruhe der Ausbruch allgemeiner tonischer und klonischer Krämpfe, völlig identisch mit derjenigen des schweren eclamptischen Anfalls. — Das
Gesicht wird tief dunkel cyanotisch; die Zunge wird zwischen die Zähne
geklemmt und bei dem energischen convulsiven Zusammenbeissen der
Kiefer eingebissen; blutiger Schaum tritt vor den Mund; dabei tritt
gleichzeitig schnarchendes und röchelndes Respirationsgeräusch ein. Urin
und Stuhlgang gehen spontan ab. Allmälig erblasst die Haut, und kalter
Schweiss bedeckt Stirn und Gesicht; die Athemzüge werden langsamer
und regelmässiger. Der Stertor lässt nach, die von Krampf ergriffenen
Glieder erschlaffen und es tritt entweder Schlaf ein, oder wie aus einem
schweren Traum erwachend, schlagen die Kinder die Augen auf, fangen
indess alsbald an zu weinen.

Nicht immer hat der Anfall die gleiche Ausdehnung und Heftigkeit;
vielmehr kommen die mannigfachsten Abstufungen vor. Zunächst kommen
Anfälle vor, in welchen die Krämpfe völlig ausbleiben, die Kinder für
wenige Sekunden besinnungslos werden und umsinken; oder es tritt auch
nur eine momentane Unterbrechung des Bewusstseins ein. Ich habe in
diesem Augenblicke ein Kind in Behandlung, welches 20 bis 30 solcher
Anfälle täglich durchmacht. Das fünfjährige Kind fasst nach der Magengegend, wird leicht cyanotisch oder auch nur dunkelroth, blickt, wie
abwesend, stier vor sich hin, taumelt, wenn man es hinstellt, ein wenig
nach der einen oder andern Seite, ohne indess umzufallen, und ist in

demselben Augenblicke wieder bei Besinnung. Aehnliche Formen sind in frühem kindlichen Alter nicht selten, sie entwickeln sich aber langsam zur Höhe des vollen epileptischen Anfalles; indess ist auch der letztere leider häufig genug.

Die eleptischen Anfälle treten zu Tag- und Nachtzeit ein; ein junger Mann aus meiner Praxis, der von frühester Kindheit an Epilepsie leidet, hat überaus häufige Nachtattaquen, und stört in der Regel durch den lauten Aufschrei die Umgebung aus der Nachtruhe. Derselbe ist geistig ausserordentlich rückständig und kindisch geblieben. Dies ist indess durchaus nicht immer der Fall, und wenngleich in den Zwischenpausen zwischen den Anfällen eine gewisse nervöse Erregbarkeit bei einzelnen Kindern unverkennbar ist, bei andern sogar bestimmte nervöse Anomalien, wie Kopfschmerzen, Erbrechen, Neuralgien, vorkommen, so sieht man doch vielfach die Intelligenz vortrefflich entwickelt; ein achtjähriges Mädchen, welches an schwerer Epilepsie leidet und vielfach in den nächsten 24 Stunden nach einer schweren epileptischen Attaque Hallucinationen und selbst maniakische Zustände zeigt, ist nach Ueberwinden derselben geistig völlig klar und sogar höchst intelligent und heiteren Gemüthes. Die postepileptischen Geistesstörungen kommen also bei Kindern, wie bei Erwachsenen, und zwar in mannigfachen Formen, als maniakische Zustände, als Wahnvorstellungen, oder tiefe melancholische Verstimmung vor.

Die Epilepsie ist eine, wie Eingangs schon erwähnt, chronische Krankheit, deren Attaquen in der Zahl vielfach wechseln, ohne dass man im Stande wäre, jedes Mal die Ursachen dafür zu entdecken. Zweifelsohne spielen psychische Erregungen dabei mit, geistige Anstrengung nicht so sehr, wenigstens nicht nachweislich, dagegen haben körperliche Anomalien, insbesondere acute Indigestionen bei Kindern, entschiedenen Einfluss auf die Vermehrung der Anfälle. Intercurrente acute Krankheiten lassen zuweilen die epileptischen Anfälle für Wochen verschwinden, so sah ich bei dem oben erwähnten jungen Mann bei einer schweren Pleuropneumonie die Anfälle über zwei Monate ausbleiben, während sonst kaum einwöchentliche Zwischenpausen bestanden.

Prognose.

Die Prognose der Krankheit ist leider mit Rücksicht auf volle Genesung nicht günstig. Nur relativ wenige Fälle werden geheilt, am wenigstens solche, welche auf hereditärer Anlage entstanden sind, dagegen habe ich selbst mehrfach Fälle, wo periphere Nervenkrankheiten als Ursachen anzusprechen waren, heilen sehen. In vielen Fällen leidet unter den furchtbaren Anfällen allmälig neben dem geistigen Vermögen

die körperliche Entwicklung und der Tod tritt an Tuberculose oder
wegen der verminderten Resistenz des Organismus an acuten intercurrenten Uebeln ein. Findet man bei Kindern besondere constitutionelle
Anomalien, wie Anämie, Rachitis, Syphilis etc., so darf man hoffen, mit
Beseitigung dieser Uebel auch diejenige der Epilepsie zu erreichen.

Diagnose.

Die Diagnose der Krankheit ergiebt sich aus der Kette der un-
abänderlich wiederkehrenden Anfälle; dadurch scheidet sie sich auch
schliesslich von der Eclampsie, während der einzelne eclamptische Anfall
von dem epileptischen nicht zu unterscheiden ist; überdies ist es bei der
Eclampsie oft nicht schwer, das causale Moment zu entdecken, während
die Epilepsie ein solches entweder gar nicht erkennen lässt, oder wo
dies doch der Fall ist, wesentlich anderen Charakter hat, als bei
Eclampsie. Immer giebt sich die Eclampsie als mehr zufällige secundäre, die Epilepsie als eigenartige autochthone Krankheit zu erkennen.
Die Fälle, wo die Epilepsie nur der symptomatische Ausdruck ist von
anatomischen Veränderungen des Gehirns, wie Tumoren, Erweichungsheerden u. s. w. sind von den Fällen eigentlicher Epilepsie durch die
Anwesenheit von Heerdsymptomen (Paralysen, Neuroretinitis etc.) diagnostisch zu unterscheiden. — Die Grenzen zwischen hysterischen
Krämpfen und dem petit mal der Epilepsie sind auch bei Kindern
ausserordentlich schwer zu ziehen und vielfach sind die Fälle nicht zu
unterscheiden.

Therapie.

Die Therapie hat in erster Linie durch sorgfältigste Untersuchung
der Organe, insbesondere auch der sensiblen peripheren Nerven zu versuchen, das etwaige ursächliche Leiden zu entdecken und daraufhin die
Behandlung zu lenken. Chronische Dyspepsien, Entozoen, Anämie,
Rachitis, Syphilis, Neuralgien werden der entsprechenden Behandlung
zu unterziehen sein. In einem Falle habe ich bei einem 12jährigen
Knaben eine auf Druck überaus schmerzhafte Stelle am Nacken, welche
der Lage des N. occipitalis entsprach, entdeckt und mittelst ableitender
Mittel (Vesicantien) die Neuralgie und die Epilepsie zur Heilung gebracht. — Ist ein causales Moment nicht zu entdecken, so bleibt nichts
übrig, als die Nervina der Reihe nach zu versuchen. Weitaus die günstigsten Resultate habe ich in Uebereinstimmung mit allen Autoren bei
der Anwendung des Bromkalium gesehen. Das Mittel wird von Kindern
selbst in grösseren Gaben (für ein Kind von einem bis zwei Jahren 2 bis
3 Gramm pro die) leidlich gut vertragen. Auch das Kali arsenicosum

solutum täglich drei Mal 3 Tropfen, schien die Anfälle hinauszu-
schieben; Heilung habe ich damit nicht erreicht. — Von Zinkpräparaten,
Atropin in subcutaner Injection habe ich so gut wie gar keinen Erfolg
gesehen; ebenso wenig von Chloralhydrat. Chloroforminhalationen,
Opium, Amylnitrit, Valeriana, Bismuth, Argentum nitricum sind empfohlen
worden und können der Reihe nach versucht werden, zumeist leider
ohne Erfolg. — Prophylactisch wichtig und nahezu selbstverständlich
ist, dass man Kinder von einer epileptischen Mutter oder Amme nicht
säugen lässt; ja man thut gut, die Kinder von epileptischen Eltern
gänzlich zu entfernen, um sie dem furchtbaren Eindruck eines epileptischen Anfalles zu entziehen; hereditär belastete Kinder müssen von
früher Jugend an vor Aufregungen, geistiger Frühanstrengung und auch
vor Diätfehlern sehr sorgsam geschützt werden. Die Erziehung muss
eine sanfte und ruhige sein. In der Schule schütze man solche Kinder
vor Fall beim Turnunterricht und körperliche Strafen sind völlig auszuschliessen; selbst die Mahnung des Lehrers muss eine sanfte sein.
Epileptische Kinder sind aus der Schule überhaupt zu entfernen, weil
die Gefahr vorliegt, dass die Verbreitung durch Imitation Statt hat.

Katalepsie, Katochus, Starrsucht.

Unter Katalepsie oder Katochus (Katoche nach G a l e n) Starrsucht,
versteht man eine paroxysmenweise, mit Verlust des Bewusstseins eintretende Unfähigkeit spontaner Bewegung, während die einzelnen Theile
des Körpers die ihnen bei Beginn des Anfalles zufällige, oder im Anfalle von fremder Hand gegebene Stellung und Haltung bewahren
(Flexibilitas cerea).

Die Krankheit ist im Ganzen selten, wird indess relativ häufig im
kindlichen Alter beobachtet, und kommt hier in Verbindung mit epileptiformen Krämpfen oder mit Chorea oder auch mit hysterischen Zufällen
vor. So ist der kataleptische Anfall weniger ein idiopathisches Leiden,
als vielmehr der eigenthümliche Ausdruck vorhandener neuropatholo-
gischer Störungen. — Zuweilen geben bei nervösen Kindern Schreck,
Zorn oder andere heftig erregende psychische Affecte den ersten Anlass
zum kataleptischen Anfall.

Eine physiologische Erklärung der Katalepsie steht bis jetzt noch
aus; nach den vorhandenen Kenntnissen muss es sich um ein momentanes Darniederliegen der Functionen der motorischen und tactilen
Rindencentra handeln. — Ein bestimmter pathologisch anatomischer
Befund ist bei der Katalepsie nicht vorhanden.

Symptome und Verlauf.

Die Krankheit beginnt zuweilen nach einem heftigen psychischen Affect urplötzlich und ohne jeden Vorboten. Mitten in der heftigen Erregung bleibt das Kind mit starrem Blick, in der momentanen, wenngleich unbequemen Haltung stehen. Das Bewusstsein für die Umgebung ist augenscheinlich geschwunden und selbst die Sensibilität erscheint aufgehoben. So weiss dasselbe nichts von den mit ihm von der Umgebung vorgenommenen Proceduren; versucht man das Kind zu bewegen, ihm eine andere Haltung zu geben, so verharrt es unentwegt in dieser, so dass es in der That nicht unrichtig mit einer Gliederpuppe verglichen werden kann. In der Regel dauert der Anfall nicht lange; nach wenigen Minuten erwachen die Kinder wie aus einem Traume. Die Beweglichkeit der Glieder tritt wieder ein, und der Anfall ist vorüber; indess sind auch Fälle mitgetheilt worden, wo die kataleptische Starre Stunden und selbst Tage hindurch angedauert haben soll. — Wiederholen sich die Anfälle, so geht denselben zuweilen, wie bei der Epilepsie eine Aura, in Form eigenthümlicher Empfindungen vorher, so dass die Kleinen das Herannahen des Anfalls fühlen. — Nicht immer werden sämmtliche Körpermuskeln von dem Anfalle heimgesucht, so berichtet Grainger Stewart von einer Erkrankung eines 13 Jahre alten Knaben, bei welchem sich im Anschlusse an heftige, Tagelang andauernde Convulsionen kataleptische Starre der Glieder der linken Seite einstellte. Die ½- bis 1 Minute andauernden Anfälle endeten unter einem tiefen Seufzer.

Die Prognose der Katalepsie ist abhängig von den gleichzeitig vorhandenen anderweitigen Störungen des Nervensystems; so kommt zuweilen ein Anfall ganz vereinzelt und kehrt nie wieder; in anderen Fällen, namentlich da, wo Epilepsie, Chorea oder Hysterie der Affection zu Grunde liegen, kehren die Anfälle mit den von diesen Krankheiten ausgelösten anderweitigen nervösen Störungen wieder.

Die Diagnose ergiebt sich aus der Schilderung von selbst.

Die Therapie hat sich weniger mit dem einzelnen Anfalle, als mit der gesammten Constitution des Kindes zu beschäftigen und hier kommt Alles, was bei der Eclampsie und Epilepsie angegeben ist, wieder zur vollen Geltung. Man wird darauf bedacht sein müssen, obenan dyspeptische Störungen zu beseitigen, ebenso etwaige chlorotische und anämische Grundleiden der Behandlung zu unterziehen. Ueberdies werden die Sedativa in Anwendung zu ziehen sein; so wurde Stewart's Fall durch Bromkalium geheilt.

Tetanie, Tetanille, Arthrogryposis
(von αρθρον Gelenk, γρυπόω ich krümme).

Unter Tetanie oder Arthrogryposis (nach Niemeyer) versteht man einen eigenthümlichen, von Intermissionen unterbrochenen Krampf symmetrischer Muskeln, vorzugsweise an den Extremitäten, welcher, da er in den reinen Fällen ohne anatomische Basis ist, in der Regel günstig verläuft und sie nichts anderes darstellt, als eine echte motorische Neurose.

Die Krankheit wurde 1830 von Steinmann zuerst, später vorzugsweise von französischen Autoren (Dance, Corvisart, Trousseau) beschrieben und jüngst von Koppe speciell mit Rücksicht auf ihr Vorkommen im kindlichen Alter beleuchtet. Die Krankheit kommt in recht frühem Alter vor; ich habe sie schon bei einem sechsmonatlichen Kinde gesehen, Koppe's Fälle standen ebenfalls im ersten bis zweiten Lebensjahre. — Vielfach wurde Erkältung oder die Beschäftigung als causales Moment beschuldigt; beides trifft für das kindliche Alter sicher nicht zu. Dagegen ist nicht von der Hand zu weisen, dass die Krankheit reflectorisch von den Darmnerven ausgelöst wird; so hat man dieselbe bei Anwesenheit von Entozoen (Tonnelé, Riegel) und nach Diarrhoeen (Trousseau) beobachtet. Auch in den von mir beobachteten Fällen waren in der Regel Verdauungsstörungen, Dyspepsien oder auch Brechdurchfälle vorhanden, indess ist gleichzeitig nicht ausser Acht zu lassen, dass die Krankheit sich mit Rachitis combinirt und nicht selten mit Laryngospasmus und Eclampsie alsdann combinirt auftritt. Unter solchen Verhältnissen kann man kaum etwas Anderes annehmen, als dass die Krankheit eine, auf dem Boden einer chronischen Ernährungsanomalie sich entwickelnde Reflexneurose ist, bei welcher die peripheren Nerven ebenso, wie die Centralorgane einer zwar pathologisch anatomisch nicht nachweisbaren, aber dennoch vorhandenen Veränderung unterliegen.

Pathologisch anatomisch hat man zuweilen hydrocephalische Ergüsse (Steiner) oder leichte meningitische Reizungen an der Medulla spinalis gefunden. Diese Befunde sind indess nicht auf die reinen Fälle zu beziehen. Dieselben sind vielmehr durch das wechselvolle, unterbrochene Auftreten der Krämpfe aus anatomischen Veränderungen nicht zu erklären.

Symptome und Verlauf.

Die Krankheit giebt sich als eine zumeist die Flexoren betreffende Krampfform zu erkennen. An den Händen sieht man die Finger in die

Vola manus geschlagen, zuweilen so dauernd und intensiv, dass, wie
ich es bei einem sechsmonatlichen Kinde gesehen habe, von den Nägeln
die Haut der Vola wund und geschwürig wurde; hierbei sind indess die
Finger in den Phalangealgelenken zumeist nicht gebeugt, sondern gestreckt, ebenso ist der Daumen gestreckt in die Vola geschlagen. Die
Vola selbst ist stark concav gekrümmt, so dass die Muskeln, welche in
der Handfläche liegen, inclusive der Interossei befallen erscheinen.
Auch die Hand ist flectirt und leicht nach der Ulnarseite abgebogen.
Der Arm ist im Ellenbogengelenk gleichfalls flectirt und in Pronation
gestellt. Diese Stellungen werden durch den Biceps brachii, den Pro-
nator teres und den Flexor carpi radialis hervorgerufen. — An den
unteren Extremitäten sieht man den Fuss in Equinus- oder Equinovarus-
stellung, die Planta pedis hohl. (Ergriffen sind die Wadenmuskeln,
die Muskeln der Planta und der Tibialis posticus). — In meinen Fällen
habe ich ausser den Extremitäten keine Muskeln befallen gesehen, zumeist diejenigen der oberen Extremität mehr, als die der unteren, doch
kommen auch Fälle vor, in welchen die Muskeln des Stammes und
selbst die Gesichtsmuskeln ergriffen sind. Die Contractur tritt zumeist
in Intermissionen auf und macht, wie Koppe sehr richtig schildert,
zuerst kürzere, später länger dauernde Attaquen, so dass nach einiger
Zeit die Contracturen anzudauern scheinen; indess ist dann wenigstens
die Intensität der Contracturen wechselnd. Nach und nach verliert sich
der Krampf vollständig, so dass man, wenn man die Kinder nach Wochen
wiedersieht, keine Spur der Krankheit mehr wahrnimmt. — Die Contracturen sind zuweilen sehr schmerzhaft, und dann schreien die Kinder
sehr viel und andauernd, indess nicht immer; wenigstens habe ich einzelne Kinder gar keine Notiz von dem Uebel nehmen sehen; dieselben
versuchten, so namentlich ein zweijähriges Kind aus meiner Praxis, hin-
gereichte Gegenstände, so gut es eben ging, zu erfassen. — Die Erregbarkeit der befallenen Muskeln ist nach Erb sowohl für den constanten,
wie für den inducirten Strom gesteigert. Trousseau machte die Beobachtung, dass man die Contractur durch Compression der Arterien
und der Nervenstämme des befallenen Gliedes erzeugen könne. Die
Angabe wurde von Kussmaul bezüglich der Arterien bestätigt.

Die Prognose der Krankheit ist durchaus günstig. In der Regel
verliert sich der Krampf nach einiger Zeit spontan. Die Fälle, in
welchen im Verlaufe der Krankheit der Tod eintrat, sind stets complicirt; insbesondere kann der Tod durch Laryngismus oder Eclampsie
herbeigeführt werden; dies hat aber mit der Tetanie an sich nichts
zu thun.

Die Diagnose ergiebt sich aus der Schilderung. Die Contracturen sind unverkennbar.

Die Therapie muss versuchen, in erster Linie die etwa greifbaren Ursachen, also Anämie, Rachitis, Dyspepsien etc. zu beseitigen; nebenbei können, namentlich bei ausgebreiteten Contracturen die Antispasmodica in Anwendung kommen; ich muss aber bekennen, dass mich dieselben in einem Falle, der sich sehr lange hinschleppte, der Reihe nach im Stich liessen. Die Krankheit verlor sich spontan.

Chorea minor. Veitstanz. Muskelunruhe.

Die Chorea minor ist eine Krankheit, welche sich durch combinirte, von dem Willensimpuls nahezu unabhängige, spontane und gleichsam motivlose, durch psychische Erregung in der Regel gesteigerte Muskelbewegungen charakterisirt.

Aetiologie und Pathogenese.

Die Krankheit ist im kindlichen Alter nicht gerade selten, indess im Verhältniss zu anderen Affectionen auch nicht sehr häufig. Nach der Zusammenstellung von Rufz, Sée, Gölis u. A. kommt die Krankheit nur etwa als 0,5 Proc. aller Erkrankungsfälle vor.

Bevorzugt von der Krankheit ist das Knabenalter, während die frühen Altersstufen des Kindes relativ frei sind, so ergiebt sich aus der Zusammenstellung von Lewis Smith:

dass im Alter unter 6 Jahren zwischen 9 bis 10 Jahren 10 bis 15 Jahren

bei Willier = 81	 237	 106
Rufz. = 10	 61	 108
Sée = 28	 26	 16

Kinder erkrankten. — Das weibliche Geschlecht stellt ein grösseres Contingent, als das männliche. Eines der wichtigsten, ätiologischen Momente ist plötzliche psychische Erregung, insbesondere Schreck und Furcht; ich habe selbst einige Fälle gesehen, die ohne jeden Zweifel darauf zurückzuführen waren. — In wie weit anderweitige Erregungen, ganz besonders die Masturbation ätiologisch in Frage kommen, steht noch nicht fest, indess ist die Beziehung der Chorea zur Geschlechtssphäre schon um deswillen nicht völlig zu leugnen, weil gerade Mädchen zur Zeit der Pubertät an Chorea erkranken. — Vielfach wird Imitation als Ursache der Chorea beschuldigt und von Briche Jean im Hospital Necker die Weiterverbreitung der Chorea allerdings bei Hysterischen

beschrieben; dagegen leugnen Rilliet und Barthez jemals einen
Fall von Choreaerkrankung durch Imitation gesehen zu haben. — Ueberaus wichtig ist der namentlich von West, Sée und Roger urgirte
Zusammenhang der Chorea mit Rheumatismus. Ich habe schon in dem
Capitel Rheumatismus von diesen Beziehungen gesprochen (s. pag. 205)
und möchte nur erwähnen, dass Steiner eine kleine Choreaepidemie
(19 Fälle) auf den Einfluss kalter Witterung bezieht. — Unzweifelhaft
findet man bei Chorea nicht selten Herzklappenfehler.

Was nun die Pathogenese der Krankheit betrifft, so hat Richter
3 Gruppen von Fällen unterschieden. 1) Chorea, als einfache functionelle Störung, ohne anatomische Läsion; 2) Reflexchorea, von peripheren Nerven aus inducirt; 3) symptomatische Chorea bei schweren
cerebralen Symptomen. — Es lässt sich nicht leugnen, dass diese Eintheilung eine gewisse Berechtigung hat und schon um deswillen beachtenswerth ist, weil sie zur sorgsamen Untersuchung des Einzelfalles
leitet und prognostische und therapeutische Handhaben gewährt.

Pathologische Anatomie.

Von der einfachen Hyperämia cerebri mit Oedem, bis zu Gehirntumoren, von Sklerose bis zu Embolien und zu Erweichungsheerden,
endlich aber auch völlig negativen Befund hat man bei Chorea gefunden, -- ein Beweis, dass alle diese Befunde nicht dem choreatischen
Symptomencomplex eigenthümlich waren. — Relativ häufig hat man
capillare Embolien in Verbindung mit chronischer Endocarditis gefunden
(Broadbent, Klebs, Kirkes u. A.), doch sind auch Fälle zur
Section gekommen, wo jede Spur dieser Anomalie fehlte. — Ueberdies
weisen die Häufigkeit der Heilung und die Intermissionen der Krankheit
darauf hin, dass eine schwere anatomische Läsion der Mehrzahl der
Choreafälle nicht zu Grunde liegen könne.

Symptome und Verlauf.

Die Krankheit beginnt nur selten mit Prodromen, mit Abgeschlagenheit und Verstimmung und einer gewissen Unruhe der Kinder; zumeist
tritt sie ziemlich plötzlich ein. — Man bemerkt bei den Kindern rasche
zuckende Bewegungen der mimischen Muskeln. Die Stirn runzelt sich,
die Augen zwinkern, der Mundwinkel wird verzogen, die Zunge wird
rasch hin und her bewegt, der Kopf wird nach rechts und links, nach
auf- und abwärts gezogen; die Arme fahren hin und her, die Finger
werden in unregelmässiger Weise bewegt; auch die Rumpfmuskeln con-
trahiren sich ruckweise, bald hier, bald da, so dass der Körper wie
hin- und hergeschoben erscheint. Der Kehlkopf steigt auf und nieder.

Ebenso unruhig sind die Muskeln der unteren Extremitäten. Die
Kinder können nicht ruhig stehen, bald stützen sie sich auf das eine,
bald auf das andere Bein. Exakte Schrittbewegungen sind nicht
möglich, sondern die Füsse bewegen sich zuckend, schleudernd, zuweilen stürzen die Kinder zusammen und können sich nicht wieder
erheben. — Jeder Versuch der Kinder, die unmotivirten Bewegungen
zu beherrschen, jede geistige Erregung steigert dieselben, so dass
intendirte Coordinationsbewegungen, weil sie fortwährend von unmotivirten Mitbewegungen beeinflusst werden, nicht zur Ausführung kommen
können. — Die Furcht vor diesen Unterbrechungen lässt die beabsich-
tigten Coordinationsbewegungen mit einer gewissen Hast ausführen;
Alles geschieht ruckweis und dabei über das Ziel hinausschiessend. —
Dies giebt sich auch an der Lippen- und Zungenmuskulatur zu erkennen, so dass die Sprache überhastet wird, ruckweis und undeutlich,
bald häsitirend, bald polternd und wiederum stotternd. — Der Schlaf
ist in der Regel schlecht und wenn im Schlafe auch alle Bewegungen
pausiren, so unterbrechen doch häufige Träume die Ruhe, so dass die
Kinder sich umherwerfen. — Die Sensibilität ist nicht gestört, nur
findet man hie und da schmerzhafte Stellen an der Wirbelsäule. Die
Ernährung anfänglich normal, leidet sehr bald; das Fettpolster lässt
sichtlich nach, vor allem aber wird die Hautfarbe blass und die Kinder
sind leicht erschöpft. — Geistige Arbeit wird schlecht vertragen, es
wird den Kindern schwer sich ruhig zu sammeln, und in geordnetem
logischem Zusammenhange zu denken; in dem Masse als die Krankheit lange dauert tritt diese Eigenschaft lebhafter in den Vordergrund. —

Die Dauer der Krankheit ist nach Sées Angaben durchschnittlich
etwa 2½ Monat = 69 Tage; allmälig und von leichten Exacerbationen
unterbrochen geht die Heftigkeit der motorischen Störung allmälig
zurück; zuletzt sieht man zuweilen nur an einigen überflüssigen Excursionen des Armes oder der Hand bei intentirten complicirten Bewegungen
die Reste der vorhanden gewesenen Krankheit.

Recidive der Krankheit sind indess nicht selten und insbesondere
treten bei Mädchen, welche früh an Chorea erkrankt waren, zur Zeit der
Pubertät neue Attaquen ein; mitunter kommen zwei bis drei Mal neue
Anfälle der Krankheit wieder.

Prognose.

Die Prognose der Krankheit ist in der Regel günstig. Gefahrdrohend sind zuweilen die Combinationen mit acutem Rheumatismus

und Endocarditis; nur selten liegt in der furchtbaren Muskelaction, welche dahin führt, dass der Kranke Tage und Nächte lang hin- und hergeschleudert wird, die Gefahr eintretenden Collapses. In diesen Fällen tritt unter Sopor und acutem Lungenödem der Tod ein. —

Diagnose.

Die Diagnose der Krankheit ergiebt der Augenschein. Schon wenige Grimassenbewegungen des Gesichtes lassen die Krankheit erkennen, ebenso die unmotivirten Bewegungen der Extremitäten.

Therapie.

Die Therapie hat die constitutionelle Anlage der Kinder obenan ins Auge zu fassen und diätetisch sich derselben zu adaptiren. Anämischen, chlorotischen Kindern wird man neben guter Luft, mit tonisirenden kühlen Bädern mit Eisenpräparaten zu Hilfe kommen. — Ist rheumatische Complication mit Fieber und Endocarditis vorhanden, so werden diese Uebel nach den allgemeinen Regeln mittelst Natr. salicylicum, Calomel und auf die Herzgegend applicirten Vesicantien zu behandeln sein. Wichtig ist es, dyspeptische Störungen mittels Abführmitteln, anwesende Entozoen mit den anthelmintischen Mitteln zu beseitigen. — Gegen die choreatischen Bewegungen an sich sind die Antispasmodica der Reihe nach versucht worden. Obenan steht als werthvolles Mittel das Kali arsenicos. solut. am besten mit Aq. Cinnamomi $\widehat{aa}$ je nach dem Alter der Kinder drei Mal tgl. 5 bis 10 Tropfen. — Das Mittel ist in vielen Fällen in relativ kurzer Zeit wirksam und, wo nicht bestimmte schwerwiegende Contraindicationen vorliegen (schwere Dyspepsien), zu versuchen. Bromkalium, Zinkpräparate, Valeriana, Chinin können da, wo Arsenik nicht vertragen wird, versucht werden; Day hat bei einem 11jährigen Kinde erst nach colossalen Gaben von Zincum sulfuricum (angefangen von drei Mal tgl. 0,18 bis 4 Gramm (!) pro die) Heilung gesehen. Von Rockwell ist Eserin (0,002 pro dosi) subcutan mit angeblichem Erfolg empfohlen worden, ebenso von Pürkhauer das Propylamin (1 bis 1,25 Gramm : 120 Aq. 2stdl. 1 Kdlfl.). — Sind die choreatischen Bewegungen so heftig, dass der Schlaf behindert ist, und die Kräfte der Kinder sich zu erschöpfen drohen, so bleibt kaum etwas anderes übrig, als zu Narcoticis überzugehen. Man giebt innerlich Opium, Morphium in entsprechender Gabe, oder wendet subcutane Morphiuminjectionen an; als ganz vortrefflich empfiehlt sich auch hier wieder das in der Kinderpraxis so hoch zu schätzende Chloralhydrat ebenso in Klystir, wie bei innerlicher Anwendung. Bouchut lässt die Kinder (8 bis 10 Tage lang) 15 bis 18 Stunden täglich unter Chloraleinwirkung schlafen, später nur circa 12 Stunden. Von Benedict und Berger ist die Behandlung der Chorea mittelst des galvanischen Stromes empfohlen worden (grosse Anode auf den Scheitel, Kathode in die Hand, Dauer 5 bis 10 Minuten). In der früheren Zeit ist die methodische Gymnastik vielfach gegen Chorea angewandt worden, ich habe davon niemals irgend welchen Erfolg gesehen, ebensowenig von der künstlichen Ruhestellung einzelner Glieder. Warme Bäder insbesondere Soolbäder und Seebäder (Soltmann) sind, wie bei allen Krampfkrankheiten der Kinder, so auch bei Chorea empfehlenswerth und zu versuchen. —

Krämpfe im Gebiete des N. accessorius Willisii.

(Spasmus nutans, Salaamkrämpfe, Torticollis).

Von den Krämpfen in den einzelnen peripheren Nervengebieten nehmen die Krämpfe im Gebiete des N. accessorius wegen ihrer relativen Häufigkeit eine hervorragende Stellung ein. Die Krämpfe sind entweder klonischer Natur und geben sich als Schüttelbewegungen oder Nickbewegungen des Kopfes zu erkennen (Spasmus nutans), oder tonischer Natur und bringen alsdann eine Ablenkung des Kopfes von der normalen Haltung zur Erscheinung (Torticollis). Die Krämpfe sind entweder einseitig, oder ergreifen beide Nerven. — Häufig bleiben die Krämpfe auf den Accessorius nicht isolirt, sondern verbinden sich wenigstens zeitweilig auch mit Krämpfen in anderen peripheren Nerven (Facialis u. s. w.) oder mit allgemeinen Convulsionen. —

Die Pathogenese der Affection ist dieselbe wie bei allen Krämpfen im kindlichen Alter. Es kann sich nm schwere centrale Affectionen handeln; doch spielen Reflexvorgänge eine hervorragende Rolle, so habe ich mehrfach Spasmus nutans im Verlaufe schwerer Dyspepsien und nach Brechdurchfällen gesehen; ebenso wird von anderen Autoren der Wurmreiz beschuldigt. Auch hier ist die Dentition vielfach als ätiologisches Moment in den Vordergrund geschoben worden, ohne dass ich mich davon überzeugen konnte; ich habe Salaamkrämpfe bei einem sechs Wochen alten Kinde beobachtet, wo also von Dentition keine Rede war; insbesondere habe ich aber Torticollis bei Kindern gesehen, welche über die erste Zahnperiode längst hinweg waren. Die Schüttelbewegungen kommen durch abnorme ruckweise Contracturen der Mm. sternocleidomastoidei oder Mm. cucullares zu Stande, während die tonische Contractur eines der Sternocleidomastoidei den Torticollis erzeugt.

Symptome.

Man sieht bei den clonischen Krämpfen den Kopf in ruckweisen Schüttelbewegungen sich von rechts nach links, oder in Ruckbewegungen nach vorn begeben; zuweilen, ohne dass die Kinder anscheinend im Geringsten davon berührt werden. In einem Falle, welcher ein neun Monate altes Kind betraf, waren die Schüttelbewegungen von rechts nach links auffallend stark, das Kind dabei vollkommen heiter, auch wohlgenährt. — Die Krämpfe verbreiteten sich zuweilen auf den Facialis und schwankten in der Intensität, verloren sich endlich allmälig. — In anderen Fällen sah ich allerdings die Kinder bei den Krämpfen erheblich leiden, sehr unruhig und weinerlich, augenscheinlich, weil die Bewegungen nicht ohne Schmerzen waren.

Beim Torticollis nimmt der Kopf die Haltung an, welche der contrahirte Sternocleidomastoideus präjudicirt, also mit nach der freien Seite hin gerichtetem Gesicht und aufwärts gerichtetem Kinn. Die Entfernung aus dieser Richtung ist unmöglich, der Versuch sehr schmerzhaft und eventuell unerträglich. —

Prognose.

Die Prognose des Spasmus bei einer centralen Affection hängt gänzlich von der Prognose dieser Ursache ab. Der Reflexspasmus giebt im Ganzen eine gute Prognose. Zu vergessen ist aber nicht, dass die befallenen Kinder ein, wenn ich so sagen darf, etwas labiles Nervensystem besitzen und leicht in Convulsionen verfallen, so sah ich bei dem Kinde, welches mit sechs Wochen Spasmus nutans zeigte, später schweren Laryngismus stridulus mit Eclampsie zur Entwicklung kommen.

Diagnose.

Die Diagnose ist durch den Anblick gegeben. Bei Torticollis wolle man nur sorgfältig auf die Retropharyngealgegend achten und sich durch Palpation davon überzeugen, dass kein retropharyngealer Abscess den Torticollis vortäuscht. —

Therapie.

Die Therapie wird in erster Linie die etwaigen Ursachen zu beseitigen haben; später kommen die Antispasmodica an die Reihe; auch hier kann mit Arsenik schon bei jungen Kindern der Versuch gemacht werden; auch die Zinkpräparate schienen mir bei dieser Affection nicht unwesentliche Dienste zu leisten. — Warme Soolbäder, Einreibungen mit morphiumhaltiger Jodkalisalbe in die Gegend des contrahirten Sternocleidomastoideus sind von günstiger Wirkung. Bei länger dauern-

dem Torticollis muss man schliesslich dazu schreiten, in der Chloroformnarkose den Kopf gerade zu richten und in geeignetem Contentivverband
die Geradhaltung zu erzwingen; mitunter dürfte die Tenotomie des
Sternocleidomastoidens nicht zu umgehen sein. —

Periodischer Nachthusten.
(Tussis nocturna periodica).

Unter periodischem Nachthusten der Kinder versteht man einen
eigenthümlichen mitten in der Nacht plötzlich und anscheinend ohne
Ursache einsetzenden heftigen Hustenanfall.

Die Kinder erwachen, nachdem sie einige Male im Halbschlummer
aufgehustet haben, setzen sich auf, und machen (jüngere Kinder unter
Weinen) nunmehr einen heftigen oft $\frac{1}{4}$ bis $\frac{1}{2}$ Stunde oder noch länger
dauernden, dem Keuchhusten ähnlichen Hustenanfall durch. — Allmälig
klingt die Heftigkeit des Anfalles ab, die Kinder beruhigen sich,
schlafen ein und sind am nächsten Tage völlig wohl und munter. —
Man ist in der Regel nicht im Stande an den Respirationsorganen
irgend etwas Abnormes nachzuweisen. —

Als Ursache der Affection ist vielfach Malaria angesprochen worden,
indess kommt der periodische Nachthusten bei Kindern vor, welche so
wohnen, dass bei ihnen von Malariainfection keine Rede sein kann. —
Mir ist es weitaus wahrscheinlicher, dass es sich um einen trockenen
Bronchialkatarrh handelt, bei welchem die Empfindlichkeit der Schleim-
hautnerven für jeden Reiz gesteigert ist, und sowie in der Praxis hunderte Male Bronchialkatarrhe vorkommen, welche auch am Tage heftige
Hustenanfälle verursachen, ohne dass man physikalisch irgend Etwas
von Katarrh am Thorax der Kinder nachweisen kann, so sind diese
Fälle von Nachthusten nur dadurch ausgezeichnet, dass die geringe während des Schlafes statthabende Ansammlung von Secret auf der Schleimhaut der Bronchien genügt, den Husten reflectorisch auszulösen. —

Man wird immer gut thun, die Therapie von diesem Gesichtspunkte
aus einzurichten und mit milden Expectorantien wird man in relativ
kurzer Zeit zum Ziele kommen. — Wo der Verdacht auf Malaria begründet erscheint, ist der Versuch mit Verabreichung von Chinin zu
machen. —

Stottern und Stammeln. Dyslalia.

Die Sprachstörungen, welche sich zumeist im kindlichen Alter entwickeln, sind sehr mannigfach, lassen sich indess in den folgenden Gruppen in übersichtlichen und auch für die Praxis zweckmässigen Gruppen klassificiren (Coën).

1) **Alalia idiopathica. Sprachlosigkeit.** Dieselbe ist in der Regel angeboren und besteht in dem gänzlichen Unvermögen, articulirte Laute zu bilden, so dass die Sprachfähigkeit überhaupt nicht zur Entwickelung kommt, im Gegensatze also zu der zumeist bei Erwachsenen beobachteten Aphasie, bei welcher ein vollkommen entwickeltes und vorhandenes Sprachvermögen durch pathologische Producte zerstört worden ist.

2) **Dyslalia spasmodica, eigentliches Stottern.** Die Krankheit ist acquirirt, entwickelt sich in den ersten Lebensjahren, nicht selten nach schweren acuten Krankheitsprocessen, auf dem Boden der Anämie und Cachexie und besteht in einer fehlerhaften und unregelmässigen Function der Respirationsmuskeln, welche von den respiratorischen Centren aus inducirt wird.

3) **Dyslalia s. articulatoria s. litteralis. Stammeln.** Die Sprachstörung ist nur ein Symptom einer vorhandenen, peripher und zwar auf centripetalem oder centrifugalem Wege gelegenen Anomalie in den zum Sprechen nothwendigen organischen Anlagen (Schwerhörigkeit, Fehler in der Zunge, am Gaumen, den Lippen u. s. w.) oder des mangelhaften Gebrauches normaler Organe (fehlerhafte Spracherziehung).

Der Alalia idiopathica liegen angeborene centrale Anomalien zu Grunde, indess sind dieselben durchaus nicht immer organischer, sondern functioneller Natur und beruhen, wie Coën vermuthet, „auf unvollkommener Entwickelung des motorischen Centrums für die Coordination der Lautbewegungen zu Lautwörtern, oder in einer Hemmung der centrifugalen Leitungsbahn, welche von dem sensorischen Centrum für Wortbilder zum Coordinationscentrum führt". — Die symptomatische Alalie bedarf nach der Definition keiner weiteren Erklärung; nicht selten entsteht sie durch fehlerhafte Sprache der das Kind erziehenden Personen.

Wir haben uns hier ausschliesslich mit der zweiten Rubrik, dem Stottern, zu beschäftigen.

Dem Stottern liegt in nicht seltenen Fällen hereditäre Anlage zu Grunde, vorzugsweise ist es aber entweder eine gewisse Rückständigkeit des Respirationstractes (enger Thorax) oder fehlerhafte Art der

Respiration, welche dasselbe im Verlaufe der ersten Lebensjahre des Kindes erzeugt. Dieselbe kann leider auch erlernt werden, und so sieht man nicht selten in Schulen das Stottern sich geradezu epidemisch ausbreiten (Imitation). — Merkel hat das Stottern ganz entschieden aus einem Mangel an Uebereinstimmung der Exspirationsbewegungen mit den Articulationsbewegungen der Sprechmuskeln erklärt. Der Athem wird gleichsam unfruchtbar mit einem Male ausgegeben und fehlt in dem entscheidenden Moment stattzuhabender Lautangabe. Die beiden Muskelgruppen sind sonach, wie Erwin Schulz weiter ausführt, gleichsam dem Willensimpuls des kranken Kindes entzogen, und die Unfähigkeit der normal einzuleitenden Coordination der respiratorischen Bewegungen mit den Articulationsbewegungen nimmt in dem Maasse zu, als die Willensenergie durch Aufregung, durch allgemeine Schwäche nach acuten Krankheiten beeinträchtigt oder in ihrer Ausübung durch mangelhafte Ausbildung des Respirationsorganes erschwert wird. Diese Anschauung stimmt im Wesentlichen auch mit derjenigen von Wyneken und Coën überein. — Schrank verlegt den angeborenen Mangel direct in die Gehirnrinde, indem er von dem Respirationsact und den Eigenschaften des Respirationsorganes nahezu absieht. Ich muss sagen, dass ich nach allen meinen eigenen Erfahrungen mit denjenigen von Merkel, Schulz und Coën übereinstimme. Niemand wird übrigens leugnen können, dass Merkel berechtigt ist, einzelne Formen des Stotterns gerade choreische oder klonische zu nennen, so intensiv tritt die Unabhängigkeit der Articulationsmuskeln von dem Willensimpuls des Kranken in den Vordergrund.

Zur Schilderung des Stotterübels ist wenig dem Gesagten hinzuzufügen. Die Kleinen werden beim Versuch zu sprechen in dem Maasse unruhiger, als sie sich beobachtet glauben und ängstigen. Schon die Inspiration ist unvollkommen, so dass die Lungen nicht gehörig gefüllt werden; die Schultern machen Zuckungen, unzweckmässige Bewegungen; mit dem ersten Anlauten erfolgt eine expulsive Exspiration, bei welcher alle Athmungsluft fruchtlos mit einem Male verausgabt wird; jetzt wird die Respiration für Momente völlig unterbrochen, die Zunge, Lippen und übrigen Gesichtsmuskeln kommen in gänzlich unregelmässige, unmotivirte Zuckungen; das Gesicht wird roth, selbst cyanotisch. Die Anlautung stockt entweder mitten im Worte, oder im Anfange eines neuen vollständig, endlich erfolgt ein tiefer Athemzug und nunmehr erklingt richtig oder nach mehrfachen Anstössen halb entstellt das gewünschte Wort. So geht es in dem Kampfe zwischen Respiration und Articulation während eines ganzen Gespräches weiter.

Diagnose.

Das Stammeln unterscheidet sich vom Stottern dadurch, dass es sich nur in der Unfähigkeit gewisse Laute zu bilden, äussert, während das Stottern sich ganz charakteristisch durch die fehlerhafte Respiration und die Unmöglichkeit zu articuliren kund giebt. — Im Uebrigen ist nicht zu leugnen, dass beide Anomalien auch vermischt vorkommen.

Die Prognose des Stotterns ist, wenn das Uebel frühzeitig in Behandlung kommt, nicht ungüustig. Je länger es bestehen bleibt, desto schwieriger ist es zu beseitigen und desto fataler ist seine Wirkung auf die gesammte Entwickelung des Kranken. Der Kranke wird in der Regel missmuthig, leicht erregbar, verstimmt und dadurch geistig weniger leistungsfähig.

Therapie.

Die Therapie muss bei allen Sprachstörungen in erster Linie prophylaktisch sein. Man belehre jedes Kind vom ersten Moment, da es zu sprechen anfängt, wie es laut, langsam, richtig exarticuliren solle. Die Gelehrigkeit der Kinder, oder besser gesagt, die Nachahmungsfähigkeit ist bezüglich der Sprache geradezu erstaunlich. Ein dreijähriger Knabe aus meiner Beobachtung spricht zu seinen taubstummen Eltern flüsternd oder tonlos mit sehr prägnanten Mundbewegungen, zu anderen Erwachsenen völlig normal, wie jedes Kind; so hat er der Umgebung die Art des Sprechens abgelauscht. — So lernt ein Kind überraschend schnell alle Sprachfehler seiner Umgebung. Daher dürfen stotternde Lehrer nicht geduldet werden, aber auch stotternde Kinder müssen aus der Schule entfernt werden. — Schwächliche Kinder sind nach allgemeinen Regeln hygienisch zu behandeln; insbesondere auch nach acuten Krankheiten mit tonisirender Nahrung und entsprechenden medicamentösen Hilfsmitteln (Wein, Eisen, Bäder). Das beginnende Stottern ist durch sorgfältigen Unterricht im Gebrauch der respiratorischen Kräfte zu beseitigen. Coën lässt die Kinder an eine feste Wand lehnen, die Schultern zurück, Brust heraus. Sodann lässt er mit offenem Munde tief Athem holen und die inspirirte Luft so lange es angeht anhalten und endlich mit offenem Munde ausathmen. Mit Ruhepausen soll die Uebung 10 bis 15 Minuten täglich durchgeführt werden. — Aehnliche bewährte Methoden haben Becquerel, Jourdant, Serre u. A. angegeben, in der Regel noch in Verbindung mit bestimmten von den Kranken bei jedem Act der Respiration auszuübenden Handbewegungen, welche den Rhythmus der Athmung auch augenscheinlich reguliren sollen. — Alle Kinder, welche zu Sprachstörungen neigen, müssen

dahin angehalten werden, durchaus langsam, deutlich und exact articu-
lirt zn sprechen.

Pavor nocturnus. Nächtliches Aufschrecken.

Das nächtliche Aufschrecken ist eine eigenthümliche, nicht seltene
Anomalie bei Kindern des jüngeren Kindesalters. — Die Erklärungs-
versuche des Leidens sind fast durchgängig von zu einseitigen Gesichtspunkten ausgegangen. Es handelt sich zumeist weder um eine einfache
Neurose, noch um einen einfachen Reflexact, sondern um eine psychische
Anomalie, bei welcher in der Regel greifbare, wenngleich nicht immer
leicht zu entdeckende chronische körperliche Uebel zu Grunde liegen,
und zwar bei Kindern, deren Nervensystem allerdings in gewissem
Grade krankhaft erregbar ist. — In einigen der von mir beobachteten
Fälle waren chronische Coryza, in anderen Pharyngitiden mit Tonsillarhypertrophie die sicheren Ursachen des Uebels, in anderen Dyspepsien;
bei einigen handelte es sich um herabgekommene anämische Kinder.
Nicht selten dürfte auch chronische Otitis den Anlass zu der Störung
geben, wenngleich ich dies nicht beobachtet habe; nur die wenigsten
der Kinder können völlig gesund befunden werden, wenngleich es· wohl
möglich ist, dass bei besonders erregbaren Kindern nächtliche Träume,
hervorgerufen durch fehlerhafte Erregung der Phantasie während der
Tagesbeschäftigung, die nächsten Anlässe zum nächtlichen Aufschrecken
geben. — Bei einem 2 ½ Jahre alten Kinde konnte ich Masturbation
zugleich mit dem nächtlichen Aufschrecken erweisen.

Symptome.

Die Kinder erwachen in den ersten Nachtstunden mit einem Angst-
schrei, setzen sich heftig zitternd oder mit den Händen um sich greifend
im Bette auf, oder springen gar aus demselben heraus. Das Gesicht
ist bleich, der Ausdruck entsetzt; kalter Schweiss bedeckt Stirn und
Wangen. Die Umgebung wird von den Kindern nicht erkannt, zuweilen
selbst die Mutter nicht; auf Fragen erfolgt keine Antwort. Ganz allmälig erst erkennen die Kleinen die Umgebung, fangen an heftig zu
weinen und beruhigen sich, nachdem sie vielleicht einen Trunk genommen
haben. Alsbald schlafen die Kinder wieder ein und wissen am nächsten
Morgen Nichts von dem Vorgefallenen. — Der Verlauf des Uebels ist
verschieden; mitunter häufen sich die Anfälle mehr und mehr, so habe
ich bei einem Mädchen von 4 ½ Jahren die Anfälle erst in vierwöchent-
licher, später in achttägiger Pause und zuletzt allnächtlich auftreten

sehen; in anderen Fällen erscheinen die Anfälle nur ganz selten, und
ohne direct nachweisbaren Anlass. — In keinem der von mir beobachteten Fälle sah ich je Convulsionen mit dem Aufschrecken combinirt,
woraus sich allein schon erschliessen lässt, dass es sich um Anaemia
cerebri bei der Affection nicht handeln könne.

Die Prognose ist günstig. Ich habe alle Fälle in relativ kurzer
Zeit heilen sehen.

Die Therapie wird die Ursachen zu entdecken und zu beseitigen
haben. In einem Falle gelang es mir durch methodische lauwarme Injectionen in die Nase eine chronische Coryza zu beseitigen und mit ihr
verschwanden die Anfälle. Die Beseitigung der Anfälle durch Abtragen
von hyperplastischen Tonsillen ist mehrfach beschrieben; ebenso kann
man die Beseitigung durch Behebung etwaiger Dyspepsien erzielen. —
Bei sehr erregbaren Kindern ist auf verständige Erziehung, auf Beseitigung jeder geistigen Ueberanstrengung die Aufmerksamkeit zu
richten. — Im Uebrigen müssen alle hygienischen Maassregeln, kühle
Waschungen, vorsichtige Ernährung u. s. w. zur Anwendung kommen.
Anämische und chlorotische Kinder können mit Eisen behandelt werden.
Besonders hochgradig nervöse Kinder können Kali arsenicosum solutum,
Bromkalium oder selbst kleine Gaben Chloralhydrat erhalten. — Zumeist
heilt indess die Affection bei zweckmässigem Regime ohne jede direct
darauf gerichtete Therapie.

Psychische Störungen.

Idiotismus. Geisteskrankheiten. Hysterie.

Der Idiotismus stellt eine Hemmungsbildung in der psychischen
Entwickelung dar. Derselbe lässt die mannigfachsten Abstufungen von der
relativ geringen Rückständigkeit einzelner geistiger Functionen (Imbe-
cillität) bis zum totalen Ausfall jeder geistigen Anlage und zur voll-
kommensten Verthierung des Kindes erkennen. — Je schwerwiegender
und umfangreicher der geistige Defect ist, desto bedeutender zeigt sich
in der Regel die anatomische Anomalie des Gehirns. So findet man
totale Atrophie einer Gehirnhälfte und Ersatz derselben durch Flüssigkeit
(Hydrocephalus ex vacuo), Atrophie einzelner Gehirntheile, Sklerose des
Gehirns, Verbildung des Schädels durch verfrühte Verknöcherung und
Schluss der Nähte, Microcephalie, chronischen angeborenen Hydrocephalus u. s. w.

Die Symptome des Idiotismus sind überaus vielgestaltet; bei den schwersten Formen fehlt den Kindern jedes Vorstellungsvermögen, Gedächtniss, Sprache; die Sinnesorgane sind mangelhaft entwickelt, insbesondere Gehör, Geruch und Geschmack, während Sehvermögen und Tastempfindungen relativ günstig entwickelt erscheinen. Die Folge ist die Rückständigkeit geistiger Entwickelung noch unterhalb der thierischen. — In den leichteren und leichtesten Fällen werden Vorstellungen, wenngleich in beschränktem Grade gebildet, die Aufmerksamkeit für die Umgebung ist wenigstens nach mancher Richtung vorhanden und das Sprachvermögen ist, wenn auch mangelhaft, so doch kenntlich, und bildungsfähig.

Nur in diesen letzteren Fällen erreicht die Erziehung Erfolge und es glückt durch geeigneten, in Anstalten sachverständig geleiteten Unterricht, wenigstens nach manchen Beziehungen, insbesondere durch mechanische Fertigkeiten, brauchbare Individuen zu schaffen. — Daher ist die frühe Ueberführung der Kinder in die Idiotenanstalten dringend zu empfehlen.

Die eigentlichen Geisteskrankheiten und die Hysterie wurden bis vor noch nicht langer Zeit als seltene Erkrankungen des kindlichen Alters betrachtet, wenngleich schon vor Jahren Le Paulmier (1856) und West (1860) in höchst lehrreichen Aufsätzen ihre Bedeutung klar gelegt hatten. In jüngster Zeit hat man denselben indess wachsend regere Aufmerksamkeit zugewendet und in den Arbeiten von Steiner, Güntz, Hasse, Finkelnburg, Zit und Scherpf sind höchst beachtenswerthe Beobachtungen über psychische Störungen des kindlichen Alters niedergelegt worden; insbesondere sind die der letzten beiden Autoren, deren Darstellung ich hier im Wesentlichen folge, für ein specielleres Studium sehr zu empfehlen.

Die Aetiologie der psychischen Anomalien des kindlichen Alters ist im Wesentlichen dieselbe, wie diejenige der Erwachsenen; die Formen des Irreseins weichen indess von denjenigen der Erwachsenen darin ab, dass entsprechend der geringeren Entwickelung der als Hemmungscentra functionirenden Willenscentra der Hirnrinde, die versatilen (maniakischen), gleichsam motorischen Formen des Irreseins bei Kindern im Vordergrunde sind gegenüber den Depressionsformen (melancholischen) der Erwachsenen. Als ätiologische Momente kommen in erster Reihe die Erblichkeit und die Erziehung zur Geltung. Erbliche Belastung giebt sich in der somatischen Anlage des Nervensystems, in einer Art labileren Gleichgewichtes derselben, welche jede Form nervöser Erregung zu einem lebhafteren Ausdruck kommen lässt, zu erkennen. Dies zeigt sich insbesondere in gesteigerter Reflexerregbarkeit der belasteten Kinder, in körperlicher und psychischer Hyperästhesie, in geringer Stetigkeit des Charakters (Reizbarkeit und Launenhaftigkeit); die Bedeutung der Erziehung ist für Jeden durchsichtig, der überhaupt Kindererziehung geleitet hat. Verwöhnung und übergrosse Nachgiebigkeit, rigorose Härte und Hintansetzung, Vernichtung der Kindlichkeit durch Ueberreizung der Vorstellungen und Lenkung derselben vom Anschaulichen weg auf das Uebersinnliche, endlich Ueberspannung der geistigen Thätigkeit durch Lernstoff sind die traurigen Factoren, welche die Psychosen erzeugen. Von geringerer ätiologischer Bedeutung sind Traumen des Gehirns, entzündliche Processe desselben, schwere durch acute Krankheiten erzeugte Anämien, Masturbation, chronische Herzkrankheiten (Zit) ferner psychische Affecte, wie Schreck und Furcht und der zu Imitation verleitende Eindruck, endlich Intoxicationen. Die Epilepsie, Chorea, insbesondere die als Chorea magna beschriebenen Fälle und die Hysterie sind schon recht eigentlich den Psychosen verwandte und aus gleichen Ursachen hervorgegangene Processe, sie sind also selbst nicht mehr rein causaler Natur; überdies haben wir das epileptische Irresein schon erwähnt (s. pag. 359). Unter den Formen der Psychosen nimmt die sogenannte moral insanity (moralisches Irresein) die hervorragendste Stelle ein. — Die Krankheit muss jedem Arzte und Pädagogen bekannt sein. — Sie giebt sich schon frühzeitig durch Unstetheit, Widerhaarigkeit des Wesens, durch Herzlosigkeit und geradezu durch Grausamkeit des Charakters zu erkennen. Lehrer und Eltern werden zur Verzweiflung gebracht durch den anscheinend absichtlichen Ungehorsam, welcher um so mehr ins Gewicht fällt, als das Intellect normal, nach mancher Richtung auffallend günstig entwickelt erscheint. Im weiteren Fortschritte des anfänglich leider häufig verkannten Uebels entwickeln sich oft mehr und mehr verbrecherische Charakterzüge, die selbst bis zum Mord führen; der schliessliche Ausgang in maniakische Zufälle, oder in Zustände von Melancholie und endlich in totalen geistigen Untergang, in Blödsinn ist nichts ungewöhnliches. — Die frühe Erkenntniss des Uebels und die rechtzeitig eingeleitete sachverständige Anstaltspflege kann manches der unglücklichen Kinder vor dem Untergang retten.

Weiterhin kommen bei Kindern mannigfache zum Theil durch Hallucinationen bedingte Exaltationszustände vor, welche den Fieberdelirien nicht unähnlich, von denselben durch das Fehlen der Temperatursteigerung und durch die variable und expulsive Art ihres Auftretens unterschieden sind. Als Paradigma derselben kann der oben geschilderte Pavor nocturnus gelten, bei welchem möglicherweise Gesichtshallucinationen ebenfalls eine ätiologische Rolle spielen. Nur kommen derartige Hallucinationen auch von längerer Dauer und am Tage vor und führen zu unfreiwilligen Vorstellungen, Bewegungen und Handlungen, welche wiederum entsprechend den gering ausgeprägten Hemmungsapparaten des kindlichen Centralnervensystems stürmischen versatilen Charakter haben. Heftiges, unmotivirtes Aufschreien, andauerndes Umhertoben, Wuthausbrüche, die Neigung Alles in der Umgebung zu zerstören, endlich das ganze versatile Bild der als Chorea magna von den Autoren beschriebenen Fälle (B o h n) sind die Aeusserungen dieser Art von Geistesstörung, während melancholisches Insichzusammensinken und Hinbrüten bei Kindern viel seltener ist, als bei Erwachsenen.

Die hallucinatorischen Vorstellungen und davon abhängigen unfreiwilligen Handlungen haben in der Aeusserung viel Aehnlichkeit mit einer dritten Form, den echten Z w a n g s h a n d l u n g e n; letztere unterscheiden sich indess in ihrem inneren Wesen von den ersteren dadurch, dass die Kinder sich des Unrechtes ihrer Handlungsweise bewusst sind, daher hört man nicht selten nach begangenem perversem oder verbrecherischem Thun die Aeusserung „ich kann nicht anders" oder „ich musste es thun", welches Bekenntniss selbstverständlich vor einer Wiederkehr des Geschehenen nicht schützt. Endlich erwähnen einzelne Autoren (S t e i n e r, S c h e r p f, K e l p) noch des p e r i o d i s c h e n und c i r c u - l ä r e n I r r e s e i n s bei Kindern, indess kommen beide Formen nur so selten vor, dass sie hier füglich übergangen werden können.

Die Therapie der Psychosen wird durch die Aetiologie indicirt. — Jeder einzelne Fall erheischt andere Maassnahmen. Psychosen, welche aus acuten entzündlichen Processen (insbesondere traumatischen) hervorgegangen sind, müssen unter Umständen ernstlich antiphlogistisch mittelst Eis, Blutentziehungen und ableitenden Mitteln behandelt werden. Durch Anämia cerebri (Hydrocephaloid) bedingte Psychosen können mit Eisen- und Chinapräparaten und roborirender Diät zur Heilung geführt werden. Beide Formen geben relativ günstige Prognosen. — Alle psychischen Erkrankungen, bei welchen andere causale Momente als hereditäre Anlage und Erziehungsfehler sich nicht finden lassen, sind therapeutisch schwierige, aber um so lohnendere Aufgaben. Hier muss die gesammte Hygiene des Kindes ins Auge gefasst und mit sicherer kenntnissreicher Hand Körper- und Gemüthspflege geleitet werden. Für das Einzelne lässt sich hier ein Rath nicht ertheilen, da jedes so belastete Kind individuell aufgefasst und behandelt werden muss. Im Allgemeinen kann man nur sagen, dass man die Kinder dem Einflusse schlechter und excentrischer

Erziehung frühzeitigst entziehen und in eine feste, verständige, pädagogische Hand geben muss. Gleichmässigkeit, Ordnung und Ruhe sind die Grundbedingungen therapeutischen Erfolges; es wird einleuchten, dass man unsere moderne Treibhauserziehung von den Kindern mit allen Mitteln fern zu halten habe; indess wird man auch jedes intercurrente somatische Uebel (Dyspepsien, Infectionskrankheiten etc.) bei solchen Kindern besonders wachsamen Auges zu behandeln haben. Die so geübte Umsicht wird in vielen fast verzweiflungsvollen Fällen segensreiche Frucht tragen.

Pseudohypertrophie der Muskeln.
(Atrophia muscularis pseudo-hypertrophica).

Die Pseudohypertrophie der Muskeln, ursprünglich von Duchenne und Griesinger beschrieben, ist schon von Cohnheim als eine echte Muskelkrankheit erkannt worden, eine Auffassung, welche durch neuere casuistische Beiträge mehr und mehr gestützt worden ist (Brieger, Demme, Schultze u. A.).

Die Aetiologie der Krankheit ist völlig dunkel; nur soviel steht fest, dass die Disposition zu derselben in einzelnen Familien besteht, so dass mehrere Geschwister nach einander daran erkranken; fast immer sind es Knaben, welche befallen werden; bei der Unscheinbarkeit der ersten Symptome ist der Anfang des Uebels nicht genau anzugeben, indess scheint es, dass selbst bei Kindern, welche erst im vorgerückteren Knabenalter zur ärztlichen Beobachtung kommen, die Krankheit viel früher entstanden sei.

Pathologische Anatomie.

Cohnheim schildert das Centralnervensystem als völlig intact; dasselbe bestätigt F. Schultze; nur an einzelnen peripheren Nerven, so am N. ulnaris fand Schultze Vermehrung von Bindegewebe und Kernvermehrung. Die Muskeln haben an einzelnen Körperstellen an Volumen beträchtlich zugenommen, sie sind auffallend hart und fest. Mikroskopisch beschreibt Schultze an denselben drei verschiedene Formen der Veränderung, stark veränderte, mässig entartete und fast normale Muskeln. Die am stärksten veränderten sind schon makroskopisch als fettreich zu erkennen. Man sieht an ihnen neben reichen Massen von Bindegewebe reichliche Fettzellen, die Muskelfasern sind von geröteter Farbe, in Fett eingebettet; ihre Querstreifung ist in der

Regel erhalten. Diese Veränderungen sind absteigend quantitativ und qualitativ bei den andern zwei Formen vorhanden. Mitunter überwiegt bei der Krankheit die Vermehrung des Bindegewebes, mitunter diejenige des Fettgewebes, indess scheint es, wie wenn die Fettanhäufung den späteren Stadien des Processes entspräche (Friedreich). Im Grossen und Ganzen erscheint der Process als eine interstitielle Myositis.

Symptome und Verlauf.

Die Krankheit beginnt mit einer eigenthümlichen Schwäche in den unteren Extremitäten. Die Kinder haben wenig Lust zum Gehen und ermüden überaus leicht, gleichzeitig stellt sich aber eine eigenthümliche Art des Ganges heraus. Derselbe erfolgt breitbeinig und der Rumpf wird in auffallender Weise auf den unteren Extremitäten gleichsam balancirt. Nach Duchenne ist dieses Phänomen das wichtigste und am meisten charakteristische bei der Krankheit. Untersucht man in dieser die Muskeln der Extremitäten, so fühlt man, dass insbesondere die Wadenmuskeln auffallend hart und fest sind; dieselben treten in stattlichen prallen Muskelbäuchen hervor. Allmälig gesellt sich dem auffälligen schwankenden Gange eine eigenthümliche, ausgesprochene lordotische Haltung der Wirbelsäule in der Lendengegend hinzu. Versucht man die Lordose auszugleichen, so sinken die kleinen Patienten nach vorn über zusammen und sind nicht anders als mit Zuhilfenahme der Arme und Hände im Stande sich wieder aufzurichten. In diesem Zustande bleiben die Kranken eine Zeit lang; allmälig beginnen indess gewisse Veränderungen in der Gestaltung der unteren Extremität. Es entwickelt sich ein ausgesprochener Pes equinus; der Hacken ist von dem Boden ab in die Höhe gezogen, während gleichzeitig die Planta pedis sich aushöhlt und die nach dem Dorsum pedis in den Basalphalangen hyperextendirten, in den übrigen Phalangen flectirten Zehen eine Krallenform annehmen (Duchenne). Gleichzeitig nimmt die Schwäche der Muskeln mehr und mehr zu, so dass die Kranken Bewegungen fast nicht mehr auszuführen im Stande sind. Zuweilen sind jetzt einzelne der Rückenmuskeln und die Glutaei in den Process mit hineingezogen und erscheinen als colossale plastisch hervortretende Muskelbäuche. — Die electromusculäre Erregbarkeit gegenüber dem faradischen Strom hat in den befallenen Muskeln abgenommen, auch wird von Ranke Entartungsreaction (s. pag. 346) angegeben, in einem von Bernhardt beschriebenem Falle indess entschieden in Abrede gestellt. — In der Regel erliegen die Patienten intercurrenten Krankheiten.

Prognose.

Die Prognose der Krankheit ist im Ganzen ungünstig, insbesondere wenn die Fälle nicht frisch in Behandlung kommen; in ganz frischen Fällen will Duchenne allerdings Heilung erzielt haben; auch Benedict giebt an Heilerfolge erzielt zu haben.

Diagnose.

Wo die Muskelbäuche an den unteren Extremitäten stark hervortreten, sich fest und prall anfühlen, die Lordose und die Gangart der Kinder deutlich und scharf ausgeprägt sind, ist die Krankheit ziemlich leicht zu erkennen. Die Vermehrung des Umfanges der Muskeln schützt insbesondere vor der Verwechslung mit Poliomyelitis anterior, bei welcher die Atrophie der gelähmten Muskeln rapid bemerkbar wird; auch nimmt bei der Kinderlähmung die electromusculäre Erregbarkeit rascher ab, als bei Pseudohypertrophie.

Therapie.

Duchenne empfahl die Anwendung des Inductionsstromes, indem dieser durch die electrische Reizung die Ernährung der Musculatur fördere. Nebenbei sollen allgemeine hygienische Massnahmen, gute Ernährung, kühle Waschungen und Douchen zur Anwendung kommen. Benedict empfiehlt die Anwendung des constanten Stromes.

Krankheiten der Respirationsorgane.

Krankheiten der Nase.

Schnupfen. Coryza.

Der Schnupfen ist, wie bei Erwachsenen, so auch bei Kindern ein überaus häufiges Uebel und kommt als acuter Schnupfen und als chronisches Leiden vor. Beide Formen sind entweder primärer Natur oder secundär nur die Erscheinungsformen anderer im kindlichen Organismus vorhandener Anomalien.

Acuter Schnupfen.

Aetiologie.

Die Krankheit ist unzweifelhaft häufig die Folge von Erkältung. Die Disposition ist schon bei Neugeborenen vorhanden. Plötzliche Einwirkung eines kühlen Luftstromes auf den erhitzten, schwitzenden kindlichen Körper erzeugt denselben; ich habe öfters Schnupfen bei längerdauernder Application von Eiscompressen auf die Augen bei Ophthalmia neonatorum entstehen sehen. Secundär ist der acute Schnupfen als der Effect des Morbillencontagiums häufig; auch bei katarrhalischer und diphtheritischer Pharyngitis ist Coryza ein häufiger Begleiter der Primäraffection.

Symptome und Verlauf.

Die Krankheit giebt sich leicht durch reichliche Absonderung eines in der ersten Zeit wässrig-schleimigen, im weiteren Verlaufe mehr und mehr citrigen Charakter annehmenden Secretes zu erkennen. Die Nase erscheint etwas dicker; die Nasenschleimhaut soweit man dieselbe sehen kann, ist geröthet, zuweilen tief dunkelroth und geschwollen. Die Kinder schniefen bei der Respiration, athmen viel mit offenem Munde und niesen häufig. — Bei grösseren Kindern ist der Verlauf höchst unschuldig, bei jüngeren Kindern dagegen ist die Krankheit zuweilen mit erheblicher Lebensgefahr verbunden, einmal, weil die Kleinen durch die Verstopfung der Nasengänge während des Säugens in der Athmung behindert sind und nun aus Athemnoth von dem Säugen ablassen, sodann aber auch, weil sie erschöpft von der durch das Respirationserforderniss gesteigerten Athmungsaufgabe — sie athmen dann wechselweise bei geschlossenem und offenem Munde — schliesslich in der Respirationskraft erlahmen. Beide Momente vereint bedingen leicht Atelektase der Lunge und raschen Tod. So sind bei ganz jungen Kindern sogenannte „plötzliche Todesfälle" aus dem einfachen Schnupfen zu erklären (West, Simon, Hütteubrenner, Baginsky)*). Von Complicationen des Schnupfens verdient neben der Conjunctivitis vor Allem die acute Otitis media Erwähnung. Hohes Fieber, schwere centrale Symptome, insbesondere eclamptische Anfälle sind viel häufiger, als man nach bisherigen Darstellungen vermuthen möchte, die Symptome des mit acuter Otitis complicirten Schnupfens. —

---

*) Plötzlicher Tod im Kindesalter (Centralzeitung f. Kinderheilkunde Bd II. pag. 405).

Die Diagnose hat keinerlei Schwierigkeiten. Man hat sich nur zu hüten, dass man nicht schwerere Uebel, etwa Diphtheritis der Nase für einfache Coryza hält. Davor schützt die Besichtigung und eventuell das Ausspritzen der Nase mit lauwarmer ½procentiger Kochsalzlösung. Ich habe mehrfach durch Ausspritzungen unerwartet mächtige diphtheritische Membranen aus der Nase entfernt, wo im Pharynx nur leichte Röthung und Schwellung vorhanden war. Schwellungen der submaxillaren Lymphdrüsen lassen immer eine ernstere Affection der Nase vermuthen.

Die Therapie hat bei kleinen Kindern für Anregung der Respiration Sorge zu tragen. Man versuche vorsichtig die Nase mit ½procentiger Kochsalzlösung auszuspritzen. Man bediene sich hierzu kleiner gut gearbeiteter mit einer kleinen Eichel versehener Hartgummi- oder Zinnspritzen und achte wohl darauf, dass die Kleinen nicht nach hinten über liegen, sondern aufgerichtet und womöglich ein wenig vorn über gebeugt sitzen. Die Gummibälle sind für kleinere Kinder nicht sehr gut als Spritzen zu verwerthen, weil sie sich bei nachlassendem Fingerdruck mit Luft erfüllen und bei erneutem Zusammendrücken Luft mit Flüssigkeit gemischt in die Nase getrieben wird. Die dadurch zerstäubende Flüssigkeit gelangt in einzelnen Partikeln auf den Larynx und erzeugt urplötzlich Erstickungsanfälle. Der beim Einspritzen anzuwendende Druck muss durch Uebung erlernt werden. — Bei ganz jungen Kindern ist man, wenn die Athmung oberflächlich wird, gezwungen, mit einem gedrehten Papierstreifen oder feinen Pinsel häufig die Nasenschleimhaut zu kitzeln, um tiefe Inspirationen zu erzeugen. Im Uebrigen halte man die Kinder leidlich warm und führe ihnen eventuell mit dem Löffel Nahrung zu. — Aeltere Kinder bedürfen keiner ernsteren Behandlung.

Chronische Coryza.

Die chronische katarrhalische Affection der Nase ist entweder die Folge öfter wiederholter und schlecht zurückgebildeter acuter Coryza, oder sie entsteht durch den Reiz von in der Nase vorhandnen fremden Körpern oder sie ist der Ausdruck schwerer Constitutionsanomalien wie Scrophulose und Syphilis. — In jedem Falle ist der chronische Schnupfen eine höchst langwierige und widerwärtige Krankheit.

Symptome und Verlauf.

Die Nase ist dick, unförmig. Die Nasenschleimhaut ist tief dunkelroth, gewulstet und zuweilen excoriirt oder von tiefer gehenden Geschwüren eingenommen. Dieselbe ist an einzelnen Stellen mit Krusten und Borken bedeckt, welche sich von Zeit zu Zeit abstossen und einen unregelmässigen gesehwürigen Grund hinterlassen. Bei längerer Dauer der Krankheit atrophirt allmälig die Schleimhaut, die Nasengänge werden weit und durchgängig. — Das Secret der Nase ist schleimigflüssig, ziemlich reiehlich und zuweilen von fadem, unbedeutendem, zuweilen indess von höchst penetrantem fötidem Geruch, welcher den Kranken sowohl wie dessen Umgebung in unangenehmster Weise belästigt (daher der Name Punaesie, Stinknase). Diese Eigenschaft macht die Krankheit für Kinder, welche die Schule besuchen, höchst bedeutungsvoll. — Die Sprache der Kinder wird eigenthümlich undeutlich. Der Verlauf ist höchst langwierig und die Krankheit an sich sehr hartnäckig. —

Die Prognose hängt im Ganzen von den causalen Momenten ab. Sind Fremdkörper oder Nasenpolypen die Ursache, so kann man hoffen nach Entfernung derselben auch die Krankheit zu beseitigen; auch die hypertrophische Ozaena ist der Heilung relativ leicht zugängig, so lange nicht chronische Knochenaffectionen vorhanden sind. Die scrophulöse Punaesie giebt indess schlechte Aussichten auf Heilung und zuweilen werden Jahre lang Medicationen vergeblich angewendet. Tiefer greifende Ulcerationen, Periostitis und Caries des Nasenbeines können sogar zur Zerstörung des Nasengerüstes führen. —

Die Diagnose ergiebt sich bei chronischer Coryza aus der Besichtigung der Nasenschleimhaut, dem Klange der Sprache, aus dem Geruche des Secretes. —

Die Therapie hat in erster Linie darauf zu achten, ob nicht Fremdkörper in der Nase vorhanden sind; dieselben sind sofort zu entfernen. — Ist Syphilis die Ursache der chronischen Coryza, so ist durch antimercurielle Behandlung die Krankheit zu beseitigen. — Gegen Scrophulose wird man bei jungen Kindern zu Soolbädern, Leberthran, Eisenpräparaten, bei älteren versuchsweise zu Jodpräparaten seine Zuflucht nehmen. — Local finden auch bei cariösen Processen die Antiseptica Anwendung. Kali hypermanganicum, Borsäure, Jodoform in Aether, Eucalyptol (Ol. Eucalypti e foliis 1,5 : Spirit. vini 17 u. Aq. 200) können in Form von Injectionen und Pinselungen Anwendung finden; nebenbei Nasendouchen mit Kochsalz ($\frac{1}{2}$ bis 1 Theelöffel : 1 Liter Aq.). Cariöse Knochen müssen entfernt werden. Uebel ausschende, tiefer greifende Ulcerationen erheischen unter Umständen die Anwendung des galvanokaustischen Brenners. Witthauer empfiehlt gegen dieselben, nach Entfernung der Krusten, Aetzung mit Argentum nitricum (2procentig) oder mit Eisenchloridlösung, darauf allabendliche Einfüh-

rung von Wattetampons, welche in Glycerin getaucht und mit Alaun-
pulver dick bestreut sind. Aeltere Kinder lassen sich dieselben gefallen;
bei kleinen Kindern muss davon Abstand genommen werden. Volkmann
hat neuerdings die operative Entfernung der Nasenmuscheln empfohlen.

Polypen und Fremdkörper in der Nase.

Die Fremdkörper in der Nase sind entweder künstlich eingebrachte
Dinge, wie Bohnen, Perlen, Erbsen, Steinchen oder in die Nase einge-
drungene und dort entwickelte Organismen, Würmer und Maden, oder
endlich Wucherungen der Nasenschleimhaut selbst, Nasenpolypen. —
Alle diese Körper haben dieselbe Wirkung, dass sie chronische entzündliche Processe in der Nase unterhalten, zu chronischer Coryza,
Nasenblutungen, Ulcerationen und eventuell selbst zu Caries Anlass
geben. —

Symptome und Verlauf.

Die Symptome der Fremdkörper decken sich, wenn sie längere
Zeit in der Nase anwesend sind, im Wesentlichen mit denjenigen der
chronischen Coryza. Die Nasenpolypen behindern in dem Maasse, als
sie an Masse zunehmen, den Durchtritt des Luftstromes durch die Nase
und zwingen die Kinder mit offenem Munde zu athmen; auch geben sie
häufig zu Nasenblutungen Anlass. — Quellende und faulende Körper,
wie in die Nase eingebrachter Schwamm können zu Caries, Erysipelas
und zu schweren septischen Infectionen Anlass geben; auch kann ebenso,
wie bei der acuten Coryza durch Induction der Entzündungsreize durch
die Tuba Eustachii nach dem inneren Ohre Otitis media mit Durchbruch
und allen Folgen der Otitis eingeleitet werden. — Sehr quälend kann
für die Kinder die Anwesenheit von Maden in der Nasenhöhle und ihr
Fortkriechen bis hinauf nach der Stirnhöhle werden; ausserordentliche
Beunruhigung und selbst ernstere cerebrale Symptome können die Folge
dieser Affection sein.

Die Diagnose wird nach Einführung fremder Körper in der
Regel von der Umgebung der Kinder dem Arzte gebracht; wo dies
nicht der Fall ist, untersuche man bei jeder chronischen Coryza sorgfältigst und wiederholt die Nase. — Polypen sieht man häufig ohne
Weiteres, wenn man die Nasenöffnungen um Weniges aufsperrt; ältere
Kinder lässt man versuchsweise die Luft durch die Nase blasen, um Be-
hinderungen des Durchtrittes zu erkennen. —

Therapie.

Die Entfernung fremder Körper aus der Nase versucht man, sobald sie nicht von vorn leicht mit Pincette oder Ohrlöffel zu fassen sind, durch vorsichtig und nicht zu intensiv gemachte Einspritzungen mit $\frac{1}{4}$- bis $\frac{1}{2}$ proc. lauwarmer Kochsalzlösung. Mir ist es fast immer geglückt auf diesem Wege den Fremdkörper zu entfernen. — Maden in der Nase wird man versuchen können zunächst durch Carbolsäure (1- bis 2proc.) zu tödten; in den Tropen, wo die Affection ziemlich häufig vorkommt, entfernt man die Maden dadurch, dass man durch Einathmen von Chloroformdämpfen die Maden tödtet und sodann durch Ausspritzungen herausfördert (W e b e r, F r a n t z i u s). Polypen werden entweder mit der Zange oder der kalten Drahtschlinge oder endlich mit der galvanokaustischen Schlinge entfernt.

Diphtherie der Nase.

In dem Capitel „Diphtherie" ist (S. 157) auf das Vorkommen und die Häufigkeit der Nasendiphtherie hingewiesen worden. Alles was dort im Allgemeinen über Diphtherie gesagt worden ist, hat auch für die Diphtherie der Nase Gültigkeit und es kann hier auf dieselbe verwiesen werden. — Man hatte, bevor man volle Kenntniss von der Ausbreitung des diphtheritischen Processes hatte, die Anschauung, dass die Nasendiphtherie eine seltene Erkrankung sei, und dass sie nur in den schwersten mit Allgemeininfection einhergehenden Fällen von Rachendiphtherie vorkomme, für welche sie eine höchst ominöse Complication abgeben sollte. Diese Anschauung ist grundfalsch. In überaus vielen Fällen ist die Nasendiphtherie der erste Localisationspunct des diphtheritischen Processes und ich habe weitverbreitete diphtheritische Affection auf der Nasenschleimhaut von Kindern gesehen, deren Rachen völlig intact war. Diese Thatsache ist deshalb so überaus wichtig, weil man ohne ihre Kenntniss Gefahr läuft, sich mit der einfachen Untersuchung des Pharynx zu beruhigen und bei Abwesenheit von diphtheritischen Plaques auf dem Pharynx die vorhandene gefahrdrohende Affection zu übersehen. Die Nasendiphtherie knüpft überaus gern an chronische eccematöse Processe der Nasenöffnungen an und da, wo kleine eccematöse gelbe Krusten und Borken die Nasenöffnungen von Kindern bedecken und fast verschliessen, sei man besonders auf der Hut. Man findet deshalb Diphtherie der Nase auch schon bei ganz jungen Kindern.

25*

Symptome und Verlauf.

Die initialen Symptome einer localisirten Diphtherie der Nasenschleimhaut sind die eines einfachen Schnupfens. — Jeder etwas hartnäckige Schnupfen ist deshalb bei Kindern verdächtig. Aus den etwas gerötheten Nasenöffnungen fliesst ein schleimiges, leicht gelbgefärbtes oder gelbgraues Secret. Der Luftzutritt durch die Nase ist behindert, daher athmen die Kinder mit geöffnetem Munde. Die submaxillaren Lymphdrüsen sind ein wenig geschwollen, ebenso die oberflächlichen seitlichen Cervicaldrüsen. — Zuweilen erscheinen die Kinder fast völlig munter, insbesondere sind nur geringe Fieberbewegungen vorhanden, zuweilen steht indess die anscheinend geringfügige Affection der Nasenschleimhaut in Widerspruch mit der Gesammtalteration des kindlichen Organismus. Die Kinder fiebern heftig, schlafen schlecht und machen den Eindruck einer ernsten Erkrankung. In letzterem Falle lässt allerdings auch die Rachenaffection nicht lange auf sich warten und alsbald entdeckt man auf den Tonsillen und selbst auf der hinteren Rachenwand diphtheritische Plaques. — Hat man sich gewöhnt auch die Nase der Kinder sorgfältigst zu untersuchen und mit dem Dilatatorium und Hohlspiegel zu besichtigen, so kann man indess, noch bevor irgend etwas auf dem Rachen sichtbar wird, von der Anwesenheit der diphtheritischen Plaques auf der Nasenschleimhaut Kenntniss erhalten. Man sieht alsdann die gelbgrauen, etwas schmutzigen Beläge, einen Theil der Nasenschleimhaut der mittleren Nasenwand oder der Muscheln und der Nasengänge austapezieren. Zuweilen ist es schwer, die Plaques vom schleimigem, eitrigem Secret, von welchem dieselben überdies stets bekleidet sind, zu unterscheiden, dann genügt eine vorsichtige Injection mit lauwarmer ¼- bis ½ procentiger Kochsalzlösung die Verhältnisse klar zu legen. In mehreren Fällen gelang es mir durch die Injection direct grössere diphtheritische Plaques aus der Nase herauszuspritzen und so ohne Weiteres die Diagnose zu sichern. Im weiteren Verlaufe markirt sich indess die Nasendiphtherie überdies deutlich genug. Die Durchgängigkeit der Nase für die Luft ist völlig aufgehoben, die Nase ist etwas geschwollen, die Nasenöffnungen werden wund und sind mit ohne Weiteres deutlich sichtbaren Einlagerungen bedeckt. Das Secret ist dünnflüssig, schmierig und nimmt einen überaus scharfen, ätzenden Charakter an; wo es über die Oberlippe herabfliesst, macht es die Haut wund, so dass dieselbe in Streifenform excoriirt erscheint. Bei geeigneter Behandlung und glücklichem Verlaufe bleibt so der Herd an Ort und Stelle beschränkt. Die Plaques stossen sich ab, oder werden durch Einspritzungen entfernt. Die Schwellung der Nase nimmt ab, das

Secret nimmt einen katarrhalischen Charakter au. Vorhandene Fieberbewegungen schwinden, die Schwellungen der submaxillaren und cervicalen Lymphdrüsen gehen zurück und das Allgemeinbefinden kehrt zur
Norm zurück. In anderen Fällen combinirt sich indess in der oben angedeuteten Weise der Process mit Diphtherie des Pharynx und nimmt
dann den früher geschilderten Verlauf (S. 153 ff.).

Die Prognose der Nasendiphtherie ist gänzlich analog der Prognose des diphtheritischen Processes überhaupt; sie ist immer dubiös,
weil die Allgemeininfection und die Weiterverbreitung auf Pharynx und
Larynx nicht ausgeschlossen und stets zu fürchten ist.

Die Diagnose ergiebt sich aus der Inspection der Nase und
eventuell aus dem Nachweis der diphtheritischen Membranen mittelst Ausspritzungen.

Die Therapie ist, so lange der Process anscheinend völlig local
ist, auch local, mit Berücksichtigung Alles dessen, was (S. 162) auseinandergesetzt ist. Man wendet, so lange die Nase überhaupt für Einspritzungen leicht durchgängig ist, Injectionen mit schwachen Carbollösungen (1proc.) oder mit Lösungen von Natr. salicylicum oder Acid.
benzoicum an; nur hüte man sich, um nicht diphtheritische Massen in die
Tuba Eustachii zu treiben, zu starken Druck anzuwenden, weil sonst
durch die erzeugte Otitis media neue Gefahr erzeugt würde. Im Uebrigen
schliesst sich die Therapie der Affection völlig derjenigen, welche unter
dem Capitel Diphtherie auseinander gesetzt wurde, an.

Nasenbluten. Epistaxis.

Nasenbluten ist eine seltene Krankheit des jüngeren Kindesalters,
desto häufiger ist dieselbe bei älteren Kindern. Nicht mit Unrecht wird
dieselbe dem Aufenthalt in der heissen Schulluft und der gleichzeitigen
geistigen Anstrengung zugeschoben. Die Krankheit zählt deshalb in
hervorragender Weise zu den Schulkrankheiten. So geht aus Kotel-
mann's Beobachtungen hervor, dass in den höheren Schulklassen
Nasenbluten häufiger beobachtet wird, als in den niederen (12,06 % :
28,33 %). Ulcerative Processe in der Nase, Polypen, schwere zymotische Krankheiten wie Typhus und die acuten Exantheme erzeugen
häufig Nasenbluten, zuweilen als Zeichen einfacher Hyperämie, zuweilen,
und zwar mit deletärem Hintergrunde als Symptome septischer Blutdissolution. Als Symptome allgemeiner hämorrhagischer Diathese kommt
Nasenbluten auch ohne Fieber vor, so auch bei Amyloidmilz — und Leber,

bei Leukämie u. s. w. Geringfügige traumatische Anlässe (Berührung, Stoss) können unter diesen Verhältnissen höchst profuse Blutergüsse veranlassen.

Pathogenese.

Aus der Art der ätiologischen Momente ergiebt sich, dass das Nasenbluten sehr häufig rein secundärer Natur ist und dass es nur als Symptom eines Allgemeinleidens auftritt. Die anatomischen Veränderungen der Gefässe der Nase sind für viele der erwähnten Verhältnisse unbekannt.

Symptome und Verlauf.

Nasenbluten giebt sich durch ein langsames und mit einer gewissen Zähigkeit andauerndes Abtropfen des Bluts aus der Nase, und zwar in der Regel nur aus einem Nasenloch zu erkennen. Zuweilen wird die Masse des abfliessenden Blutes so reichlich, dass das Blut nach vorn und nach hinten abfliesst und so ein Theil des Blutes durch den Mund entfernt oder hinabgeschluckt wird. Es kann dann wohl vorkommen, dass durch den Brechact das verschluckte Blut plötzlich in grossen Massen entleert wird. In der Regel sistirt die Blutung nach einiger Zeit spontan oder durch die eingeleiteten therapeutischen Maassnahmen, nachdem an der blutenden Stelle Gerinnung eingetreten ist. Die Wiederkehr der Blutung, oft nach sehr geringen Anlässen, insbesondere zur heissen Sommerzeit ist eine alltägliche Erscheinung, so dass die leidenden Kinder allmälig ein anämisches Aussehen annehmen.

Die Therapie hat auch hier vorerst die Schädlichkeiten zu meiden. Die Kinder müssen eventuell aus der Schule bleiben, vor heisser Luft, mechanischen Insulten und geistiger Anstrengung möglichst geschützt werden. Die hämorrhagische Diathese, Anämie, Leukämie oder Amyloiderkrankungen müssen nach den bekannten therapeutischen Regeln behandelt werden. Gegen die einzelnen Attaquen wende man zunächst Aufschlürfen von Eiswasser, eventuell Einspritzungen mit Eiswasser an. Das gleichzeitige Emporheben der Arme ist als Volksmittel bekannt. — Lässt die Blutung nicht nach, so setzt man dem Wasser etwas Acidum tannicum oder einige Tropfen Liquor Ferri sesquichlorati hinzu. Bei profusen Blutungen führe man kleine in eine verdünnte Lösung von Liquor sesquichlorati getauchte Charpiebäuschchen in die Nase ein, beobachte indess den Pharynx, ob nicht das Blut nach hinten weiter abfliesst. In letzterem Falle bleibt nichts übrig, als die Tamponade mittelst des Bellocque'schen Röhrchens. Mir ist indess bei Kindern noch nie ein Fall vorgekommen, bei welchem ich mit den vorher erwähnten Mitteln nicht ausgekommen wäre.

Schulkinder, welche häufig an Nasenbluten leiden, schicke man
während der Ferien in eisenhaltigc Bäder, wie Cudowa, Schwalbach,
Driburg, St. Moritz u. s. w.

Krankheiten des Kehlkopfes.

Acute Laryngitis.

Die acutc Kehlkopfcntzündung präsentirt sich im kindlichen Alter
in zwei wesentlich von einander klinisch zu trennenden Formen; die
erste Form umfasst einen mehr gleichmässig verlaufenden, von entzündlichen Veränderungen der Larynxschleimhaut ausgelösten katarrhalischcn
Symptomencomplex (Laryngitis acuta simplex). — Dic zweite
Form zeichnet sich bei relativ geringem Hervortreten der gleichmässigen
katarrhalischen Symptome durch periodisch auftretende, laryngostenotische Attaquen aus (Pseudocroup, Laryngitis stridula). Beide
Erkrankungsformen können, da sie das gleiche anatomische Substrat
haben, Uebergänge zu einander zeigen, und es steht nichts der An-
schauungsweise entgegen, in der zweiten Form eine Steigerung des,
beiden gemeinsamen, Entzündungsprocesses zu erkennen. Die fortschreitende Steigerung der Symptome kann sogar einen Symptomencomplex
erzeugen, welcher durch das geschaffene Bild der Athmungsbehinderung
dem eigentlichen (fibrinösen) Croup ausserordentlich ähnlich wird. Man
bezeichnet den Process dann auch wohl als katarrhalischen Croup.

Laryngitis acuta simplex.

Die Krankheit entsteht durch Erkältung, tritt also primär auf; ich
habe einen Fall beobachtet, wo ein sich selbst überlassenes Kind durch
stundenlanges Einathmen von Rauchgasen eine intensive Laryngotracheitis
acquirirte. Sie kann indess auch als secundäre Affection als cin von der
Nase oder dem Pharynx aus in der Continuität fortgeleiteter entzündlicher Process, oder auch als Begleiter von Allgemeinleiden (so bei
Masern) erscheinen.

Pathologische Anatomie.

Das anatomische Bild der Krankheit ist häufig in vivo durch die
laryngoskopische Untersuchung festzustellen. — Gewiss ist die laryngoskopische Untersuchung der Kinder keine der leichtesten Aufgaben des Arztes, indess ist es bei einiger Uebung und Ausdauer vor

Allem mit einer vorzüglichen Lichtquelle oft möglich, schon bei jungen Kindern einen Blick in den Larynx zu thun. Zumeist glückt es aber auch ohne Kehlkopfspiegel durch Herabdrücken der Zungenwurzel bei der gleichzeitig eintretenden Würgbewegnng der Kinder wenigstens den Kehldeckel und einen Theil der aryepiglottischen Falten zu sehen. — Uebrigens habe ich gefunden, dass sich gerade solche Kinder, welche an schweren laryngostenotischen Affectionen leiden, und um ihr Leben ängstlich sind, zuweilen ausserordentlich geduldig laryngoskopiren lassen. — Man sieht nun bei der laryngoskopischen Untersuchung den Kehldeckel, die aryepiglottischen Falten und die Schleimhaut der Aryknorpel tief dunkelroth und geschwollen. Die Taschenbänder sind gleichfalls geröthet und geschwollen. Die Stimmbänder zuweilen wenig verändert, zuweilen stark injicirt. An einzelnen Stellen der so entzündlich veränderten Schleimhaut sieht man schleimige oder eitrige Beläge. Ausser diesen im oberen Kehlkopfabschnitt wahrnehmbaren Veränderungen findet man subchordale Hyperämie und Schwellung der Schleimhaut und fleckige Röthung der Trachealschleimhaut (Rauchfuss).

Der ganze Process ist sonach eine echte Laryngo-Tracheitis.

Symptome und Verlauf.

Die Kinder sind zuweilen völlig munter, zuweilen sind geringe Fieberbewegnngen vorhanden. Die Stimme ist heiser und wenn die Kinder, wie häufig, im Verlaufe der Krankheit viel schreien, tritt sogar allmälig völlige Aphonie ein. Gleichzeitig ist Husten vorhanden. Derselbe ist locker und entbehrt durchaus jedes tiefen, bellenden Beiklanges. Der Appetit der Kleinen ist in der Regel wenig gestört. Die Krankheit dauert einige Tage; allmälig nehmen Husten und Heiserkeit ab, und die Kinder sind genesen. Nur in seltenen Fällen entwickelt sich der Process weiter zu den schweren Formen der Krankheit.

Die Prognose der leichten Fälle ist durchaus günstig.

Die Diagnose ergiebt sich aus den Symptomen Heiserkeit und Husten; gewöhnlich ist gleichzeitig auch Schnupfen und leichte Schwellung und Röthung der Pharynxschleimhaut vorhanden; auch ergeben katarrhalische Geräusche am Thorax die gleichzeitige Anwesenheit von Bronchialkatarrh.

Therapie.

Man halte die Kinder etwas wärmer als gewöhnlich, lasse sie im Zimmer, und reiche ihnen warme Getränke; älteren Kindern heisse Milch mit einem Zusatz von Selterswasser. Von Medicamenten gebe man ein schwaches Ipecacuanha-Infus mit Zusatz von Kali carbonicum

(1 : 120) oder die gewöhnliche Mixtura solvens (sine Tartaro emetico). Ist die Heiserkeit intensiv, so lasse man Einathmungen mit Chlornatrium (5proc.) machen.

Laryngitis stridula. — Pseudocroup.

Die Aetiologie des Uebels ist die gleiche, wie diejenige der einfachen Laryngitis; zumeist sind Erkältungen die Ursachen der Affection; von den Allgemeinkrankheiten sind es in hervorragender Weise Masern, welche vor der Zeit der Incubation und während der Eruption pseudocroupöse Attaquen verursachen. Die Krankheit kommt ausschliesslich dem frühen Kindesalter zu und es ist wohl die Enge des Larynx dafür verantwortlich zu machen, dass schon bei relativ geringen Schwellungen der Schleimhaut Respirationshindernisse entstehen, wie sie sich in der Laryngitis stridula kund geben. — So erklärt es sich auch, warum zweifelsohne die Neigung zur Laryngitis stridula in manchen Familien erblich ist; augenscheinlich ist es die anatomische Anlage des Organes, welche sich als Erblichkeit documentirt. Die Krankheit befällt die Kinder beiderlei Geschlechts, wie es mir scheinen wollte, mit Vorliebe gut genährte Kinder.

Symptome und Verlauf.

Die Krankheit beginnt höchst unscheinbar unter den Symptomen einer einfachen Coryza oder einer leichten mit Coryza complicirten katarrhalischen Laryngitis. Die Kinder sind am Tage kaum etwas unruhig oder fiebern unbedeutend. In den ersten Nachtstunden meldet sich der Krankheitsanfall durch wenige von dem schlafenden Kinde hervorgebrachte rauhe, bellende Hustenstösse. Zwischen denselben hört man ein hohes, pfeifendes, langgedehntes Inspirationsgeräusch. Die Kinder wachen während des Hustens auf, richten sich hoch und suchen sich gleichsam des Athmungshindernisses zu erwehren. Unter fortdauerndem heiseren Bellhusten wird die Respiration zischend und langgedehnt. Die Athemnoth nimmt zu. So entwickelt sich in raschem Tempo das Bild schwerster Larynxdyspnoë. Das Gesicht ist congestionirt, die Nasenflügel sind erweitert, die Augen treten hervor, der Gesichtsausdruck ist ängstlich. Weithin hört man das von einzelnen heiseren Hustenstössen unterbrochene, langgedehnte inspiratorische Zischen, von einem ebenfalls verlängerten exspiratorischen Geräusch gefolgt. Der Kehlkopf macht beträchtliche Excursionen bei jeder Respiration. Die accessorischen Respirationsmuskeln des Halses und des Thorax kommen in Thätigkeit. Die Sternocleidomastoidei, Pectoralmuskeln, die Serrati u. A. sind in energischer Action. So wird

der Thorax bei jeder Inspiration hoch gehoben, gleichzeitig sieht man
das Jugulum, die sämmtlichen Intercostalräume, Scrobioculus cordis und
das ganze Epigastrium tief einsinken. Bei der darauf folgenden Exspiration bleibt ein gewisser Grad der so erreichten respiratorischen
Stellung bestehn. Der Thorax schnellt nicht völlig in die Gleichgewichts-
lage zurück, und es muss die active Wirkung der exspiratorischen
Factoren, der Bauchmusculatur zu Hilfe genommen werden, um die
Exspiration zu vervollständigen. Die Halsvenen sind ausgedehnt, mit
dunklem Blut erfüllt, die Extremitäten der Kinder von leicht cyanotischer
Farbe, und normaler, selten kühler Temperatur. Die Körperhaut ist im
Ganzen etwas turgescent, gewöhnlich ist reichlicher Schweiss vorhanden.
Der Puls ist in der Regel frequenter als normal. Die Radialarterie
ziemlich eng und von erheblicher Spannung.

Unter diesen Erscheinungen, welche zuweilen nur kurze Zeit dauern,
in manchen Fällen indess von kleinem Anfange an in langsamer Entwickelung Stunden lang währen, schwindet ein Theil der Nacht. Allmälig lässt das inspiratorische langgedehnte Pfeifen nach, der bellende
Husten verliert den heiseren Klang und wird lockerer, feuchter, die Exspiration wird leichter. Die Kinder beginnen ermüdet im Arm der Mutter
sitzend oder halb liegend einzuschlummern. Am nächsten Morgen giebt
Nichts, als höchstens ein leises Giemen bei der Respiration und die etwas
heiser klingende Stimme, selten nur der heisere Bellhusten die vorangegangene Nachtscene zu erkennen. In der Regel sind die Kinder ziemlich wohlauf und munter. Aeltere Kinder verlangen aus dem Bett und
sogar aus dem Zimmer.

In der nächsten Nacht beginnt indess die bekannte Scene fast um
dieselbe Zeit von Neuem, und so kann ein Kind zwei bis drei bis vier
Nächte unter den gleichen erschreckenden Symptomen durchmachen. —
Zur Erklärung des gesammten Symptomencomplexes hat man auf der
einen Seite zur Annahme von Laryngospasmus (krampfhafte Verengerung
der Stimmritze) auf der anderen Seite zu paretischer Stimmritzenenge
(durch Lähmung der Mm. cricoarytaenoidei postici) die Zuflucht nehmen
wollen. Beides trifft für die pseudocroupösen Anfälle in keiner Weise zu.
Es handelt sich um einfache, durch Schwellung der Schleimhaut erzeugte
Laryuxenge und so herbeigeführte Behinderung des Luftdurchtrittes.
Die Aufälle kommen wahrscheinlich deshalb in der Nacht, weil die
Secrete in Larynx und Trachea eintrocknen und den durch die Schleimhautschwellung beengten Raum noch mehr beengen; die Hustenstösse,
welche die Secrete zu entfernen versuchen, dienen nur dazu, die Congestion in der Schleimhaut des Larynx und der Trachea noch zu ver-

mehren; überdies lösen sich die eingetrockneten Schleimmassen nur äusserst mühsam und schwierig.

Die P r o g n o s e der Krankheit ist im Ganzen günstig. Sehr selten sieht man suffocatorisch den Tod eintreten. Gefährdet sind nur rachitische Kinder, welche an sich einen missgestalteten, verengten Thoraxraum haben und dem hinzukommenden Respirationshinderniss erliegen.

Die D i a g n o s e der Krankheit lehrt der vorhandene Schnupfen, die Anwesenheit von katarrhalischer Affection des Pharynx, der Verlauf, und endlich der laryngoskopische Befund. Ohne den letzteren kann es in manchen Fällen, namentlich bei dem ersten Anfalle, recht schwierig werden zu entscheiden, ob man es mit Laryngitis simplex oder echter Laryngitis membranacea (Croup) zu thun habe. Fremde Körper in Larynx und Trachea, welche ähnliche Attaquen machen können, kann man durch anamnestisch zu ermittelnde Thatsachen, endlich ebenfalls durch die laryngoskopische Untersuchung ausschliessen, ebenso Tumoren (Polypen, Papillome des Larynx). Der echte Laryngospasmus (Laryngismus stridulus) macht wesentlich andere Erscheinungen, und kann für den Sachkundigen kaum in Frage kommen.

Die T h e r a p i e hat in erster Linie die Aufgabe ins Auge zu fassen, behindernde Secrete aus dem Larynx zu entfernen. Hierzu sind zwei Maassnahmen vortheilhaft. Einmal die möglichst rasche Verflüssigung der Secrete durch feuchte Wärme. Man lässt deshalb warme Salzlösungen, Kochsalz, Kali carbonicum, Natr. carbonicum, Ammoniacum hydrochloratum, und selbst einfache warme Wasserdämpfe mittelst des Inhalationsapparates oder mittelst Spray inhaliren. Kleine Kinder, welche nicht direct inhaliren können oder wollen, hüllt man gleichsam in eine feuchtwarme Atmosphäre, indem man über das Kopfende des Bettes hinweg stäubt. Ist die Athemnoth sehr gross und rascheste Erleichterung nothwendig, so verabreicht man Emetica. Bei kleinen Kindern Ipecacuanha pulv. 1:Aq. destillat. 20 mit Oxymel Scillae 10; umgeschüttelt alle 10 Minuten 1 Theelöffel bis Erbrechen erfolgt. Bei älteren Kindern wird Tartar. stibiat. 0,015 bis 0,06 der Schüttelmixtur hinzugesetzt. — Beliebt und auch erprobt ist gerade bei dieser Krankheit das Cuprum sulfuricum (0,15 bis 0,25 : 50) als Brechmittel. Nur in den seltensten Fällen wird es nöthig sein Blutentziehungen in der Nähe des Larynx zu machen. Dieselben haben die Unannehmlichkeit, dass die Blutung sich überaus schwer stillen lässt. Von Eisumschlägen sieht man bei manchen Kindern erhebliche Besserung, bei andern nimmt der quälende heisere Husten zusehends zu; bei diesen muss man von der Kälte Abstand nehmen und zu warmen Compressen übergehen.

Laryngitis fibrinosa (Croup).

Unter Croup (der Name wurde von Home 1765 in die medici-
nische Literatur eingeführt und bezeichnet soviel wie Einschnürung)
versteht man, völlig unabhängig von ätiologischen Rücksichten und von
mikroskopisch anatomischen Details die durch Pseudomembranen im
Kehlkopf erzeugte mit Erstickungsanfällen einhergehende Athemnoth.
Croup ist sonach wie in dem ursprünglichen Sinne Home's so noch
heute ein rein klinischer Begriff, und daran ist festzuhalten, soll nicht
die durch spätere vorzugsweise pathologisch anatomische Untersuchungen
angerichtete Verwirrung auch am Krankenbett Platz greifen.

Man hat von diesem Gesichtspunkte aus zwei Formen von Croup
auseinander zu halten.

1) Fibrinöser entzündlicher Croup. Derselbe ist wesentlich
eine locale Erkrankung des Kehlkopfes und tritt primär als fibrinöse
Kehlkopfentzündung (sui generis) auf, oder secundär im Anschlusse an
andere Krankheiten, so nach Masern, Typhus u. s. w. Die Krankheit
gehört keineswegs zu den häufigen, tritt sporadisch auf, zuweilen mit
hohem Fieber, ist nicht contagiös, und kommt in engstem Bezirk zuweilen endemisch vor, wenn eine Gruppe von Kindern den gleichen
Lebensverhältnissen und speciellen ätiologischen Momenten unterworfen
ist. Die Krankheit ist durch die erzeugte Larynxstenose für die befallenen Kinder hoch lebensgefährlich, giebt aber für die Tracheotomie
eine relativ sehr günstige Prognose.

2) Der diphtheritische Croup. Die Krankheit ist stets
secundär und entsteht durch Fortleitung des auf Nase, Velum palatinum
und Tonsillen entwickelten diphtheritischen Processes. Auch diese Krankheit kann unter geringen Fieberbewegungen zumeist local verlaufen; in
der Regel ist sie hoch fieberhaft mit Allgemeininfection des Körpers
verbunden und ist in diesem Sinne eine doppelt gefährliche Affection,
weil sie durch die Localaffection (Laryngostenose), welche sich in ihren
mechanischen Effecten in nichts vom fibrinösen Croup unterscheidet,
und gleichzeitig durch die Allgemeininfection des Körpers (s. Diphtherie
pag. 157) das Leben bedroht. Die ausserordentliche Contagiosität
dieser Krankheit und die ihr entsprechende epidemische Verbreitung
hat den entzündlichen fibrinösen Croup so in den Hintergrund gedrängt,
dass viele Autoren diese (sub 1 skizzirte) Krankheit leugnen. — Die
Tracheotomie kann beim diphtheritischen Croup die Larynxstenose beseitigen, nicht aber die Folgen der Allgemeinerkrankung. Daher ist
die Prognose der Tracheotomie bei dieser Affection relativ ungünstig.

Aetiologie und Pathogenese.

Für die Aetiologie des fibrinösen Croup sind die neueren experimentellen Studien höchst bedeutungsvoll geworden. Schon Bretonneau hatte die Möglichkeit erwiesen, durch Injection reizender Substanzen (Cantharideu) in Larynx und Trachea von Thieren pseudomembranöse Entzündungen zu erzeugen. Die Versuche wurden von Delafond, Reitz, Oertel, Trendelenburg, Schweninger mit gleichen Resultaten wiederholt, während Andere, so namentlich Mayer nicht gleich glücklich waren; die Thatsache kann jetzt als sicher stehend gelten. Nachdem überdies Krieger in seinen klassischen ätiologischen Untersuchungen die Bedeutung äusserer Einflüsse wie Ueberhitzung der Zimmer, Feuchtigkeitsgehalt der Zimmerluft u. s. w. für die Entstehung von entzündlichen Affectionen der Respirationsorgane der Kinder erwiesen hat, kann es keinem Zweifel unterliegen, dass die fibrinöse Entzündung des Larynx bei Kindern ohne jegliche Einwirkung eines Contagium entstehen kann. Damit stimmt auch die klinische Beobachtung vollkommen überein. Ich habe vor zwei Jahren zu derselben Zeit in drei neben einander gelegenen Häusern zwei Kinder an acuter Laryngitis mit laryngostenotischen Symptomen, ein drittes an reinem fibrinösem Croup behandelt. Das dritte (ein dreijähriger Knabe) wurde tracheotomirt und genas; bei den ersten beiden nahm die Krankheit ihren normalen günstigen Verlauf. In der Landpraxis habe ich in den Jahren 1868 und 1869 mehrfach sporadisch fibrinösen Croup gesehen, an Orten, wo keine Diphtherie herrschte. Solche Beobachtungen, welche in grossen, von Diphtherie stets heimgesuchten Städten nicht gemacht werden können, beweisen unbedingt die Existenz eines von Diphtherie unabhängigen Croup. Zu demselben Resultat gelangt übrigens Schweninger auch vom Boden der anatomischen und experimentellen Untersuchung. Der Croup ist vorzugsweise eine Krankheit der Altersstufen von einem bis sieben Jahren; ich erinnere mich nicht ihn im Säuglingsalter gesehen zu haben; Monti erwähnt denselben bei einem 14tägigen Kinde, Bouchut bei einem Kinde von acht Tagen. — Von zweifellosem Einfluss ist die Jahreszeit und die Constellation der Witterung. Trockner, kalter Ost- und Nordwind erzeugen leicht Laryngitis simplex und fibrinöse Laryngitis, daher ist die Krankheit in der kalten Jahreszeit häufiger als in der warmen; viel trägt auch das künstliche Zimmerklima, insbesondere die Ueberhitzung der Räume zur Erzeugung von Croup bei (Krieger). Dass Croup, ebenso wie jede katarrhalische Schleimhautaffection von Person zu Person übertragen werden könne, ist möglich, indess ist von einer ausgesprochenen Contagiosität des Croup keine

Rede, zum mindesten steht dieselbe vor derjenigen der Diphtherie vollkommen zurück. — Die endemische Verbreitung der Krankheit beruht
zumeist darauf, dass die Kinder den gleichen Verhältnissen exponirt
sind. Knaben erkranken im Ganzen leichter als Mädchen.

Die Aetiologie des diphtheritischen Croup deckt sich vollkommen
mit derjenigen der Diphtherie (s. pag. 157).

Pathologische Anatomie.

Auf einer dunkelrothen, succulenten und gewulsteten Schleimhaut
findet man eine grauweisse, zum Theil in einzelnen Flecken, zum Theil
in zusammenhängenden Massen sich verbreitende Haut von grösserer
oder geringerer Dicke. Dieselbe haftet an der unterliegenden Schleimhaut zuweilen nur locker, zuweilen fester, lässt sich indess zumeist von
derselben ablösen, ohne einen Defect zu hinterlassen. Die mikroskopische
Untersuchung zeigt nach der Schilderung von Schweninger zunächst,
dass das Epithel der Schleimhaut wohl erhalten ist; dieselbe hat indess
ein trübes Aussehen, ist gequollen und aufgelockert. Die Cilien des
Flimmerepithels sind zumeist nicht mehr vorhanden. Dicht unter dem
Epithel und zum Theil zwischen demselben sieht man reichliche Anhäu-
fung von Rundzellen. Die Membran selbst besteht aus einem Filz feiner
Fasern, welche augenscheinlich aus Fibrin bestehen und zwischen deren
Maschen sich reichliche Anhäufung von Rundzellen (Eiterkörperchen)
nachweisen lässt. Ausserdem findet man in der Membran eigenthümliche,
wahrscheinlich aus veränderten und zerstörten Epithelien hervorgegangene
Plasmamassen. Zuweilen zeigt die Membran mehrfache Schichtung von
Fibrinnetzen und eingelagerten lymphoiden Zellen (Eiterkörperchen).
Ausser diesem der reinen fibrinösen Form zugehörigen Befunde findet
man nur im Larynx Verlust des Epithels und Zerstörung der unter-
liegenden Schleimhaut, oder es zeigt sich auf dem schollig veränderten
Epithel eine der beschriebenen Faserstoffeitermembran gleiche Membran.
Nur bei der ersteren der beiden Veränderungen lässt sich nach Entfer-
nung der Membran ein Substanzverlust in der Schleimhaut erkennen.
Häufig findet man hier, wenngleich seltener als im Pharynx Anhäufungen
von Micrococcen. Die anliegenden Schleimhautpartien zeigen zahlreiche
Ecchymosen und kleinzellige Infiltration der Schleimhaut. Diese letzteren
Formen gehören indess dem diphtheritischen Croup an. Während sich
so auf der einen Seite nicht leugnen lässt, dass anatomisch zwischen
diphtheritischem Croup und fibrinöser Laryngitis in einer Reihe von
Fällen gewisse sichere Unterschiede zu entdecken sind, muss man

andererseits zugestehen, dass die Proeesse häufig in mannigfachster Weise in einander übergehen, und eine scharfe Trennung nicht zulassen. — Die Ausbreitung der fibrinösen Membran ist in den einzelnen Erkrankungsfällen sehr verschieden. — Zuweilen sieht man den Larynx und Trachea nur fleckenweise oder in Streifen befallen, in anderen Fällen bildet die Pseudomembran vollständige röhrenartige Austapezierungen der Trachea und der Bronchien bis hinab in die Bronchioli; so habe ich bei einem nach der Tracheotomie gestorbenen Knaben fast den ganzen Bronchialbaum mit einer soliden gelblichgrauen fibrinösen Masse erfüllt gefunden.

Bei Kindern, welche in der Asphyxie gestorben sind, findet man überdies durchgängig beträchtliche venöse Hyperämie, Anfüllung des rechten Herzens mit einem sehr dunkelen, schlecht geronnenen Blut. — In den Lungen findet man neben zahlreichen kleineren oder grösseren katarrhalisch-pneumonischen Heerden und neben atelektatischen Partien häufig ein ausgebreitetes Emphysem namentlich der oberen Lungenpartien und in den extremsten Fällen von Dyspnoë kann es wohl auch zu Zerreissung einzelner Lungenbläschen und zur Bildung von interstitiellem und subpleuralem Emphysem gekommen sein. — Bei dem diphtheritischen Croup findet man überdies die der Diphtherie zugehörigen Veränderungen am Herzen und an den Nieren (s. pag. 160).

Symptome und Verlauf.

Die Krankheit beginnt zumeist unscheinbar, unter dem unschuldigen Bilde eines einfachen Katarrhs und man bezeichnet dieses Anfangsstadium der Krankheit wohl auch als Stadium prodromorum. Eigentlich mit Unrecht, da es sich vom ersten Augenblicke der Krankheit an um den Beginn des im Larynx localisirten, sich entwickelnden Krankheitsprocesses handelt. Die Kinder fühlen sich etwas unwohl, fiebern wohl leicht, die Nase läuft, die Stimme ist ein wenig verändert, unbedeutend heiser, auch ist etwas Husten vorhanden, derselbe ist auffallend trocken und quälend, ohne dass sich Schleimmassen in der Trachea zu lösen scheinen; auch klingt der Husten etwas heiser und wenig kraftvoll, nur in seltenen Fällen ist er schon in dieser Zeit rauh und bellend. — So vergehen einige Tage ohne wesentliche Veränderung, auffallend wird nur, dass die Heiserkeit der Stimme stets zunimmt und dass die Inspiration sich um geringes verlängert und nicht so frei und geräuschlos erfolgt, wie wohl sonst; man hört das Kind langsam schlürfend einathmen. — Ganz allmälig verändert sich so die Scene und das Kind tritt in die als laryngostenotisches Stadium bezeichnete Krankheitsepoche.

— Die Stimme ist nahezu oder völlig verschwunden, das Kind spricht
klanglos, der Husten ist quälend, völlig klanglos, trocken und schmerzhaft. Der Larynx ist bei Berührung schmerzhaft. Der Pharynx ist
zumeist geröthet, die Schleimhaut geschwollen, im Uebrigen aber von
Belägen rein; so wenigstens beim echten fibrinösen Croup. Anders
beim diphtheritischen. Hier findet man auf den Tonsillen, oder in den
Buchten des Gaumensegels, oder auch an der hinteren Pharynxwand
oder endlich in der Nase gelbgraue, schmutzige diphtheritische Plaques,
zuweilen von sehr beträchtlicher Ausdehnung und Dicke; nicht immer
ist dies der Fall, wie zugestanden werden muss, insbesondere dann
nicht, wenn die Pharynxdiphtherie der Larynxdiphtherie längere Zeit vorhergegangen ist und die Membranen sich im Pharynx schon gelöst haben;
dann sieht man die Tonsillen und das Velum selbst rein, aber in der
Regel kann man noch flache Substanzverluste entdecken, welche die
Stelle bezeichnen, wo frühere diphtheritische Plaques gesessen haben. —
Welcher Befund nun auch im Pharynx sei, die weiteren laryngostenotischen Symptome entwickeln sich rapid bei beiden Krankheiten in der
gleichen Weise. — Der quälende heisere Husten ist alsbald begleitet
von einem langgedehnten, zischenden, pfeifenden oder sägenden inspiratorischen Geräusch. Langsam, gedehnt und mühsam ziehen die
Kinder Luft ein. Gleichzeitig treten die mimischen Respirationsmuskeln
in Thätigkeit, die Nasenflügel dilatiren sich, der Mund steht zumeist
offen, der Kehlkopf wird stark nach abwärts gezogen; die accessorischen
Respirationsmuskeln am Halse und Thorax, Scaleni, Omohyoidei, die
Sternocleidomastoidei, Pectorales, Serrati u. s. w. sind in voller Action
und gespannt. Der Thorax wird stark in die Höhe gezogen, die oberste
Partie dilatirt. Dennoch ist es augenscheinlich nicht möglich, der Lunge
die genügende Luftmenge zuzuführen, das Jugulum, die Intercostalräume, das Epigastrium und der untere Abschnitt des Sternum sinken
mit jedem Inspirationszuge tief ein. Endlich ist die Höhe der Inspiration erreicht. Es folgt eine kleine Pause, darauf die Exspiration; auch
diese ist nicht frei; die exspiratorischen Muskeln, die Bauchmuskeln
treten in Thätigkeit, der Leib wird gespannt; vornehmlich dringt mit
zischendem Geräusche die Luft aus dem Larynx; endlich schnellt der
Thorax in die Exspirationsstellung hinein. —

Das befallene Kind ist geängstigt; es sucht den Schlaf, der minuten-
weise eintritt, doch ruht es nicht lange an einer Stelle: es legt den
Kopf bald hier hin, bald dort hin; mit heiserer Stimme verlangt es nach
dem Trunk, der dargereicht nicht genommen, sondern ängstlich weg-
geschlagen wird. Das Gesicht ist congestionirt, der Kopf rückwärts

gebeugt, die Händchen greifen unwillkürlich zeitweilig nach dem Halse. Die Haut ist feucht, die Stirn zuweilen schweissbedeckt. — Noch erscheint der Zustand erträglich. Da tritt ein ernsterer suffocatorischer Anfall ein. Die Respiration scheint völlig still zu stehen; gewaltsam heben die inspiratorischen Muskeln den Thorax, ein minimaler Luftstrom dringt mit pfeifendem Geräusch durch die Glottis, während Fossa jugularis, Intercostalräume und Epigastrium sich tief einziehen; das Kind ist bis zum Tode entsetzt, springt auf, streckt die Arme in die Luft, das Gesicht ist cyanotisch, livide; die Stirn mit kaltem Schweiss bedeckt. So vergehen entsetzliche angstvolle Sekunden und der Erstickungstod scheint unvermeidlich. Da endlich wird der Weg im Larynx freier; der Luftzutritt wird leichter; blass, erschöpft sinkt das arme Kind im Arme der Mutter zusammen, sich momentan dem stets wieder ersehnten Schlummer hingebend. — Leider wieder nur für Minuten; bald eröffnet ein heftiger Hustenanfall die Scene von Neuem. Zuweilen wird mit einem solchen ein Stück einer grauweissen zähen Membran aus dem Larynx entfernt, und es beginnt eine relative Euphorie für einige Stunden. Die Umgebung ist dann der besten Hoffnung; doch eitle Täuschung! alsbald nimmt die laryngostenotische Dyspnoë wieder zu, und die Noth wird grösser als vorher, da die Kräfte des Kindes sich zu erschöpfen anfangen. —

Was ist die Ursache der entsetzlichen Athemnoth, was insbesondere der suffocatorischen Anfälle? — Es ist nicht leicht die Kinder zu laryngoskopiren; wo es glückt findet man zumeist den von Gerhardt, Rauchfuss, B. Baginsky, Schäffer u. A. constatirten Befund, den B. Baginsky wörtlich folgendermassen schildert: „Die Epiglottis ist leicht geröthet, die Ligam. aryepiglottica serös infiltrirt, die falschen Stimmbänder in toto blutroth geschwollen, succulent, im Zustande hochgradigster Entzündung, nur stellenweise bedeckt mit einer gelblichweiss-grauen Membran. Die wahren Stimmbänder sind stark geröthet und geschwellt, keine Membranen darauf. Die Glottis ist dadurch, dass die Stimmbänder an den vorderen und hinteren Commissuren dicht an einander liegen bei der Inspiration nur in ein winziges rundes Loch umgewandelt. Die Aryknorpel machen keine Bewegungen, sondern stehen fest an einander gedrängt. Die der Incisur entsprechende Schleimhaut und ebenso diejenige an den Crico-arytaenoidal-Gelenken ist geschwollen. Auch die subchordale Schleimhaut ist geschwollen, ebenso diejenige der Trachea". — Die Versuche, die Dyspnoë aus Lähmungen der Mm. cricoarytaenoidei postici zu erklären (Schlautmann), sind verfehlt. Die Dyspnoë ist einzig abhängig von der

Schwellung der Schleimhaut und der Massenhaftigkeit der vorhandenen Membranen. Die geringste Auflagerung auf die zu einem Minimum von Oeffnung reducirte Glottis bedingt den suffocatorischen Anfall.

Kommt man dem Kinde jetzt nicht zu Hilfe, so beginnen die Symptome der Kohlensäureintoxication. Die respiratorischen Kräfte erlahmen; die Dyspnoë wird anscheinend geringer, die Athmung ist oberflächlicher geworden; das Gesicht ist bleich, die Extremitäten kühl. Kalter Schweiss bedeckt die Stirn, die Nase ist spitz. Mit zurückgeworfenem Kopf und leicht umnebelten Sinnen liegt das Kind da. Zeitweilig tritt noch der eine oder andere suffocatorische Anfall ein, doch ist die Kraft der Muskeln gebrochen; das Kind bleibt plötzlich in einem dieser Anfälle, springt auf, ficht mit beiden Händen in der Luft, sinkt plötzlich zusammen und ist todt, oder es tritt langsam Stertor auf, die Asphyxie nimmt zu und das Leben des Kindes erlischt ruhig und sanft. Dieses dritte Stadium der Krankheit bezeichnet man mit dem Namen des asphyktischen. —

Der Fieberverlauf zeigt bei dem reinen fibrinösen Croup so wenig, wie bei dem diphtheritischen Croup etwas Charakteristisches. Es kommen völlig fieberfreie Fälle zur Beobachtung; in anderen Fällen kann man Temperatursteigerungen bis 40° und darüber beobachten; zuweilen sind Schwankungen der Temperaturen in relativ kurzen Perioden zwischen 38 bis 40° C. zu constatiren. Die Pulszahl ist in der Regel vermehrt; die Arterien sind in der Anfangsperiode und zuweilen noch auf der Höhe der Larynxstenose eng und gespannt; im weiteren Fortschritt derselben treten Unregelmässigkeiten des Pulses auf, während gleichzeitig die Arterienspannung sich verringert. Der Puls wird in dem Maasse, als die Kinder zu collabiren anfangen, elend und klein. Kurz vor dem Tode kann man wohl auch Pulsverlangsamung als ein Zeichen eintretender Herzparalyse beobachten, indess gehört das Phänomen zu den selteneren Erscheinungen. —

Der diphtheritische Croup unterscheidet sich in allen diesen Vorgängen in keiner Weise von dem rein fibrinösen; höchstens ist bei jenem die Kraft des Kindes durch die Allgemeininfection, durch das Fieber und vorhandene Veränderungen der Herzmuskulatur geringer, als bei diesem. Der Kampf ist weniger heftig, die Kinder erliegen früher.

Complicationen.

Die Affectionen, welche im Verlaufe den Croup begleiten, sind bei der pathologisch-anatomischen Darstellung schon erwähnt. Klinisch treten sie relativ wenig in den Vordergrund. — Das Hinabsteigen der

Entzündung nach der Trachea und den Bronchien ist im Verlaufe des Croup bei einiger Dauer desselben sehr natürlich. Man kann aber nur mit Mühe und kaum mit exacter Sicherheit die Erscheinungen der Bronchitis feststellen, so sehr übertönt das im Larynx erzeugte Respirationsgeräusch alle übrigen Phänomene; vielfach kann man indess, noch bevor die Larynxdyspnoë so beträchtlich geworden ist, sich von einer vorhandenen Bronchitis überzeugen. Es ist nicht unwahrscheinlich, dass bei einer Reihe dieser Fälle die fibrinöse Exsudation in den Bronchien zuerst entsteht und dass demgemäss der Croup einen ascendirenden Charakter von Hause aus hat, dass er von unten nach oben gedrungen ist. Uebrigens muss man daran festhalten, dass der Croup sich überaus häufig mit der gleichartigen Erkrankung der Trachea und Bronchien complicirt. Die Erscheinungen der Dyspnoë lassen alsdann auch nach der Tracheotomie nur wenig und für kurze Zeit nach und werden um so grauenhafter, je besser anfänglich die respiratorischen Hindernisse durch die Operation beseitigt erscheinen. Es kehren alle die Scenen der Suffocation von Neuem und in heftigstem Maasse wieder. — Nur zeitweilig, und zwar dann, wenn grössere Fibrinfetzen, welche völlige Abgüsse des Tracheo-Bronchialbaumes darstellen, ausgehustet worden sind, schwindet die Dyspnoë und es zeigt sich eine relative, durch neue Exsudation leider nur zu bald wieder gestörte Euphorie. — Das Aushusten der Fibrinmassen bringt die Diagnose des complicirenden Tracheo-Bronchialcroup zur Gewissheit.

Deutlicher erkennbar ist durch die Percussion das erzeugte Emphysem der Lunge, wenn es sehr ausgebreitet ist; dann sind die Supraclaviculargegenden deutlich prominirend, der Lungenschall tympanitisch und, wenngleich selten, die Herzdämpfung eingeengt. Das interstitielle und mediastinale Emphysem combinirt sich, allerdings ebenfalls sehr selten, mit Hautemphysem, welches in der Supraclaviculargegend und an der vorderen Thoraxwand durch das charakteristische Knisterphänomen zu erkennen ist.

Grössere pneumonische Heerde und ausgebreitete Atelektasen geben sich durch Dämpfungen zu erkennen, während kleinere Heerde der Untersuchung entgehen.

Diagnose.

Die Diagnose der fibrinösen Laryngitis ist in dem ersten Anfange der Krankheit nicht leicht; die langen gedehnten Inspirationen, die leichte Heiserkeit und ein trockner heiserer bellender Hustenton, müssen den Verdacht des Arztes wecken; erst die laryngoskopische Unter-

suchung giebt indess völlige Sicherheit. Mit zunehmender Larynxstenose giebt sich die Krankheit in erschreckender Weise zu erkennen.
Jeder Praktiker wird, wenn er nur ein einziges Mal die cronpös-
laryngostenotische pfeifende, sägende Respiration vernommen, die Excursionen des Larynx und Thorax, die Einziehung des Jugulum, des
Epigastrium beobachtet hat, Alles dies unauslöschlich in sein Gedächtniss
einprägen. — Die Diagnose des diphtheritischen Croup ergiebt sich in
der Regel aus der nachweisbaren Anwesenheit diphtheritischer Plaques
im Pharynx oder auf der Nasenschleimhaut und aus gleichzeitig vorhandener Schwellung der submaxillaren Lymphdrüsen. — Vor Verwechslungen mit der Laryngitis simplex schützt der plötzliche Eintritt
der laryngostenotischen Attaque der letzteren Krankheit und der Verlauf, endlich definitiv der laryngoskopische Befund. Erwähnenswerth
ist, dass bei Diphtheritis faucium auch Heiserkeit und Husten und selbst
leichte laryngostenotische Symptome vorkommen, ohne dass wirkliche
diphtheritische Exsudation im Larynx besteht; einfache katarrhalische
und submucöse Schwellung kann diese Symptome hervorbringen; auch
hier ergeben der Verlauf und der laryngoskopische Befund die Diagnose.

Prognose.

Die Prognose des fibrinösen Croup ist im Ganzen sehr ungünstig.
Sich selbst überlassen führt die Krankheit fast regelmässig zum Tode
und zwar um so rascher, je jünger und weniger widerstandsfähig ein
Kind ist; der diphtheritische Croup tödtet zumeist noch rascher als
der rein fibrinöse Croup wegen der gleichzeitig bestehenden Allgemeininfection. — Die Prognose ist einigermaassen verbessert worden durch
die Tracheotomie, und gerade hier zeigt es sich, dass der rein fibrinöse
Croup eine unverhältnissmässig bessere Prognose giebt als der diphtheritische Croup. — Bei der steten Vermischung der beiden Erkrankungsformen ist aus den bisherigen statistischen Angaben der meisten chirurgischen Stationen für die Prognose der einen oder der anderen Form
nichts zu erschliessen; das durchschnittliche Genesungsprocent der
Operirten ergiebt sich auf 25 Procent, doch kommen erhebliche Schwankungen vor, welche nicht zu unwesentlichem Theile aus der Beschaffenheit der Fälle resultiren. — Das Alter der operirten Kinder beeinflusst
wesentlich die Prognose; dieselbe ist bei Kindern, welche das zweite
Lebensjahr überschritten haben, durchgängig besser als bei jüngeren;
Fälle von reinem fibrinösen Croup ergaben mir indess auch bei jungen Kindern gute Resultate; so habe ich kürzlich ein sonst elendes Kind
von 1½ Jahren mit Erfolg operirt. Je frischer noch die Kräfte des

operirten Kindes sind, je weniger dasselbe durch vorangegangene
Krankheiten oder durch die Behandlung mit Emeticis geschwächt ist,
desto grösser die Aussicht auf Erfolg; daher finden auch solche Kinder
eine bessere Prognose, welche frühzeitig zur Operation gekommen sind.
Von den mannigfachen Complicationen, welche ich nach der Tracheotomie erlebt habe, sind vorzugsweise von der Wunde ausgehende
Phlegmonen und die Allgemeininfection bei diphtheritischem Croup,
die fibrinöse Bronchitis und der Eintritt von Pneumonien bei beiden
Croupformen, die, die Prognose verschlechternden, Factoren. Je besser
endlich die operirende Hand geübt ist, je erfahrener in der Nachbehandlung der Arzt ist, je umsichtiger und verständiger die Pflege
nach der Operation, desto günstiger sind die Resultate.

Therapie.

Im Vordergrunde der Erscheinungen bei Beginn des croupösen
Processes steht die acute Larynxentzündung, und so ist es natürlich,
sich gegen diese zu wenden. Kein verständiger Arzt wird heute mehr
zu Blutentziehungen greifen, nachdem man gelernt hat, dass Alles
darauf ankommt, die Kräfte der Kinder zu erhalten und überdies die
Nutzlosigkeit der Blutentziehungen bei dem Uebel anerkannt ist. — So
bleibt man auf Anwendung von Kälte in Form von Eiscompressen beschränkt. Vielfach werden aber dieselben nicht vertragen, vermehren
den quälenden Husten und steigern die beginnende Athemnoth und
müssen gegen hydropathische Umschläge oder gegen warme Umschläge
vertauscht werden.

Mercurialeinreibungen in der Larynxgegend sind ebenfalls vielfach
angewendet; dieselben sind an sich unschädlich, aber nutzlos. Gegen
die entzündliche Schwellung der Schleimhaut und beginnende Exsudation hat man Inhalationen und Einstäubungen angewendet, in der Regel
mit Substanzen, welche die Eigenschaft besitzen sollen, Fibrin aufzulösen.
Es giebt aber keine einzige solche, welche in momentaner Einwirkung
und in der minimalen Menge, wie durch die Einstäubung eingebracht
werden kann, den gewünschten Effect hätte. Daher ist die feuchte Wärme
bei der Inhalation das einzig wirksame Princip. — Sonach ist es gleichgültig, ob man Aq. destillata, Aq. Calcis mit Glycerin, Kali carbonicum,
Natrium chloratum, Ammonium hydrochloratum zur Einstäubung verwendet. Die genannten Salze haben nur einigermaassen den Vorzug durch
Beförderung der Secretion an den noch nicht membranös belegten Schleimhautstellen die Schleimhaut zu entlasten. Zu ähnlichem Zwecke sind von
Schütz, Netolitzky u. A. Brominhalationen empfohlen worden (Kali

bromati, Bromi puri aa 0,5 bis 1 Aq. 150—100). Die Lösung wird auf
einen Schwamm gegossen und halbstündlich 5 bis 10 Minuten dem erkrankten Kinde zur Inhalation vorgehalten. Redenbacher empfiehlt
gleichzeitig die innere Anwendung von Brom (Kali bromati 4, Bromi 0,1
bis 0,3. Decoct. Alth. 120. Syrupi 30. 1stdl. 1 Esslfl.). Die Erfolglosigkeit
der Inhalationen trieb zu dem Versuch der Pinselungen des Larynx
und selbst zur direkten Einbringung von Medicamenten mit der Spritze,
so hat Fukala Pinselungen mit einer 2- bis 2½procentigen Lösung
von Zincum sulfur. versucht und eventuell die genannte Lösung in
den Larynx mittelst der Pravaz'schen Spritze eingebracht. — Von
Palvadeau sind in derselben Absicht Injectionen mit Liq. ferri sesquichlorati (mit Aq. aa) gemacht worden.

Bleiben, wie leider in der Regel, die angewandten Mittel ohne
Nutzen, und treten nunmehr die laryngostenotischen Symptome in den
Vordergrund, so thut man gewiss gut, mit sich zu Rathe zu gehen, ob
nicht sofort die Tracheotomie zu machen sei. Gewöhnlich werden aber
in dieser Periode der Krankheit von den Aerzten Emetica noch versucht; leider zumeist zum Schaden. Jedenfalls hüte man sich vor der
deletären Anwendung des Tartarus stibiatus, der immer schädlich wirkt
und verwende nur entweder Ipecacuanha oder Cuprum sulfuricum. Auch
vom Apomorphin habe ich entschieden schädliche Nebenwirkungen
(raschen Collaps) gesehen. — Erwähnenswerth ist, dass Bela Weiss
einen Fall von fibrinösem Croup durch Anwendung der Massage der
Kehlkopfgegend hat heilen sehen. — Neuerdings empfiehlt Förster
auch russische Dampfbäder gegen Croup und will insbesondere im
Anfangsstadium der laryngostenotischen Symptome und bei sonst kräftigen Kindern Erfolge davon gesehen haben. Endlich hat ganz vor
Kurzem Heubner die intensive Anwendung der Wärme um den Hals
empfohlen, in Form von um den Hals gelegten Röhren, welche von
heissen Dämpfen durchzogen werden; nebenbei sind Zerstäubungen von
Sublimat zur Anwendung gekommen, in der Idee, dieses Mittel als anti-
bacteristisches zur Wirkung zu bringen.

Wenn nach mehrmaligem Erbrechen keine ganz wesentliche Erleichterung eintritt, so schreite man unverzüglich zur Tracheotomie. — Bezüglich des Operationsverfahrens muss hier auf die chirurgischen Handbücher
verwiesen werden; — ich erwähne nur, dass für Kinder mit jedem Jahre
mehr die Tracheotomia superior in Aufnahme kommt und dass diese
Operation wegen der leichten Zugänglichkeit der Trachea dicht am
Larynx allerdings gewisse Vorzüge hat. Eine mässige Narkose ist
bei der Operation stets empfehlenswerth, und ich habe nur Vortheil-

haftes davon gesehen. — Für die Nachbehandlung kann gar nicht dringend genug die Anwendung der Inhalationen durch die Kanüle und die sorgfältigste Ueberwachung der Kanüle von absolut sachverständigen und eingeübten Personen empfohlen werden. Ist die Mutter des Kindes intelligent, so wird sie allerdings in kürzester Zeit die beste und empfehlenswertheste Pflegerin. — Die sorgfältige Reinhaltung der Wunde versteht sieh von selbst. Ieh lasse überdies in der Nachbehandlungsperiode die Kinder alltäglich lauwarm baden, und kann die Bäder sehr wohl empfehlen.

Von den Complicationen nach der Operation sind neben den accidentellen Wundkrankheiten besonders Pneumonien zu befürehten. Dieselben sind durch die physikalische Untersuchung, durch die andauernd vorhandene Temperatursteigerung, den Husten und die beschleunigte Respiration zu diagnosticiren. Bezüglich der Behandlung verweise ich auf das betreffende Kapitel. Man unterlasse auch nicht den Urin der kleinen Kranken während der Nachbehandlung zu prüfen; in einigen der von mir operirten Fälle stellte sich Nephritis nach der Operation ein und gab sieh neben Albuminurie durch Fieber und Oedem der Wundränder zu erkennen. Die Fälle wurden durch Bäder geheilt. Die Diät muss leicht und gut ernährend sein. Wein, Bouillon, Mileh, Chokolade und bei älteren Kindern leiehte Fleisehspeisen können in oft wiederholten kleinen Quantitäten dargeboten werden.

Laryngitis phlegmonosa (Oedema Glottidis).

Die Krankheit ist in der grössten Anzahl der Fälle secundärer Natur, und entsteht entweder durch Verbreitung entzündlicher Proeesse vom Pharynx aus auf den Larynx, so bei Retropharyngealabscessen, searlatinöser Lymphadenitis, vom Ohr ausgehendem Erysipelas, bei Verbrühungen mit heissen Getränken oder Einwirkungen von caustischen Mitteln u. s. w., oder sie gesellt sieh zu Ulcerationen, welche im Kehlkopf ihren Sitz haben, so bei Syphilis laryngea, im Typhus, bei Variola oder sie ist, wie mehrfach beobachtet, eine Begleiterseheinung der acuten Nephritis. Einen neuen Fall der letzteren Art hat 1879 de Bary besehrieben.

Pathologisch anatomisch handelt es sieh um eine Ansammlung einer serösen oder serös purulenten Flüssigkeit im submueösen Zellgewebe der Epiglottis, der aryepiglottisehen Falten und des ganzen oberen Absehnittes des Kehlkopfes.

Die Symptome sind das plötzliche Auftreten von Dyspnoë mit
laryngostenotischen Erscheinungen im Anschlusse an die erwähnten
Primäraffectionen. Man findet in der Regel die Schleimhaut des Pharynx
und der Tonsillen tief dunkelroth, geschwollen, nach Einwirkung von
caustischen oder heissen Flüssigkeiten fleckenweise verschorft. Die laryngoskopische Untersuchung zeigt die Epiglottis, die aryepiglottischen
Falten dick, prall, wulstig, tief dunkelroth, den Aditus laryngis nahezu
vollständig bedeckend; auch auf diesen Schleimhautpartien findet man
zuweilen verschorfte zum Theil eiterbedeckte Stellen. Bei vorhandener
Nephritis ist der Symptomencomplex von Albuminurie begleitet. Der
Verlauf ist abhängig von dem primären Leiden; in einem Falle von
acutem Larynxoedem bei einer vom Ohre ausgehenden Milzbrandaffec-
tion (Pustula maligna) habe ich unaufhaltsam suffocatorisch den Tod
eintreten sehen. Bei rein entzündlichen Affectionen und Verbrennungen
kann man durch geeignete Mittel die Rückbildung der Affection erzielen. —

Die Therapie ist abhängig von der Primäraffection. Für die
Mehrzahl der Fälle passt die antiphlogistische Behandlung, die Anwendung von Eisblasen, innerliche Anwendung von Eiswasser und Eisstückchen; nebenbei rasche Inunction von Unguent. Hydrargyri. Zuweilen
muss man sich zur Tracheotomie entschliessen, wenn anders dieselbe
überhaupt möglich ist, was bei dem erwähnten Falle von Anthrax,
wegen der mächtigen Infiltration des submaxillaren und Halszellgewebes
nicht der Fall war. Scarificationen der Kehlkopfsschleimhaut sind bei
den meisten Kindern schwer oder gar nicht ausführbar und auch der
von Bouchut, Weinlechner u. A. empfohlene Katheterismus des
Larynx dürfte nur selten zum Ziele führen, weil der Reiz des fremden
Körpers im Larynx, selbst wenn die Einführung des Katheters gelingt,
die Schwellung und Athemnoth vermehrt und auf die Dauer den Kindern
unerträglich wird.

Syphilis des Larynx.

Syphilitische Affectionen des Larynx gehören bei ganz jungen
hereditär erkrankten Kindern keineswegs zu den Seltenheiten. Die
Stimme dieser Kinder ist fast immer heiser, krähend und man kann
zuversichtlich eine katarrhalische Erkrankung des Larynx voraussetzen.
Seltener sind dagegen die schwereren syphilitischen Processe, wie sie
bei Erwachsenen gäng und gebe sind, also narbenbildende Ulcera, Gum-

mata, Plaques muqueuses. Wo dieselben vorkommen (neuerdings ist von Eröss 1880 ein Fall beschrieben), sind in der Regel auch andere Symptome florider Syphilis (Condylomata lata, papulöse Hautsyphiliden, Ozaena) zugegen. Die Symptome sind neben Heiserkeit und Hustenanfällen zuweilen schwere suffocatorische Zufälle mit drohender Aphasie, so dass die Tracheotomie nicht umgangen werden kann. Das laryngoskopische Bild lässt neben Schwellung und Einrollung der Epiglottis und Schwellung der aryepiglottischen Falten Ulcerationen oder hyperplastische papillomatöse Wucherungen im Larynx erkennen.

Die Prognose ist wegen der drohenden Erstickungsgefahr bei Kindern noch ungünstiger als bei Erwachsenen.

Die Therapie muss energisch antisyphilitisch sein. Die Anwendung von Sublimatbädern bei jüngeren, von Inunctionskuren bei älteren Kindern führt am raschesten die Beseitigung der bedrohlichen Symptome herbei. — Unter Umständen kann sich auch hier die Tracheotomie nothwendig machen.

Neubildungen des Larynx.

Tumoren des Kehlkopfs gehören im Kindesalter keineswegs zu den Seltenheiten. Dieselben kommen zuweilen schon angeboren vor, so habe ich vor wenigen Wochen längere Zeit hindurch ein siebenmonatliches Kind beobachtet, welches von der Geburt an heiser und mit quälenden Hustenanfällen behaftet, das Vorhandensein eines Tumors im Larynx vermuthen liess; bei anderen Fällen ist die Entstehung mit Sicherheit auf häufig recidivirende Laryngitiden zu beziehen, auch die lange andauernden, im Anschluss an Tussis convulsiva vorkommenden Larynxaffectionen mögen vielfach zu Neubildungen im Larynx Anlass geben. Die am häufigsten beobachtete Geschwulstform ist diejenige der Papillome; dieselben nehmen zuweilen eine ziemliche Ausdehnung im Larynx ein. Fibrome oder maligne Tumoren des Larynx gehören bei Kindern zu den Seltenheiten.

Die Symptome sind andauernde Heiserkeit, quälende Hustenparoxysmen, erschwerte Respiration mit deutlich laryngostenotischem Charakter, welche bis zur Erstickungsgefahr sich steigern kann. — Die laryngoskopische Untersuchung lässt neben dem in der Regel gleichzeitig vorhandenen chronischen Larynxkatarrh den Tumor im Larynx erkennen.

Die Therapie hat nur auf die Entfernung des Tumors bedacht
zu sein. Dieselbe kann nun entweder auf endolaryngealem Wege durch
Anwendung des Schwämmchens nach Voltolini, des Messers, der galvanokaustischen und der kalten Schneideschlinge oder durch die Thyreo-
tomie, oder durch die Tracheotomie erfolgen. — Neuerdings hat Löri
ein katheterähnlich gestaltetes Instrument angegeben, welches spitzovale
scharfrandige Ausschnitte hat; mit demselben soll bei geeigneter Krümmung und Führung des Instrumentes die Entfernung der Larynxtumoren
sowohl vom Munde als von einer Trachealwunde aus leicht zu ermöglichen sein.

Stimmritzenkrampf, Laryngismus stridulus.
Spasmus Glottidis. Asthma rachiticum.

Unter Stimmritzenkrampf versteht man einen mit juchender,
langgedehnter Inspiration beginnenden, von plötzlicher Unterbrechung
der Respiration gefolgten Symptomencomplex, welcher mit Wiederauf-
nahme der Respiration zuweilen rasch vorübergeht, nicht selten aber auch
mit den der Reihe nach noch auftretenden Erscheinungen, Cyanose, Erbleichen der Körperoberfläche, Ohnmacht, Convulsionen sich combinirt
und zuweilen plötzlich den Tod herbeiführt.

Die Häufigkeit des Uebels, seine Gefährlichkeit und gleichzeitig die
Schwierigkeit der Erklärung aller seiner Erscheinungen hat eine colossale Literatur hervorgerufen, welche sich am besten dadurch charakterisirt, dass nur die ihm von den Autoren gegebenen Namen schon in
Reid's Bearbeitung (übersetzt von Lorent 1850) eine ganze Druck-
seite füllen. — Die Krankheit ist nach Reid's Angabe von Plater
(1617) zuerst genau beschrieben. Derselbe erwähnt ein Kind, welches
„nullo praecedenti alio affectu, subito cum stridore et respirationis
difficultate e medio sublatus est". Im Jahre 1769 erschien die Bearbeitung der Krankheit von Millar, nach welchem dieselbe den Namen
Asthma Millari erhielt. Der Name Laryngismus stridulus stammt von
Mason Good. Im Jahre 1829 stellte Kopp die Krankheit als die
Folge von Schwellung der Thymusdrüse dar und schuf den Namen
Asthma thymicum oder Koppii, indess wurde die von Kopp vertretene
Anschauung von Friedleben 1858 gründlich widerlegt. 1843 ver-
suchte Elsässer in seiner höchst schätzenswerthen Schrift das Uebel
aus dem durch rachitische Erweichung der Hinterhauptschuppe erzeugten
Druck auf die Medulla oblongata zu erklären. Von den vielen vortreff-

lichen Arbeiten der jüngsten Zeit ist besonders die von Oppenheimer bemerkenswerth, welcher den Laryngismus durch Druck des N. vagus im Foramen jugulare entstehen lässt, von ihm stammt der Name Asthma rachiticum. Es ist zu erwähnen, dass die früheren Autoren unter dem Laryngismus allerlei im Larynx erzeugte Respirationsbeschwerden zusammenwarfen, insbesondere ist es schwer geworden den Pseudocroup vom Laryngismus zu scheiden.

Aetiologie und Pathogenese.

Der Stimmritzenkrampf ist eine Krankheit der frühen Altersstufen. Das jüngste Kind, welches mir zur Behandlung kam, war drei Monate, das älteste stand im Alter von zwei Jahren. Dies ist die Zeit, in welcher die Kinder zumeist von Rachitis heimgesucht werden, und in der That sieht man Laryngismus ausserordentlich häufig mit Rachitis vergesellschaftet. Man hat es hierbei nicht blos mit einem zufälligen Zusammentreffen zu thun, sondern die Rachitis ist wirklich ein wichtiger ätiologischer Factor für die Affection, wenngleich nicht in Abrede gestellt werden kann, dass auch nichtrachitische Kinder an Laryngismus erkranken. Man sieht Laryngismus unzweifelhaft bei gesunden Kindern häufiger während der Dentition als sonst, häufig im Beginne acuter exanthematischer Krankheiten, ganz besonders der Morbillen; hier gesellt sich die Affection in der Regel einer leichten acuten Laryngitis zu, wobei man sich indess zu hüten hat, beide völlig differenten Krankheiten mit einander zu verwechseln.

Die Pathogenese ist bis zum heutigen Tage nicht völlig aufgeklärt und harrt noch der experimentellen Lösung.

Man hat die Hypothesen aufgeben müssen, dass der Laryngismus durch Vergrösserung der Thymusdrüse entstehe (Kopp), ebenso erwies sich Elsässer's Annahme als unhaltbar, dass der Laryngismus die Folge von Hirndruck bei erweichter Hinterhauptsschuppe sei; man sieht eben Laryngismus auch bei Kindern ohne weichen Hinterkopf, bei anderen mit pergamentweichen Schädeldecken habe ich ihn fehlen sehen. — Oppenheimer hat den Krampf, gestützt auf die Untersuchungen von Rosenthal, auf die Reizung der centripetalen Vagusfasern zurückzuführen versucht. Die Reizung soll im Foramen jugulare durch den von der Vena jugularis interna bei erschlafftem Ligamentum intrajugulare auf den Vagus ausgeübten Druck bewirkt werden. Für viele Fälle von Laryngismus bei Rachitis dürfte die Erklärung zutreffen, indess nicht für alle übrigen, bei welchen zweifelsohne der Anlass zum Larynxkrampf peripher und zwar von den sensiblen Enden der Larynxnerven

oder von denjenigen der Magennerven ausgeht; letztere sind so hervorragend betheiligt, dass Reid und neuerdings Flesch den Laryngismus
einzig und allein aus dyspeptischen Störungen erklären wollen. Nach
meiner Auffassung ist der Mechanismus des Symptomencomplexes des
Laryngismus durchaus nicht immer der gleiche. In vielen Fällen hat
man es sicher mit einem Reflexkrampf zu thun, der dadurch entsteht,
dass von den Vagusenden des Larynx und Magens das Respirationscentrum erregt wird; häufig tritt gleichzeitig eine Erregung des vasomotorischen Centrums ein, bedingt Anämie des Gehirns und in Folge dessen
combiniren sich mit dem Laryngismus allgemeine Convulsionen (entsprechend den Versuchen von Mayer und Pribram); in anderen
Fällen handelt es sich um einen Vorgang, wie ihn Langendorff und
Zander durch periphere Vagusreizung erzeugt haben; es entsteht
Aussetzen des Pulses (Herzstillstand), Suspension der Athmung und bei
Andauern der Symptome treten allgemeine Convulsionen ein. — Schliesslich giebt es aber eine Reihe von Fällen, in denen der Symptomencomplex direct central ausgelöst wird, und man muss entweder annehmen, dass es sich in diesen um eine Reizung der Respirationscentra
und der motorischen Centra durch eine chronische Alteration des Blutes
handelt oder dass Anomalien des Gehirns (so Hirnhypertrophie, Hydrocephalus) den Krampf verursachen. — Nur aus diesen complicirten Me-
chanismen dürften sich alle Fälle von Laryngismus erklären lassen.

Pathologische Anatomie.

In einigen Fällen von Laryngismus stridulus, bei welchen in dem
Anfalle der Tod erfolgt war, fand ich neben dem Befund der Rachitis
(in einem Falle auch diesen letzteren nicht einmal), nur sehr blut-
reiche Schädelknochen, beträchtlichen Blutreichthum der Sinus, leichtes
Oedem der Pia, geringe Flüssigkeitsansammlung in den Hirnhöhlen,
kleine Thyreoidua, kleine Thymus, geringe Vergrösserung der Bronchialdrüsen, geringe Schleimansammlung in Trachea und Larynx bei fast
unveränderter Schleimhaut, freie blutreiche Lungen. Dunkeles dünnflüssiges Blut in dem ziemlich gut contrahirten Herzen; enormer Blutreichthum der Leber. Normale Nieren. — Wie man sieht nichts Charakteristisches.

Symptome und Verlauf.

Man muss unterscheiden zwischen den leichten und schweren Attaquen des Uebels. In den ersteren sieht man wie das anscheinend ganz
muntere Kind bei irgend welcher Erregung, so häufig beim Versuche
der ärztlichen Untersuchung mehrfach absetzende Inspirationsbewegungen

macht; der Ton der Inspiration ist pfeifend, zischend, auch juchend; plötzlich steht der Athem still, doch nur für einen Moment. Das Kind ist wie unbeweglich, doch nur für einen Augenblick; es erfolgt alsbald eine tiefe laute langgedehnte Inspiration und Alles ist vorüber. Die Respiration erfolgt normal und gleichmässig weiter. — Bei den schweren und schwersten Fällen wird das Bild aber geradezu erschreckend. Nach der in Absätzen erfolgenden juchenden Inspiration sistirt plötzlich die Athmung. Der Mund steht offen, die Nasenflügel sind gesperrt, die Gesichtsmuskeln gespannt, die Bulbi treten glotzend heraus, der Blick ist völlig stier, unbeweglich, das Gesicht wird roth, allmälig dunkler bis tief cyanotisch. Die oberen Extremitäten werden zuckend bewegt. Der Puls setzt aus. Das Kind ist augenscheinlich bewusstlos; plötzlich weicht die Cyanose. Tiefe Leichenblässe tritt ein, gleichzeitig sinkt das Kind in den Arm der Mutter, völlig asphyktisch, wie todt zurück. Jetzt endlich erfolgt unter energisch angewandten Hautreizen, Schlagen, Besprengen mit kaltem Wasser die erste tiefe Inspiration, und mit ihr kehren wieder allmälig Farbe und Bewusstsein zurück. In anderen Fällen schliesst sich an die Anaemie ein Anfall von allgemeinen Convulsionen von kurzer Dauer, während dessen die Respiration wiederkehrt. Die Krämpfe lassen nach, es treten einige Minuten ruhigen Schlafes ein, aus welchem die Kinder munter und, wie wenn Nichts vorgefallen wäre, erwachen. Nicht selten bleibt das Kind in einem solchen Anfalle trotz aller Wiederbelebungsversuche todt. So kommt es, dass der Laryngismus zu den häufigsten Ursachen der plötzlichen Todesfälle im Kindesalter zählt.

Zwischen den leichtesten und schwersten Fällen giebt es nun eine unendlich grosse Reihe von Abstufungen, welche sich indess sämmtlich dahin charakterisiren lassen, dass der einzelne Anfall mit einem Krampf der Schliessmuskeln des Larynx beginnt und sich von hier auf das Zwerchfell und die übrigen Respirationsmuskeln ausdehnt; so ist also die erste pfeifende oder juchende Inspiration von völligem Respirationsstillstand gefolgt; die Verbreitung des Krampfes auf die Muskeln des Stammes und der Extremitäten bedingt sodann die allgemeinen Convulsionen.

Die Dauer des einzelnen laryngospastischen Anfalls ist sonach sehr verschieden, von wenigen Sekunden bis zu einigen Minuten. — Die Dauer der ganzen Affection nimmt indess Wochen und Monate in Anspruch, und weicht namentlich bei Rachitis zuweilen erst mit völligem Abklingen dieses dem Krampfe zu Grunde liegenden Processes.

Diagnose.

Die Diagnose der Krankheit ergiebt sich aus der Schilderung. Wer einen einzigen Anfall beobachtet hat, kann die Krankheit nie wieder verwechseln, namentlich auch nicht mit Laryngitis oder Pseudocroup, welche beide sich durch die Heiserkeit und durch den heiseren bellenden Husten auszeichnen. Derselbe fehlt bei dem Laryngismus vollständig; nur wenn, was allerdings gar nicht selten geschieht, Laryngismus und Laryngitis sich compliciren, erscheint auch kurz vor den laryngospastischen Anfällen heiserer Husten. Derselbe ist indess nicht sowohl dem Laryngismus als vielmehr der Laryngitis zugehörig.

Prognose.

Die Prognose des Laryngismus ist immer dubiös. Man ist niemals sicher davor, dass allgemeine Convulsionen sich dem Uebel hinzugesellen und schliesslich in einem Anfalle plötzlich den Tod herbeiführen; auf der anderen Seite kann nicht geleugnet werden, dass sehr viele leichte Fälle ohne Störung zur Heilung kommen, so namentlich solche, in welchen die Dentition mit den Anfällen in Beziehung steht, oder wo die Krankheit sich durch acute Infectionskrankheiten einleitet, oder von acuten laryngitischen oder bronchitischen Processen abhängig ist. In der Regel weicht dann mit der ursächlichen Affection auch der Larynxkrampf.

Therapie.

Die Therapie hat in hervorragender Weise auf die ätiologischen Momente Rücksicht zu nehmen. Die entzündlichen Erkrankungen des Larynx und der Bronchien erheischen ihre eigene Behandlung, ebenso die fieberhaften Infectionskrankheiten, desgleichen Rachitis und Dyspepsien. Bei alledem ist man, selbst wenn der Laryngismus diese Affectionen complicirt, gezwungen, gegen den Krampf selbst einzuschreiten; als am hervorragendsten wirksam erkennt man solche Mittel, welche die Reflexerregbarkeit herabsetzen, also Bromkalium und Chloralhydrat. Beide Mittel erscheinen mir als die durchaus zuverlässigsten, doch sei man in den Gaben nicht zu sparsam. Bei Kindern von einem Jahr Bromkalium 3 : 100 2stdl. 1 Kdfl. und Chloralhydrat 1 bis 2 : 120 bis zur eintretenden Ermüdung 2stdl. 1 Kdfl. Weniger Effect sah ich von Zinkpräparaten, Arsenik und Moschus. Bei langdauernden Affectionen wird man indess auch hierzu seine Zuflucht nehmen. Nebenbei regulire man sorgfältigst die Diät, sorge für normalen Stuhlgang und lasse die Kinder warm baden. Während des Anfalles muss man energische Hautreize, kalte Uebergiessungen im warmen Bade, Schlagen und Frottiren der Haut anwenden, um die Kinder wieder zu Athem zu bringen.

Krankheiten der Trachea und der Bronchien.

Katarrhalische Affectionen.

Die katarrhalischen Erkrankungen der Trachea und der Bronchien gehören zu den weitaus am häufigsten vorkommenden Affectionen des kindlichen Alters. Dieselben nehmen wegen der Enge des Bronchialbaumes und der geringen respiratorischen Muskelkräfte der Kinder einen eigenartigen, von den gleichen Affectionen der Erwachsenen wesentlich verschiedenen Verlauf, um so mehr dann, wenn bei Einengung der Lumina des Bronchialbaumes durch Schleimhautschwellungen und Ansammlung von Secret hinzutretende Fieberbewegungen das Missverhältniss zwischen disponiblen respiratorischen Kräften und Athembedürfniss noch steigern. Aus diesen für die Praxis höchst bedeutungsvollen Gründen unterscheide ich streng zwischen der fieberlosen Affection — dem Bronchialkatarrh, und dem fieberhaften Process — Bronchitis.

Bronchialkatarrh.

Aetiologie.

Die alljährlich sich wiederholende Thatsache, dass Bronchialkatarrhe sich zur Zeit der Herbstmonate in gehäufter Zahl dem Arzte präsentiren, dass die Erkrankungsziffer den Winter hindurch auf mittlerer Höhe bleibt, um sich im Frühjahr von Neuem zu steigern, weist auf klimatische Einflüsse, als einen hervorragend wichtigen ätiologischen Factor hin. Reiche Wasserniederschläge mit plötzlicher starker Abkühlung der Atmosphäre sind die eigentliche, Katarrhe erzeugende Witterung. Der Körper unterliegt den Witterungseinflüssen aber um so gewisser, je schlimmer der Gegensatz zwischen Strassen- und Zimmerklima ist, je höher die Zimmertemperatur gehalten ist, je schlechter die Zimmerluft ventilirt ist und je weiter sich dieselbe also von der atmosphärischen Luft in ihrer Zusammensetzung entfernt. Rauch, Staub, Ausdünstungen von Kleidern, Wänden, lebenden Menschen prädisponieren den Respirationstract zu Katarrhen und mehr und mehr wird es deutlich, dass viele dieser Momente den überall vorhandenen Microorganismen Brutstätten bereiten und ihnen die Möglichkeit schaffen, auf der Respirationsschleimhaut des Menschen zu nisten und Anomalien derselben zu erzeugen. — Je geringer a priori die ventilatorische Kraft und Fähigkeit des Respirationsmechanismus ist, sei es nun, dass die Muskeln atrophirt sind oder dass das knöcherne Thoraxgerüst anomal beschaffen ist, in jedem Falle werden alle erwähnten Einflüsse von um so höherer ätiologischer Bedeutung. Daher erkranken anämische, atrophische und rachitische Kinder am ehesten au schwer zu heilenden Bronchialkatarrhen.

Pathologische Anatomie.

Der anatomische Befund ist derjenige aller katarrhalischer Schleimhautaffectionen. Die Schleimhaut ist geröthet, die kleinen Gefässe injicirt; die Oberfläche aufgelockert; das Gewebe der Mucosa ist reichlich mit Rundzellen erfüllt; die Schleimdrüsen ebenfalls mit zahlreichen neugebildeten Zellen und mit Schleimfäden erfüllt. Auf der Schleimhaut sieht man ein schleimig eitriges, feinschaumiges oder in den weiteren Stadien des Katarrhes saturirt gelbes, dicklich eitriges Secret. Dasselbe erfüllt die kleineren Bronchien und lässt sich aus denselben mit leichtem Druck entfernen. Als consecutive Veränderungen schwerer Art findet man nach jahrelanger Dauer des Katarrhs emphysematöse Blähung von zahlreichen Lungenbläschen und in den schwersten, zum einfachen Katarrh eigentlich nicht mehr zugehörigen Fällen, ektatische Erweiterungen der Bronchien, zuweilen mit geschwürigem, in das Gewebe der Lungen eingehendem, und von dicklichen Bindegewebsschwarten umgebenem Grunde. Diese bronchiektatischen Höhlen sind mit einem mehr weisslichen, dünnen Eiter erfüllt, welcher neben zahlreichen Microorganismen (Eitercoccen) und Eiterzellen, reichlich fettig zerfallenen feinkörnigen Detritus erkennen lässt.

Symptome und Verlauf.

Der Bronchialkatarrh beginnt in vielen Fällen nicht autochthon, sondern wird von einer ursprünglichen katarrhalischen Affection der Nasenschleimhaut inducirt. — Nachdem der Schnupfen einige Tage angedauert hat, belegt sich die Stimme ein wenig, und die Kinder beginnen öfters zu husten. Gleichzeitig wird die Respiration etwas frequenter und von giemendem oder rasselndem, in die Ferne hin vernehmbarem Geräusch begleitet. Der Husten ist schmerzlos und hat einen, wenn man so sagen darf, lockeren Charakter, d. h. man hört, wie die vorhandenen Secrete sich beim Husten von ihrer Lagerstelle entfernen, ohne dass sie indess expectorirt werden, denn die Kleinen bringen Sputa nur in den seltensten Fällen heraus. Der Husten nimmt nun mehr und mehr zu und auch das Giemen und Röcheln, ohne dass indess das Allgemeinbefinden des Kindes wesentlich alterirt ist. Der Appetit ist gut und die Kinder gedeihen leidlich. Fast über den ganzen Thorax hin hört man mit grösserer oder geringerer Intensität Schnurren, Pfeifen, Rasseln. Dabei ist das Respirationsgeräusch etwas

verschärft, der Percussionston unverändert. — Bei diesem leichten Verlauf
verbleibt der Process vielfach und klingt allmälig ab. Der Husten wird
lockerer, seltener, weniger quälend. Die Respiration wird freier, kehrt
endlich zur Norm zurück. In anderen Fällen, so namentlich bei rachitischen Kindern, nimmt der Katarrh einen eigenthümlich schleppenden
Verlauf. Der Husten bleibt quälend, die Respiration erschwert, und die
bei jedem Athemzuge erfolgende Einziehung der Intercostalräume und
des Epigastrium zeigt, dass das Kind Athemnoth leidet. Weithin hört
man das Giemen und Kochen auf der Brust. So kann der Process
Wochen und Monate lang andauern, an Intensität ab- und zunehmend,
ohne doch jemals völlig zu verschwinden. Am Thorax lassen sich alsdann zuweilen die physikalischen Zeichen des Lungenemphysem neben
denjenigen des Katarrhs nachweisen. In noch anderen Fällen erkennt
man, insbesondere bei etwas älteren Kindern, an der Massenhaftigkeit
des gelblichen, dünnen Eiters, welcher von denselben expectorirt wird,
an zeitweilig eintretenden geringen Fieberbewegungen, und, wie ich es
nach jahrelanger Dauer des Katarrhs bei einem neunjährigen Knaben
erlebt habe, an zeitweilig blutig gestreiften Sputis, dass sich Bronchiektasen mit Geschwürsbildung in den Bronchien entwickelt haben. Bei
diesem Kinde steigerten Muskelbewegungen, Treppensteigen u. s. w.
das Athembedürfniss in solcher Weise, dass dasselbe zeitweilig das Bild
echt asthmatischer Dyspnoë darbot, ohne dass es sich jedoch um Asthma
gehandelt hätte. Die Bronchien waren stets mit Secret überfüllt und
die Athmung eben für die Ruhe ausreichend, der Muskelaction gegenüber
aber insufficient. Zu manchen Zeiten konnte der Knabe im Bette nicht
niederliegen, ohne von dauerndem, unstillbarem Husten gequält zu werden,
so dass er stundenlang in aufrechter oder halbaufrechter Stellung ver-
brachte. — Bei der Percussion findet man in diesen Fällen nur selten
ausgedehntere Dämpfungen, man hört nur tympanitischen Percussionsschall und lautes mit Rasseln gemischtes, auf einzelne Stellen des Thorax
beschränktes bronchiales Athmen. Wintrich'schen Schallwechsel
habe ich in keinem der überdies ziemlich seltenen Fälle von Bronchiektasenbildung bei Kindern wahrnehmen können. — Allmälig leidet bei
den so afficirten Kindern auch die Ernährung und zuweilen erfolgt an
intercurrenten katarrhalischen Pneumonien oder unter dem Bilde sich
hinzugesellender allgemeiner Miliartuberculose der Tod.

Diagnose.

Die Diagnose des Bronchialkatarrhes ergiebt sich aus den physikalischen Phänomenen, welche sich am Thorax wahrnehmen lassen; Rasseln,

Schnurren, Pfeifen begleiten das verschärfte vesiculäre Inspirationsgeräusch. Die Percussion ergiebt normal lauten, tiefen Schall. Gleichzeitig ist Husten vorhanden. — Für die Anwesenheit von Bronchiektasen sprechen die lange Dauer der Katarrhe, stattgehabte mehrfache Recidive derselben, die grössere Athemnoth, die Reichhaltigkeit der begleitenden katarrhalischen Erscheinungen, die Expectoration eines ziemlich reichlichen hellen, dünnflüssigen, in der Regel dreischichtig sich absetzenden Eiters, der Befund circumscript hörbaren bronchialen Athems bei tympanitischem Percussionsschall; zumeist kommt daher auch Steigerung der Hustenanfälle bei flacher Lagerung des Thorax vor.

Prognose.

Die Prognose des einfachen fieberlosen Bronchialkatarrhs ist nur bei ganz jungen Säuglingen dubiös, bei ältern Kindern in frischen Fällen durchaus günstig. In dem Maasse, als der Katarrh verschleppt ist, oder Recidive desselben eintreten, wird die Prognose quoad valetudinem completam ungünstiger, weil Lungenemphysem und Bronchiektasenbildung den Katarrh zu compliciren beginnen. — Die Ausgänge dieser beiden Secundäraffectionen sind nicht durchaus ungünstig, indess ist die völlige Heilung erschwert und nicht selten führen hinzutretende acute entzündliche oder zymotische Processe zum lethalen Ausgang.

Therapie.

Die Prophylaxe der Bronchialkatarrhe involvirt die gesammte Hygiene des kindlichen Alters. Gute Ernährung, Reinlichkeit der Wohnung, fleissige Lüftung, Vermeidung von Ueberhitzung der Zimmer, Hautpflege und insbesondere vorsichtige Abhärtung durch kühle Waschungen schützen vor der Neigung zu Bronchialkatarrhen. — Die Therapie hat dafür Sorge zu tragen, die Abschwellung der Schleimhaut und die Beförderung der Secrete zu bewirken. Sind dyspeptische Störungen mit dem Bronchialkatarrh verbunden, so ist der Salmiak auch bei jüngeren Kindern ein ganz vorzügliches Mittel (Ammoniacum hydrochloratum 1 bis 2 : 100 2stdl. 1 Kdfl.) Im Uebrigen sind die Expectorantien Ipecacuanha, Senega, Liquor Ammonii anisati höchst zweckentsprechend. Neuerdings ist das Apomorphin in der Kinderpraxis vielfach in Gebrauch gezogen (Jurasz, Kormann) und sehr gelobt. Ich kann das Mittel nicht tadeln, kann aber nach vielfacher Anwendung in das übersprudelnde Lob nicht einstimmen; es leistet nicht mehr als die anderen Expectorantien und macht zuweilen Collapsufälle. Man giebt nach Kormann im ersten Lebensjahre 0,001 pro dosi also 0,01 : 50 1stdl. 1 Theelöffel und steigt mit jedem Lebensjahre um 0,0005 pro

dosi und 0,005 pro die, so dass im zehnten Lebensjahre 0,005 pro dosi
und 0,05 pro die verabreicht wird.

In vielen Fällen und namentlich dann, wenn sehr verschärfte Respiration ohne Rasseln eine diffuse Schwellung der Bronchialschleimhaut
erkennen liess, habe ich von dem Stibium sulfuratum aurantiacum
(0,015 pro dosi für ein einjähriges Kind) recht gute Wirkung gesehen.
Mit eintretender Secretion entlastet sich die Schleimhaut und schwillt
ab. Höchst selten ist es nöthig, beim einfachen fieberlosen Bronchialkatarrh zu Emeticis zu greifen. Sollte eintretende Athemnoth dazu veranlassen, so vermeide man bei jüngeren Kindern durchaus den Tartarus
stibiatus und verordne vielmehr das bekannte Pulv. Ipecacuanh. 0,5 bis
1, Aq. destillat. 20, Oxymel Scillae 10; umgeschüttelt alle 10 Minuten
1 Theelöffel bis Erbrechen erfolgt.

Bei chronischen recidivirenden Katarrhen, welche mit Rachitis
complicirt sind, oder zu Emphysem oder Bronchiektasen geführt haben,
sind die Expectorantien fast völlig wirkungslos. Bei diesen Kindern
handelt es sich vielfach darum, die gesammte Constitution zu heben.
Man verabreiche also Eisenpräparate mit Leberthran oder Malzextract.
Aeltere Kinder lässt man wohl auch fleissig salinische Mittel (Kali carbonicum, Salmiak, Kochsalz) inhaliren, oder geht, wenn die Expectoration
reichlich ist, zu Inhalationen mit Liq. Ferri sesquichlorati, Acid. tannicum oder den balsamischen Mitteln Ol. therebinthinac und Perubalsam
über. Nehmen die expectorirten Massen fötiden Charakter an, so kann
man nach dem Vorgange von Curschmann u. A. Thymol, Carbolsäure
mittelst der Marke inhaliren lassen; in der jüngsten Zeit werden auch
Inhalationen von mit heissem Wasserdampf mitgerissenen Jodoform-
dämpfen empfohlen (Schadewald). Bei allen Inhalationen überwache
man indess aufmerksam Puls und Temperatur und setze die reizenden
Substanzen sofort aus, wenn sich Fieberbewegungen einstellen. Ueber
die Wirkung comprimirter oder verdünnter Luft bei Kindern stehen mir
ausreichend eigene Erfahrungen nicht zu Gebote; in dem oben erwähnten
Falle von chronischem Bronchialkatarrh mit Bronchiektasenbildung war
die comprimirte Luft eher schädlich als nützlich.

Erwähnenswerth ist noch die Frage der Anwendung von narkotischen Substanzen gegen quälenden Husten. Dieselben sind zuweilen
nicht völlig zu umgehen, selbst nicht bei jüngeren Kindern, indess bedarf ihre Anwendung der weisesten Vorsicht, weil mit Unterdrückung
der Expectoration die Lebensgefahr beginnt. Von Morphium ist völlig
Abstand zu nehmen, höchstens setze man den früher erwähnten Medicationen Aq. Amygdalarum amararum bei (für ein Kind von 1 Jahr

2 Gramm : 100) oder gebe kleine Gaben von Extractum Belladonnae
(0,05 : 100) oder endlich von Chloralhydrat 1 bis 1,5 : 100; insbesondere
ist das letztgenannte ein ebenso günstig wirkendes, wie unschuldiges
Mittel.

Bronchitis.

Anatomisch ist die Bronchitis von den einfach katarrhalischen Processen kaum zu unterscheiden, höchstens ist die Injection und Schwellung
der Schleimhaut intensiver; aber die Krankheit hat die Neigung nach
den feineren und feinsten Bronchioli hinabzusteigen und sich sogar auf
die Lungenalveolen auszudehnen, mit einem Worte, sich mit Atelektase
einzelner Lungenpartien und mit bronchopneumonischen Heerden zu
compliciren.

Symptome und Verlauf.

Mit hohem Fieber stellt sich bei den Kindern, zuweilen nachdem
einige fieberlose Tage unter den Symptomen des einfachen Katarrhs
vorübergegangen sind, zuweilen im Anschluss an andere Uebel, wie
Tussis convulsiva, Morbillen etc., heftiger, quälender, schmerzhafter
Husten ein. Die Stimme ist heiser, bei jedem Hustenstosse verzerren
die Kinder das Gesicht und um so schmerzhafter der Husten ist, desto
mehr wird er von den Kindern gleichsam unterdrückt; daher klingt
derselbe nur kurz, abgebrochen. Die Respiration ist oberflächlich, sehr
frequent, 40 bis 60 Athemzüge in der Minute. Der Puls ist beschleunigt,
120 bis 160 Schläge. Die Fiebertemperaturen über 39° C, zuweilen auch
über 40° C. Die Wangen sind blühend roth und bei kleineren Kindern
sogar mit einem leichten Anflug von Cyanose. Mit jedem Athemzuge
bewegen sich die Nasenflügel, während das Jugulum, der untere Theil
des Sternum und des Epigastrium gleichsam dem Zuge des Zwerchfells
folgend, bei der Inspiration einsinken, und dem durch die Behinderung
des Lufteintrittes stark vermehrten Uebergewicht des atmosphärischen
von Aussen auf den Thorax wirkenden Luftdrucks gegenüber dem negativen intrathoracischen Luftdruck Ausdruck geben. Auch hier wieder sind
es ganz besonders rachitische Kinder, deren weiches Thoraxskelett dem
äusseren Atmosphärendruck am intensivsten nachgiebt. Die Kinder
sind unzufrieden, weinerlich und empfindlich gegen jede Bewegung.
Der Appetit ist gestört, zuweilen sind gleichzeitig leichte Diarrhöen
vorhanden. Die physikalische Untersuchung lässt über den ganzen
Thorax hin reichliche, zum Theil kleinblasige oder mittelgrossblasige
Rasselgeräusche erkennen. Der Percussionsschall ist nirgends gedämpft,
sondern normal laut und tief, nur zuweilen an einzelnen Stellen tympa-

nitisch. — Der Verlauf der Krankheit ist wesentlich verschieden, je nach dem Alter des Kindes, nach der Ausbreitung der Erkrankung, der Höhe des Fiebers. Je jünger das Kind, desto schwerer ist die Dyspnoë, schon bei relativ geringer Ausbreitung des Processes; je weiter derselbe nach der Lunge zu vordringt (capilläre Bronchitis), je grössere Partien des Bronchialbaumes er in Mitleidenschaft zieht, desto rapider wächst die Erstickungsnoth. Das Gesicht wird cyanotisch, die Athmung höchst oberflächlich, der Husten unterdrückt und in diesem Zustande erfolgt, zuweilen unter Hinzutreten von Convulsionen, der Tod. Bei älteren Kindern ist es neben der Ausdehnung des Processes die Höhe des Fiebers, welche das Krankheitsbild beherrscht. Je höher die Temperatur, desto ernster die Erscheinung; und dies ist erklärlich, weil bei dem gesteigerten Sauerstoffbedürfniss des fiebernden Kindes die verminderte Zufuhr desselben sich in bedenklichem Grade zur Geltung bringt, weil überdies das schlecht decarbonisirte Blut die Respirationsmuskeln energieloser macht und dieselben unter diesem deletären Einfluss und der gleichzeitigen Einwirkung hoher Fiebertemperaturen zu ermüden beginnen. So kann die acute Bronchitis auch älteren Kindern gefährlich werden. Dringt die Krankheit nicht nach den Lungen vor, so beginnt allmälig das Fieber abzuklingen und in demselben Maasse verschwinden, wenngleich die objectiven Symptome des Katarrhs noch in wenig verändertem Maasse bestehen bleiben, die gefahrdrohenden Symptome; die Kinder werden bei ihrem Husten heiter und munter.

Diagnose.

Die Diagnose der Bronchitis wird durch die physikalische Untersuchung des Thorax und durch die Temperaturmessung gegeben. Von Bronchopneumonie lässt sich die Krankheit durch das Fehlen von bronchialem Athmen und von Veränderungen des Percussionsschalles unterscheiden.

Die Prognose ist von dem Alter des Kindes, der Höhe des Fiebers und der Ausbreitung der Krankheit, endlich von dem Allgemeinbefinden des Kindes abhängig. Bronchitis, welche sich zu T. convulsiva, Morbillen, Scarlatina, Nephritis, Anämie, Brechruhren, Rachitis gesellt, giebt eine schlechtere Prognose, als bei sonst intacten Kindern und zwar um so schlechter, je höher das Fieber ist. Zuweilen ist die Mortalität bei allen diesen Affectionen gerade durch die Bronchitis enorm; bei sonst intacten Kindern ist indess die Prognose im Allgemeinen nicht ungünstig und die Krankheit vielfach energischen therapeutischen Eingriffen prompt zugänglich.

Die Therapie hat in erster Linie die Beseitigung des Fiebers ins
Auge zu fassen. Man wendet zu diesem Zwecke mit Vorliebe und aus-
gezeichnetem Erfolge hydropathische Einwickelungen um den Thorax
an; daneben ein schwaches Digitalisinfus (0,3 : 120 bei Kindern von
1 bis 2 Jahren mit Natron nitricum 2) oder auch antipyretische Gaben
von Chinin oder Natr. salicylicum. Die Frage, ob man Blutentziehungen
anzuwenden habe, kann bei einem relativ weit über den Thorax sich
verbreitenden Process nahezu rundweg verneint werden; dieselben
können zumeist nur schädlich wirken; vielmehr tritt gerade umgekehrt,
insbesondere bei jüngeren Kindern, die Nothwendigkeit der Anwendung von Stimulantien und Expectorantien in den Vordergrund; so
kommen frühzeitig Liq. Ammonii anisati oder succinici, Acid. benzoicum mit und ohne Campher, Ipecacuanha und Senega und selbst die
Arnica zur inneren Anwendung. Man kann ferner bei ausgebreiteter
Bronchitis, längerer Dauer der Krankheit, hohem Fieber, und drohender
Asphyxie mit den kühlen Uebergiessungen im warmen Bade einen Versuch machen, vorausgesetzt, dass die Kinder leidlich kräftig sind. Man
unterstützt ihre Wirkung durch die genannten stimulirenden Mittel,
ferner durch Wein und durch subcutane Injectionen von Moschus oder
Aether aceticus. Gelingt es mit diesen Mitteln das Fieber zu unterdrücken und die Athemnoth zu bekämpfen, so tritt die Krankheit in das
ruhigere Geleise des einfachen Katarrhs ein und es treten mit den für
denselben aufgestellten Indicationen die schon erwähnten therapeutischen
Massnahmen ein.

Asthma bronchiale, sive nervosum.

Das Asthma bronchiale nimmt in der Pathologie des kindlichen
Alters eine sehr untergeordnete Stelle ein. Die Krankheit ist sehr selten.
Sichere Fälle finde ich nur von Politzer, Guastalla und Stoerk
bei Kindern beschrieben, während andere in der Literatur erwähnten
Fälle, so die von Henoch unter dem Namen Asthma dyspepticum beschriebenen, wohl anfallsweise auftretende dyspeptische Attaquen, aber
nicht echtes Asthma nervosum repräsentiren.

Die Aetiologie des Asthma nervosum ist völlig dunkel; in vielen
Fällen spielen acute Bronchialkatarrhe, in andern Schwellungen der
Bronchialdrüsen, oder Erkrankungen der Nasenschleimhaut (Polypen,
Ulcerationen) eine ätiologische Rolle. Auch die Pathogenese des Uebels
ist dunkel. Während dasselbe von einer Reihe von Autoren im Wesent-

lichen für einen Katarrhus acutissimus bronchialis mit Dyspnoë betrachet wird, betonen andere den nervösen Charakter des Uebels und halten dasselbe für einen tonischen Zwerchfellskrampf, oder für eine vasomotorische oder einfache von einem peripheren Nerven ausgelöste (vom Trigeminus, Fränkel, Schadewald) Reflexneurose, und zwar für einen Krampf der Muskulatur der feineren Bronchien, bei welchem vielleicht auch die im Sputum von Leyden gefundenen nadelförmigen Krystalle eine gewisse Rolle spielen.

Symptome.

Die Anfälle beginnen zuweilen im Anschlusse an einen vorhandenen Bronchialkatarrh, zuweilen indess gänzlich ohne denselben. Ohne Fieber und ohne dass am Thorax erhebliche Veränderungen physikalisch nachweisbar wären, entwickelt sich unter den Augen des Arztes eine immer schwieriger werdende Art der Athmung. Der Athem wird in kurzen Zügen pfeifend, zischend eingeholt, die Exspiration ist stossend, zuweilen von Aechzen begleitet. Die Gesichtsfarbe ist bleich, die Augen liegen tief, die Nase ist spitz und kalt, die Extremitäten sind kalt. Der Puls ist völlig verschwunden oder sehr klein. Die Spannung der Radialis eng. Die genaue physikalische Untersuchung ergiebt einen beträchtlichen Tiefstand des Zwerchfells; die Lungen sind über die Norm ausgedehnt. Der Lungenschall klingt voll, leicht tympanitisch. Die Auscultation ergiebt nur Pfeifen und Schnurren. Allmälig beginnt die Dyspnoë nachzulassen, die Respiration wird leichter, tiefer und freier. Leichte Hustenstösse entleeren bei älteren Kindern ein geringes, glasiges oder feinschaumiges Sputum. In demselben hat Leyden bei Erwachsenen eigenthümliche spitze Krystalle nachgewiesen, welche sich möglicherweise auch bei Kindern vorfinden, aber bisher nicht aufgesucht sind; zuweilen tritt Müdigkeit und Schlaf ein und die Kinder erwachen aus demselben wieder völlig munter. Die Zahl der asthmatischen Anfälle ist sehr verschieden, zuweilen täglich, zuweilen mit Unterbrechungen von mehreren Tagen. Allmälig klingen dieselben indess ab und gehen zumeist zur Heilung. In einem von mir an einem acht Monate alten Kinde beobachteten Falle erfolgte intercurrent an Durchfällen der Tod. Die Anfälle kamen in furchtbarer Heftigkeit (Puls nicht zu zählen. Temp. 37,7 Resp. 80) täglich nach 12 Uhr Mittags und dauerten mehrere Stunden an.

Die Diagnose der Krankheit ergiebt sich aus der Art des anfallsweisen Auftretens und dem relativ geringen physikalischen Befund am Thorax bei heftigster Dyspnoë, aus dem Tiefstand des Zwerchfells (Lungenblähung nach Biermer) und jedem Fehlen von Fieber. — Vor

Verwechslung mit Croup schützt die Art des Auftretens und das Fehlen der charakteristischen laryngostenotischen Inspirationsdyspnoë. Die Prognose ist im Allgemeinen günstig; indess habe ich in dem erwähnten Falle doch erfahren müssen, wie rasch intercurrente Krankheiten den Tod herbeiführen. Die Therapie wird zunächst ätiologische Momente, so Verunreinigungen der Athmungsluft, etwaige Erkrankungen der Nasenhöhle und des Nasenrachenraumes u. s. w. zu beseitigen haben. Erscheinen die Anfälle typisch, so wird in erster Reihe mit mittleren oder grösseren Chiningaben ein Versuch zu machen sein. Im Uebrigen gebe man Narcotica, obenan Chloralhydrat, oder Belladonna. Die den Erwachsenen so erwünschten Salpeterdämpfe werden von Kindern ebenfalls gut vertragen; dagegen sei man mit Jodkali wegen seiner sehr intensiven Wirkung im kindlichen Alter vorsichtiger (1 Gramm : 120 3stdl. 1 Kdlfl. für ein einjähriges Kind). Gegen den das Asthma zuweilen begleitenden Bronchialkatarrh wende man die empfohlenen Mittel an (pag. 418).

Krankheiten der Lungen.

Pneumonia fibrinosa.   Acute genuine Pneumonie.

Die acute fibrinöse oder croupöse Lungenentzündung ist eine häufige Erkrankung des kindlichen Alters; dieselbe ist durch die Bearbeitungen von Seiffert, Rilliet u. Barthez, Ziemssen, Steffen u. A. mit Sicherheit von der katarrhalischen Pneumonie abgeschieden worden und auch in meiner Bearbeitung der Pneumonie*) konnte ich die Trennung der beiden Krankheitsformen präcis aufrecht erhalten. — Die Krankheit nimmt im Wesentlichen bei Kindern denselben cyklischen Verlauf, wie bei Erwachsenen; sie setzt mit hohen Fiebertemperaturen ein, verläuft mit denselben, indem nur geringe Morgenremissionen eintreten und endet zumeist nach wenigen (fünf bis sieben) Tagen mit einem rapiden Fieberanfall (Krise), oder mit langsamerem Rückgange des Fiebers und der Allgemeinerscheinungen (Lysis). Sie ergreift fast immer einen ganzen Lappen einer Lunge oder beider Lungen oder eine Lunge in ganzer Ausdehnung.

*) Practische Beiträge zur Kinderheilkunde 1880. Bei H. Laupp. Tübingen.

Aetiologie und Pathogenese.

Mehr und mehr stellt sich heraus, dass die Pneumonie zu den zymotischen Krankheiten zu rechnen ist, wenngleich nicht von der Hand gewiesen werden kann, dass heftige Erkältungen zu der Krankheit zum Mindesten disponiren oder dieselbe zur Entwickelung bringen. Holwede und Münnich erwähnen neuerdings eine kleine Endemie von croupöser Pneumonie in einem kleinen Dorfe (Ober-Sickte), in welchem 15 Kinder in kaum 14 Tagen erkrankten. Klebs und Friedländer haben in pneumonischen Lungen als constanten Befund eine Erfüllung der Alveolen und Lymphgefässe mit Micrococcen erwiesen, wobei Ersterer die Micrococcen als wirkliche Causa morbi hinstellt, Letzterer ihre pathogenetische Bedeutung zwar befürwortet, dieselben aber nicht bestimmt als Träger der Infection charakterisirt. Die erkrankten Kinder sind zumeist kräftig; keine Altersstufe ist verschont, vielmehr kommt die Krankheit schon im Säuglingsalter vor. Knaben und Mädchen erkranken ziemlich gleichmässig. Die Krankheit häuft sich in den kälteren Monaten des Jahres, kommt indess auch in den warmen Sommermonaten zur Beobachtung. Die einmalige Erkrankung vermehrt die Disposition zu derselben.

Pathologische Anatomie.

Man unterscheidet pathologisch anatomisch 1) das Stadium der Anschoppung (Engouement), 2) das Stadium der rothen Hepatisation, 3) das Stadium der grauen Hepatisation, 4) das Stadium der Rückbildung.

Das Stadium des Egouements zeigt die Lungen dunkelroth, die Alveolen mit einer geringen Masse von Feuchtigkeit, in welchem viele Rundzellen enthalten sind, erfüllt, die Alveolen sind durch die reichlich mit Blut erfüllten Gefässe etwas eingeengt. Allmälig zeigt sich an grösseren Partien der Lunge, zumeist sogar über einen ganzen Lappen hin Anfüllung der Alveolen mit hämorrhagischem Material. Man erkennt in den Alveolen fast nur rothe und weisse Blutkörperchen in einem fibrinösen Material (Stadium der rothen Hepasitation). Mehr und mehr erfüllen sich die Lungenalveolen mit Fibrinmassen und weissen Blutkörperchen, so dass sie auf dem Durchschnitt ausgedehnt erscheinen und die Fibrinpfröpfchen über die Oberfläche des Schnittes als Körner hervorquellen, diese Körner sind fast trocken, von grauer bis gelblichweisser Farbe und stehen mit der Alveolenwand in keinem Zusammenhange. Die Gefässe der Alveolen sind fast comprimirt, blutleer und die ganze so infiltrirte Lunge erhält ein anämisches graues bis gelbgraues

Aussehen (graue Hepatisation). Gleichzeitig sieht man zumeist die Bronchial- und Trachealschleimhaut geröthet, aufgelockert und die Bronchialdrüsen geschwollen; überdies kommen an einer und derselben Lunge die drei Stadien des Processes häufig nebeneinander zur Anschauung, als ein Beweis, dass die Krankheit in der Art eines erysipelatösen Processes fortgeschritten ist. — Die Rückbildung ist eine Art von Erweichung des früher fest erscheinenden grauen Materials und es handelt sich in der That um einen vielleicht chemischen Process der Einschmelzung. Das Fibrin schmilzt ein, während die Zellen ein trübes Aussehen erhalten und zum Theil zu einer feinen graugelben Masse zerfallen, und bei normalem Verlauf entweder resorbirt oder expectorirt werden. Nur in seltenen Fällen erfolgt nicht die regelmässige Rückbildung und Einschmelzung, und es entwickelt sich entweder echte Abscessbildung oder nekrobiotischer Zerfall einzelner Lungenpartien (Lungengangrän) oder endlich echte käsige Einschmelzung derselben (käsige Umwandlung). In vielen Fällen ist neben Bronchien und Bronchialdrüsen die Pleura mit in den Entzündungskreis gezogen und es erfolgt neben der fibrinösen Exsudation in die Alveolen Lockerung des Pleuragewebes, Auflagerung fibrinöser Massen auf dasselbe und Exsudation von Flüssigkeit in die Pleurahöhle (Pleuritis). Der Sitz der Erkrankung ist zumeist mehrseitig. Ich fand

26 Mal den rechten Oberlappen,
12 „ „ „ Mittellappen,
12 „ „ „ Unterlappen,
18 „ „ linken Oberlappen,
16 „ „ „ Unterlappen

als Sitz der pneumonischen Infiltration. Im Ganzen findet man den rechten Oberlappen beträchtlich häufiger erkrankt, als den linken Oberlappen, während der linke Unterlappen öfters befallen ist, als der rechte Unterlappen.

Symptome und Verlauf.

Die Krankheit beginnt plötzlich unter Convulsionen, Erbrechen oder hohem Fieber, seltener bei Kindern mit Schüttelfrost. Die Wangen nehmen alsbald eine blühende Farbe an, die Augen werden glänzend. Die Respiration wird beschleunigt und das Exspirium erfolgt rasch unter einem ächzenden oder stöhnenden Laut (stossende Athmung). Jede Bewegung ist schmerzhaft und ältere Kinder klagen spontan über Schmerzen in der Gegend des Epigastrium (Leibschmerzen). Die Temperatur ist rasch auf 40° C. gestiegen und darüber; Respirationsziffer

40 bis 60, Puls 120 bis 160 in der Minute. Stossender, unterdrückter aber neckender Husten begleitet alsbald die Respiration. Der Appetit ist geschwunden, die Zunge belegt, zuweilen sind Diarrhoeen vorhanden, zuweilen ziemlich hartnäckige Verstopfung. Nicht selten ist auch eine leichte Vergrösserung der Milz nachweisbar. Der Urin ist sparsam, von dunkler Farbe und hohem specifischem Gewicht, nicht selten eiweisshaltig. So bleibt der Zustand nahezu unverändert durch einige Tage, in der Regel von dyspeptischen Störungen, belegter Zunge, Diarrhoeen und wohl auch von Erbrechen begleitet. Nach und nach sind die ursprünglich nicht klaren physikalischen Symptome am Thorax deutlicher geworden. Der Percussionsschall ist an der Stelle der pneumonischen Infiltration gedämpft tympanitisch, oder intensiv gedämpft und die Dämpfung erstreckt sich zumeist über einen Lungenlappen, oder über die ganze Lungenhälfte. Die Respiration ist laut bronchial, an einzelnen Stellen und insbesondere bei tieferen Respirationen von klingendem kleinblasigem Rasseln begleitet; auch hört man, wenn die Kinder schreien, laute Bronchophonie und nimmt verstärkten Pectoralfremitus wahr. — Sämmtliche Erscheinungen halten sich auf nahezu gleicher Höhe einige Tage hindurch. Am sechsten oder siebenten Tage, seltener am neunten Tage, stellt sich bei den Kindern ein eigenthümlicher Zustand von Apathie heraus. Das Aussehen wird bleich, der Puls klein, beschleunigt, die Theilnahmlosigkeit für die Umgebung nimmt zu, die Respiration ist auffallend erschwert, die Stirn bedeckt sich mit kühlem Schweiss. Das Aussehen der Kinder ist entschieden ängstlich. So vergehen wenige Stunden, während welcher die Temperatur um 3 bis 4° C. absinkt. Allmälig tritt Schlaf ein, während die Haut mehr und mehr feucht wird und sich mit duftendem Schweiss bedeckt. — Wenn die Kinder aus dem Schlummer erwachen, hat die Scene sich mit einem Male verändert. Die Respiration ist frei geworden, ohne Schmerzen, die Temperatur ist subnormal, das Sensorium der Kinder ist frei; ihre Lebenslust ist wieder erwacht; sie setzen sich im Bettchen auf, verlangen nach Nahrung und vielfach sogar danach, das Bett verlassen zu dürfen. Die Krankheit hat sich durch die Krise entschieden. Noch sind die physikalischen Phänomene häufig dieselben wie auf der Höhe der Krankheit; doch nur für kurze Zeit. Das bronchiale Athmen macht einem unbestimmten von feuchten Rasselgeräuschen begleiteten Athmen Platz. Der Percussionsschall wird tympanitisch, ist weniger gedämpft als früher. Es wird ein reichlicher, wenig oder gar nicht sedimentirender Harn gelassen und in wenigen Tagen schwinden so, unter Wiederkehr aller normalen Functionen, die letzten Krankheitssymptome. Kaum, dass die geringe Ab-

magerung und eine leichte Anämie die Schwere der vorangegangenen
Krankheit documentirt.

Anomalien des Verlaufs.

1) Die abortive Pneumonie.

Bei dieser Form der Krankheit kommt es zumeist nicht zur vollen
Hepatisation mit Dämpfung und bronchialem Athmen. Trotz hohem Fieber,
gesteigerter und stossender Respiration bleibt der Schall nur tympanitisch,
das Respirationsgeräusch nur unbestimmt. Nach wenigen Tagen geht
die Krankheit wieder spurlos zurück, nachdem das Fieber völlig geschwunden ist. Es kann aber auch so kommen, dass sich rapid die
Zeichen der Pneumoniedämpfung, bronchiales Athmen mit charakteri-
stischem hohem Fieberverlauf entwickeln. Man ist vielleicht auf einen
ernsten und schweren Verlauf gefasst, da, nach ein bis zwei Tagen, sinkt
plötzlich das Fieber ab und mit Eintritt der Krise bilden sich auch die
physikalischen Phänomene zurück. In der einen Gruppe von Fällen
handelt es sich also mehr um den abortiven Verlauf in der pathologisch
anatomischen Entwickelung, in der anderen um eine acuteste Entwickelung derselben und eben so rasche Rückbildung.

2) Die Wanderpneumonie (Pneumonia migrans).

Die Krankheit beginnt in charakteristischer Weise an einer Stelle
der Lunge, es kommt daselbst zur Verdichtung, mit allen physikalischen
Zeichen derselben und dem charakteristischen Fieberverlauf; indess beschränkt sich der Affect nicht auf die ursprünglich ergriffene Stelle,
sondern während dieselbe anscheinend frei wird und anscheinend zur
Norm zurückkehrt, wird fortschreitend eine anliegende Stelle und so zuweilen nach und nach die ganze Lunge von dem Entzündungsprocess
durchwandert. Die Krankheit gleicht vollkommen einem an der Lunge
ablaufenden Erysipel, und dauert in der Regel länger, als die Pneumonie
sonst zu dauern pflegt.

3) Pneumonia gastrica.

Hervorragend sind die Verdauungsapparate betheiligt. Die Krankheit beginnt oft mit Erbrechen und Diarrhoe. Die Zunge ist belegt;
erst spät und zuweilen erst kurz vor dem Eintritt der Krise sind trotz
der Dyspnoë und trotz des Fiebers die physikalischen Phänomene der
Lungenverdichtung nachweisbar. Daher sind es gerade die gastrischen
Pneumonien, welche der Diagnose die grössten Schwierigkeiten bereiten,
und, wenn man sich nur auf den physikalischen Befund stützt — was

gewiss nicht Recht ist — so kann es leicht kommen, dass man eine schwere acute Gastritis vermuthet, wo schliesslich eine Pneumonie deutlich zu Tage tritt und den Irrthum aufklärt.

4) Cerebrale Pneumonie.

Die Krankheit verläuft mit ernsten cerebralen Störungen, und zwar entweder mit mehrfach sich wiederholenden allgemeinen Convulsionen (eclamptische Form) oder mit allen Zeichen einer meningitischen Affection (meningeale Form) mit Erbrechen, Stuhlverstopfung, heftigen Kopfschmerzen, Delirien, Somnolenz, Unregelmässigkeit des Pulses und endlich ebenfalls eintretenden Convulsionen. Diese Symptome, welchen entweder acute cerebrale Fluxion oder wirkliche Complication mit Meningitis zu Grunde liegen, beherrschen das ganze Krankheitsbild so vollkommen, dass nur die physikalischen Erscheinungen, die gleichzeitig vorhandene Dyspnoë und der Husten die Diagnose der Pneumonie sichern.

Von den einzelnen Symptomen der Krankheit erheischen **Puls**, **Respiration** und **Temperatur** besondere Berücksichtigung.

. **Puls.** Die Pulsfrequenz hat bei Kindern nicht dieselbe Bedeutung wie bei Erwachsenen. Pulszahlen von 140 bis 160 Schlägen und darüber sind bei der Pneumonie der Kinder eine alltägliche Erscheinung. Die Pulszahl erhält nur Bedeutung, wenn sie bei völliger Ruhelage des Kindes constant im Steigen ist und mit der Höhe der Temperaturen gleichmässig ansteigenden Schritt hält. Dagegen ist die Unregelmässigkeit des Pulses wegen der Bedeutung dieses Phänomenes für die cerebralen Functionen höchst beachtenswerth.

Die **Respiration** hat für das kindliche Alter desto höheren prognostischen Werth. Die charakteristische Respiration bei der Pneumonie ist „die stossende". Die Inspiration erfolgt relativ langsam, dann folgt eine Athempause und mit einem plötzlichen, von Aechzen begleiteten Stoss erfolgt die Exspiration. Je frequenter die Respiration, desto weniger ist dieser Typus ausgeprägt, desto rascher erfolgt die Inspiration und desto beschleunigter ist dieselbe, ohne die charakteristische Athempause, von der Exspiration gefolgt. Der ganze Respirationstypus wird dadurch oberflächlich und geschieht mit Zuhilfenahme der accessorischen Respirationsmuskeln. Die oberflächliche Respiration ist aber die stete Begleiterin einer beträchtlichen durch ausgedehnte entzündliche Infiltration der Lunge bedingten Beschränkung der Athmungsfläche und gleichzeitig vorhandenen hohen Fiebers. So wird die Respiration diagnostisch und prognostisch von hoher Bedeutung. Respirationsziffern über 40 in der Minute verschlechtern die Prognose der Pneumonie in jedem Falle.

Die Temperatur ist sofort nach Beginn des Fiebers, und zwar
wenn dieselbe sich mit Frost einleitet, schon wenige Stunden nach demselben über 40°C. und erhält sich mit geringen Morgenremissionen auf
dieser Höhe bis zur Krise. Der Temperaturabfall in der Krise ist
ausserordentlich beträchtlich und beträgt in wenigen Stunden 2 bis 3°C.
und darüber. Nicht selten sind die epikritischen Temperaturen subnormal, unter 36°C. Was die Beziehungen zwischen Puls, Respiration
und Temperatur betrifft, so muss man daran festhalten, dass die fibrinöse Pneumonie der Kinder durch die Einleitung einer Insufficienz der
Respirationsmuskeln gefährlich wird, während bei der relativen Stärke
des rechten kindlichen Herzens die gesetzten Circulationswiderstände
für das Herz des Kindes weniger bedrohlich werden, als dies bei Erwachsenen der Fall ist; ich muss hier auf meine Auseinandersetzungen
in meinen „Practischen Beiträgen zur Kinderheilkunde,
Heft 1 Pneumonie und Pleuritis" verweisen.

Complicationen.

Die mächtigste Complication der Pneumonie ist die Pleuritis. Doch
kommen Bronchitis, Pericarditis, Stomatitis, Pharyngitis, Dysenterie,
Otitis und Meningitis gleichfalls als Complicationen zur Beobachtung.
Ich verweise bezüglich derselben auf die betreffenden Capitel und erwähne nur, dass die acute Bronchitis der nicht pneumonisch erkrankten
Lungenpartie wegen Beschränkung der respiratorischen Fläche und Verminderung der Functionen von tragischer Bedeutung werden kann, und
zwar um so mehr, je kleiner das erkrankte Kind ist oder je geringfügiger
die respiratorischen Kräfte sind. So kommt es, dass rachitische Kinder,
deren Musculatur an sich elend ist, dieser Complication von Rachitis,
Pneumonie und Bronchitis überaus häufig erliegen. — Auch die acute
Otitis media ist eine der wichtigsten Complicationen der Pneumonie, und
es ist gewiss nicht von der Hand zu weisen, dass vielfache, anscheinend
cerebrale Störungen auf diese Affection zu reduciren sind.

Recidive.

Man sieht zuweilen, noch während die Reste einer Pneumonie in
der Lunge vorhanden sind, eine neue Attaque der Krankheit einsetzen;
noch häufiger ist aber die Wiederholung der Krankheit an einer und
derselben Partie der Lunge in relativ kurzer Zeit.

Ausgänge.

In der weitaus grössten Anzahl von Fällen erfolgt die völlige
Rückbildung. Mit der Verflüssigung des Exsudates verschwindet dasselbe

allmälig und die physikalischen Zeichen ergeben dies, da nach Verschwinden von Dämpfung und bronchialem Athmen Rasselgeräusche und unbestimmtes Athmen bei tympanitischem Schall, später aber nach und nach wieder lauter tiefer Lungenschall und vesiculäres Athmen eintreten. — Indess ist der Ausgang nicht immer der gleiche, glückliche. In seltenen Fällen kommt es zur Abscessbildung oder zur Lungengangrän, häufiger zur chronischen Phthisis pulmonum.

Die Abscessbildung in der Lunge giebt sich bei Kindern wie bei Erwachsenen vorzugsweise dadurch kund, dass mit den an einer circumscripten Stelle der Lunge andauernden physikalischen Zeichen der Infiltration, auch das Fieber bestehen bleibt und nunmehr plötzlich eine erheblichere Menge normal aussehenden gelben, nicht übelriechenden Eiters expectorirt wird. Man sieht derartige Expectoration von Eitermassen auch schon bei kleinen Kindern. Da indess genauere Untersuchungen des Sputum aus dem kindlichen Alter nicht vorliegen, so lässt sich nur vermuthen, dass wie bei Erwachsenen Parenchymfetzen, Eiterkörperchen und die von Leyden beschriebenen Krystalle (Fett und Hämatoidin) darin enthalten sind. Die Heilung des Abscesses erfolgt allmälig unter Versiegen der Eiterung, Abnahme der Fieberbewegungen und Zunahme der Kräfte.

Die Lungengangrän unterscheidet sich von der Abscedirung durch Putrescenz der abgesonderten und mit dem Husten entfernten Massen. Nur selten kommt es aber zu irgend reichlicher Expectoration, vielmehr giebt sich die Gangrän neben dem sie begleitenden Verfall der Kräfte durch den fötiden gangränösen Athem der Kinder und die begleitenden, auf eine chronische Lungenaffection hinweisenden physikalischen Zeichen kund.

Von der Phthisis pulmonum wird weiterhin die Rede sein.

Prognose.

Die Prognose der fibrinösen genuinen Pneumonie ist eine relativ sehr günstige. Von Haus aus gesunde Kinder sterben fast niemals. Von der prognostischen Bedeutung der Respiration ist schon gesprochen, ebenso von derjenigen der Temperatur. Je frequenter über ein gewisses Maass hinaus bei hoher Temperatur die Respirationsziffer wird, desto schlechter die Prognose. Die Prognose wird ungünstiger, je länger der Fieberzustand andauert, je weniger präcis sich also die Krankheit zu einer Erledigung durch die Krise anschickt. Jede Complication, obenan diffuse Bronchitis und Pleuritis verschlechtern die Prognose; bei kleineren Kindern machen cerebrale Symptome, welche die Krankheit begleiten, den Ausgang derselben dubiös, wie überhaupt die eigentlichen

cerebralen Formen der Pneumonie im Ganzen keine sehr günstige Prognose geben. Nach eingetretener Krise ist die Verzögerung der Resolu-
tion für die complete Restitution bedenklich, weil Einschmelzungen der
Lunge in Abscess und Gangrän oder in chronische Phthise drohen. Alle
drei Processe geben aber im Ganzen eine durchgängig ungünstige
Prognose.

Diagnose.

Die Diagnose der Pneumonie ist leicht, sobald die physikalischen
Zeichen, Dämpfung, bronchiales Athmen, klingende Rasselgeräusche und
Bronchophonie vorhanden sind; leider fehlen dieselben in vielen Fällen
in den ersten Tagen der Krankheit; dann kann man, gestützt auf die
Art des raschen Ausbruches der Krankheit, auf den Fieberverlauf, den
Husten, die eigenthümliche stossende Respiration, den Schmerz die
Krankheit nur vermuthen. Man denke, wenn man nach den physikalischen Zeichen sucht, wohl daran, dass bei Kindern hinten zwischen den
Schulterblättern und selbst noch in der Regio supraspinata dextra
bronchiales Athmen auch bei normalen Lungen hörbar ist, ferner daran,
dass die Dämpfungsgränze hinten unten rechts stets etwas höher beginnt, als links. Dort wird also das bronchiale Athmen von Dämpfung,
hier die Dämpfung von bronchialem Athmen begleitet sein müssen, wenn
man den Phänomenen pathologische Bedeutung beimessen will. Immerhin
aber liegt in dem Nachweis der physikalischen Zeichen die Sicherheit der
Diagnose und nur sie allein können vor Verwechslungen mit acutem
Gastrokatarrh, beginnendem Typhus, Meningitis u. s. w. schützen. --
Ueber die Differentialdiagnose zwischen fibrinöser Pneumonie und katarrhalischer Pneumonie oder zwischen ersterer und Pleuritis wird in den
betreffenden Capiteln gehandelt werden. Die Atelektase unterscheidet
sich von der Pneumonie durch den Mangel des Fiebers, die geringere
Intensität der Dämpfung und durch das Fehlen des bronchialen Athmens
wie das schon (pag. 38) angedeutet ist. Lange Ausdauer des Fiebers,
also entweder das gänzliche Ausbleiben der Krise oder die Wiederkehr
des Fiebers nach einem kritischen Abfall lassen einen anomalen Verlauf
der Krankheit oder sich hinzugesellende Complicationen vermuthen. Ist
ein grösseres pleuritisches Exsudat nicht physikalisch nachweisbar,
sondern bleibt die Dämpfung mehr circumscript und ist sie von bronchialem Athmen begleitet, so lässt eine plötzliche Expectoration von
Eitermassen einen Lungenabscess erschliessen; in der Regel ändern
sich mit der Entleerung auch die physikalischen Zeichen; es tritt
Höhlenathmen bei tympanitisch gedämpftem Percussionsschall auf. —
Die Lungengangrän ist aus dem Brandgeruch des Athems und den

begleitenden Collapserscheinungen zu erkennen. Für die beiden letztge-
uannteu Affectionen ergiebt auch, wenn überhaupt expectorirt wird, die
mikroskopische Untersuchung der Sputa, welche vollkommen die von den
Erwachsenen her bekannten Bilder erkennen lässt, genügende diagnostische Anhaltspunkte. — Der Ausgang in chronische Phthise lässt sich aus
den physikalischen Zeichen, der Febris hectica, und der Abmagerung
erweisen.

Therapie.

Viele Fälle von Pneumonie heilen ohne jeglichen therapeutischeu
Eingriff. Dies ist in dem cyklischen Laufe der Kraukheit begründet,
in anderen Fällen wird das Leben durch die Höhe des Fiebers und die
Beschränkung der Athmungsfläche bedroht. — Das Fieber durch die
üblichen, antipyretisch wirkenden, kalten Bäder zu bekämpfen, wie
Jürgensen vorgeschlagen hat, kanu ich nach Erlebnissen iu der
Praxis nicht billigen, es erscheint übrigens auch von der Theorie aus
um deswillen gefährlich, weil die dadurch bediugte Steigerung des
arteriellen Blutdruckes dem an sich schwächeren liuken Herzeu des
Kindes neue und schwer überwindliche Widerstände schafft; so kann man
nur zu gelinden Abkühlungen mittelst hydropathischer Einwicklungen des
Thorax seine Zuflucht nehmen. Man lässt dieselben ½-stündlich erneuern.
— Inuerlich reicht man Chinin in voller Gabe 0,5 bis 1 Gramm pro dosi
ein bis zwei Mal täglich. Mit Natr. salicylicum sei man der drohenden
Collapszufälle wegen vorsichtig. Digitalis ist bei sehr lebhaft be-
schleunigtem Pulse anzuwenden, wenn anders vorhandene Diarrhoeen
das Mittel uicht contraindiciren (Inf. Digitalis 0,3 bis 0,5 : 120 mit Natr.
nitricum. 2 bis 3. 2stdl. 1 Kdlfl.). Auch bei Anwendung dieses Mittels
sei man wegen seiner intensiven Wirkuug auf das Herz besonders bei
jüngeren Kindern vorsichtig. Locale Blutentziehungen am Thorax wird
man in Form von Schröpfköpfen anwenden können, wenn die Schmerzhaftigkeit sehr gross ist, die Kinder durchaus kräftig sind, und noch
nicht inteusive Dämpfung vorhanden ist. Sie sind besser als die Blutegel, weil man die Quantität der Blutentziehung völlig in der Iland hat.
Ueberdies wird man aber zu Blutentziehungen überhaupt uur selten Anlass haben; nur bei der cerebralen Form der Krankheit wird man sich
der Anwendung von Blutegeln am Kopfe mituuter nicht entziehen können.
Jedenfalls sei man aber auch hier nicht allzu voreilig damit und versuche erst Abkühlungen des Kopfes mit Eisblasen und Ableitungen auf
den Darm in der bewährten Form reichlicher Calomelgabeu (0,06 bis
0,12 pro dosi mit Rheum. a̅a̅). Stellt sich heraus, dass die cerebralen
Symptome von einer acuten Otitis abhängig sind, so ist neben der

Blutentziehung und Anwendung von Kälte die Paracenthese des Trommelfelles zuweilen das souveränste Mittel, dieselben abzuschneiden. Man wolle also dieser Complication die höchste Aufmerksamkeit zuwenden. Nach erfolgter Krise kommen milde Expectorantien an die Reihe, also Ipecacuanha, Senega u. s. w. — Von den Complicationen erheischt vor Allem die Pleuritis Berücksichtigung, von deren Behandlung weiterhin die Rede sein wird. Sind Zeichen von Abscessbildung oder Gangrän der Lunge vorhanden, so kann man Kinder wie Erwachsene mit Inhalationen von Thymol, Carbolsäure und anderen antiseptischen Mitteln behandeln; neuerdings werden auch Jodoforminhalationen empfohlen, indem man Jodoform mit Wasser verdampfen lässt. Die Nahrung ist auf der Höhe der Krankheit reine Fieberdiät, und besteht in Bouillon und Milch; nach der Krise verabreiche man kräftige Kost und Wein. — Vor Recidiven hütet man die Kinder, indem man sie in guter Luft hält, an vorsichtige Abhärtung gewöhnt und durch Lungengymnastik das Respirationsorgan möglichst leistungsfähig erhält; nicht zum mindesten sind Gesangübungen geeignet durch Ausbildung des Athemmechanismus und der Lungencapacität vor Pneumonien zu wahren. Eine andere, die Pneumonie etwa als Infectionskrankheit ins Auge fassende Prophylaxe, giebt es bis jetzt nicht.

Katarrhalische Pneumonie.

Die katarrhalische Pneumonie tritt häufig als selbständige Krankheit im Anschlusse an entzündliche Processe der Bronchien auf; das Verhältniss zwischen den beiden Affectionen ist in vielen Fällen dann so, dass man die Bronchitis gleichsam als prodromales Stadium der katarrhalischen Pneumonie auffassen kann; in anderen Fällen ist sie eine rein secundäre Krankheit und complicirt Tussis convulsiva, Morbillen, Diphtherie, Typhus u. s. w. Sie setzt weniger acut ein, verläuft fast niemals cyklisch, sondern unregelmässig, zuweilen sehr langsam, macht in den seltensten Fällen Krisen, befällt die Lunge nur in kleinen, mit der Zeit allerdings confluirenden Heerden und ist vorzugsweise eine Krankheit der weniger robusten Kinderwelt.

Aetiologie.

Die Krankheit ist wenigstens in ihrer selbständigeren Form von Witterungsverhältnissen nicht ganz unabhängig; sie erscheint gern in Frühjahrs- und Herbstmonaten. Sie befällt jede Periode des kindlichen Alters; die jüngsten Säuglinge sind von ihr nicht verschont; Mädchen

scheinen mehr disponirt zu sein als Knaben; von beiden Geschlechtern
sind aber gerade diejenigen Individuen, welche an chronischen Anomalien, wie Rachitis und Scrophulose leiden, die am ehesten von der
Krankheit befallenen. Die Contagiosität der Krankheit lässt sich
nicht sicher erweisen.

Pathologische Anatomie.

Man findet Tracheal- und Bronchialschleimhaut intensiv geröthet,
das Lumen der feineren Bronchien mit zähem Eiterschleim erfüllt,
welcher in Art der Pseudomembranen der Schleimhaut fest anhaftet.
Die Lunge zeigt an den infiltrirten Stellen tief dunkelbraunrothe Farbe,
die Pleuraoberfläche grössere oder kleinere Hämorrhagien; ihrer Consistenz nach zeigt sie neben weicheren Partien knotenförmige dichtere
Stellen, welche auf dem Durchschnitt trocken, glatt sind und auf Druck
kein Secret entleeren, während die weichen, mehr eingesunkenen Stellen
auf Druck ein feinschaumiges blutiges Secret entleeren. Viele der ver-
dichteten Partien lassen sich von den Bronchien aus noch aufblasen und
ergeben sich so nur als atelektatische Partien, andere bleiben beim Auf-
blaseversuch der Luft unzugänglich. Dieselben bieten eine Art schlaffer
Hepatisation dar, von brauner bis grauer und gelbgrauer Farbe, in
welcher man an einzelnen Stellen sogar eitrige Schmelzung vorfindet.
Zuweilen nimmt diese schlaffe Hepatisation grosse Partien der Lunge
ein und verliert dann den lobulären Charakter, welcher ursprünglich das
Charakteristische des Processes ist. Dann sieht man auch das interstitielle Gewebe in Mitleidenschaft gezogen; dasselbe zeigt chronische
Wucherung und Narbenbildung, überdies sind an den Lungenrändern
die Alveolen vielfach emphysematös gebläht. — Die Entwickelung des
ganzen Processes ist also die, dass aus der Bronchiolitis durch Abschluss
des Lumens circumscripte Lungenatelektase und aus dieser Hyperämie
und Infiltration des Gewebes hervorgeht.

Symptome und Verlauf.

Die Krankheit beginnt in der Regel mit den Symptomen des Bronchialkatarrhs und der Bronchitis. Zu dem mehrere Tage andauernden
Husten gesellt sich zunächst Fieber, Unruhe und Brustschmerz; allmälig
nimmt auch die Athemfrequenz zu und entwickelt sich zu eruster Dyspnoë. Die Kleinen sind schlaff und welk; ihre Gesichtsfarbe leicht
cyanotisch; der Gesichtsausdruck ist ängstlich, die Nasenflügel bewegen
sich bei jedem Athemzuge. Die Respiration ist im Ganzen oberflächlich,
fliegend, von kurzem, quälendem und accessorischem unterdrücktem
Husten begleitet und erfolgt mit Zuhilfenahme der Respirationsmuskeln.

Jugulum, Intercostalräume und Epigastrium sinken bei jeder Inspiration tief ein, hastig und ohne Zwischenpause folgen In- und Exspirium auf einander, 70 bis 80 Respirationen in der Minute. Die Temperatur ist hoch, zuweilen 41° C. Die Pulsfrequenz 140 bis 160 bis 200 Schläge in der Minute. — Die physikalische Untersuchung des Thorax ergiebt über die ganze Fläche hin Schnurren, Pfeifen und Rasseln bei verschärftem Respirationsgeräusch; an vereinzelten Stellen hat dasselbe bronchialen Charakter, während gleichzeitig die Rasselgeräusche klingendes Timbre angenommen haben. — An diesen Stellen ist der Schall zumeist auch etwas gedämpft und tympanitisch, seltener intensiv gedämpft; noch seltener findet man eine compacte weithin sich ausdehnende, einen ganzen Lungenlappen oder gar eine ganze Seite einnehmende Dämpfung, wie sie uns bei der fibrinösen Pneumonie begegnet; sie kommt nur in den, längere Zeit hingeschleppten Fällen vor, in welchen durch Zusammenfliessen der ursprünglich lobulären Heerde zu grösseren Infiltrationsmassen die lobäre Verdichtung entstanden ist. Der Verlauf der Krankheit ist verschieden, je nach Ausdehnung des Krankheitsheerdes und nach der Widerstandskraft des Kindes. Rachitische Kinder, mit engem, rachitisch verbildetem Thorax, elender Musculatur erliegen der Krankheit sehr leicht; die Athemnoth nimmt mehr und mehr zu, weithin hört man das Kochen und Giemen auf der Brust, die fliegende ächzende Respiration; der Husten hört völlig auf, die Cyanose schwindet und macht tiefer Blässe des Gesichts, der Schleimhäute und der ganzen Körperoberfläche Platz; die Extremitäten werden kühl, der Puls elend, kaum fühlbar; so schlummern die Kleinen hinüber. Hier ist also die Athmungsinsufficienz das deletäre Agens. Mitunter sind es aber die Fiebererscheinungen, also sehr hohe Temperaturen, Delirien und schwere Benommenheit des Sensorium, welche das Leben bedrohen. — Nimmt die Krankheit einen günstigen Verlauf, so sinkt das Fieber, die Kräfte nehmen zu, der Husten wird energischer, die Respiration langsamer, tiefer ausgiebig. Die Kinder lassen nicht mehr, wie auf der Höhe der Affection apathisch Alles mit sich vornehmen, sondern werden eigensinnig und wehren sich gegen die Berührung und insbesondere gegen die ärztliche Untersuchung. Die physikalischen Symptome der diffusen Bronchitis, das diffuse Pfeifen und Rasseln verliert sich und man hört an circumscripten Stellen bronchiales Athmen mit klingendem Rasseln, bei gedämpft tympanitischem Schall; allmälig nehmen auch diese Phänomene anderen Charakter an; die klingenden Rasselgeräusche gehen in einfache, die bronchiale Respiration in scharf vesiculäre über, die Dämpfung schwindet, und so kehren unter Verschwinden des Fiebers, Aufbesserung des Pulses und der Respiration die Kinder allmälig zur Norm zurück. — Der Verlauf der ganzen Affection ist im Allgemeinen regelloser, schleppender und mannigfacher als derjenige der fibrinösen Pneumonie. Kritische Entscheidungen kommen äusserst selten vor, und Wiederaufleben des entzündlichen Processes nach Absinken der Temperatur gehört nicht zu den Seltenheiten. — Von den einzelnen Symptomen beherrscht obenan die Respiration den Verlauf, da sie direkt von der Grösse der mehr oder weniger ausser Function gesetzten Athmungsfläche abhängig ist. Man muss sich nur vergegenwärtigen, dass dieselbe wegen der Ausdehnung der Bronchialaffection und der Multiplicität der verstreuten Infiltrationsheerde viel umfangreicher ist, als bei der genuinen Pneumonie. Die erkrankten Kinder haben fast kein Stück normal erhaltener Lunge zur Respiration zur Verfügung; dadurch kommen auch die bei der croupösen Pneumonie hervorgehobenen (s. pag. 429) Beziehungen zwischen Puls, Temperatur und Respiration um so vollmächtiger zur Geltung und die Gefahr einer Erlahmung der respiratorischen Kräfte ist um so grösser.

Seitens des Verdauungstractes und des Harnapparates unterscheiden die Symptome sich in Nichts von denjenigen der fibrinösen Pneumonie.

Die Complicationen der Krankheit sind schon um deswillen viel mannigfacher als diejenigen der fibrinösen Pneumonie, weil sie selbst sich als Secundäraffection zu den verschiedensten Processen hinzugesellt, so findet man also Combinationen fast aller zymotischen Krankheiten mit der katarrhalischen Pneumonie; überdies findet man aber Pleuritis und Pericarditis und Schwellungen der Bronchialdrüsen nicht selten als mehr selbständige Complicationen der Krankheit vor.

Die Ausgänge der katarrhalischen Pneumonie sind nahezu dieselben wie bei der genuinen Pneumonie; indess ist die Gefahr der käsigen Umwandlung der Entzündungsmassen bei dem mehr schleichenden und langwierigen Processe hier grösser als dort, insbesondere sind es käsige Eiterungen der Bronchialdrüsen, von welchen weiterhin käsiger Zerfall des Lungengewebes und Miliartuberculose inducirt werden; so sieht man nicht wenige Kinder nach längeren, von Fieberbewegungen begleiteten Leiden den Folgekrankheiten erliegen.

Prognose.

Die Prognose der acuten Affection ist vielfach abhängig von der Primärkrankheit. Es ist thatsächlich, dass die katarrhalische Pneumonie, welche sich zu Tussis convulsiva und Morbillen gesellt, sehr deletär verläuft, und die Literatur ist voll von Mittheilungen, dass nahezu 100 Procent dieser Erkrankungsform erliegen. Weiterhin ist die Prognose

abhängig von der Ausdehnung der Bronchitis und der so gesetzten Beschränkung der Athmungsfläche, endlich von den ursprünglich den
Kindern zur Verfügnug stehenden Kräften. — Daher sind elende, atrophische, rachitische und scrophulöse Kinder von der Krankheit mehr
gefährdet als solche, welche in relativ guten Ernährungsverhältnissen
von derselben heimgesucht werden. Auch die Dauer der Krankheit
beeinflusst die Prognose. Lange andauernden, schleppenden und recidivirenden Fieberattaquen erliegen zuletzt auch kräftige Kinder.

Diagnose.

Die Diagnose der Lungeninfiltration ergiebt sich hier, wie bei der
fibrinösen Pneumonie aus den bekannten physikalischen Zeichen. Die
Differentialdiagnose zwischen fibrinöser und katarrhalischer Pneumonie
ergiebt aber vorzugsweise der Verlauf. Die katarrhalische Pneumonie
beginnt schleichend nach vorangegangenen Zeichen von Bronchialkatarrh
und Bronchitis; diese Affectionen begleiten auch weiterhin den Process;
die Krankheit hat nicht den ausgesprochen acuten Charakter, ergreift
zumeist elende schwache Kinder, endet fast nie kritisch und schleppt
sich lange hin. Grosse Verdichtungsheerde lassen sich nur bei längerer
Dauer der Affection nachweisen und auch da sind die Dämpfungsgränzen
nicht den einzelnen Lungenlappen entsprechend, sondern mehr unregelmässig; auch sind kleinere Heerde neben grösseren nachweisbar. —
Nach allem diesem ist die Affection gegenüber der fibrinösen Pneumonie
sehr wohl charakterisirt; schwieriger ist sie von der käsigen Lungeninfiltration zu unterscheiden; nicht die physikalischen Zeichen, sondern
die Länge der Dauer, die intensive Abmagerung und hinzutretende
Miliartuberculose geben häufig erst die Entscheidung für die letztere
Affection, dabei ist nicht zu vergessen, dass die katarrhalische Pneumonie
selbst zum käsigen Process führen kann. Von der einfachen Atelektase
unterscheidet sich die Pneumonie dadurch, dass bei jener Affection kein
Fieber vorhanden ist, auch bronchiales Athmen und klingende Rasselgeräusche zumeist fehlen.

Therapie.

Die Prophylaxe der katarrhalischen Pneumonie zu geben, deckt
sich mit der Wiederholung der gesammten Diätetik und Hygiene des
kindlichen Alters. — Je robuster ein Kind, desto besser ist es vor der
katarrhalischen Pneumonie gewahrt.

Aufmerksam sei man bei zarten Kindern in der Ueberwachung der
Bronchialkatarrhe, weil diese die Pneumonie einleiten; ich verweise hier
auf die (pag. 418) gegebenen therapeutischen Regeln. — Bei ent-

wickelter Pneumonie handelt es sich vorzugsweise darum, das Fieber
zu beherrschen und die Kräfte zu erhalten. Man kann der ersten Indication genügen und gleichzeitig die Absicht ins Auge fassen, die Beschränkung der respiratorischen Fläche zu beseitigen, indem man vorsichtige Abkühlungen am Thorax selbst bewerkstelligt. Hydropathische
Einwicklungen des Thorax, $\frac{1}{2}$- bis 1stündlich wiederholt, genügen
beiden Indicationen. Gleichzeitig kann man auch antipyretische Mittel
wie Chinin und Natr. salicylicum anwenden, indess halte man sich nicht
zu lange damit auf. In der That kommt Alles darauf an, der Respiration zu Hilfe zu kommen; daher gehe man früh zu Expectorantien über.
Je nach der Höhe der Dyspnoë und dem Kräftezustande der kleinen
Kranken gehe man von der milden Ipecacuanha zu Senega, Liq.
Ammonii anisati, Liq. Ammonii succinici, Campher, Acid. benzoicum
über (Campher mit Ac. benzoicum $\widehat{aa}$ 0,015 pro dosi 2stündlich).
Nebenbei Wein und möglichst roborirende Nahrung. Bei drohender
Asphyxie bleibt mitunter nichts übrig, als ein Emeticum zu verabreichen,
oder kalte Uebergiessungen im warmen Bade anzuwenden, jedoch sei
man mit beiden vorsichtig, weil plötzlicher Collaps den Tod herbeiführen kann; jedenfalls wende man die Uebergiessung nicht an, ohne
den Kindern vorher guten Wein verabreicht zu haben. — In den
seltenen Fällen, in welchen die cerebralen Symptome mit heftigen
Fieberbewegungen auch bei der katarrhalischen Pneumonie in den
Vordergrund treten, hat man nach den bei der croupösen Pneumonie
angegebenen Maassnahmen zu verfahren, mit der Einschränkung, dass
man hier noch viel weniger als dort zu Blutentziehungen geneigt sein
darf. — Für die Reconvalescenz und Nachbehandlung ist vor Allem
Landaufenthalt zu empfehlen. Es ist erstaunlich, wie rasch und gut
sich zuweilen die Kleinen daselbst erholen. Man unterstützt die Wirkung des Luftwechsels durch Anwendung von Malz- und Eisenpräparaten
und vorsichtiger Darreichung von aromatischen Malz-Soolbädern.

Phthisis pulmonum.   Lungenschwindsucht.

Die Lungenschwindsucht ist eine chronische, mit Fieberbewegungen,
Abmagerung und schliesslicher Colliquation einhergehende, durch käsige
Einschmelzung erzeugte Zerstörung des Lungenparenchyms.

Aetiologie und Pathogenese.

Für die Aetiologie der Lungenphthise ist Alles dasjenige maassgebend, was bezüglich der Tuberculose schon (pag. 214) aus einander
gesetzt worden ist. Mit dem Nachweis des Infectionsträgers der Krankheit

durch Aufrecht, Baumgarten und Koch hat sich die Pathogenese der Krankheit wesentlich vereinfacht. Die früher als ätiologische Momente herangezogenen Einwirkungen, wie andauernde schlechte hygienische Verhältnisse, acute und chronische Bronchialkatarrhe, vorangegangene Pleuritis, Verengerung des Strombettes im Pulmonalarteriensystem können als disponirende Momente nur noch in dem Sinne aufgefasst werden, als sie den Nährboden für den Bacillus günstig in der menschlichen Lunge gestalten. Die Erblichkeit wird in manchen Fällen wohl sich nach der Klebs'schen Anschauung auf Uebertragung des Infectionsträgers reduciren, in der weitaus grössten Mehrzahl der Fälle wird indess nicht geleugnet werden können, dass der phthisische Habitus, der lange schmale Thorax, die Fortpflanzung der Krankheit in den verschiedenen Seitenlinien einer und derselben Familie unter Umständen, wo eine gegenseitige Beziehung der Familienglieder völlig ausgeschlossen war, sich in der Annahme einer einfachen Infection nicht auflösen lässt. Hier liegen bisher jedem Verständniss unzugängliche Anomalien zu Grunde. — Die Phthise ist eine relativ nicht zu häufige Erkrankungsform des kindlichen Alters. Unter 3575 an Lungenschwindsucht in einem Jahre in Berlin erfolgten Todesfällen befanden sich

95 Kinder im Alter von 0 bis 1 Jahren.
89 „   „   „   „ 1 „ 2 „
91 „   „   „   „ 2 „ 5 „
38 „   „   „   „ 5 „ 10 „

Unter circa 2000 Krankheitsfällen meines Ambulatoriums fanden sich 38 an den verschiedenen Formen der chronischen Infiltration der Lunge erkrankte Kinder. Knaben scheinen etwas häufiger zu erkranken als Mädchen.

Pathologische Anatomie.

Auch hier ist das, auf Seite 214 schon Erwähnte zu recapituliren. Man hat zu unterscheiden zwischen chronisch entzündlichen zu Verkäsung und Einschmelzung führenden Vorgängen (dazu gehören Buhl's Desquamativ-Pneumonie, käsige Pneumonie, käsige Peribronchitis) und der eigentlichen Tuberkulose nebst tuberkulöser Entzündung (d. i. Entwicklung von echten miliaren Lymphomen mit gleichzeitiger Betheiligung der Lymphgefässe und Blutgefässe, Anämie des Gewebes, Nekrose, käsiger Degeneration, Geschwürs- und Narbenbildung (Buhl).

Die Desquamativpneumonie Buhl's ist ein mehr diffuser, zu fettigem Zerfall des Lungenepithels und bei mehr chronischem Verlaufe unter gleichzeitiger Betheiligung des interstitiellen Lungengewebes, zu Lungenschrumpfung und zu schiefriger Knotenbildung führender Entzündungsprocess. — Die käsige Pneumonie ist eine echte, mit reichlicher epithelialer Infiltration der Lungenalveolen einhergehende katarrhalische Pneumonie, welche entweder in einzelnen, einem Bronchialzweige zugehörigen Gebiete rasch anämisch werdende, trockne und käsig zerfallende Knoten bildet oder in confluirenden Knoten sich auf grössere Strecken ausdehnt und schliesslich selbst lobäre Infiltrationen mit käsig einschmelzendem Material darstellt. In den Bereich des nekrobiotischen Zerfalles wird das eigentliche Lungenparenchym mit einbezogen und so kommt es, dass überaus beträchtliche Verwüstungen desselben in relativ kurzer Zeit erzeugt werden. — Da, wo der Process auf ganz kleine Bezirke eventuell auf einzelne Alveolen beschränkt bleibt, imponiren die kleinen gelbgrauen einschmelzenden Infiltrate als anscheinend echte Miliartuberkel, ohne indess solche zu sein (pseudotuberculose Bronchopneumonie, R i n d f l e i s c h); dasselbe geschieht an den kleinen Bronchien, in deren Umgebung sich eitrige und zu käsiger Einschmelzung neigende circuläre Infiltration etablirt (käsige Peribronchitis) und schliesslich den um sich greifenden Zerfall des Lungenparenchyms einleitet. — Auf welche Weise auch immer bei allen diesen Processen ein käsiger Heerd zu Stande gekommen ist, so kommt es in demselben nach einiger Zeit durch einen eigenthümlichen Auflösungsvorgang zur Verflüssigung der Masse, und nach erfolgter Eröffnung eines Bronchus zur Entleerung. So entsteht auf dem Wege der chronischen, käsigen Entzündung die phthisische Caverne, in welcher durch den nunmehr stattfindenden Luftzutritt Gährungsvorgänge entstehen und stets weitergreifende Entzündungsvorgänge unterhalten, welche schliesslich selbst Durchbruch der Pleura mit Bildung von Pyopneumothorax bedingen. In der Regel unterbricht indess namentlich bei jüngeren Kindern noch bevor es zu so weit gehenden Verwüstungen gekommen ist, hinzutretende echte Miliartuberculose (Lymphombildung) mit tödtlichem Ausgang den Process.

Die zweite Gruppe von Affectionen, die echt tuberculoser Natur sind, unterscheiden sich in der Lunge in Nichts von denjenigen anderer Organe und kann somit auf das bei dem Capitel Tuberculose (pag. 216) Ausgeführte, verwiesen werden.

Symptome und Verlauf.

Klinisch hat man 3 Processe auseinander zu halten:

1) Die acute Miliartuberculose der Lungen.
2) Die acute oder subacute käsige Pneumonie.
3) Die chronische, cavernenbildende Phthise.

1) Die acute Miliartuberculose ist bei dem Capitel Tuberculose (s. pag. 214) im Wesentlichen schon abgehandelt. Die Symptome sind insbesondere im Beginne dunkel und nur aus der intensiven Abmagerung und dem raschen, mit dem objectiven Befunde im Widerspruch stehenden Kräfteverfall, der gleichzeitig vorhandenen Athemfrequenz, der Höhe des Fiebers und den nachweislichen katarrhalischen Erscheinungen am Thorax, lässt sich allmälig die Diagnose erniren. Nicht selten treten so schwere typhoide Symptome in den Vordergrund, dass Verwechselungen mit Typhus vorkommen können; auf der anderen Seite beseitigt häufig das Hinzutreten von meningealer Tuberculose jeden Zweifel in der Diagnose.

2) Die acute und subacute käsige Pneumonie setzt zumeist mit hohem Fieber ein und alsbald treten Erscheinungen von Infiltration der Lunge auf. Man nimmt an vereinzelten Stellen, und zwar häufig in der Gegend der Lungenspitzen gedämpft tympanitischen Schall mit lautem, von klingenden Rasselgeräuschen begleitetem bronchialem Athmen wahr. In der Regel nehmen diese physikalischen Symptome nur kleine Bezirke, oft nur von Plessimeterbreite ein; auch zeigen sich mehrere ähnliche Heerde an den verschiedenen Stellen, einer, oder noch häufiger beider Lungen zerstreut. — Das Fieber hat einen etwas unregelmässigen Verlauf; hohe Temperaturen, zuweilen bis über 40 wechseln mit niedrigeren; indess weicht die Fiebertemperatur niemals völlig. Die Athemfrequenz ist lebhaft, zuweilen 60 Athemzüge in der Minute und mehr. Der Puls ist klein, 140 bis 160 Schläge, die Radialis von geringer Spannung. Lebhafter Husten quält die Kinder Tag und Nacht. — Die Haut neigt zu Schweiss, und die Hautfarbe blasst in kurzer Zeit in erschreckender Weise ab, ebenso rasch vermindert sich das Fettpolster. Die gesammte Ernährung leidet erheblich, insbesondere ist die Gewichtsabnahme in kurzer Zeit höchst beträchtlich. Natürlich bleiben auch dyspeptische Symptome nicht aus. Erbrechen und insbesondere Diarrhoeen sind häufig vorhanden; der Appetit liegt völlig darnieder. Die Gemüthsstimmung der Kinder ist deprimirt. Unter Abnahme der Kräfte erfolgt bei allen diesen Symptomen zumeist in kurzer Zeit, oft schon nach 14 Tagen bis 3 Wochen der lethale Ausgang. — Indess ist dies nicht immer der Fall; vielmehr kommen auch Fälle vor, wo das Fieber allmälig herabgeht, ohne doch für die Dauer völlig zu weichen; es recidiviren stets neue Fieberattaquen nach kurzen Fieberpausen. Der Husten bleibt quälend und gleichzeitig weichen die physikalischen Symptome der Lungeninfiltration nicht von der Stelle; immer wieder noch ist die Dämpfung, das bronchiale Athmen

und klingende Rasseln an einer und derselben Stelle der Lunge vorhanden.
So können Wochen dahin gehen. Die Kräfte sinken dabei mehr und
mehr, die Kinder nehmen wochenlang wenig Nahrung und unter den
Erscheinungen der Erschöpfung erfolgt endlich der Tod; zuweilen ge-
sellen sich indess in dieser Periode deutliche Zeichen meningealer
Tuberculose hinzu, welche rasch das Leben beenden; oder es treten
Symptome von abdominaler Tuberculose ein, abwechselnd Diarrhoeen
mit Verstopfung, Schmerzhaftigkeit und Aufgetriebensein des Leibes,
intraperitoneale Ansammlung von Flüssigkeit und unter Zunahme dieser
Symptome, gleichzeitigem Fieber und Anorexie erfolgt in relativ kurzer
Zeit das lethale Ende.

3) Die chronische, Cavernen bildende P h t h i s i s p u l m o n u m, ist
bei jungen Kiudern in der charakteristischen Form, wie sie bei Erwachsenen vorkommt, eine seltene Krankheit. Dieselbe tritt erst häufiger
in der Zeit nach der zweiten Dentition auf, verläuft dann aber mit ganz
denselben Symptomen wie bei Erwachsenen. — Wenn die chronische
Phthise jüngere Kinder ergreift, so ist in erster Linie die excessive
Abmagerung auffällig. Die Kinder werden in kürzester Frist factisch
Haut und Knochen. Der Thorax erscheint lang und schmal, die Intercostalräume weit. Die Respiration ist beschleunigt und oberflächlich. —
Die Percussion zeigt in einer, oder in beiden Regiones supraclaviculares
deutliche Dämpfung, welche zuweilen bis zur zweiten oder dritten Rippe
reicht und auch hinten in der Regio supraspinata sich nachweisen lässt.
Der Schall ist zuweilen intensiv gedämpft, zuweilen von hell tympanitischem oder metallischem Beiklang. Die Auscultation ergiebt lautes
bronchiales Athmen, nicht selten echtes Höhlenathmen von klingenden,
feinblasigen Rasselgeräuschen begleitet. — Die Haut ist trocken, spröde
und wärmer als normal; die oberflächlichen Lymphdrüsen sind zumeist
geschwollen und hart anzufühlen. Hauttemperaturen bis 40° sind in
den verschiedenen Tagesperioden Nichts Seltenes; indess schwanken
die Temperaturen und erreichen zumeist in den Nachmittags- oder
Abendstunden ihr Maximum, während um Mitternacht unter profusen
Schweissen normale und sogar subnormale Temperaturen eintreten. So
kommen ausserordentliche Schwankungen der Thermometerscala (von
34 bis 40° C.) vor (G e r h a r d t). — Selbstverständlich bleiben unter
diesen Einflüssen auch die Digestionsorgane nicht intact; auch hier
treten häufige Diarrhoeen ein, welche neben der vorhandenen Appetitlosigkeit in relativ kurzer Zeit die Erschöpfung herbeiführen. — Zumeist
ist auch der Husten quälend und selbst jüngere Kinder expectoriren
ziemlich reichliche gelbe, zu Klumpen geballte Massen; auch Haemoptoe

bleibt selbst bei jüngeren Kindern nicht aus, so habe ich dieselbe in
ziemlich ausgiebigem Maasse bei einem dreijährigen Kinde beobachtet.
Im Ganzen ist der Verlauf unter diesen Symptomen bei Kindern rascher,
als bei Erwachsenen. Die Kräfte erschöpfen sich frühzeitig und so erfolgt unter Zunahme von Abmagerung und colliquativen Symptomen,
wie Schweissen und Diarrhoeen, ziemlich rasch der lethale Ausgang. —
Zuweilen treten aber auch bei der chronischen Phthise die acuten tuberculösen Complicationen zuletzt mit in den Vordergrund und so geben
tuberculöse Meningitis oder tuberculöse Darmerkrankungen und Peritonitis in den letzten Tagen der chronischen Krankheit einen anderen
Charakter, beschleunigen indess stets den Tod.

Diagnose.

Die Diagnose der rein tuberculösen Erkrankungsform ist bei dem
Capitel Tuberculose besprochen und es kann dahin verwiesen werden
(s. pag. 217).

Die acuten und subacuten käsigen Processe lassen sich aus den
physikalisch nachweisbaren Veränderungen in den Lungen, der unabänderlichen und von Medicamenten unbeeinflussten Persistenz derselben,
der Constanz des Fiebers, der gleichzeitigen Abmagerung und endlich
nicht selten aus dem Hinzutreten von tuberculöser Meningitis erschliessen.
Bei den chronischen zur Cavernenbildung führenden Formen der Phthise
ist es gleichfalls der physikalische Nachweis der Lungeninfiltration und
derjenige der beginnenden Höhlenbildung, endlich die Abmagerung und
die colliquativen Symptome, Diarrhoeen und Nachtschweisse, überdies
die Fieberschwankungen und der allgemeine phthisische Habitus, welche
frühzeitig zur sicheren Diagnose führen.

Prognose.

Die Prognose der tuberculösen und käsigen Erkrankungsformen ist
durchwegs schlecht; damit soll nicht gesagt sein, dass nicht Heilungen
vorkommen; ich habe dieselben selbst mit Sicherheit beobachtet und kann
neben einigen anderen Fällen, wo alle Symptome für käsige Lungen-
infiltrationen sprachen und die Rückbildung erfolgte, insbesondere den
Fall ins Gedächtniss zurückrufen, wo die beträchtliche käsige Spitzen-
infiltration mit localer Hirntuberculose combinirt war und unter meinen
Augen beide Affectionen zurückgingen; aber leider sind diese Fälle
grosse Seltenheiten und selbst die chronisch verlaufende Phthise ist bei
Kindern eine höchst deletäre Krankheit; insbesondere sterben die im
Schulalter von derselben ergriffenen Kinder selbst bei guter Pflege und

guten hygieuischen Verhältnissen in der Regel in den ersten Pubertäts-
jahren; allerdings beschleunigen gerade in dieser Lebensperiode der
anstrengende Unterricht, der Aufenthalt in der Schulluft und nicht zum
wenigsten Masturbation und bei Jünglingen Excesse im Trinken den
lethalen Ausgang.

Therapie.

Die Therapie der subacuten und chronischen käsigen Processe,
inclusive der chronischen Phthise ist ein viel umstrittenes Thema; bekanntlich ist namentlich über letztere von Seiten der Klimatothera-
peuten eiue bis jetzt nicht abgeschlossene Fehde eröffnet worden, und
je nach der Auffassung der einzelnen Vertreter werden die verschiedensten
und abweichendsten Maassnahmen in Anwendung gezogen. Im Wesentlichen handelt es sich um die Frage, ob man phthisischen Personen
eine gewisse Freiheit der Bewegung mit Rücksicht auf klimatische Einflüsse, auf Genuss von Speise und Trank, auf Hautpflege u. s. w. gestatten darf (Rohden-Lippspringe), oder ob die sorgfältigste Ueber-
wachuug und Einschränkung aller dieser auf den Organismus des
Phthisikers einwirkenden Potenzen zum gedeilicheren Ziele führen
(Dettweiler-Falkenstein). Es würde hier zu weit führen, auf diese
Fragen, soweit sie allgemeiner Principienstreit sind, einzugehen und wir
verweisen auf die diesbezügliche Literatur. — Was das kindliche Alter
betrifft, so wird man unbedingt zugestehen müssen, dass der freie
Genuss frischer Luft, — so weit irgend das Wetter gestattet —, der Genuss
einer gut roborirendeu Kost, — mit Milch und mittleren Gaben von
Alkoholicis, dass endlich eine roborirende Behandlung der Haut mittelst
kalter Waschungen und Frottirungen zum gedeihlicheren Ziele führen,
als die Absperrungsmethode. — Bei acuten käsigen Processen wird
man vorerst versuchen, durch hydropathische Einwickelungen des
Thorax, mittlere und selbst grosse Gaben von Chinin des Fiebers Herr
zu werden; soweit wie irgend möglich, wird man schon in dieser Zeit
durch Zuführungen von frischer Luft und möglichst roborirende, dabei
den Verdauungsorganen angepasste Diät die Kräfte zu halten und zu
heben suchen. Milch, Bouillon, Beaf-tea, Milchreis, leichte Fleischspeisen,
Wein, Bier werden mit Vorsicht, aber in hinlänglichen Mengen verabreicht werden müssen. Ist der Husten quälend, so gebe man nebenbei
vorsichtig Narcotica wie Aq. Amygdal. amararum in einem milden Expectorans (Ipecacuanha) oder Extr. Belladonnae oder auch mit grosser
Vorsicht selbst bei älteren Kindern kleine Gaben von Morphium. —
Schwindet das Fieber mehr und mehr, ohne dass die nachweisbare Infiltration in der Lunge weicht, so giebt es in der That kein souveräneres

Mittel als den Aufenthalt in frischer Luft, welchen man selbst an schönen
Wintertagen dreist gestatten kann. Die innerliche Verabreichung von
Emser Kesselbrunnen oder Krähnchen, von Obersalzbrunnen u. s. w.
mit Milch kann immer versucht werden; nur verspreche man sich nicht
zuviel davon; dagegen ist gerade im Sommer eine gut geübte Lungengymnastik im Freien, und zwar tiefe, methodisch geübte Respiration,
welche selbst jüngere Kinder sehr bald erlernen, sehr warm anzurathen,
und auch von Erfolg begleitet. — Dringend zu warnen ist aber vor
den in so unverständiger Weise häufig geübten und geradezu gefährlichen Inhalationen von Kochsalzdämpfen in Soolbädern, welchen Kinder
mit käsigen Infiltrationen rapid erliegen. – Selbst mit dem Aufenthalt
an der See muss man sehr vorsichtig sein, weil die salzgeschwängerte
Luft auf das Respirationsorgan schädlich wirkt. Auch Soolbäder und
warme Seebäder werden oft nicht gut vertragen; dagegen sind kühle
Waschungen und nachfolgende Abreibungen ein vortreffliches Mittel die
Hautfunction anzuregen und die gesammte Vegetation zu fördern. Je
mehr unter diesen Mitteln der Organismus sich zu erholen anfängt, je
reger und lebhafter der Appetit wird, desto nahrreicher kann die Kost
werden; nicht zum wenigsten sind hier die Leguminosenpräparate von
Hartenstein, Combinationen von Legumin mit Cacao, reichliche
Fleischkost und Wein, anzuempfehlen. Zu Leberthran und Malz-Eisenpräparaten gehe man nur dann erst über, wenn die Digestionsorgane
vollkommen in Ordnung sind und Aussicht vorhanden ist, dass sie diese
Mittel vertragen, reponire dieselben indess sofort wieder, wenn der
Appetit sich vermindert und die Zunge sich zu belegen anfängt. Man
wolle nie vergessen, dass diese Mittel, insbesondere der Leberthran
nichts Specifisches enthalten und nur als Nahrungsmittel und Roborantien wirksam sind. — — Wesentlich dieselbe Therapie kommt bei der
chronischen Phthise zur Geltung, allerdings modificirt je nach der Art
und Heftigkeit der Fieberbewegungen. Zuweilen werden grosse Chiningaben selbst bei Kindern nicht zu umgehen sein. — Gegen die heftigen
Nachtschweisse versuche man die von Köhnhorn empfohlene und von
Fräntzel bei Erwachsenen als nützlich erprobte Methode des Ein-
puderns mit Salicylsäure Talcumpulver (Acid. salicylicum 3 : Amylum 10
und Talcum 87).

Intercurrente Haemoptoe behandelt man, wie bei Erwachsenen, mit
mittleren Gaben von Plumbum aceticum (0,015 pro dosi 3stdl. bei
einem fünfjährigen Kinde mit kleinen Gaben Opium bei heftigem Hustenreiz) oder mit einem Infus. Secal. cornut. 2 : 100 und einem Zusatz von
Ae. sulf. dilut. Gtt. X. Selten, und bei der Abneigung seitens der

Kinder gegen dieselben, nur ungern, wird man zu Inhalationen mit Liq. Ferri sesquichlorati greifen. — Sind keinerlei Complicationen vorhanden, die Fieberbewegungen gering, wird der Appetit lebhafter, so lasse man die Kinder möglichst viel im Freien und reiche möglichst roborirende Diät, insbesondere auch reichlich Bier und Wein. — Selbstverständlich sind phthisische Kinder vom Schulbesuch gänzlich fern zu halten; -- nach den jüngsten Koch'schen Entdeckungen wird diese Forderung schon aus dem Gesichtspunkte der Schulhygiene aufzustellen sein, da jedes phthisische Kind zu einer Gefahr für die anderen Schulkinder wird; auch die Entfernung eines phthisischen Kindes aus dem Bereiche seiner Geschwister ist danach wohl angezeigt.

Emphysema pulmonum. — Volumen auctum pulmonum. Lungenblähung.

Aetiologie und Pathogenese.

Unter dem chronischen Emphysema pulmonum versteht man bei Erwachsenen die mit Atrophirung und Verlust eines Theiles der Alveolarwände des Lungengewebes einhergehende Blähung des Lungenparenchyms. — In diesem Sinne ist das Emphysema pulmonum bei jüngeren Kindern fast nie, bei älteren Kindern selten vorhanden. Dagegen ist die einfache Lungenblähung d. h. die Ausdehnung eines Theiles der Lungenalveolen über ihr normales Maass hinaus, ohne Läsion des eigentlichen Parenchyms, bei Kindern eine desto häufigere Affection. Die Affection ist dem entsprechend nicht sowohl ein echtes Emphysema pulmonum, als vielmehr, nach Traube's zutreffender Bezeichnung, ein einfaches Volumen auctum pulmonum. — Nur bei sehr heftigen Hustenstössen kommt es zuweilen zu einer geringfügigen Läsion des Lungenparenchyms; dann kann es sogar kommen, dass die Luft in das mediastinale Zellgewebe, unter die Pleura und selbst in das subcutane Zellgewebe eindringt; auch diese Fälle sind aber bei Kindern grosse Seltenheiten; ich habe subcutanes, von den Lungen ausgehendes Emphysem nur zwei Mal, ein Mal bei katarrhalischer Pneumonie, das zweite Mal bei Diphtherie gesehen; in beiden Fällen war die vorangehende Dyspnoë enorm. Das Emphysem entsteht augenscheinlich nur dann, wenn die Spannung der Luft in einem beschränkten Lungenabschnitte gesteigert ist, also durch vermehrten inneren Druck, oder wenn durch Zug von Aussen ein Lungenabschnitt erweitert wird. — So kann theoretisch durch Annahme des vermehrten Inspirationszuges oder des gesteigerten

Exspirationsdruckes die Erscheinung des Volumen auctum pulmonum erklärt werden. Beides kommt in der That vor. Ein intensiver Inspirationszug zwingt, wenn ein Theil der Lunge infiltrirt und für die Luft unzugänglich ist, andere Theile der Lunge, in welche die Luft eindringen kann, zur Erweiterung, daher die Aufblähung eines Theiles der Lunge bei katarrhalischer Pneumonie (vicariirendes Emphysem). Gesteigerter Exspirationsdruck treibt einen Theil der Exspirationsluft gewaltsam in die oberen Lungenabschnitte und verhindert überdies dadurch die normale exspiratorische Entleerung derselben; daher Volumen auctum pulmonum der oberen Lungentheile bei Tussis convulsiva. — Festzuhalten ist aber, dass die so entstandenen Abnormitäten nur fixirt werden können, wenn das causale Moment lange und stetig in Wirksamkeit bleibt, oder wenn complicirende Katarrhe die Wiederentleerung der einmal eingetriebenen Luft verhindern. — Alles dies kann bei Kindern vorkommen, und so finden wir Volumen auctum pulmonum bei denselben häufig; indess sind die Elasticitätsverhältnisse des kindlichen Thorax und des Lungengewebes derartig, dass die gesetzten Veränderungen sich leicht wieder ausgleichen, noch bevor die gesteigerten Spannungsverhältnisse in den Alveolen zur Atrophie der Alveolenwände und zum Schwund derselben führen, oder dass die Alveolarwände sich den neuen Verhältnissen ohne Schaden accomodiren — Etwas, worin das kindliche Alter gegenüber demjenigen der Erwachsenen bevorzugt ist. — Das Volumen auctum pulmonum finden wir bei Kindern häufig bei Bronchitis, bei katarrhalischer Pneumonie, bei acuten oder chronischen Bronchialkatarrhen, bei Tussis convulsiva, Laryngo- und Tracheostenosen bei Croup oder suffocatorisch wirkenden Tumoren u. s. w.

Pathologische Anatomie.

Anatomische Veränderungen giebt es beim Emphysema pulmonum der Kinder zumeist nicht. Die Lungenalveolen sind einfach etwas aufgebläht und erweitert; nur in seltenen Fällen finden sich die von Erwachsenen her bekannten Veränderungen, Verlust der Alveolenwände neben Obliteration und Schwund der Gefässe.

Symptome und Verlauf.

Die Symptome des acut entstandenen, und acute Processe begleitenden Volumen auctum sind so geringfügig und von dem primären Affect verdeckt, dass die Diagnose in den seltensten Fällen möglich ist. — Das vermehrte Lungenvolumen wird erst nachweisbar, wenn der Process einigermaassen länger dauert; dann fällt in erster Linie eine eigenthümliche Veränderung der Thoraxformation auf. — Die oberen Thoraxparthien erscheinen mehr gefüllt, die Thoraxwölbung beträchtlicher, so dass der (sagittale) Durchmesser vergrössert ist; indess ist auch der Breitendurchmesser (frontale) vermehrt, und ich habe Fälle gesehen, wo diese Eigenthümlichkeit sich fast auf die ganze Länge des im Ganzen kurzen Thorax erstreckte. Der Thorax erhält dadurch namentlich bei stark gebauten Kindern eine eigenthümliche Form, welche sich der Fassform annähert. — Die physikalische Untersuchung zeigt in diesen Fällen die Lungengränzen wesentlich über die normalen hinausreichend; vorzugsweise erscheint die Herzdämpfung eingeengt und zuweilen völlig verschwunden oder sie ist nur bei der palpatorischen Percussion mit Mühe zu entdecken; auch die Lebergränze beginnt tiefer, zuweilen erst am Rippenrande. — In der Regel sind in diesen Fällen chronische Bronchialkatarrhe vorhanden, daher die Respiration verschärft vesiculär, von Pfeifen, Schnurren und Rasseln begleitet. — Abgeschwächte Respiration, wie bei Erwachsenen, habe ich bei Kindern nicht gefunden. — Die Athmung ist unter dem Eindrucke des vorhandenen Bronchialkatarrhes beschleunigt. Dabei sind die Kinder durch die langdauernden und recidivirenden Katarrhe heruntergebracht, ziemlich welk und abgemagert. Der Appetit und die Verdauung sind von dem Processe nur dann beeinflusst, wenn Fieberbewegungen eintreten. Ernste Stauungssymptome habe ich nur in einem Falle gesehen, in welchem indess noch andere complicirende Anomalien des Respirationsorganes vorhanden waren, und allgemeine Tuberculose den Tod herbeiführte.

Die Diagnose des Uebels ergiebt sich aus dem physikalischen Befunde; man findet vermehrte Lungengränzen, eingeschränkte Gränzen der Herz- und Leberdämpfung und verschärftes, von katarrhalischen Symptomen begleitetes Vesiculärathmen.

Die Prognose ist bei den Fällen von reinem Volumen auctum so lange gut, als nicht schwere entzündliche Affectionen der Lunge sich hinzugesellen; — bei complicirender katarrhalischer Pneumonie tritt leicht der lethale Ausgang ein. Derselbe wird aber auch von der Pneumonie selbst eingeleitet, insbesondere, wenn gleichzeitig Rachitis vorhanden ist. Die Todesfälle, welche bei Tussis convulsiva vorkommen, sind sicher diesem selbst, nicht dem Volumen auctum pulmonum zuzuschreiben; indess kann es immerhin vorkommen, dass ein Volumen auctum zurückbleibt, welches nach recidivirenden Katarrhen schliesslich zu echtem Emphysem führt.

Die Therapie berücksichtigt die Beseitigung der ätiologischen Momente. Katarrhalische Pneumonie, Tussis convulsiva, Bronchitis etc.

werden nach den bekannten Regeln zu behandeln sein. Gehen diese
zurück, so gleicht sich auch das Volumen auctum wieder aus; nur nach
Tussis convulsiva sei man vorsichtig; hier handelt es sich darum die
letzten Spuren des secundären katarrhalischen Stadiums zu beseitigen.
Für solche Kinder ist der Aufenthalt in einem milden Gebirgsklima mit
Waldluft durch Nichts zu ersetzen; die mittleren Höhen Thüringens
bieten hier herrliche Heilstätten für die Kinder; dieselben sind dem Aufenthalt an der See vorzuziehen, wenngleich auch dieser gute Wirkungen
zur Folge hat. Ueber die Wirkungen der pneumatischen Kabinette und
der pneumatischen transportablen Vorrichtungen sind die Erfahrungen
so getheilt, dass ein präcises Urtheil unmöglich ist. Theoretisch hat
die Benutzung der Veränderung des atmosphärischen Druckes gewiss
viel für sich; es bedarf die Frage indess noch weiterer eingehender
Prüfung. Ueberdies denke man daran, die Kinder möglichst gut zu ernähren und durch vorsichtige Abhärtung vor neuen Katarrhen zu schützen.

Pleuritis. Brustfellentzündung.

Die Entzündung der Pleura ist eine häufige Krankheit des kindlichen Alters, häufiger selbst, als sie am lebenden Kinde diagnosticirt
wird, wie dies die, oft schon an ganz jungen Leichen nachweisbaren,
weitgehenden pleuritischen Schwarten und Verwachsungen zu erkennen
geben. Die Krankheit tritt nicht selten primär, weit häufiger noch
secundär, im Anschlusse an Pneumonie, Scarlatina, Gelenkrheumatismus
und andere Krankheiten auf. Ihrem Verlaufe nach unterscheidet man
die acute mit lebhaftem Fieber einsetzende, von der subacuten chronischen, schleichend einsetzenden und langsam, oft viele Wochen sich hin-
schleppenden Erkrankungsform; indess ist eine scharfe Trennung beider
Formen schon um deswillen nicht möglich, weil die ursprünglich acuten
Formen nicht selten nach stattgehabter Exsudation den chronischen
Charakter annehmen. — Man unterscheidet ferner je nach der Art der
gesetzten Entzündungsproducte 1) die Pleuritis sicca, 2) die Pleuritis
exsudativa, — letztere wieder je nach der Beschaffenheit des Exsudates,
als serosa, — serosa-purulenta, — purulenta trennend. Hämorrhagische
Exsudationen kommen bei Kindern sehr selten und wohl nur bei vorhandener Diathese oder nach Traumen zur Beobachtung.

Aetiologie.

Die Krankheit befällt primär jüngere Kinder seltener, als ältere,
kommt indess im Anschlusse an andere Erkrankungsformen, insbesondere

an Pneumonien auch in den jüngsten Altersstufen vor; für die meisten
Fälle primärer Erkrankung fehlt jeder ätiologische Anhaltspunkt;
Traumen sind bei Kindern nur sehr selten die Krankheitsursache; die
Annahme der Erkältung als Krankheitsursache ist ein unklarer Noth-
behelf, wenngleich nicht zu leugnen ist, dass die Krankheit in der
kälteren Jahreszeit etwas häufiger auftritt, als in der wärmeren. —
Unterschiede im Geschlechte sind nicht vorhanden. — Zumeist ist der
Sitz der Entzündung linksseitig, seltener rechtsseitig und weitaus
seltener doppelseitig.

Pathologische Anatomie.

Die acute Pleuritis zeigt die Pleura auf grösseren oder kleineren
Strecken ziemlich stark injicirt, an einzelnen Stellen von punktförmigen
Hämorrhagien durchsetzt. Die Oberfläche ist matt, trüb, vielfach mit
einer dünnen rosigen Exsudationsmasse, welche aus Fibrin und lymphoiden Körperchen besteht, überkleidet; gleichzeitig findet sich eine
geringe Menge von heller, wasserklarer, stark eiweisshaltiger Flüssigkeit in den abhängigsten Stellen der Pleurahöhle angesammelt. Je
nachdem der Process sich nun zur adhäsiven mehr trockenen, oder der
exsudativen Form gestaltet, nimmt die Abscheidung der festen fibrinösen
Auflagerungen oder der Flüssigkeitsmassen zu. In dem ersteren Falle
bleibt es aber alsbald nicht nur bei der einfachen Fibrinabscheidung,
sondern während durch Verklebung der beiden aneinanderliegenden
Flächen der Pleura costalis und pulmonalis sich festere Fibrinstränge
bilden, welche durch die Dehnung bei der Respirationsverschiebung der
beiden Pleurablätter vorläufig eine gewisse Länge erhalten, beginnt
gleichzeitig Vascularisation und damit die Organisation der neu gebildeten Adhäsionen, damit ist für alle Zeit die organische Verbindung der
beiden entzündlich erkrankten Flächen hergestellt, welche durch spätere
Retraction des jungen Bindegewebes gewisse Verbildungen des Thorax
und der Lungen zu Stande bringen (Rétrécissement). — Die Exsudation
von Flüssigkeit geht in der Regel nicht einher ohne gleichzeitige Abscheidung von Fibrinmassen, welche in Flocken oder Fetzen von weisser
oder hellgelber Farbe zum Theil der Pleura anliegen, zum Theil in der
Flüssigkeit suspendirt bleiben. — Die Flüssigkeit erhält dadurch schon
häufig ein mehr trübes molkiges Aussehen und zeigt dann mikroskopisch
einen ziemlich reichen Gehalt an runden lymphoiden Zellen; sie kann
nun allmälig zur Resorption gelangen und die volle Intactheit der Pleurahöhle kann erhalten bleiben. In vielen Fällen geht indess durch Auswanderung von Zellen und wahrscheinlich durch gleichzeitige Neubildung die

29*

ganze Flüssigkeit allmälig die Umwandlung in Eitermasse ein. — Ist
letzteres geschehen, so erfolgt im weiteren Verlaufe der Durchbruch
des Eiters entweder nach Aussen, durch einen Intercostalraum (Empyema
necessitatis) oder durch die Lungen, oder im schlimmsten Falle auch
nach der Abdominalhöhle durch das Zwerchfell. Erst nach der Entleerung ist dann der endgültige Abschluss des Processes möglich,
welcher durch Bildung von organisirten, zur Contraction neigenden Adhäsionen erfolgt. Die Masse des Eiters und die Reichhaltigkeit der
Fibrinabscheidungen auf Lungen- und Costalpleura haben in der Regel
zu Compression der Lunge geführt und die Ausdehnung der aus den
Fibrinabscheidungen hervorgehenden organisirten Gewebsmassen, verbunden mit der Schwierigkeit einer vollen Wiederherstellung der respiratorischen Lungenoberfläche bringen gerade in diesen Fällen durch
intensive Schrumpfung des neugebildeten Gewebes die schwersten Ver-
unstaltungen des Thorax und der Wirbelsäule hervor. — (Rétrécissement,
Kypho-Skoliosen).

Symptome und Verlauf.

Acute Pleuritis. Die Krankheit beginnt wie die fibrinöse
Pneumonie plötzlich, mit hohem Fieber, zuweilen selbst mit Convulsionen. Das Gesicht anfänglich bleich, röthet sich alsbald, die Wangen
sind heiss, der Athem kurz, die Respiration beschleunigt, oberflächlich,
von unterdrücktem, von Schmerzensschrei und schmerzhafter Gesichts-
verzerrung begleitetem Husten unterbrochen. Die Haut ist heiss, der
Schlaf ist unruhig, nicht selten deliriren die kleinen Patienten. — Der
Urin sparsam, hochgestellt. Die Zunge belegt, der Stuhlgang angehalten. Die genaueste physikalische Untersuchung des Thorax ergiebt
in den ersten Stunden keine Anhaltspunkte für eine vorhandene Erkrankung der Respirationsorgane: aber die Berührung des Thorax, zuweilen
sogar der Haut ist schmerzhaft, insbesondere aber ist schon ein leichter,
in die Intercostalräume ausgeübter Druck äusserst schmerzhaft und von
lebhaftem Geschrei begleitet. — So gehen unter hohen Fiebertemperaturen ein und selbst mehrere Tage vorüber; auffallend ist der ununter-
brochene quälende, kurze unterdrückte Husten. — Endlich stellen sich
deutliche physikalische Symptome heraus. — Dieselben sind nun verschieden, je nachdem die Exsudation vorzugsweise fibrinöser oder seröser
Natur ist. Im ersteren Falle hört man an circumscripter Stelle namentlich in den Seitentheilen des Thorax deutliches pleurales Reiben. Das
Reibegeräusch ist weicher, als man es bei Erwachsenen hört und vorzugsweise nur auf der Höhe der Inspiration und derselben gleichsam

sich anschliessend vernehmbar. — Das Respirationsgeräusch ist vesiculär, kaum etwas verschärft. — Die Percussion ergiebt keinerlei Abnormität. — Fingerdruck in die Gegend wo das Reibegeräusch gehört wird, lässt die Kinder lebhaft aufschreien und documentirt die Schmerzhaftigkeit der betreffenden Stelle, auch sieht man, dass die Kleinen vermeiden, auf der befallenen Seite zu liegen. — So das Bild der reinen fibrinösen Pleuritis. — Bei geeigneten therapeutischen Maassnahmen glückt es·zuweilen, in wenigen Tagen des Processes Herr zu werden. — Die Schmerzhaftigkeit und der quälende Husten lassen nach, das Fieber sinkt ab, und die Kinder genesen.

Anders, wenn es zur Exsudation von flüssigen Massen kommt. — In dem·Maasse, als die unten zu erörternden physikalischen Phänomene die Exsudation erweisen, nimmt die Dyspnoë zu. Die Respiration ist oberflächlich, und erfolgt fast ausschliesslich mit der intacten Brusthälfte. — Das Fieber ist in der ersten Zeit ziemlich hoch, in der Regel so, dass morgendliche Remissionen um 1 bis 1½ Grad eintreten; erst allmälig sinkt die Temperaturcurve im Ganzen etwas ab, ohne dass indess das Fieber völlig verschwindet, dasselbe kann vielmehr Wochen lang auf einer mittleren Höhe (38 bis 39º C.) mit vielfachen Schwankungen und intercurrenten Exacerbationen anhalten. Bei alledem nimmt aber die Krankheit nunmehr einen etwas mehr schleppenden ruhigeren Verlauf. Der Puls ist beschleunigt, die Respiration frequent, zuweilen andauernd dyspnoëtisch. Die Kinder werden blass, magern ab; der Appetit ist gering; der Stuhlgang träge und die Urinsecretion sparsam. So können in einem mehr subacuten Stadium Tage und Wochen vergehen, bis endlich das Fieber schwindet, das Exsudat sich sichtlich und physikalisch nachweisbar allmälig verliert und mit Wiederkehr des Appetits und besserer Ernährungsverhältnisse die Heilung eintritt. — Indess ist dieser günstige Ausgang bei der exsudativen Pleuritis selten, vielmehr ändert sich ziemlich rasch das seröse Exsudat in ein eitriges um; dann bleibt das Fieber hoch, Abmagerung und Dyspnoë nehmen zu, bis durch spontane Entleerung oder operativen Eingriff der Process zu Ende geführt wird.

2) Die subacute Pleuritis unterscheidet sich von dem zuletzt geschilderten Bilde nur durch die geringere Vehemenz der Initialsymptome. — Das Fieber ist von Anfang an minder hoch, und dem gemäss die Allgemeinerscheinungen geringer, der ganze Verlauf schleppend und träge und die Diagnose nur durch den physikalischen Nachweis des Exsudates möglich. Indess bleibt die Abmagerung, ein gewisser Grad von Dyspnoë und intercurrenten Fieberexacerbationen auch hier nicht

aus; dieselben können sagar im weiteren Verlaufe, wenn das Exsudat eitrig wird, erheblich werden und die Erscheinung von 40° C. ist dann nichts Ungewöhnliches. — Weiterhin nimmt dann diese Erkrankungsform den eben skizzirten Verlauf und Ausgang.

Specielle Symptome.

Aussehen und Lage. Das Aussehen der an Pleuritis erkrankten Kinder ist im acuten Stadium der Krankheit das gewöhnliche fiebernder Kinder; die Wangen sind geröthet, die Augen glänzend; die Gesichtszüge insbesondere beim Husten schmerzhaft verzogen, nicht selten sicht man als Zeichen von Dyspnoë inspiratorisches Bewegen der Nasenflügel; je mehr das Fieber absinkt, desto mehr tritt die Bleiche der Gesichtsfarbe hervor, während je nach der Grösse des Exsudates die Erscheinungen der Dyspnoë bestehen bleiben. In der Regel liegen die Kinder im Anfange der acuten Krankheit auf der gesunden, weil nicht schmerzhaften Seite oder auf dem Rücken; ängstlich vermeiden sie jede Bewegung und führen nothwendige Bewegungen, so beim Trinken mit Hast aus; in der späteren Zeit, insbesondere bei grossem pleuritischem Erguss, liegen die Kinder auf der kranken Seite, um die Respiration der gesunden Seite frei zu halten.

Brustschmerz und Husten. Der pleuritische Brustschmerz ist in der Regel, namentlich so lange heftige Fieberbewegungen vorhanden sind, sehr lebhaft, und zwar ebenso beim Husten wie bei Druck in die Intercostalräume; später lässt auch der Schmerz nach und verliert sich trotz des Bestehens des Exsudates schliesslich ganz. Der Husten ist stets kurz, unterdrückt, lange anhaltend und neckend; er kann das quälendste Symptom der ganzen Krankheit sein, und hat insbesondere einen trockenen Charakter. Derselbe ist auch nach Verschwinden der eigentlichen acuten Fieberattaque lebhaft und andauernd, zuweilen neben den physikalischen, das einzige objective Symptom der Krankheit.

Puls. Der Puls ist auf der Höhe des Fiebers rasch, nicht selten über 140 Schläge in der Minute, nach Absinken des Fiebers ist die Frequenz geringer, indess immerhin beschleunigt, und insbesondere bei geringfügigen Bewegungen überaus wechselnd und rasch an Frequenz zunehmend. Die Spannung der Radialis und die Höhe der Pulswelle ist abhängig von dem Einflusse, welchen der pleuritische Erguss auf das Herz hat. — Reichlicher pleuritischer Erguss beeinflusst die Herzthätigkeit in mehrfacher Beziehung. In erster Linie übt er durch mechanische Belastung des Herzens ein Hinderniss auf die Herzdiastole

aus; das Herz wird daran gehindert, sich in normaler Weise mit Blut
zu füllen; er behindert weiterhin das Herz dadurch, dass er dasselbe
aus seiner normalen Lage verdrängt; denn, da dies nicht geschieht,
ohne dass die grossen Gefässstämme ebenfalls in ihrer gegenseitigen
Lage verschoben werden, so wird durch die Verschiebung der Reibungs-
widerstand innerhalb derselben vermehrt; weiterhin vermehrt die Compression der Lunge die Widerstände in den Gefässen des kleinen Kreis-
laufes direct und setzt überdies dadurch, dass es die inspiratorische
Saugkraft der Lunge beeinträchtigt, der Diastole und Füllung der
grossen Venenstämme ein erhebliches Hemmniss entgegen. Insbesondere
wird von diesen beiden Momenten das rechte Herz betroffen, dessen
normale Füllung wesentlich behindert wird. — Daher wirken rechtsseitige pleuritische Exsudate, welche gleichzeitig, wie erwähnt, den
rechten Herzmuskel direct belasten, um so deletärer der normalen Herzarbeit entgegen. Zum Glück ist gerade das kindliche rechte Herz den so
geschaffenen Widerständen um so besser gewachsen, als es durch seine
relative Muskelstärke geeignet ist, die im Lungenkreislauf gesetzten
Widerstände besser zu überwinden, als dies bei Erwachsenen der Fall
ist. Daher bleiben bei Kindern die Circulationsverhältnisse noch relativ
günstig, so lange nicht hohes Fieber und übergrosse Beschränkung der
respiratorischen Fläche die Kohlensäurespannung im Blute allzusehr
vermehren und an die an sich schwachen respiratorischen Kräfte des
Kindes zu grosse Aufgaben stellen. — Das Deletäre liegt sonach auch
hier wieder, wie bei der Pneumonie in dem Zusammenwirken des Fiebers
und der Einschränkung der Respirationsfläche.

Respiration. Die Respiration ist während des hohen Fiebers
sehr frequent und wird es in dem Maasse mehr, je rascher bei hoher
Temperaturcurve eine reichliche Exsudation erfolgt; bei niedriger
Temperatur und langsam erfolgendem Erguss, wird eine erhebliche Ansammlung von Flüssigkeit im Thoraxraum von Kindern auffallend gut
vertragen, weil das Herz Zeit gewinnt, sich den gesetzten Hindernissen
zu adaptiren, und weil die Anforderungen an die respiratorischen Kräfte
nicht plötzlich abnorm hohe sind. Bei alledem ist auch in fieberfreier
Zeit bei reichlichem Pleuraerguss die Respiration frequent und erreicht
nicht selten die Zahl von 50 bis 60 Athemzügen in der Minute; sie wird
durch intercurrente Hustenattaquen in der Regel für einige Zeit lebhaft
gesteigert.

Die Temperatur ist bei den acut einsetzenden Fällen sehr hoch
und verbleibt mit geringen Morgenremissionen auf dieser Höhe. Temperaturen über 40° sind durchaus nichts Seltenes. Allmälig sinkt die

Temperatur, erhält sich indess selbst bei serösen Ergüssen in der Höhe
von etwas über 38° C., allerdings mit sehr vielfachen Schwankungen, so
habe ich zuweilen selbst bei ganz chronischem Verlauf zwischendurch
immer wieder zeitweilige Temperatursteigerungen bis 40° C. beobachtet.
Eitrige Umwandlung des pleuritischen Exsudates geht in der Regel mit
dauerndem, hohen Fieber einher, welches erst weicht, nachdem der Eiter
spontan oder künstlich entleert ist; auch bei Kindern können aber bei
Eiteransammlungen im Pleurasack intercurrente Schüttelfröste mit nachfolgenden hohen Temperatursteigerungen vorkommen.

Physikalische Phänomene.

Die fibrinöse Pleuritis giebt sich bei Kindern, wie bei Erwachsenen
durch ein deutlich vernehmbares Reibegeräusch zu erkennen; dasselbe
ist besonders laut auf der Höhe der Inspiration und der beginnenden
Exspiration. — Die exsudative Pleuritis zeigt zunächst Veränderungen des
Percussionsschalles in den abhängigen Theilen des Brustraums. Der
Schall wird gedämpft und gleichzeitig die Resistenz an der gedämpften
Stelle vermehrt. Mit Zunahme des Exsudates vermehrt sich die Intensität der Dämpfung und steigt die Ausdehnung der gedämpften Fläche.
Gleichzeitig verstreichen die Intercostalräume und der Umfang der
befallenen Thoraxhälfte nimmt sichtbar zu. Der gesteigerte interthora-
cische Druck bringt es zu Wege, dass die Resistenz dem percutirenden
Finger ganz erheblich vermehrt erscheint; gleichzeitig findet man
durch die Percussion Verschiebungen in den Dämpfungsgränzen der anliegenden Organe, des Herzens, der Leber und der Milz. — Die Palpation ergiebt hierbei die exquisite Verminderung des Pectoralfremitus,
welche auch bei Kindern überaus deutlich wahrnehmbar ist. Während
diese Phänomene zweifellos sicher sind, sind die Erscheinungen der Auscultation gewissen, wohl bemerkenswerthen Schwankungen unterworfen.
Der gewöhnliche und normale Befund ist der, dass mit nachweisbarer
Dämpfung anfänglich Abschwächung des Vesiculärathmens und nach
und nach erst bronchiales Exspirium, später bronchiales In- und Exspirium und Bronchophonie auftreten, sonach würde bronchiale Respiration
bei intensiver Dämpfung und gleichzeitigem Fehlen des Pectoralfremitus
die Diagnose der exsudativen Pleuritis sicher stellen. Nun kommen aber
unzweifelhaft Fälle vor, wo neben der Dämpfung ein etwas abgeschwächtes vesiculäres Athmen bestehen bleibt, augenscheinlich deshalb,
weil das Respirationsgeräusch, welches bei Kindern an und für sich in
seinem puerilen Charakter dem bronchialen sich annähert, in seinem
Uebergange von Trachea auf Lungen und Thoraxwand, trotz seines

durch die Lungencompression bedingten, lauteren Charakters durch die
eingeschobene Flüssigkeitsschicht soweit abgeschwächt wird, um dem
horchenden Ohre als vesiculär zu erscheinen. — Man darf sich deshalb
auf die Auscultation allein nicht verlassen, weil man sonst grosse pleuritische Exsudate zu übersehen leicht im Stande wäre.

D i g e s t i o n s o r g a n e. Das Verhalten der Digestionsorgane wird
zumeist vom Fieber beeinflusst; bei geringem Fieber und insbesondere
nach Verschwinden der eigentlichen Entzündung und während der
Resorption des Exsudates ist der während des Fiebers verloren gewesene Appetit in der Regel wieder lebhaft; auch der Stuhlgang, ursprünglich angehalten, wird normal; die belegte Zunge reinigt sich.

H a r n. Im Beginn und auf der Höhe der Pleuritis ist die Harnmenge vermindert, der Harn ist hochgestellt, von dunkler Farbe. Die
Harnsecretion vermehrt sich in dem Maasse, als die Resorption des Exsudates vor sich geht, und wird zuweilen überaus reichlich; dementsprechend
erhält der Harn eine helle Farbe und geringes specifisches Gewicht.

Ausgänge der Pleuritis.

Plötzliche Todesfälle bei Pleuritis können vorkommen, wenngleich
ich einen solchen bei einem Kinde noch nicht erlebt habe. Es ist klar,
dass die Behinderung der Herzaction urplötzlich zu Herzparalyse führen kann; auch ist die Fortführung von Thromben, welche sich bei
der Verzögerung des Blutkreislaufes im rechten Herzen bilden können,
wohl im Stande, durch Embolie der Pulmonalarterie plötzlich den Tod
herbeizuführen; endlich ist ein durch die Circulationsbehinderung eingeleitetes Hirnödem geeignet, unter Convulsionen rasch das Leben zu
beenden; insbesondere gefährlich sind mit Rücksicht auf alle diese Even-
tualitäten Complicationen der Pleuritis mit Pericarditis und scarlatinöser
Nephritis, die erstere dazu angethan, die Herzaction noch mehr zu behindern, die letztere durch die Einleitung urämischen Hirnödems.

Die fibrinöse Pleuritis führt als echte adhäsive Entzündung zu dem
Ausgange der Verwachsung der Costal- und Pulmonalpleura, mitunter
nur an einzelnen Stellen, mitunter aber auf grossen Flächen selbst bei
ganz jungen Kindern; in der Regel kommt es aber hierbei nicht zu
deutlicher Verbildung des Thorax, auch ist man zumeist erst in der
späteren Lebensperiode in der Lage, durch die physikalische Untersuchung die Verlöthung nachzuweisen, die sich bekanntlich darin kund
giebt, dass die exspiratorische Verschiebung der Lunge behindert ist.
Die reine seröse Pleuritis währt bei Kindern in der Regel nicht lange
und der Erguss kann ohne wesentliche Residuen zur Resorption kommen;

pleuritische Exsudate, welche bei Kindern längere Zeit bestehen, werden
fast immer eitrig und der Eiter entleert sich entweder durch die Lunge
und wird expectorirt, was bei Kindern häufiger der Fall ist, als man
bei oberflächlicher Beobachtung glauben sollte und zumeist ohne die
Entwickelung eines Pneumothorax geschieht, oder durch die Thoraxwand als Empyema necessitatis, oder wo beides nicht spontan geschieht,
muss die Entleerung künstlich bewerkstelligt werden, weil sonst das
constante Fieber unter Darniederliegen der Ernährung und fortschreitender Abmagerung allmälig die Kräfte verzehrt und den lethalen Ausgang
herbeiführen dürfte. In jedem Falle heilt das Thoraxempyem mit mehr
oder minder grosser Beeinträchtigung der Thoraxgestalt (Rétrécissement),
welche ebensowohl durch die Contraction des den vereiterten Pleurasack schliessenden, neugebildeten Bindegewebes, wie durch die Behinderung der respiratorischen Function, der von Schwarten comprimirten
und eingeschlossenen Lunge zu Stande gebracht wird.

Diagnose.

Die Diagnose der Pleuritis ergiebt sich aus dem geschilderten
physikalischen Befunde und bietet nur in der Unterscheidung von Pneumonie gewisse, in manchen Fällen sogar unüberwindliche Schwierigkeiten.
Für Pleuritis wird immer die Intensität der Dämpfung, geringere Lautheit des bronchialen Athmens bei fehlenden Rasselgeräuschen, Fehlen
des Pectoralfremitus, Verstrichensein der Intercostalräume und geringe
Excursion der befallenen Thoraxhälfte bei der Respiration, die lebhafte
Schmerzhaftigkeit und endlich der neckende Husten sprechen. Sind alle
diese Symptome vereint, so darf man sich nicht scheuen, durch eine
vorsichtige antiseptisch geübte Probepunction die Diagnose zur Sicherheit zu bringen.

Prognose.

Die Prognose der primären acuten Pleuritis ist günstig; zumeist
tritt ziemlich rasch volle Wiederherstellung ein, wenn es nicht zu erheblichem Flüssigkeitserguss gekommen ist; dagegen giebt die secundäre
und insbesondere die die Scarlatina begleitende Pleuritis eine höchst
dubiöse Prognose. Langsam eintretende pleuritische Ergüsse sind bei
den acuten Erkrankungsformen weniger gefährlich, als rapide Ergüsse,
selbst wenn erstere ziemlich massenhaft sind. Selbstverständlich und
nach den Auseinandersetzungen über den Puls durchsichtig, ist die Prognose von der Höhe des Fiebers wesentlich beeinflusst. Die Gefahr
wächst bei reichlichem Pleuraerguss in dem Maasse, als die Fieber-

temperatur steigt. Das Empyem giebt bei Kindern keineswegs eine so
schlechte Prognose, wie bei Erwachsenen; im Gegentheil kann man,
wenn nicht complicirende Verhältnisse vorhanden sind, bei geeigneten
therapeutischen Maasnahmen recht gute Heilerfolge erzielen.

Therapie.

Die acute Pleuritis erheischt ein im Wesentlichen antipyretisches
Heilverfahren. Gegen das hohe Fieber wende man sich mit Natr. salicylicum, Chinin und hydropathischen Einwickelungen des Thorax. Hört
man an circumscripter Stelle Reibegeräusche und ist die Schmerzhaftigkeit sehr gross, so kann man je nach Alter und Kräftezustand des
Kindes und in der Voraussetzung, dass keine complicirende Krankheiten
vorhanden sind, Blutegel oder besser noch Schröpfköpfe appliciren. —
Sind noch geringe Fieberbewegungen vorhanden und ist das vorhandene
Exsudat zu bekämpfen, so empfiehlt es sich, kleine Calomelgaben
(0,015 p. dosi für ein bis 2 Jahre altes Kind) anzuwenden und Tinct.
Jodi. c. Tinct. Gallarum aa auf den Thorax aufzupinseln. Man sieht bei
dieser Medication die letzten Spuren der eigentlichen Entzündung
schwinden und die Resorption des Exsudates sich einleiten. In der
weiteren Folge ist eine roborirende Behandlung mit Wein, Chinadecocten,
Malzextract mit Eisen, guter Ernährung und der Darbietung der frischen
Luft das beste Mittel die Resorption des Exsudates zu beschleunigen.
Wo die Exsudation so rasch und reichlich erfolgt, dass die suffocatorische
Dyspnoë das Leben bedroht, muss man schon auf der Höhe der Entzündung zur Entleerung des Exsudates mittelst der Punction schreiten.
Man bedient sich hierbei am besten des einfachen mit einem Gold-
schlägerhäutchen oder mit einem Condom gedeckten Troikarts, entleert
indess nur soviel Flüssigkeit, bis die intrathoracische Spannung abgenommen hat, was man am besten an der Art des Ausfliessens des Ex-
sudats erkennt. Man verschliesst alsdann nach Entfernung der Canüle
die Wunde sorgfältig mit Heftpflaster. Die Fälle, wo die Punction in
dem frühen Stadium bei Kindern zur Indicatio vitalis wird, gehören indess zu den grossen Seltenheiten. Die künstliche Entleerung des Exsu-
dats wird aber im weiteren Verlauf zur Nothwendigkeit, wenn die
Resorption des Exsudates nicht vor sich geht und andauerndes Fieber,
quälender Hustenreiz und Abmagerung die Kräfte zu erschöpfen drohen.
In der Regel hat man es dann bei Kindern mit eitrigen Exsudaten zu
thun, eine Thatsache, welche vor jedem Entschlusse zum definitiven
operativen Eingriff mittelst der Probepunction festzustellen ist. Nimmt
man die vielfachen neueren Erfahrungen über die weitere Art des Vor-

gehens zusammen, so kann man folgenden Gang der Behandlung ruhig und im festen Vertrauen auf Erfolg innehalten.

Die Punction (antiseptisch) mit einfachem, mit Condom zum Zweck des Luftabschlusses versehenen Troikart, ohne nachfolgende Ausspülung, genügt in einzelnen Fällen zur definitiven Heilung des Empyems. Diese Erfahrung weist darauf hin, insbesondere bei jüngeren Kindern (eins bis drei Jahren), die Punction jedesmal vorerst zu versuchen und bei Wiedererneuerung des Eiters dieselbe zu wiederholen. Die Punction erfolgt an einer möglichst tiefen Stelle des Thorax in der hinteren Axillarlinie. Es darf aber nicht der gesammte eitrige Inhalt des Thorax sofort entleert werden, sondern nur so lange darf man den Eiter fliessen lassen, als er im Bogen und unter stärkerem intrathoracischem Druck fliesst. Die Punctionsöffnung ist sorgfältig luftdicht mittelst Heftpflaster zu schliessen.

Wenn nach zwei- bis dreimaliger Punction das Fieber andauert, das Empyem sich wieder erneuert, die Kräfte des Kranken und seine Ernährung herunterkommen, dann muss man zur Incision schreiten. Die Operation geschieht unter antiseptischen Cautelen. Langsam, mit präparirenden Schnitten vorgehend, wird die Pleurahöhle eröffnet. Die Wunde wird an einer möglichst tiefen Stelle, parallel zum Verlaufe der Rippen, entsprechend einem Intercostalraume angelegt, so zwar, dass der vordere Winkel in der hinteren Axillarlinie beginnt. Der Eiter wird zuerst durch freies Fliessenlassen unter Carbolspray entleert. Die Thoraxhöhle wird sodann mit einer 3procentigen Lösung von Acid. salicylicum sorgfältig ausgespült, bis die Lösung rein abfliesst (Carbolsäure ist bei der Ausspülung in der Befürchtung einer Carbolsäureintoxication zu vermeiden). In die Wunde wird ein desinficirtes, aus einem mittelstarken Gummirohr bestehendes Drainrohr eingelegt. Dasselbe wird mit Faden und Heftpflaster an der Thoraxwand befestigt. Die Wunde mittelst antiseptischen Verbandes sorgfältigst bedeckt.

Die Resection einer Rippe kann bei Kindern in der grössten Anzahl der Fälle vermieden werden. Ausspülungen des Thorax erfolgen nach der Operation nur dann, wenn neue Fiebertemperaturen ohne anderweitige Complicationen, welche dieselben etwa bedingen können, auftreten, und wenn dieselben auf eine neue, physikalisch nachweisbare Ansammlung von Eiter hinweisen.

Die Erneuerung des Verbandes erfolgt, sobald eine Durchfeuchtung desselben mit Eiter sich kund giebt. — Es braucht wohl kaum erwähnt zu werden, dass in der Nachbehandlung gute roborirende Diät und die Anwendung der besten hygienischen Verhältnisse am Platze ist.

Struma. Kropf.

Vergrösserungen der Schilddrüse kommen bei Kindern angeboren vor und bestehen entweder in erheblicher Erweiterung der Gefässe oder in echter Hyperplasie des Drüsengewebes und Vermehrung des interstitiellen Bindegewebes der Drüse. — Bekanntlich giebt es Gegenden, in welchen Struma endemisch ist, und in solchen sind nach den Gesetzen der Erblichkeit angeborene Strumen gleichfalls häufiger, als sonst. Von den acquirirten Strumen ist bei Kindern der von Guillaume beschriebene „Schulkropf" besonders erwähnenswerth, welcher durch häufiges Zurückwerfen des Kopfes beim Schulunterricht und gleichzeitiger Insufficienz der Athmung erzeugt sein soll. Auch hier handelt es sich mit Wahrscheinlichkeit nur um Gefässerweiterung in der Schilddrüse, weil die Vergrösserung in den Ferien sich häufig wieder zurückbilden soll; übrigens gehört der Schulkropf in Deutschland zu den äussersten Seltenheiten. Unter den in der späteren Jugendzeit acquirirten Strumen ist, wie bei Erwachsenen die cystoide und gelatinöse Vergrösserung der Schilddrüse zu beobachten; indess entwickelt sich nicht zu selten auch der echte hyperplastische, fibrinöse Kropf. Tuberculöse, carcinomatöse Entartung der Thyroidea, endlich Vereiterungen der vergrösserten Drüse sind nicht häufig, aber dennoch schon mehrfach beobachtet. (Plötzlicher Tod bei Tracheotomie). Von den mit Anomalien des Gefässapparates einhergehenden strumösen Bildungen, welche das Bild des Morbus Basedowii zusammensetzen, wird weiterhin die Rede sein.

Symptome und Verlauf.

Die Struma giebt sich durch ein starkes Hervortreten der vorderen Halsgegend der Kinder zu erkennen. Bei Neugeborenen wird der Kopf zuweilen direct nach hinten gedrängt oder die Kinder halten, um die Respiration zu ermöglichen, spontan den Kopf nach hinten gebeugt. Die Palpation ergiebt dann leicht die Vergrösserung der Schilddrüse, welche sich zuweilen nach den Seitentheilen des Halses hin umgreifen lässt. Die hohe Bedeutung von Strumen liegt in der Einengung der Trachea durch Druck und das wichtigste Phänomen derselben ist die langgedehnte in- und exspiratorisch dyspnoëtische Respiration, welche unter zischendem Geräusche erfolgt. Der Druck der strumösen Tumoren auf die Halsvenen erzeugt weiterhin leicht venöse Stase im Gehirn mit allen derselben zukommenden Symptomen.

Die Therapie der Strumen bewegt sich wesentlich in der vorsichtigsten Anwendung von Jodsalben, Jodpinselungen und Injectionen

von Alkohol oder Jod in das strumöse Gewebe und innerlicher Darreichung von Jod. Man sieht sehr häufig kleinere Strumen bei Kindern
unter dieser Behandlung zurückgehen; indess kommen ebenso häufig
bei geeigneter hygienischer Pflege spontane Rückbildungen der Strumen
vor. Operative Entfernung der Strumen wird neuerdings vielfach geübt.
Die Gefahren der eingreifenden Operation liegen bei der anatomischen
Lage der Drüse auf der Hand.

Erkrankungen der Thymusdrüse.

Die Erkrankungen der Thymusdrüse, welchen in früheren Zeit in
der Pathologie des kindlichen Alters vielfach Aufmerksamkeit zugewendet wurde, weil man den Laryngismus stridulus der Kinder darauf
zurückführte, sind nach der Abweisung dieser Annahme durch Friedleben wenig beachtet. Indess ist sicher, dass Vereiterungen und nekrobiotische Einschmelzungen der Thymus bei syphilitischen Kindern häufig
zur Beobachtung kommen; auch die einfache Hyperplasie der Drüse
gehört nicht zu den Seltenheiten, endlich ist die Thymus nach den
Untersuchungen von Hahn und Thomas vielfach der Ausgangspunkt
für Tumoren des vorderen Mediastinum. Die tuberculöse Erkrankung der
Thymus ist in der Regel erst eine die allgemeine Miliartuberculose oder
die käsige Pneumonie begleitende Secundärkrankheit. Die Kenntniss
des hyperplastischen Processes der Thymus ist deshalb für den Kinderarzt von Bedeutung, weil zuweilen suffocatorische Anfälle durch Druck
auf die Trachea bei Kindern hervorgerufen werden. Ich habe selbst
(Centralzeitung f. Kinderheilk. Bd. II.) einen Fall beschrieben, in welchem
der plötzliche Tod eines Kindes durch Compression der Trachea herbeigeführt wurde. Die grosse Thymusdrüse umfasst die Trachea fast vollständig und die Trachealschleimhaut wird an der comprimirten Stelle
anämisch. Auch Gerhardt beschreibt einen ähnlichen Fall von einem
achtjährigen Kinde. Die Symptome waren suffocatorische und epileptische
Anfälle. Die Section ergab nur enorme Vergrösserung der Thymus.

Die Diagnose der Thymuserkrankungen ist sehr schwierig, kaum
dass eine Dämpfung des Percussionsschalles im oberen Sternalbereiche
eine sichere Handhabe für die Annahme einer Vergrösserung der Thymusdrüse gewährt. Man wird indess bei fast unerklärlichen suffocatorischen
Anfällen, insbesondere im Säuglingsalter an Erkrankungen der Thymusdrüse zu denken haben, und die Diagnose wird durch gleichzeitige
abnorme Dämpfung auf dem Sternum einigermaassen sicher sein.

Die Therapie ist leider völlig machtlos. — Bei dem Einfluss, welchen die Arsenikpräparate auf sarcomatöse Tumoren zu haben scheinen, kann man versuchen, innerlich die Sol. arsenicalis Fowleri (zwei Tropfen 2 Mal täglich bei Säuglingen) zu geben. Bei ausgesprochenen syphilitischen Kindern wird man von Mercurpräparaten (Calomel, Hydrarg. jodat. flavum) und Jodkali Gebrauch machen können.

Erkrankungen der Bronchialdrüsen.

Der gesammte dem Thoraxraum und dessen Organen angehörende Lymphgefässapparat, einschliesslich den dazu gehörenden Lymphdrüsen nimmt an den Erkrankungen der intrathoracischen Organe vielfach lebhaften Antheil, bei Kindern in weitaus hervorstechenderem Maasse als bei Erwachsenen. Daher ist Vergrösserung der Lymphdrüsen in dem genannten Bezirke nahezu eine der häufigsten Erkrankungsformen des kindlichen Alters, insbesondere aber ist diejenige Gruppe von Lymphdrüsen, welche speciell zu den Lungen in Beziehung stehen, also die Gl. tracheales, bronchiales und pulmonales, bei den häufigen Erkrankungen des kindlichen Respirationstractes in Mitleidenschaft gezogen.

Pathologische Anatomie.

Die Lymphdrüsen bieten entweder das Bild der acuten Schwellung und Hyperplasie dar; sie sind in solchem Falle auf dem Durchschnitt von rother, bis dunkelblaurother oder blaurother Farbe und bieten eine feuchte glatte Schnittfläche, so sieht man sie unter Anderem bei Kindern, welche an acuter katarrhalischer oder fibrinöser Pneumonie gestorben sind, oder die Drüsen bieten das Bild der chronischen markigen Schwellung; sie sind dann mehr weiss oder schmutziggrau auf dem Durchschnitt, eine trockne und etwas rauhe Oberfläche darbietend. Von letzterem findet man nun Uebergänge zu den echten lympho-sarcomatösen Hyperplasien. Ausser diesen mehr hyperplastischen Processen findet man die nekrobiotischen Vorgänge, und zwar in der Form der käsigen trocknen Umwandlung, mit Einsprengungen echter miliarer Tuberkel bis zur käsigen Einschmelzung und Cavernenbildung. In letzterem Falle sieht man zuweilen in dem periadenitisch veränderten hyperplastischen Gewebe die eigentliche Drüse als caput mortuum halb eingeschmolzen liegen und sieht gleichzeitig von dem so gebildeten nekrobiotischen Erweichungsheerde Durchbrüche nach einem Bronchus, der Trachea, dem Oesophagus oder gar nach einer der grossen Gefässstämme

der Venae anonymae, bronchiales oder selbst nach den entsprechenden
Arterien.

Symptome und Verlauf.

So häufig man die Diagnose der Bronchialdrüsenvergrösserung, insbesondere aber der Verkäsung oder sarcomatösen Hyperplasie vermuthungs-
weise stellen kann, so schwierig ist eine präcise Diagnose der Erkrankung,
weil physikalisch die Vergrösserung gar nicht oder nur in den extremsten
Fällen nachweisbar ist. Zumeist der physikalischen Diagnostik zugängig
ist noch die Hyperplasie der Lymphdrüsen des vorderen Mediastinum,
weil durch dieselbe auf dem Manubrium sterni Dämpfung des Percussionsschalles erzeugt werden kann; aus den etwaigen percutorischen Differenzen in den intrascapularen Räumen ist über das Verhalten der
Lymphdrüsen des hinteren Mediastinum wenig oder gar nichts zu erschliessen. Unter solchen Verhältnissen ist es wichtig auf andere und
speciell functionelle Symptome zu achten. — Die engen Beziehungen der
intrathoracischen Lymphdrüsen zu den cervicalen und submaxillaren
Drüsen wird die Vermuthung der Schwellung der ersteren wachrufen,
wenn die letzteren erheblich vergrössert und indurirt sind, so bei den
pseudoleukämischen Hyperplasien, bei chronischen Eccemen, im Allgemeinen bei Scrophulose und Rachitis, überdies bei allen acuten malignen,
die Halspartien in Mitleidenschaft ziehenden Processen, wie Diphtherie,
Scarlatina u. s. w. — Von functionellen Symptomen sind diejenigen der
Reizung und der Druckwirkung auf die Umgebung ins Auge zu fassen. Bezüglich der ersteren ist festzuhalten, dass sowie Lymphdrüsenschwellungen von acuten oder chronischen in den Luftwegen vorhandenen Reizungszuständen eingeleitet werden, letztere wiederum von der ersteren reciprok
unterhalten werden; daher sieht man häufiges Auftreten von Tracheal-
und Bronchokatarrhen, und enorm lange Dauer derselben. Die Hustenanfälle sind überaus hartnäckig und bei der meist geringfügigen Secretion
heftigster Art, von convulsivem Charakter und von Erbrechen begleitet;
auch intercurrente, den Charakter der nervösen Attaquen tragende asthmatische Anfälle gehören nicht zu den Seltenheiten. Von Druckerscheinungen sind besonders tracheostenotische Symptome bemerkenswerth,
welche sich durch die rauhe Art des verlängerten Inspirium und die
wohlerhaltene Stimme von den laryngostenotischen wohl unterscheiden
lassen, ferner Schlingbeschwerden durch Druck auf den Oesophagus und
endlich Lähmungserscheinungen an den, von den Recurrentes N. vagi
versorgten Larynxmuskeln; überdies sind die Gefässe und insbesondere
die Venen der Compression ausgesetzt, so dass Stasen in den Hals- und

Gesichtsvenen mit erheblicher Erweiterung und Füllung derselben die Folge sind. So wenig jedes einzelne dieser Symptome an sich diagnostisch maassgebend ist, so sind sie vereint auftretend doch wohl geeignet die Diagnose an die Hand zu geben, um so mehr dann, wenn die befallenen Kinder gleichzeitig nachweislich an Scrophulose und Rachitis leiden, oder aus der Heredität der Tuberculose suspect sind. — Die chronische Verkäsung der Bronchialdrüsen combinirt sich in der Regel nach relativ kurzer Zeit mit käsigen Processen in den Lungen oder mit Miliartuberculose und so ist auch aus dem Schlusseffecte der Erkrankung die Diagnose ermöglicht. — Fasst man zusammen, so wird man die

Diagnose auf Schwellungen der intrathoracischen Lymphdrüsen stellen können, wenn bei acuten oder chronischen Krankheiten, insbesondere bei rachitischen, scrophulösen oder syphilitischen Processen Lymphdrüsenschwellungen am Halse sich mit heftigen, bis zu suffocatorischen Attaquen hin steigernden Hustenparoxysmen und mit den Symptomen der Compression der intrathoracischen Organe combiniren. — Vielfach fehlen indess alle oder sehr wesentliche Theile des Gesammtbildes.

Die Prognose der Lymphdrüsenschwellungen ist in jedem Falle dubiös, selbst bei der, als rein hyperplastischen Process anzusprechenden Schwellungsform; die schlechteste Prognose geben naturgemäss die nekrobiotischen Vorgänge, insbesondere die käsigen und käsig tuberculösen Umwandlungen.

Die Therapie fällt genau zusammen mit derjenigen der Scrophulose und der käsigen Processe und ist in erster Linie hygienisch. Soolbäder, warme Seebäder, frische Luft, gute Nahrung setzen im Wesentlichen den passenden Heilschatz zusammen. — Von Medicamenten wird man die Jod- und Jodeisenpräparate mit Vorsicht in Anwendung ziehen, bei mageren und dürftigen Kindern Malzextract mit Eisen. Gegen die hyperplastische mit chronischer Cervicaldrüsenschwellung einhergehende Form habe ich in jüngster Zeit mehrfach Arsen innerlich gegeben, nicht immer mit gleichem Erfolge, wie ich hervorheben will, indess ist die Anwendung des Mittels immerhin zu empfehlen, da man die Schwellungen der oberflächlichen Drüsen zweifelsohne sich zurückbilden sieht.

Krankheiten des Circulationsapparates.

Krankheiten des Herzbeutels.

Pericarditis.

Aetiologie und Pathogenese.

Die Entzündung des Herzbeutels ist als autochthone Erkrankung eine seltene Affection im kindlichen Alter; häufiger tritt sie im Verlauf anderer Affectionen auf, namentlich aber solcher, welche ihren Sitz in den Respirationsorganen haben; so schliesst sie sich der Pleuropneumonie an, indem sich der Entzündungsreiz von der Pleura auf das Pericardium ausdehnt, so kommt sie ferner bei den mit Pleuritis einhergehenden zymotischen oder septischen Erkrankungsformen bei puerperaler Infection, bei Scarlatina, Morbillen, Typhus, Cholera asiatica u. A. vor; ich habe einen Fall von eitriger, mit Endocarditis, myocarditischen Abscessen, adhäsiver Pleuritis und chronischer Pneumonie combinirter Pericarditis beschrieben (cf. Centralbl. f. Kinderheilk. Bd. I. p. 23). — Insbesondere häufig begleitet die Krankheit aber den acuten Gelenkrheumatismus und bildet hier eines der stetigsten Glieder in der Kette zwischen Rheumatismus, Endocarditis und Chorea (s. p. 366). — Die Krankheit befällt unter den genannten Verhältnissen die Kinder aller Altersstufen ziemlich gleichmässig und macht auch keinen Unterschied des Geschlechtes.

Pathologische Anatomie.

Man unterscheidet am Pericardium das viscerale und parietale Blatt. Beide Theile sind der Entzündung unterworfen, welche im Wesentlichen völlig den Charakter der Entzündungen seröser Häute innehält und sich in Nichts von denjenigen der Pleura unterscheidet. Alles dort Beschriebene trifft für das Pericardium zu, hier wie dort kommt die einfache, ein zartes, neues Bindegewebe bildende Entzündung vor, welches bei der steten Motion des Herzens in Zottenform die Oberfläche des Herzens und die Innenseite des parietalen Blattes bekleidet und zur Verklebung und schliesslichen Verwachsung führt (adhäsive Entzündung), hier wie dort kommt es aber auch zum reichlichen serösen, serös purulenten und echten purulenten Erguss (Pyopericardium). — Die Mitbetheiligung auch der Aussenseite des parietalen Blattes des Pericardium und die Festlöthung des Pericardium an die Brustwand und an die

beiderseitigen Pleuren ist bei länger dauernder, inbesondere bei adhäsiver Entzündung keine Seltenheit und selbst Durchbrüche des Eiters
nach Aussen kommen, wenngleich selten vor (so in dem oben citirten
Falle).

Symptome und Verlauf.

Die allgemeinen Symptome der Periearditis sind, wenn sich die
Krankheit zu andern aeuten Processen hinzugesellt, so wenig hervor-
stechend, dass die Krankheit leicht übersehen werden kann; hat man
sich indess gewöhnt, auch bei solchen Kindern, bei welchen die physikalischen Symptome, welche das Respirationsorgan darbietet, die Dyspnoë,
das hohe Fieber und die Schmerzen zu erklären scheinen, dennoch
immer genau das Herz zu untersuchen, so kann wegen der deutlich
und scharf hervortretenden physikalischen Zeichen, welche die Pericarditis darbietet, dieselbe nicht verkannt oder übersehen werden. ·

Zwei Symptome sind es, welche die Diagnose der Pericarditis
physikalisch sicher stellen, die aber zu verschiedenen Zeiten derselben
Erkrankung mit einander wechseln können, oder von denen das eine
oder das andere in dem einzelnen Falle fehlen kann, je nach der Art
der pathologischen Veränderungen in dem Pericardialsacke. — Im
Beginn der Krankheit hört man in der Mehrzahl der Fälle ein, von
den rauh gewordenen und an ihrer zugekehrten Seite sich reibenden
Flächen des Pericardium, erzeugtes Reibegeräusch. Dasselbe hat
einen wesentlich anderen Charakter, als endocardische Geräusche, da es
den Herztönen gleichsam nachschleppt und viel mehr rauh und schabend
ins Ohr klingt; ist das Geräusch sehr lebhaft, so fühlt in der Regel auch
die auf die Herzgegend gelegte Hand ein die Herzbewegung begleitendes
Schwirren. — Dieses Phänomen kann während der ganzen Dauer der
Krankheit bestehen bleiben, wenn man anders es mit einer fibrinösen,
Zotten bildenden Pericarditis zu thun hat, und es verschwindet erst dann,
wenn eine definitive Verwachsung des Herzens mit dem Herzbeutel der
schabenden Bewegung ein Ende macht. Unter solchen Verhältnissen
verschwindet der Spitzenstoss niemals und die Dämpfungsgrenzen des
Herzens behalten während der ganzen Krankheitsdauer nahezu ihre
normale Grösse.   Anders bei der exsudativen, serösen und serös purulenten Form der Krankheit; hier tritt in demselben Maasse, als die Exsudation vor sich geht, das Reibegeräusch zurück und die percutorisch nachweisbare Veränderung, das Symptom der Pericarditis tritt in den Vordergrund.   Denken wir uns, dass ein Fall einer exsudativen Pericarditis auf
der Höhe der Krankheit in Behandlung kommt, so bietet die Herzdämpfung

eine dreieckige Form dar, so zwar dass die Spitze des Dreiecks nach
oben, die Basis nach unten liegt, während der rechte Schenkel im
unteren Sternalabschnitt über den rechten Sternalrand hinausragt. Der
Spitzenstoss ist nahezu verschwunden. Die Herztöne erklingen dumpf,
aber frei von begleitenden Geräuschen. — Stellt man nun weiter bei
dem Kranken in verschiedener Lage die Dämpfungsgrenzen des Herzens
fest, so ist man überrascht eine auffällige Verschiebung derselben kennen
zu lernen. — Nicht so ausgeprägt ist die Dämpfung in mehr frischen,
noch in der Entstehung begriffenen Fällen; in diesen sieht man aber,
dass in dem Maasse, als pericardiales Exsudat sich anzusammeln beginnt, der ursprünglich in spitzem Winkel auf die Leber treffende Rand
der percutorisch darzustellenden Herzfigur allmälig einen rechten und
schliesslich einen stumpfen Winkel mit dem oberen Leberrande darstellt,
bis endlich die breite Basis der dreieckigen Dämpfungsfigur entstanden
ist (Ranchfuss).

So sind also 1) schabende Reibegeräusche, 2) dreieckige vergrösserte Herzdämpfung und gleichzeitiges Verschwinden des Herzstosses
sichere Zeichen der Pericarditis. — Diesen Erscheinungen gegenüber
treten die Allgemeinsymptome zwar etwas in den Hintergrund, sie sind
aber bei einiger Aufmerksamkeit wohl und unverkennbar wahrzunehmen.
— Die vordere Thoraxwand erscheint je nach der Masse des gesetzten
Exsudates mehr gleichmässig hervorgewölbt, die linken Intercostalräume
zwischen 2. und 7. Rippe nahezu verstrichen; die Athemnoth ist beträchtlich und bei den gern auf dem Rücken liegenden Kindern höchst
auffällig. Die Gesichtsfarbe ist bleich und ältere Kinder klagen häufig
über Stiche in der Brust.

Der Radialpuls ist klein, die Pulswelle niedrig, zuweilen findet man
ausgesprochene Unregelmässigkeit des Pulses. Die Temperatur der
Haut ist überaus verschieden, je nach der Krankheit, welche die Pericarditis complicirt, so kommen auf der Höhe des Gelenkrheumatismus
oder bei Pleuropneumonie ausserordentlich hohe Temperaturen vor,
später bleibt die Temperatur nur wenig über der Norm erhoben; nur
eitrige Ergüsse unterhalten wie bei Pleuritis so auch bei Pericarditis
lange Zeit hindurch, wenngleich unter grossen Schwankungen, sehr hohe
Temperaturschläge. — Der Appetit liegt in der Regel darnieder, ist
indess abhängig von dem Fieberverlauf und bessert sich in dem Maasse,
als die Kinder fieberfrei werden. Der Harn ist hochgestellt, die Harnmenge ist auf der Höhe der Krankheit vermindert, während sie im weiteren Fortschritt und bei günstiger Rückbildung allmälig und zuweilen
reichlich zunimmt.

Ausgänge der Pericarditis. Die Ausgänge der Pericarditis sind verschieden, je nach der Art der gesetzten pathologischen Veränderungen.

Die seröse Exsudation gestattet eine volle Restitutio in integrum. Man sieht unter solchen Verhältnissen die vergrösserten Dämpfungsgränzen allmälig sich wieder zurückbilden, für kurze Zeit tritt pericardiales Reibegeräusch auf, allmälig schwindet auch dieses. Die Herztöne werden rein, der Herzstoss nimmt seine normale Stelle ein und nach einiger Zeit kündet Nichts mehr die vorangegangene Krankheit an. Nicht so günstig ist der Ausgang bei der fibrinösen, zottenbildenden Pericarditis und bei jenen exsudativen Formen, wo der Erguss hämorrhagischer Natur war. In der Regel kommt es hierbei zu beträchtlicher Verwachsung der visceralen und parietalen Blätter des Pericardium und so zur Verödung fast des ganzen pericardialen Sackes, bei der hämorrhagischen Form häufig mit gleichzeitiger Eruption von Miliartuberkeln innerhalb der verwachsenen Stellen. Damit ist aber zugleich die Möglichkeit einer Verschiebnug des Herzens im Herzbeutel bei der Herzbewegung aufgehoben und einleuchtend, dass auch das parietale Blatt des Pericardium die Bewegungen des Herzens mitzumachen gezwungen ist. — Ist nun während der entzündlichen Affection auch die äussere Seite des parietalen Pericardialblattes an der Entzündung betheiligt gewesen, ist es zu Adhäsionen zwischen Pleura, Pericardium, vorderem Mediastinum und Sternum gekommen, so ist es erklärlich, dass der Herzimpuls sich ohne Weiteres der Brustwand mittheilt und dass die Herzcontractionen den unteren Abschnitt des Sternum nach innen ziehen; so ist also die systolische Einziehung des unteren Sternalabschnittes das Zeichen der stattgehabten Verwachsung zwischen Herz, Pericardium und vorderer Brustwand; bei alledem ist erfahrungsgemäss dieses Symptom nicht bei allen Fällen von Verwachsung vorhanden, — wie dies Traube schon für Erwachsene erwiesen hat, — so dass seine Abwesenheit Nichts gegen das Vorhandensein der Verwachsung beweist. — Derartige Veränderungen gehen weiterhin selbstverständlich nicht einher, ohne Beeinflussung des Herzens selbst, denn die der Systole so gesetzten abnormen Widerstände führen in relativ kurzer Zeit zu Dilatation und Hypertrophie des Herzens. Dann wird in weiterem Verlaufe der Jahre das Sternum und die linke vordere Thoraxhälfte in der Gegend zwischen 3. bis 6. Rippe stark hervorgewölbt, während die Dämpfungsgränzen des Herzens nach links und unten hin sich über den sechsten Intercostalraum hinaus und mehr nach der vorderen Axillarlinie hin erstrecken, und der rechte Herzrand den rechten

Sternalrand nach rechts überschreitet. Ein circumscripter Herzstoss
kommt nicht zu Stande, sondern ein Theil der vorderen Thoraxwand
wird bei der Systole nach innen gezogen, während der übrige Theil in
ziemlich weiter Ausdehnung eine Erschütterung erleidet. Relativ geringe pathologische Veränderungen der Lungen, wie acute Bronchialkatarrhe sind unter solchen Verhältnissen im Stande, erhebliche
Compensationsstörungen herbeizuführen, welche sich in Dyspnoë,
Cyanose und in hydropischen Ansammlungen bei gestörter Diurese
äussern.

Die Schwartenbildung und Verwachsung bietet aber noch bei Kindern
die specielle Gefahr, dass sie häufig der Sitz und Ausgangspunkt miliar-
tuberculöser Ablagerungen wird, welche schliesslich unter weiterer
Verbreitung zu diffuser Miliartuberculose und lethalem Ausgange führen.
— Noch weniger als die fibrinöse bietet die eitrige Pericarditis die Ge-
währ einer Restitution. Sie führt zumeist unter andauernden Fiebererscheinungen und Erschöpfung der Kräfte zum Tode. Zuweilen wird
sie auch von gleichzeitig vorhandenen myocarditischen Veränderungen,
fettigem Zerfall oder Abscessen in der Herzmuskulatur begleitet. —
Selbst in denjenigen seltenen Fällen, wo der Durchbruch des Eiters
nach Aussen erfolgt, sind die Aussichten auf einen Heilerfolg gering; in
der Regel zeichnet sich die Ansammlung von Eiter im Pericardium ebenfalls durch rapide Temperaturdifferenzen und allmälige Erschöpfung der
Kräfte aus.

Diagnose.

Die Diagnose der Pericarditis ergiebt sich aus dem physikalischen
Befunde. — Lautes systolisches und diastolisches Schabegeräusch in
einer Reihe von Fällen, Verbreiterung der Herzdämpfung in Form eines
abgestumpften Dreiecks mit nach unten gerichteter Basis und in letzterem
Falle gleichzeitiges Verschwinden des Herzstosses in anderen Fällen,
sichern die Diagnose. — Bei letztgenannten Symptomen ist eine Verwechslung mit Hydropericardium nur möglich, so lange man sich auf
den physikalischen Befund des Herzens allein verlässt. Die genaue
Untersuchung der Brustorgane dürfte bei Hydropericardium gleichzeitig
die Anwesenheit von beiderseitigem Hydrothorax nachweisen, und überdies werden Anasarca und vielfach auch Ascites nicht fehlen. — Ueber
die Beschaffenheit des stattgehabten pericarditischen Ergusses entscheidet der weitere Verlauf; hohe Temperaturschläge, intercurrente
Schüttelfröste und erhebliches rasches Absinken der Ernährung und
Kräfte lassen ein Pyopericardium vermuthen.

Prognose.

Die Prognose der Pericarditis ist quoad vitam nicht direkt ungünstig; sie hängt allerdings wesentlich von den complicirenden Verhältnissen ab. Gesellt sich bei einem zarten Kinde Pericarditis zu
einer Pleuropneumonie hinzu, so liegt die Gefahr der Krankheit eben
nicht in der Pericarditis, sondern in der Schwere der Gesammtkrankheit;
die Pericarditis macht die Prognose nur schlechter, da die Erschwerung
der Herzaction durch den pericardialen Erguss leichte Ermüdung des
ohnedies überangestrengten Herzmuskels herbeiführt; ebenso wird die
Pericarditis eine unangenehme Complication der Endocarditis bei Gelenkrheumatismus u. s. w. Die Prognose ist weiterhin beeinflusst von
der Art des Ergusses. Eitriger pericardialer Erguss ergiebt stets eine
höchst ungünstige Prognose.

Quoad valetudinem completam ist jede Pericarditis dubiös zu betrachten, weil Verdickungen des Pericardium, Verwachsungen und totale
Verödung des Herzbeutels sehr leicht als Residuen bleiben und die oben
skizzirten Folgeanomalien haben, welche später das lethale Ende herbeiführen; so wird also die Pericarditis immerhin als eine sehr ernste Erkrankung des kindlichen Organismus aufzufassen sein.

Therapie.

Die Therapie der Pericarditis ist verschieden, je nachdem man mit
einem sehr acut einsetzenden, schmerzhaften, mit hohem Fieber verlaufenden Process, oder mit einem mehr subacuten Processe zu thun
hat, verschieden ferner, je nach dem übrigen Befinden der kleinen
Kranken, speciell nach den begleitenden und gleichzeitigen Affectionen
und endlich nach dem Kräftezustand. Bei einer frischen, uncomplicirten
Pericarditis, wie sie z. B. den Gelenkrheumatismus begleitet, scheue man
sich nicht bei einem sonst gut ernährten, insbesondere von Scrophulose oder Rhachitis freien Kinde locale Blutentziehungen anzuwenden.
— 2 bis 3 bis 4 Blutegel oder Schröpfköpfe, je nach dem Alter, beseitigen die Schmerzempfindung und tragen sicherlich zur Bekämpfung
der Entzündung bei. — Nach der Blutentziehung lege man eine Eisblase auf die Herzgegend; wo die Blutentziehung contraindicirt ist,
gehe man von vornherein an die Application der Eisblase. Von inneren
Mitteln sind von jeher die Mercurialien empfohlen worden und können
kleinere Gaben von Calomel (0,015 p. dosi) dreist angewendet werden;
dieselben sind sicherlich ohne Nachtheil, und weitaus weniger gefährlich als die Digitalis, mit welcher man bei Kindern gerade bei der
Pericarditis wegen drohender Herzlähmung gar nicht vorsichtig genug

sein kann. Mit diesen Mitteln bekämpft man das acuteste Stadium,
vorausgesetzt, dass nicht die Masse des Ergusses noch andere energische
operative Maassregeln gebietet. Lassen die Entzündungssymptome, insbesondere Schmerzhaftigkeit, Fieber und die Pulsfrequenz nach, so versucht man durch Application von mit Tinct. Gallarum verdünnter Jodtinctur
auf die Herzgegend die Resorption des Exsudates herbeizuführen und
hält sich im Uebrigen im Ganzen an die für das pleuritische Exsudat
gegebenen Regeln; neuerdings hat noch Senator Einreibungen mit
Schmierseife auf die Herzgegend als gutes resorbirendes Mittel empfohlen.
In dem Maasse, als das Fieber absinkt, der Appetit sich bessert, gehe
man weiterhin zu roborirenden Mitteln, zu Malzextract, Eisen, Chinadecocten, Wein u. s. w. über. — Man nimmt wahr, dass unter dieser
Behandlung in der Regel die Resorption des Exsudates eintritt, und
dass nach Einengung der Dämpfungsgränzen schliesslich auch die Schabe-
geräusche schwinden.

Wichtige, und quoad vitam gebietende Indicationen ergeben sich
in einzelnen Fällen aus der rapiden Entwickelung und Massenhaftigkeit des Exsudates. Die daraus resultirende Spannung im Herzbeutel
und Druckwirkung auf den Herzmuskel können denselben in seinen Bewegungen in einer Weise hemmen, dass die Gefahr der Herzlähmung
nahe gelegt wird. Es muss also Alles darauf ankommen, so lange wie
thunlich den Herzmuskel zu kräftigen und sobald die angewandten Mittel
nach dieser Richtung den Dienst zu versagen scheinen, durch schleunigste
Entleerung des Exsudates die Spannung im Pericardium herabzusetzen.
Der ersten von diesen beiden Indicationen genügt man durch Anwendung
der üblichen Excitantien, durch sehr vorsichtig verabreichte Gaben von
Digitalis (0,12 bis 2 : 120 2stdl. 1 Kdlfl. für ein Kind von 1 bis 3 Jahren),
durch Moschus, Aether, Campher in subcutaner oder innerlicher Anwendung, während man gleichzeitig die locale Abkühlung mittelst Eisblasen nicht ausser Augen lässt. — Zuweilen wirken auch auf die Herzgegend direct applicirte, nicht zu kleine Vesicantien, augenscheinlich
auf dem Wege des Reflexes dazu mit, die allzusehr beschleunigte und
unausgiebig gewordene Herzaction zur ruhigerer und energischerer
Thätigkeit anzuregen. — Kommt man mit allen diesen Mitteln nicht
aus, so bleibt nichts anderes übrig, als zur Entleerung der Flüssigkeit
aus dem Herzbentel überzugehen. — Habe ich auch selbst die Paracenthese des Pericardium nicht geübt, so würde ich doch in der Erwägung,
dass dieselbe vieles Analoge mit der Thoraxocenthese hat, in ganz ähnlicher Weise wie dort vorgehen. Ich würde rathen, zunächst mittelst
der Probepunction mit der Pravaz'schen Spritze die Beschaffenheit

des Exsudates zu prüfen. Stellt sich heraus, dass dasselbe nur seröser Natur ist, so liesse ich die Punction mit dem vor Luftzutritt in gleicher Weise, wie beim pleuritischen Exsudat geschildert wurde, mittelst Condom geschützten Troikart folgen. — Ich würde, indem ich die Länge des einzustossenden Stückes des Troikarts genau mit dem Daumennagel markirt fest hielte, am linken Sternalrande im vierten Intercostalraum einstossen und nach Herausziehen des Troikarts die Flüssigkeit durch die Canüle so lange entleeren, als dieselbe in continuirlichem Strahle unter stärkerem Drucke im Bogen ausfliesst. Sobald die Continuation des Ausfliessens aufhört, würde ich die Canüle entfernen und luftdicht die Punctionsstelle schliessen. — Eitrige Exsudate liessen sich bei einiger Dünnflüssigkeit des Eiters analog behandeln, nur fragt es sich, ob in solchem Falle die einfache Punction zum Heilzwecke führen könnte. Ob man sich zur Eröffnung des Pericardium mittelst der Schnittoperation entschliessen dürfe, wage ich nicht zu entscheiden, wenngleich in dem von mir beschriebenen Falle von eitriger Pericarditis nach der zweimaligen Incision in keiner Weise Beschwerden direct von der Eröffnung des Pericardium auftraten und der Fall augenscheinlich auch nur durch die complicirende eitrige Myocarditis lethal endete. — Von den Folgen der Pericarditis erheischt die Verwachsung des Herzbeutels mit dem Herzen besondere therapeutische Berücksichtigung. Da die Verwachsung nicht direct zu beheben ist, so kommt Alles darauf an, den Herzmuskel thatkräftig und seiner erschwerten Aufgabe gewachsen zu erhalten. Dazu kann natürlich kein einzelnes Medicament beitragen, sondern nur lang ausgedehnte diätetische und hygienische Maassnahmen können hier zum Ziele führen. Man hüte die Kinder vor jeder Ueberreizung, vor zu lebhaften Bewegungen, Ueberhitzungen, suche sie soweit wie möglich vor fieberhaften Krankheiten zu schützen und reiche ihnen eine leichte nahrhafte Diät. Sollte die Herzaction zeitweilig lebhafter gesteigert sein, so gebe man kleine Gaben Digitalis in vorsichtiger Weise, bis die Pulszahl sich einigermaassen verlangsamt. — Anämischen Kindern kann man von Zeit zu Zeit mit kleineren Gaben Ferrum zu Hülfe kommen, auch gestatte man ihnen den reichlichen Aufenthalt in gesunder guter Waldluft. In der Anwendung von Bädern aller Art wird man bei diesen Kindern sehr vorsichtig sein müssen, Seebäder verbieten sich wegen der beträchtlichen erregenden Wirkung auf's Herz durchaus; höchstens könnte mit der Anwendung warmer Seebäder der Versuch gemacht werden. — Bei diesem Regime kann es gelingen, die gerade in der Entwicklungsperiode so gefahrdrohend hervortretenden Störungen der Compensation zu beseitigen und die Kinder zur gedeihlichen Entwicklung zu bringen.

Krankheiten des Herzens.

Angeborene Anomalien des Herzens.

Bei den angeborenen Anomalien des Herzens handelt es sich entweder um rückständige Entwicklung oder um die Folgen von congenital entstandenen endocarditischen Processen. Während in früherer Zeit gerade auf die letzte Art von Vorgängen hohes Gewicht gelegt wurde, ist es Rokitansky's Verdienst, den Nachweis geführt zu haben, dass der Rückständigkeit in der Entwicklung eine weit grössere Tragweite gebührt, als man ihr bisher zuzuschreiben gewohnt ist. — Auf die speciellen hierbei waltenden Vorgänge kann an dieser Stelle nicht eingegangen werden und ich verweise deshalb entweder auf Rokitansky's Originalarbeit oder auf das von Rauchfuss in Gerhardt's grossem Handbuch der Kinderkrankheiten ausführlich gegebene Referat der Rokitansky'schen Lehre. Wir werden uns hier ausschliesslich mit den klinischen Folgen der gesetzten Defecte zu beschäftigen haben.

1) Offenbleiben des Foramen ovale.

Das Foramen ovale bildet im fötalen Leben eine Communication im Septum atriorum, welche normaler Weise in derselben Zeit geschlossen wird, wo die Spannung der Blutsäule im rechten Herzen mit der durch die Athmung eingeleiteten Vermehrung der Blutcirculation eine beträchtliche Zunahme erleidet. Der Verschluss geschieht durch die Anlöthung der als Valvula foraminis ovalis bezeichneten Falte. — Es leuchtet ein, dass das Offenbleiben des Foramen ovale unter allen denjenigen Verhältnissen am leichtesten Statt finden muss, welche die normale Respiration und mit ihr die Eröffnung des Lungenblutbettes und die Circulation im Lungenkreislauf stören, so bei Atelektasis pulmonum. — Der Defect im Septum atriorum bleibt in der Regel völlig symptomlos, so lange nicht gleichzeitig vorhandene anderweitige Anomalien der Klappenapparate oder der Gefässe, oder frisch hinzukommende endocarditische Processe dieselbe bedingen. — Macht man sich den Einfluss der anomalen Communication auf die Blutcirculation klar, so leuchtet ein, dass ein Ueberströmen von Blut aus dem rechten Atrium in das linke nur dann Statt haben kann, wenn der Druck im rechten Atrium stärker ist, als derjenige im linken. Dies kann aber nur dann der Fall sein, wenn der Abfluss des Blutes vom rechten Ventrikel nach den Lungen durch Stenose der Pulmonalarterien behindert ist, oder wenn an der Tricuspidalklappe Veränderungen vorhanden sind, welche ein Einströmen in den rechten Ventrikel hindern, oder ein Rückströmen bei Contraction des rechten Ventrikel befördern. So lange dies nicht der Fall ist, kann bei dem gleichmässigen Druck in beiden Atrien ein Ueberströmen nicht Statt haben. — Was das Eintreten von Cyanose bei der eventuellen Mischung von arteriellem und venösem Blut betrifft, so wird alsbald davon die Rede sein. — Für die Diagnose der physikalischen Symptome stellt Sansom folgende Sätze aus einer reichen Erfahrung heraus auf. Das Offenbleiben des Foramen ovale charakterisirt sich 1) durch Cyanose ohne Herzgeräusche, 2) durch Cyanose mit systolischen und präsystolischen Geräuschen über dem dritten und vierten Rippenknorpel.

2) Defect des Septum ventriculorum.

Die Defecte im Septum ventriculorum sind fast immer combinirt mit Anomalien anderer Art am Herzen selbst oder an den grossen Gefässen; zumeist sind Stenosen der letzteren oder erhebliche Anomalien an den Klappenapparaten vorhanden; so kommt es, dass es für den Defect des Septum kein eigentlich abgegränztes und entscheidendes Symptomenbild giebt. Von den physikalischen Symptomen giebt Roger allerdings an, dass man ein mit der Systole beginnendes langdauerndes, beide Herztöne deckendes Geräusch höre. Dasselbe ist am lautesten im oberen Drittel der Präcordialgegend, in der Medianlinie und pflanzt sich in die grossen Gefässe nicht fort. — Nach Sansom ist das laute systolische Geräusch nach innen von der Herzspitze und zwischen den Schulterblättern am besten vernehmbar.

Die Folgen der Communication beider Ventrikel sind naturgemäss die, dass in demselben Maasse, als der linke Ventrikel in seiner Thätigkeit erstarkt, ein Theil der Blutsäule, welcher regelmässig nach der Aorta abfliessen sollte, nach dem rechten Ventrikel zurückgepresst wird. Die so für das rechte Herz geschaffene Ueberlastung führt bei leidlich normaler Entwicklung bald zu Hypertrophie des rechten Ventrikels. Diese Veränderung schafft gleichzeitig die Compensation für die erschwerte Action des rechten Herzmuskels. So lange der rechte Herzmuskel kräftig entwickelt ist, und nicht noch andere die Wiederstände im kleinen Kreislauf steigernde Zustände hinzukommen, geht also die Circulation in ziemlich normaler Weise vor sich; treten indess starke Exspirationsbewegungen ein, (wie bei Bronchitiden, Tussis convulsiva u. A.), so ist der rechte Ventrikel dem neuen Widerstande nicht gewachsen und es entwickelt sich Rückwärtsstauung des Blutes in den Venen mit allen

Symptomen, Verlangsamung des venösen Blutstromes und der venösen
Stase, Ueberladung des Blutes mit Kohlensäure, Cyanose, Drucksteige-
rung in den Capillaren bis zur Transsudation von Flüssigkeit in das
Unterhautzellgewebe und in die Körperhöhlen (Hydrops). So erklärt
sich auf die einfachste Weise die bei diesem Defect so häufig zur Erscheinung kommende Cyanose (Blausucht), welche als das wichtigste
Symptom der congenitalen Herzfehler in früherer Zeit betrachtet und
irrthümlich darauf zurückgeführt wurde, dass durch die Communication
zwischen beiden Ventrikeln arterielles und venöses Blut sich mische; so
erklärt sich also auch das Eintreten von Cyanose bei Offenbleiben des
Foramen ovale, ohne dass die Mischung beider Blutarten als Ursache
derselben hingestellt zu werden braucht.

Prognose. Zumeist sterben die Kinder mit Defecten in beiden
Septa, sowohl der Atrien als der Ventrikel früh, indess kommen
auch Fälle vor, wo diese congenitalen Fehler lange Jahre ertragen
werden; so beschreibt Sansom einen Fall, in welchem der Tod nach
8½ Jahren an käsiger Pneumonie erfolgte; Johnstone einen Fall,
in welchem erst im siebenten Lebensjahre die ersten Zeichen der
Anomalie und zwar Dyspnoë, Brustschmerzen, Cyanose eintraten. Der
Tod erfolgte unter epileptiformen Anfällen. Die Section ergab neben
dem ½ Zoll grossen Defect im Septum ventriculorum, Stenose am
Ostium arteriosum und Persistenz des Ductus arteriosus Botalli.

Die Therapie beider Defecte kann nur darauf hinauskommen, die
accidentellen Widerstände für den rechten Ventrikel zu beseitigen, also
Anomalien, welche insbesondere die Circulationsverhältnisse des Respirationstracts belasten, zu verhüten. Anomale, zu beschleunigte Herzaction
kann durch kleine Gaben von Acid. phosphoricum oder Digitalis
beseitigt werden.

3) Anomalien am Ostium atrio-ventriculare dextrum. — Stenose desselben, Insufficienz der Tricuspidalklappe.

Die Affection ist zumeist die Folge einer fötal verlaufenen Endocarditis des rechten Herzens, und zeigt vielfach die Spuren dieser Entzündungen in vorhandenen Verdickungen sowohl der Tricuspidalklappe, als
auch im übrigen Endocard; häufig finden sich gerade bei dieser Affection
Communicationsöffnungen zwischen Ventrikeln und Atrien mit verdickten geschrumpften Rändern. Der rechte Ventrikel ist in der Regel
klein, seine Höhle verengt. In vielen Fällen hat die Endocarditis zur
vollkommenen Atresie des rechten Ostium atrioventriculare geführt;
dann ist der Kreislauf überhaupt nur möglich, wenn sowohl im Septum

atriorum als auch im Septum ventriculorum Communicationsöffnungen restiren. Das Blut strömt vom rechten Atrium nach dem linken, in den linken Ventrikel und von diesem zum Theil in den rechten Ventrikel und dann in die Pulmonalarterie. Die Folge dieses Verhältnisses ist die Entwicklung von Hypertrophie und Dilatation des linken Ventrikels. Handelt es sich nur um Stenose des Ostium atrio-ventriculare dextrum mit gleichzeitiger Insufficienz, so ist Dilatation des rechten Atrium und die Hypertrophie des rechten Ventrikels die gewöhnliche Folge. — Die percutorischen Phänomene entsprechen diesen Verhältnissen, während man langgedehnte systolische und diastolische Geräusche vernimmt und beträchtliches Schwirren der Brustwand wahrnimmt. — In der Regel ist die Cyanose beträchtlich, die Herzbewegung ist ausserordentlich lebhaft, auch treten bei Kindern leicht Blutungen ein.

Prognose und Therapie unterscheiden sich in Nichts von denjenigen der früher angeführten Anomalien.

4) Stenose und Atresie der Arteria pulmonalis.

Die Stenose der Pulmonalarterie stellt sich in ihren Folgen verschieden dar, je nachdem sie in einer frühen oder späten Periode des fötalen Lebens eintritt, verschieden auch, je nachdem sie mit Defecten des Septum atriorum und der Ventrikel combinirt ist, oder die Septa wohl erhalten sind.

Ist die Stenose oder Atresie der Art. pulmonalis in sehr früher Fötalperiode eingetreten, so findet man in der Regel neben einer weiten Communication zwischen den beiden Atrien eine erhebliche Verkleinerung der rechten Herzkammer, nahezu bis zum Schwund derselben. Das Blut strömt vom rechten Atrium durch das offene Foramen ovale in das linke und wird bei der Systole des linken Ventrikels durch den offenen Ductus arteriosus in den Lungenkreislauf getrieben. Ist gleichzeitig ein Defect im Septum ventriculorum vorhanden, dann pflegt die Aorta mehr nach rechts gelagert beiden Ventrikeln anzugehören. — Ist die Aorta mehr dem rechten als dem linken Ventrikel zugehörig, so ist die Druckspannung in dem ersteren so beträchtlich, dass Hypertrophie und Dilatation des rechten Ventrikels die nächste Folge wird, während der linke Ventrikel klein und eng bleibt. Derselbe erhält nur sehr geringe Mengen von Lungenvenenblut vom linken Atrium her, und ebenso werden nur relativ geringe Mengen Blutes durch den Defect im Septum ventriculorum direkt in die Aorta getrieben; gehört die Aorta indess beiden Kammern gemeinschaftlich an, so dass sie gleichsam durch den Defect des Septum zweigetheilt ist, so treten die oben erwähnten Cir-

culationsverhältnisse ein, und wenn nunmehr noch das linke Atrium
durch eine beträchtliche Erweiterung des Strombettes der Oesophagus-
arterien oder Bronchialarterien hinlänglich Blut zugeführt erhält, so
entwickelt sich ebenso Hypertrophie des linken wie des rechten Ventrikels. Betrifft die Stenose nicht sowohl den Stamm der Pulmonalarterie
und dessen Verzweigungen als vielmehr den Conus arteriosus, so kann
es wohl kommen, dass derselbe gleichsam abgeschnürt einen über-
zähligen Herzventrikel darstellt.

Klinisch stellen sich die so vielfach sich combinirenden Anomalien
zunächst immer durch die höchst intensive Cyanose dar. Die Kinder
sind in der Regel zart, die Haut fein, von cyanotischer bis livider
Farbe; höchst auffällig ist, wie leicht dieselben abkühlen, so dass sie
bei leichten Entblössungen vor Kälteempfindung schreien und sofort
intensive Cyanose zur Schau tragen; die Extremitäten sind kalt, von
livider Farbe, im weiteren Fortschritt des Wachsthums die Endphalangen
der Hände kolbig verdickt. Die Kinder sind gleichzeitig dyspnoëtisch;
der Athem ist rasch und oberflächlich; auch erliegen die Kleinen relativ
geringen Einflüssen sehr leicht. Bleiben die Kinder längere Zeit am
Leben, so findet man sie in der Regel auch geistig wenig lebhaft,
apathisch und unlustig zur Thätigkeit.

Die physikalischen Symptome der Erkrankung lassen sich in
Folgendem zusammenfassen: Die Herzdämpfung ist im Ganzen vergrössert, insbesondere nach rechts hinüber. Der Herzimpuls ist mächtig
breit zu fühlen, die Thoraxwand wird überdies durch ein continuirliches
Schwirren (Fremissement) erschüttert und wölbt sich nach dem zweiten
Lebensjahre beträchtlich hervor. Die Herztöne sind von einem lauten
systolischen Geräusch begleitet, das Geräusch ist in dem Maasse schwächer
hörbar, als man sich nach rechts oder links von der Gegend des Ostium
der Pulmonalarterie entfernt; es ist am lautesten in der Höhe der zweiten
und dritten Rippe am linken Sternalrande; nach Sansom ist das Geräusch am lautesten an der Herzspitze. Die Carotidentöne sind rein und
von dem Geräusche nicht begleitet. Eine Verstärkung des zweiten Tones
an der Stelle, wo das systolische Geräusch hörbar ist, lässt voraussetzen,
dass mit der Stenose gleichzeitig ein Offenbleiben des Ductus arteriosus
Botalli verbunden ist.

Die Prognose der Affection ist wesentlich bedingt durch die
vorhandenen Combinationen von Anomalien und durch die Lebensver-
hältnisse der Kinder. Totale Atresie der Pulmonalarterie giebt selbstverständlich eine schlechtere Prognose als die einfache Stenose schon
wegen der bei der totalen Atresie nothwendigen Eröffnung vicariirender

Bahnen für den Kreislauf, welche Compensationsstörungen leicht zugängig sind. — Im Ganzen giebt aber die in Rede stehende Affection eine ungünstige Prognose aus einem Grunde, welcher sich mehr auf die Folgen derselben als auf die momentanen Wirkungen der Cirenlationsstörung bezieht; es ist Thatsache, dass Kranke mit Stenose des Lungenarterienkreislaufes häufig an käsigen Processen und an Phthisis pulmonum erliegen.

Die Therapie hat auch hier wieder obenan die hygienischen Rücksichten in der Erziehung ins Auge zu fassen, um intercurrente Krankheiten zu verhüten und den Organismus vor Compensationsstörungen zu schützen; insbesondere werden alle diejenigen Anomalien verhütet werden müssen, welche neuerdings endocarditische Processe anzufachen im Stande sind, also obenan solche, welche rheumatischen Charakter haben. — Bei der Neigung zur Abkühlung und dem Uebelbefinden der Kinder in kalter Umgebung wird man dieselben gegen Temperatureinflüsse durch wärmere Kleidung zu schützen haben. Treten Herzpalpitationen, Stauungssymptome, im GanzenCompensationsstörungen ein, so sind auch hier kleine Gaben von Phosphorsäure, Digitalis u. s. w. indicirt. — Ausserordentlich wichtig ist die Beaufsichtigung des Respirationstraets; Bronchialkatarrhe, entzündliche Affectionen der Lungen haben bei diesen Kranken wegen der drohenden Phthise weittragende Bedeutung und bedürfen der sorgfältigsten Behandlung; man unterdrücke also diese Störungen mit allen zu Gebote stehenden Mitteln, wie solche früher (pag. 418 ff.) angegeben sind.

5) Persistenz des Ductus arteriosus Botalli.

Der Ductus arteriosus Botalli stellt ein von der Theilungsstelle der Arteria pulmonalis nach dem concaven Theile des Aortenbogens sich hinerstreckendes Verbindungsstück zwischen beiden Arterienstämmen dar, welches beim gesunden Neugeborenen innerhalb der ersten vier Wochen des Lebens ohne Thrombenbildung durch die von den Wänden des Gefässstückes ausgehende Wucherung obliterirt. — Dieser normale Verschluss des Ganges wird verhindert, wenn entweder anomale Vorgänge septischer Natur Thrombose mit nachfolgendem Zerfall der Gerinnungsmassen einleiten, so bei puerperaler Infection des Neugeborenen, oder wenn begleitende angeborene Anomalien des Herzens die Circulation durch das Schaltstück zwischen Aorta und Pneumonalarterie leiten, oder endlich, wenn durch mangelhafte Respiration die Entfaltung der Lunge behindert ist, und anomale Widerstände im Lungenkreislauf geschaffen werden. — Der Gang bleibt alsdann zuweilen in erheblicher Weite offen und

stellt eine dauernde Communication zwischen der Lungenarterienbahn
und der unter den Druckverhältnissen des linken Ventrikels und der
Aortenwand befindlichen Aortenblutsäule dar. — Die Folge dieser veränderten, auf dem rechten Ventrikel lastenden Druckverhältnisse ist
die ziemlich rasche Entwicklung der Hypertrophie des rechten Ventrikels neben gleichzeitiger Dilatation der Pulmonalarterie. In der ersten
Zeit des Lebens nahezu symptomlos, giebt sich die Affection sehr bald
durch Palpitationen, durch Schwirren der vorderen Brustwand, langgedehnte systolische Geräusche, allmälige Verbreiterung der Herzdämpfung
und Hervorwölbung des oberen Theiles des Sternum zu erkennen. Nach
Gerhardt erstreckt sich die anomale Dämpfung in einem schmalen
Streifen längs des linken Sternalrandes bis zur zweiten Rippe hinauf,
ein Bezirk, in welchem man die systolische Pulsation der Pulmonalarterie auch durchfühlt. Die kleinen Kranken sind leicht cyanotisch,
leiden vielfach an Athembeschwerden, an Bronchialkatarrhen und allmälig an Erscheinungen von Compensationsstörungen bis zum Hydrops
und lethalem Ende.

Die Prognose der Affection ist in der Regel wie bei den anderen
congenitalen Herzfehlern nicht günstig, da die Kinder früh an den
Störungen der Lungencirculation und deren Folgen zu Grunde gehen;
gleichwohl kommen Fälle vor, wo ein höheres Lebensalter erreicht
wird. —

Die Indicationen der Therapie sind die bekannten.

6) Stenose des Ostium atrio-ventriculare sinistrum. — Stenose der Aorta. — Endocarditis sinistra.

Die Stenose des Ostium atrio-ventriculare sinistrum ist der Effect
einer linksseitigen fötalen Endocarditis und findet sich entweder mit
ganz erhaltenem Septum ventriculorum oder mit Offenbleiben des
letzteren. Die Aorta selbst findet sich entweder an ihrer Ursprungsstelle oder an der Einmündungsstelle des Ductus arteriosus verengt oder
verschlossen. — Bei vorhandener Stenose des Ost. atrio-ventriculare
sinist. strömt das Blut von dem erweiterten linken Atrium durch das
offene Foramen ovale nach dem rechten Atrium zurück, von da durch
den rechten Ventrikel in die Pulmonalarterienbahn und durch den offenen
Ductus arteriosus Botalli in die Aorta und deren weitere Verzweigungen
nach der Körperperipherie. Unter solchen Verhältnissen kommt es zumeist
zu totaler Obliteration des linken Ventrikels. Ein grosser Theil des
Blutes bleibt allerdings im Lungenkreislauf und die Schwierigkeiten der
Circulation wachsen mit dem Augenblicke eintretender Lungencirculation

und lebhaften Znströmens von Lungenvenenblut nach dem linken Atrium. Die Folgen sind dann tiefe Cyanose, Störungen in der Lungencirculation, Transsudationen in die Alveolen und rascher Tod. Kinder mit diesen Anomalien leben also in der Regel nur ganz kurze Zeit. Ganz ähnliche Verhältnisse treten ein, wenn die Aorta an ihrer Ursprungsstelle stenosirt oder obliterirt ist, und wie gewöhnlich eine Communication im Septum ventriculorum nicht besteht.

Bei Stenose der Aorta an der Einmündungsstelle des Ductus arteriosus Botalli findet man frühzeitig periphere vicariirende Kreislaufbahnen entwickelt. Das Blnt strömt aus dem dilatirten und hypertrophischen linken Ventrikel in die dnrch den erheblichen Druck erweiterten Art. Snbclaviae, dnrch deren Aeste, (insbesondere durch die Art. mammariae internae, die Art. transversa colli und den Truncus costocervicalis) mittelst Anastomosen, welche zu den aus der Abdominalaorta und Art. Iliaca abgehenden Arterienästen, den Intercostalarterien und Art. epigastricae inferiores führen, die Einströmung in die unteren Körperabschnitte vermittelt wird. — Die Folge dieser Vorgänge ist die relative Weite der Arterien des oberen Körperabschnittes im Gegensatze zn der Enge derselben in dem unteren Theile des Körpers, was sich namentlich aus dem Vergleiche des Radialpulses mit dem Cruralpulse und aus der sichtbaren Dilatation und Pulsation der Aeste der Art. transversa colli in der Scapulargegend feststellen lässt. — So hat die Dilatation der oberen Körperarterien für den in Rede stehenden Zustand direkte diagnostische Bedeutung. In der Regel hört man über den erweiterten Gefässen ein lautes systolisches Blasen und fühlt dem entsprechend, namentlich bei etwas im Alter fortgeschrittenen Kindern an denselben ein leises Schwirren. Die Herztöne sind fast immer rein, laut, die Dilatation und Hypertrophie des linken Ventrikels ist durch die Verlängerung der Dämpfungsgränzen, die Verstärkung des Spitzenstosses und vermehrte Resistenz desselben nachweisbar.

Die Affection wird leidlich gut vertragen und zuweilen ein hohes Lebensalter erreicht; auffallend ist, dass vorzugsweise das männliche Geschlecht von der Affection heimgesucht ist. Auch hier sind die Indicationen der Therapie die für die Herzfehler im Allgemeinen bekannten.

Zu erwähnen ist an dieser Stelle gleichzeitig die schon bei der Chlorose (pag. 191) in ihrer Bedeutung gewürdigte, angeborene Kleinheit des Herzens, Enge und Dünnwandigkeit des Arteriensystems, deren Symptome sich mit denjenigen, welche der Chlorose zugeschrieben werden, decken.

7) Transposition der grossen Gefässstämme.

Unter Transposition der grossen Gefässstämme versteht man den fehlerhaft gewechselten Ursprung der Pulmonalarterie und der Aorta, indem diese aus dem rechten, jene aus dem linken Herzen hervorgeht. Die Anomalie hat in sofern für den Praktiker geringere Bedeutung als die Lebensdauer der Neugeborenen eine sehr kurze ist. Nach den Ausführungen von Rauchfuss handelt es sich, wie auch leicht einzusehen ist, um eine rapide und fortschreitende Verarmung des Arterienblutes an Sauerstoff, da das aus den peripheren Venen zurückkehrende sauerstoffverarmte Blut nach dem rechten Herzen zurückkehrt und ohne den Lungenkreislauf durchzumachen, von Neuem in die peripheren Arterien getrieben wird, während das im linken Herzen circulirende Blut durch die Pulmonalarterie und die Lungengefässe getrieben nach dem linken Herzen zurückkehrt, um denselben Weg stets von Neuem anzutreten. Die Möglichkeit der Lebensfähigkeit, wenngleich für kurze Zeit, erscheint nur durch die Communication der Lungenvenen mit dem rechten Herzen und durch das Offenbleiben des Foramen ovale gegeben. Die Symptome der Anomalie sind sehr tiefe Cyanose, Stickanfälle, Blutungen, Kühle der Haut und der Extremitäten, Apathie. Der Ausgang früher Tod.

Erkrankungen des Herzmuskels.

Myocarditis.

Die Entzündungen des Myocardium sind bei Kindern wie bei Erwachsenen acuter oder chronischer Natur, interstitieller oder parenchymatöser Art. Die parenchymatösen Erkrankungsformen acuter oder chronischer Art mit ihrem Ausgange in feinkörnigen (fettigen) Zerfall der Muskelfasern gehören sogar, nachdem man neuerdings auch die Herzmuskulatur bei der grossen Reihe zymotischer Krankheiten mehr und mehr studirt hat, keineswegs zu den Seltenheiten und führen häufig zu unerwartetem, plötzlich tödtlichem Ausgang unter den rasch eintretenden Symptomen der Herzparalyse.

Acute interstitielle Myocarditis. — Herzabscess.

Aetiologie.

Acute entzündliche Heerde im Herzmuskel entstehen entweder auf dem Wege der continuirlichen Fortleitung eines entzündlichen Vorganges vom Endocardium oder Pericardium auf die eigentliche Muskelsubstanz, namentlich im Gefolge rheumatischer Affectionen, oder sie gehen hervor aus embolischer Einführung reizend wirkender, von der Peripherie herstammender Körper, insbesondere von Mikroorganismen.

Pathologische Anatomie.

Die fortgeleitete, in der Regel zur Eiterbildung führende acute Entzündung des Myocardium producirt im Herzmuskel zuweilen grössere, bis haselnuss- und wallnussgrosse, zuweilen kleine miliare Abscesschen, welche mit einem gelben, rahmigen, detritushaltigen Eiter gefüllt sind. Die Entleerung dieser Eiterheerde geschieht entweder nach dem Innern des Herzens; dann kommt es, nachdem das' Blut in den Abscessheerd eingedrungen ist, zu aneurysmatischen Ausdehnungen des Herzmuskels, zu Thrombenbildung mit Fortführung von thrombotischen Massen und Embolisirung von kleinen Gefässen in den wichtigsten Organen, — oder die Entleerung geschieht nach dem Pericardium und der Eiter mischt sich dann mit den in der Regel schon vorhandenen Entzündungsproducten des Pericardium. Einen Fall der letzteren Art habe ich nach Morbillen bei einem fünf Jahre alten Knaben beobachtet (s. oben pag. 466). Abscesse im Septum ventriculorum können durch den Aufbruch der Abscesshöhle abnorme Communicationen der Herzventrikel eröffnen. — Bei den durch Embolie von Micrococcen erzeugten myocarditischen Veränderungen findet man in dem Herzfleisch kleine graue bis graugelbe miliare Heerdchen, welche im Wesentlichen nur aus Microorganismen bestehen, in deren Umgebung man Ansammlungen von lymphoiden Körperchen (Eiter) beobachtet.

Symptome und Verlauf.

Die Symptome der Endocarditis sind in der Regel dunkel. In dem von mir beobachteten Falle liess Nichts die schwere Erkrankung des Myocardium vermuthen; die vorhandene Hervorwölbung des entsprechenden Thoraxabschnittes und die nachweisliche verbreiterte Dämpfung führte zur Annahme eines pleuritischen Exsudates. Die Herztöne waren dumpf und von einem schabenden, augenscheinlich von der Pericarditis erzeugten Geräusch begleitet. — Auch von anderen Autoren wird auf die Unklarheit der Symptome hingewiesen, wenngleich zuweilen cerebrale Erscheinungen wie Delirien, Benommenheit des Sensorium, endlich embolische Processe zur Beobachtung kommen. Eine begleitende Pleu-

ritis oder Pericarditis lässt nicht einmal die Dämpfnngsgränzen des
Herzens bestimmt feststellen, während bei gleichzeitiger Endocarditis
die Verbreiterung der Herzdämpfung und Auftreten abnormer Geräusche
auf diese Affection an sich bezogen werden dürften. — Am ehesten
werden vielleicht und zwar mehr bei älteren, als bei jüngeren Kindern
Unregelmässigkeit des Pulses und Schwäche desselben mit Collapszu-
fällen zur Diagnose führen.

Einer Therapie ist der in Rede stehende Process bei der Unbe-
stimmtheit der Diagnose nicht zngängig.

Die chronische interstitielle Myocarditis, welche zu
Schwielenbildung im Herzen, mit nachfolgender aneurysmatischer Dilatation des Herzmuskels führt, verläuft ebenso dunkel, wie die mehr acuten
citrigen Formen. Zuweilen führt sie urplötzlich nach eintretender Herz-
ruptur zum Tode; auch die chronischen syphilitischen Veränderungen
des Herzmuskels, also die Entwicklung von Gummata sind der klinischen
Diagnose nicht zugängig.

Die parenchymatöse Myocarditis.

Unter den parenchymatösen myocarditischen Process subsummire
ich auch die in den Lehrbüchern als fettige Degeneration oder gelbe
Atrophie beschriebene Veränderung des Herzmuskels. Das rapide Auftreten des Processes, insbesondere im Verlaufe von Typhus, Scarlatina
und Diphtherie giebt der Erkrankung entschieden nicht nur einen degenerativen Charakter, sondern lässt sie, wie die acute parenchymatöse
Nephritis zweifelsohne den entzündlichen Vorgängen anreihen.

Pathologische Anatomie.

Die mikroskopische Untersuchung zeigt bei den acutesten Formen
innerhalb der Muskelfasern nahezu vollkommene Vernichtung der Querstreifung. Die Muskelfasern sind mit einer feinkörnigen Masse angefüllt, welche sich mit Ueberosminmsäure schwarz färbt, und als Fett zu
erkennen giebt. Die Farbe des Herzmuskels ist im Ganzen blass, das
Herz ist wenig contrahirt, das rechte Herz ziemlich reich mit schlecht
geronnenen Cruormassen erfüllt. — Bei den mehr chronischen Veränderungen, insbesondere bei solchen, welche mit hämorrhagischer Diathese
und Anämie einhergehen, findet man zuweilen deutliche gelbe, als fettig
entartete Muskelzüge leicht kenntliche Flecken im Herzmuskel; die

mikroskopische Untersuchung ergiebt hier mehr grobkörnigen fettigen
Zerfall bis zur Ansammlung von grösseren Fetttropfen.

Symptome und Verlauf.

Die Symptome der aeuten parenchymatösen Myocarditis eoncen-
triren sich in der Anomalie der Herzbewegung, welche sich ebenso in
unregelmässiger Art der Contraetion wie in mangelhafter Energie derselben kund giebt. Die Kinder sind tief bleich, die Extremitäten zumeist
kühl und leicht cyanotiseh, im Gegensatze zu der zuweilen mörderischen
Temperatur am Rumpfe und in den inneren Organen. Die Radialspannung ist elend, der Puls zeitweilig aussetzend, mitunter sehr raseh,
mitunter auffallend verlangsamt; hervorsteehend ist die ausserordentliche Unruhe der Kinder, welche sich umherwerfen, laut aufkreisehen
und durch Nichts zu befriedigen sind. Der Appetit liegt vollkommen
darnieder, die Urinsekretion ist sparsam. Die Untersuchung des Herzens
zeigt den Spitzenstoss kaum wahrnehmbar; die Herzdämpfung ist zuweilen etwas verbreitert und überragt den reehten Sternalrand; indess
nicht immer, vielmehr kommt es auch vor, dass das Herz die normalen
Gränzen einnimmt. Die Herztöne sind dumpf, zuweilen gespalten oder
an der Herzspitze von systolischem Blasen begleitet; in vielen Fällen
schwindet der zweite Herzton vollständig und man hört nur einen
dumpfen ersten Ton. In der Regel überleben die Kinder diesen Zustand,
wie er im Verlaufe schwerer acuter Intoxieationen bei den zymotisehen
Krankheiten vorkommt, nicht lange, sondern erliegen entweder unter
hinzutretenden allgemeinen Convulsionen, oder unter Entwicklung von
Apathie, Somnolenz und Coma mit gleichzeitig eintretendem Lungenödem.

Bei den mehr chroniseh verlaufenden Fällen von parenehymatöser
Myocarditis, wie sie gleiehfalls den zymotisehen Krankheiten nachfolgen
und neuerdings von Dubrisay, Mosler und Leyden bei Diphtheritis beschrieben sind, sind es neben Palpitationen, der Sehwäche und
Unregelmässigkeit der Herzbewegung vorzugsweise plötzlich eintretende
Ohnmachtszufälle und selbst plötzliche in der Syneope erfolgende Todesfälle, welche das Charakteristicum der Affection bilden (s. pag. 160).

Die Prognose der Affection ist unter allen Umständen dubiös
und es lässt sich kaum behaupten, ob eine Restitutio in integrum, selbst
wenn das Leben erhalten bleibt, vorkommt. Viele Kinder gehen an den
Symptomen der Herzparalyse im Verlaufe der erwähnten aeuten Krankheiten zu Grunde.

Die Therapie hat prophylaktiseh bei den zymotisehen Krankheiten die Beschaffenheit des Herzens zu berüeksichtigen; soweit wie

irgend möglich sind decomponirende Eingriffe, Blutentziehungen, grosse
Gaben von Natr. salicylicum, Digitalis u. s. w. zu vermeiden, wenngleich
auf der anderen Seite die Bekämpfung des gerade für den Herzmuskel
gefährlichen Fiebers nicht ausser Auge gesetzt werden darf. Schon bevor
die ersten Zeichen der Herzschwäche hervortreten, muss man darauf bedacht sein, die Kinder mit guten leicht verdaulichen Nährmitteln und
mit Wein zu kräftigen; so kann man versuchen, den malignen Einfluss
der Contagien auf das Herz zu paralysiren. Sobald die Symptome wie
Unregelmässigkeit des Pulses, schwacher Herzimpuls, Dumpfwerden der
Herztöne eintreten, muss man reichlich und energisch excitirende Mittel
wie Benzoë, Campher, Liq. Ammonii succinici, Moschus, Aether zur Anwendung bringen; zuweilen wirken diese Mittel geradezu lebensrettend.
Auf der anderen Seite ist nicht zu leugnen, dass wir vielfach nicht
im Stande sind, trotz aller angewendeten Mittel dem Fortschreiten des
destruirenden Processes im Herzmuskel Halt zu gebieten; augenscheinlich hat man es dann mit toxischen Wirkungen der Contagien zu thun,
denen wir Antidota bis jetzt entgegen zu setzen nicht im Stande sind.

Hypertrophie und Dilatation des Herzens.

Die Frage der normalen Dämpfungsgränzen des Herzens ist für
das kindliche Alter bis zu diesem Augenblick noch Gegenstand der
Discussion, da in den Angaben der verschiedenen Autoren, von Bednar,
Rilliet und Barthez bis zu Steffen und Gierke, Weil, Ranchfuss, v. Dusch und Sahli vielfache Widersprüche enthalten sind. —
Ohne tiefer auf den Gegenstand hier einzugehen, als absolut zum Verständniss nothwendig ist will ich nur folgende Angaben wiedergeben. —
Man unterscheidet die relative (grosse oder tiefe) Herzdämpfung von
der absoluten (kleinen oder oberflächlichen) Herzdämpfung. Die normale
relative Herzdämpfung beginnt, wie schon pag. 30 flüchtig angegeben
ist, im zweiten Intercostalraum, und bildet von da ausgehend ein abge-
stumpftes Dreieck, dessen linker Schenkel in leichtem Bogen die linke
Mamillarlinie überschreitend in dem fünften Intercostalraume ein wenig
(circa 1 cm) ausserhalb von der Mamillarlinie den Spitzenstoss trifft;
der rechte Schenkel geht gleichfalls leicht convex gekrümmt entweder
am rechten Sternalrand entlang abwärts oder überschreitet denselben
um ein weniges, um im vierten oder fünften Intercostalraum auf die
Leberdämpfung zu stossen. — Die absolute Herzdämpfung verläuft in
zu der relativen Dämpfung, nahezu parallelen Linien, beginnt im dritten

Intercostalraum, überschreitet den linken Sternalrand nach rechtshin nicht und stösst innerhalb der Mamillarlinie etwa am unteren Rande der vierten Rippe auf die Leberdämpfung. Nach unten ist die Herzdämpfung nicht genau zu begränzen.

Wenn man von diesen Verhältnissen, in welchen sich das kindliche Alter von demjenigen der Erwachsenen nicht unwesentlich unterscheidet, Kenntniss hat, so dokumentirt sich die Hypertrophie und Dilatation in der Ueberschreitung der so festgestellten Dämpfungsgränzen. — Die Dilatation ohne Hypertrophie unterscheidet sich von der Hypertrophie überdiess durch die geringe Intensität des Herzstosses, durch die geringe Spannung der Radialarterien, durch reichliche Füllung der peripheren Venen und eventnell durch Symptome von Circulationsstörungen in denselben, Ausdehnung der Venen, Cyanose und Oedeme. Dem gegenüber ist die Hypertrophie charakterisirt durch erhebliche Intensität des Spitzenstosses, beträchtliche Palpitationen und gesteigerte Spannung im arteriellen System. Wir begnügen uns mit diesen skizzenhaften Andeutungen, da sich im Uebrigen, weder in der Pathogenese noch in der Symptomatologie und im Verlauf, die Hypertrophie und die Dilatation des Herzens bei Kindern von denselben Affectionen der Erwachsenen unterscheiden und verweisen des Weiteren auf die Lehrbücher der speciellen Pathologie und Therapie; — nur auf zwei Thatsachen soll hier hingewiesen werden, auf die relativ frühe Entwickelung von Herzhypertrophie bei scarlatinöser Nephritis, wie solche erst im vorigen Jahre von Friedländer durch sorgfältige Wägungen erwiesen wurde, und auf die Entstehung der Dilatation unter der gleichen Bedingung, welche Silbermann erwiesen hat. Friedländer fand das Herzgewicht von Kindern, welche an scarlatinöser Nephritis gestorben waren, im Verhältniss zu dem Herzgewicht normaler Kinder um ein gutes Drittheil, zuweilen sogar um die Hälfte vermehrt. (Zahlenangabe wie 60 : 110, 80 : 100, 90 : 100). — Als die Entstehungsursache dieser früh eintretenden Hypertrophie bezeichnet er obenan die erheblichen Veränderungen in den Glomerulis der Nieren, durch welche im grossen Kreislauf erhebliche Widerstände geschaffen werden. Auf denselben Grund führt Silbermann die Entstehung der Dilatation des linken Ventrikels zurück, indem er gleichzeitig als ätiologisches Moment die relativ geringe Widerstandsfähigkeit des linken kindlichen Herzens gegenüber erheblichen Drucksteigerungen im Aortensystem hervorhebt. Die acute Dilatation entsteht schon im Verlauf der vierten Woche nach Beginn des Scharlach, wenige Tage nach Beginn der Nephritis. Als die Symptome der Dilatation führt Silbermann neben erheblicher Vergrösserung der Dämpfung nach

links unten (bis in den achten Intercostalraum), Verminderung der Radialspannung, geringe Resistenz des Spitzenstosses und das Auftreten von
systolischem Geräusch iu der Gegend des Ostium atrio-ventriculare sinistrum an. Das Geräusch soll die Folge einer rasch entstandenen relativen Insufficienz der Mitralklappe sein.

Die Prognose der acuten Dilatation ergiebt sich nach diesen Beobachtungen, welche durch diejenige von Goodhard ergänzt worden,
als höchst deletär; (bei Goodhard von 5 Fällen 4 tödtlich). —

Die Therapie der acuten Dilatation muss darauf hinaus kommen,
die Durchspülung der Nieren zu befördern, um durch Entfernung
von Flüssigkeit die Spannung im Aortensystem herabzusetzen, gleichzeitig aber die Kinder durch Erhaltung der Herzkraft vor der Paralyse des Herzens zu schützen, um ihnen die Zeit zu verschaffen,
durch relativ rasch zu entwickelnde Hypertrophie des linken Herzmuskels die Dilatation zu compensiren; zu diesem Zwecke werden neben
diuretischen Mitteln, lebhaft wirkende Stimulantien wie Aether, Moschus,
Campher zur Anwendung kommen müssen.

Endocarditis.

Pathogenese.

Die Erkrankungen des Endocardium gehen bei Kindern aus denselben Ursachen hervor, wie bei Erwachsenen; rheumatische Affectionen,
obenan die Polyarthritis rheumatica geben das wesentlichste ätiologische
Moment ab, bei Kindern gleichzeitig nicht selten verquickt mit den
Symptomen der Chorea, ohne dass definitiv der ätiologische Connex
zwischen diesen Erkrankungsformen klar zu legen gewesen wäre. —
Ausserdem spielen septische Processe, augenscheinlich durch Einführung
von Schizomyceten in die Blutbahn, insbesondere bei den malignen
Formen der Endocarditis eine ätiologische Rolle; endlich sieht man
nicht selten endocarditische Affectionen während und nach den acuten
Exanthemen, nach Scarlatina, Morbillen, Variola und auch nach dem
Typhus auftreten.

Die Symptome der Krankheit sind in der Regel so lange undeutlich und unklar, bis das Auftreten endocardialer abnormer Geräusche
den Sitz der Anomalien kund thut. — Das Fieber ist allerdings zumeist
hochgradig, hat aber durchaus nichts Charakteristisches. Schmerzen in der
Herzgegend, und Herzklopfen über welche ältere Kinder wohl klagen,
entgehen bei jüngeren Altersstufen der Beobachtung vollkommen. Die

Herzdämpfung ist anfänglich wenig von der Norm abweichend, wird allmälig verbreitert. Die Spannung in der Radialis ist gering, die Pulswelle im Gegensatze hierzu zuweilen hoch. Am deutlichsten charakterisiren, wie gesagt, die abnormen Herzgeräusche die Krankheit. Man hört an der Herzspitze ein lautes systolisches, weiches, und als endocardial wohl kenntliches Geräusch; nicht selten ist dasselbe wenige Tage nach seinem Bestehen von einer Accentuation des zweiten Tones begleitet; dieselbe ist am deutlichsten in der Höhe der dritten Rippe, am linken Rande des Sternum. — Tage und selbst Wochen können nach dem Vorübergehen der ersten heftigen Fieberattaque bei mässigem Fieber vergehen; die etwa concomittirenden rheumatischen Affectionen klingen allmälig ab, nun schwindet auch das Fieber vollständig und das abnorme Herzgeräusch ebenso wie die nachgewiesene Verbreiterung des Herzens verliert sich gleichfalls, oder diese Symptome dauern bei der Entlassung des Kranken noch an, um sich erst ganz allmälig zu verlieren. — Sieht man den kleinen Patienten nach einiger Zeit wieder, so findet man ihn in der Regel wohl genährt und keine Spur irgend welchen anomalen Verhaltens am Herzen lässt die vorangegangene Krankheit erkennen. — Allerdings nicht immer; vielmehr kommt es gerade im kindlichen Alter nicht selten vor, dass mit der ersten Endocarditis der Grund zu einem chronischen organischen Herzfehler gelegt ist. Nur darin muss man Steffen, welcher zuerst auf die obige Thatsache hingewiesen hat, Recht geben, dass man sicher erwiesene Klappenfehler bei Kindern sich wieder vollständig zurückbilden sieht. — Der Verlauf der chronischen, bestehen bleibenden Erkrankungen des Endocardium, — die Anomalien der Ostien, Insufficienzen und Stenosen unterscheiden sich im kindlichen Alter in keiner Weise von den gleichen Affectionen der Erwachsenen; es kann also sowohl bezüglich der Diagnose als des weiteren Verhaltens, insbesondere bezüglich der Beeinflussungen der Circulationsverhältnisse, der Compensations-Einrichtungen und -Störungen auf die aus der Pathologie der Erwachsenen bekannten Capitel verwiesen werden.

Die Diagnose der acuten Endocarditis ergiebt sich aus dem vorhandenen Fieber, den abnormen, endocardial entstehenden und als solche weich in das Ohr klingenden Geräuschen und der Verbreiterung der Herzdämpfung. — Es lässt sich nicht leugnen, dass die Frage, ob man es auf der Höhe eines acuten fieberhaften Processes, wenn systolisches Geräusch mit Dilatation des Herzens eintritt, mit Endocarditis oder mit blosser Herzanämie und Insufficienz des Herzmuskels zu thun habe, schwer zu entscheiden ist; man muss sich hier von dem Gesammtbilde des Kranken, und auch von den vorhandenen ätiologischen Factoren leiten lassen. In der Regel sehen Kranke, welche an Insufficienz des Herzens leiden, tief bleich aus, die Arterienspannung ist elend und die Herztöne haben einen dumpfen Charakter; insbesondere fehlt die Accentuation des zweiten Pulmonaltones; im Uebrigen würde auch die Länge der Krankheitsdauer, etwaige vorangegangene colliquative Durchfälle, Blutungen etc. die Herzanämie erschliessen lassen. — Vor der Verwechslung mit Pericarditis schützt die Art des Herzgeräusches, welches bei letzterem viel lauter, mehr schabend ist, und den Herztönen sowohl bei der Diastole wie bei der Systole gleichsam nachschleppt; überdies ist das endocardial entstehende Geräusch in der Regel, da die Endocarditis zumeist das linke Herz befällt, auch in den Carotiden vernehmbar.

Die Prognose der Endocarditis ist, so lange nicht maligne destruirende Processe im Spiele sind, relativ günstig. Schwere Zerstörungen der Klappen können natürlich in stürmischer Weise durch Fortführung von Emboli das Leben gefährden; bei der einfachen nicht septischen Endocarditis ist der Verlauf indess in der Regel der geschilderte und selbst wenn Veränderungen an den Klappen eingetreten sind, kann man bei Kindern quoad vitam und quoad valetudinem completam eine leidlich günstige Prognose stellen.

Die Therapie der Endocarditis hat in erster Linie die stürmische Herzaction zu bekämpfen, zugleich das Fieber zu mässigen und die etwa vorhandenen Schmerzen zu beseitigen. Man trifft alle diese Indicationen nahezu gleichmässig mit der Application von Eisblasen auf die Herzgegend, und unterstützt ihre Wirkung durch gleichzeitige Verabreichung von Digitalis; indess sei man auch hier wieder mit diesem für das kindliche Alter höchst tückischen Mittel vorsichtig. — Bei vorsichtiger Anwendung ist aber die Verbindung von kleinen Gaben Digitalis mit Calomel ($\overline{aa}$ 0,015) vielfach ein vortreffliches und heilsames Mittel. — Hat das Fieber nachgelassen und restiren neben den Herzgeräuschen noch Palpitationen, unregelmässige oder frequente Herzaction, so kann man Phosphorsäure (2 : 100) für ein Kind von 1 bis 2 Jahren oder auch die Valeriana (2—5 : 100) in Anwendung ziehen. In der Reconvalescenz und für die spätere Zeit mache man strenge Anordnungen bezüglich des hygienischen Regimes, hüte die Kinder insbesondere vor Erhitzungen, anstrengendem Spielen, Turnen und ganz besonders auch vor geistiger Ueberanstrengung. Sehr vorsichtig sei man mit der Anwendung von Eisenpräparaten und alkoholischen Getränken, ebenso mit derjenigen von Bädern. Am besten ist es, den

Kindern den Aufenthalt in milder Waldluft angedeihen zu lassen. —
Die Therapie der chronischen Herzfehler, welche nach der Endocarditis
zurückbleiben, unterscheidet sich im Wesentlichen bei Kindern in Nichts
von derjenigen der Erwachsenen, hier wie dort kommt Alles darauf an,
die sich einstellenden Compensationen durch geeignetes Regime und
durch Bekämpfung stürmischer Herzaction in die richtigen Bahnen zu
lenken.

Basedow'sche Krankheit. Morbus Basedowii.
(Goître exophthalmique).

Die Literatur der Krankheit beginnt mit der im Jahre 1840 erfolgten Beschreibung eines eigenthümlich zusammengesetzten Symptomencomplexes durch den Arzt v. Basedow, nach welchem die
Krankheit den Namen behielt. Dieselbe ist im Kindesalter ziemlich
selten. Jacobi hat im Jahre 1879 12 Fälle gesammelt, welche bei
Kindern vorkamen, vier davon hat er selbst beobachtet. Ein ausgezeichneter Fall kam im Juni 1879 in meine Behandlung, den ich hier
nur kurz erwähnen will, da er anderweitig ausführlich beschrieben
werden soll. — Es handelte sich um ein 12jähriges hochblondes sonst
sehr gut entwickeltes Mädchen, welches von dem trunksüchtigen Vater
mehrfach des Nachts gemisshandelt worden war und auch den Miss-
handlungen der Mutter beiwohnen musste. Das intelligente Kind giebt
präcis den furchtbaren Schreck als die Krankheitsursache an. Das Kind
zeigt im Ganzen unruhige, aber nicht ausgesprochen choreatische Bewegungen, grosse weisse Flecken (Vitiligo) auf der ganzen sonst sehr
zarten aber bräunlichen Körperhaut, Glotzaugen mittleren Grades, un-
gleiche Pupillen. Mittlerer Theil und rechter Lappen der Schilddrüse erheblich geschwollen. In der ganzen Schilddrüse fühlt man ein continuirliches Schwirren und hört auf derselben ein langgedehntes systolisches
Blasen. Die Temporalarterien pulsiren ziemlich stark. Ausserordentlich
breite, sehr heftige Herzerschütterung mit Verlängerung des linken
Ventrikels. — Reine Herztöne. Das Kind wurde unter Behandlung
des Halssympathicus mit dem Inductionsstrom und gleichzeitiger Einreibung von Ung. Kal. jodati auf die vergrösserte Schilddrüse und Darreichung von Ergotin, später von Digitalis vollkommen hergestellt, selbst
die weissen Vitiligoflecken verschwanden fast gänzlich.

Symptome und Verlauf.

Die Symptome der Basedow'schen Krankheit sind in diesem
Krankheitsbilde deutlich vorhanden und setzen sich zusammen: 1) aus
dem Exophthalmus, 2) der strumösen Vergrösserung der Schilddrüse,
3) den Herzpalpitationen. Als mehr unwesentliche, aber auch von
anderen Autoren (so von Raynaud und von Rolland) beschriebene
Nebensymptome finden sich Hautaffectionen, so die fleckenweise auftretenden Pigmentdefecte der Haut, Vitiligoflecke, Urticaria, Sklerem
und Hautgangrän, ausserdem noch Ulcerationen in der Cornea, Panophthalmitis und endlich choreatische Bewegungen (Gagnon). — Die
Symptome unterscheiden sich, wie auch Jacobi hervorhebt, in Nichts
von denjenigen, welche bei Erwachsenen beobachtet werden; nur der
Exophthalmus pflegt bei Kindern nicht sehr intensiv ausgeprägt zu sein,
fehlte indess in den meisten Fällen nicht; auch in meinem Falle handelte
es sich nur um einen Exophthalmus mässigen Grades. — Die Krankheit nimmt in der Regel einen langsamen und schleppenden Verlauf,
wenngleich auch einzelne Fälle veröffentlicht sind, welche rasch zur
Heilung gingen; im Ganzen erliegen die Kranken leicht intercurrenten
Krankheiten.

Aetiologie und Pathogenese.

In meinem Falle waren zweifelsohne Gemüthsaffecte die Ursache
der Krankheit; auch intercurrente Verschlimmerungen, insbesondere
äusserst stürmische Herzaction konnte jedesmal dann wahrgenommen
werden, wenn das Kind durch das Betragen des Vaters mehrere schlaf-
lose Nächte durchgemacht hatte. Das weibliche Geschlecht prädisponirt
unzweifelhaft für die Krankheit. Alle vier von Jacobi beschriebenen
Fälle betrafen Mädchen, ebenso die zwei von Gagnon beschriebenen,
wie auch mein Fall. — Das jüngste der beobachteten Kinder stand im
Alter von 2½ Jahren. Erblichkeit wird von mehreren Autoren als
ätiologisches Moment angenommen (so auch Cheadle und Seeligmüller); endlich wird die Krankheit mit Hysterie, Chlorose und Anämie
in Beziehung gebracht. — Die Pathogenese der Krankheit ist bis zum
heutigen Tage dunkel, da weder die supponirte Annahme der Reizung des
Halssympathicus, noch diejenige der Lähmung desselben sie voll erklären
kann. Die begleitenden Hautaffectionen weisen mit einiger Sicherheit
auf vasomotorische Einflüsse hin, ebenso scheinen die Untersuchungen
von Filehne, welchem es gelang, nach Durchschneidungen der Corpora restiformia in ihrem vordersten Viertel, bei Kaninchen den Vagus
tonus vollständig aufzuheben, häufiger Exophthalmus, selteuer Schwel-

lung der Schilddrüse zu erzeugen, auf Anomalien in den vasomotorischen Bahnen hinzuleiten; indess gelang es Filehne nur einmal bei galvanocaustischer Durchtrennung, alle drei Cardinalsymptome der Basedow'schen Krankheit zu erzeugen. — Von anderen Autoren, so von Bull wird die häufige Complication der Basedow'schen Krankheit mit Diabetes mellitus als ein triftiger Beweis der cerebralen Ursache des Uebels angesehen.

Der pathologisch-anatomische Befund kommt in vielen der beschriebenen Fälle auf Veränderungen in den Ganglien des Halssympathicus hinaus; in einem von Shingleton-Smith untersuchten Falle fehlte das Ganglion inferior des linken Halssympathicus gänzlich; an seiner Stelle fand sich Bindegewebswucherung mit kalkiger Concretion; die Ganglienzellen der übrigen makroskopisch aussehenden Ganglien waren stark geschrumpft. — Am Herzen fand man vielfach myocardische und endocardische Anomalien, Hypertrophie, Fettentartung, Veränderungen der Herzklappen u. s. w.

Die Diagnose der Krankheit ergiebt sich aus den genannten drei Hauptsymptomen leicht und unverkennbar; bei Kindern ist dieselbe nicht ganz so leicht, wie bei Erwachsenen, weil der Exophthalmus geringer ist und das ganze Krankheitsbild demnach weniger in die Augen springt; dagegen sind die Herzpalpitationen und die eventuelle Vergrösserung des Herzens desto deutlicher.

Die Therapie hat sich zunächst der Beseitigung der ätiologischen Momente zuzuwenden; psychische Affecte, Ueberbürdung u. s. w. müssen von den Kindern ferngehalten werden, so liess ich es mir in meinem Falle angelegen sein, auf das sehr intelligente Kind möglichst beruhigend und beschwichtigend einzuwirken, auch das Kind dem Einflusse des rohen Vaters zu entziehen. Von inneren Mitteln kommen vielfach Digitalis, Ergotin, Chinin, Arsenik in Anwendung. Jedes dieser Mittel hat Lobredner gefunden; insbesondere lobt auch für Kinder Jacobi die letztgenannten Mittel. Ich selbst habe Ergotin und Digitalis gegeben, habe indess nebenbei die Schilddrüse mit Ung. Kali jodati einreiben und den Inductionsstrom in mittlerer Stärke auf den Halssympathicus einwirken lassen. Ich glaube in dem letztgenannten Mittel einen wesentlichen therapeutischen Factor in meinem Falle gesehen zu haben. — Bei anämischen Kindern, insbesondere wenn Chorea gleichzeitig vorhanden ist, wird man gern zu Eisenpräparaten greifen. — Die Anwendung des constanten Stromes auf den Halssympathicus ist vielfach empfohlen, insbesondere ist Chvostek lebhaft für denselben eingetreten; auch Seeligmüller tritt für denselben ein. — Die ebenfalls vielfach innerlich angewendete Tinct. Belladonnae ist bei Kindern wegen der hohen Gefahr von schweren Vergiftungssymptomen zu meiden, überdies ist ihr nutzbringender Einfluss problematisch. — Bei heftigen Palpitationen mit oder ohne Herzhypertrophie empfiehlt es sich sicher Kühlfläschen auf der Herzgegend tragen zu lassen.

Krankheiten der Verdauungsorgane.

Die Krankheiten des Mundes.

Epithelperlen am harten Gaumen. Milium.

Am harten Gaumen neugeborener Kinder findet man in der Regel gleichzeitig rechts und links von der Raphe, dicht an derselben anliegend, je ein oder mehrere kleine gelbliche Körnchen oder Knötchen, welche über die Schleimhaut ein wenig hervorzuragen scheinen. Die Deutung dieser kleinen Körner, als kleine Retentionstumoren, ähnlich den Comedonen der Haut, schien um so natürlicher, als man diese Tumoren vielfach zum Sitz eines kleinen Eiterheerdes werden sieht, nach dessen Herausfallen ein flaches, mit gelblichem Grunde bedecktes Geschwür zurückbleibt. Der Process sieht so seiner ganzen Entwickelung nach täuschend der Acne der Haut ähnlich, und diese Analogie ist von Bohn so weit geführt worden, dass er die Affection Comedones des harten Gaumens nennt. Neuerdings hat indess Epstein den Nachweis geführt, dass es sich nicht um Retentionen in Schleimhautfollikeln und deren Vereiterung handelt, sondern dass man es mit kleinen congenitalen Schleimhautlücken zu thun hat, welche mit Epithelmassen erfüllt sind, ganz ähnlich den Gebilden, wie sie an Stirn und Nase der Neugeborenen vorkommen.

Symptome pathologischer Natur machen diese Affectionen nicht, so lange keine Verschwärung eingetreten ist. Das entstandene Geschwür präsentirt einen an der Raphe des Gaumens liegenden runden oder rundlich ovalen, zum Theil tiefgreifenden Substanzverlust, mit dunkelrothem Rande und gelbgrauem oder grauem Grunde. Das Geschwür hindert die Kinder erheblich am Saugen, so dass sie von der Brust lassen, auch die Flasche nicht recht nehmen mögen und aus diesem Grunde in der

Ernährung nicht recht vorwärts kommen; auch kann der Grund des flachen Geschwüres der Nährboden für den Soorpilz werden, welcher von hier aus in das Gewebe der Mucosa eindringt. Immerhin verdient also die anscheinend geringfügige Anomalie Beachtung.

Die Therapie hat sich nur mit dem flachen Geschwür zu beschäftigen, da die unversehrten Milien in der Regel von selbst verschwinden. Man touchirt den Geschwürsgrund am besten mit Lapis in Substanz, und sieht nach wenigen Tagen, wenn anders die gehörige Reinhaltung des Mundes geübt wird, das Geschwür zur Heilung gehen. Die weissliche Narbe verschwindet allmälig.

Ranula.   Fröschleingeschwulst.

Rechts und links vom Frenulum linguae sieht man bei jungen Kindern die Gl. sublingualis als zwei etwas scharfkantige Wülste hervortreten; ausser diesem normalen Befunde findet man bei Kindern sowohl wie auch bei Erwachsenen zuweilen dicht am Frenulum und zwar zumeist nur auf einer Seite kleine, etwa erbsen- bis haselnussgrosse, halb durchsichtig erscheinende cystoide Gebilde, welche sich elastisch anfühlen. Dieselben sind cystoide Erweiterungen einzelner Drüsenacini der sublingualen Speicheldrüse, oder eines der zu dieser Drüse gehörigen Ausführungsgänge (Ductus Riviniani). Bochdalek, Zuckerkandl und Neumann haben überdies am Boden der Mundhöhle, zwischen den Rändern der Mm. geniohyoidei Drüsenschläuche beschrieben, deren cystoide Erweiterung die Ranulabildung bewerkstelligen kann (Hennig). In seltenen Fällen hat man in den Ausführungsgängen der sublingualis, ebenso wie in denjenigen der submaxillaren Speicheldrüsen auch Concretionen (Speichelsteine) vorgefunden.

Die Behandlung der Cysten geschieht bei jungen Kindern am besten mittelst Durchführung eines seidenen Fadens, wodurch man die Cyste zur Verödung bringt. Operative Eingriffe anderer Art und selbst Spaltungen mit nachfolgender Aetzung mittelst des Lapisstiftes wird man bei Kindern möglichst vermeiden, weil dadurch die Nahrungsaufnahme durch den Saugakt leicht gestört werden kann.

Entzündung der Gl. sublingualis.

Auf die Entzündungen der Glandula sublingualis bei Neugeborenen hat neuerdings Hennig hingewiesen. Er bringt dieselbe mit der Puerperalinfection der Neugeborenen in Verbindung. — Es zeigte sich in den von ihm zusammengestellten, schon von Braun und Bednar beobachteten Fällen und in dem von ihm selbst geschilderten Falle unter der Zunge ein harter bis haselnussgrosser Knoten, welcher unter Fieberhitze und Convulsionen sich entwickelte, und rasch zu Eiterung ging. Schlucken und Saugen waren erschwert. — Der Process combinirte sich fast in allen diesen Fällen mit anderen der Puerperalinfection zugehörigen Anomalien und ging nach Entleerung des Eiters zur Heilung.

Für die Therapie wird hier nach Entleerung des kleinen Abscesses die Reinhaltung des Mundes die wesentlichste Aufgabe sein.

Stomatitis katarrhalis.

Pathogenese.

Die katarrhalische Erkrankung der Mundschleimhaut tritt entweder als selbständige Krankheit auf, oder sie ist die Begleiterin anderer Krankheiten; in ihrer letzteren Eigenschaft fehlt sie selbst bei keiner ernsteren fieberhaften Krankheit, tritt indess besonders lebhaft in den Vordergrund bei Affectionen, welche in anderen Theilen des Intestinaltracts ihren Sitz haben, so findet man sie bei den entzündlichen oder diphtheritischen Processen des Rachens, bei Dyspepsie, infantiler Cholera etc.; aber auch bei Coryza, Pneumonie, Typhus etc.; endlich begleitet sie häufig den physiologischen Vorgang des Zahndurchbruches. Ihre spontane Entstehung verdankt sie oft mangelhafter Mundpflege und gewohnheitsgemässer Unsauberkeit. — Sie ist besonders häufig bei Kindern der ersten Lebensjahre.

Symptome und Verlauf.

Die Mundschleimhaut erscheint intensiv geröthet, zuweilen tief purpurroth. Zahnfleisch und Wangenschleimhaut sind aufgelockert und erscheinen geschwollen; die Salivation ist bei älteren Kindern ziemlich reichlich, bei ganz jungen Kindern spärlich, so dass die Mundschleimhaut eher trocken erscheint. Die Zunge ist entweder auf der ganzen Fläche tief dunkelroth oder sie ist grau belegt und die Ränder erscheinen roth. Die Papillen der Zunge treten deutlich und scharf markirt als rothe Stippchen hervor. — Aeltere Kinder klagen über Schmerzen, jüngere sind unruhig, weinen viel, fassen mit den Händchen nach dem Munde und verweigern oft die Nahrung, augenscheinlich, weil sie beim Saugen Schmerzen empfinden. Bei geeigneter Mundpflege heilt die

Affection in der Regel bald ab, während sie als secundärer Affect zumeist erst schwindet, wenn die veranlassende Anomalie aufhört; bei fieberhaften Krankheiten zumeist erst mit Nachlass des Fiebers.

Therapie.

Das wesentlichste Heilmittel sind reichliche Waschungen des Mundes mit kaltem Wasser, welchem man kleine Mengen von Natr. biboracicum beimischen kann. Die innerliche Verabreichung von Kali chloricum ist zumeist überflüssig. — Beachtenswerth ist, dass die Säuglinge bei Stomatitis die Nahrung gern kühl nehmen, und unter Umständen ist die Darreichung von in Eis gekühlter Milch empfehlenswerth. Weicht das Uebel den angeführten Mitteln nicht, so genügt das Touchiren mit einer schwachen Lösung von Argentum nitricum 0,05 : 10 das Uebel zu beseitigen.

Epithelablösung von der Zunge.

Bei jungen Kindern sieht man, zumeist während der ersten zwei Lebensjahre auf der Zunge Stellen mit erheblichen Defecten des Epithels, welche sich gegenüber denjenigen Stellen, welche normales oder hyperplastisch gewuchertes Epithel haben, zuweilen in sehr bemerkenswerther Weise abheben. Es entstehen auf solche Weise ganz eigenthümliche landkartenähnliche Zeichnungen auf der Zunge. An den epithelfreien Stellen sieht man auf dem rosafarbenen Grunde die Papillen stark und deutlich hervortreten, während die epithelbedeckte Partie der Zunge als weisse oder weissgraue Fläche erscheint.

Der Process hindert nicht das Saugen, scheint überhaupt auf das Befinden der Kinder keinen Einfluss zu üben, da ich denselben ebenso bei schlecht genährten, wie bei anscheinend völlig gesunden und blühenden Kindern gefunden habe. — Eine Therapie erheischt der Vorgang nicht; man muss ihn aber kennen, um nicht irre geführt zu werden.

Stomatitis aphthosa. Aphthen.

Unter dem Namen Aphthen (nach Krause von $\acute{\alpha}\pi\tau o\mu\alpha\iota$ ich bin entzündet oder von $\acute{\alpha}$-$\varphi\vartheta\acute{\alpha}\omega$ ich zerstöre nicht, wegen der relativ geringen Gefahr der Affection) wurden seit Hippocrates die verschiedensten Affectionen der Mundschleimhaut zusammengeworfen; erst in der Literatur der Neuzeit und insbesondere durch die aufmerksame Bearbeitung der Mundkrankheiten durch Bohn ist eine scharfe Trennung der Processe gelungen. — Unter Stomatitis aphthosa versteht man eine, in gelblichen bis gelbgrauen, kleinen und flachen, rundlichen oder mehr unregelmässigen Efflorescenzen sich darstellende Erkrankung der Mundschleimhaut. — Befallen sind insbesondere jüngere Kinder; nicht selten zur Zeit der Dentition; fast immer ist mangelhafte Mundpflege die Ursache der Krankheit, auch habe ich dieselbe vorzugsweise bei Kindern beobachtet, welche in feuchten Räumen, insbesondere neugebauten und noch feuchtkalten, überdies schlecht gelüfteten Wohnungen sich aufhalten; daselbst findet man die Affection zuweilen bei mehreren Kindern einer Familie gleichzeitig, ohne dass die Uebertragbarkeit festgestellt werden kann. —

Anatomisch handelt es sich nach Bohn um ein zwischen Epithel und Mucosa, zuweilen mit Verlust des Epithels gesetztes gelbliches fibrinöses Exsudat, welches mikroskopisch reichlich junge Zellen neben feinen Fibrinfasern enthält. Die Umgebung jedes Exsudatheerdes ist reichlich injicirt.

Der Verlauf der Affection ist in der Regel folgender; zuweilen unter fieberhaften Erscheinungen, aber auch ohne diese, treten die geschilderten flachen Eruptionen auf. Die gesammte Mundschleimhaut ist geröthet, das Zahnfleisch zuweilen geschwollen; die Salivation ist reichlich. Mehr und mehr zeigen sich neue Eruptionen, auf der Wangenschleimhaut, der Zunge, der Innenseite der Lippen. Die Nahrungsaufnahme, insbesondere das Saugen ist erschwert, auch vermeiden selbst Säuglinge die Einnahme von warmen Flüssigkeiten, während sie kühle Getränke gern annehmen. Die Kinder sind ausserordentlich unruhig, weinen Tag und Nacht und kommen unter dem Eindruck des augenscheinlich schmerzhaften Uebels und der mangelhaften Nahrungsaufnahme herunter. In dem weiteren Verlaufe werden bei geeigneter Behandlung die einzelnen Eruptionen allmälig kleiner, indem sich von den rothen und selbst blaurothen Rändern her die Defecte überhäuten; zuletzt sieht man nur einen flachen weisslichen Fleck die Stelle markiren, wo die aphthöse Efflorescenz vorhanden gewesen war.

Die Prognose der Krankheit ist günstig. Bei geeigneter Pflege und Behandlung sieht man dieselbe in wenigen Tagen heilen. Uebele Ereignisse habe ich bei derselben nie geschen.

Therapie.

Für die Behandlung habe ich Kali hypermanganicum als ein geradezu specifisch wirkendes Mittel befunden, wie dasselbe überhaupt bei den Mundaffectionen der Kinder Ausserordentliches leistet. Man pinsele mittelst eines feinen Tuschpinsels mit einer Lösung von Kali hypermangan. 0,1 : 15 recht sorgfältig den Mund aus, betupfe aber jede aphthöse Stelle. Zuverlässig ist damit in wenigen Tagen das Uebel zu beseitigen. Ich habe seit Jahren kein anderes Mittel nöthig gehabt.

Bednar'sche Aphthen.

Mit dem Namen der Bednar'schen Aphthen bezeichnet man flache, am harten Gaumen der Säuglinge, vorzugsweise im frühesten Alter vorkommende Ulcerationen, welche ihren Sitz am harten Gaumen, in dessen hinterstem Abschnitte an symmetrischen Stellen rechts und links dicht am Alveolarrande haben. Die geschwürigen Processe, welche an der Mittellinie zu beiden Seiten der Raphe vorkommen und schon bei den Milien (pag. 496) erwähnt sind, gehören zum Theil auch in die Gruppe dieser Ulcerationen.

Pathogenese.

Es handelt sich um echte Decubitalgeschwüre, augenscheinlich unter der Einwirkung des Saugeffectes auf eine überdies schon katarrhalisch afficirte Mundschleimhaut entstanden. Epstein wies mit Recht auf die wegen ihrer Häufigkeit nahezu physiologische Epithelialabschilferung an der Mundschleimhaut der Neugeborenen hin; gleichzeitig giebt er für die Entstehung der Bednar'schen Aphthen eine in der That durchschlagende Erklärung. — Lässt man ein junges Kind den Mund ziemlich weit öffnen, so erkennt man mit Leichtigkeit auf dem harten Gaumen unweit von den Ansatzgränzen des Velum palatinum entweder zwei scharf umgränzte nahezu weiss aussehende, jedenfalls dicht am Alveolarrande liegende Flecken, oder zwei von solchen Flecken ausgehende weisse Streifen, welche mitunter schmal, mitunter breit sind; die breiteste fleckenartig weiss erscheinende Stelle liegt indess stets jederseits dicht an der Innenseite des Alveolarrandes. Es handelt sich um circumscripte anämische Stellen der Schleimhaut, deren Anämie Epstein aus der Spannung eines vom Hamulus pterygoideus nach dem Unterkiefer gehenden Bandes, des Lig. pterygo-mandibulare erklärt. Dasselbe wird beim Saugen oder bei Eröffnung des Mundes straff gezogen und verdrängt nun das Blut aus den Gefässen der dicht darüber gespannten dünnen Pharynxschleimhaut. Es leuchtet ein, dass der Saugeffect auf diese an und für sich also mangelhaft ernährten Stellen der Schleimhaut namentlich dann deletär wirken wird, wenn katarrhalische

Abschilferungen oder Auflockerungen des Epithels gleichzeitig vorhanden sind. So entstehen dann die echten Decubitalgeschwüre in Folge der mechanischen durch Druck oder Spannung erzeugten Circulationsstörungen in der Schleimhaut.

Symptome und Verlauf.

Die Geschwüre sind zumeist rundlicher Form, zuweilen mit scharfen Rändern, wie mit dem Locheisen geschlagen; dieselben sind im Ganzen flach, mit gelblichem Grunde und entweder von einem leicht entzündeten injicirten Ringe umgeben, oder von ganz blassen, schlaffen Rändern umschlossen. Zuweilen bleibt es indess nicht bei diesen circumscripten Ulcerationen, sondern es wird von den rundlichen Geschwüren aus ein grosser Theil der Schleimhaut des harten Gaumens bis zur Raphe geschwürig, so entsteht ein flaches, sehr symmetrisch geformtes, nahezu schmetterlingsähnliches Geschwür, welches von der Raphe bis zum Alveolarrand der Kiefern reicht. Der Grund des Geschwürs besteht aus fettigem Detritus, Resten von Epithelzellen, Eiterzellen und reichlichen Mikroorganismen. — Die Kinder sind in der Regel sehr unruhig und verweigern die Nahrungsaufnahme vollkommen, weil sie vor Schmerz nicht im Stande sind zu saugen. — Die Folge ist, dass sie, wenn die Affection übersehen oder vernachlässigt wird, rapid an Gewicht abnehmen und in kürzester Zeit ein echt atrophisches Aussehen bekommen. Bei rationeller Behandlung wird man indess zumeist sehr bald des Processes Herr und dann sieht man die Kinder, wenn dieselben sonst gesund sind, rasch wieder gedeihen.

Für die Therapie der Affection dient als das beste Mittel Touchirung mit Arg. nitricum 0,12 : 15. Der durch das Touchiren gebildete Schorf bringt nicht allein die Geschwüre nach und nach zur Heilung, sondern da er die freigelegten sensiblen Nervenenden bedeckt und vor dem Reiz der Nahrung und dem Druck der Zunge schützt, gestattet er auch wieder den Saugakt; so wirkt die Aetzung noch vor der definitiven Heilung der Ulceration indirect als ein höchst wirksames Mittel, die Kinder zu erhalten.

Stomatitis ulcerosa. Stomacace. Mundfäule.

Die tiefer greifenden Mundgeschwüre ausgedehnterer Art sind bei Kindern keineswegs eine sehr häufige Erkrankung. Man sieht dieselben zumeist in Verbindung mit anderen, insbesondere mit zymotischen Krankheiten, oder in dem Abheilungsstadium derselben, so nach Pneumonien, acuten Exanthemen, Typhus etc.; die Krankheit ist bei älteren Kindern häufiger als bei ganz jungen Säuglingen; immer ist der Process mit schwerer katarrhalischer Affection der Mundschleimhaut und in der Regel auch der Rachenschleimhaut verbunden.

Symptome und Verlauf.

Die Krankheit beginnt mit Röthung und Entzündung der gesammten Mundschleimhaut, nicht selten bis hinten nach der Pharynxwand. — Das Zahnfleisch ist tief dunkelroth, leicht blutend, am oberen Rande mit Schleim und gelbgrauen Detritusmassen bedeckt. Die Salivation ist ausserordentlich stark und der Speichel fliesst aus dem halb geöffneten Munde in grossen Quantitäten aus. — Weithin merkt man den übeln, dem Munde der Kinder entstammenden Fötor. Die Schmerzen sind lebhaft und jüngere Kinder weinen viel; auch ist das Aussehen derselben blass und leidend. Die Untersuchung des Mundes zeigt auf der Innenwand der Lippen, am Zahnfleisch, ganz besonders aber auf der Wangenschleimhaut und der Zunge unregelmässige, mit graugelbem Grunde bedeckte, zum Theil flache, zum Theil tiefer gehende Geschwüre. Nach Morbillen habe ich mehrfach diese Geschwüre zu grossen gelbgrundigen Flächen confluiren sehen, welche mit den unregelmässigen, zackigen und etwas gewulsteten Rändern einen überaus widerwärtigen Anblick boten und die Qualen der erkrankten Kinder augenscheinlich wohl erklärten. Die mandibularen und die submaxillaren Lymphdrüsen schwellen bei dieser Ausdehnung des Processes zu härtlichen, schmerzhaften Knoten an. — In der Regel fiebern die Kinder, verweigern jede Nahrungsaufnahme und stossen selbst kühlende Getränke von sich, augenscheinlich, weil sie den Schmerz fürchten. — Geht der Process in Heilung, so flachen sich die Geschwüre an den Rändern ab; dieselben werden intensiv dunkelroth und allmälig sieht man grau schimmernde Epithelmassen von denselben gegen das Centrum hin dringen und die Geschwürsfläche einengen. Ist die Heilung erfolgt, so bildet die graue flache Narbe und ein flacher Defect in der Mitte derselben den Rest der vorangegangenen Affection.

Die Prognose ist nicht immer eine günstige, nicht sowohl, weil die Kinder an den Geschwüren selbst zu Grunde gehen, als vielmehr deshalb, weil sie durch die lang hingeschleppte Mangelhaftigkeit der Ernährung herunterkommen und alsdann secundären Pneumonien leicht zum Opfer fallen; auch ist nicht ausgeschlossen, dass die ursprünglich einfachen (katarrhalischen) Geschwüre diphtheritisch in-

ficirt werden und die malignen Eigenschaften dieser Zymose zur Geltung
bringen.

Für die Therapie kann ich auch hier dem Kali hypermanganicum
in erster Linie das Wort reden; nur sorge man dafür, dass man mit
dem in die Lösung getauchten Pinsel die einzelnen Ulcera (fünf bis
sechs Mal täglich) direkt und genau treffe. Man sieht alsdann nach
ein bis zwei Tagen von den Rändern frische rothe Granulationen auftreten und die Ulcerationen zur Heilung gehen. — Nur wenn man
mit diesem Mittel nicht durchkommt, wende man Touchirungen von
Argentum nitricum (0,25 : 15) an. Das bisher übliche Kali chloricum
kann ebenfalls verabreicht werden, doch verspreche man sich nicht
zu viel davon. — Die Nahrung verabreicht man am besten kühl;
gegen den brennenden Schmerz und den Durst wende man eis-
gekühltes Wasser, Milch oder bei älteren Kindern kleine Eisstückchen an.

Im Anhange an diese Affection sei erwähnt, dass man bei Tussis
convulsiva der Kinder unter der Zunge ein quer liegendes, das Frenulum linguae gleichsam ablösendes, gelbes, ovales Ulcus beobachtet,
welches man eine Zeit lang als pathognomonisch für den Keuchhusten
betrachtet hat. Dies letztere trifft nicht zu. — Man sieht das Ulcus
fast nie bei Kindern, welche noch keine mittleren Schneidezähne haben,
oder dieselben verloren haben; man findet es aber auf der anderen Seite
häufig bei Kindern, welche an heftigen Hustenanfällen (bei Pleuritis,
Pneumonie, Bronchitis) leiden, auch wenn also nicht Tussis convulsiva
vorhanden ist. Das beweist, dass das Ganze nur die Folge einer
Verletzung des Frenulum ist, und wenn man sieht, wie Kinder bei
heftigen Hustenanfällen die Zunge lang hervorstrecken, so ist leicht
begreiflich, dass sie das Frenulum an der Schneide der mittleren
unteren Schneidezähne einreissen. — In der Regel heilt das Ulcus
ganz von selbst, wenn die Hustenanfälle nachlassen. Sollte es erheblichere Beschwerden machen, so kann man dasselbe gleichfalls
mit den genannten Mitteln behandeln.

Stomatitis diphtheritica.

Alles was früher von der Diphtherie im Allgemeinen abgehandelt
worden ist (s. pag. 153), gilt für die diphtheritischen Affectionen des
Mundes auch im Speciellen. Die diphtheritischen Plaques nehmen in
der Regel die Schleimhaut der Lippen und der Zunge ein, können indess

auch an anderen Theilen der Mundschleimhaut vorkommen und präsentiren sich als schmutziggelbe oder gelbgraue, zuweilen dick auflagernde und in die Schleimhaut eingreifende Plaques. In der Regel ist gleichzeitig eine ziemlich erhebliche katarrhalische Stomatitis vorhanden, auch sind die mandibularen und submaxillaren Lymphdrüsen geschwollen. — Alle übelen Zufälle, welche die Diphtherie begleiten können, kommen auch der diphtherischen Stomatitis zu.

Für die Therapie bietet der Process alle Eigenschaften, welche eine locale Therapie geradezu herausfordern, und ich scheue mich keinen Augenbliek gegen so angreifbare Heerde mit energischen antiseptischen Mitteln vorzugehen; nur darf man hier nicht bei halben Mitteln stehen bleiben, sondern muss mit fünf- bis zehnprocentiger Carbolsäure oder mit zwei- bis fünfprocentiger Sublimatlösung die einzelnen Stellen betupfen. — Die geätzte Stelle hinterlässt, sobald noch rechtzeitig, d. h. vor Eintreten schwerer diphtheritischer Allgemeinerscheinungen geätzt wurde, nach Abstossung des Schorfes ein normalgrundiges Geschwür, welches alsbald zur Heilung geht. Bei maligner, von Allgemeinerscheinungen begleiteter Diphtherie ist die Anwendung der Antiseptica hier natürlich ebenso wirkungslos und eventuell schädlich wie bei der Diphtherie des Pharynx und anderer unzugänglicher Localisationen.

Stomatitis syphilitica.

Schon in dem Capitel Syphilis (s. pag. 237) wurde angeführt, dass bei der Syphilis der Kinder Condylomata lata auf der Zunge und der Mundschleimhaut vorkommen können. — Dieselben zeigen sich als weissgraue, scharf markirte rundliche, über die Oberfläche sich erhebende Infiltrate, welche von der sonst zumeist rosafarbenen oder tiefrothen Umgebung sich sehr deutlich abheben. Sie sind in dieser Gestalt leicht erkennbar, gestatten indess nur dann eine volle Sicherheit der Diagnose, wenn gleichzeitig andere Symptome der Syphilis, also exanthematische Erkrankungsformen, Coryza oder syphilitische Laryngitis u. s. w. vorhanden sind. — In der Regel erschwert die Affection das Saugen der Kinder ebenfalls, wenngleich nicht so sehr wie etwaige ulcerative Processe.

Die Therapie fällt zusammen mit derjenigen der Syphilis im Allgemeinen, und ich kann nach dieser Richtung auf das Capitel der Syphilis (s. pag. 247) verweisen.

Noma. Wasserkrebs. Gesichtsbrand.

Unter Noma (νομη ein um sich fressendes Geschwür, eigentlich Weide, Weideplatz nach Krause) versteht man einen höchst malignen, gangränösen Process, welcher in der Regel im Anschlusse an eine schwere Allgemeinerkrankung die Mundschleimhaut befällt und rapid um sich greifend Weichtheile und Knochen in weitester Ausdehnung verschorft und vernichtet. — Die Krankheit ist zuerst von holländischen Aerzten (Battus, van de Voorde u. A.) beschrieben, hat aber in der Folge eine sehr umfangreiche Literatur hervorgerufen.

Pathogenese.

Die Pathogenese ist völlig dunkel, nur das Eine steht fest, dass das Uebel ausschliesslich bei Kindern vorkommt, welche von schweren Krankheiten heimgesucht worden sind, deren Kräfte erschöpft sind und welche vielleicht nebenbei nicht die genügende Abwartung und Pflege gehabt haben, gleichfalls auch nicht in geeigneten hygienischen Verhältnissen gelebt haben, insbesondere wird das Hausen in feuchten, kalten Wohnungen als causales Moment beschuldigt. Gerade die letzteren beiden Momente kann ich indess von einem Falle von Noma, welchen ich im Jahre 1879 vom ersten Moment des Entstehens an beobachtet habe, nicht zugeben. — Die Krankheit befällt vorzugsweise etwas ältere Kinder, also in der Zeit vom zweiten bis siebenten Lebensjahre und zwar beiderlei Geschlechtes. Sie soll in der kühlen Jahreszeit häufiger auftreten als in der wärmeren, doch sind die vorliegenden Beobachtungsziffern zu gering, um dies zur Entscheidung zu bringen; auch reichliche Darreichung von Mercurialien soll den Process erzeugen können.

Pathologische Anatomie.

Der anatomische Vorgang bei Noma ist der einer phlegmonösen Gangrän. Der Process beginnt auf der Mundschleimhaut und dehnt sich, das ergriffene Gewebe alsbald in eine schwarze mummificirte Masse verwandelnd, in fortdauerndem Weiterschreiten von hier aus. Mikroskopisch findet man in den zerstörten Massen fast nichts Anderes als Detritus, Microorganismen und allenfalls Fettnadeln.

Symptome und Verlauf.

Ich gebe vorerst die Geschichte eines von mir beobachteten Falles. Es handelte sich um ein dreijähriges Kind, welches nebst noch drei Geschwistern um die Mitte des Juli an einem schweren, mit hämorrhagischen

Ergüssen in das Unterhautzellgewebe und Diarrhoeen complicirten Typhus erkrankte. Die Temperatur wurde durch Bäder, Chinin, Natr. salicylicum künstlich auf mittlerer Höhe erhalten, stieg indess zeitweilig über 40° C. Gegen Ende der vierten Woche des Krankheitsverlaufes gesellte sich zum Typhus ein diphtheritischer Dickdarmprocess hinzu mit heftigem Tenesmus, blutig schleimigen Diarrhoeen, diphtheritischen Belägen der Rectalschleimhaut. Mitten in diesem Processe am Ende der fünften Krankheitswoche zeigte sich am Zahnfleisch des rechten mittleren oberen Schneidezahnes ein kleiner gelblichgrauer Schorf, welcher aus einer feinkörnigen schmierigen Masse bestand. Am folgenden Tage zeigt sich der kleine gelbliche Fleck schwarz und gleichzeitig sieht man zwischen Lippenschleimhaut und Zahnfleisch einen schwarz aussehenden Defect, der bis auf den Knochen dringt; zugleich sieht man aber auch am hinteren Gaumen, in der Nähe des letzten rechten Backenzahns einen grauschwärzlichen Schorf. Das Kind ist sehr aufgeregt und lebhaft. Am folgenden Tage hat die Verschorfung die ganze rechte Wangenschleimhaut angegriffen, die Wange erscheint von aussen bleich, hart, geschwollen, glänzend, von innen ist sie in eine jauchige schwarze Masse verwandelt; das ganze Zahnfleisch der rechten Seite wird angegriffen, ebenso die Knochen und zwar Unter- und Oberkiefer; gleichzeitig sieht man links hinten am harten Gaumen eine schwarze Stelle; rapid verändern sich die ergriffenen Stellen in eine jauchige, stinkende, schmutzige Masse. Die Zähne fallen aus und werden von dem sensoriell völlig freien, sehr lebhaften Kinde entfernt. Das Kind erscheint von dem Processe fast nicht alterirt. Im weiteren Fortschritte wird die Unterlippe von aussen ergriffen und alsbald von dem erweichenden Brandschorf gleichsam in zwei Hälften gespalten. Neun Tage nach Bestehen des Processes, nachdem die ganze Mundhöhle, die halbe Unterlippe, das halbe Kinn eine schwarze, aashaft stinkende, jauchige Masse geworden sind, zeigt das bisher lebhafte Kind die ersten Zeichen des Collapses und erliegt endlich am zehnten Tage der Gangrän nach im Ganzen siebenwöchentlicher Krankheit. Bemerkenswerth ist, dass alle angewendeten Antiseptica und Caustica, insbesondere Carbolsäure dem Processe keinen Einhalt thun konnten.

Die Temperatur war zu Anfang der Gangrän normal, stieg aber allmälig bis 40,2. — Dieser Geschichte darf kaum etwas hinzugesetzt werden; in der gleichen Weise verläuft Noma fast immer; der Process beginnt in unscheinbarer Form auf der Mundschleimhaut, in der Regel am Zahnfleisch als ein ganz circumscripter nekrotisirender Process und

hat viel Aehnlichkeit mit der Affection der Stomacace; indess zeigt sich
alsbald an dieser ursprünglich angegriffenen und nunmehr auch zerstreut
an mehreren Stellen die mummificirende Gangrän, welche fort und fort
um sich greift, Muskeln, Fascien, Knochen unaufhaltsam vernichtend. —
Die Kinder befinden sich dabei häufig anscheinend völlig wohl, sind sogar lebhaft und nehmen, soweit dies überhaupt angeht, Nahrung zu
sich; andere Kinder zeigen allerdings neben ihrem anscheinenden
Wohlbefinden eine auffallende Unstetigkeit und Unruhe. So gehen
Tage hin, bis endlich Collapserscheinungen oder schweres septisches
Fieber oder endlich intercurrente Pneumonien und Diarrhoeen den Tod
herbeiführen.

Prognose.

Die Prognose der Noma ist durchaus schlecht; die allermeisten
Kranken erliegen der Krankheit. Spontan beschränkt sich die Gangrän
fast nie, aber auch caustische Mittel sind fast niemals im Stande, dem
Fortschreiten Einhalt zu thun; wo dies aber auch gelingen sollte, sind
die Verwüstungen, welche die Krankheit hervorgerufen hat, scheusslichster
Art, und durch die nachträgliche Narbencontractur kommen Verlöthungen
der Nasengänge, Verwachsungen des Mundes u. s. w. vor, welche
spätere plastische Operationen erheischen. Leider geben aber gerade
diese neuerdings wieder zu Recidiven des Processes Anlass. — Selbst
mitten in der anscheinend glücklichen Abheilung sieht man Recidive
eintreten.

Therapie.

Die Therapie ist in erster Linie die prophylactische. Man muss
bei langdauernden Krankheiten des kindlichen Alters auf die sorgfältigste Mundpflege bedacht sein. Locale ulcerative Processe an dem
Zahnfleisch oder auf der übrigen Mundschleimhaut müssen sofort mit
Kali hypermanganicum desinficirt und so rasch zur Heilung gebracht
werden. — Ist Noma einmal ausgebrochen, so bleibt nichts anderes
übrig, als den Process durch caustische Mittel zu beschränken. Sobald
der gangränöse Heerd noch auf kleinem Bezirk beschränkt ist, wird man
selbst vor dem Ferrum candens nicht zurückschrecken und mit diesem
energischsten Mittel vielleicht die beste Beschränkung erzielen und den
geringsten Verlust erreichen. Bei mehr ausgebreiteter Gangrän kann
man versuchen, durch Auftragen von 20—25procentiger Carbolsäure,
oder durch den Lapisstift, die man beide an der Gränze vom Gesunden
und Kranken einwirken lässt, dem Weitergreifen der Gangrän Einhalt
zu thun. — Gelingt dies, so ist die weitere Behandlung eine rein anti-

septisch-chirurgische, und man wird weiterhin durch Anwendung von Jodoform, Thymol, Chlorzink, Sublimat, Kali hypermanganicum etc. die rein gewordenen Wunden zur Heilung bringen. — Als selbstverständlich ist die nebenher gehende roborirende Behandlung mit Wein, Chinadecocten, Malz-Eisenpräparaten und die Einführung der besten hygienischen Verhältnisse zu betrachten. — Die entstandenen Defecte sind erst spät der chirurgischen Plastik zugängig, weil feststeht, dass bei zu früher Operation Noma leicht recidivirt, das Vorhandene und selbst das Leben aufs Spiel setzt.

Soor. Schwämmchen. Muguet.

Nach geradezu Jahrhunderte langem Umherirren ist der mit dem Namen S o o r oder S c h w ä m m c h en - K r an k h e i t bezeichneten Affection durch die Untersuchungen von B e r g (1846) die Stellung als der Effect eines auf der Schleimhaut des Mundes wuchernden pflanzlichen Parasiten angewiesen. — Die Naturgeschichte des Parasiten ist indess bis nahezu in die neueste Zeit (G r a w i t z, R e e s s, H a u s s m a n n 1877 und 1878) Gegenstand der Discussion gewesen und ist vielleicht noch weiterer Discussion fähig.

Pathologische Anatomie und Pathogenese.

Untersucht man ein Partikelchen jener weissen, auf der Mundschleimhaut insbesondere sehr junger Kinder vorkommenden und mit Soor bezeichneten Masse mikroskopisch, so findet man, dass dieselbe aus Epithelien, Schizomyceten, kleinen ovalen, einzeln oder zu je zweien oder mehreren aneinandergereihten Gonidien und Mycelien des Soorpilzes und anderer Schimmelpilze besteht (G r a w i t z). — Vorwiegend ist der Soorpilz vertreten. — Der Soorpilz stellt längliche aus den Gonidien hervorsprossende Fäden dar, deren einzelne Glieder durch Scheidewände von einander getrennt sind und die an ihrer abgerundeten Spitze neue, wiederum durch Seitenknospen vermehrungsfähige und sich vermehrende Glieder treiben. Die Fäden haben ein starkes Lichtbrechungsvermögen, ihre Ränder sind scharf contourirt, dunkel. Die Gonidien sind gleichfalls von scharfen dunkeln Contouren begränzt, sind stark lichtbrechend und enthalten zumeist einzelne glänzende feine Körnchen. — Aus den künstlichen Züchtungen von G r a w i t z geht hervor, dass die Massenhaftigkeit der Gonidienbildung an die Reichhaltigkeit des Nährbodens an Zucker gebunden ist, während in zuckerärmeren Flüssigkeiten das Auswachsen der Fäden rapid vor sich geht, bis bei ermangelnder Zufuhr neuer Zuckermassen die dünnen Fäden mehr glänzend, schliesslich bröcklich werden, Vacuolen erhalten und zu Grunde gehen. Nur einzelne von den Seitenknospen der Pilzfäden bleiben erhalten, indem sie sich in runde Formen umgestalten, welche ihr Protoplasma zu einer stark lichtbrechenden, centralen, kugligen und einer randständigen leicht granulirten, weniger glänzenden Masse scheiden. Grawitz trennt nach diesen Befunden den Soorpilz unbedingt von dem Oidium lactis und erklärt ihn als identisch mit dem gemeinen „Kahmpilz" Mycoderma vini. Diese Identität bestreitet Reess, der trotz der factischen Aehnlichkeit zwischen Soor und Mycoderma vini einen Uebergang der beiden Pilzformen nicht erweisen konnte, während Grawitz nachträglich durch Verfütterung von Mycoderma vini bei jungen Hunden in der That Soorpilzbildung bei denselben erzeugte und somit die Identität des Soor mit Mycoderma vini festhält. — Die enorme Verbreitung von Mycoderma vini würde sonach die Häufigkeit der Soorerkrankung bei Kindern und bei Erwachsenen erklären. — Anatomisch erkennt man weiterhin, dass der Pilz in die Epithelzellen eindringt, zwischen dieselben hineinwuchert, so zwar, dass der wichtigste Vorgang des anscheinend nur oberflächliche Anlagerungen bildenden Prozesses in der Tiefe statt hat. — Allmälig können auf solche Weise durch rapide Verbreitung und Wucherung der Pilzrasen völlige von Epithelien und Pilzrasen gebildete Pseudomembranen erzeugt werden, welche sich durch ihre weisse Farbe erkennen lassen und welche schliesslich mit Hinterlassung einer sehr blutreichen, zuweilen selbst von lymphoiden Körperchen durchsetzten Stelle sich abstossen. — Die am schlimmsten heimgesuchten Stellen sind ausschliesslich die mit Plattenepithel bekleideten, Oesophagus und Mundhöhle, während der Pilz an Stellen, wo Cylinderepithel beginnt, nur in kleinen Resten durch directe Verpflanzung oder Verstreuung von benachbarten, mit Plattenepithel bekleideten Partien vorkommt, so im Larynx zwischen den Aryknorpeln und auf den Stimmbändern. Die Affection geht bei irgend beträchtlicher Ausdehnung fast nie einher ohne gleichzeitige ernstere Störungen der Digestion, so kommen Diarrhoeen bei den erkrankten Kindern zu Stande, schwere Intestinalkatarrhe und schliesslich können selbst atrophische Zustände die Folgen der anscheinend so unschuldigen Erkrankung sein. Aus den Untersuchungen von Grawitz ging aber weiterhin auch eine Thatsache hervor, welche diese Combinationen zu erklären im Stande ist. Die häufig im Mageninhalt zu beobachtenden Hefepilze erklärt er für die eigenthümliche Gonidienform des Soor, welcher im sauren Magensaft zu langen Fäden auszuwachsen eben nicht im Stande ist; demnach würden die schweren dyspeptischen Erscheinungen vielfach auf die durch Soor erzeugten Gährungsvorgänge zurückzuführen sein. — Unzweifelhaft findet man überdies das Wundsein der Kinder an den Nates, und der Schenkelbeuge mit Abstossung der Epidermis und schmerzhaftem Freilegen vieler Stellen des Corium mit Mundsoor so häufig zusammen, dass man nicht umhin kann, beide Affectionen als zusammengehörig aufzufassen. Nachdem Haussmann das Vorkommen des Soor auf der Vaginalschleimhaut unzweifelhaft erwiesen hat, ist auch a priori das Vorkommen von Soor an den bezeichneten Theilen zu verstehen, wenngleich dasselbe bis jetzt nicht erwiesen ist; die Uebertragbarkeit des Soor wird aus der parasitären Natur desselben erklärlich, ebenso wie die Häufigkeit der Affection bei Kindern in den allerersten Tagen des Lebens aus der von Haussmann gelieferten Thatsache leicht verständlich wird; überdies prädisponirt die von Epstein gewürdigte physiologische Abschilferung des Mundepithels der Neugeborenen das Keimen und Wuchern des Pilzes auf der Mundschleimhaut derselben, auch wenn dieselbe nachher wieder völlig gesund erscheint. — Die Soorkrankheit kommt ferner selbstverständlich am häufigsten bei solchen Kindern vor, deren Mundpflege nicht exact gehandhabt ist, und zwar bei Neugeborenen sowohl, als auch insbesondere bei älteren Kindern, welche an schweren inneren Krankheiten längere Zeit hindurch laboriren, so im Verlaufe von schweren Pneumonien, von Scarlatina, oder im Typhus. — Die Uebertragung der Keime geschieht hier zweifelsohne aus der Luft.

Symptome und Verlauf.

Die Symptome der parasitären Erkrankung sind wesentlich abhängig von der Massenhaftigkeit der Parasiten und weiterhin von der grösseren oder geringeren Intensität des Eindringens derselben in den Nährboden, so kann es kommen, dass die gesammte Symptomatologie sich das eine Mal auf die Mundaffection beschränkt, ohne jede weitere Allgemeinerscheinung, das andere Mal können die schwersten katarrhalischen Affectionen der Mund- und Darmschleimhaut und selbst Atrophie die Symptomatologie des Soor ausmachen. — Die leichteste Soorerkrankung giebt sich dadurch zu erkennen, dass auf der Mundschleimhaut der Kinder, der Schleimhaut der Lippen, Wangen, der Zunge und auf dem Velum palatinum weisse, unregelmässige, kleinere und grössere, nicht ganz leicht entfernbare Fleckchen sich zeigen; dieselben überragen die Mundschleimhaut nur wenig oder gar nicht und unterscheiden sich dadurch leicht von etwa vorhandenen, ebenfalls weiss aussehenden

Milchresten. — Versucht man mit einem Tuche oder mit dem Spatel die weissen Fleckchen zu entfernen, was mit einiger Mühe gelingt, so zeigt sich, dass dieselben eine leicht blutende rothe Fläche, die freigelegte Mucosa, hinterlassen. — Sich selbst überlassen, sieht man die Fleckchen mehr und mehr sich ausbreiten und schliesslich völlige weisse Plaques auf der betreffenden Schleimhautstelle bilden, welche sich allmälig mehr und mehr über dieselbe erheben. Der freigebliebene Rest der Mundschleimhaut ist in der Regel tief dunkelroth, die Speichelabsonderung ist bei älteren Kindern reichlich, während bei jüngeren der Mund trocken ist. — So lange die Eruption sehr geringfügig ist, nehmen die Kleinen von der Affection keine Notiz, man sieht dieselben mit Behagen ihre Flasche nehmen; nicht so, wenn grössere Flatschen gebildet sind, oder wenn man durch Eingriffe die Pilzplaques entfernt hat; dann wird das Saugen erschwert, die Kinder schreien viel, schlafen schlecht und nicht selten erzeugt die vorhandene Stomatitis und die leicht damit combinirte Pharyngitis Fieberbewegungen. — Weiterhin kann es selbst zu flachen Verschwärungen an einzelnen Stellen der des Epithels beraubten Mundschleimhaut kommen; die so gebildeten Geschwüre zeichnen sich aus durch flächenartige Ausbreitung und erhalten den Charakter der unter dem Namen der B e d n a r ' schen Aphthen bezeichneten und beschriebenen flachen Geschwüre. — Die weiterhin entstehenden Anomalien, die dyspeptischen Symptome, Erbrechen, Diarrhoeen, die mit diesen Vorgängen verknüpfte Abmagerung, endlich das Wundwerden des Afters, der Nates und der Falten der Schenkelbeugen bis hinauf auf die Bauchdecken werden in den entsprechenden Kapiteln ihre Erledigung finden, auf welche wir verweisen.

Diagnose.

Die Diagnose der Krankheit ergiebt die mikroskopische Untersuchung, welche niemals unterbleiben darf. Man erkennt sehr leicht die beschriebenen Gonidien- und Mycelienformen, welche in Epithelmassen eingebettet liegen und dieselben durchdringen und überwuchern.

Prognose.

Die Prognose der Krankheit ergiebt sich leicht aus der voranstehenden Schilderung. Die leichtesten Formen der Sooraffection sind absolut unschuldig und man wird des Processes mit den geeigneten Mitteln Herr. Desto schlimmer aber steht es um die schweren Formen. Massenhafte Soorerkrankung des Mundes, Pharynx und Oesophagus ist häufig nicht mehr zu bewältigen und die Kinder gehen im tiefsten Elend

atrophisch zu Grunde. — So ist die Prognose also oft abhängig von dem
früheren oder späteren Eingreifen, und wesentlich abhängig von der
exacten Reinlichkeit und Mundpflege. Bei älteren phthisischen Kindern,
oder bei Kindern, welche an schweren zymotischen Krankheiten erkrankt sind, kann der Soor eine der peinvollsten Affectionen werden,
welche die an sich erschöpften Kräfte durch den Schmerz bei der
Nahrungsaufnahme und durch die eingeleiteten Gährungsvorgänge bei
der Verdauung völlig vernichten.

Therapie.

Die Therapie ist in erster Linie prophylaktisch. Man muss durch
die sorgfältigste Reinlichkeit das Auftreten des Soor überhaupt verhüten.
Bei geringfügigen Eruptionen kann man durch das einfache mechanische
Abwischen der Soorstippchen und nachfolgende gehörige Reinhaltung
das Weiterwuchern des Pilzes verhindern. Für eine reichlichere Sooreruption giebt es kein besseres und geradezu sichereres Mittel der Unter-.
drückung, als das übermangansaure Kali. Man wischt mit einem Tuche
oder mit einem Tuschpinsel die Soorflecken mechanisch und eventuell
mit einiger Gewalt ab, und touchirt die rothe Schleimhaut des ganzen
Mundes mit einer Lösung von Kali hypermanganicum (0,12 : 15). Nach
einem bis zwei Tagen ist von einem Aufkeimen des Pilzes effectiv keine
Rede mehr. Als innerliches Mittel, um etwaige Soormassen im Oesophagus oder Magen zu vernichten, weiss ich kein besseres Mittel anzugeben, als das Resorcin (0,5 bis 1 : 100 für ein Kind von 1 bis 2 Jahren
2stdl. 1 Kdfl. — nicht mehr!). Es hilft nicht immer, aber doch in
den meisten Fällen und übertrifft in seiner Wirkung jedes der mir bis
jetzt bekannt gewordenen Mittel. Man kann mit diesen Mitteln für die
Mehrzahl der Fälle auskommen, wird aber wohl darauf gefasst sein
müssen, bei mächtiger Soorwucherung auch von diesen sich im Stich
gelassen zu sehen, ebenso wie von den andern früher angewandten
Mitteln, wie Borax, Kali chloricum, Arg. nitricum u. s. w. Da alle
zuckerhaltigen Substanzen nach den Untersuchungen von Grawitz einen
vortrefflichen Nährboden für den Pilz abgeben, so wird man dieselben
möglichst vermeiden müssen. — Ueber die Behandlung der complicirenden Magen-, Darm- und Hautaffectionen wird weiterhin gehandelt
werden.

Krankheiten des Pharynx.

Pharyngitis und Tonsillitis acuta katarrhalis.

Aetiologie und Pathogenese.

Die katarrhalische Entzündung der Rachenschleimhaut und der
Tonsillen gehört zu den häufigsten Krankheiten des kindlichen Alters.
Dieselbe kommt schon bei ganz jungen Kindern vor, die Frequenz
steigert sich indess bei fortschreitendem Alter und insbesondere ist es
das Schulalter, welches die höchste Frequenz der Krankheit aufweist.
Knaben und Mädchen erkranken ziemlich gleichmässig. — Unter den
ätiologischen Momenten steht die Erkältung obenan, wobei der grösseren
oder geringeren Trockenheit der Zimmerluft (Zimmeratmosphäre), der Höhe
der Temperatur derselben im Verhältniss zur Aussentemperatur, vorangegangenen Anstrengungen der Rachenschleimhaut (Singen der Schulkinder) eine erhebliche Rolle zuzutheilen ist. Verwöhnung durch zu
warme Bekleidung, insbesondere der Halsgegend, und endlich unzweifelhaft auch erbliche Disposition tragen dazu bei, die Krankheit zur Entwickelung zu bringen. Eine einmalige Erkrankung steigert die Disposition für die folgende; so kommt es, dass manche, unter den anscheinend
günstigsten Bedingungen lebende Kinder in jedem Jahre ein- oder mehrmals an acuter Rachen- und Mandelneutzündung erkranken. — Da die
acute Pharyngitis katarrhalis fast niemals ohne anderweitige Complicationen zum Tode führt, so ist man kaum in der Lage eine anatomische
Schilderung des Schleimhautbefundes zu geben; augenscheinlich handelt
es sich um die wesentlichen Eigenschaften anderer Schleimhautkatarrhe,
um Lockerung und Schwellung der Mucosa, Abstossung des Epithels,
reichliche Schleimbildung in den Schleimdrüsen mit Abstossung des
Epithels derselben und Ersatz durch frisch eingewanderte oder neuge-
bildete Rundzellen.

Symptome und Verlauf.

Die Krankheit kann, so unscheinbar sie ist, bei Kindern unter den
heftigsten und stürmischsten Symptomen einsetzen. Urplötzlich eintretende
Convulsionen mit nachfolgender oder gleichzeitiger Steigerung der Temperatur auf 41° C gehört, insbesondere bei jüngeren Kindern, keineswegs zu den Seltenheiten. Aeltere Kinder fangen in der Regel an über
eine gewisse Trockenheit und über Brennen im Halse zu klagen. Allmälig nimmt dasselbe zu und es stellt sich ein empfindlicher, drückender

und quälender Schmerz ein, welcher den Schlingakt hindert und
geradezu zur Qual werden lässt. — Die Sprache hat einen eigenthümlichen, etwas näselnden Klang. — Untersucht man mit dem Spatel,
welchen man in der (pag. 28) angegebenen Weise gebraucht, so sieht
man die Mundschleimhaut leicht geröthet, die Zunge belegt, die Wand
des harten Gaumens blass oder leicht geröthet. Im Gegensatze hierzu
zeigt das Velum palatinum eine intensive dunkle Röthe, welche sich auf
die beiden Gaumbögen erstreckt; das Velum erscheint gleichzeitig dicker
und augenscheinlich geschwollen, zugleich treten die tief dunkelrothen Tonsillen stattlich hervor und hie und da sieht man wohl in
denselben kleine rundliche, gelbliche oder saturirt gelbe Pfröpfe eingelagert liegen. Dieselben können indess auch fehlen und dann erscheinen
die Tonsillen wie die Rachenschleimhaut dunkelroth. Auch die hintere
Rachenwand pflegt dunkler zu erscheinen als normal; nicht selten sieht
man von den Choanen reichliche Schleim-Eitermassen an der hinteren
Rachenwand herabfliessen. In vielen Fällen überzeugt man sich, wenn
man die unter den Winkeln der Unterkiefer gelegenen Partien untersucht,
von gleichzeitig vorhandener Schwellung der submaxillaren Lymphdrüsen,
welche auf Berührung und Druck schmerzhaft erscheinen, jedoch kann
dieselbe auch fehlen. Das Fieber steigert sich in der Regel des Abends,
die Kinder schlafen unruhig, haben Durst, ohne jedoch das dargereichte
Getränk gern zu nehmen, weil der Schluckact heftige Schmerzen verursacht. — Bei geeigneter Behandlung dauert der Process in der Regel
nicht länger als zwei bis drei Tage. Allmälig lässt das Fieber nach.
Das Velum nimmt eine mehr schmutzig dunkelblaurothe Farbe an, die
Schwellung und Durchtränkung des Velum ist verschwunden. Die Tonsillen erscheinen blasser, treten auch nicht mehr so stattlich hervor,
sondern liegen tiefer in ihren Buchten. Die submaxillaren Lymphdrüsen
sind kaum mehr zu fühlen. So klingt der Process allmälig ab, nachdem
gleichzeitig die Schmerzhaftigkeit beim Schlucken verschwunden ist.

Prognose.

Die Prognose der Krankheit ist quoad vitam durchaus günstig,
nicht so quoad valetudinem completam. Gern bleibt nach der acuten
Attaque ein chronischer Pharyngealkatarrh zurück, auf dessen Boden
stets neue acute Entzündungen angefacht werden; auch wird gerade
wegen des so geschaffenen Locus minoris resistentiae die Neigung
der Kinder zu Infectionskrankheiten gesteigert, weil die Einwanderung
ihrer Infectionskeime von der Pharyngealschleimhaut aus in das Blut
erleichtert ist.

Die Diagnose ergiebt sich aus der Besichtigung des Pharynx
und dem nachweislichen Schmerz beim Schlingen.

Therapie.

Die Therapie hat zur Aufgabe, die Entzündung local zu bekämpfen
und gleichzeitig die heftigen Fieberbewegungen zu beherrschen. Beiden
Indicationen genügt man durch energische Application der Kälte in der
Form von kleinen Eisbeutelchen, welche um den Hals gelegt werden.
Am besten nimmt man hierzu die in Schlauchform im Handel vorhandenen
Gummi-Eisblasen oder bei ganz jungen Kindern Condoms, welche mit
kleinen Eisstückchen gefüllt werden. Je nach Abklingen der Entzündungs-
erscheinungen geht man sodann zu kühlen, rasch gewechselten und
endlich zu hydropathischen Umschlägen über, welche man ein- bis zweistündlich wechseln lässt. Sind heftige Delirien oder gar Convulsionen
vorhanden, so kann man mit der Eiskrawatte die Anwendung der Eisblase auf den Kopf combiniren. Von den innerlichen Mitteln erfreut
sich seit Jahr und Tag das Kali chloricum eines nicht unverdienten
Rufes; nur wird man, nach den jüngsten Erfahrungen über die toxische
Wirkung desselben mit der Anwendung etwas vorsichtiger sein; (bei
Kindern von 1 bis 2 Jahren 2 : 120 2stdl. 1 Kdlll.). Das Chinin,
welches B. Fraenkel empfohlen hat, wirkt insbesondere bei hohem
Fieber günstig (0,5 für ein Kind von 1 Jahr pro dosi, 2 mal täglich).
Es schien mir in der That in einigen Fällen, wie wenn das Mittel den
Process rascher zur Heilung brächte, als die sonst üblichen Mittel. —
Man achte wohl darauf, auch die letzten Spuren der Entzündung zu
beseitigen und lasse ältere Kinder mit Lösungen von Alaun oder Acid.
tannicum (2 : 150) noch längere Zeit gurgeln oder mache diesen sowohl
wie auch jüngeren Kindern Einstäubungen der genannten Mittel mittelst
des Pulverisateurs.

Pharyngitis phlegmonosa.

Tiefer greifende Entzündungen des Pharynx phlegmonöser Natur
kommen bei Kindern seltener zur Beobachtung als bei Erwachsenen.
In der Regel sind es etwas ältere Kinder, welche erkranken, doch habe
ich auch Fälle bei Kindern unter einem Jahre beobachtet. Die Ursachen sind zumeist nicht zu ergründen, wenn nicht die Erkältung als
causales Moment herhalten soll.

Symptome und Verlauf.

Die Krankheit beginnt zumeist in derselben stürmischen Weise, wie die katarrhalische Pharyngitis und man kann verleitet werden zu glauben, dass man es mit dieser Krankheit zu thun habe. Bald zeigt sich jedoch, dass die Symptome den angewendeten Mitteln nicht weichen, sondern eher schlimmer, als besser werden. Das Velum ist tief dunkelroth und geschwollen, die Uvula ist ödematös und prall und gleichzeitig dehnt sich eine dunkle, fast violettrothe Färbung der Schleimhaut auch auf den harten Gaumen bis fast zu dem vorderen Alveolarrande des Kiefers aus. Die Kinder vermögen kaum den Mund zu öffnen und die Einführung des Fingers behufs Palpation ist quälend und schmerzhaft. Das Fieber ist hochgradig, die submaxillaren Lymphdrüsen geschwollen und auf Druck schmerzhaft. So vergehen, ohne dass von den Kindern wesentliche Mengen von Nahrung eingenommen werden, einige Tage, bis sich an der Vorderwand des Velum, und zwar zumeist an einer Seite, eine mehr hervorgewölbte Stelle palpiren lässt, welche zunächst undeutliche, später deutlichere Fluctuation zeigt. — Die Beschwerden steigern sich in dieser Periode aufs Aeusserste; jüngere Kinder liegen apathisch mit hohem Fieber da und wimmern viel, während ältere über heftigen Schmerz klagen und Nahrungsaufnahme wegen des heftigen Schmerzes beim Schlingen fast vollständig verweigern. — Die endliche Eröffnung des unter der Mucosa, im submucösen Gewebe gelegenen Abscesses, entweder künstlich oder spontan, schafft wesentliche Erleichterung; das Fieber schwindet sofort und bei langsamem Ausströmen des angesammelten Eiters auch in den nächsten Tagen bleibt nun der Schlingact nur wenig behindert, während der Appetit in der Regel sehr rege ist und Nahrung gern genommen wird. Wenige Tage nach Entleerung des Abscesses ist fast keine Spur des vorangegangenen Uebels vorhanden, höchstens sieht man an der Stelle, wo der Eiter durchgebrochen ist, einen kleinen mit einem gelben Pfropf bekleideten Defect, welcher allmälig ebenfalls verschwindet und eine kleine weisslichgraue Narbe hinterlässt.

Die Diagnose der Krankheit ergiebt sich aus dem etwas langsameren, hingeschleppten Verlauf, der tief dunkeln Röthung der Schleimhaut des harten Gaumens, der Schwellung des Velum und der Uvula, endlich aus der nachweislichen Entwickelung des Abscesses.

Die Prognose ist auch bei dieser Krankheit, in so fern nicht etwa das Uebergreifen der Entzündung auf die Epiglottis und aryepiglottischen Falten Statt hat, oder durch die intensive Spannung in den Geweben Mortification und Gangrän entsteht, günstig. Es kommt Alles

darauf an, dass der sich entwickelnde Abscess möglichst rasch zur Entleerung gebracht wird.

Die Therapie hat in erster Linie, wie bei der katarrhalischen
Form der Entzündung die Schwellung und Entzündung zu bekämpfen
und den Versuch zu machen, den Process zurückzubilden. Man wird
also vorerst auch bei dieser Affection Eis appliciren. Sobald man indess
erkennt, dass das Eis nicht den erwünschten Effect hat, geht man zu
Cataplasmen über und lässt ältere Kinder gleichzeitig mit warmen Thees
den Mund und Rachen spülen. Sobald man Fluctuation fühlt, incidire
man mit dem nur an der Spitze unbedeckt gelassenen Messer. Nachträglich verwende man bei jungen Kindern grosse Sorgfalt auf Reinhaltung des Mundes mittelst Waschungen mit einer Lösung von Kali
chloricum oder Kali hypermanganicum, während man ältere Kinder mit
diesen Lösungen spülen lässt. In dem unglücklichen Falle, dass Oedem
der Epiglottis oder der aryepiglottischen Falten eintritt, kann es kommen,
dass man zu Tracheotomie schreiten muss, um die Suffocation zu verhüten.

Tonsillitis follicularis.

Die Tonsillen sind anatomisch als vielfache Duplicaturen der Schleimhaut des Pharynx aufzufassen, welche zwischen den einzelnen Falten
Furchen (Lacunen und Crypten) belassen. Das eigentliche Gewebe der
Mucosa ist ein adenoides, zwischen dessen Maschen zahlreiche Lymphkörperchen enthalten sind (Stricker, Heubner). — Es ist unter
solchen Verhältnissen wohl verständlich, dass Secrete der Schleimhautfalten, ebenso wie fremde in die Crypten hineingelangte Körper in denselben stecken bleiben, consolidiren und selbst zu harten Massen gleichsam incrustiren. — Diese Massen geben nicht selten Anlass zu entzündlicher Reizung und zur Schwellung des ganzen Organes. — Sieht man
ein so entzündetes Organ von vorn, so erkennt man, dass die Tonsille
als ein etwas grösserer, rundlicher, dunkelrother mit gelben Körnern
bedeckter Körper zwischen den Bogen des weichen Gaumens nach der
Rachenhöhle hinzu hineinrage. Bei der zahlreichen Menge der Falten
kann es kommen, dass die gelblich, bis gelblich grau erscheinenden
Secretpfröpfe eine Art confluirender, zuweilen von Schleim noch bedeckter
Masse darstellen, welche auf den ersten Blick eine gewisse Aehnlichkeit
mit einem diphtheritischen Plaque hat.

In der Regel ist mit dem Processe, wenn die Tonsille im Ganzen
geröthet und geschwollen ist, eine, wenngleich geringe Schmerzhaftigkeit

beim Schlingen verbunden, es können sogar leichtere Fieberbewegungen den Process begleiten. Es ist wichtig denselben zu kennen, um die Verwechselung mit Diphtherie zu meiden.

Prognostisch hat der Process nur dadurch Bedeutung, dass die in den Lacunen lagernden Pfröpfe leicht katarrhalische und selbst parenchymatöse Entzündungen der Tonsillen anregen.

Therapeutisch muss man darauf bedacht sein, die Pfröpfe aus den Lacunen zu entfernen, was am besten auf mechanischem Wege mittelst einer geknöpften Sonde geschieht. Bei einiger Sorgfalt ist man selbst bei jungen Kindern leicht im Stande dies auszuführen. — Die entfernten Pfröpfe bestehen in der Regel aus Epithelmassen, Detritus und reichlichen Massen von Microorganismen (Leptotrix, Bacterien). — Etwaige chronische Reizzustände des Pharynx werden nachträglich in geeigneter Weise behandelt (s. chronische Pharyngitis).

Tonsillitis parenchymatosa (phlegmonosa, apostematosa).

Pathogenese.

Die parenchymatösen Entzündungen der Tonsillen gehen entweder aus der acuten katarrhalischen Form der Entzündung hervor, indem die oberflächliche Schleimhautentzündung in die Tiefe greift, oder sie entstehen durch den Reiz, welchen die Anschoppung der Crypten mit fremdartigen Massen auf die Umgebung übt.

Symptome und Verlauf sind nahezu die gleichen, wie diejenigen der phlegmonösen Pharyngitis, mit welchen sie sich häufig combiniren. Unter heftigen Schmerzen, hohem Fieber, der Unfähigkeit den Mund zu öffnen und zu schlucken, zeigt sich die entzündete Tonsille (in der Regel nur eine Seite) als tief dunkelrother hervortretender Wulst an einer Seite des Pharynx.

Die Digitaluntersuchung lässt denselben als einen festweichen, rund-ovalen Körper erkennen, dessen Berührung heftigen Schmerz verursacht, von welchem aus nach hinten und an der seitlichen Partie des Pharynx entlang nach unten sich ein rundlich auslaufender entzündlicher Wulst fortsetzt. — Die Beschwerden nehmen in dem Maasse zu, als die Schwellung zunimmt, bis endlich die Fluctuation die stattgehabte eitrige Einschmelzung erkennen lässt und die Entleerung des gebildeten Eiters Erleichterung schafft.

Prognostisch sind die Gefahren dieselben, wie bei der phlegmonösen Pharyngitis, in der Regel geht indess der Process glücklich aus; nur hat derselbe auffallend häufig Neigung zu recidiviren.

Die Diagnose ergiebt sich aus der Inspection und besser noch aus der Palpation mittelst des Fingers. — Man fühlt die geschwollene Tonsille, den nach unten sich fortsetzenden Entzündungswulst und kann sich von dem allmäligen Eintritt der Eiterung überzeugen.

Die Therapie hat genau dieselben Aufgaben, wie bei der phlegmonösen Pharyngitis; auch hier muss man rasch die Entleerung des Eiters zu erzielen suchen. — Die Eröffnung der Tonsille geschieht entweder mit dem Fingernagel, oder mit dem bis zur Spitze gedeckten Bistouri. Um jeder Fährlichkeit bei kleinen Kindern zu entgehen, habe ich ein in einer Art von Hohlsonde befindliches cachirtes Messerchen construirt, welches in der Scheide auf dem Zeigefinger bis zu der gefundenen fluctuirenden Stelle vorgeschoben und dann mittelst Druckes auf einem an dem Stiel des Instrumentes befindlichen Knopf rasch vorgestossen wird. Die Klinge springt federnd sofort wieder zurück, nachdem der Abscess eröffnet ist*). Man kann auf solche Weise schon bei ganz kleinen Kindern sicher und ohne jede Gefahr operiren. Der Eiter wird durch sanften Druck auf die Tonsille ausgedrückt. — Aeltere Kinder lässt man fleissig mit Kal. hypermanganicum, Borax, oder Natr. salicylicum nachspülen; bei jüngeren Kindern gelingt es wohl Abstäubungen mittelst des Pulverisateurs mit denselben Lösungen vorzunehmen; auch kann man durch vorsichtige Einspritzungen in die Nase von hinten her für die Abspülung des ausfliessenden Eiters Sorge tragen.

Pharyngitis gangraenosa.

Von der Pharyngitis gangraenosa ist bei der Scarlatina schon gehandelt (s. pag. 86).

Chronische Pharyngitis und Tonsillitis. — Tonsillarhypertrophie.

Chronische Pharyngealkatarrhe und chronische Schwellungen der Tonsillen, welche mit ersterer Hand in Hand gehen, sind in der Regel

---

*) Zu haben bei Rudolf Détert in Berlin: Pharyngotom.

die Residuen schlecht ausgeheilter acuter, und zumeist mehrfach wiederholter Processe an Pharynx und Tonsillen. — Bei den nahen Beziehungen der Tonsillen zum Lymphgefässapparat lässt sich allerdings
nicht leugnen, dass die Erkrankten nebenbei vorzugsweise solche
Kinder sind, welche auch sonst an mehr chronischen, scrophulösen Processen, also an chronischen Hautausschlägen, chronischer Rhinitis u. s. w.
laboriren; überdies spielt auch hier die Erblichkeit zuverlässig eine
Rolle. Ich habe in vielen Fällen bei Mutter und Kind denselben Process
constatiren können.

P a t h o l o g i s c h a n a t o m i s c h stellt sich die Tonsillarhypertrophie als eine erhebliche Vermehrung der Masse. der Tonsille und
zwar durch Wucherung des adenoiden Gewebes und reichliche Vermehrung der eingelagerten lymphoiden Zellen dar. Die Schleimhaut ist
mächtig gewulstet, an der Oberfläche von tiefen Lacunen und Crypten
durchzogen, welche derselben ein tief gerunzeltes oder faltiges Aussehen geben. Die Gefässe der Tonsille sind erweitert, reichlich injicirt,
auch augenscheinlich neue Gefässe gebildet. Die Pharyngealschleimhaut zeigt reichliche Neubildung von Gefässen. Die Gefässe sind überdies
verbreitert und geschlängelt und geben der Schleimhaut dadurch ein
fast violettes Aussehen. Nicht selten findet man auf der Schleimhaut
auch kleine hämorrhagische Stellen und selbst hämorrhagische Erosionen
oder flache Substanzverluste; auch findet man dieselbe in der Regel mit
zähen Schleimmassen, welche aus der hinteren Rachenwand herabfliessen,
bedeckt. — Die cervicalen Lymphdrüsen sind zumeist geschwollen (H e r z).

S y m p t o m e u n d V e r l a u f.

Die Krankheit beginnt in der Regel unscheinbar und wenig beachtet. Aufmerksame Mütter nehmen wahr, dass die Kinder gern mit
dem Kopfe hintenüber liegen, wenn sie zu Bett gebracht werden, dass
sie mit offenem Munde schlafen, sehr laut und langsam Athem holen
und mehr und mehr im Schlafe zu schnarchen anfangen. Allmälig zeigt
sich die Neigung, den Mund offen zu halten auch am Tage und die
Kinder bekommen in dieser Haltung einen eigenthümlichen stupiden,
fast blöden Gesichtsausdruck; der Athem ist rascher, als gewöhnlich,
erfolgt mit lautem Schniefen oder einer Art von gutturalem Ton durch die
Nase, oder die Nasenathmung wird völlig ausser Cours gesetzt und die
Athmung erfolgt einfach durch den Mund. Bald erscheinen auch, namentlich bei jüngeren Kindern, die geistigen Functionen überhaupt rückständig,
insbesondere will die Sprache nicht zur rechten Ausbildung kommen.
Die weitere Beobachtung lehrt, dass das Gehörorgan an Schärfe und

zwar zuweilen sehr erheblich gelitten hat. Die Mehrzahl der Kinder
hüstelt, ohne jedoch exact aufzuhusten, ältere Kinder räuspern fast unaufhörlich und entfernen mit Mühe etwas zähe Schleimmassen, auch
klagen dieselben über unangenehme drückende oder kratzende Empfindungen im Halse. — Untersucht man bei Kindern, welche diese Erscheinungen darbieten, den Pharynx, so findet man neben den Symptomen
des chronischen Pharyngealkatarrhs, neben Wulstung der Schleimhaut
der hinteren Rachenpartieen und neben reichlicher Schleimabsonderung
ein mächtiges Hervortreten einer oder der beiden Tonsillen. Dieselben
bilden nahezu taubeneiförmige, gegen einander nach der Mittellinie zu
prominirende Körper, zwischen welchen nur ein geringer, oft kaum
wenige Millimeter breiter Raum für den Luftdurchtritt frei ist. Die
Oberfläche der Tonsillen ist uneben, durchlöchert; hie und da sieht man
in denselben die früher schon beschriebenen Pfröpfe stecken; der
Athem ist übelriechend. — Die Tonsillen comprimiren die Tubenöff-
nungen und verhindern den Luftzutritt zu denselben. So erklärt sich
die Schwerhörigkeit, und aus derselben das Hinderniss des intellectuellen
Fortschrittes. Die Untersuchung der Ohren mittelst des Spiegels zeigt
gleichzeitig die Trommelfelle nach einwärts gezogen. — So lange kein
neuer acuter Process die vorhandene Anomalie verschlimmert, können
die Kinder in diesem Zustande wenigstens ohne momentane Gefahren
leben. Das Bild ändert sich indess sofort, wenn neue entzündliche
Attaquen auf Pharyngealschleimhaut und Tonsillen Platz greifen;
dann schliesst sich der geringe zwischen den Tonsillen noch vorhandene .
Raum fast ganz und es treten heftige dyspnoëtische Anfälle mit drohender
Suffocation bei den Kindern ein. Dieselben werden insbesondere des
Nachts bedenklich, wenn die zähen Schleimmassen eintrocknen und
Tonsillen und Pharynxschleimhaut überziehen. — Indess bleibt es nicht
bei diesen Störungen allein. Im weiteren Fortschritt des Wachsthums
stellen sich gewisse Veränderungen am Thorax ein, welche schon seit
Dupuytren und Robert studirt sind; es zeigen sich die Folgen
des mangelhaften Luftzutrittes in die Lungen in einer unter dem Einfluss des äusseren Luftdruckes allmälig eintretenden Wachsthumshem-
mung des Thorax, welcher sowohl im sagittalen als auch im frontalen
Durchmesser zurückbleibt; so kann es kommen, dass Einsenkungen der
Seitentheile des Thorax, der vorderen Brustwand und asymmetrische Vor-
biegungen der Rippen entstehen. — Hand in Hand damit geht eine im
Ganzen rückständige Entwickelung des Organismus, welche sich als
verringerte Widerstandsfähigkeit gegen äussere Einflüsse documentirt.

Diagnose.

Die Diagnose des chronischen Pharyngealkatarrhs und der Tonsillarhypertrophie ergiebt sich aus dem beschriebenen Befunde bei Besichtigung des Pharynx. Von der Hypertrophie der Tonsillen kann man sich ebensowohl durch die Inspection, wie durch die Palpation überzeugen.

Die Prognose der Krankheit ist, wenn dieselbe sich überlassen bleibt, nicht günstig. Es kommt wohl vor, dass hyperplastische Tonsillen allmälig kleiner werden und sich zurückbilden, während gleichzeitig der chronische Katarrh des Pharynx verschwindet. In der Regel ist dies nicht der Fall, und dann treten die erwähnten Uebelstände, suffocatorische Zufälle, Dyspnoë und nachträgliche Verbildungen des Thorax ein.

Die Therapie der chronischen Pharyngitis und der Tonsillarhypertrophie kann vielleicht mittelst topischer Heilmittel versucht werden, so lange die Tonsillen relativ geringe Vergrösserung zeigen. Ich habe selbst unter Anwendung von Pinselungen mit Arg. nitricum, Acid. tannicum, Jodtinctur, den Rachenkatarrh schwinden und nach und nach auch Verkleinerung der Tonsillen eintreten sehen. Alle Mittel lassen indess im Stich, sobald es sich um eine erhebliche Tonsillarhypertrophie handelt; hier hilft nur die Exstirpation der Tonsillen. Die Operation stösst auch bei Kindern auf relativ geringe Schwierigkeiten und kann bei denselben ebenso mit Haken und Scalpell, wie mit dem Tonsillotom geübt werden. — Bei der Operation mit dem Scalpell hat man sich davor zu hüten, dass nicht halb abgetrennte Tonsillarstücke nach dem Larynx herabfallen und Suffocation erzeugen. Man muss deshalb stets von unten nach oben schneiden. — Unangenehme Zufälle erzeugen zuweilen die nachfolgenden Blutungen, welche neuerdings von Lefferts zum Gegenstande der Bearbeitung gemacht wurden. Derselbe scheidet die Blutungen nach ihrer Heftigkeit in vier Kategorien, von der tödtlichen bis zur mässigen, hebt indess hervor, dass in der Mehrzahl der Fälle überhaupt keine Blutung erfolgt. — Arterielle Blutungen stammen meist aus der Art. pharyngea ascendens, venöse aus den erweiterten Venen in und unter der Tonsille. Bei sehr grossen Tonsillen kommt es auch wohl zu Blutungen aus den Gefässen des Arc. glossopalatinus, wenn derselbe mit dem Tonsillotom mitgefasst wurde. Tödtliche Blutungen durch Verletzung der Carotis interna sind überaus selten. — Für die Behandlung empfiehlt Lefferts für die schwersten Fälle der Blutung eventuell Unterbindung der Carotis externa etwa $\frac{1}{2}$ Zoll über der Bifurcation; bei Blutungen geringeren Grades glaubt er mit Torsion

der spritzenden Gefässe oder mit Compression auskommen zu können,
jedenfalls empfiehlt er die Wunde sorgfältigst zu reinigen, um das
spritzende Gefäss zu erkennen. — Die Anwendung von Liq. Ferri wird
als unzuverlässig von ihm und Elsberg verworfen. — Um der Gefahr
der Blutung völlig zu entgehen, wird weiterhin die Operation mit der
galvanokaustischen Schneideschlinge empfohlen, und dieselbe als durchaus sicher und zuverlässig dargestellt; dieselbe soll noch vor der
Anwendung des galvanokaustischen Messers oder des Porcellanbrenners
Vorzüge haben (s. Medic. chirurg. Rundschau 1882, April).

Lymphadenitis retropharyngealis. — Retropharyngealabscess.

Nach wenigen casuistischen Mittheilungen erschien im Jahre 1857
die erste ausführliche Bearbeitung der retropharyngealen Entzündungen
und Vereiterungen durch Bokai, welchen weiterhin die Mittheilungen
im Jahre 1876 und 1881 (durch Alexy) von demselben verdienstvollen
Autor folgten. Im Ganzen berichtet Bokai in diesen Abhandlungen
über 204 Fälle selbst gemachter Beobachtungen. Innerhalb derselben
Zeitperiode sind ausführlichere Mittheilungen und Studien über denselben
Process von Rustau, Abelin, Gautier, Schmitz, König,
Kohts, Kormann, Herz, Lewandowski erschienen.

Pathogenese und Aetiologie.

Die anatomischen Untersuchungen der Gewebe an der hinteren
Rachenwand von Hyrtl, Luschka, Henle, Dollinger u. A. er-
gaben, dass man als der hinteren Rachenwand zugehörige Gruppen von
Lymphdrüsen eingelagert findet, die Gl. faciales profundae, welche den
Lymphstrom aus der Orbita, der Nase sammt dem Oberkiefer und einem
Theile des Pharynx abführen, und die Gl. cervicales profundae supe-
riores, welcher zum Theil von der erstgenannten den Lymphzufluss durch
deren Vasa efferentia erhalten, zum Theil aus der Schädelhöhle, dem
Kehlkopf, der Gl. thyreoidea und einem Theile des Pharynx den
Lymphstrom abführen. Diese Drüsen sind es, welche in der Pathogenese der retropharyngealen Entzündungen eine wesentliche Rolle
spielen, da sie an allen entzündlichen Affectionen der genannten Theile,
aus welchen sie ihren Zufluss erhalten, Theil nehmen und eventuell selbst
zu chronischer Hyperplasie gelangen oder acuten Vereiterungen anheim-

fallen. — Dass ausserdem das retropharyngeale Zellgewebe, der vordere periostale Ueberzug der Wirbelsäule und endlich die Wirbelkörper selbst erkranken können, und dass auf solche Weise idiopathische phlegmonöse Entzündungen und eitrige Periostitis und Ostitis mit Caries der Wirbelkörper zu Eiterbildung und Eitersenkung Anlass geben können, ist anatomisch leicht klar zu machen und verständlich. — So kann man mit Bokai den idiopathischen Retropharyngealabscess von dem secundären wohl unterscheiden, dabei aber auch Kormann's Anschauung gerecht werden, dass, da autochthone Lymphdrüsenentzündungen überhaupt wohl nicht vorkommen, auch die chronischen Schwellungen der in Rede stehenden Lymphdrüsen und die acuten abscedirenden Lymphadenitiden nicht eigentlich idiopathischer Natur sind, sondern von Erkrankungsprocessen der Kopfhöhle und deren Schleimhäute und serösen Häute inducirt werden. — Nur wird man aus praktischen Gründen gut thun, die von den periostalen und ostalen Entzündungen geschaffenen Erkrankungsheerde als eigentliche secundäre (Senkungsheerde), von den aus Entzündungen der Drüsen und des submucösen Zellgewebes hervorgegangenen oder mehr autochthonen, primären, völlig abzutrennen. — Aus dem Vorangegangenen wird dem mit der Pathologie des kindlichen Alters Bekannten schon a priori einleuchten, dass vorzugsweise Kinder mit scrophulösem Habitus an retropharyngealer Lymphadenitis und Retropharyngealabscessen erkranken; denn gerade diese Kinder leiden besonders häufig an Erkrankungen der Schleimhäute der oberen Luftwege (Nasenhöhlen), des Mundes, des Rachens und der Ohren. — Das Alter hat bezüglich der Erkrankungsform den bemerkenswerthen Einfluss, dass die autochthonen Erkrankungen, und zwar sowohl die chronischen adenitischen Schwellungen, als auch die Vereiterungen insbesondere jüngere Kinder, also im ersten bis dritten Lebensjahre stehende, befallen, während secundäre mit der Knochenaffection zusammenhängende Processe in den späteren Altersstufen vorkommen. Man kann sich bei jungen Kindern von der Schwellung der retropharyngealen Lymphdrüsen in einer geradezu unbeschränkten Anzahl von Fällen überzeugen, wenn man nicht versäumt, jedes Kind durch die Digitaluntersuchung des Pharynx danach zu prüfen. — Zwischen Knaben und Mädchen ergiebt sich in der Häufigkeit der Processe kaum ein Unterschied. Bezüglich der Jahreszeit scheinen die kälteren Monate die grössere Frequenz zu ergeben, augenscheinlich, weil in dieser Periode die Schleimhautaffectionen der Nase und des Rachens, ebenso Ohrenleiden die höchste Frequenz aufweisen; indess hängt die Frequenz nicht unwesentlich auch von dem etwaigen, von Witterungseinflüssen völlig unabhängigen Zuge

von Epidemien ab, welche auf die Erkrankungen der Kopfhöhle des
Kindes und auf die gesammten Ernährungsvorgänge im kindlichen Organismus erheblichen Einfluss üben. — Zweifelsohne spielen die gesammten hygienischen Verhältnisse in der Entwickelung der in ihrem
Zusammenhange erkannten Affectionen und speciell also auch der retropharyngealen Entzündungen eine wesentliche Rolle. Alles was gelegentlich der Scrophulose und Tuberculose an ätiologischen Daten nach dieser
Richtung angeführt ist, findet hier gleichfalls seine Stelle. In wie weit
aber speciell der Koch'sche Tuberculosen-Bacillus ätiologisch auch bei
diesen mehr subacuten oder acuten Anomalien eine Rolle spielt, wird
weiteren Untersuchungen zu entscheiden vorbehalten sein. — Von den
zymotischen Krankheiten ist es besonders der zu dem Lymphgefässsystem überhaupt in hervorragender Weise in Beziehung stehende
Scharlach, welcher retropharyngeale Entzündungen und Vereiterungen
zu induciren im Stande ist. Doch kommen auch nach Morbillen nicht
selten solche Processe vor und endlich verdankt eine Reihe von Retropharyngealabscessen traumatischen Einflüssen ihren Ursprung.

Pathologische Anatomie.

Der anatomische Befund der chronischen Lymphadenitis retropha-
ryngealis deckt sich vollkommen mit demjenigen aller übrigen Lymphdrüsenschwellungen. Man findet die vergrösserten Drüsen entweder im
Zustande frischer Schwellung, saftreich, auf dem Durchschnitte von
dunkelblaurother Farbe, oder man findet mehr harte Drüsen, welche auf
dem Durchschnitte grau aussehen, trocken und gefässarm sind. Käsige
Einschmelzung ist bei Kindern, welche überdies an käsigen Processen
in der Lunge gelitten haben, zuweilen zu finden. Beim retropharyngealen Abscess ist der Befund wesentlich verschieden, je nachdem der
Process subperiostal und vom Knochen ausgegangen ist, oder ob er vom
submucösen Zellgewebe und den Drüsen seinen Ausgangspunkt genommen
hat. Im ersten Falle findet man cariöse Zerstörung der vorderen Wand
eines oder mehrer Wirbel mit Durchbrüchen und Senkungen nach vorn,
nach unten und nach den Seiten der Wirbelkörper (in einem von mir
beobachteten Falle erfolgte die Senkung auch durch die seitlichen Halspartien nach aussen, mit Eröffnung unterhalb des Kieferwinkels). Im
letzteren Falle findet man eine über dem Periost liegende Abscesshöhle,
welche fistulöse Gänge und Senkungen nach unten zur Seite des Oesophagus und des Larynx gemacht hat. Die Abscesshöhle liegt dann zumeist mehr nach der einen oder anderen Seite des Halses, entsprechend
der seitlichen Lage der oben erwähnten Lymphdrüsen. In vereinzelten

Fällen findet man Arrosionen der in diesem ganzen Gebiete reichlich
vorhandenen Blutgefässe mit massenhaftem Bluterguss, welcher dann in
der Regel auch als Todesursache auftritt. Derartige Zerstörungen können
namentlich bei den durch Scarlatina eingeleiteten phlegmonösen Entzündungen und Vereiterungen, welche septicämischen Charakter haben,
erfolgen.

Symptome und Verlauf.

Man hat bezüglich der Symptomatologie zu unterscheiden zwischen
den chronischen lymphadenitischen Schwellungen und der acuten Vereiterung. Die chronische Lymphadenitis ist eine überaus häufige Krankheit und macht vielfach gar keine Symptome, oder dieselben entgehen
wenigstens der Beobachtung, weil die jungen Kinder, welche zumeist
befallen sind, nicht klagen können. In denjenigen Fällen, wo die Symptome etwas deutlicher hervortreten, sind es besonders die Erscheinungen
der acuten oder subacuten Pharyngitis, welche ins Auge fallen. Daher
bemerkt man bei jüngeren Kindern leichte Schlingbeschwerden, ältere
klagen über Kratzen, Drücken und schmerzhafte Empfindungen im Halse,
auch räuspern sie viel und husten; ferner beobachtet man, ähnlich wie
bei der Tonsillarhypertrophie, Athmen mit offenem Munde, Schnarchen
im Schlafe, unruhigen Schlaf überhaupt bei zeitweilig stockender, unterbrochener Respiration (Herz); es kann endlich bei beträchtlicher Schwellung der Drüsen und der Theilnahme der Umgebung an der Schwellung
nahezu zu denselben Phänomenen kommen, welche wir alsbald bei dem
Retropharyngealabscess kennen lernen werden.

Die Symptome des Retropharyngealabscesses sind nach der sehr
naturgetreuen Schilderung Bokai's im Wesentlichen nur die Steigerung
der schon bei der chronischen Lymphadenitis angedeuteten. Vor Allem
fällt bei den Kindern die allmälig und stetig zunehmende Schlingbeschwerde
auf. Die Kinder verweigern mehr und mehr die Nahrungsaufnahme und
während ältere Kinder directe Klage über Schmerzen führen, stossen
jüngere Kinder die dargereichte Flasche von sich, oder lassen unter
schmerzlichem Geschrei von der Brust. Gleichzeitig hört man bei der
Respiration, welche zumeist mit offenem Munde erfolgt, ein schnarrendes,
ich möchte fast sagen, Flattergeräusch, wie wenn ein flottirender Körper
in einer zähen Flüssigkeit hin und her bewegt würde. Das Geräusch geht
im Schlafe in lautes Schnarchen über. Die Respiration ist sehr ungleichmässig, einzelne tiefe Athemzüge erfolgen nach mehreren oberflächlichen; zeitweilig stockt der Athem ganz. Zeitweilig ist der Schlaf sehr
unruhig, häufig unterbrochen, die Kinder weinen viel, die Stimme ist

heiser, und erhält auch bei jungen Kindern ein eigenthümliches, heiseres
Kehltimbre, augenscheinlich dadurch hervorgerufen, dass die Resonanz
der Stimme im Pharynx und an den Choanen gesteigert ist. Diese Phänomene sind überaus constant. Bald zeigen sich indess an der Haltung und
an dem Exterieur der Kinder gewisse Erscheinungen, welche unzweifelhaft auf den Heerd der Krankheit hinweisen. Die Kopfhaltung wird
steif, zuweilen neigt der Kopf ein wenig nach der einen Seite und wird
constant in dieser Haltung festgehalten, so habe ich in einem Falle bei
sehr geringen respiratorischen Symptomen aus diesem Phänomen allein
die Anwesenheit der retropharyngealen Entzündung vermuthen können,
welche Diagnose durch die Digitaluntersuchung festgestellt wurde; alsbald
sieht man auch die Contouren zur Seite des Halses, und zwar diese am
Unterkieferwinkel und nach abwärts und rückwärts davon verändert. Die
daselbst befindliche Grube erscheint wie ausgefüllt und verstrichen. Fühlt
man an diese Stelle hin, so nimmt man eine ziemlich diffuse härtliche
Schwellung wahr, welche nicht sowohl eine einzelne submaxillare Drüse,
als vielmehr die gesammte Umgebung der Drüsen betrifft. — Alle diese
überaus charakteristischen Phänomene sichern indess die Diagnose noch
nicht. Das Wesentlichste ergiebt erst die genaue Untersuchung des
Pharynx. Die Besichtigung des Pharynx mit Zuhilfenahme des Spatels
kann grosse Täuschungen bereiten; man sieht zuweilen die convexe
Hervorwölbung der seitlichen oder hinteren Pharynxpartie, mitunter
aber auch nicht, sondern man erblickt nur eine diffuse, etwas dunkle
Röthe der Pharyngealschleimhaut, welche über den eigentlichen Heerd
der Krankheit keinen Aufschluss giebt; dagegen führt die sorgfältige
Digitaluntersuchung zu einem definitiven Resultat; entweder fühlt man
rückwärts von den Tonsillen an der seitlichen oder hinteren Pharynxwand einen festweichen, nach unten sich verlängernden Tumor, oder bei
fortgeschrittener Erweichung fühlt man direct die schon vorhandene
Fluctuation. Ich kann hier dem bezüglich der Digitaluntersuchung auf
pag. 28 schon Gesagten kaum noch etwas hinzusetzen, höchstens das
Eine, dass man gut thut, wenn man noch nicht hinlänglich geübt ist,
jede Seite des Pharynx mit dem Zeigefinger der derselben entsprechenden
Hand zu untersuchen, die Finger also je nach der abzusuchenden Seite
zu wechseln; ist man geübt, so bedarf es auch dessen nicht, da man
mit dem eingeführten, rasch rotirten Finger auch die contralaterale
Seite rasch und sorgfältig absuchen kann. Man thut ferner gut, ganz wie
es Bokai angiebt, durch gleichzeitige äussere Palpation der entsprechenden Halsgegend am Unterkieferwinkel sich über die Ausdehnung der
Schwellung, respective der Fluctuation genau Aufschluss zu verschaffen.

Die vorhandene Fluctuation ist das sicherste und unzweifelhafteste Symptom des Retropharyngealabscesses.

Der Verlauf der Affection ist nun sehr verschieden, je nach den ursächlichen Momenten, welche dieselbe bedingen. Secundäre, von Wirbelcaries oder Periostitis der Wirbelsäule hervorgebrachte Abscesse nehmen im Ganzen einen viel langsameren Verlauf schon von Anbeginn des Leidens. Die Kinder sehen bleich aus, sind sehr unruhig und leiden viel Schmerzen. Die Kopfhaltung ist auffallend steif und gerade in die Höhe gerichtet oder sogar etwas nach rückwärts gezogen. Passive Versuche Seitwärtsrotationen auszuführen, sind nahezu unmöglich und werden von den Kindern verhindert und mit durchdringendem Geschrei beantwortet. Längere Zeit hindurch ergiebt die Untersuchung der retropharyngealen Gegend nichts anderes, als eine ziemlich gleichmässige, diffuse Schwellung der Gewebe, welche sich allmälig nach den Seitentheilen des Halses hin erstreckt und sich auch nach aussen hin durch Ausgleichung der Vertiefung am Kieferwinkel und durch eine gewisse festweiche Infiltration der ganzen submaxillaren Gegend zu erkennen giebt. Erst nach einiger Zeit zeigt sich eine mehr circumscripte Schwellung der hinteren Pharyngealpartie, welche allmälig zur Fluctuation führt. In der Zwischenzeit sind die Kinder in der Regel von begleitenden Schmerzen und vom Fieber erheblich mitgenommen, abgemagert und bleich geworden. Ich habe im Jahre 1879 bei einem elf Monate alten Knaben einen derartigen Verlauf der Wirbelcaries mit Abscedirung beobachtet. Nach der künstlichen Eröffnung des Abscesses nach innen erfolgte später noch ein Durchbruch nach aussen, dicht unterhalb des Kieferwinkels. Der anfänglich sehr stattliche Knabe kam allmälig sehr herunter und erlag schliesslich einem dazu getretenen Erysipel, welches sich über Pharynx, Nasenschleimhaut, Ohr und Gesicht ausdehnte. — Wesentlich rascher ist der Verlauf bei den autochthonen lymphadenitischen oder phlegmonösen Abscessen; insbesondere rasch führt aber die scarlatinöse retropharyngeale Phlegmone zur Eiterung. Wenige Tage nach Beginn der Schlingbeschwerden (nach Bokai und dessen Assistenten Alexy 2 bis 14 Tage) fühlt man unter Zunahme der respiratorischen Phänomene und Steigerung des begleitenden Fiebers die Fluctuation und kann zur Eröffnung des Abscesses schreiten.

Die concomittirenden functionellen Störungen sind gleichfalls verschieden, je nachdem der Process sich sehr acut oder langsam entwickelt, und je nach den causalen, die Entwicklung bedingenden Momenten. Scarlatinöse Phlegmonen bedingen in der Regel acute lymphadenitische Abscedirungen, zuweilen hohes Fieber, bis 41° C., indess habe ich bei letzteren auch absolutes Fehlen des Fiebers beobachtet. Secundäre, durch Caries bedingte Abscesse machen gar keine oder höchst wechselvolle Temperaturerhöhungen, hinzutretendes Erysipel steigert das Fieber beträchtlich, indess gehört die Temperaturerhöhung dem Erysipel an. — In manchen Fällen ist mit der Entleerung des Eiters das vorhandene Fieber wie abgeschnitten; in anderen Fällen sinkt die Temperatur nach der Entleerung nur ab, steigt indess wieder, sobald neue Eiteransammlung Statt hat. — Schwankend wie das Fieber ist auch die Mitbetheiligung des Digestionstractus; zuweilen sind Diarrhoeen und auch Erbrechen vorhanden; in anderen Fällen haben die Kinder guten Appetit und weigern nur die Nahrungsaufnahme, weil sie nicht zu schlingen vermögen; so habe ich in einem Falle bei einem 7 Monate alten Knaben, wo ich wegen suffocatorischer Symptome des Nachts zugezogen wurde, sogleich nach sofort vorgenommener Entleerung des Abscesses das Kind Nahrung nehmen sehen, nachdem es in den vorhergehenden Tagen fast Nichts zu sich genommen hatte.

Von weiteren Anomalien erwähnt Bokai noch allgemeine Convulsionen, doch treten dieselben erst in den späteren Stadien der Abscessbildung ein und sind die Folge von Circulationsstörungen im Gehirn, welche durch den behinderten Blutrückfluss erzeugt sind; auch mag die durch die Respirationsstörung verringerte Decarbonisation des Blutes den Anlass zu Convulsionen geben.

Diagnose.

Die Diagnose der retropharyngealen Lymphadenitis und der retropharyngealen Abscessbildung ergiebt sich aus den hervorgehobenen Symptomen, der Störung des Schlingactes, der flatternden und schnarchenden Respiration bei offenem Munde, dem /eigenthümlichen Pharyngealton der Stimme und Sprache, der Schwellung des Halses in der Nähe des Kieferwinkels und endlich aus dem Nachweis der retropharyngealen Schwellung und Fluctuation durch die Digitaluntersuchung. — Die Unterscheidung zwischen autochthonem Abscess und secundärem (Senkungs)abscess bei Wirbelcaries ergiebt der Verlauf, wie er oben angegeben wurde.

Prognose.

Die Prognose der retropharyngealen Entzündungen ist entschieden dubiöser Natur; die Gefahren, welche selbst die autochthonen Abscesse darbieten, liegen auf der Hand und concentriren sich im Wesentlichen in der Bedrohung der Respiration. Dieselbe kann von vornherein erfolgen durch die in Folge der Schwellung der Gewebe eingeleitete mechanische Verengerung des Kehlkopfeinganges, oder durch suffocatorischen Eitererguss in den Larynx. Weitere Gefahren drohen durch die Eitersenkungen nach den Seitentheilen des Halses und nach dem Mediastinum; ausserdem liegt insbesondere bei den acuten phlegmonösen Entzündungen die Gefahr von Arrodirung grösserer Gefässstämme mit nachfolgenden tödtlichen Blutungen nicht ausserhalb des Bereiches der Möglichkeiten. — Die secundären Abscesse bieten, da sie ja nur eine Erscheinung der anderen Affection sind, alle die Gefahren der cariösen Processe der Wirbelsäule. — Endlich ist, wie bei allen Eiterungen, der Tod durch septicämische Allgemeininfection oder durch Erysipel nicht ausgeschlossen; insbesondere dürften hier die traumatischen oder durch Eindringen von Fremdkörpern erzeugten Abscesse gefährlich werden können. — Nach allem diesem ist die Prognose wesentlich abhängig von der Art des Abscesses, der Art der Mitbetheiligung der Umgebung, von der Constitution und dem Alter des Kindes und, last not least, von der geeigneten Behandlung. Junge schwächliche Kinder können dem Schmerz, dem Fieber, dem Nahrungsmangel und endlich dem profusen Eiterverlust, eventuell auch einer nachfolgenden Blutung erliegen; ich habe selbst bei einem ½ Jahr alten Kinde nach der Eröffnung eine reichliche und beängstigende Blutung aus der Abscesshöhle erfolgen sehen, welche durch eiskalte Injectionen gestillt wurde. Kräftige, vom Hause gesunde Kinder werden die Hungertage und die Substanzverluste relativ leicht überwinden, dagegen werden Kinder, welche vorher zymotische Krankheiten (Scarlatina, Morbillen, Diphtherie) durchgemacht haben, desto mehr gefährdet sein. — Die geschickte chirurgische Behandlung, insbesondere die rechtzeitige Entleerung des Eiters kann die Erstickungsgefahr durch etwaigen Eitererguss in den Larynx, ferner vielfach auch die Eitersenkungen, endlich durch exacte Reinhaltung die septicämische Intoxication verhüten. — So ist es zu verstehen, dass Bokai unter 204 Fällen nur 13 Todesfälle zählt.

Therapie.

Die Therapie der chronischen Lymphadenitis muss darauf bedacht sein, die ursächlichen Momente, welche die Entzündung und Schwellung der Drüsen unterhalten, zu beseitigen; nach den früher angegebenen Indicationen sind die Katarrhe und chronischen Entzündungen des Mundes, der Nasenhöhlen, des Nasenrachenraumes zu behandeln; von der Behandlung der chronischen Otorrhoe wird weiterhin die Rede sein. — Gleichzeitig ist die Verbesserung der gesammten Constitution, insbesondere die Verhütung und Behandlung der Scrophulose ins Auge

zu fassen; so werden also Jodpräparate, Soolbäder, Seebäder, Landaufenthalt zur Verordnung kommen. — Gegen den Localprocess wende
man kühle oder hydropathische Umschläge, und wo gleichzeitig äussere
wahrnehmbare Schwellungen der cervicalen Lymphdrüsen vorhanden
sind, methodische Einreibungen von Jodsalben oder von Schmierseife
(1 bis 2 Mal täglich bohnengross) an. Durch dies Alles und gleichzeitige Reinhaltung des Mundes, eventuell durch Beseitigung cariöser
Zähne kann man die retropharyngealen Drüsen zur normalen Rückbildung
bringen.

Zeigen sich die ersten Anfänge ernster retropharyngealer acuter
Entzündung, so gebe man den Kindern kühle Getränke, bei älteren
Kindern lasse man Spülungen mit Eiswasser vornehmen, oder verabreiche Eispillen, ausserdem applicire man Eiskrawatten in der (pag. 514)
beschriebenen Form. Dringt man mit allen diesen Mitteln nicht durch,
sondern schreitet die Entzündung vorwärts und unaufhaltsam zur Eiterung, so kommt Alles darauf an, die rasche Erweichung herbeizuführen;
man geht also zu hydropathischen, später zu warmen Umschlägen über
und lässt auch innerlich warme Spülungen bei älteren Kindern anwenden.
Sorgfältigst überwacht man mit der wiederholten Digitaluntersuchung
den Fortschritt der Fluctuation und schreitet, sobald man entdeckt hat,
dass eine besonders weiche Stelle mit Verdünnung der Abscesswand
sich zeigt, zur Incision. Der Kopf des Kindes wird ein wenig vorgebeugt, auf dem Zeigefinger der einen Hand das gedeckte Messer
(s. pag. 518) eingeführt und in dem Augenblicke, wo die auserlesene
Stelle erreicht ist, die Klinge durch einen Druck auf den Knopf vorgeschoben und alsbald auch wieder zurückschnellen gelassen. — Der
Eiter ergiesst sich in reichlichem Strom und man bemüht sich, die Entleerung durch sanften Druck oder durch langsames Streichen zu befördern. — Nach der Entleerung kommt Alles auf sorgfältigste Reinhaltung des Mundes und der Wunde an. Man thut also gut, Abstäubungen oder Abspülungen mit einer schwachen Borsäurelösung, oder
mit einer Lösung von Natr. salicylicum in den nächsten Tagen vorzunehmen.

Von üblen Zufällen bei der Entleerung ist des Einströmens von
Eiter in den Larynx zu gedenken; ich glaube, dass man diesem Erguss
durch die genannten Vorsichtsmaassregeln bei der Eröffnung vorbeugen
kann; sollte indess der Unfall doch erfolgen, so dürfte es geeignet sein,
sofort mittelst eines von oben in den Larynx eingeführten Katheters
den Eiter auszusaugen, und gleichzeitig die Respiration künstlich anzuregen; im schlimmsten Falle würde man sogar zur Tracheotomie

schreiten müssen. — Von weiteren Unfällen ist besonders der reichlichen Blutungen zu gedenken. Man stillt dieselben durch Einspritzungen von Eiswasser in den Pharynx oder durch die Nase.

Die Behandlung der etwa vorhandenen Wirbelcaries erfolgt nach den, dieser Affection entsprechenden, chirurgischen Maassnahmen.

Krankheiten des Oesophagus.

Die Krankheiten des Oesophagus haben in der Pathologie des kindlichen Alters wegen der Dunkelheit der Symptome in der Mehrzahl der vorkommenden Affectionen relativ wenig Berücksichtigung gefunden, ausgenommen etwa eine Reihe von casuistischen Mittheilungen über zumeist bei Sectionen vorgefundene Anomalien. Eine kurz zusammenfassende Abhandlung über alle vorkommenden Anomalien liegt von Steffen vor (s. Jahrb. f. Kinderheilk. Bd. 2, 1869).

Angeborene Anomalien.

Von angeborenen Anomalien findet man in vereinzelten Fällen die congenitale Halskiemenfistel (Fistula colli congenita) als eine rückständige Bildung in Folge mangelhaften Verschlusses einer der fötalen Kiemenspalten. Die Oeffnung ist zumeist einseitig gelegen, an dem Innenrande des Sternocleidomastoideus und führt nach dem Pharynx oder in den Oesophagus, endet aber wohl auch blind. — In einem von Rehn beschriebenen Falle (1874) handelte es sich bei einem neugeborenen Kinde um eine doppelseitige Halskiemenfistel, deren Secret aus einem von Flimmern entblössten Cylinderepithel und Eiterkörperchen bestand. Die rechtsseitige endigte blind. — Die Versuche, diese Fisteln zur Heilung zu bringen, gelingen in der Regel nicht.

Indem ich die angeborene Atresie und Strictur des Oesophagus, ebenso die Erweiterung desselben übergehe (und bezüglich der Casuistik auf die Mittheilungen von v. Luschka 1868 und 1870 und von Demme 1879 verweise) erwähne ich wegen ihres klinischen Interesses die Divertikelbildung im Oesophagus. Kurz berichtet im Jahre 1878 über einen Erkrankungsfall bei einem dreijährigen Mädchen, welches seit der Geburt nur flüssige Nahrung nehmen konnte, feste erbrach. Das Erbrechen reagirte nicht sauer, war auch, wenn es erst nach 2 bis 3 Tagen erfolgte, nicht faul; dasselbe erfolgte ohne Uebelkeit. Die Nahrungsaufnahme erfolgte mit gewaltsamen Schling-

34*

bewegungen, bei welchen die Seitentheile des Halses stark undulirten, auch waren dieselben von einem gurgelnden Geräusch begleitet. Mitunter wurden 2 bis 3 Tassen Milch unbehindert in den Magen befördert. Die Untersuchung mit der Sonde ergab, dass dieselbe mitunter bei einer Tiefe von 20 Cm aufstiess, während sie zuweilen 30 Cm tief, bis in den Magen eingeführt werden konnte. — In diesem Krankenfalle sind die wesentlichsten Symptome der Divertikelbildung gegeben, welche sich also resumiren lassen in Regurgitiren fester Nahrung neben relativ freier Aufnahme wenigstens flüssiger Nahrungsmittel, dabei zeitweilige normale Durchgängigkeit des Oesophagus für die Sonde bis zum Magen, während zu anderen Zeiten ein unüberwindlicher Widerstand der Sonde entgegentritt. — Mitunter findet die Entleerung des Divertikels in den Magen in einer bestimmten Lage des Kranken oder bei bestimmten Bewegungen Statt, so konnte man in dem Falle von Kurz das Erbrechen vermindern, wenn man das Kind zum Husten oder Lachen brachte, während es den Kopf hinüberwarf und den Mund halb öffnete.

Man hat versucht, operativ den Divertikeln beizukommen; indess endete die von Nicoladoni an einem vierjährigen Kinde ausgeführte Operation tödtlich durch Collaps. Bezüglich des operativen Verfahrens verweise ich auf die Mittheilungen von Nicoladoni (s. Wiener med. Wochenschrift 1877, Nr. 25).

Acute Oesophagitis.

Die acuten Entzündungen des Oesophagus begleiten in der Regel die entzündlichen Processe der Mund- und Rachenhöhle; in diesem Sinne haben sie mit der letzteren auch die ätiologischen Momente gemeinschaftlich, so kommt die Oesophagitis bei den acuten Exanthemen als exanthematische (bei Variola als pustulöse), bei Croup und Diphtherie als croupöse und diphtheritische, bei ulceröser Stomatitis als ulceröse vor. Die Verbrennungen des Oesophagus haben in der Regel noch grössere Intensität als diejenigen der Mundhöhle. Endlich sind die mykotischen Processe, obenan Soor, geneigt, sich nach dem Oesophagus hin zu verbreiten. — Alle diese Processe machen indess so verhältnissmässig geringfügige Symptome, dass man sie bei jüngeren Kindern eben nur vermuthen kann, während allerdings ältere Kinder durch die Angabe subjectiver Empfindungen zur Diagnose leiten.

Auf die corrosiven Entzündungen werden wir alsbald eingehender zurückkommen. — Die übrigen der erwähnten äussern sich durch unangenehme schmerzhafte Empfindungen beim Versuch zu schlingen; die

begleitenden Allgemeinsymptome, Fieberbewegungen und Abmagerung
sind häufig der causalen Affection zuzuschreiben.

Der pathologisch-anatomische Befund aller der erwähnten
Processe ist der allen Schleimhäuten gemeinschaftliche, entweder handelt
es sich um einfache katarrhalische Schwellung der Mucosa mit reichlicher Schleimabsonderung, oder um katarrhalische flache, streifen-
förmige Erosionen, oder wie bei der Variola um echte pustuläre Eruptionen mit schliesslichem Defect des Epithels und Darstellung von flachen
Ulcerationen. — Auch die diphtheritischen und croupösen Entzündungen
haben im Oesophagus genau denselben Charakter, wie auf der Pharyngealschleimhaut, indess nehmen die Infiltrate und Exsudationen, wie sie
an und für sich relativ seltene Begleiter der pharyngealen Erkrankungen sind, zumeist nur kleinere Strecken des Oesophagus ein, indem
sie auf der Höhe der Falten längliche Streifen oder einzelne Flecken
bilden. Ganze Ansgüsse des Lumen der Speiseröhre sind grosse Seltenheiten, auch ist bemerkenswerth, dass die Erkrankung sich zumeist
nur bis zur Cardia erstreckt. — Weite Verbreitung findet dagegen der
Soor im Oesophagus und es kann bei langem Krankenlager wohl kommen,
dass völlige solide Soorzapfen im Oesophagus gefunden werden; auch
ist das Eindringen des Soor in die tieferen Epithellagen und selbst in
die Blutgefässe hinein beobachtet worden (Wagner).

Die Prognose aller dieser Anomalien geht in der Regel Hand
in Hand mit derjenigen der primären Erkrankung, als der Ausdruck der
Verbreitung der primären Affection verschlimmern sie dieselbe allerdings zumeist; insbesondere ist die diphtheritische und die Sooreruption
gewiss nicht gleichgültig. Zu Stricturen des Oesophagus führen die
genannten Processe in der Regel nicht, vielmehr kommt diese Eigenschaft vorzugsweise den kaustischen oder corrosiven Entzündungen zu,
wovon weiter die Rede ist. Die diphtheritische Verschorfung kann in
besonders ungünstigem Falle nach Ablösung des Schorfes zu Blutungen
bedenklicher Art führen.

Die Therapie wird sich entsprechend den hervorgehobenen
Gesichtspunkten vorzugsweise mit den Primäraffectionen zu beschäftigen
haben, was um so mehr zutrifft, als die innerlich angewendeten Mittel,
deren Wirkung überdies vielfach nur als locale zur Geltung kommt, den
erkrankten Oesophagus passiren müssen.

Die corrosive oder kaustische Oesophagitis und die Oesophagusstrictur.

Die Einwirkung von Substanzen, welche auf die Schleimhaut des Mundes und des Oesophagus kaustisch wirken, ist bei Kindern ein verhältnissmässig häufiges Vorkommniss; fast immer ist es die Unvorsichtigkeit Erwachsener, welche den Kindern diese Substanzen zuführt oder wenigstens zugänglich macht. — Obenan sind es kaustische Alkalien und zwar besonders Kalilauge, seltener Säuren, die zur Wirkung kommen; indess können auch heisse, an sich chemisch indifferente Substanzen, wie heisse Milch etc., die Läsionen verursachen.

Pathologische Anatomie.

Die Intensität der stattgehabten Veränderungen ist abhängig von der Concentration des genommenen Mittels, der Zeitdauer der Einwirkung, der Masse der eingenommenen kaustisch wirkenden Substanz und der Höhe der Temperatur derselben; ausserdem sind die primären anatomischen Veränderungen verschieden, je nachdem es sich um die Einwirkung eines starken Alkalis oder einer Säure handelt, denn während jenem vorzugsweise eine lösende Wirkung zukommt, haben diese einen verschorfenden nekrotisirenden Effect. In der Regel sieht man die Spuren der Einwirkung schon an den Lippen, der Zunge und den Wangen, auch der Pharynx ist betroffen; relativ am geringsten jedes Mal der Oesophagus, am schwersten der Magen, angenscheinlich weil die Zeitdauer der Einwirkung im Oesophagus die relativ geringste, im Magen die längste ist. Desto bedeutungsvoller sind die secundären Effecte der stattgehabten Läsion im Oesophagus, weil dieselben in einem engen Rohre zu Stande kommen, in welchem die Heilung an sich erschwert ist, die secundäre Narbencontraction indess am intensivsten zur Wirkung kommt. — Sogleich, nachdem eine concentrirtere Mineralsäure auf die ersten Verdauungswege eingewirkt hat, sieht man auf den Lippen, der Mund- und Rachenschleimhaut und im Oesophagus bräunliche bis schwarze völlig nekrotisirte, mehr oder weniger tief dringende Stellen. Der rapid tödtliche Ausgang derartiger Verbrennungen lässt sie das klinische Interesse verlieren. Dasselbe beginnt bei Berührungen mit weniger concentrirten Massen. Man findet hierbei nur weissliche, bis weisslich graue, höchstens hie und da gelbliche Trübungen des Epithels; nur hie und da sieht man tiefer gehende Verschorfung. Einige Zeit darauf stellt sich eine intensive Röthe in der Umgebung der umgränzten

Stellen ein, es kommt schliesslich zu Abstossung des Epithels, zuweilen in Fetzen und zusammenhängenden Membranen und Freilegung des eigentlichen mucösen und submucösen Gewebes mit Schwellung desselben und gleichzeitiger Bildung von Eiter und Darstellung eines mehr oder weniger tief greifenden Geschwürs. Die Abheilung desselben und darauf folgende Contraction der gebildeten flachen oder tiefer greifenden Narbe führt zur Strictur des Oesophagus.

Anders ist das Bild nach Einwirkung caustischer Alkalien. Epithel und ein Theil der darunter lagernden Mucosa sind in eine gallertartige, gelbliche bis bräunliche schmierige Masse verwandelt; auch diese Art von Aetzung kann so tief dringen, dass der tödtliche Ausgang noch vor Ausbildung einer reactiven Entzündung erfolgt; wenn indess die Aetzung nur oberflächlich ist, oder wenigstens nur an einzelnen Stellen tiefer greift, kommt es auch hier zu beträchtlicher Hyperämie in der Umgebung der angränzenden Stellen, zu Blutungen, Geschwürsbildung und schliesslich zur Narbencontraction.

So hat man in allen diesen Fällen zwei Stadien des Processes und zwei Arten pathologischer Vorgänge und Producte zu trennen: 1) den primären acuten corrosiven Affect, die kaustische Oesophagitis und 2) den secundären, chronischen Process, die Narbencontractur (Strictur).

Symptome und Verlauf.

Die Symptome der acuten corrosiven Oesophagitis sind neben den an der Mundschleimhaut sichtbaren Zeichen der Verbrennung heftiger continuirlicher Schmerz. Derselbe wird von kleinen Kindern natürlich nicht localisirt, indess schreien dieselben unaufhörlich, werfen sich umher und weigern jede Nahrungsaufnahme. Auch ältere Kinder sind unvermögend zu schlucken. Versucht man es, den Kindern Getränk anzubieten, so weisen sie dasselbe unter Geschrei ab, und wenn wirklich mit einiger Gewalt Flüssigkeit eingeflösst wird, erfolgt intensives Würgen. Reichliche Massen Speichels fliessen während der Würgbewegungen aus dem Munde, mit zähem Schleim und mit Fetzen abgestossenen Epithels gemischt. Der weitere Verlauf hängt ab von der Intensität der stattgehabten Einwirkung. Wenn dieselbe zu intensiv war, so erfolgt nach einigen Stunden oder Tagen zuweilen unter Convulsionen und Coma der Tod. — Ueberleben die Kinder indess die primäre Einwirkung, so zeigen sich auf der Mundschleimhaut flache, des Epithels beraubte Stellen, welche alsbald sich mit Eiter bedecken und flache Geschwüre darstellen. Die Kinder sind sehr weinerlich, fiebern auch etwas, und nehmen sehr vorsichtig und mit einigem Widerstreben trotz augenschein-

lichen Durstes und Hungers etwas kaltes Getränk. Ganz allmälig
bessert sich der Zustand; die Mundgeschwüre heilen ab und der Process
scheint überwunden.

Nach einiger Zeit, zuweilen indess schon gleichzeitig mit der Abheilung der Geschwüre, zeigt sich bei den Kindern das Unvermögen,
Nahrung in gewohnter Weise zu nehmen; insbesondere werden festere
Speisen nur mit grösster Mühe hinabgewürgt, oder dieselben kommen
während des Schlingactes wieder zurück. Dieser Vorgang wird mit
jedem Tage schlimmer und es kann kommen, dass alsbald auch flüssige
Nahrung nicht mehr hinabgeschluckt werden kann; es hat sich eine
enge Oesophagusstrictur entwickelt. — Die vorsichtige Untersuchung
des Oesophagus mit einem weichen französischen Katheter ergiebt jetzt
genau Aufschluss über den Sitz und die Intensität der Strictur. — Dieselbe kann nach der Angabe von Hamburger und Weiss durch die
physikalische Untersuchung ersetzt werden, was gewiss zweckmässig
ist, so lange man es noch mit einem relativ frischen Process zu thun
hat, sich also in einer Zeit befindet, in welcher möglicherweise noch
geschwürige Processe im Oesophagus vorhanden sind. Legt man nämlich
den Daumen und Zeigefinger der linken Hand auf die Schildknorpel, so
kann man, wenn man gleichzeitig das Ohr an den Thorax etwas aus-
wärts vom achten Brustwirbel anlegt, vernehmen, wie ein gereichter
Schluck Flüssigkeit, vom Beginn des Schlingactes, den man durch
deutliches Heben des Kehlkopfes erkennen kann, eine geraume Zeit
braucht, bis er in den Magen gelangt. Weiss unterscheidet drei
Stadien:

Erstes Stadium: bei noch stark geschwollener entzündeter und
ulcerirter Oesophagusschleimhaut, zweifach verlangsamte ungleichmässige Geschwindigkeit und rauhes knackendes Geräusch.

Zweites Stadium: Stadium der Stenose des Oesophagus bei noch
vorhandener Infiltration der circulären Muskelfasern und krampf-
hafter Contraction derselben — Geräusch, wie vom Platzen
von Luftblasen, ungleichmässige, aber verlangsamte Gleit-
bewegung.

Drittes Stadium: fortgeschrittene Stenose durch Narbenschrumpfung
vier- bis fünffache Verlangsamung. Regurgitation oder Hinein-
gleiten der Flüssigkeit in den Magen mit schallendem Regurgi-
tationsgeräusch.

In der That kann man sich von den besagten Phänomenen überzeugen, wenngleich diese von Weiss hervorgehobene Exactheit der
Differenzen mir nicht immer völlig ausgeprägt erschienen.

Die Oesophagusstrictur bringt in kurzer Zeit die Kinder, welche sich fast gar nicht, oder nur mit der Schlundsonde ernähren können, erheblich herunter; ich habe in kurzer Zeit trotz regelmässiger Fütterungen wesentliche Gewichtsabnahme constatirt.

Die Diagnose der acuten Oesophagitis sowohl, wie auch der Oesophagusstrictur ergiebt sich leicht aus den beschriebenen Phänomenen. Die Feststellung der Strictur, die grössere oder geringere Enge und die Länge derselben wird neben den von Weiss angegebenen Phänomenen durch die Sondirung mittelst eines weichen Katheters erfolgen müssen.

Die Prognose der acuten corrosiven Oesophagitis wird nach den früheren Ausführungen abhängig sein von der Intensität des Primäraffectes auf Magen- und Mundschleimhaut; an sich ist sie zumeist quoad vitam nicht gefährlich, desto bedenklicher quoad valetudinem completam. Die Oesophagusstrictur ist aus begreiflichen Gründen bei Kindern eine entschieden bedenkliche Affection. Bei alledem erwähnt Keller unter 46 Fällen 31 Heilungen.

Die Therapie der acuten corrosiven Oesophagitis müsste, abgesehen von der selbstverständlichen Prophylaxe, eigentlich beginnen mit der Neutralisation der geronnenen Substanzen; leider ist es dazu fast immer zu spät, man wird deshalb die Bekämpfung der reactiven Entzündung zunächst ins Auge zu fassen haben. Man reicht innerlich Eis und reizmildernde Substanzen, wie Oelemulsionen oder schleimige Decocte. Bei heftigen Schmerzen applicire man überdies Eisblasen um den Hals. Mit diesen einfachen Mitteln ist die primäre Therapie nahezu erschöpft. — Gegen die weitere Entzündung und etwaige Geschwürsbildung kann man kaum etwas mehr thun, als soweit der Schlingact überhaupt möglich ist, milde Antiseptica wie Natr. salicylicum, Natr. benzoicum oder Kali chloricum innerlich zu verabreichen.

Glaubt man, dass die Geschwürsbildung vorüber ist, und ist der Schlingact erschwert, oder regurgitirt die eingenommene Nahrung unter Würgbewegungen, so ist die Entwicklung einer narbigen Stenose wahrscheinlich. — Man versucht, um dies festzustellen, mittelst eines elastischen Katheters durch den Oesophagus in den Magen zu gelangen. Die Einführung des Katheters ist bei Kindern sehr leicht, wenn man nur die Vorsicht übt, sich vor dem Beissen zu schützen. In der Regel schiebe ich einen durchbohrten Kork über den Katheter, und während ich die Spitze des Katheters in die Mundhöhle bringe, schiebe ich den Kork zwischen den Zähnen vor, so dass das Zubeissen stets nur den Kork treffen kann. Man schützt dadurch den Katheter überdies vor

Vernichtung. Nachdem man so den Mund des Kindes zugängig gemacht hat, geht man neben dem Kork bis nach der hinteren Pharynxwand mit dem Zeigefinger der linken Hand vor und führt, mit der rechten Hand den Katheter den Zeigefinger entlang langsam vorschiebend, denselben in den Oesophagus ein. In der Regel halten jetzt selbst unartige Kinder still und lassen sich die weitere Procedur gern gefallen. Aeusserst behutsam sucht man nunmehr die Wände des Oesophagus gleichsam ab und versucht eventuell kleine Hindernisse zu umgehen, um weiter vorzudringen. Gelingt dies nicht, so markirt man sich am Katheter die Länge des eingeführten Stückes und versucht mit einem anderen von schwächerem Kaliber die Procedur nochmals. Zumeist ist es gut einen mit Gummischlauch armirten Trichter (und Nahrung) zur Hand zu halten, welchen man in dem Augenblicke an den Katheter befestigt, wo man merkt in den Magen eingedrungen zu sein. Man ist dann in der Lage dem Kinde sofort Nahrung zuzuführen. — Ganz allmälig geht man nun, während überdies das Kind geduldiger wird, mit Kathetern stärkeren Kalibers vor, welche man nach der Einführung fünf bis zehn Minuten liegen lässt; was sich die Kinder wohl gefallen lassen, wenn man sie auffordert fest auf den Kork zu beissen. So gelingt es langsam die Strictur zu beseitigen. Allerdings darf man bei einzelnen Fällen die Geduld nicht verlieren; insbesondere habe ich mehrfaches Recidiviren der Verengerung wahrgenommen, welche die anscheinend beendete Kur von Neuem aufzunehmen aufforderte. — Selbst bei sehr engen Stricturen kommt man aber auf diesem Wege zum Ziele, man wird deshalb denselben nur dann verlassen, wenn es sich um nahezu völlige Atresie des Oesophagus handelt; dann bleibt kein anderer Ausweg, als die Anlegung einer Magenfistel, von welcher aus man das Kind weiter ernährt.

Bekannt ist nach dieser Richtung der von Trendelenburg operirte Fall, wo bei einem achtjährigen Knaben eine in Folge Genusses von Schwefelsäure entstandene impermeable Oesophagusstrictur die Anlage einer Magenfistel bedingte. Der Knabe kaute die ihm gereichten Speisen und spie sie in ein mit dem Drainrohr der Fistel verbundenes Stück Gummischlauch, welches so gleichsam den Oesophagus künstlich ersetzte.

Perioesophagitis (Perioesophageale Abscesse).

Pathogenese und Aetiologie.

Der Oesophagus liegt bis zur Höhe des siebenten Brustwirbels dicht an der Wirbelsäule, wendet sich sodann mehr nach vorn, geht hinter

dem linken Bronchus fort, berührt die beiden Pleurasäcke, den Herzbeutel und erreicht endlich durch einen Schlitz im Zwerchfell den Magen.
An jedem dieser Theile kann derselbe an den Entzündungen der umgebenden Organe theilnehmen oder in den Bereich derselben gezogen
werden. So können cariöse Zerstörungen des Wirbels, Verkäsungen und
Vereiterungen von Bronchialdrüsen, Pleuritis und Pericarditis den Oesophagus in Mitleidenschaft ziehen, entweder indem von den entzündeten
Theilen und von in denselben statthabenden Flüssigkeits- und Eiteransammlungen ein Druck auf den Oesophagus ausgeübt wird, oder indem
das den Oesophagus umgebende Zellgewebe gleichzeitig zur Eiterung
angefacht wird, oder endlich indem Eiterdurchbrüche nach dem Oesophagus erfolgen. Ueberdiess können perforirende Fremdkörper, welche
vom Oesophagus aus in das perioesophageale Gewebe eindringen, Abscessbildung daselbst zu Stande bringen. So leuchtet ein, dass perioesophageale Entzündungen nicht gerade zu den Seltenheiten gehören, wie dies
in Steffen's Bearbeitung der Oesophaguskrankheiten auch hinlänglich
gewürdigt worden ist.

Pathologische Anatomie.

Je nach der Art des vorhandenen Processes wird der Oesophagus
entweder nur durch Wucherung und Vermehrung des perioesophagealen
Gewebes fest an die Umgebung gelöthet, die eitrigen Ansammlungen
innerhalb dieses Gewebes führen zur Zerstörung der Oesophagushäute;
dann etablirt sich ein fistulöses Geschwür, welches eine Communication
zwischen Oesophagus und den umliegenden Organen darstellt. So kann
es weiter kommen, dass Speisemassen in die Umgebung des Oesophagus
hineindringen und zu Nekrotisirung in weiter Ausdehnung Anlass geben.
Communicationen, welche so zwischen Trachea, Bronchus und Oesophagus
hergestellt sind, führen in weiterer Folge zu putrider Zerstörung der
unteren Lungenabschnitte und zu Lungengangrän.

Symptome und Verlauf.

Die Symptome der Verdrängung des Oesophagus und Einengung
seines Lumens durch den Druck von pericarditischen und pleuritischen
Exsudaten oder von cariösen Abscessen sind die einer mittelschweren
Oesophagusstrictur. Der Schlingact ist erschwert; festere Massen passiren schwer oder gar nicht und werden durch Würgbewegungen wieder
entleert. In der Regel verlaufen alle diese Vorgänge nicht ohne gleichzeitig vorhandene Schmerzen, welche indess selbst von älteren Kindern
nur schwer localisirt werden, bei jüngeren aber der Entdeckung fast
immer entgehen. — Liegen, wie häufig, die perioesophagealen Abscesse

mehr oberhalb, so dass sie vom Munde aus dem palpirenden Finger
noch zugängig sind, so kann man zur Seite des Oesophagus eine teigige
und nach und nach Fluctuation zeigende Schwellung wahrnehmen. Auch
die Respiration wird dann einigermaassen erschwert; die Kinder sitzen
gern auf, um besser athmen zu können, endlich zeigen dieselben auch
eine durch Verschiebung des Larynx und Druck auf denselben entstehende Veränderung der Stimme. Die Entzündung giebt sich überdies
auch aussen am Halse durch Schwellung der Weichtheile, durch Behinderung der Bewegungen des Kopfes und durch Vergrösserung und
Schwellung der cervicalen Lymphdrüsen zu erkennen. Die Eiterdurchbrüche in den Oesophagus von der Wirbelsäule her, werden durch die
gleichzeitig mehr und mehr markirten Symptome der Spondylitis erkannt,
während die Perforation des Oesophagus vom Bronchus her und von
den Bronchialdrüsen aus, von dem charakteristischen Phänomen, dass bei
jeder Nahrungsaufnahme furchtbare Hustenanfälle erfolgen, und schliesslich von den Erscheinungen der putriden Bronchitis und der Lungengangrän (s. pag. 431) gefolgt ist. So wird bei den mannigfachen hier
möglichen Combinationen jeder Fall einen eigenartigen Symptomencomplex
darbieten, während von gemeinschaftlichen Erscheinungen nur eine gewisse Behinderung des Schlingactes und der mit demselben verbundene,
schwer zu localisirende Schmerz bestehen bleiben.

Diagnose.

Die Diagnose des Uebels lässt sich aus den letztgenannten Symptomen
vermuthen; die Untersuchung mit dem möglichst tief eingeführten Finger
bringt denselben bei höher oben gelegenen Entzündungen und Abscedirungen zur Gewissheit, während der Nachweis einer Spondylitis, wie
Erscheinungen von pleuritischem Exsudat, von Pericarditis, von putrider
Bronchitis oder Lungengangrän das pathogenetische Element der Krankheit aufklärt.

Die Prognose ist bei tiefer gelegenen Abscessen, bei Spondylitis
u. s. w. begreiflicher Weise schlecht. Nur die höher gelegenen und
von einfachen Zellgewebsentzündungen ausgehenden Abscesse gewähren
eine bessere Prognose, weil sie therapeutisch noch einigermaassen zugängig sind. Ueberdies liegt noch in der Gefahr des plötzlichen Ergusses
von reichlichen Eitermassen in den Oesophagus und des Ueberströmens
derselben in den Larynx eine ernste Lebensbedrohung, insbesondere bei
jüngeren Kindern.

Die Therapie kann sich nur auf die dem palpirenden Finger
noch zugängigen Abscesse erstrecken. Man öffnet dieselben, sobald

deutliche Fluctuation vorhanden ist, womöglich mit dem Finger oder mit einem gedeckten Bistouri; auch für diese Fälle kann ich mein leicht convex gebogenes Instrument empfehlen, weil bei seinem Gebrauch die Verletzung der Umgebung ausgeschlossen ist. — Die Behandlung der Wirbelcaries erfolgt nach den bekannten chirurgischen Maassnahmen. Communicationen zwischen Lunge und Oesophagus führen wohl immer unter Erschöpfung zum Tode.

Die Magen-Darmkrankheiten.

Einleitung.

Die Magen-Darmkrankheiten gehören zu den häufigsten Affectionen des kindlichen Alters; in den jüngeren Altersstufen beherrschen sie in der That die gesammte Pathologie derselben. — Man darf indess nicht glauben, dass die Klarheit über die hier in Frage kommenden Affectionen der Häufigkeit ihres Vorkommens entspricht. Die Schwierigkeiten, welche sich der Beobachtung und Sichtung der Verhältnisse hier entgegenstellen, sind sehr mannigfaltig. In erster Linie sind es die wenig differenzirten pathologisch-anatomischen Verhältnisse, welche die Trennung der einzelnen Krankheitsformen erschweren. Die continuirliche Verbreitung der pathologischen Processe auf die gesammte Magen-Darmschleimhaut, die Mitbetheiligung des visceralen Lymphgefässapparates (inclusive der Lymphdrüsen) lässt mit Ausnahme einiger wenigen Affectionen die Erkrankungen des Magens von denjenigen des Darmes und hier wieder diejenigen der einzelnen Darmabschnitte von einander schwer trennen; dazu kommt, dass die im anatomischen Sinne als katarrhalische Processe auftretenden Anomalien zu den eigentlich entzündlichen continuirliche, kaum nach den Graden der Veränderung zu scheidende Uebergänge machen, dass ferner acute Processe in einer ausserordentlich grossen Reihe von Fällen chronisch werden, und letztere wiederum acute Nachschübe und frische acute Exacerbationen erleiden. — Zumeist sind es nur Schwellungen der Schleimhaut und gewisse Veränderungen der Drüsen, in welchen sich die Erkrankung pathologisch anatomisch äussert, wobei das relativ geringfügige anatomische Bild mit den foudroyanten klinischen Erscheinungen häufig im grellen Widerspruche steht. Augenscheinlich genügen indess diese anscheinend geringen Veränderungen, um die functionelle Leistung der Magen-Darmwand in toto und

der Drüsen insbesondere in erheblichem Maasse zu alteriren. — Dies
führt zu der zweiten Gruppe von Ursachen, welche die Pathologie der
Magen - Darmkrankheiten des kindlichen Alters verdunkeln. — Der
Drüsenapparat ist in den frühen Altersstufen des kindlichen Alters
relativ rückständig und erst in der Entwicklung begriffen, seine
Leistungen deshalb noch schwankender und dürftiger Natur. Letzteres
bezieht sich insbesondere auf die den einzelnen Drüsen zukommenden
Leistungen für die Herbeischaffung der verdauenden Fermente; so steht
für die jüngsten Altersstufen die Leistung des Pancreas entschieden im
Rückstande, während die Function der Magendrüsen höchst wahrscheinlich eine relativ gute und wirksame ist (Zweifel, Korowin).
Ueber die normale Function der Lieberkühn'schen und Brunner-
schen Drüsen fehlen uns die Aufschlüsse nahezu vollkommen, gar nicht
zu reden von den Folgen pathologischer Veränderungen der Drüsen für
ihre Function und der von dieser abhängigen Verarbeitung des zugeführten Nahrungsmaterials. Aus meinen jüngsten Untersuchungen (s.
Virchow's Archiv 89, Heft 1) scheint nur soviel hervorzugehen, dass
in dem Maasse, als der kindliche Organismus fortschreitet, die chemische
Function des Drüsenapparates des Magens und Darmes erstarkt, während
die resorbirende, durch die Entwicklung des Lymphgefässapparates reprä-
sentirte Function eher etwas schwieriger wird, insbesondere scheint aber
die Function der Lieberkühn'schen und Brunner'schen Drüsen mit
fortschreitender Altersstufe rasch zuzunehmen. Bei dieser Art der Fort-
entwicklung ist jede über die Gränzen des Möglichen gesteigerte Anfor-
derung an die Drüsenapparate geeignet, rapide Störungen der Function
einzuleiten, welche sich augenscheinlich in der Unterbrechung der Absonderung des für die Verdauung nothwendigen Fermentes äussern.
Jede Magenüberladung und jede Zuführung unpassenden Nährmaterials
dürfte also bei Kindern viel leichter zu ernsten Anomalien der Verdauung
führen, als bei Erwachsenen. Aber auch solche Einflüsse, welche der Gährung und Fäulniss günstig sind, wie mittelhohe Lufttemperaturen werden
ihre deletäre Wirkung zu äussern nicht verfehlen; denn es kommt zu
dem bisher Erwähnten noch hinzu, dass die Nahrung des Kindes wesentlich aus Substanzen besteht, welche der Gährung und Fäulniss rasch
anheimfallen und da Gährungserreger an sich in hinlänglicher Menge
mit jeder Nahrung eingeführt werden, so ist klar, dass anomale
chemische Vorgänge an Stelle der normalen Verdauungsvorgänge leicht
Platz greifen und eine ganze Kette von neuen Erscheinungen erzeugen,
welche klinisch zu Tage treten, ohne doch pathologisch - anatomisch
differenzirt zu sein.

So treten die functionellen Störungen den anatomischen gegenüber auf diesem Gebiete der Pathologie mehr als irgendwo anders in den Vordergrund und so kommt es, dass die Pathologie zwischen Bezeichnungen functioneller Störng und anatomischer Läsion hin- und herschwankt; ich verweise hierbei nur auf das später zu gebende Bild der Dyspepsie und der von Demme und Biedert geschilderten Fettdiarrhoe. — Es ist für den Anfänger wichtig sich dies Alles wohl vor Augen zu halten, damit er nicht mit der, zum Theil rein symptomatische und functionelle Veränderungen bezeichnenden Nomenclatur, wie Dyspepsie, Diarrhoe, Kolik u. s. w. fälschlich anatomische Bilder confundirt und danach falsche therapeutische Indicationen aufbaut. — Dabei ist aber wohl festzuhalten, dass einzelnen prägnanten klinischen Krankheitsbildern allerdings auch scharf charakterisirte anatomische Läsionen des Magens und des Darmes entsprechen, wie oben schon angedeutet ist.

Ich werde mich im Folgenden bemühen, die functionellen Störungen von diesen letzten soweit es geht, aus einander zu halten, und nachzuweisen, wie weit die klinische Diagnose mit der pathologisch-anatomischen Veränderung sich deckt.

Die Krankheiten des Magens.

Acute katarrhalische Gastritis.
Febris gastrica acuta. Acuter Magenkatarrh.

Aetiologie.

Der acute Magenkatarrh entsteht zumeist in Folge von Einführung von, dem kindlichen Magen nicht zuträglichem Nahrungsmaterial in den Magen oder in Folge von Ueberladung des Magens mit zu reichlichen Mengen an sich nicht direct schädlich wirkender Substanzen. Vorzugsweise sind es zähe und fette Fleischspeisen, fetter Kuchen und dergl., welche als Schädlichkeiten der ersteren Gruppe zur Geltung kommen, während naturgemäss in der Gruppe der letzteren Stoffe beliebige, auch die sonst als Kindernahrungsmittel empfohlenen Stoffe als Schädlichkeiten fungiren können. Je jünger das Kind ist und je weniger die Magendrüsen und die Magenmuskulatur functionell beiden Gruppen von Schädlichkeiten gewachsen sind, die einen, indem sie nicht genügende Mengen Magensaftes und freier Verdauungssäure secerniren, die andere indem sie nicht im Stande ist die eingeführte Menge zu verarbeiten, desto rascher und ansgiebiger zeigt sich der Effect der Schädlichkeit.

Dass die acute Gastritis in Folge von Witterungseinflüssen entsteht, dass sie irgend welchen Connex mit der Dentition hat, kann ich nach Allem, was ich gesehen habe, nicht zugestehen.

Pathologische Anatomie.

Die Magenschleimhaut ist mit einer dicken grauen Schicht überzogen, welche aus Schleim und abgestossenen Epithelien besteht. Die Schleimhaut selbst erscheint injicirt, von Rosafarbe, an der Oberfläche reichlich faltig und in der Dicke etwas vermehrt. Das mikroskopische Bild zeigt die Epithelien der Magendrüsen auf grösseren Flächen trüb und gequollen.

Symptome und Verlauf.

Die acute Gastritis beginnt in der Regel mit stürmischen functionellen Erscheinungen; sehr junge Kinder und die älteren Altersstufen fangen an heftig zu fiebern, während gerade bei denjenigen Kindern, welche zwischen der zweiten Hälfte des ersten Lebensjahres und dem dritten Lebensjahre stehen, plötzliches Hereinbrechen von Convulsionen den Process nicht selten einleitet. Indess sind auch hier die Convulsionen nur der Ausdruck des rapid einsetzenden Fiebers. Die Temperatur steigt in kurzer Zeit auf 40° C. und darüber. Bei allen stellt sich Erbrechen ein, welches sich mehrfach und nicht selten in heftiger Weise wiederholt. — Das Erbrochene hat zumeist einen penetranten scharf sauren Geruch und enthält neben fehlerhafter Weise aufgenommenem Nährmaterial reichliche Mengen von Schleim; erst bei heftiger Wiederkehr des Erbrechens zeigen sich auch gallige Bestandtheile den Schleimmassen beigemischt. — Zumeist erfolgt das Erbrechen so heftig, dass die Flüssigkeit zugleich durch Mund und Nase entleert wird. — Die Kinder sind sehr unruhig, werfen sich im Halbschlummer umher, die Wangen glühen, die Haut brennt. Alsbald zeigt sich auch heftiger Durst; mit Hast wird das dargereichte Getränk genommen, am liebsten reines Wasser, während jede Nahrung, insbesondere Milch mit Widerstreben abgewiesen wird. Die Zunge zeigt anfänglich kaum einen leichten Anflug von Belag, ist feucht und nur im Ganzen etwas mehr roth als gewöhnlich. — Die Magengegend ist aufgetrieben und schmerzt, zuweilen so empfindlich, dass schon die Berührung der Haut des Epigastrium unbehaglich empfunden wird.

So gehen die ersten Stunden der Erkrankung vorüber. — Allmälig beginnt sich die Zunge mit einem grauen Belag zu bekleiden, welcher im Wesentlichen aus einem Uebermaass gebildeten Epithels und Schleim besteht. Die gesammte Mundschleimhaut ist geröthet, die Secretion von

den Zellen gering, ein fadenziehender Schleim zieht sich vom harten
Gaumen auf die Zunge hinab. Aus dem Munde dringt ein unangenehmer
säuerlicher Geruch. — Die Lippen sind trocken; jede Spur von Appetit
fehlt; dagegen ist der Durst noch lebhaft. Das Gesicht glüht, die Stirn
ist heiss; vielfach deliriren die Kleinen. Der Leib und insbesondere
das Epigastrium ist aufgetrieben, die Magengegend ist nach wie vor
schmerzhaft. Der Stuhlgang ist angehalten, der Urin sparsam, von
dunkler Farbe und hochgestellt. Die Respiration ist der beträchtlichen
Höhe der Temperatur (über 39° C.) entsprechend beschleunigt. Puls
frequent. Die Radialarterie ziemlich stark gespannt. — So gehen noch
selbst bei geeigneten Maassnahmen ein bis zwei Tage vorüber. Allmälig
sinkt aber das Fieber; die Temperatur geht herab auf 38°, die Pulsfrequenz wird dem entsprechend geringer, ebenso die Respirationsziffer.
Die Delirien schwinden, es tritt nach reichlicher Entleerung des Darmes
ruhiger Schlaf ein; die Haut bedeckt sich während desselben mit
Schweiss. — Nur die Zunge bleibt intensiv belegt, auch die Lippen sind
noch trocken; endlich beginnt auch hier die Besserung sich zu zeigen.
Die Mundschleimhaut wird mehr feucht, die Zunge wird an den Rändern
blassroth, während die dicke grauweisse Belagschicht sich mehr und
mehr zurückzieht und im weiteren Fortschritt nach und nach verschwindet. Zuweilen zeigt sich in dieser Zeit auch bei jungen Kindern
ein deutlicher Herpesausschlag an den Lippen, welcher Bläschen und
im weiteren Verlaufe Borken bildet. Die Temperatur kehrt völlig zur
Norm zurück oder wird subnormal. — Der Stuhlgang ist meist normal
oder leicht diarrhöisch. Die Harnmenge ist reichlich, der Urin blass
und von geringem specifischen Gewicht. — Endlich zeigt sich lebhaftes
Hungergefühl, welchem ältere Kinder durch Klagen, jüngere durch die
mit Gier genommene Flasche oder Brust Ausdruck geben. — Im Verlaufe von wenigen Tagen ist die Affection, welche mit so heftigen Symptomen einsetzte, abgeklungen.

Nicht immer ist indess der Ausgang dieser günstige, sondern es
kommt auch wohl und in nicht seltenen Fällen vor, dass das Fieber
zwar schwindet, die Schmerzhaftigkeit des Epigastrium, die Brechneigung sich verliert, es stellt sich wohl auch etwas Appetit wieder her,
indess bleibt die Zunge belegt, die Kinder bleiben verstimmt, bleich und
mehr und mehr treten die Zeichen eines hartnäckigen chronischen Magenkatarrhs hervor, welcher Wochen lang andauert. So erkennt man in
dem acuten Uebel den Ausgangspunkt eines langwierigen, die Ernährung
ernst alterirenden Leidens.

Diagnose.

Die Diagnose der acuten Gastritis erscheint von vornherein sehr leicht, und sie ist es auch, wenn man das Krankheitsbild auf der Höhe sieht, und anamnestische Daten die Diagnose unterstützen.

Im ersten Anfange können die vehementen Convulsionen selbst den geübten Praktiker irre führen, und es wird immer darauf ankommen, den weiteren Verlauf abzuwarten, um die functionelle cerebrale Störng von einer ernsten Gehirnläsion zu unterscheiden; insbesondere ist nicht zu vergessen, dass auch die primäre Meningitis mit gleich foudroyanten Symptomen einsetzt. — Im weiteren Verlaufe ergiebt indess sehr bald die Wiederkehr des Bewusstseins und jedes weitere Fehlen ernster Alteration des Nervensystems die Diagnose. Nicht so leicht differenzirt sich im weiteren Verlaufe die acute Gastritis von der Pneumonie. Es ist auf die Schwierigkeiten der Differentialdiagnose schon bei jener Krankheit hingewiesen worden und man kann immer nur wieder darauf aufmerksam machen, dass ein hoher Fieberzustand, welcher länger als drei bis vier Tage andauert, die Anwesenheit einer Pneumonie wahrscheinlicher macht als die acute Gastritis, selbst wenn die physikalischen Phänomene die Pneumonie noch nicht erweisen lassen. — Die acute Gastritis zeigt rasche Temperaturabfälle, auch treten gewisse Symptome wie das stossende Athmen der Pneumonie dabei nicht so in den Vordergrund. — Zwischen Typhus und acuter Gastritis unterscheidet in der Regel der Verlauf der Temperatur, welcher im Typhus eine langsam ansteigende Skala, bei der Gastritis ein rapides Aufsteigen der Temperatur mit geringen Morgenremissionen zeigt; sehr bald lehrt überdies der rasche Temperaturabfall, dass ein Typhus ausgeschlossen werden kann, endlich entscheidet auch das Hervorbrechen des Herpes labialis gegen den Typhus. — Nach alledem bedarf es also immerhin für den Arzt einiger Vorsicht, die angeführten Affectionen nicht mit der acuten Gastritis zu confundiren.

Prognose.

Die Prognose der acuten Gastritis ist in der Regel günstig. Nur in besonders unglücklichen Fällen führt vielleicht die erste Attaque von Convulsionen durch Hirnhämorrhagie etc. rapid den lethalen Ausgang herbei. Im weiteren Verlaufe ist indess die volle Wiederherstellung eine fragliche, weil chronische Veränderungen der Magenschleimhaut, vor Allem aber eine überaus grosse Empfindlichkeit derselben und die Neigung zu Recidiven der acuten Gastritis anhaftet.

Therapie.

Die Therapie der acuten Gastritis hat in erster Linie dafür Sorge zu tragen, die Schädlichkeiten zu entfernen. — Stellen sich die ersten Symptome rasch nach einem nachweislichen Diätfehler ein, fehlt das Erbrechen oder ist dasselbe unbedeutend, so thut man gut, die Behandlung mit einem Brechmittel zu beginnen; zuweilen und namentlich bei jungen Kindern wird es schon genügen, durch Kitzeln des Gaumens die ohnedies vorhandene Brechneigung zu unterstützen und so Erbrechen anzuregen. — Ist die Zeit für das Brechmittel verstrichen, so bleibt nichts übrig, um etwaige Schädlichkeiten zu entfernen, als Abführmittel anzuwenden. Man wird dies immer so zu thun versuchen, dass der Magen von jedem überflüssigen Mittel und von jedem neuen Agens verschont wird; daher steht die Anwendung der Clysmata obenan, wobei gleichgültig ist, ob man einfache Kaltwasserklystire oder Salz-Essig-Klystire oder andere Mittel zur Anwendung zieht. — Weiterhin ist die Bekämpfung des Fiebers und der Fiebersymptome ins Auge zu fassen. Auch dieser Indication ist mit möglichster Vermeidung von solchen Mitteln zu genügen, welche den Magen belästigen könnten; man wendet dem zu Folge am liebsten kalte Umschläge auf den Kopf, auf den Leib an, oder auch kühle Wasserbäder (22 bis 23°R.); kleine Gaben von eisgekühltem Selterswasser sind bei älteren Kindern nicht unzweckmässig, weil sie gleichzeitig den Durst stillen. Vorerst ist jede Nahrung zu meiden, wie ja auch die Kinder in der That Alles von sich weisen. Belegt sich allmälig die Zunge und lässt die Empfindlichkeit des Magens etwas nach, so gebe man zu innerer Anwendung kleiner Gaben von Salzsäure über (Acid. hydrochlorati gtt. xii : 100 für ein Kind von 1 bis 2 Jahren). Mit diesem indifferenten Mittel kommt man in der Regel auch durch. — Nach und nach versucht man alsdann kleine Gaben schleimigen Getränkes oder sehr verdünnter Milch (1 : bis 4 Aq.), werden dieselben erbrochen, so giebt man nur kleinste Gaben davon (einen Löffel mit einem Male) auf Eis gekühlt, in welcher Form die Nahrung zumeist vertragen wird. Wo nun die Sensibilität der Magenschleimhaut sehr erheblich, die Brechneigung andauernd ist, giebt man am besten Bismuth. subnitricum (0,10 bis 0,20 pro dosi). — Weiterhin geht man ganz vorsichtig endlich zu concentrirteren Gaben von Milch und erst wenn das Fieber absinkt und die Zunge sich zu reinigen beginnt, zu Bouillon über. Festere Nahrung darf erst verabreicht werden, wenn das Fieber völlig geschwunden ist und die Zunge nahezu zum normalen Aussehen zurückgekehrt ist. Fleischspeisen sind erst zu allerletzt zu gewähren. — Bleiben die Symptome einer subacuten

oder chronischen katarrhalischen Affection bestehen, so kommen andere
Mittel zur Anwendung, von welchen bei Besprechung dieser Affection
alsbald die Rede sein wird.

Gastritis acuta corrosiva s. caustica.
Hämorrhagische Erosion des Magens.
Geschwürige Processe des Magens.

Die Vergiftungen mit ätzend wirkenden Mitteln, Alkalien, Säuren
und scharfen Pflanzenstoffen führen oft sofort zur Verschorfung der
Magenschleimhaut, wenn grössere Mengen der Substanzen hinabgeschluckt worden sind, und sind dann fast niemals Gegenstand des
ärztlichen Eingreifens, weil bei den Kindern zumeist rasch der Tod
eintritt; in anderen Fällen von weniger ausgiebiger Anätzung sind die
Folgen entweder eine einfache acute Gastritis oder eine Gastritis mit
gleichzeitiger hämorrhagischer Erosion und nachträglicher Geschwürs-
und Narbenbildung. — Da die hämorrhagische Erosion und die flachen
geschwürigen Substanzverluste auch spontan entstehen können, so
fassen wir diese pathologisch-anatomisch nahestehenden Processe hier
zusammen.

Pathologische Anatomie.

Bei intensiver Anätzung der Magenwand nimmt dieselbe ein dunkles
schmieriges Aussehen an, welches sich bis in die Submucosa hinein erstreckt, und entweder auf grösserer Fläche erscheint, oder nur einzelne
Streifen bildet; in der Regel tritt der Tod ein, bevor eine reactive Entzündung erfolgen kann; bei Aetzungen geringeren Grades bilden sich
flache Substanzverluste in fleckiger und streifiger Form analog den bei
den Anätzungen des Oesophagus beschriebenen Veränderungen.

Die hämorrhagische Erosion ist nicht selten ein Begleiter der acuten
Gastritis und stellt sich als flacher auf hämorrhagischem Boden befind-
licher Substanzverlust dar, zuweilen in punktförmiger, oder auch in
streifiger Form; an den befallenen Stellen ist entweder nur das Epithel
verloren gegangen, oder es hat sich ein flaches Geschwür gebildet,
welches mit Schleim und einem flachen citrigen Ueberzuge bedeckt ist.

Das runde Magengeschwür kommt in seiner charakteristischen
chronischen Form bei Kindern äusserst selten zur Beobachtung, so dass
Reimer gelegentlich der Mittheilung eines, bei einem 3½ Jahre alten
Kinde, beobachteten Falles ihre Frequenz im Alter von 1 bis 10 Jahren

noch nicht auf 1 Procent schätzt; indess ist schon in dem Capitel Melaena (s. pag. 44) auf das Vorkommen von acuten, durch Circulationsstörungen erzeugten Ulcerationen des Magens hingewiesen worden. Von tuberculösen und carcinomatösen Ulcerationen wird weiterhin die Rede sein.

Symptome und Verlauf.

Die Symptome der mittelschweren corrosiven Gastritis sind nahezu diejenigen der acuten Gastritis. Heftiges Erbrechen, von schleimiger zuweilen mit feinen Blutstreifen gemischter Masse, heftige Schmerzen in der Magengegend, nachfolgende Fieberbewegungen und die übrigen Zeichen gestörter Magenfunction. Die Symptome der Affection combiniren sich selbstverständlich mit denjenigen der kaustischen Stomatitis und Oesophagitis.

Die hämorrhagische Erosion macht an sich keine charakteristische Symptome und bleibt deshalb unter den Erscheinungen der acuten oder chronischen katarrhalischen Gastritis verborgen. Man kann dieselbe nur vermuthen, wenn bei Eintreten von Erbrechen zeitweilig auch Blutspuren oder grössere Mengen Blutes in dem Erbrochenen vorhanden sind.

Therapie.

Man wird nach dem Vorgange von Demme auch bei Kindern die Magenausspülung nicht scheuen, wenn man den Verdacht hegt, dass von der ätzenden Substanz noch irgend Etwas im Magen der Kinder vorhanden ist, selbstverständlich wird aber wegen der augenscheinlich gleichzeitig vorhandenen Affection des Oesophagus grosse Vorsicht bei Anwendung des Schlundrohres nöthig sein; weiterhin hat man auch mehr, als bei der einfachen acuten Gastritis darauf Bedacht zu nehmen, jede Schädlichkeit, auch medicamentöser Art, von der Magenschleimhaut vorerst fernzuhalten. Man wird also in der ersten Zeit nur zu innerer Verabreichung von Eis, Eiswasser und eisgekühlter Milch seine Zuflucht nehmen. Wenn die ersten stürmischen Erscheinungen vorüber sind und aus den übrigbleibenden Störungen der Verdauung die Annahme gerechtfertigt scheint, dass flache Erosionen oder ulcerative Processe auf der Magenschleimhaut auch Platz gegriffen haben, geht man zu Mitteln über, von denen man sich eine directe Einwirkung auf die Geschwürsbildung verspricht. Man giebt also schwache Lösungen von Argentum nitricum (0,10 : 120) oder Bismuth. subnitricum 0,10 bis 0,3 pro dosi 3stdl. 1 Pulver, kleine Gaben Calomel 0,015 bis 0,02 pro dosi oder endlich kleine Gaben von Jodoformpulver 0,0075 bis 0,06 pro dosi.

Gastritis diphtheritica.

Die diphtheritische Affection der Magenschleimhaut kommt bei älteren Kindern fast ausschliesslich als secundäre oder Theilerscheinung der diphtheritischen Allgemeininfection vor und ist alsdann zumeist combinirt mit Nasen-, Kehlkopf-, Rachen- und Oesophagusdiphtherie. Der Process bildet so in der That nur die Continuation des primär im oberen Abschnitte des Respirations- und Verdauungstractus localisirten diphtheritischen Processes.

Pathologische Anatomie.

Der anatomische Befund deckt sich nahezu vollkommen mit demjenigen der Diphtherie des Pharynx und des Oesophagus. Die dicken schmutzig grauen bis graugelben Membranen sitzen in der stark verdickten und gewulsteten Schleimhaut, an vielen Stellen auf hämorrhagischem dunkelroth bis bräunlich aussehendem Boden. Zumeist sind es nur unregelmässige Streifen, die Höhe der Falten, oder einzelne Flecken, welche von den diphtheritischen Plaques eingenommen werden, indess kommen auch vollkommene Anstapezierungen der Magenschleimhaut mit diphtheritischen Massen vor. Einen solcherart veränderten kindlichen Magen hat vor einiger Zeit C. Friedländer der Berliner medicinischen Gesellschaft präsentirt. — Mikroskopisch unterscheidet sich das Bild in keiner Weise von dem bekannten der Rachendiphtherie.

Symptome und Verlauf.

Bei der Schwere der diphtheritischen Allgemeininfection, mit welcher sich die diphtheritische Gastritis combinirt, ist eine klinische Darstellung der Magendiphtherie kaum zu geben. In der Regel entgeht sie der Beobachtung und kann kaum vermuthet werden. Wenn im Verlaufe der Diphtherie totale Anorexie, Würgen und Erbrechen von blutig gefärbten Massen auftritt, von den Kindern gleichzeitig über Magenschmerzen geklagt wird, wird man zur Annahme der diphtheritischen Gastritis sich entschliessen können. Einen gewissen Grad der Sicherheit dürfte die Diagnose erst dann erhalten, wenn in dem blutig gestreiften Erbrochenen diphtheritische Massen enthalten sind. Es muss jedoch betont werden, dass dieses Krankheitsbild in der That in seiner Totalität zu den allergrössten Seltenheiten gehören dürfte.

Wahrscheinlich enden die meisten Fälle von Magendiphtherie tödtlich, wenngleich dies bei der Dunkelheit der Symptome ja nicht behauptet werden kann.

Die Therapie fällt naturgemäss in den Rahmen der Diphtherie überhaupt und da viele der angepriesenen Mittel zur innerlichen Anwendung kommen, so dürfte man von diesen mit Bezug auf die Magendiphtherie am ehesten einen Heilerfolg erwarten, falls sie überhaupt nutzbringend sind. — Gegen das etwaige Erbrechen wird mit einiger Aussicht auf Erfolg Eis anzuwenden sein.

Gastritis chronica katarrhalis. Chronischer Magenkatarrh.

Aetiologie und Pathogenese.

Der chronische Magenkatarrh der Kinder geht entweder hervor aus einer langsam sich ansammelnden Summe von Schädlichkeiten und Fehlern, welche bei der Ernährung Statt gefunden haben und entsteht auf solche Weise schleichend und anfänglich unbeachtet, oder er entwickelt sich ziemlich rasch und direct in dem Anschlusse an eine mit heftigen Symptomen erschienene und nicht völlig zur Abheilung gekommene acute Gastritis. Alle bisher erwähnten Formen der Gastritis können in der gleichen Weise von der chronischen katarrhalischen Entzündung gefolgt sein. — Die Summe der langsam einwirkenden Schädlichkeiten anzuführen, ist nahezu unmöglich und zwecklos, wenn man nur überlegt, welche enormen Fehler in der kindlichen Diätetik jeder Zeit geübt werden. — Zweifelsohne sind es nicht die fehlerhaft verabreichten Nahrungsmittel und Nahrungsmengen allein, welche hier zur Geltung kommen, sondern alle die üblen Einflüsse, fehlerhafter Wohnung, mangelhafter Hautpflege, geistiger Ueberanstrengung, führen zu dem einen Endpunkt, der Störung der normalen Magenfunction und dem weitergehenden der anatomischen Läsion der Magenschleimhaut. — Man kann sich überdiess dem Eindrucke nicht verschliessen, dass auch erbliche Anlage hier eine wesentliche Rolle spielt, da der chronische Magenkatarrh in manchen Familien zu Hause ist, während Kinder und Erwachsene anderer Familien gegen jede diätetische auf den Verdauungstractus einwirkende Schädlichkeit nahezu gefeit erscheinen. Der chronische Magenkatarrh ist endlich der Begleiter der verschiedenartigsten subacuten und chronischen Krankheiten anderer Organe, so häufig der chronischen Pleuritis, der Knochencaries, der Scrophulose, Rachitis und Tuberculose u. s. w.

Pathologische Anatomie.

Die Magenschleimhaut ist mit dickem, fadenziehendem Schleim überzogen, die Schleimhaut selbst ist gewulstet, verdickt, stark gefaltet.

Die Farbe ist grau, bis grauröthlich; an einzelnen Stellen zeigt die Schleimhaut streifige und punktförmige Ecchymosen, hie und da selbst mit Verlust des Epithels (hämorrhagische Erosion). Auch die Magendrüsen zeigen wesentliche Veränderungen. Das Drüsenepithel erscheint stark feinkörnig getrübt, einzelne Reihen von Drüsen sind mit Rundzellen erfüllt. Die Muscularis mucosa ist sehr kernreich und erscheint verbreitert; auch der Zellenreichthum der Submucosa ist vermehrt. Bei langer Dauer des Zustandes hat auch die Muskelwand des Magens an Dicke zugenommen. Der Magen ist im Ganzen etwas erweitert.

Symptome und Verlauf.

Die Symptome des chronischen Magenkatarrhs setzen sich aus zwei Gruppen von Erscheinungen zusammen, die eine umfasst die dauernde Herabminderung der physiologischen Leistung des Magens, die andere die hervortretende Neigung zu acuten Exacerbationen der katarrhalischen Entzündung.

Die Krankheit beginnt, wenn sie sich nicht aus dem acuten Katarrh entwickelt, sondern gleichsam autochthon entsteht, mit höchst unscheinbaren Symptomen. Die kleinen Kranken verlieren ganz allmälig den regen Appetit, werden anscheinend wählerisch mit der Nahrung oder verweigern die regelmässigen Mahlzeiten: nur zeitweilig stellt sich grössere Neigung zur Nahrungsaufnahme heraus, und dann nehmen die Kinder wohl auch mit einiger Gier das Angebotene. Einigermaassen auffallend ist der rege Durst, so dass die Kinder viel nach Wasser verlangen. — Mitunter tritt, anscheinend ohne besonderen Anlass, Erbrechen ein, dagegen jedes Mal nach der Nahrungsaufnahme Uebelkeit, über welche grössere Kinder geradezu klagen. Das Erbrochene hat einen üblen, zuweilen intensiv sauren Geruch und reagirt auch sauer. Die Magengegend ist luftkissenartig aufgetrieben und steht im Niveau des Abdomen, oder überragt dasselbe; daneben ist Aufstossen und Hervorbringen übelriechender Gase einige Zeit nach der Mahlzeit eine häufige Erscheinung. Seltener ist die Klage über Magenschmerzen, nur die Berührung des Epigastrium ist unangenehm und ältere Kinder klagen über Spannung durch die eng anliegenden Kleider. Gleichzeitig erhält in der Regel die Zunge auf der Fläche einen grauen Belag, während die Ränder blass roth erscheinen, oder von Zeit zu Zeit treten flache katarrhalische Mundgeschwürchen auf. Der Athem ist übelriechend, mitunter exquisit sauer. — Der Stuhlgang ist angehalten und selbst Abführmittel haben nur geringen Erfolg. — Alle diese Erscheinungen sind nicht gerade in hervorragendem Maasse vorhanden, sondern sie kommen und gehen und selbst der Appetit ist wechselnd. Gleichzeitig verändert sich aber mit der Zeit das Aussehen der Kinder. Der Turgor der Haut schwindet, die Haut wird welk, die Farbe des Gesichtes und der ganzen Körperhaut wird bleich, auch die Schleimhäute sind blass; noch erscheint das Fettpolster wenig verändert, aber das Gewicht bleibt stehen oder nimmt ab und endlich zeigt sich die Abmagerung auch deutlicher ohne Zuhilfenahme der Waage. Die Stimmung der Kinder ist schlecht; dieselben sind leicht erregbar, weinerlich und mürrisch; auch der Schlaf ist nicht ungestört; die Kinder träumen viel, schrecken im Schlaf auf oder schlafen sehr tief und nicht selten zu unpassender und ungewohnter Zeit. — So können Tage und Wochen vergehen; die angewendeten Mittel schaffen Linderung, aber immer wieder kommen kleine Rückschläge, welche die volle Wiederherstellung aufhalten. Geradezu eigensinnig erscheint die Verdauungskraft des Magens; einmal werden ohne jeden Nachtheil anscheinend schwerer zu verdauende Speisen vertragen, ein ander Mal machen die diätetisch ausgesuchtesten Nahrungsmittel ernste Beschwerden, insbesondere Uebelkeiten und Aufgetriebensein des Leibes mit nächtlicher Unruhe und Diarrhöe übelriechender zersetzter Massen, oder Verstopfung. Unvorhergesehen kommen wohl auch acute Exacerbationen vor, dann beginnen die Kinder plötzlich heftig zu fiebern, Erbrechen tritt ein, Leibschmerzen, hohe Temperaturen und alle die oben geschilderten Symptome der acuten katarrhalischen Gastritis. Auch diese Klagen nehmen wieder ab und man steht nahezu wieder so weit, wie am Anfange. — Endlich beginnt unter Reinigung der Zunge, Verschwinden des Mundfötors, der Stuhlgang normal zu werden, der Appetit wird besser, das Aufgetriebensein des Leibes lässt nach und mit Rückgang aller dieser Symptome wird auch die Gemüthsstimmung der Kinder wieder besser, ihr Aussehen frischer und ihre Bewegungen lebhafter. Fettpolster und Muskulatur werden draller und die Kinder erscheinen gesund. — Zurück bleibt nur eine gewisse Empfindlichkeit des Magens, welche leicht wieder zu Recidiven führt. — Ueberblickt man das Krankheitsbild, so erkennt man wohl leicht, wie eng die funetionellen Störungen an die anatomischen Veränderungen der Schleimhaut geknüpft sind, und wie sehr die Zeichen stattfindender Gährung der Ingesta, also die echte eigentliche Dyspepsie auch bei dem chronischen Katarrh in den Vordergrund kommen; dies erklärt sich, wenn man bedenkt, dass die normalen Verdauungsfermente, und die Verdauungssäuren von den veränderten Drüsen nicht in hinreichender Menge abgesondert werden können, dass dagegen reichliche Schleimmassen die Magenoberfläche überziehen, welche unter dem Einfluss

der stets massenhaft vorhandenen Gährungserreger bei der Körpertemperatur rasch in Gährung übergehen und die eingeführte, leicht zersetz-
liche Kindernahrung (Albuminate) in denselben Process mit hineinreissen.

Diagnose.

Die Diagnose der chronischen Gastritis ist in denjenigen Fällen,
in welchen die Krankheit aus dem acuten Processe hervorgeht, nicht
schwer; sie ist überdies in vielen Fällen leicht, wo bestimmte Schädlichkeiten oder begleitende Krankheiten erwiesen werden können, und
genaue und exacte Beobachtung der Umgebung dem Arzte die Symptome
analysiren hilft; sie kann aber mit voller Präcision nur dann gestellt
werden, wenn man andere ernstere Krankheiten, welche gleichfalls unscheinbar einsetzen, ausschliesst. Zu diesen letzteren rechnet obenan die
tuberculöse Meningitis. — Es ist schon bei dieser Krankheit (pag. 271 ff.)
auf die ausserordentlich unscheinbaren dyspeptischen Initialsymptome
hingewiesen worden und es kann hier nur wiederholt werden, dass im
ersten Anfange vielleicht nur der stärker hervortretende Kopfschmerz,
das massenhafte und ohne Würgen erfolgende Erbrechen, eine frühzeitig eintretende Unregelmässigkeit des Pulses, die rapide Abmagerung
und die ganz auffallende psychische Veränderung des Kindes für die
Diagnose der Meningitis entscheidet, indess kommen auch bei dem
chronischen Magenkatarrh dieselben Symptome vor; insbesondere habe
ich seit Jahren einen Fall in Beobachtung, wo der wieder und wieder
recidivirende Katarrh sich jedes Mal mit ausserordentlicher Unregelmässigkeit des Pulses und mit heftigem Kopfschmerz vergesellschaftet.
Unter solchen Verhältnissen kann in Fällen, welche zum ersten Male zur
Beobachtung kommen, in der That nur der Verlauf die Diagnose sichern.
Vor Verwechslungen des chronischen Magenkatarrhs mit käsigen Processen der Lungen, mit chronischer Pleuritis u. s. w. wird stets die
genaue physikalische Untersuchung schützen können. Die Verwechselungen mit dem Ileotyphus kann man in den allermeisten Fällen durch
die Temperaturmessung vermeiden, nur in den seltenen Fällen, wo der
Typhus einige Zeit hindurch mit geringem Fieber oder der chronische
Gastrokatarrh mit hohem Fieber verläuft, führt erst der Verlauf zur
Diagnose; indess sind diese Fälle in der That Seltenheiten.

Prognose.

Die Prognose der chronischen Gastritis ist an sich nicht schlecht;
die Krankheit geht fast immer zur Heilung. Die Betheiligung des
Lymphgefässapparates an den eingeleiteten Digestionsstörungen giebt
indess vielfach den ersten Anstoss zur Scrophulose; ferner ist der

chronische Gastrokatarrh bei jüngeren Kindern geradezu der Angelpunkt für die Rachitis. So sehen wir zwei schwere Anomalien aus dem Processe hervorgehen; aber auch die Anämie und eine gewisse geringere Resistenz gegen zymotische Krankheiten, wie Diphtherie und Scarlatina u. s. w. ist den Einflüssen des chronischen Gastrokatarrhs zuzuschreiben. Sonach ist derselbe immerhin zu den ernsteren Störungen des kindlichen Organismus zu rechnen.

Therapie.

Die Prophylaxe des chronischen Gastrokatarrhs concentrirt sich in der Vermeidung diätetischer Schädlichkeiten bei den Kindern und in der exacten und definitiven Ausheilung eines etwa vorhandenen acuten Katarrh's. Die so geleitete prophylactische Diät bezieht sich sowohl auf die Qualität der Nahrung, wie ganz besonders auf die Quantität. Jüngere Kinder müssen geringere Mengen von Milch erhalten, als früher, auch nur kleine Quantitäten auf ein Mal. Man wird hier am besten thun, sich von der Waage leiten zu lassen und dies um so mehr, als die neuesten Untersuchungen Biedert's den Nachweis geführt haben, dass die Kleinen am besten gedeihen, wenn ihnen geringere Mengen von Milch zugeführt werden, als bisher für nothwendig erachtet wurde. Dasselbe gilt natürlich auch für die künstlichen Ersatzmittel der Milch. — Bei älteren Kindern ist feste Nahrung nur mit Vorsicht und jedes Mal in kleinen Portionen zu verabreichen; besonders zu vermeiden ist ein Uebermaass von zugeführten Fleischspeisen, von Fett und Süssigkeiten; auch ist den Kindern die Nahrung nur in gehörig verkleinerter Form zu verabreichen, gehöriges Durchkauen anzurathen und jedes hastige Schlingen zu verbieten. — Bei den schleichend einsetzenden chronischen Magenkatarrhen beachte man vorerst die etwa statthabenden Schädlichkeiten und vermeide dieselben, in welcher Form sie auch zu Tage treten. Nicht zum mindesten wird auch auf den Schulbesuch, auf die durch denselben erzwungene Eintheilung der Mahlzeiten, auf die geistige Ueberbürdung und endlich auch auf etwa nachweisliche Masturbation die Aufmerksamkeit zu richten sein. Ist schon seit längerer Zeit der Stuhlgang unregelmässig, so beginne man die eigentliche Behandlung mit einem Clysma und lasse demselben ein mildes Laxans aus Rheum 5 bis 10 : 120 mit Natr. bicarbonicum 2,0 bis 5 nachfolgen. Einige reichliche Entleerungen sind nicht von Nachtheil. — In der Folge verabreiche man sodann kleine Gaben von Acidum hydrochloratum 0,5 bis 1 : 100 mit oder ohne Pepsin (1 Gramm pro die). Ist die Zunge sehr dick belegt und reichliches Aufstossen vorhanden, so ist der Salmiak (Ammoniacum hydrochlorat.

1 bis 3 : 100 mit einem Zusatz von Tinct. Rhei vinos. 2 bis 5) ein vortreffliches Mittel. — Gegen mehrmaliges Erbrechen und deutlich vorhandene Uebelkeiten, insbesondere aber bei gleichzeitig eintretenden
Magenschmerzen, gebe man aber Bismuth. hydrico-nitricum 0,1 bis 0,2
pro dosi, trage aber bei allen diesen Medicationen stets Sorge für genügende Leibesöffnung; selbst kleinere Kinder vertragen eröffnende
Gaben von Ofener Bitterwasser. Im Uebrigen sind aber öfters geübte
lauwarme oder kühle Irrigationen das beste Mittel, den Stuhlgang anzuregen. — Bei gleichzeitig sorgfältig regulirter Diät kommt man mit
diesen Mitteln in der Regel aus. Man unterstützt im Fortschritt der
Heilung die Ernährung durch kleine Gaben guten Ungarweines oder bei
älteren Kindern durch Rothwein. — Zeigt trotz all der angewandten
Mittel der Katarrh eine gewisse Hartnäckigkeit, so habe ich in der That
kein besseres Heilmittel kennen gelernt, als den Gebrauch von Carlsbader Mühlbrunnen. Man gebe Kindern von 1 bis 3 Jahren drei Mal
täglich ein halbes Weinglas voll des erwähnten Brunnens, älteren
Kindern entsprechend mehr bis zu 3 bis 4 Weingläsern voll, am besten
natürlich wenigstens zum Theil auf nüchternem Magen in der Erwärmung
von circa 30⁰ R. und lasse den Brunnen methodisch 3 bis 4 Wochen
brauchen. — Nach Beendigung der Kur kann man kleine Gaben von
Tinct. Rhei vinos. mit Tinct. amar. aa (drei Mal täglich 20 Tropfen)
brauchen lassen. Auch ist neben und nach dem Gebrauche des Brunnens
die Anwendung von zwei Soolbädern wöchentlich (2 bis 3 Pfund Stassfurter Salz : 1 Bad) zu empfehlen. — Ausspülungen des Magens, auch
bei Kindern, werden neuerdings von Demme empfohlen, dieselben sind
durchaus nicht schwierig auszuführen, und werden in besonders hartnäckigen Fällen von chronischem Katarrh angewendet werden können.
Meine Versuche, für die Kinder eine peptonisirte Milch darzustellen,
muss ich als missglückt betrachten, weil nur ein zersetztes, übelriechen-
des Präparat zu erzielen ist, indess kann man durch Hinzusetzen von
kleinen Gaben von käuflichem pulverisirten Pepton zur Milch, die Ge-
rinnsel derselben erstaunlich fein gestalten und so die Milch leichter verdaulich machen, nur muss jedesmal wenig Milch genommen, die Milch
mit Pepton aufgekocht und alsbald sofort verabreicht werden, weil die
Gerinnung rasch erfolgt (Zusatz von 2 bis 3 Gramm Pepton : ½ Liter
Milch). Neuerdings hat Pfeiffer zu demselben Zwecke die Beimischung
von frischem Pancreas zur Milch empfohlen; ich habe damit noch keine
Versuche gemacht, möchte aber nicht verfehlen, darauf hinzuweisen,
wie rasch Pancreas in Fäulniss geht. Man wird also sehr sorgsam in
der Verabreichung sein müssen.

Dilatatio ventriculi. Erweiterung des Magens.

Pathogenese.

Erweiterungen des Magens sind bei Kindern ein viel häufiger auf-
tretendes Uebel, als man bisher anzunehmen gewohnt war; ja es dürfte
wenige, vorzugsweise mit Amylaceen gefütterte Kinder des Proletariats
geben, welche nicht einen gewissen Grad der Dilatation des Magens
hätten. Augenscheinlich liegt die Ursache in der massenhaften Ueber-
schüttung des Magens mit Nährmaterial und in erster Linie sind es die
oft heisshungerigen rachitischen Kinder, welche enorme Quantitäten von
Nahrung zu sich nehmen und dem entsprechend Dilatationen des Magens
darbieten; in einem solchen vor wenigen Tagen mir zur Section gekommenen Falle, bei einem zweijährigen Kinde, welches an Enteritis
follicularis gestorben war, fand ich den Magen fast bis zum Nabel her-
abreichend. Derselbe war mit einer enormen Quantität eines Mehlbreies
erfüllt und riss beim Herausnehmen mit hörbarem Ruck ein. Ein grosser
Theil der Magenwand befand sich im Zustand der postmortalen Erweichung. — Die relative Schwäche der Muskelschichten des Magens
gestattet demselben nur eine geringe Resistenz gegen massenhafte Belastung mit Nährmaterial und gegen Gasauftreibung, welche letztere
vielleicht mehr noch als die erstere das Uebel verschuldet. Daher
kommt es wohl, dass die Dilatation gerade bei den so häufig an Dyspepsie
und chronischen Katarrhen des Magens laborirenden Kindern eintritt.

Symptome und Verlauf.

Das wichtigste Symptom der Dilatation ist die luftkissenartige Auftreibung des Epigastrium neben den Erscheinungen des chronischen
Katarrhs. Die Percussion giebt gerade dann, wenn die Auftreibung des
Epigastrium erheblich ist, nicht selten vollen Aufschluss. Man hört
über dem Magen bei leiser Percussion einen tiefen, lauten, wenig tympanitischen Percussionsschall; derselbe geht nach oben fast unverändert
in den Lungenschall über, gränzt sich aber nach unten gegen den hohen
tympanitischen Darmschall ziemlich scharf ab. Natürlich ist dies aber
nur dann der Fall, wenn nicht das ganze Abdomen stark gespannt und
aufgetrieben ist; sonst verschwindet auch in dem vom Darm eingenommenen Abschnitte des Abdomen der helle tympanitische Schall und
macht einem mehr lauten und tiefen Percussionsschall Platz. Zuweilen
sieht man entsprechend den Gränzen des lauten, tiefen Schalles eine
reliefartige, bogenförmig über das Abdomen hinziehende Linie, welche

ziemlich genau die Contour der grossen Curvatur des Magens abzeichnet. Diese Contour tritt noch deutlicher hervor, wenn man bei dünner Bauchdecke mit dem Finger leise tastende Bewegungen auf der Bauchwand ausführt. Selten nur kann man durch Anschlagen der Bauchwand plätschernde Geräusche in dem Magen erzeugen. Es ist sehr schwer zu sagen, was von den vorhandenen Zeichen der gestörten Magenverdauung auf Rechnung der Dilatation, was auf den fast immer gleichzeitig vorhandenen chronischen Katarrh kommt; als eines der wichtigsten Symptome ist mir immer die Gier nach Nahrung bei vorhandener Abmagerung erschienen. Der Appetit ist also bei dieser Anomalie in der Regel weniger gestört, dagegen ist häufiges Aufstossen vorhanden mit nur zeitweiligem Erbrechen; auch besteht oft Diarrhoe, zumeist mit Entleerung höchst übelriechender bräunlich gelber dünnflüssiger Stühle, indess nicht constant, sondern dieselben wechseln mit Verstopfung.

Die Prognose der Dilatation scheint bei Kindern nicht so ungünstig wie bei Erwachsenen; gerade bei rachitischen Kindern sieht man augenscheinlich nach Rückbildung des rachitischen Processes und gleichzeitiger Beseitigung der Verdauungsstörungen auch die Zeichen der stattgehabten Dilatation zurückgehen, wenigstens verliert sich mit der Zeit das Aufgetriebensein des Epigastrium und in gleichem Maasse treten die stattgehabten Schallphänomene zurück.

Die Therapie der Dilatation besteht neben derjenigen des chronischen Katarrhs, in der strengsten Regulirung der Diät in Bezug auf die darzureichende Nahrungsmenge. Man wird nur kleine Mengen von Nahrung auf einmal, dafür öfters verabreichen, im Ganzen aber auch solche Nahrungsmittel meiden, welche rasch in Gährung gehen und zur Gasbildung Anlass geben, obenan also die Amylaceen; auch viel Flüssigkeiten sind zu meiden, wenngleich für jüngere Kinder die Milch stets die beste Nahrung sein wird. Von inneren Mitteln kann man die antifermentativen, Bismuth. hydriconitricum, kleine Gaben von Calomel oder selbst geringe Gaben von Argentum nitricum versuchen; bei gleichzeitig vorhandenen Diarrhoeen dürften selbst Acidum tannicum in der neuerdings von Levin als Tanninalbuminat empfohlenen Form zur Anwendung kommen (Sol. Acid. tannic. 0,5 : 50 oder Sol. albi ovi unius 50, 2- bis 3stdl. 1 Kdlfl.).

Erweichung des Magens. Gastromalacie.

Wenige Affectionen des kindlichen Alters sind soviel in der medicinischen Literatur discutirt worden, wie die Magenerweichung. Die

Frage, um die es sich hierbei handelte, war stets die, ob Zustände von
Magenerweichung, respective Selbstverdauung, schon im Leben vorkommen, oder als cadaveröse Erscheinungen zu deuten sind. Nach langem
Hin und Her der Discussion erscheint neuerdings durch die Mittheilung
sorgfältig beobachteter Krankenfälle das Vorkommen der vitalen Gastromalacie als festgestellt betrachtet werden zu müssen, und die auf Beobachtung und Experiment gestützte Anschauung Elsässer's, welche
zu dem Schluss führte, dass alle Zustände von Erweichung des Magens
bei Kindern cadaveröser Natur seien, welcher auch Virchow im
Wesentlichen beitrat, erscheint dennoch einer Einschränkung zu bedürfen;
allerdings gehören die Fälle von nachgewiesener vitaler Gastromalacie zu
den alleräussersten Seltenheiten, und wenn in der Literatur betont wird,
dass bei der tuberculösen Meningitis der Kinder Erweichungszustände des
Magens an den Leichen so häufig beobachtet werden, dass man wenigstens
ihren vitalen Anfang aufrecht erhalten müsse, so darf dies allerdings
zugestanden werden, weil gerade bei dieser Krankheit eine, ich möchte
sagen, im Leben wahrnehmbare chemische Auflösung des Organismus
beobachtet wird, wie bei keiner anderen Kinderkrankheit; ich habe geglaubt, die antemortalen Temperatursteigerungen schon auf diese Vorgänge zurückführen zu müssen (s. pag. 275). Es sind dies aber hier
in der That schon Processe, welche nahezu in das Gebiet der cadaverösen
Veränderungen gehören, wenngleich sie in den letzten Stunden des Lebens
vor sich gehen. Am bemerkenswerthesten von neueren Mittheilungen
über vitale Gastromalacie ist diejenige von Thorspecken geworden,
welche im Archiv f. Klin. Medicin 1879 (s. Canstatt Virchow Jahresber.
1879 pag. 178) mitgetheilt wird. Es handelte sich um ein Kind von
drei Monaten, welches an Schläfrigkeit, Husten und Kurzathmigkeit gelitten hatte; darauf dünne Entleerungen und Verweigerung der Brust.
Unter eintretenden Würgbewegungen hörte man einen eigenthümlichen
Knall im Leibe, als ob eine Blase geplatzt sei, dem Munde entströmte
eine dunkle blutige Flüssigkeit, zwei Minuten danach trat der Tod ein.
Die Section ergab ein 2 Cm. grosses Loch im Fundus ventriculi, in
dessen Umgebung der Magen erweicht und brüchig war. Zwischen Milz
und Fundus ventriculi war dieselbe Flüssigkeit ergossen, welche das
Kind erbrochen hatte; nebenbei Tuberkeln in Lunge und Milz. Auch
dieser Fall würde sonach in das Gebiet der agonalen Erweichungen gehören, wie sie bei der tuberculösen Meningitis vorkommen.

Ein definitives Krankheitsbild der Affection lässt sich bei diesem
Stande der Dinge nicht aufstellen.

Neubildungen im Magen. Tumor ventriculi.

Das Vorkommen von Neubildungen in der kindlichen Magenwand gehört, selbst mit Einrechnung des Tuberkels zu den grossen Seltenheiten. Rehn spricht einen von ihm beobachteten Fall von Ulcus ventriculi, welcher sich mit allgemeiner Miliartuberculose combinirte, für eine folliculäre Verschwärung an, Kundrat und Wiederhofer machen indess bestimmte Angaben über das Vorkommen von tuberculösen Geschwüren bei allgemeiner Miliartuberculose und citiren die in der Literatur von Bednar, Steiner, Neureutter, Rilliet und Barthez angeführten Fälle. Einen neueren Fall, ein zwölfjähriges Mädchen betreffend, finde ich von Carin beschrieben.

Das tuberculöse Geschwür und die Miliartuberculose der Magenwand machen keinerlei auffälligen Symptome, und da die Affection ausschliesslich mit allgemeiner Tuberculose vergesellschaftet vorkommt, wird sie vollkommen durch die letztere verdeckt; es ist allerdings nicht ausgeschlossen, dass vielleicht blutiges Erbrechen und Magenschmerzen (Carin's Fall) bei nachweislicher Tuberculose die Diagnose eines tuberculösen Ulcus einmal möglich machen.

Von eigentlichen Tumoren ist das Carcinom im kindlichen Alter, und selbst schon congenital vorkommend, mehrfach (Neureutter, Wiederhofer, Steiner, Cullingworth u. A.) beobachtet worden. Einen sehr gut beobachteten und von Recklinghausen der Untersuchung unterzogenen Fall von Encephaloidkrebs hat Scheffer mitgetheilt (Jahrb. f. Kinderheilk. Bd. XV); das betreffende Kind war 14 Jahre alt, das Carcinom war vom Magen auf die Milz übergegangen.

Die Symptome des Carcinoms sind das der Palpation zugängliche Auftreten eines Tumors in der Magengegend, Schmerzhaftigkeit derselben, Erbrechen, erhebliche Abmagerung und rasch auftretender Collaps.

Einer Therapie ist die deletäre Krankheit nur palliativ zugängig.

Krankheiten des Darmkanals.

Enteritis katarrhalis acuta.
Acuter Darmkatarrh.

Aetiologie und Pathogenese.

Acute katarrhalische Darmerkrankungen können vom Magen aus inducirt werden, indem der entzündliche Reiz sich von der Magenschleimhaut auf die Darmschleimhaut fortgepflanzt und allmälig der ganze Darmtractus in Mitleidenschaft gezogen wird. Die Affection kann indess auch den umgekehrten Weg vom Rectum und Colon hinauf nehmen und von hier aus den Magen ergreifen; endlich können unzweifelhaft autochthone katarrhalische Affectionen vorkommen, welche sich auf den Dünndarm beschränken und selbst diesen nicht in der ganzen Länge ergreifen, sondern einzelne Abschnitte vorzugsweise befallen. So findet man den acuten Katarrh zuweilen vorzugsweise im Duodenum, in anderen Fällen vorzugsweise im Jejunum und Ileum. Die Ursachen der Affection sind in den mannigfachsten diätetischen Schädlichkeiten zu suchen, in Zuführung schwerverdaulicher Nahrung und in Ueberbürdung des Darmtractus insbesondere mit fettem und anderem leicht der Gährung anheimfallenden Nahrungsmaterial. Der Gang der Dinge ist dann in der Regel der, dass von den in Gährung und Fäulniss übergegangenen Substanzen, gleichzeitig durch die Einwirkung im Uebermaass und mit besonderer Lebhaftigkeit wuchernder oder pathogener Microorganismen (Bacterien und Pilze) ein intensiver Reiz auf die Darmschleimhaut ausgeübt wird, oder dass die reichlich gebildeten chemischen Stoffe der abnormen Gährung und Fäulniss (Indol, Phenol, Kresol, Skatol u. a.) zur Aufnahme in den Lymphgefässapparat der Darmwand kommen und dort als entzündliche Reize wirken. Die Bedeutung dieser Fäulnissvorgänge inclusive der Anwesenheit der Microorganismen geht besonders daraus hervor, dass die in Rede stehende Darmaffection in besonderer Häufigkeit im Hochsommer vorkommt, und dass man, wie dies für Berlin von mir geschehen ist, den Nachweis führen kann, dass diese Erscheinung abhängig ist von dem Zusammenwirken gewisser meteorologischer Verhältnisse, von der Höhe der Luft- und Erdtemperatur, der Verminderung der Luftfeuchtigkeit und der atmosphärischen Niederschläge und dem Absinken des Grundwassers; überdies ergiebt sich aus der Thatsache, dass die frühesten Altersstufen und von diesen wieder die der Mutterbrust entbehrenden Kinder am meisten befallen sind, welche hohe Bedeutung der Zusammensetzung der Nahrung in ätiologischer Beziehung neben den genannten anderen ursächlichen Momenten zukommt. — Wir werden gelegentlich der functionellen Verdauungsstörung auf den Gegenstand zurückzukommen haben.

Pathologische Anatomie.

Die Darmschleimhaut ist an den vorzugsweise afficirten Partien von Rosafarbe, die Gefässe reichlich injicirt. Die Mucosa ist leicht verdickt, die Falten der Schleimhaut treten stark über die Oberfläche hervor. An vielen Stellen erkennt man den Verlust des Epithels, wiewohl dieser

Befund mit Rücksicht auf etwaige cadaveröse Veränderung nur vorsichtig zu deuten ist. Die solitären Follikel und die Peyer'schen Plaques treten 'deutlicher hervor als normal und sind vielfach von rosafarbenen aus Injection von Gefässen sich zusammensetzenden Höfen umgeben. Der Zellenreichthum des im Ganzen etwas verbreiterten dicht unterhalb der Drüsenschicht gelagerten Theiles der Mucosa und wohl auch der Submucosa ist vermehrt, die Submucosa im Ganzen verbreitert, in den Lymphgefässen, welche zwischen den beiden Muskelschichten der Darmwand sich befinden, erscheinen an einzelnen Stellen die Endothelien geschwollen, auch erscheinen Anhäufungen von runden Zellen innerhalb derselben. Die Drüsenzellen der Lieberkühn'schen Drüsen sind getrübt und erscheinen wie gequollen, hie und da sieht man die Drüsen von kleinen Rundzellen erfüllt; je weiter nach abwärts, und insbesondere im Colon und Rectum sieht man innerhalb der Drüsen bis nahezu zum Fundus die Drüsen von Schleim erfüllt. Die Nieren zeigen die Corticalsubstanz verbreitert, das Parenchym trüb, grau; die Medullarsubstanz ist wenig verändert, nur die Papillen sind geschwollen und im Nierenbecken findet man mehr oder weniger trübe, eitergelbe Massen, welche sich ebenfalls aus den Papillen herausdrücken lassen (Pyelitis).

Symptome und Verlauf.

Der Anfang der acuten katarrhalischen Enteritis ist einigermaassen verschieden, je nachdem der Process vom Magen inducirt worden oder autochthon entstanden ist. Im ersteren Falle gesellen sich zu den schon vorhandenen Symptomen, der Anämie, der Uebelkeit und dem Erbrechen, Fieber u. s. w. heftigere Schmerzen des Leibes und Durchfall. Ist der Magen intact, so fehlt das Erbrechen, und die Durchfälle, von Kolikschmerzen und Fieber begleitet, eröffnen die Scene. — Die Kinder werden unruhig und weinen viel, der Schlaf ist unterbrochen, die Haut ist heiss, die Temperatur steigt etwa auf 39°. Der Leib ist leicht aufgetrieben, oder auch weich und pappig, aber in jedem Falle schmerzhaft. Das Aussehen kleinerer Kinder ist bleich und etwas verfallen; das Gewicht bleibt stehen, oder nimmt auch sofort und auffallend ab. Die Kinder winseln viel und schreien bei der Berührung, ältere klagen über spontane Schmerzen; bei allen ist die Neigung vorhanden die Beine an den Leib heranzuziehen und die Bauchmuskeln zu entspannen. Die Diarrhoeen erfolgen unter Schmerzen, bei Mitbetheiligung der unteren Darmabschnitte (des Colon) sogar unter Drängen und Tenesmus. Der Stuhlgang, anfangs mit höchst übelriechenden Speiseresten gemischt, wird alsbald ausserordentlich dünnflüssig und verliert den penetranten

Geruch; die Farbe wird mehr hellgelb oder bräunlich. Die Reaction anfangs stark sauer, wird allmälig alkalisch. Die mikroskopische Untersuchung ergiebt neben massenhaften in Zoogloea und einzeln liegenden und zum Theil in äusserst lebhafter Bewegung befindlichen Bacterien der verschiedensten Formen (B. Termo, Lineola, auch Kugelformen wie Diplo- und Streptococcen) abgestossenes Darmepithel in aneinanderliegenden Zellengruppen oder vereinzelt; seltener erscheinen lymphoide Zellformen und Eiterkörperchen, dagegen reichlich fadenziehende und grosse durchsichtige Schleimzellen. Ueberdies findet man namentlich anfänglich ausgestossene Speisereste, wohl charakterisirte Muskelfasern, gequollenes Amylum, Pflanzenzellen und reichlich Milchkügelchen aus Schollen von Milchresten stammend, endlich Gonidien und lange Mycelien von Oidium und Mycoderma. Die Diarrhoeen und kolikartigen Schmerzen beherrschen das Krankheitsbild. — Die Kinder sehen bleich aus, sind apathisch und erscheinen um so elender, je jünger sie sind und je heftiger die Diarrhoeen kommen. Die Harnabsonderung ist etwas vermindert, doch nicht auffallend, Anurie kommt nur in der mit Erbrechen verbundenen sich zur Cholera infantum steigernden Form vor, doch findet man im Harn ziemlich reichlich lymphoide Zellen und geringe Mengen von Eiweiss.

Der V e r l a u f und die A u s g ä n g e der acuten Enteritis sind mannigfach. In den günstigsten Fällen klingen bei geeigneter Behandlung und verständig geleiteter Diätetik die Erscheinungen allmälig ab. Fieber, Schmerzen und Durchfall lassen nach, die Kinder erhalten ein mehr munteres, componirtes Aussehen, die Zunge reinigt sich, der Appetit wird lebhaft; das Gewicht nimmt wieder zu, mitunter sogar in überraschender Weise; bald mahnt nichts mehr an den vorangegangenen Zustand, als eine gewisse leicht wiederkehrende Neigung zum Durchfall. — Der schlimmste Ausgang des Processes ist der in den acuten Brechdurchfall (Cholera infantum). Einer der häufigsten Ausgänge ist aber der in die chronische katarrhalische Enteritis oder in Enteritis follicularis mit allen ihren bald zu schildernden Symptomen und Folgezuständen.

Unter den Complicationen der acuten Enteritis spielen Bronchialkatarrhe, Bronchitis, Atelektase und katarrhalische Pneumonie eine hervorragende Rolle; sie führen gar nicht selten das lethale Ende herbei, um so rascher, wenn das Uebel, wie so häufig, rachitische Kinder befällt; aber auch acute Peritonitis habe ich aus der Enteritis hervorgehen und den Tod herbeiführen sehen.

P r o g n o s e.

Die P r o g n o s e der Affection ist um so ungünstiger, je jünger das Kind ist, je weniger gut die hygienischen Verhältnisse sind, unter

denen es lebt, je mangelhafter insbesondere Ernährung und Hautpflege
gehandhabt werden; ungünstiger in grossen Städten, als in kleineren
oder auf dem Dorfe; sie ist ungünstiger, selbst bei älteren Kindern im
Hochsommer, als in der kühleren Jahreszeit; sie ist endlich ungünstiger
bei solchen Kindern, welche an Rachitis leiden, schon um deswillen,
weil der Uebergang zu schwereren Läsionen der Darmwand häufiger
eintritt und weil die erwähnten Complicationen seitens des Respirationstractes sich leicht hinzugesellen. — Eine relativ günstige Prognose
geben von den jüngsten Altersstufen solche Kinder, welche an der
Mutterbrust ernährt sind oder wenigstens Ammenbrust erhalten können;
nur bei der grössten Umsicht sind diese beiden Ernährungsformen durch
die künstlichen zu ersetzen. Auf die Gefahren complicirender Peritonitis werden wir weiterhin zu sprechen kommen.

Diagnose.

Die Diagnose der Krankheit ergiebt sich aus dem Aussehen der
Kinder, dem raschen und auffälligen Verfall, dem vorhandenen Fieber,
der Diarrhoe, den Schmerzen und dem Aussehen der Stuhlgänge.

Therapie.

Die Therapie der Krankheit hat folgende Indicationen ins Auge
zu fassen: 1) sind die hygienischen Verhältnisse, insbesondere die Ernährung zu reguliren, 2) hat man sein Augenmerk darauf zu richten, die
im Darmkanal eingeleiteten Gährungsvorgänge zu inhibiren, 3) Fieber
und Schmerzen zu beseitigen, 4) die eigentliche anatomische Läsion des
Darmes zu beseitigen. — Der ersten Aufgabe genügt man durch mög-
lichste Beseitigung der oben erwähnten ätiologischen Momente. Jede
Ueberlastung des kindlichen Darmkanals mit Nahrungsmaterial ist zu
meiden, am besten setzt man die Kinder auf möglichst knappe Diät.
Es ist ein verhängnissvoller Fehler der Eltern, zu glauben, dass das
schreiende kleine Kind nach Nahrung verlange, ein Fehler, der um so
häufiger begangen wird, als man die Kinder gierig nach der hinge-
reichten Brust oder nach der Flasche greifen sieht. Die Kinder trinken
weil sie Durst leiden, nicht weil sie hungern, was man am besten bei
älteren Kindern daraus erkennt, dass sie jede Nahrungsaufnahme verweigern und nur nach Wasser verlangen. Man reiche also auch kleinen
Kindern nicht die schwer verdauliche Milch, sondern Wasser zum
Getränk, am besten ohne jeden Zuckerzusatz, abgekocht und wieder gekühlt. Als Nahrung gebe man nur in kleinen Portionen höchstens drei
bis vier Mal mit Wasser mindestens zur Hälfte verdünnte gut abgekochte

Milch oder die Brust. Ist der Magen mitbetheiligt und Erbrechen vorhanden, so kann die Milch auf Eis gesetzt, esslöffelweise mehrmals täglich verabreicht werden; scheint es, dass die Milch gar nicht vertragen wird, so kann man vorerst nur dünnen in Eis gekühlten Reis-, Hafer- oder Graupenschleim reichen, bis die Milch oder das an ihrer Stelle vortrefflich zu verwendende Biedert'sche Rahmgemenge vertragen wird. Manche Kinder, insbesondere ältere, vertragen kleine Gaben von einem der vielen Kindermehle, dünn gekocht, oder schwache Bouillon oder mit Eiweiss abgequirltes Wasser. — Die Zimmertemperatur muss im Sommer möglichst kühl gehalten werden, was durch reiche Ventilation und durch Aufstellen von Wasserbecken erreicht wird. — Man wird durch alle diese Maassnahmen schon im Ganzen der zweiten Indication wesentlich nachgekommen sein, dennoch bedarf es bei rapiden Gährungsvorgängen im Darme der Anwendung antiseptisch wirkender Substanzen. Von Alters her erfreut sich nach dieser Richtung das Calomel eines nicht ungebührlichen Rufes. Man giebt davon kleine Gaben 0,015 pro dosi 2stdl.; dasselbe ist wirksamer, als viele der neuerdings empfohlenen Antiseptica, insbesondere wirksamer, als das Natr. salicylicum, das Natr. benzoicum, Creosot u. s. w. Die Proben, welche ich mit Resorcin *) gemacht habe, waren ermunternd und ich glaube dasselbe in Gaben von 0,05 bis 1 : 120 (2stdl. 1 Kdlfl.) für ein Kind von 1 bis 2 Jahren empfehlen zu können, wobei ich nicht unterlasse, auf die heftig giftigen Eigenschaften des Mittels aufmerksam zu machen. Eines gewissen Rufes erfreut sich überdies das Bismuth. hydrico-nitricum in etwas grösserer Gabe 0,10 bis 0,2 pro dosi, wiewohl nicht feststeht, ob es als antiseptisches Mittel zur Geltung kommt. — Ist die Hauttemperatur, insbesondere der Leib heiss und schmerzhaft, so lässt man ¼- bis ½stündlich hydropathische Einwickelungen des Abdomen machen, welche gerade im Hochsommer von bester Wirkung sind. — Die gesteigerte, mit Schmerzen verbundene Peristaltik kann man bei älteren Kindern wohl mit Opiaten bekämpfen, bei Kindern von drei Jahren und darüber in Form des Pulv. Doveri 0,10 pro dosi 2 bis 3stdl. mit Bismuth oder Calomel verbunden; bei jüngeren Kindern kann man indess mit dem Narcoticis nicht vorsichtig genug sein und so lange nicht die Unruhe, das winselnde Geschrei und die lebhafte Diarrhoe bei den Kindern die Verabreichung aufs bestimmteste fordern, sei man damit sehr vorsichtig; ich darf behaupten, seit Jahr und Tag nur sehr selten Opiate bei der katarrhalischen Enteritis junger Kinder angewendet zu haben, weil ich

---

*) S. Cohn, Anwendung des Resorcin in der Kinderpraxis. Archiv für Kinderheilkunde Bd. III.

sie für mehr schädlich, als nutzbringend gefunden habe. — Ist man bei diesen Medicationen der acuten Entzündung Herr geworden, und sind die Schmerzen und das Fieber geschwunden, sind die Kinder ruhiger geworden, und erfordert nur die noch vorhandene Diarrhoe als der Ausdruck der katarrhalischen Darmveränderung eine mehr selbständige Behandlung, so kann man mit einiger Vorsicht zu den Mitteln übergehen, durch deren Einwirkung man die vorhandene Schwellung und Hyperämie der Schleimhaut beseitigt. Obenan spielen hier das Argentum nitricum und die tanninhaltigen Mittel eine Rolle. Man giebt das erstere in Gaben von 0,12 : 120 zwei bis drei Mal 1 Kdlfl., die letzteren am besten in der von Levin empfohlenen Form als Tanninalbuminat; weniger gut und wirksam sind Colombo, Catechu und Cascarilla, von denen eigentlich nur letzteres sich bei den Praktikern eines gewissen Rufes erfreut. In denjenigen Fällen, wo auch die unteren Darmabschnitte erheblich bei der katarrhalischen Affection betheiligt erscheinen, wirken Clysmata von Acid. tannicum 1 : 50 Aq. mitunter vortrefflich, während die als stopfend gepriesenen Stärkeklistire einer höchst naiven Anschauung ihre Anwendung, und ihren Ruf wahrscheinlich nur der üblichen Mitanwendung des Opium verdanken. Unter Umständen kann man mit den leicht in Gährung übergehenden Stärkeklistiren das schon Gewonnene wieder aufs Spiel setzen. — Unter den Complicationen erheischen die drohenden Affectionen des Respirationsorganes besondere Aufmerksamkeit. Man wird gut thun die Kinder nicht zu viel auf dem Rücken liegen zu lassen, um Atelektasen zu vermeiden; kleine Gaben von Wein und endlich häufig angewendete hydropathische Umschläge regen die Herzbewegung und die Respiration lebhaft genug an, um die Circulation in den Respirationsorganen normal zu erhalten. Treten katarrhalische Symptome seitens der Respirationsorgane in den Vordergrund, so bleibt kaum eine andere Wahl als Stimulantien wie Tinct. Moschi oder Aether subcutan oder Liq. Ammonii. anisati und succinici innerlich zur Anwendung zu bringen; letzteres geschieht in der That nicht gern, weil diese Mittel immerhin einen neuen Reiz auf die Magen-Darmschleimhaut ausüben. — Von der Behandlung complicirender Peritonitis wird weiterhin die Rede sein.

Enteritis katarrhalis chronica. Chronischer Darmkatarrh.

Pathogenese und Aetiologie.

Die Aetiologie der chronischen katarrhalischen Enteritis fällt im Wesentlichen mit derjenigen der chronischen Gastritis zusammen und

es kann hier auf dieselbe verwiesen werden. Die Krankheit ist aber in
hervorragendster Weise und viel mehr noch, als der chronische Gastrokatarrh eine Affection der jüngsten Altersstufen (des Säuglingsalters)
und in dem Maasse, als die functionellen Störungen der Verdauung
(Dyspepsie) bei dieser Altersklasse durch die relative Rückständigkeit
des anatomischen Baues und der physiologischen Leistung des Darmdrüsenapparates vorbereitet ist, kommen alle diätetischen Schädlichkeiten
zu intensivster und hartnäckigster Wirkung. Die Krankheit geht fast
immer aus der Dyspepsie (der functionellen Störung) hervor und führt
in dem Maasse, als die anatomischen Veränderungen Platz greifen, mehr
und mehr zu irreparablen Störungen, zu echter Atrophie des Drüsenapparates des Darmes und in Folge dessen weiterhin geradezu zur Unmöglichkeit einer normalen Ernährung und Fortentwickelung des kindlichen Organismus. So entsteht auf dem Boden des chronischen Darmkatarrhs, das als Atrophie der Kinder (Athrepsie nach Parrot) gezeichnete
Krankheitsbild.

Pathologische Anatomie.

Der Darm erscheint auf grosse Strecken, sowohl des Dünndarmes,
wie des Dickdarmes, bleich; die Schleimhaut ist aufgelockert, die Falten
des Darmes stärker hervortretend, als normal; die solitären Follikel sowohl, wie die agminirten Plaques sind bleich, etwas über die Oberfläche
hervortretend; vereinzelt sieht man wohl auch die Follikel ausgefallen
und an ihrer Stelle einen kleinen Substanzverlust, insbesondere erscheint
die Oberfläche der Peyer'schen Plaques unregelmässig. — Die visceralen Lymphdrüsen sind vergrössert, hart, auf dem Durchschnitt bleich,
graufarben und trocken. Die Leber ist gross, fettreich; im Uebrigen
die Leiche skelettartig abgemagert, sehr häufig mit rachitischer Knochen-
verbildung.

Die mikroskopische Untersuchung der Darmwand zeigt an vielen
Stellen die Lieberkühn'schen Drüsen verkürzt, die Drüsenzellen
trüb, oder gänzlich ausgefallen, die Drüsenschläuche alsdann zusammengefallen, also echte atrophische Zustände des Drüsenapparates. Im Colon
findet man in den längeren Drüsen einen mittleren Schleimstreifen, die
Drüsenzellen fast glasig, vielfach in Becherform. — Die Submucosa ist
ziemlich breit, mässig zellenreich. — Die Follikel sind sehr zellenreich.

Symptome und Verlauf.

Das Prototyp des chronischen Darmkatarrhs geben die zahlreichen
Fälle, welche aus der Dyspepsie sich entwickeln. Die Kleinen haben
in der Ernährung erheblich gelitten, die Haut ist welk, abgemagert, die

Rippen treten in greller Deutlichkeit hervor, die Schenkel sind faltig, dünn und welk. Das Gesicht ist bleich, die Zunge ist leicht belegt, mit rothem Rande, die Mundschleimhaut ist feucht. Der Leib ist aufgetrieben, in manchen Fällen gespannt, in anderen schlaff, weich und pappig. Die Leber ist dann als grosser, den Rippenrand überragender Körper deutlich durchzufühlen; zuweilen ist auch die Milz zu palpiren. Die Kinder sind übelgelaunt, weinen während der Untersuchung. Die Palpation des Abdomen genügt oft, um eine Darmentleerung zu bewerkstelligen. Die entleerten Massen, von alkalischer oder saurer Reaction, haben eine grünlichgelbe, schmutzige Farbe und enthalten Beimischungen von weisslichgrauen in dem grünlichen Menstrum schwimmenden Flocken, sie sind von höchst üblem, fauligem, widerlichem Geruch. Die mikroskopische Untersuchung zeigt darin neben Milliarden von Bacterien in Zooglocahaufen, andere, welche in lebhaftester Bewegung sind, lange Pilzfäden und Gonidien, massenhaft Nahrungsreste, gequollenes Amylum, welches sich mit Jod blau färbt, Fleischmuskelfasern, Milchkügelchen, spärliches Darmepithel. Blutkörperchen fehlen, ebenso Eiterkörperchen, auch Schleimfäden und Schleimkörperchen entdeckt man nur spärlich, in der Regel von Bacterien (Bacterium Termo) besetzt. In alkalisch reagirenden Stuhlgängen finden sich Krystalle von phosphorsaurer Ammoniakmagnesia, in sauren Stühlen büschelförmig zusammenliegende Massen von Fettsäurenadeln. Die chemische Untersuchung der Stuhlgänge ergiebt einen unbedeutenden Gehalt von Albumin und Lecithin, ziemlich reichlichen Gehalt an Cholesterin und Fett, endlich einen mässigen circa 20 bis 25procentigen Aschengehalt. — Solche Stuhlgänge erfolgen täglich 5 bis 6 bis 10, immer dünn, übelriechend, ohne ausgesprochenen Tenesmus, selten mit kolikartigen Schmerzen. — Der Urin ist sparsam, trübe, nach den Untersuchungen von Parrot und Robin von saurer Reaction, albumenhaltig, der Harnstoff ist vermehrt. — Seit Tagen oder Wochen kommen die Kinder mehr und mehr herunter, einzelne sind geradezu skelettartig abgemagert, das Gesicht faltig, alt von Aussehen, die Fontanelle sinkt ein, endlich werden die Kinder apathisch, die Mundschleimhaut wird geröthet, nicht selten entwickelt sich Soor und flache katarrhalische Defecte des Epithels, welche sich mit gelbem Grunde bedecken; die Stimme wird winselnd, heiser, die Extremitäten kühl, hydropisch; der Fingerdruck steht oder es entwickelt sich insbesondere an den unteren Abschnitten des Abdomen ein derberes festes Infiltrat und bleibt beim Anheben lange in einer Falte stehen, endlich nimmt die Haut die Erscheinung des Sklerem an. Der Puls verschwindet vollständig und als die Bilder tiefsten Elends entschlafen endlich die Kleinen. — Dies

ist der alltägliche Ausgang bei Kindern des Proletariats und Hunderte
von Säuglingen erliegen alljährlich in grossen Städten in gleicher
Weise; indess ist der Ausgang der Krankheit keinesweges immer so
tragisch, insbesondere nicht bei Kindern, welchen frühzeitig ausgiebige
und geeignete Pflege zu Theil wird, auch nicht bei älteren Kindern. —
Bei solchen lässt unter geeigneter Behandlung der Durchfall allmälig
nach, der Appetit wird lebhaft, das Wesen der Kinder munterer, und in
rascher Weise nimmt das Körpergewicht wieder zu, oft um 40 bis
50 Gramm pro Tag und noch darüber, insbesondere dann, wenn die
Durchfälle völlig sistirt sind und Neigung zu Obstipation eingetreten
oder der Stuhlgang normal geworden ist.

Unter den Complicationen der Krankheit stehen auch hier
wieder obenan die Affectionen des Respirationstracts, Bronchitis, Atelektase und katarrhalische Pneumonie; sie führen in der Regel rasch das
lethale Ende herbei; ferner treten häufig allgemeine Convulsionen zu
dem Krankenbilde hinzu; dieselben vervollkommnen mit der Apathie,
dem Eingefallensein der Fontanelle, der Beschaffenheit der Stühle, der
Kühle der Extremitäten, der excessiven Anämie das von Marshall-
Hall unter dem Namen des Hydrocephaloid skizzirte Bild der Hirnanämie. — Nur selten entwickelt sich aus der Albuminurie wahre
Nephritis; dagegen ist Anurie in der letzten Periode des Lebens ziemlich häufig. — Vielfache Complicationen bilden Hauterkrankungen, so das
Wundsein (Intertrigo) mit gleichzeitiger Sooraffection des Mundes, Acne,
furunculöse Eruptionen, Erythema, Miliaria, Sklerem u. s. w.

Die Diagnose der Krankheit ergiebt sich aus dem Gesammtbild,
den Diarrhoeen, und der durch die Waage nachweislichen, constanten
Abnahme des Körpergewichtes, endlich aus der insidiösen Andauer des
Zustandes.

Die Prognose ist bei jungen, dem Proletariat angehörigen Kindern
nahezu lethal, bei den Kindern besserer Stände, wo Nahrungs- und
Luftwechsel möglich ist, besser, doch immerhin bedenklich.   Sie ist in
grossen Städten im Hochsommer weit bedenklicher, als in der kühlen
Jahreszeit.   Für ältere Kinder, und mit je mehr fortgeschrittenem Alter
über die Säuglingsperiode hinaus, desto mehr, ist die Prognose günstiger.

Die Therapie hat in erster Linie der Diätetik ihre Aufmerksamkeit zuzuwenden.   Alle medicamentösen Mittel bleiben fruchtlos ohne
diese principielle Leistung; ich muss hier auf das Capitel Ernährung
(pag. 14 ff.) verweisen. — Von inneren Arzneimitteln hat man beim
chronischen Darmkatarrh alle Adstringentien der Reihe nach angewendet;
vielfach ohne Erfolg, wie auch erklärlich, wenn der Process zu weit

fortgeschritten ist. Sind die Veränderungen im Darmkanal nicht zu beträchtlich und noch der Heilung zugängig, so hat man auch hier im Bismuth und Argentum nitricum, allenfalls in schwachen Tanningaben oder endlich in kleinen vorsichtig verabreichten Gaben von Liquor Ferri sesquichlorati die relativ besten Heilmittel. Oft werden auch diese der Reihe nach im Stich lassen und der gequälte Praktiker greift wohl nach Colombo, Catechu, Cascarilla, um die unsägliche Diarrhoe zu hemmen; in der Regel aber alsdann auch vergeblich; denn nicht das einzelne Mittel ist es, welches helfen kann, sondern die ganze diätetische Behandlungsmethode, wenn überhaupt noch zu helfen ist. — Für viele Kinder sind dann noch die Carlsbader Quellen von ausgezeichneter Wirkung; ich habe mehrfach schwere chronische Katarrhe mit cardialgischen Beschwerden und abwechselnden Diarrhoeen und Obstipation nach dem methodischen Gebrauch von Carlsbader Mühlbrunnen verschwinden sehen. Man unterstützt die Wirkung durch den gleichzeitigen Gebrauch von einem bis zwei Soolbädern für die Woche.

Ich darf nur wiederholen, dass ich auch beim chronischen Katarrh kleiner Kinder das Opium von der Hand weise, während man es älteren Kindern wohl geben kann; man erreicht allerdings wohl gerade beim chronischen Darmkatarrh auch bei diesen damit nicht besondere Vortheile.

Enteritis follicularis.
Folliculäre Dünndarmentzündung.
Pathogenese und Aetiologie.

Die Follicularentzündungen des Dünndarmes und des Dickdarmes kommen häufig, und namentlich in schweren und länger dauernden Fällen combinirt vor; die Krankheit rubricirt alsdann vollkommen unter der Categorie der als „Dysenterie" zusammengefassten Affectionen (pag. 179), indess kann nicht geleugnet werden, dass auch die reinen Dünndarmentzündungen gewisse Eigenheiten zeigen, welche besondere Berücksichtigung verlangen. — Zunächst zeigen dieselben keinen ausgesprochenen contagiösen Charakter, und kommen deshalb mehr sporadisch vor; sodann knüpft die Follicularentzündung des Darmkanals zumeist an die katarrhalischen Entzündungen an, und geht aus denselben hervor, sowohl aus den acuten, wie aus den chronischen. Alle dort hervorgehobenen ätiologischen Momente treffen für diese Affection in gleicher Weise zu, ferner geben vielfach die acuten Exantheme wie Masern, Scharlach u. s. w. zu folliculären Dünndarmentzündungen Anlass. Der

Process entwickelt sich im Sommer insbesondere bei jungen Kindern
ziemlich acut, während er in der kühleren Jahreszeit und namentlich bei
älteren Kindern mehr subacut und selbst chronisch entstehen und verlaufen kann.

Pathologische Anatomie.

Der Befund des Katarrhs fehlt fast nie, die Schleimhaut ist aufgelockert, geschwollen, das Epithel hie und da abgeschilfert, auch sind
die geschilderten Veränderungen des Drüsenparenchyms vorhanden.
Wesentlich beträchtlicher indess als diese Erscheinungen sind die Veränderungen, welche sowohl die solitären Follikel des Darmes als die
agminirten Haufen (P e y e r' sche Plaques) zeigen. Beide Folliculargebilde
erscheinen über die Schleimhaut hervorragend, die solitären zuweilen
von Linsen- selbst Erbsengrösse, von grauer bis grauröthlicher Farbe;
die P e y e r' schen Plaques als breite und lange erhabene Gebilde von
röthlichgrauer Farbe, mit rothem Hofe umgeben. In fortgeschrittenen
Fällen sind sowohl einzelne Follikel als auch ganze Gruppen von
Follikeln aus den P e y e r' schen Plaques herausgefallen, mit Hinterlassung von kleinen rundlichen oder grösseren unregelmässig unter-
minirten Geschwürsflächen, über welche beim Aufgiessen von Wasser
ein Theil der erhaltenen Mucosa flottirt. Die mikroskopische Untersuchung zeigt die geschwollenen Follikel von massenhaft angesammelten,
dicht gedrängten Rundzellen erfüllt, die Gefässe in der Umgebung
reichlich mit Blut erfüllt, in einzelnen Follikeln sieht man in der Mitte
trübkörnigen Zerfall der Rundzellen, ebenso in den agminirten Haufen.
Wo die Follikel ausgefallen sind, sieht man am Grunde des kleinen
Ulcus nur Detritus und oberflächlich liegende Schizomyceten, welche
indess nicht in die Tiefe der Submucosa eindringen. — Auch hier sieht
man die zwischen den Muskelschichten liegenden Lymphgefässe lebhaft
in der schon beim Katarrh geschilderten Weise an dem Processe Theil
nehmen. Auch die visceralen Lymphdrüsen finden sich in dem Zustande acuter oder chronischer Schwellung.

Symptome und Verlauf.

Die Krankheit hat einen etwas anderen Verlauf, wenn sie sich an
die acute Enteritis anschliesst, als wenn sie aus dem chronischen Katarrh
hervorgeht. Die Kinder, welche einige Tage hindurch an Diarrhoeen
gelitten haben, fangen an heftig über Leibschmerzen zu klagen, der
Leib ist weich, pappig anzufühlen, eher eingefallen als aufgetrieben.
Die Haut ist fieberhaft. Das Aussehen der Kinder ist bleich, heruntergekommen, abgemagert, das Gesicht schmerzhaft verzogen, kleine

Kinder winseln viel. Die Lippen sind trocken, die Zunge trocken,
belegt, mitunter dunkler geröthet als normal. Der Urin ist sparsam.
— Ganz besonders auffällig ist die fortdauernde Neigung zum Stuhlgang.
Derselbe erfolgt unter pressender Bewegung; stets werden nur geringe
Mengen von Stuhlgang entleert. Dieselben haben ein eigenthümliches
Aussehen, bestehen aus einer grünlichen, schaumigen Masse, von fadem
Geruch und sind von einer zum Theil schaumigen, zum Theil trüben
dickflüssigen Schleimmasse überdeckt; nicht selten erkennt man in dem
Stuhlgange Blutstreifen, und wenn der Process einige Tage mit Heftig-
keit angedauert hat, auch Eiterstreifen oder kleine eitrige Flecke, von
gelbgrauer Farbe, welche den gelbgraugrünen Fäcalmassen beigemischt
sind. Die mikroskopische Untersuchung zeigt in dem Stuhlgange neben
reichlichen Epithelzellen massenhafte grosse glasige durchsichtige, ge-
quollene Schleimzellen, rothe Blutkörperchen, grosse wohl erhaltene
Eiterkörperchen und in Zerfall begriffene Rundzellen in Form von
Körnchenkugeln, überdies enorme Mengen von Schizomyceten, oft zu
langen Fäden ausgewachsen, oder in grossen Zoogloeaballen zusammenge-
gedrängt.

Der Verlauf ist verschieden je nach der Intensität des Processes;
zuweilen magern die Kinder rapid ab, der Leib fühlt sich weich an, oft
intensiv heiss, die Lippen und die Zunge werden mehr und mehr trocken,
der Durst ist äusserst lebhaft, die Hinfälligkeit und Bleiche der Kinder
nimmt rasch zu, der Puls wird elend, die Stimme heiser; es gesellen
sich Erscheinungen von Bronchialkatarrh und Atelektase der Lungen
hinzu und als Bilder des Elends gehen die Kinder unter dyspnoëtischen
Symptomen in Folge der eingetretenen katarrhalischen Pneumonien zu
Grunde. Es braucht vielleicht kaum erwähnt zu werden, dass auch zu
dieser Krankheit die Peritonitis als Complication hinzutreten und das
Leben der Kinder gefährden kann. — Nicht immer ist indess der Verlauf so deletär; in immerhin zahlreichen Fällen sieht man bei geeignetem
Regime die enteritische Diarrhoe schwinden; es stellen sich normalere,
wenngleich noch dünn diarrhöisch fäculente Stühle ein, allmälig sogar
Verstopfung, das Fieber lässt nach, die Zunge und die gesammte Mundschleimhaut werden mehr feucht, der Durst lässt nach, es stellt sich
Appetit ein und wenngleich langsam erholen sich die Kleinen von der
schweren Affection.

Die an den chronischen Katarrh sich anschliessende mehr subacut
oder chronisch verlaufende Form der Follicularerkrankung macht im
Ganzen nicht so lebhafte Symptome wie die acute; zumeist fehlt das
Fieber gänzlich oder es treten nur zeitweilig höhere Temperaturen

ein. Die Leibschmerzen sind nicht so intensiv ausgesprochen, indess sind die enteritischen Stühle vorhanden, und zeitweilig treten sogar reichlichere Eitermassen im Stuhlgange auf, als Zeichen erheblicherer Geschwürsbildung im Darm. — Die Abmagerung wird allmälig enorm, ebenso die Bleiche der Gesichtsfarbe; nicht selten treten Oedeme an den Füssen auf; ganz allmälig gehen so die Kinder als die Bilder tiefsten Elends zu Grunde; doch kommen auch hier unter günstigen Verhältnissen Heilungen vor, welche in ähnlicher Weise wie bei den acuten Formen indess unter ganz spärlichem Nachlass der Symptome und sehr langsamer Aufbesserung der Ernährung eintreten.

Die D i a g n o s e der folliculären Enteritis ergiebt sich aus dem eigenartigen Aussehen der Stuhlgänge, den Leibschmerzen, dem elenden tiefleidenden Aussehen und der Abmagerung der Kinder.

Die P r o g n o s e der folliculären Enteritis ist abhängig von dem Allgemeinbefinden der Kinder beim Eintreten des Uebels; sind schwere Diarrhoeen vorhergegangen, welche die Kinder schon vorher heruntergebracht haben, oder sind die Kinder von Hause aus elend, gar rachitisch, so erliegen sie der Krankheit leicht; indess gefährdet die Krankheit auch von Hause aus gesunde Kinder, wenn die Intensität der Follicularerkrankung sehr beträchtlich, das Fieber heftig ist und Bronchitis oder gar Peritonitis sich hinzugesellt; im Ganzen überwinden ältere und kräftigere Kinder den Process viel leichter als die jüngsten Altersstufen.

Grosse Follicularverschwärungen gehören auch als chronische Processe zu den schwersten Krankheitsformen des kindlichen Alters. — Nicht wenige Kinder erliegen dem Uebel nach langer Dauer.

Die T h e r a p i e der Krankheit erheischt mehr als die katarrhalischen Krankheitsformen Rücksichtnahme auf den pathologisch-anatomischen Befund. — In erster Linie wird man Sorge tragen, etwaige im Darm lagernde fäculente Massen zu entleeren, am besten durch Emulsio rizinosa und gleichzeitige Anwendung von lauwarmen Irrigationen des Rectum und Colon in der bekannten, von mir seit langer Zeit geübten Weise. Man unterstützt die Wirkung durch eine einmalige Gabe von Ol. Ricini, wenn der Process noch nicht sehr lange gedauert hat. In letzterem Falle giebt man sogleich innerlich Argentum nitricum 0,12 : 120 oder Bismuth. hydrico-nitricum 0,10 bis 0,2 pro dosi. Auch das Tanninalbuminat und bei etwas stärker auftretenden Darmblutungen Liq. ferri sesquichlorati täglich drei Mal zu 3 bis 5 Tropfen sind Mittel von guter Wirkung. — Bei hohem Fieber hydropathische Einwicklungen oder kühle Umschläge um den Leib und bei sehr heftigen Schmerzen wie bei der echten Dysenterie Opiate. Auch hier unterstützt man die Behandlung mit lauwarmen Bädern und in den chronischen Fällen mit Soolbädern.

Die Diät ist bei den acuten Fällen ganz entsprechend derjenigen der acuten katarrhalischen Enteritis, in den chronischen Fällen wird man bei jungen Kindern die Brust weiter geben oder sehr verdünnte Milch oder Biedert's Nahrung verabreichen; nur mit Vorsicht Kindermehle. Bei älteren Kindern Beaf-tea, Bouillon, Milchreis, Milchgries, ganz fein geschabtes Fleisch, Weissbrod und mässige Mengen Weins.

Enteritis pseudomembranacea.

Pathogenese.

Die pseudomembranösen Entzündungsformen des Darmes sind bei Kindern keineswegs selten, dieselben sind zweierlei Art, erscheinen mit reinen fibrinösen Auflagerungen auf die Darmschleimhaut (croupöse Form) oder mit echten diphtheritischen (nekrobiotisch - pseudomembranösen) Einlagerungen. Von letzteren ist im Capitel Dysenterie (s. pag. 178) schon gehandelt worden, hier soll nur die croupöse Form berücksichtigt werden. Dieselbe schliesst sich nicht selten an die länger dauernde katarrhalische Enteritis an, welche sie complicirt, erscheint auch bei acuten exanthematischen Processen zuweilen, und ist endlich als puerperale Erkrankungsform der Neugeborenen beschrieben (Wiederhofer).

Pathologisch - anatomisch stellt sich die Affection als ein fibrinöser Erguss auf die Darmschleimhaut dar, welcher derselben mitunter auf weite Strecken hin anhaftet; ich habe ihn nur auf dem Dickdarm gesehen, wiewohl auch Auflagerungen auf der Schleimhaut des Dünndarms beschrieben sind (Wiederhofer). Es fehlt jeder ulcerative, nekrobiotische Process, und der mikroskopische Befund ist derjenige von fibrinösen, mitunter ziemlich dicken Massen, mit reichlicher Einlagerung von Rundzellen; überdies findet man in dem Exsudat in reichlicher Anzahl Schizomyceten eingeschlossen (Bacillen); indess nur in den obersten Schichten derselben, während ein Eindringen der Bacillen in die tieferen Schichten nicht zu constatiren ist; selbstverständlich also auch nicht in die eigentliche Mucosa.

Von Symptomen sind bei der rein fibrinösen Enteritis keine eigentlich charakteristischen zu constatiren; bei einigen Fällen, welche ich nach acuten Exanthemen (Scarlatina) durch die Section constatirt habe, war nur Diarrhoe vorhanden; nichts liess aber die pseudomembranöse Erkrankung vermuthen; sie unterscheidet sich so wesentlich von der mit malignen Symptomen einhergehenden echten dysenterischen, diphtheritischen Form.

Bei dem Mangel von ausgesprochenen Symptomen entzieht sich die Affection in der Regel der Behandlung.

Geschwürige Processe im Darm. — Darmtuberculose.

Aetiologie und Pathogenese.

In den voranstehenden Capiteln hat sich die Thatsache ergeben, dass ulcerative Processe im Darmkanal aus mannigfachen Affectionen hervorgehen können. Die katarrhalischen, folliculären und pseudomembranösen (diphtheritischen) Affectionen können zu flachen oder tiefer greifenden zum Theil auf hämorrhagischem Boden stehenden Substanzverlusten führen, welche geschwürigen Grund erhalten. Ausser diesen ziemlich häufigen und durchsichtigen Entstehungsarten der Ulcerationen giebt es indess noch andere zum Theil nur seltenere, zum Theil aber auch noch nicht völlig pathogenetisch aufgeklärte Geschwürsformen; zu den ersteren gehören die syphilitischen Ulcerationen, welche bei Neugeborenen zur Beobachtung kommen, zu den letzteren die bei dem Symptomencomplex Melaena neonatorum beschriebenen Ulcerationen im Magen und Duodenum, über welche Hecker, Buhl, Spiegelberg, Binz und Landau Mittheilung gemacht haben. Die wichtigsten endlich und bei Kindern am häufigsten beobachteten Ulcerationen im Darmkanal sind die tuberculösen.

Pathologische Anatomie.

Auf die Melaena neonatorum ist schon pag. 44 Rücksicht genommen. Die syphilitischen Ulcerationen gehören immerhin bei den Kindern zu den Seltenheiten und Klebs citirt nur wenige von Eberth, Förster und Meschede beschriebenen Fälle, in denen gummöse oder ulcerative Affectionen auf der Darmschleimhaut Neugeborener zur Beobachtung kommen. — Die tuberculösen Ulcerationen, welche in der Regel mit käsigen Processen der Lunge, Bronchialdrüsen des Peritoneum und anderer Organe vergesellschaftet vorkommen, präsentiren sich entweder als rundliche Follikulargeschwüre, oder dieselben verbreiten sich von den Follikeln circulär um die Darmwand. Die

nach der Serosa hinziehenden, die Muscularis durchdringenden Lymphgefässe sind nebenbei zumeist mit käsigen Massen erfüllt. — Häufig
kommt es zu Perforationen derartiger Ulcerationen nach Aussen mit
gleichzeitiger Entwickelung chronischer tuberculöser Peritonitis. — Von
letzteren wird weiterhin zu reden sein. Die Bedeutung des Koch'schen
Bacillus für diese Vorgänge wird erst zu studiren sein.

Symptome und Verlauf.

Die Symptome der tuberculösen Darmaffectionen sind sehr dunkel
und die Anomalie kann oft nur aus den, gewisse Darmerscheinungen
begleitenden, deutlich nachweisbaren käsigen Processen anderer Organe
erschlossen werden. — Die befallenen Kinder leiden in der Regel schon
seit langer Zeit an Bronchialkatarrhen, oder haben Morbillen oder
Tussis convulsiva vor längerer Zeit überstanden. Man nimmt dann in
dem Respirationsorgan entweder deutlich nachweisbare chronische Infiltration wahr (bronchiales Athmen, Dämpfung und Rasseln) oder es sind
Knochenerkrankungen (Spina ventosa) oder chronische Lymphdrüsenschwellungen vorhanden, welche von vornherein auf die Möglichkeit
eines tuberculösen oder käsigen Processes hinweisen. — Die Zunge der
Kinder ist trocken, roth, es ist viel Durst vorhanden; die Haut ist
fieberhaft, insbesondere in den Abendstunden, während starke Morgenremissionen eintreten. Der Leib ist gespannt, auf Druck schmerzhaft,
zeitweilig treten Diarrhoeen ein, abwechselnd mit hartnäckiger Verstopfung. Die diarrhöischen Stuhlgänge sind sehr übelriechend, von
tief brauner Farbe, enthalten Bröckel und Klumpen normaler fester
Fäcalien, dabei Schleim und Eiter, zuweilen Blutstreifen. Die Stühle
erfolgen oft unter heftigen Schmerzen, und auch sonst treten zeitweilig
heftige Kolikschmerzen ein. Die genaue physikalische Untersuchung
des Abdomen ergiebt zuweilen etwas Flüssigkeitsansammlung in der
Bauchhöhle, mitunter mit gleichzeitig vorhandenen anderweitigen peritonitischen Erscheinungen, mitunter auch ohne diese. Die Abmagerung
ist häufig excessiv; die Lymphdrüsen sind geschwollen; Haut und
Musculatur werden mehr und mehr welk und unter colliquativen Diarrhoeen erliegen die Kinder an Erschöpfung oder auch unter den Symptomen tuberculöser Meningitis.

Die Diagnose der tuberculösen Darmgeschwüre wird sonach
weniger aus einem oder dem anderen bestimmten Symptom, als vielmehr aus der Gesammtsumme der Erscheinungen und aus der Malignität
des Verlaufes zu erschliessen sein; sie wird einigermaassen sicher, wenn
sich zu den chronischen Diarrhoeen die charakteristischen Zeichen von

chronischer Peritonitis hinzugesellen. Gastro-Duodenalgeschwüre, welche die Melaena begleiten, sind nur zu vermuthen; syphilitische Ulcera, an sich ungemein selten, könnten aus chronischen, vielleicht blutigen Diarrhoeen bei nachweisbarer Syphilis zu erschliessen sein.

Die Prognose der katarrhalischen und folliculären Ulcerationen fällt zusammen mit derjenigen der ursächlichen Krankheiten; die tuberculösen Ulcerationen ergeben eine durchaus schlechte Prognose. .

Die Therapie hat bei den ulcerativen Vorgängen im Darme die Beseitigung der Schmerzen und der zumeist vorhandenen Diarrhoeen ins Auge zu fassen, soweit nicht die ursächlichen katarrhalischen und folliculären Entzündungen noch andere Indicationen bedingen. Man begegnet den erwähnten Symptomen am besten mit vorsichtig gereichten Gaben Opium, was um so mehr angeht, als die befallenen Kinder in der Regel schon dem Säuglingsalter entwachsen sind. — Kalte oder hydropathische Umschläge auf den Leib werden wenigstens den entzündlichen Reizungen des Peritoneum Rechnung tragen, während bei ausgesprochenen Kolikschmerzen vielleicht die Cataplasmen oder warme Einwickelungen des Abdomen besser vertragen werden. Die Ernährung muss äusserst vorsichtig, reizmildernd sein. Etwa eintretender Obstipation wird man mit Ol. Ricini am besten in Emulsion, zuweilen auch mit Darreichung des Ol. Jecoris Aselli begegnen dürfen.

Die functionellen Magen-Darmkrankheiten.

Wenn ich eine Krankheitsgruppe unter der Ueberschrift der „functionellen" Störungen hier zusammenfasse, so bin ich weit davon entfernt, dieselbe in einen directen Gegensatz zu den auf nachweislicher pathologisch anatomischer Basis sich entwickelnden Krankheiten zu bringen, vielmehr wird sich aus dem Folgenden ergeben, dass vielfach auch hier die anatomische Basis nicht fehlt; was diese Krankheitsgruppe indess auszeichnet, das ist, dass die functionellen Störungen, ein gewisser Defect oder eine Anomalie in der physiologischen Leistung des Organes, wesentlich im Vordergrunde der Erscheinungen stehen, und dass die pathologischen Veränderungen entweder nur secundär aus diesen ersteren hervorgehen, oder an und für sich relativ unbedeutend und geringfügig sind.

Dyspepsie. Fettdiarrhoe.

Unter dem Begriffe der „Dyspepsie" fasst man die Gesammtsumme der Störungen der normalen Assimilation des Nahrungsmaterials zusammen, welche hervorgeht entweder aus dem Ausfall, dem Uebermaass, oder der Veränderung der Leistungen des Darmdrüsenapparates, oder des Lymph- und Chylusapparates oder endlich des Muskel- und Nervenapparates der Magen-Darmwand. — Daher umfasst die Dyspepsie eigentlich nahezu das ganze Gebiet der functionellen Störungen, sie wird aber aus praktischen Gründen vorzugsweise auf diejenigen Störungen bezogen, welche der erstgenannte (der Darmdrüsenapparat) zu Wege bringt und ist in diesem Sinne zumeist eine auf chemischer Basis vor sich gehende Anomalie. — Streng genommen ist jede Dyspepsie ein rein acuter Vorgang, da die chronischen Symptome der Dyspepsie unbedingt an chronische katarrhalische oder folliculäre Entzündungsprocesse des Magendarmes geknüpft sind, welche nicht mehr hierher gehören. — Wenn in der Praxis von chronischer Dyspepsie gesprochen wird, so geschieht dies mit Rücksicht darauf, dass die functionellen Anomalien in der Digestion das Krankheitsbild beherrschen.

Aetiologie und Pathogenese.

In der Aetiologie der Dyspepsie spielen die entwickelungsgeschichtlichen Vorgänge eine hervorragende Rolle. Ich war im Stande zu erweisen, dass auf der ganzen Magen-Darmwand und in allen Theilen derselben in den ersten Lebensjahren sehr wesentliche Veränderungen vor sich gehen, die sich dahin zusammenfassen lassen, dass in demselben Maasse, als mit fortschreitendem Alter der Darmdrüsenapparat und die Muskelschichten in der Entwickelung zunehmen, die Lymphgefässe einen gewissen Rückgang erleiden. — Die bisher bekannt gewordenen, noch äusserst lückenhaften Kenntnisse über die Leistungen des Drüsenapparates des kindlichen Darmkanals stehen damit in einer gewissen Uebereinstimmung. Es steht nach den Untersuchungen von Schiffer, Zweifel und Korowin fest, dass der Mundspeichel erst gegen die Mitte des ersten Lebensjahres eine gewisse beträchtlichere Leistung entwickelt. So kommt es, dass frühzeitig gereichte Amylaceen gleichsam unaufgeschlossen vom Munde aus dem Magen des Kindes zugeführt werden. — Die Capacität des kindlichen Magens ist klein, seine Muskelschichten wenig entwickelt, die Ausbildung seines Fundus rückständig. Die Function seiner Drüsen, die Absonderung des Lab- und Pepsinfermentes ist vorhanden, ebenso ist die der Verdauungssäuren (Milchsäure und Salzsäure) nach den Untersuchungen von Z w e i f e l, S c h m i d t, S e w a l l, L a n g e n d o r f f u. A. vorhanden, indess auch hier die volle Leistung nicht wahrscheinlich, insbesondere scheinen die Säuren in geringerer Menge gebildet zu werden. Sind dieselben auch für die Verdauung der ersten Kindernahrung nicht absolut erforderlich, da nach H a m m e r- s t e u's und meinen eigenen (demnächst zu veröffentlichenden) Unter- suchungen die Labwirkung völlig ohne Einwirkung der Säure vor sich geht, so leuchtet doch ein, dass jede andere einer reichen Ferment- und Lösewirkung zu ihrer Verdauung bedürfende Substanz den kindlichen Magen übermächtig belästigt. So werden schon grosse Mengen Caseïns, insbesondere des in dicken Klumpen gerinnenden Kuhcaseïns — um gar nicht zu reden von anderem überhaupt unpassenden Nährmaterial — als schwerer unveränderlicher Ballast den Magen belästigen, denselben entweder durch Reizung der sensiblen Magennerven reflectorisch zum Erbrechen zwingen, oder mehr fernwirkende Reflexe auslösen (Convul- sionen) oder indem sie bei langem Aufenthalt im Magen von den an- wesenden Gährungserregern in Fäulniss gebracht werden, durch Gas- bildung und Auftreibung die an sich rückständige Musculatur des Magens dehnen, paralysiren und Magendilatation erzeugen. Auch werden die bei der Fäulniss gebildeten Körper, ins Blut aufgenommen, nicht andere, als deletäre Wirkungen (Fieberbewegungen) erzeugen können. Die B r u n n e r'schen und L i e b e r k ü h n'schen Drüsen sind in der frühesten kindlichen Lebensperiode wesentlich geringer entwickelt, als bei den etwas vorgeschrittenen; so wird, wenngleich die physiologische Function dieser Apparate nicht feststeht, auch hier etwas Aehnliches vor sich gehen, wie im Magen. — Vom Pancreas ist Aehnliches bekannt, wie von den Mundspeicheldrüsen, das diastatische Ferment fehlt ganz, wäh- rend das Trypsin allerdings schon früh seine proteïnverdauende Wirkung entfaltet, und auch das fettzerlegende Ferment in Wirkung ist, indess ist doch auch hierin die volle Leistung des Organes noch nicht vor- handen. — Dazu kommt noch, dass die Nahrung, auf welche das kind- liche Alter angewiesen ist, Fermentwirkungen so ausserordentlich rasch zugängig ist und dass, wie jedes Bröckelchen der zu untersuchenden kindlichen Fäces erweist, in denselben Milliarden von Mikroorganismen ent- halten sind, deren deletäre Wirkung augenscheinlich nur durch die nor- malen Verdauungssäfte hintangehalten wird. — Ueberlegt man weiterhin die Neigung des kindlichen Körpers zur Obstipation (auf deren Ursachen wir im nächsten Capitel zurückkommen), also zur Ansammlung von Nahrungsresten und von Resten der Verdauungsfermente, so leuchtet ein, dass unter dem Einfluss aller dieser Momente abnorme Ferment-

wirkungen leicht eingeleitet werden, wiederum mit der Gefahr der Resorption der Fäulnissproducte, die sicher Statt hat und durch die Harnuntersuchung zu erweisen ist.

So sehen wir auf Schritt und Tritt reiche Quellen für abnorme
chemische Vorgänge, augenscheinlich begründet in der physiologischen
Beschaffenheit des kindlichen Organismus.

Die Wirkungen werden nun um so lebhafter hervortreten, je mehr
auch äussere Einflüsse, wie klimatische, also insbesondere hohe Temperaturen, antihygienische, in Bezug auf Reinlichkeit und Wohnung, — endlich unverständige Ernährung (in Qualität und Quantität), auf den kindlichen Organismus einwirken. Daher ist die Dyspepsie in hervorragender
Weise eine Krankheit des Proletariats der grossen Städte, vorzugsweise
im Hochsommer.

Symptome und Verlauf.

Die Symptome der Dyspepsie sind einigermaassen verschieden, man
möchte sagen, je nachdem die Anomalie von oben oder unten anfängt,
das heisst, je nachdem die Magenverdauung oder die Darmverdauung in
erster Linie und von vornherein gestört ist. Ist ersteres der Fall und
tritt die Verdauungsstörung sehr acut ein, so zwar, dass eine notorische
Magenüberladung Statt gefunden hat, so können zwei Reflexsymptome
und das letztere von beiden in einigermaassen erschreckender Weise die
Scene eröffnen, d. i. erstens Erbrechen, zweitens allgemeine Convulsionen.
Das Erbrechen geschieht bei jüngeren Kindern zumeist ohne grosse Anstrengung und ist ziemlich massenhaft; die erbrochenen Nahrungsmengen
sind, je nachdem sie kürzere oder längere Zeit in dem Magen der Kinder
verweilt haben, wenig oder mehr verändert. Die Milch ist anfänglich
nur theilweise geronnen, Mehlbrei und Suppen von Consistenz und Farbe
wie sie eingenommen wurden; erfolgt das Erbrechen einige Zeit nach
der Nahrungsaufnahme, so ist die erbrochene Milch in grossen bröckligen
Klumpen geronnen, intensiv sauer, von geradezu stechendem, ranzigem
Geruch; noch mehr die Amylaceen, die eine widerlich riechende
schmierige Masse darstellen. Bei älteren Kindern, welche consistentere
Nahrung erhalten haben, wird ein intensiv saurer, stechend nach Fettsäuren übelriechender, dünn- oder dickflüssiger Brei entleert, in
welchem zum Theil noch völlig unveränderte Massen vorhanden sind.
Die mikroskopische Untersuchung lässt in demselben reichlich Torula-
formen erkennen, dagegen findet sich Sarcine in dem kindlichen Erbrochenen fast nie, wenigstens nicht in dem der jüngsten Altersstufen.
Die saure Reaction ist nicht sowohl durch Magensalzsäure, als vielmehr

durch die schon durch den Geruch nachzuweisenden Fettsäuren, Butter-
säure etc. auch durch überreichen Gehalt an Milchsäure gegeben. —
Das Erbrechen schafft häufig Erleichterung, — die Kinder, welche vorher unruhig gewesen sind, deren Magengegend gummipolsterartig aufgetrieben erschien, fühlen sich erleichtert und zeigen nach kurzer Zeit
wieder Neigung zur Nahrungsaufnahme. Reicht man ihnen die gewohnte
Kost, so wiederholt sich in relativ kurzer Zeit die Scene wieder, der
Magen bläht sich auf, es tritt Unbehagen, Unruhe ein, endlich wieder
Erbrechen. — Nicht immer geht indess die Angelegenheit so harmlos
ab, sondern sehr bald gesellt sich das zweite der oben erwähnten Reflexsymptome hinzu. Die Kinder fangen an zu gähnen, werden anscheinend
müde, bald darauf ein wenig bleich, der Athem wird etwas unregelmässig, die Augen ausdruckslos, stier blickend, und urplötzlich, nach
wenigen zuckenden Bewegungen der mimischen Muskeln tritt eine furchtbare Attaque allgemeiner Convulsionen ein, wie sie unter dem Bilde der
Eclampsie von uns geschildert worden ist (s. pag. 349). — Schlag auf
Schlag können die Convulsionen einander folgen, fünf, sechs, acht Mal
an einem Tage, bis endlich durch geeignete Mittel der furchtbaren
Reflexneurose Einhalt geboten wird. — In den nächsten Stunden noch
riecht man den sauren Athem des Kindes, der nach und nach in übelriechenden Fötor übergeht, langsam belegt sich die Zunge, — aus der
Dyspepsie ist ein acuter Magenkatarrh hervorgegangen. —
Nicht so stürmisch sind die anfänglichen Symptome, wenn die
unteren Darmabschnitte oder selbst der Dünndarm der Sitz dyspeptischer Zersetzungen sind; desto gefährlicher können sie indess mit
der Zeit werden, da sie zur Cholera infantum ausarten. — Die ersten
Zeichen der Affection sind Diarrhoeen, welche zuerst langsam, in
drei- bis viermaliger Entleerung täglich, später häufiger auftreten,
und gar nicht selten, indem sie endlich auch die Magenverdauung
in Mitleidenschaft ziehen, mit Erbrechen sich combiniren. — Die
Stuhlgänge sind eigenartig, von schiefriger grünlicher Farbe; in
dünnflüssiger grauer, bis graugrünlicher Masse findet man weissliche,
weisslichgraue und gelbe Flocken und Klumpen. Der Geruch ist
übelriechend, mitunter geradezu aashaft stinkend, faulig. Die mikroskopische Untersuchung zeigt in den Klümpchen Reste von Nahrung,
Milchkügelchen, gequollenes Amylum, massenhafte Mycelien und Gonidien von Pilzen, nebenbei Schizomyceten einzeln und in Zoogloeamassen,
nichts von Schleim, oder Epithelien des Darmes. Der Leib der Kinder
ist weich oder wenig aufgetrieben, das Aussehen ist bleich, die Kinder
sind übelgestimmt, unruhig, das Körpergewicht in steter, mitunter

rapider Abnahme. — Die Zahl der Stühle kann wenige Tage hindurch
dieselbe bleiben, die Menge der Entleerungen ist nicht übermässig, aber
die Kinder kommen herunter, werden bleich und welk; häufig nimmt
indess die Zahl der Stuhlgänge rapid zu, es erfolgen 8, 10, 12 Stühle
auf einander, keine Windel ist leer, die festeren Massen sind fast völlig
aus dem Stuhlgange verschwunden, auch die grünliche Farbe ist bleicher
geworden; der aashafte Geruch hat sich verloren; jetzt gesellt sich Erbrechen hinzu. Die Entleerungen erfolgen Schlag auf Schlag und in
dem Maasse als dies geschieht bieten die Kinder ein anderes, gänzlich
verändertes Aussehen dar. Die Augen liegen tief, die Fontanelle ist
eingefallen, die Nase ist spitz, die Lippen blau, die Zunge und Nase sind
kalt, bleifarben. Der Turgor der Haut ist verloren gegangen; der
Leib ist weich, eingefallen, die Extremitäten sind kühl, zuweilen froschkalt. Die Apathie der Kinder ist enorm, nur der Durst regt die Psyche
einigermaassen an, auch jüngere Kinder lechzen nach Getränk; die Harnabsonderung fehlt ganz. — Das ganze Bild ist das der früher geschilderten (s. pag. 167) Cholera — hier nicht der epidemischen, sondern
der unter dem Namen der Cholera infantum bekannten Krankheit. —
Der weitere Verlauf unterscheidet sich in Nichts von demjenigen der
epidemischen Krankheit, hier wie dort tritt rapider Tod ein oder es entwickelt sich das Bild des Hydrocephaloids oder des Typhoids. — So sehen
wir aus der einfachen Dyspepsie die schwerste Anomalie des Darmkanals
in raschem Zuge hervorgehen, augenscheinlich dadurch, dass die anomal
gebildeten Fäulnissproducte die sensiblen Darmnerven reizen, reflectorisch die Peristaltik steigern, die resorbirende Leistung des Darmes
inhibiren und die secretorische anregen, weiterhin auch dadurch, dass
sie die einzelnen Gewebe, Drüsen, Submucosa und Muscularis in Mitleidenschaft ziehen und sie in entzündlichen Reiz versetzen und endlich
wahrscheinlich auch dadurch, dass Fäulnissproducte zur Resorption
kommen, welche als direkt toxisch wirkende Substanzen die Blutmasse
verändern. — So wird von der ursprünglich rein functionellen Störung
die Brücke zu den schweren anatomischen Läsionen gebaut. — Nicht
immer und eigentlich nur unter der besonders ungünstigen Constellation
des Sommerklimas ist dieser Ausgang der Ereignisse ein häufiger; —
zumeist verlaufen die weiteren Vorgänge weniger stürmisch, entweder
indem man durch geeignete Maassregeln der Sepsis Herr wird und die
Verdauungsvorgänge zur Norm zurückführt, oder indem die allmälig
eintretende Mitleidenschaft der Darmwand chronischen Darmkatarrh
oder Follicularentzündung etablirt. — Dann fangen die Kinder an
mehr und mehr herunterzukommen und in nicht wenigen Fällen ist der

Ausgang bei älteren Kindern die Rachitis, bei ganz jungen die Atrophie und endlich im tiefsten Marasmus der Tod.

Während man so in grossen Zügen das allgemeine Bild der dyspeptischen bis zu den schwersten Erkrankungsformen ausartenden Störungen entwerfen kann, ist es Biedert durch unermüdliche Arbeit gelungen, eine von Demme zuerst beobachtete, auf eine bestimmte Gruppe von Nährkörpern bezügliche Störung der Assimilation als einen bestimmt abgegränzten Theil der Dyspepsien heraus zu sondern. Man beobachtet bei einzelnen Kindern, dass sie in dem Maasse, als sie eine fetthaltige Nahrung sichtlich nicht vertragen können, und häufige, schmierige, sauer reagirende und sauer riechende, fettig glänzende oder grünlichröthliche oder gelbgraue Stühle absondern, mehr und mehr herunterkommen und wenn ihnen nicht durch geeignete diätetische Maassnahmen Hilfe gebracht wird, unter den Symptomen der tiefsten Abmagerung und des Hydrocephaloid zu Grunde gehen. Die chemische Untersuchung des Stuhlgangs zeigt eine colossale Vermehrung des Fettgehaltes in den Stuhlgängen (bis 67 Procent der Trockensubstanz, Biedert), und die Affection erhielt daher den Namen der Fettdiarrhoe. Dieselbe ist nicht eigentlich eine reine functionelle Störung, da sich katarrhalische Schwellung der Duodenalschleimhaut, insbesondere an der Einmündungsstelle des Ductus pancreaticus und choledochus, ausserdem eine gewisse Derbheit und Trockenheit des Pancreas und Leere der Gallenblase, endlich fettige Degeneration des Leberparenchyms bei einzelnen an diesem Leiden gestorbenen Kindern nachweisen liess, so dass es sich wahrscheinlich um eine Behinderung der Secretion und des Abflusses der von der Leber und dem Pancreas gelieferten, an wichtigen Verdauungsfermenten reichen Secrete (Galle und Pancreassaft) handelt; indess erweist sich gegenüber dem pathologischen Befund die functionelle Störung der Verdauung als so wichtig, dass man die Affection füglich unter die functionellen einzureihen vermag. Die Krankheit setzt nicht selten acut, mit hohen Fiebertemperaturen (39 bis 40° C.) ein, und kann als solche rasch vorübergehen; indess nimmt sie auch entweder weiterhin oder von vornherein einen chronischen Verlauf und gehört alsdann wegen der enormen Beeinflussung der Gesammternährung zu den schlimmsten Affectionen, welche das kindliche Alter treffen können. — Ihre Bedeutung geht am deutlichsten daraus hervor, dass Demme unter 20 Fällen 9 Todesfälle zählte.

Es ist ausserordentlich schwierig für die einheitliche Darstellung, die Dyspepsie in alle die Nuancen zu verfolgen, welche sie insbesondere bei jüngeren Kindern darbietet, ihre Complicationen aufzuführen mit Haut-

ausschlägen, Eczemen, Intertrigo, Acne und Ecthyma, mit furunculösen
Abscessen, mit Lymphdrüsenschwellungen an allen Orten des Körpers,
weiterhin mit Soor und Stomatitis aphthosa, mit Bronchitis, Atelektase
und katarrhalischer Pneumonie und endlich mit cerebralen Affectionen,
so obenan mit dem von Marshall-Hall als Hydrocephaloid bezeichneten, in seinem Wesen eine schwere Hirnanämie repräsentirenden,
von uns schon früher (s. pag. 289) skizzirten Zustande. — Es kann
hierbei nur auf die einzelnen Capitel verwiesen werden.

Diagnose.

Die Diagnose der Dyspepsie ergiebt sich aus dem vorhandenen
Erbrechen und der vorhandenen Diarrhoe; überdies weist das Herunterkommen der Kinder, der Verlust an Körpergewicht, ihre bleiche Farbe
u. s. w. unverkennbar auf die Verdauungsstörung hin. — Es kann sich
weiterhin um die Frage handeln, ob man es mit entzündlichen, katarrhalischen und folliculären Affectionen oder mit rein functionellen Störungen
zu thun hat. — Im Allgemeinen wird die Abwesenheit längerdauernder
Fieberbewegungen und eine relativ kurze Dauer vom Beginn der Affection,
a priori für die einfache Dyspepsie entscheiden, endlich sind die rein
dyspeptischen Stuhlgänge frei von morphotischen Bestandtheilen (Epithelien, Schleimmassen) und von pathologisch-morphotischen Beimengungen (Blut, Eiter), während ein Uebermaass von Microorganismen
sowohl im Erbrochenen wie in den Stuhlgängen nachweisbar ist (Torula,
Pilzrasen, Bacterien). — Die Diagnose der Fettdiarrhoe ergiebt die
chemische Analyse, und man wird diese Affection anzunehmen haben,
wenn die Stuhlgänge längere Zeit hindurch einen über 15 Procent des
Trockengehaltes hinausgehenden Fettgehalt haben, während gleichzeitig die Kinder abmagern.

Die Prognose der Dyspepsie ist im Winter und bei geeigneter Pflege
der Kinder durchaus gut; die Verdauung wird relativ leicht zur Norm
zurückgeführt, und eigentliche Gefahren sind nur mit der skizzirten heftigen
Eclampsie verbunden. Im Sommer ist indess jede Dyspepsie gefährlich,
und um so gefährlicher, je schlechter die hygienischen Verhältnisse sind,
unter denen das Kind lebte, und je jünger es ist. — Die Entbehrung der
Mutterbrust verschlechtert die Prognose. Der acute Brechdurchfall (Cholera infantum) gehört im ersten Lebensjahre zu den allergefährlichsten
Kinderkrankheiten, welche z. B. in Berlin alljährlich in den Sommmonaten
eine furchtbare Mortalität erzeugt. — Die schlimme Prognose der Fettdiarrhoe ist oben schon angedeutet worden. Von den Complicationen

der Dyspepsie sind insbesondere Bronchitis und katarrhalische Pneumonie zu fürchten.

Therapie.

Die Prophylaxe der Dyspepsie fällt zusammen mit den Maassregeln der allgemeinen Hygiene. Die grösste Vorsicht wird allerdings insbesondere der Nahrung zuzuwenden sein. Es kann hier auf das verwiesen werden, was im Eingange über die Kinderernährung gesagt ist. Im Uebrigen bleibt bei der enormen Wichtigkeit des Gegenstandes kaum etwas Anderes übrig, als auf B i e d e r t's und U f f e l m a n n's hygienische Handbücher bezüglich der kindlichen Ernährung zu verweisen; in diesen wird auch der Fettdiarrhoe besondere Aufmerksamkeit zugewendet.

Für die ersten dyspeptischen Symptome, so lange noch anatomische Veränderungen wesentlicher Art nicht vorhanden sind, hat sich mir von allen Mitteln das Resorcin am besten bewährt (0,5 : 100 für ein Kind bis zu einem Jahr — bei der giftigen Wirkung dieses Mittels mit Vorsicht; bei älteren Kindern mehr, etwa 1 : 100, 2stdl. 1 Kdlfl.), nur muss man von dem Mittel nicht mehr verlangen als es wirken kann, es wirkt nur als reines Antisepticum und lässt bei vorhandenem Katarrh vollständig im Stich, ja es kann dann sogar schädlich wirken. In einem guten Rufe aus alter Zeit steht das Calomel, welches in kleinen Gaben allerdings mitunter vorzügliche Wirkung hat (0,015 pro dosi 2stdl.). Ist die Säurebildung im Magen erheblich, so sind alkalische Mittel wie Bismuth (0,10 pro dosi) empfehlenswerth, auch kleine Beimischungen von Aq. Calcis zur Milch sind rathsam. Bei älteren Kindern giebt man entsprechend den Untersuchungen von L e u b e kleine Gaben von Acidum hydrochloratum (0,5 bis 1 : 120) in Verbindung mit etwas wirksamem Pepsin. Tritt das Erbrechen mehr in den Vordergrund, so restringire man die Diät aufs Aeusserste und reiche eventuell kleine Mengen auf Eis gekühlter abgekochter Milch oder ernähre die Kinder nach dem Vorschlage von S i l b e r m a n n für einige Tage vom Rectum aus. Ich habe vor S i l b e r m a n n's Mittheilung die Methode schon vor einigen Jahren mit gutem Erfolge geübt, indem ich L e u b e'sche Fleischsolutionen in das Rectum einbrachte; auch versuche man durch gelinde Gegenreize die Reflexerregbarkeit der Magennerven herabzusetzen, indem man warme Rumläppchen, Sinapismen oder hydropathische Umschläge auf die Magengegend applicirt.

Bei dyspeptischen Symptomen, welche vom Darm ausgehen und sich in Diarrhoe äussern, ist es vorerst rathsam, sich zu vergewissern, dass nicht unverdaute Speisereste die unteren Darmabschnitte belästigen. Zu dem Zwecke ist es gewiss gut, die Behandlung mit einer Abführung, also mit Darreichung von Ol. Ricini rein oder in Emulsion zu beginnen; auch sind reichliche Irrigationen des Rectum, nach der von mir beschriebenen Methode, hier am Platze. Weiterhin kommen alsdann die oben erwähnten antiseptischen Mittel zur Anwendung. — Ich muss bekennen von Creosot, Natr. benzoicum, Natr. salicylicum, Kali chloricum wenig gute Wirkung gesehen zu haben, dagegen wird sich nach den neuesten Forschungen auf diesem Gebiete die Frage eröffnen, ob nicht mit der innerlichen Darreichung von kleinen Gaben Sublimat oder Jodoform bessere Erfolge zu erzielen sein dürften. — Von der Behandlung der Cholera infantum ist schon gesprochen worden (s. pag. 75).

Obstipation. Stuhlverstopfung.

Aetiologie.

Die habituelle Stuhlverstopfung ist eine häufige Anomalie im frühen Kindesalter und von Bohn und Monti schon vor Jahren in ihrer Bedeutung genügend gewürdigt worden; neuerdings haben noch Bell und Smith in ausführlichster Weise dem Leiden ihre Aufmerksamkeit gewidmet (s. Ref. im Archiv f. Kinderheilkunde Bd. 11.). — Die Ursachen der Stuhlträgheit sind in erster Linie die vorzügliche Fähigkeit des kindlichen Darmtractus, die dargereichte Milch zu assimiliren und zu resorbiren. Es steht jetzt fest, dass die Albuminate der Milch im kindlichen Darm fast vollkommen verzehrt werden; in diesem Sinne ist also ein gewisser Grad von Stuhlträgheit sogar der Ausdruck einer vortrefflichen physiologischen Leistung, indess kommt auch wirkliche Obstipation d. h. Verhaltung unbrauchbarer excrementieller Substanzen im kindlichen Darm nicht selten vor. Die Basis dieser Anomalie bietet der anatomische Bau der untersten Darmabschnitte. Man kann bei einigermassen aufmerksamer Beobachtung erkennen, dass das, was Huguier, Jacobi, Steffen, Fleischmann u. A. beschreiben, zutrifft, dass das S Romanum der Kinder, bevor es ins Rectum hinabsteigt, eine tiefe Schlinge nach dem Becken hin bildet; hierdurch ist die Möglichkeit der Anhäufung von Fäcalien gegeben und zwar um so mehr, als die Weite des kindlichen Darmrohres relativ gering und auch die Musculatur desselben rückständig ist. — Weiterhin ist es aber sicher häufig, dass chronische Anomalien der Ernährung, obenan Rachitis und Anämie die Stuhlträgheit der Kinder veranlassen, ohne dass man bisher bei der Complicirtheit der hier einschlagenden physiologischen Beziehungen zwischen Leistungen der in der Darmwand lagernden A u e r b a c h 'schen und M e i s s n e r 'schen Ganglien, und denjenigen des N. Splanchnicus und Vagus völlige Klarheit in den ursächlichen Verhältnissen erlangt hat; vielleicht handelt es sich nur um einen gewissen Defect der Leistung der Muscularis des Darmes. Endlich wird von B o h n und M o n t i auch die fehlerhafte Zusammensetzung der Nahrung, insbesondere ein zu reicher Caseïngehalt derselben als ätiologisches Moment der Obstipation angesprochen.

Symptome und Verlauf.

Die Symptome der Ansammlung von Fäcalmassen und der Stuhlträgheit sind, wenn sie einigermaassen plötzlich zu Tage treten, kolikartige Schmerzen mit heftiger Aufregung der Kinder eventuell sogar mit Fieberbewegungen und selbst mit Convulsionen. Die Kinder sind sehr missgelaunt, der Leib ist hart, bei Betastung schmerzhaft, die Haut heiss, die Wangen abwechselnd roth und bleich. So kann ein Zustand vorgetäuscht werden, welcher den Ausbruch einer ernsten acuten Krankheit vermuthen lässt, und dies wird um so mehr der Fall sein, wenn, wie dies bei jungen reizbareren Kindern geschieht, plötzlich Zuckungen in den mimischen Muskeln, stierer Blick und selbst allgemeine Convulsionen eintreten. — Nur die genaue Anamnese dürfte hier vor Irrthümern schützen, welche dann um so leichter möglich sind, wenn die Obstipation sich, wie häufig, mit gleichzeitiger Functionsstörung der Blase, mit Harnverhaltung verbindet; man kann dann leicht verführt werden, urämische Intoxication zu vermuthen; indess lehrt auch der weitere Verlauf sehr bald die Ursachen der Erscheinungen kennen. In den mehr chronischen Fällen äussert sich die Obstipation durch die Neigung der Kinder zu häufigem Drängen und Pressen; es werden hierbei harte, feste, mitunter mächtige geballte Stücke unter heftigem Geschrei der Kinder entleert, zuweilen sind es nur steinharte Bröckel, die beim Drängen hervorgebracht werden, oder endlich, es stellen sich diarrhoische Stühle ein, denen harte weissgraue oder thonfarbene übelriechende Bröckel beigemischt sind. — Das Pressen und Drängen bedingt sehr bald das Entstehen von Hernien, von Prolapsus ani und Einrissen in die Analschleimhaut in der Gegend der Sphincteren, welche ihrerseits die bekannten Beschwerden verursachen; insbesondere ist die zuletzt erwähnte Complication derart schmerzhaft, dass jeder Versuch der Defäcation bei jüngeren Kindern unter gellem Schmerzensschrei erfolgt. —

Wie die Verhaltung der Kothmassen schliesslich zu folliculären Erkrankungen des Darmes und selbst zur diphtheritischen Dysenterie führen kann, ist auseinandergesetzt.

Die Diagnose ergiebt sich in der Regel aus der Anamnese, in den chronischen Fällen überdies aus dem leicht zu beobachtenden, häufigen Pressen der Kinder und der Anwesenheit von Hernien; die acuten Zufälle lassen sich aus der Aufgetriebenheit des Leibes und der Schmerzhaftigkeit desselben bei der Betastung eruiren.

Die Prognose ist dem Wesen des Uebels nach durchaus günstig.

Die Therapie wird die ätiologischen Momente scharf ins Auge zu fassen haben, in vielen Fällen muss die Nahrung geändert werden. — Unter den wirksamen Mitteln spielen neben methodischer Massage des Unterleibes die methodischen Darmirrigationen eine wesentliche Rolle, hier am liebsten mit kühlem Wasser. Die früher so beliebte Methode der Einführung von Seifenpfröpfchen ist zu meiden, weil sie leicht zu ernsten entzündlichen Reizungen des Rectum führt. Von inneren Arzeneien habe ich selbst bei kleinen Kindern kleine Gaben von Carlsbader Mühlbrunnen, kühl gegeben, von vortrefflicher Wirkung gesehen; bei rachitischen Kindern bewährt sich obenan die Darreichung von Ol. Jecoris Aselli, und von Eispräparaten in Verbindung mit Malzextract. Als eigentliche Laxans habe ich kein besseres befunden, als den auch von Bohn empfohlenen Syrupus Rhamni kathartici (2- bis 3stdl. ½ Theelöffel); das Mittel kann lange Zeit ohne Nachtheil gebraucht werden; neuerdings empfahlen Monti und Brnn Podophyllin (0,2 : Spirit. vini 1. Syrup. Rnbi. Idaci. 40 ½ bis 1 Kaffeelöffel pro dosi) und das Podophyllotoxin (0,001 bis 0,002 für Kinder im ersten Lebensjahre, 0,002 bis 0,004 für Kinder bis zu vier Jahren, 0,006 bis 0,008 für ältere Kinder) als sehr wirksame und auch auf die Dauer unschädliche Mittel; ausserdem sind aber die unter dem Namen Tamar-Indien zum Verkauf gebrachten, höchst wohlschmeckenden Pastillen in der Kinderpraxis sehr zu empfehlen.

Kolik. Enteralgie. Neuralgia enterica.

Aetiologie und Pathogenese.

Unter Kolik versteht man die mit heftiger Schmerzhaftigkeit einhergehende, augenscheinlich krampfhafte, auf einzelne Darmbezirke beschränkte Contractur der Darmmuskulatur. Die Affection ist bei Kindern häufig und in ihrer reinsten Form eine einfache Neurose des Darmes ohne anatomische Basis. Die Enteralgien anderer Art, welche bei allen Formen von Enteritis vorkommen, sind nicht hierher gehörig, sondern sie sind ein sehr selbstverständliches Symptom der vorhandenen Entzündung; als schon eher hierher gehörig, könnte man die Enteralgie betrachten, welche die Invagination und Darmverschlingung begleitet, weil hier in der That die functionelle Action der Darmmusculatur den Schmerz verursacht, noch bevor es zu einer eigentlichen Entzündung gekommen ist; indess ist es aus practischen Gründen zweckmässig, auch diese Form der Enteralgie hier ausser Betracht zu lassen. — Die Kolik hat zumeist drei Ursachen, entweder ist sie eine ganz reine Neurose, hervorgegangen aus unbekannten und nicht nachweisbaren anomalen Vorgängen im Darmnervensystem selbst, oder sie entsteht reflectorisch durch einen von den peripherischen Nerven der Haut oder den sensiblen Darmnerven ausgelösten Reflex, oder endlich ist sie durch die Einwirkung toxisch wirkender Substanzen, obenan von Blei hervorgerufen (Colica saturnina). Wie alle derartige, zu einem Gewerbe mehr oder weniger in Beziehung stehende Affectionen dürfte die Bleikolik als ein äusserst seltenes Ereigniss im kindlichen Alter auftreten und selbst die Fälle, welche man vor mehreren Jahren als Bleikolik bezeichnete und auf die Einwirkung des Bleigehalts in der Farbe des Ledertuches der Kinderwagen bezog, fanden zumeist anderweitige Aufklärung; zu erinnern ist nur an den von R e i c h publicirten Fall, wo die Section die anscheinende Bleikolik als eine Meningitis und Encephalitis aufklärte. Desto häufiger ist aber das Vorkommniss der andern Formen von Kolik, insbesondere sind die Reflexkoliken bei der Häufigkeit der dyspeptischen Vorgänge im kindlichen Darmkanal und der Neigung zur Obstipation mit Ansammlung von sich zersetzenden Speiscresten die alltäglichsten Vorkommnisse. Ausserdem hat übrigens W e r t h e i m b e r eine Art von hysterischen Kolikanfällen bei Kindern beschrieben, auch wäre es möglich, dass Malaria sich unter dem Bilde heftiger intermittirender Koliken verbirgt. — In wie weit Erkältungen oder der Genuss der Muttermilch, welche nach einer stattgehabten psychischen Anfregung dem Kinde gereicht wurde, Koliken hervorrufen, lasse ich vorläufig dahin gestellt; in einem Falle habe ich allerdings mit ziemlicher Sicherheit heftige Kolikschmerzen und nachfolgende schwere Dyspepsie bei einem sonst sehr gut genährten Kinde unter den letzteren Verhältnissen entstehen sehen.

Symptome und Verlauf.

Mitten unter anscheinendem Wohlsein beginnen kleine Kinder ein gellendes, klägliches, andauerndes Geschrei, welches in Wimmern ausgeht, zeitweilig unterbrochen wird, in erneuter Heftigkeit aber stets wieder beginnt. Das Gesicht wird anfangs etwas bleich, später röthet

es sich, Schweissperlen bedecken die Stirn, der Puls ist klein, die Radialis
gespannt. Der Leib ist besonders in der Magengegend luftkissenartig
aufgetrieben und überragt daselbst das Niveau des Sternum; die Bauchmuskulatur ist straff gespannt. Die Beinchen sind an den Leib her-
aufgezogen. Von Zeit zu Zeit und insbesondere beim Betasten des
Leibes gehen Blähungen ab, anscheinend mit einiger Erleichterung für
die Kinder. Der Stuhlgang ist angehalten, auch Urin erfolgt nur ganz
spärlich oder gar nicht. So können bei den Kindern einige Stunden
unter kläglichem Geschrei vergehen; jede Nahrungsaufnahme, selbst
die Brust und auch die Einnahme von Wasser wird verweigert, nur
mit Mühe ist den Kindern mittelst des Löffels etwas beizubringen.
Endlich erfolgt vielleicht unter künstlicher Einwirkung ein breiiger
oder dünnflüssiger Stuhlgang. Die Schmerzen lassen nach, die Spannung
des Leibes verliert sich, es tritt ruhiger Schlaf ein, und wenn die Kinder
erwachen, ist Alles wieder in Ordnung. — Doch nicht immer ist der
Verlauf so relativ günstig und nur für die Umgebung beunruhigend. Bei
sehr erregbaren Kindern kann leicht gleichsam eine Ausbreitung der
Reflexe auf die Centralorgane erfolgen und es treten anfänglich mimische
Zuckungen, alsbald stierer Blick, Besinnungslosigkeit und endlich volle
Convulsionen ein, zuweilen in furchtbarer Heftigkeit, Schlag auf Schlag
sich wiederholend und es kann wohl vorkommen, dass unter diesen Erscheinungen ein Kind mitten in den Convulsionen auch stirbt.

So ist der Verlauf bei jüngeren Kindern, bei älteren sind die reflec-
torischen Symptome nicht so enorm heftig, insbesondere gehört das
Auftreten von Convulsionen zu den Seltenheiten, während allerdings
Erbleichen der Hautfarbe, Auftreten kalten Schweisses, Enge der Radialarterien bei sehr frequentem Puls, lautes, durch den krampfhaften,
schneidenden und periodisch wiederkehrenden Schmerz hervorgerufenes
Stöhnen auch hier das Symptomenbild vervollständigen.

Diagnose.

Die Diagnose der Affection hat in erster Linie die Anwesenheit der
Enteritis und Peritonitis auszuschliessen. In der Regel entscheidet hier
das Betasten des Abdomen, welches bei den letzteren beiden Affectionen
ungleich schmerzhafter ist, als bei der einfachen Kolik. Selbst bei jungen
Kindern erkennt man aus der Vehemenz und der Kläglichkeit des Ge-
schreies, den bei jedesmaliger Berührung der Bauchwand erfolgenden
zuckenden Bewegungen der an den Leib gezogenen Schenkel die Anwesenheit der entzündlichen Processe, während bei Koliken die sanfte streichende
Berührung den Kindern sogar angenehm ist und zu ihrer Beruhigung

beiträgt; auch fehlt bei der einfachen Kolik zumeist das Erbrechen und in der Regel auch die Diarrhoë, welches erstere die Peritonitis, letztere die Enteritis begleitet, endlich tritt die Kolik zumeist im anscheinend vollen Wohlsein der Kinder ein; weiterhin ergiebt überdies der Verlauf Aufschluss über die Erkrankung, da kolikartige Zufälle in der Regel nur kurze Stunden in Anspruch nehmen.

Die Prognose der reinen Kolik ist zumeist vollkommen günstig, vorausgesetzt, dass nicht hinzutretende eclamptische Anfälle das Krankheitsbild compliciren.

Die Therapie hat mit sedativen Mitteln den Muskelkrampf des Darmes zu beseitigen. Obenan wirkt hier die Wärme in Form von feuchtwarmen Compressen auf den Leib, warmen Einreibungen (mit Oel, Fett), endlich von warmen Getränken (Kamillen-, Pfeffermünzthee); bei älteren Kindern sind auf die Bauchhaut applicirte Gegenreize, wie Rumlappen und selbst Sinapismen von ausgezeichneter Wirkung. — Ist längere Zeit hindurch wenig oder unregelmässiger Stuhlgang erfolgt, so thut man sicher gut, diese Mittel mit lauwarmen Darmirrigationen zu combiniren, welche letztere schon deshalb sehr empfehlenswerth sind, weil sie nebenbei in der Regel zur Entleerung von Darmgasen beitragen. Von inneren Mitteln wird man sehr ungern und nur im äussersten Falle zu Narcoticis greifen, und höchstens das von Wertheimber empfohlene Extr. Belladonnae innerlich oder in Form von Suppositorien zur Anwendung bringen. Von den eigentlichen nervinen Mitteln sieht man zuweilen die Tinct. Moschi innerlich zu 3 bis 5 Tropfen ½stdl. gegeben, von ausgezeichneter Wirkung. John Body empfiehlt ausserdem den Spirit. aetheris nitrosi 1 bis 2 bis 5 Tropfen in etwas Wasser zu verabreichen. Man sieht in der That davon günstige Wirkungen. Lassen die Schmerzen in relativ kurzer Zeit nicht nach und drohen allgemeine Reflexsymptome einzutreten, so ist man häufig im Stande mittelst der Application eines Clysma von Hydrat Chloral (0,5 bis 1) dem Anfalle in kürzester Zeit ein Ende zu machen. Zur Anwendung von Chinin wird man sich dann entschliessen, wenn die intermittirende Wiederkehr der Anfälle und eventuell die Anamnese den Einfluss von Malariagift als wahrscheinlich erscheinen lassen.

Prolapsus ani. Mastdarmvorfall.

Aetiologie.

Vorfälle des Mastdarms kommen entweder als Folgezustände entzündlicher Reizungen der Mastdarmschleimhaut vor, oder sie sind eine functionelle Störung, also eine Schwäche der Sphincteren, welche allerdings oft durch fortdauerndes Pressen und Drängen erzeugt wird; so kommt Prolapsus ani als ein steter Begleiter der Blasensteinbildung vor. Es bilden sich nun entweder einfache Hervorstülpungen der Sphincteren, also des alleruntersten Mastdarmabschnittes aus, oder des oberhalb der Sphincteren gelegenen Rectumabschnittes durch die Sphincteren hindurch nach Aussen; zumeist sind es dürftig ernährte Kinder, bei welchen die Krankheit beobachtet wird.

Symptome.

Der Vorfall des Rectum und die Hervorstülpung der Sphincteren erscheinen als wulstförmige oder wurstartige Körper von tief dunkelfleischrother Farbe, zuweilen von beträchtlicher Länge. Das Heraustreten des prolabirten Stückes erfolgt gewöhnlich unter starkem Drängen und kleinere Kinder scheinen in dem Maasse, als die Rectalschleimhaut hervortritt, stets von Neuem zu heftigem Pressen angeregt zu werden; daher sieht man sie mit rothem Gesicht, fest geschlossenem Munde, contrahirten mimischen Muskeln, bei gespanntester Bauchpresse in exspiratorischer Haltung bei angehaltenem Athem oft so lange, wie irgend die Athmung gestattet, verharren. — Von dem Prolaps der diphtheritischen Rectalschleimhaut ist schon gesprochen, indess ist es eine häufige Erscheinung, dass die öfters prolabirte, ursprünglich gesunde oder nur katarrhalisch afficirte Schleimhaut von Diphtherie befallen wird und sich mit dicken graugelben Infiltrationen belegt. Aus dem Rectum quillt in der Regel etwas schleimiges, bei heftigem Pressen auch wohl blutig schleimiges Secret. Die Repositionsversuche machen bei heftigem Pressen die Schleimhaut in der Regel bluten.

Die Diagnose ergiebt sich aus dem Augenschein.

Prognose.

Die Prognose des Prolaps ist, wenn nicht schwere complicirende Darmkatarrhe vorhanden sind oder Diphtherie die Anomalie begleitet, zumeist günstig, da man mit der Zeit und bei geeigneter Behandlung den Prolaps sich zurückbilden sieht.

Therapie.

Vorerst sind katarrhalische Affectionen des Rectum zu beseitigen, am besten mittelst vorsichtig applicirter lauwarmer Irrigationen und nachfolgender Injectionen von Tannin (2 : 100). Wird die Rectalschleimhaut fort und fort weiterhin hervorgepresst und handelt es sich um eine Schwäche der Sphincteren, so gelingt es dieselbe durch subcutane Injec-

tionen von Ergotin oder Strychnin zu beseitigen (H e n o e h, W e b e r).
Ersterer empfiehlt von einer ½procentigen Lösung von Strychnin.
nitricum oder sulfuricum 7 bis 15 Theilstriche einer P r a v a z' schen
Spritze (= 0,001 bis 0,002) ein Mal täglich die Umgebung des Prolaps
dieht am Anus subcutan zu injiciren. — Von einer 10procentigen Ergotin-
lösung einmal täglich 0,02. Bei chronischen auch durch Injectionen
nicht zu beseitigenden Vorfällen empfiehlt V o g t einen Verband, welcher
gleichzeitig die Defäcation gestatten soll. Derselbe besteht in einem an
einer Binde befestigten 1 Cm. hohen Hartgummicylinder, welcher auf
die Analgegend befestigt wird und durch zwei mit Luft aufgeblasene, die
kleinen Genitalien umfassende Gummischlanchschenkel beim Pressen
fest an den Anus gedrängt wird und dessen Heranstreten behindert.
B a s c v i empfiehlt einen nach Reposition des Prolaps anzulegenden
Heftpflasterverband, der quer über die zusammengehaltenen Hinterbacken
vom Perineum nach oben in dachziegelförmig sich deckenden Streifen
gelegt wird. Darüber kommt eine zwei bis drei Finger breite Leinwand-
binde, welche auf dem Rücken eine doppelte Spica bildet. Alle diese
Mittel bleiben selbstverständlich bei Anwesenheit von Blasensteinen unwirksam, bis der Stein operativ entfernt ist.

Intussusception, Invagination.

Die Literatur der Darminvagination ist sowohl als rein casuistische,
als auch in der Form zusammenfassender Abhandlungen eine so beträchtliche, dass diese Thatsache allein die relative Häufigkeit des
Vorkommens der Affection documentirt; von den jüngeren Arbeiten
der letzteren Art sind insbesondere die von P i l z und L e i c h t e n s t e r n
beachtenswerth. In der ersteren (s. Jahrb. f. Kinderheilk. Bd. III. p. 9)
findet man auch eine vortreffliche Uebersicht über die einschlägige
Literatur.

A e t i o l o g i e und P a t h o g e n e s e.

Unter den ätiologischen Momenten der Darminvagination spielten
bei den Autoren früherer Perioden die Darmkrankheiten und insbesondere die Diarrhoeen eine hervorragende Rolle. Nach P i l z und
L e i c h t e n s t e r n trifft diese Anschauung nicht zu, vielmehr tritt die
Affection ziemlich plötzlich und bei ganz gesunden Kindern ohne vorangegangene Diarrhoeen ein; auch traumatische Einflüsse, zu rapide Bewegungen der Kinder, Schaukeln etc. können nicht als Ursachen derselben beschuldigt werden. Die Krankheit betrifft häufig Kinder im ersten

Lebensjahre und von diesen wieder zumeist solche der ersten Lebensmonate. (Nach Pilz standen unter 293 Fällen 158 im ersten Lebensjahre, und davon 98 im Alter von vier bis sechs Monaten. Nach
Leichtenstern im ersten Lebensjahre 73 Fälle, im zweiten bis
fünften 49). Zumeist sind die Knaben befallen: im Verhältniss zu
Mädchen etwa wie 6 : 2. — Der Vorgang der Invagination ist mechanisch
nur in zweifacher Weise denkbar; entweder stülpt sich ein besonders
eng contrahirtes Darmstück, welches noch dazu ein schlaffes Mesenterium hat, in ein besonders weites hinein, oder das weite bewegt sich
gleichsam über das engere hinüber. — Die frühere Anschauung trug
nur dem ersten Modus Rechnung und stützte sich auf darauf bezügliche
Thierexperimente, bis Eichstädt gleichfalls durch das Experiment auch
die zweite Möglichkeit darthat; übrigens ist das häufige Vorkommen der
Invagination in der Gegend der Ileocoecalklappe ein Beweis dafür,
dass die relative Weite des unteren Darmabschnittes zu der oberen für
die pathologische Physiologie der Invaginationen höchst bedeutungsvoll ist, wie dies Rilliet und Barthez und später Pilz genug-
sam betont und ausgeführt haben. — Leichtenstern hat weiterhin
darauf aufmerksam gemacht, dass eine Invagination an dem von Gas
aufgeblähten Darme oder an dem leeren Darme kaum Statt finden könne;
desto leichter geschieht dies, wenn der Darm mit schwerverdaulichen
Ingesta gefüllt ist; daher kommt es auch, dass Tumoren, welche im
Innern eines Darmstückes ihren Sitz haben, also Polypen, leicht Invaginationen herbeiführen; auf der anderen Seite werden aber, sobald eine
Invagination Statt gefunden hat, neu hinzudrängende Ingesta, welche
nach unten nicht vorwärts kommen können, durch Darmblähung und
Anregung der Peristaltik die Lösung des schon invaginirten Darmstückes
bewirken können, ja es wird vielleicht vorkommen, dass die Peristaltik
des invaginirenden Stückes, wenn anders in hervorragender Weise die
Längsmuskulatur in Action tritt, die Loslassung des invaginirten Darmstückes bedingt.

Pathologische Anatomie.

Der Sitz der Invagination bei Kindern wird am häufigsten so befunden, dass der Dickdarm in den Dickdarm oder Dünndarm und Dickdarm zugleich in den Dickdarm hineingestülpt sind. Leichtenstern
bezeichnet die Invaginationen mit Vorantritt der Valvula coli als coe-
cale oder ileocoecale, die mit Einstülpung durch die Coecalklappe als
ileocolice; erstere kommen nach ihm bei Kindern im ersten Lebensjahre
unter allen Fällen von Invagination in 70 Procent vor, im Alter von

zwei bis fünf Jahren in 49 Procent, im Alter von sechs bis zehn Jahren in 41 Procent. Demnächst am häufigsten kommen die Coloninvaginationen vor, bei den entsprechenden Altersstufen in 19, 25, 21 Procent. Nahezu zu den gleichen Resultaten kommt Pilz. Die längerdauernde Invagination führt stets zu Verlöthungen der aneinanderliegenden serösen Ueberzüge der beiden in einander geschobenen Darmstücke. Das eingestülpte Darmstück wird insbesondere an seinem spitzen Ende reichlich bluterfüllt und in dem Maasse, als in der Eingangsöffnung der Invagination eine intensivere Einschnürung erfolgt, nimmt die Stase mit all ihren Folgen, der Schwellung, Exsudation und Infiltration zu, bis schliesslich Gangrän eintritt. So kann es kommen, dass, während im oberen Abschnitte der Invagination die Verlöthung eine vollständige geworden ist, ohne dass Perforation oder Communication mit der Peritonealhöhle entsteht, ein grosses Darmstück gangränös eliminirt und durch den Anus mit Fäcalien entfernt werden kann. Solche Fälle sind häufig publicirt. Wie nahe übrigens bei solchen Vorgängen die Perforation dennoch liegt und wie drohend die Peritonitis ist, liegt auf der Hand. Erwähnt sei noch, dass die Invaginationen, welche in der Agonie entstanden, und häufig an den Kinderleichen bei der Section beobachtet werden, sich gerade durch jeden Mangel der eben skizzirten Circulationsstörungen auszeichnen.

Symptome und Verlauf.

Die Attaque beginnt sehr häufig urplötzlich. Mitten im besten Wohlsein kreischen die Kinder auf, werfen sich umher und zeigen alle Symptome eines heftigen Kolikanfalles. Der Leib ist gespannt, die Bauchdecken sind straff, gleichzeitig erfolgt unter heftigem Drängen und Pressen ein blutiger, oder blutig schleimiger Stuhlgang, zumeist noch mit fäculenten Massen, alsbald aber nur bluthaltig. — Die Unruhe wächst, während die Kinder anfangen zu erbrechen. Das Gesicht anfangs verfallen, röthet sich alsbald, die Haut wird warm, die Augen glühend. Der Leib ist bei Berührung intensiv schmerzhaft. — Die sorgfältige Palpation desselben ergiebt einen eigenthümlichen länglichen wurstförmigen härtlichen Tumor, welcher nach der Mitte zu oder in der linken Seite gelegen sich von der Umgebung abgrenzen lässt. — Versucht man die Palpation vom Rectum aus, so findet man häufig einen kleinen, rundlichen, convexen Tumor dem palpirenden Finger sich entgegen drängen, — das invaginirte Darmstück. — Wird jetzt keine Hilfe gebracht, oder ergeben sich die Hilfsleistungen als fruchtlos, so folgen reichliche blutige Entleerungen, — ich habe solche bei einem

siebenmonatlichen Kinde fünf bis sechs Mal in einem Tage reichlich
und rein blutig gesehen. — Das Erbrechen wiederholt sich, der Leib
treibt sich mehr und mehr auf; die Kinder werden cyanotisch, collabiren und gehen zu Grunde, zuweilen endet ein Anfall von Convulsionen
die ganze Scene, welche zwei bis drei bis vier Tage in Anspruch genommen hat. — Löst sich die Invagination spontan oder in Folge der
therapeutischen Manipulationen, so verschwindet der Tumor; die Schmerzhaftigkeit des Abdomen, Erbrechen und blutige Stühle lassen nach, die
Kinder verfallen in ruhigen Schlaf und unter Entleerung von fäculenten
Massen stellt sich allmälig das normale Gleichgewicht wieder her, häufig
nicht, ohne dass noch neue Attaquen, hervorgerufen durch Recidive der
Invagination, erfolgen.

Nicht immer sind die Symptome der Invagination so stürmisch,
sondern es kommt nach den ersten heftigen Scenen eine gewisse Ruhepause, das Erbrechen lässt nach, das Aufgetriebensein des Leibes und
die Schmerzhaftigkeit werden geringer, auch Tenesmus und blutige Absonderung schwinden, dagegen treten Diarrhoeen schleimiger Massen
und endlich fäculente Stühle auf. Der Geruch derselben ist penetrant,
widerlich; unter wechselnden Symptomen, Kolikschmerzen, Diarrhoeen,
Appetitlosigkeit und allen Erscheinungen eines ulcerativen Darmprocesses
stösst sich nach einiger Zeit (drei bis vier Tagen) ein Stück des gan-
gränescirten Darmes ab. Allmälig nimmt der Appetit zu, die Ernährung
bessert sich und wenngleich erst nach Wochen und Monaten kehren die
Kinder zum früheren Wohlsein zurück.

Diagnose.

Die Diagnose der Affection ergiebt sich aus den plötzlichen
Schmerzen, den blutig schleimigen oder rein blutigen Abgängen, dem
Erbrechen, und dem nachweislichen, mehr nach links gelegenen wurstförmigen durch die Bauchdecken palpablen Tumor. Als Anhaltspunkte
für die Entscheidung, ob es sich um Dünndarm oder Dickdarminvagi-
nation handle, giebt Leichtenstern folgende Angaben. Dünndarm-
invaginationen kommen bei jungen Kindern, insbesondere im ersten
Lebensjahre überaus selten vor; sie setzen im Ganzen mit schwereren
Symptomen ein, es fehlt der Tenesmus fast ganz und endlich erstreckt
sich der sich bildende Meteorismus mehr auf die mittlere Bauchgegend,
während er bei Dickdarminvaginationen mehr die obere Bauchgegend
(Gegend des Colon) einnimmt.

Mit grösster Sicherheit wird die Diagnose der Invagination überhaupt dann gestellt, wenn der in das Rectum eingeführte Finger dem

invaginirten Darmstück in Form eines convexen weichen, glatten rundlichen Körpers begegnet.

Prognose.

Die Prognose der Invagination ist jedes Mal dubiös; im Ganzen
auch ziemlich ungünstig. Nach Leichtenstern's Zusammenstellung
sterben 73 Procent; nach Pilz starben von 161 Fällen 125 = 77 Procent.
Am tödtlichsten erschien die Einschiebung des Dünndarmes in den Dickdarm, wie Pilz bemerkt, wohl deshalb, weil die Klappe eine Rückkehr
nicht gestattet, und die Heilung nur durch Abstossung des invaginirten
Darmstückes möglich ist; im Ganzen heilen indess die Fälle wo Abstossung erfolgt besser, als wo dies nicht der Fall ist; die Mortalität
beträgt bei ersteren nach Leichtenstern 41 Procent, bei letzteren
85 Procent. — Die Kinder sterben leicht, entweder in der ersten
Attaque im Collaps oder an Erschöpfung, seltener an Peritonitis; andere
siechen nach erfolgter Abstossung an schweren chronischen Störungen
der Verdauung hin.

Therapie.

Die Therapie hat die einfachste aller Indicationen zu erfüllen, das
invaginirte Darmstück zurückzubringen. Man hat zu diesem Zwecke
1) Eingiessungen von Wasser, 2) Einblasungen von Luft, 3) mechanische
Reposition mittelst langen, mit Schwämmchen gedeckten Sonden oder
Stäbchen, 4) die Laparotomie empfohlen und ausgeführt. Alle diese
vier Methoden haben günstige Resultate aufzuweisen und werden je nach
Lage des Falles demselben angepasst werden können und müssen. —
Gegen das Erbrechen wird man gleichzeitig Eiswasser, gegen den heftigen Schmerz in diesem Falle Narcotica und zur Ruhigstellung des
Darmes Chloralklystire in Anwendung ziehen können. ' Was die Laparotomie betrifft, so liegt gar kein Zweifel vor, dass dieselbe nach den
modernen Fortschritten der Chirurgie in anscheinend rettungslosen
Fällen noch wird Hilfe bringen können, wenngleich bis zu diesem Augenblicke nur sehr spärlich gesäete Fälle von Heilungen nach der Operation
vorliegen, so in einem von Sauds in New-York mitgetheilten Falle bei
einem sechsmonatlichen Kinde, während in dem von Herz mitgetheilten
Falle der Tod unter Convulsionen eintrat. Die Operation ist, wie Herz
ausdrücklich hervorhebt, mit sehr erheblichen Schwierigkeiten, insbesondere wegen der Enge des Operationsfeldes, verknüpft.

Geschwülste und fremde Körper im Darmkanal.

Von den Tumoren des Darmkanals treten die ganz vereinzelt vorkommenden Fälle von Cystenbildungen und Carcinom so in den Hintergrund, dass sie hier füglich übergangen werden können. — Eine gewisse Bedeutung haben dagegen die im Rectum zur Beobachtung kommenden Fälle von Polypen.

Mastdarmpolypen.

Dieselben sind im Jahre 1871 eingehend von Bokai gewürdigt worden, indess ist auch ihr Vorkommen so selten, dass Bokai unter 65970 Patienten nur 25 Fälle beobachtete, darunter waren 16 Knaben und 9 Mädchen.

Pathologische Anatomie.

Die Polypen bestehen zumeist aus einer kirschgrossen, weichen oder mehr consistenten Geschwulstmasse, welche sehr zellenreich und nach Art des embryonalen Gewebes gebaut ist und grossen Reichthum an Blutgefässen besitzt. Die Lieberkühn'schen Drüsen sind in das Gewebe wie in die normale Schleimhaut eingebettet. — Dieselben sitzen entweder gestielt oder mehr breit der Rectalschleimhaut auf.

Symptome und Verlauf.

Die Symptome der Mastdarmpolypen sind häufige Unregelmässigkeiten der Defäcation, Diarrhoeen abwechselnd mit Verstopfung und hartem festem Stuhlgang, häufiger Tenesmus und Abgang von Blut oder blutigem Schleim während der unter Tenesmus erfolgenden Defäcation; zuweilen drängt sich hierbei der Polyp aus der Analöffnung heraus. — Zuweilen bringen indess Mastdarmpolypen erhebliche nervöse Symptome zu Stande, so hat Demme einen Fall beschrieben, wo ein Polyp bei einem fünfjährigen Knaben schwere eclamptische Anfälle veranlasste.

Die Therapie besteht in der einfachen Abtragung des Polypen, am besten mit der kalten oder der galvanokaustischen Schneideschlinge. In Demme's Fall trat von dem Tage der Entfernung an kein eclamptischer Anfall wieder ein.

Fremdkörper. — Coprostase.

Unter den Fremdkörpern, welche in den kindlichen Darm gelangen, daselbst liegen bleiben und eventuell gefährliche Processe erzeugen, spielen besonders Fruchtsteine (Pflaumenkerne) eine gewisse Rolle, selteuer hinabgeschluckte Geldstücke, Glasperlen u. s. w., noch seltener Nadeln. — Sie sind deshalb so bedeutungsvoll, weil sie, in den Processus vermiformis gelaugt, zu Nekrose desselben, Perityphlitis und endlich zu allgemeiner Peritonitis Aulass geben. — Spitze Gegeustände durchbohren auch wohl direet die Darmwand und erzeugen entweder ebenfalls Perforationsperitonitis, oder sie bedingen Anlöthungen des Darmes au die Darmwand und nach Aussen perforirende Ulcerationen mit Entstehung von Anus praeternaturalis. — Zu erwähnen sind ferner noch die Coprostasen, welche bei Kindern gleichfalls wie bei Erwachsenen die Symptome der totalen Obstruction mit Ileus und Peritonitis erzeugen können. Im Ganzen sind diese Vorkommnisse aber bei Kindern weit seltener, als die früher beschriebene Invagination. — Die Entfernung der Fremdkörper versucht man durch Darreichung milder Laxantien, obenan des Ol. Ricini. — Auf die peritonitischen Affectionen kommen wir alsbald ausführlicher zurück. —

Eingeweidewürmer. Entozoën. Helminthiasis.

Die Eingeweidewürmer rechnen mit zu den im kindlichen Darmkanal vorkommenden Fremdkörpern, nur dass es sich bei ihnen um lebende Organismen handelt, welchen selbständige Bewegung, eigene Ernährung und Fortpflanzung zukommt, so dass die von ihnen bedingten Erscheinungen complicirterer Art sind, als dies bei den todten Fremdkörpern der Fall ist. — Obenan sei erwähnt, dass mit den Eingeweidewürmern in der Pathologie des kindlichen Alters in früherer Zeit geradezu ein Unfug getrieben wurde, der jetzt glücklich beseitigt ist; denn in dem Maasse, als der Einblick in die pathologischen Vorgänge sich vertieft hat, sind die von früher her als furchtbar geschilderten Folgen und Symptome der Anwesenheit von Entozoën im kindlichen Darmkanal auf relativ geringe Gruppen eingeschrumpft.

Ascaris lumbricoides, Spulwürmer.

Der Spulwurm gehört nach Leukart u. A. in die Gruppe der Nematoden, Rundwürmer oder Fadenwürmer. Der Körper ist rund, schlauchförmig, ungegliedert und ohne Füsse. Die Haut ist derb und prall. Die Geschlechter sind getrennt. Er entwickelt sich aus dem ellipsoidisch geformten Ei. Das Männchen ist kleiner als das Weibchen, das Hinterleibsende ist hakenförmig gekrümmt. — Der Mund der Ascaris zeigt drei Lippen, welche sich scharf gegen den Körper absetzen; die Oberlippe nimmt die Mitte der Rückenseite ein, die beiden anderen berühren

sich in der Mittellinie des Bauches. Die Lippen sind und zwar die
Oberlippe mit je zwei, die Seitenlippen mit je einem Grübchen versehen,
in welchem je ein Tastwerkzeug enthalten ist. Das Weibchen legt etwa
jährlich 60 Millionen Eier, daher ist die Verbreitung der Würmer
colossal und die Fortpflanzung wahrscheinlich durch die Eier, welche
mit Wasser oder Nahrungsmitteln in den Magen gelangen.

Einzeln vorkommende Ascariden machen gar kein Symptom. Grosse
Massen der Thiere können allerdings dyspeptische Störungen, Uebelkeiten, Erbrechen, wohl auch Diarrhoeen veranlassen; auch ist es möglich, dass sie Reflexsymptome, wie Schwindel und Unruhe und bei besonders reizbaren Kindern choreatische Bewegungen verursachen; indess
gehört dies gewiss zu den Seltenheiten; was ich gesehen habe, lässt
sich dahin zusammenfassen, dass die Kinder etwas bleich sind und einen
gewissen Grad von Schlaffheit und Apathie zeigen, ob aber diese Symptome auf den Ascaris selbst oder auf eine gleichzeitig vorhandene, von
ihm völlig unabhängige Dyspepsie zu beziehen seien, lasse ich dahin gestellt. — Gefährlich wird der Ascaris durch seine Wanderungen; so kann
sein Eindringen in den Larynx plötzliche Suffocation erzeugen; sein Eindringen in die Gallengänge und die Leber erzeugt käsige und eitrige
Zerstörungen der Leber, wie solche von Davaine und Schent-
hauer beschrieben worden sind. — Die Einwanderung von Ascaris in
die Peritonealhöhlen durch perforative Ulcera der Darmwand bei chronischer Peritonitis gehört nicht zu den Seltenheiten; es kann in solchen
Fällen zu Entleerung des Ascaris durch den Nabel kommen. — Vereinzelt sind Fälle bekannt geworden, wo haufenweis und in Knäuel ge-
sammelte Ascariden totale Obstruction mit den Symptomen des Ileus zu
Wege brachten.

Therapie.

Das hervorragendste Mittel gegen Ascaris ist das Santonin, entweder in Pulver oder in den als Wurmkuchen bekannten Santonin-
pastillen (0,06 pro dosi bis 0,15 je nach dem Alter). — Das Santonin
ist indess eine ziemlich heftig giftig wirkende Substanz, wenn es nicht
ziemlich rasch aus dem Körper eliminirt wird und Zeit hat sich in
Xanthopsin zu verwandeln; daher räth Boddy an, das Mittel stets mit
einem Laxans, am besten mit Calomel zu verordnen.

Oxyuris vermicularis.

Kleine Würmer mit pfriemenförmigem Schwanz und wenig ausge-
bildeten Lippen. Die Männchen sind 4 Millimeter, die Weibchen

10 Millimeter lang. Die Verbreitung geschieht ebenfalls durch die Eier.
Ihr Vorkommen ist sehr häufig, sie bewohnen zumeist den untersten
Darmabschnitt; ihre Massenhaftigkeit in einem kindlichen Körper ist
geradezu enorm; in einem von mir beobachteten Falle war der Stuhlgang, wie die Mutter sich ausdrückte, geradezu „lebendig und beweglich",
so massenhaft barg er Oxyures; es war dies ein Fall, wo ein nahezu
zehnjähriges Mädchen die lebhaftesten Aufregungszustände, Schlaflosigkeit,
nächtliches Aufschrecken u. s. w. darbot, augenscheinlich als Folgezu-
stand der Wirkung der Oxyures. Bemerkenswerth ist, dass sie stets
heftiges Jucken am After verursachen und die Kinder zu Masturbation
treiben, um so mehr, wenn sie bei kleineren Mädchen in die Vagina
dringen, dort ihre Eier placiren und Vaginitis erzeugen; auch in der
Genitocruralfalte können sie ihre Eier placiren und zu Eczemen
Anlass geben (Michelson). Seligsohn beschreibt einen Fall, wo
bei einem zehnjährigen Mädchen Wanderung der Oxyures nach dem
Magen und Entleerung derselben durch den Mund erfolgte. Aehnliche
Fälle sind früher schon beobachtet worden.

Die Therapie besteht, da die Würmer im Rectum sitzen, in
Clysmata, welche mit Aufgüssen von Knoblauch gemacht werden. West
empfiehlt innerliche Verabreichung von Flores Sulfuris, auch schwache
Sublimatklystire und Klystire mit Aether 10 bis 20 Tropfen : 100 Aq.
sind empfohlen. Etwa in die Vagina der Kinder gelangte Eier tödtet
man am besten mit Sublimatinjectionen 0,06 : 60.

Taenien.

Von den zur Gruppe der Cestoiden gehörigen Taenien kommt bei
Kindern am häufigsten die Taenia mediocannellata vor; seltener
Taenia solium und Bothriocephalus latus.

Die Taenien präsentiren im Darmkanal des Menschen bandartige
gegliederte Organismen mit einem, mit vier Saugnäpfen versehenen
Kopfe, Scolex, welcher entweder mit Hakenkränzen bewehrt ist, oder
ohne diese ist. Auf den Kopf folgt der völlig ungegliederte Körper-
theil, der Hals, darauf die Glieder (Proglottiden). Die Wucherung oder
Knospung neuer Proglottiden geht vom Kopfe aus, so dass die definitive
Entfernung des Wurmes abhängig ist von derjenigen des Kopfes. Die
Proglottiden enthalten die embryonenhaltigen Eier. Dieselben können
sich indess in dem Darmkanale der Menschen nicht weiter entwickeln,
sondern müssen den Entwicklungsgang auf einem anderen Thiere zum
Blasenwurm (Finne) durchmachen, um schliesslich auf das erste Thier
zurückgelangt wieder zur Taenia zu werden. Die Proglottide z. B. der

Taenia solium in den Mageninhalt des Schweines gebracht, entwickelt
in demselben die Eier, dieselben dringen durch die Magen- und Darmwand in die Muskeln, entwickeln sich daselbst zum Cysticercus und
werden nunmehr, als Cysticercen wieder in den Magen des Menschen
gelangt, dort zu sich festsaugenden Scolices, welche weiterhin wieder
durch Knospung von Proglottiden zu Taenia auswachsen. Immer müssen
aber zum Zweck dieser Durchgangsstadien die geeigneten, passenden
Organismen geboten werden.

1) **T a e n i a   m e d i o c a n n e l l a t a.** Bei Kindern am häufigsten. Vier
bis fünf Meter lang, hat vier Saugnäpfe, ohne Hakenkränze. Der Hals
ist kurz, breit, ungegliedert. Die Proglottiden sind länger als breit,
Geschlechtsöffnung am Rande. — Seine Finne kommt in dem Muskel
des Rindes vor, daher er von den Kindern durch die Darreichung von
rohem gehackten Fleisch leicht aequirirt wird.

2) **T a e n i a   s o l i u m.** Zwei bis drei Meter lang; Kopf stecknadel-
knopfgross, vier Saugnäpfe mit abwechselnd grossen und kleinen Hakenkränzen, ungegliederter Hals. Geschlechtsöffnung an dem Rande, alter-
nirend rechts und links. — Die Finne (Cysticercus cellulosae) kommt
im Muskelfleische des Schweines vor.

3) **B o t h r i o c e p h a l u s   l a t u s.** Länge fünf bis acht Meter, keulen-
förmiger Kopf, einen Millimeter lang, $1/2$ Millimeter breit, abgeplattet
und mit je zwei Sauggruben versehen, ohne Hakenkränze. Proglottiden
breiter als lang. Geschlechtsöffnung auf der Bauchfläche. Das Mutter-
thier der Finne ist nicht bekannt, indess weist sein häufiges Vorkommen
in wasserreicher Gegend auf die Fische hin. Sein Vorkommen vorzugsweise in den Ostseeprovinzen, Schweden, Russland u. s. w.

Symptome.

Die Mehrzahl der Taenien macht factisch gar keine Symptome
und würde völlig unbemerkt bleiben, wenn nicht Proglottiden mit dem
Stuhle abgingen. Nur in wenigen Fällen konnte ich bei Kindern geringe
Störungen der Ernährung, bleiche Hautfarbe, leichte dyspeptische Symptome, Erbrechen, Uebelkeiten und leichte Schwindelempfindungen beobachten. Schwere Alterationen des Nervensystems, Chorea, Epilepsie,
Eclampsie u. s. w. erinnere ich mich nicht gesehen zu haben, und
stimme in diesem Sinne völlig mit den Ausführungen F l e i s c h m a n n's
überein; dabei soll nicht verhehlt werden, dass von anderen Autoren
(B r e m s e r, B o u c h u t u. A.) leichtere und schwerere Reflexsymptome
angeführt und mit einschlägigen Fällen belegt werden. B o u c h u t erwähnt
als Symptome Kolikschmerzen, Schmerzen um den Nabel, Erbrechen,

Heisshunger, Diarrhoë, selbst Bluterbrechen, ferner Mydriasis, Singultus, Schlaflosigkeit, Contracturen, epileptische und hysterische Convulsionen.

Therapie.

Die Therapie muss in erster Linie prophylaktisch sein. Die Taenia mediocannellata kann man verhüten, wenn man nach dem Vorschlage von Levi statt des rohen Rindfleisches den Kindern rohes Hühnerfleisch und Truthahnfleisch giebt. Der Nährwerth und die Nährwirkung dürften die gleichen sein, wie beim Rindfleisch; im Uebrigen schützt vor Taenien die grösste Sauberkeit, welche sich auf die von den Kindern gebrauchten Essgeschirre zu erstrecken hat.

Die sogenannten Vorbereitungskuren für die Behandlung sind vollständig zwecklos. Man kann, wenn man sich von der Anwesenheit einer Taenia überzeugt hat, ohne Weiteres die Behandlung beginnen.

Als hervorragendes Mittel bewährt sich Kusso auch bei Kindern; entweder als Pulver in Wasser eingerührt oder Pastillen aus gepressten Kussoblumen. 10 bis 15 Gramm : 150 Aq. in drei Portionen in halbstündigen Zwischenpausen, in welchen etwas warmer, süsser, schwarzer Kaffee gegeben wird. Man beseitigt eventuell die Brechneigung mit der Darreichung von etwas Citronensaft. Nach zwei Stunden giebt man einen Kaffeelöffel voll Ricinusöl oder ein Clysma aus Ricinusöl und Kamillenthee.

Kamala ist nicht empfehlenswerth und lässt insbesondere bei Taenia mediocannellata im Stich (Fleischmann, Monti).

Rhizoma filicis maris 10 bis 15 Gramm in Pulver oder als Ol. aether. filicis maris 6 bis 8 Gramm in einer Oelemulsion, in zwei Portionen getheilt zu verabreichen (Bouchut). Wenn das Präparat gut ist, von entschiedener Wirksamkeit.

Cortex Radicis Granatorum entweder als Abkochung 20 bis 30 Gramm : 1 Liter Aq. auf die Hälfte eingekocht in drei Theilen zu geben oder mit Extr. filicis maris zu Pillen (Rzp. Extr. Punicae Granati recent. praep. Extr. filicis maris aeth. $\widehat{a\,a}$ 2,5 Pulv. punicae Granati q. s. fiant pill. n. 40). In ½ stündigen Zwischenräumen je 5 bis 10 Pillen. 10 bis 20 Pillen genügen. Vor den Pillen etwas Milch. Nach vier Stunden Ricinusöl.

Semina Cucurbitae maximae. 100 bis 120 Gramm Kürbissamen mit Zucker gestossen oder in Emulsion in zwei Gaben getheilt, im Verlauf eines Tages. Diät streng. Drei Stunden nach der zweiten Gabe der Kürbissamen etwas Ricinusöl.

Saoria 2 bis 5 Gramm in Apfelmuss. In der Kinderpraxis noch nicht genau erprobt.

Atresie des Darmkanals.
Occlusion und Darmdefecte.

Atresie, Knickung und Occlusion des Darmkanals, endlich vollständiger Defect einzelner Darmstücke ist zumeist die Folge peritoni-
tischer in der Fötalperiode abgelaufener Processe. Die Prädilectionsstellen dieser Defecte sind, wie Theremin nachweist, oberhalb und
unterhalb des Tuberculum Vateri (Duodenum) und nahezu vor dem
Coecum, indess ist kein Stück des Dünndarms ausgeschlossen. Aus der
jüngsten Zusammenstellung Silbermann's geht hervor, dass von
75 Fällen von Occlusion und Atresie des Dünndarms 24 auf das Duodenum
entfallen. Für die Atresia ani macht Ahlfeld die aus den ersten
Wochen des fötalen Lebens herrührende Ectopie des Darmes, Zug desselben am Darmrohr, Knickung und spiralige Drehung verantwortlich,
welche schliesslich zu Verengerungen und weiterhin zu totaler Atresie
mit Verlust des Darmrohres führen. Der ectopirte Theil kann von der
Darmwand vollständig abgeschnürt werden und verloren gehen.

Die Fälle von Atresie und Defect eines Darmstückes charakterisiren
sich klinisch durch Auftreibung des Abdomen, welche von der Erweiterung
des oberhalb des atresirten Stückes gelegenen Darmstückes herrührt
und sich durch lauten und tiefen Percussionsschall zu erkennen giebt.
Constant tritt Erbrechen aller eingenommenen Massen ein, welches bis
zum Tode dauert. Abgang von Meconium findet bei Atresia ani selbstverständlich nicht Statt, bei Atresien der oberen Darmabschnitte kann
etwas Meconium entleert werden.

Der Tod tritt fast in allen Fällen in wenigen Tagen (zwei bis fünf
Tagen), und zwar unter den Symptomen der acuten Peritonitis, ein.
Heilungen von Atresia ani auf operativem Wege durch Anlegen eines
künstlichen Afters sind vielfach versucht worden, zumeist mit unglück-
lichem Ausgange.

Die Krankheiten des Bauchfelles.

Acute Peritonitis.

Aetiologie und Pathogenese.

Die acute Peritonitis ist in der frühesten Lebensperiode des Kindes
eine häufigere, in den späteren Kinderjahren eine relativ seltene Krankheit.
Bei Neugeborenen sind es vorzugsweise zwei Momente, welche die Peri-

tonitis veranlassen, 1) die puerperale Infection und der ganze, unter dem
Bilde der Septicämie der Neugeborenen zusammengefasste Process (septische Peritonitis) (Quinquaud, Silbermann), 2) die congenitale
Atresie und Occlusion des Darmes. Die septische Peritonitis geht zumeist von gleichzeitiger Erkrankung des Nabels, der Entzündung der
Nabelgefässe, der phlegmonösen oder diphtheritischen Omphalitis aus.
Vereinzelt findet man überdies Fälle von syphilitischer Peritonitis, die
rasch mit dem Tode des Neugeborenen enden. Einen Fall von Peritonitis in Folge von Vereiterung der Mesenterialdrüsen eines Neugeborenen
theilt Sänger mit; vielleicht war auch in diesem Falle Syphilis im
Spiele. Unter den Ursachen der acuten Peritonitis des späteren Kindesalters stehen obenan die tuberculöse Erkrankung des Darmes und der
Mesenterialdrüsen, sodann die Invagination und endlich gewisse Infectionskrankheiten, wie Scarlatina, Typhus u. s. w.; bei letzterer Ursache auch
ohne Perforation der Darmwand. Bei schwerer Enteritis jeder Form,
selbst bei der schweren katarrhalischen, habe ich Peritonitis gesehen und
durch die Section bestätigen können; sie kann sich weiterhin aus der
Ulceration und Perforation des Processus vermiformis, also aus der
Perityphlitis heraus entwickeln oder aus der Perforation eines typhösen
Geschwürs entstehen, wenngleich gerade dieser Anlass bei Kindern relativ selten ist, auch diphtheritische oder Folliculargeschwüre (Dysenterie)
können durch eintretende Perforation Peritonitis veranlassen; endlich kann
sie nach Traumen auftreten, so können schon beim Turnen acquirirte Quet-
schungen der Bauchwand Peritonitis erzeugen. In vereinzelten Fällen
kann man die Ursache der Krankheit aber nicht entdecken und man
nimmt in solchen Fällen die Erkältung als ätiologisches Moment zu Hilfe
(rheumatische Peritonitis).

Pathologische Anatomie.

Das Peritoneum zeigt, wie die meisten serösen Häute, die Producte
der Entzündung in Röthung durch Gefässinjection, Verlöthung der einzelnen vom Peritoneum gebildeten Duplicationen und Darmüberzüge,
Exsudation von flüssigem, mit Eiter und Fibrinflocken gebildetem Serum
oder Ansammlung von reinen Eitermassen.

Symptome und Verlauf.

Die Symptome der acuten Peritonitis sind nicht immer so charakteristisch, wie bei Erwachsenen, und umgekehrt täuschen schwere
enteritische Processe eine acute Peritonitis vor, so habe ich erst jüngst
einen Fall verloren, der unter allen Symptomen, die sonst der Peritonitis
zugeschrieben werden, verlief, bei welchem die Section indess neben

einem unbedeutenden serösen Erguss in die Bauchhöhle eine ganz enorme katarrhalische Enteritis neben einer atresirenden Narbe im Colon nachwies. Bei alledem thut man Unrecht die acute Peritonitis des kindlichen Alters im Ganzen als wenig charakterisirt darzustellen. Dieselbe kommt in sehr scharf ausgeprägter unzweifelhafter Form vielfach zur Beobachtung. Die Krankheit beginnt in der Regel mit heftigen Schmerzen und mit Erbrechen. Die ersteren sind constant, letzteres ist nicht immer vorhanden, insbesondere fehlt dasselbe zuweilen bei der Peritonitis der Neugeborenen. Der Leib treibt sich auf und wird oft sehr hart, gespannt, das Niveau des Thorax überragend. Die Haut des Abdomen wird hierbei bleich, glänzend und prall. Der Stuhlgang zeigt nichts Constantes; Diarrhoeen gehören nicht zu den Seltenheiten, ja sie begleiten die aus Enteritis hervorgehenden Fälle von Peritonitis fast constant, nur selten tritt bei Kindern die hartnäckige Obstipation ein, welche bei Erwachsenen vorkommt. — Das peritonitische Exsudat lässt sich in vielen Fällen durch die Percussion bei Umlagerung sehr deutlich erweisen, in anderen verbirgt sich dasselbe durch den Meteorismus, in noch anderen ist das Exsudat überhaupt sehr gering und mehr flockige Ausscheidung und Verklebung vorhanden. — Das Fieber ist hochgradig, insbesondere in den ersten Tagen der Krankheit. Ich habe Temperaturen über 40° C. beobachtet und auch Pott erwähnt solche. Der Puls ist klein, die Radialis gespannt. Die Pulsfrequenz zuweilen sehr beträchtlich. Der Urin ist zumeist spärlich oder das Uriniren versagt gänzlich und macht die Anwendung des Katheters nöthig. Der Gesammthabitus des Kindes hat nichts gerade durchaus Charakteristisches, aber doch erkennt man aus dem oft spitzen, schmerzverzogenen Gesicht, der bleichen Farbe, der kurzen, raschen, oberflächlichen Respiration, den kühlen oder zu Kühle neigenden Extremitäten, namentlich im Beginn der Krankheit die Bauchfellentzündung nicht schwer heraus, wenn gleichzeitig die andern Symptome zugegen sind. — Der Verlauf der Krankheit ist unter günstigen Verhältnissen so, dass die Schmerzhaftigkeit und das Erbrechen, endlich der Meteorismus allmälig nachlassen; auch das Fieber schwindet alsbald; am längsten ist das Exsudat nachweisbar, welches ganz allmälig zurückgeht. In einzelnen Fällen kommt es zu mehr und mehr steigender Anspannung der Bauchdecken, der Nabel wölbt sich hervor, endlich erfolgt Durchbruch von Eiter und Serum durch die Nabelöffnung. Sechs solche erwähnt Baizeau, zwei davon heilten; ich selbst habe drei Fälle von Peritonitis mit Durchbruch durch den Nabel beobachtet, alle drei mehr subacuter Art mit acuten Nachschüben, von tuberculöser Darmaffection begleitet, ich komme auf dieselben bei der chronischen tuberculösen Peritonitis noch zurück. Diese drei von mir beobachteten endeten tödtlich.

Prognose.

Die Prognose der acuten Peritonitis ist durchaus zweifelhaft; die Krankheit ist stets lebensgefährlich. — Die septischen Formen und diejenigen, welche die acute Enteritis begleiten, enden fast immer tödtlich. Etwas günstigere Resultate geben die Fälle, welche die Invagination begleiten, wenn es glückt dieselbe zu beseitigen, oder wenn Elimination der invaginirten Partie erfolgt; auch die traumatische Peritonitis giebt eine etwas bessere Prognose.

Therapie.

Die Therapie der Peritonitis ist verschieden, je nach den Ursachen. Bei der traumatischen Peritonitis werden locale Blutentziehungen kaum zu umgehen sein und die Zahl der Blutegel je nach Alter und Anlage der Kinder drei bis fünf bis sechs betragen dürfen. Diejenigen Formen, welche mit Enteritis verbunden sind, und selbst die mit Invagination oder Darmatresie einhergehenden, verbieten oft die Blutentziehung, bei den septischen Formen und solchen, welche auf dem Boden der Infectionskrankheiten entstanden, sind Blutentziehungen unbedingt contraindicirt. — Die entschiedenste Heilwirkung verschafft neben der Beseitigung von ätiologischen Momenten, also neben der antiseptischen Behandlung der Nabelwunden, oder neben Beseitigung der Stercoralansammlungen und Invagination u. s. w. die Anwendung von Eis in Form von Eisblasen oder Compressen; nur hüte man sich davor, den Leib zu schwer damit zu belasten. — Ist der Collaps sehr heftig, so gebe man anfänglich Stimulantien, am besten Moschus oder Aether subcutan; gegen das Erbrechen auch innerlich Eiswasser und bei ältern Kindern Eisstückchen. — Bei sehr heftigen Schmerzen wird man bei ältern Kindern kleine Gaben von Opium oder Morphium kaum umgehen können. Ist die Exsudation reichlich und beginnt die Schmerzhaftigkeit nachzulassen, so wende man ganz vorsichtig gemachte Einreibungen von Ung. Hydrargyri vier bis fünf Mal tägl. 1 Erbse gross auf das Abdomen an; neuerdings empfiehlt Senator hier die Einreibungen mit Schmierseife zum Zweck der Resorption des Exsudates. In dem Maasse als das Fieber nachlässt, geht man zu hydropathischen und endlich zu warmen Umschlägen auf den Leib über. — Mit der Diät sei man ausserordentlich vorsichtig. Die Kranken erhalten vorerst nur auf Eis gesetzte Milch in kleinsten Quantitäten; schleimiges Getränk, Beaf-tea und dünne Bouillon und ganz langsam in dem Maasse als die Heilung fortschreitet, breiige Speisen, erst sehr spät feste Nahrung.

Perityphlitis.

Aetiologie und Pathogenese.

Die Entzündungen des Coecum und des Processus vermiformis führen vielfach zu Mitbetheiligung des Peritoneum an dem entzündlichen Process und es kommt dann zu circumscripten peritonitischen Ergüssen, Eiteransammlungen und Anlöthungen. Häufig findet man in diesen Heerden Substanzen, welche die Entzündung im Processus vermiformis angeregt haben, stecken gebliebene Fremdkörper wie Kirsch- und Pflaumensteine u. s. w., welche bei Durchbruch der Abscesse nach aussen mit eliminirt werden. Ausserdem kann die circumscripte perityphlitische Entzündung von hinten, so durch Erkrankungen des Psoas, oder der Beckenknochen und selbst von der Wirbelsäule her angefacht werden, oder durch nach vorn dringende Abscesse in der Gegend des Coecum sich bemerkbar machen. Ich habe übrigens Perityphlitis nur bei ältern Kindern beobachtet.

Pathologische Anatomie.

Der Processus vermiformis findet sich in vielen Fällen an die Bauchwand und das Coecum angelöthet, derselbe ist an einer oder mehreren Stellen perforirt, der Sitz eines geschwürigen Prozesses und von einem Eiterheerde umgeben. Die Perforation kann überdies von Aussen her nach dem Coecum gedrungen sein und so können mehrfache Communicationen zwischen Coecum, Abscesshöhle und Processus vermiformis bestehen. In geheilten Fällen, die aus anderer Ursache zur Section kamen, findet man an Stelle des Exsudates oder Abscesses Narbenbildung. – In denjenigen perityphlitischen Heerden, welche vom Becken, dem Psoas oder der Wirbelsäule ausgehen, findet man zuweilen grosse Eiterhöhlen, welche nach dem Ausgangspunkte der Eiterung hinführen.

Symptome und Verlauf.

Die Symptome der Perityphlitis unterscheiden sich bei Kindern in keiner Weise von denjenigen der Erwachsenen. Die Krankheit beginnt mit heftigen Schmerzen im Unterleibe, welche sich auf die Ileococcalgegend concentriren; wenigstens geben die Kinder vorsugsweise auf Druck in dieser Gegend, also rechts dicht am Rande des Os ileum, lebhafte Schmerzensäusserungen zu erkennen, gleichzeitig stellt sich Erbrechen ein. Der Stuhlgang ist angehalten. Die Urinsecretion ist erschwert oder völlig unterbrochen. Der Leib ist im Ganzen etwas gespannt. Die Haut heiss. Der Puls beschleunigt, klein. Die Radialarterie eng; die Kinder sehen verfallen aus, die Schenkel sind an den Leib heran-

gezogen. Wenige Stunden nach Beginn der Affection fühlt man an der
jenigen Gegend, wo der lebhafteste Schmerz vorhanden ist, ein festweiches circumscriptes Exsudat von Apfelgrösse und darüber. — Der
weitere Verlauf ist sehr verschieden, je nachdem es zur definitiven Anlöthung des Processus vermiformis und Coecum kommt und das Exsudat
sich allmälig zurückbildet, oder eintretende Eiterung zu Durchbrüchen
führt, oder endlich allgemeine Peritonitis aus dem ursprünglich circumscripten Process hervorgeht. — Der Verlauf des letztgenannten Er-
eignisses ist, da es sich um eine Perforationsperitonitis handelt, fast durchgängig tödtlich und der Tod erfolgt unter schwerem Collaps, wie oben
geschildert. — Die eitrigen Processe können zur Perforation in das
Coecum mit folgender reichlicher Entleerung von Eiter durch den Mastdarm führen. Dann schwindet der Tumor allmälig, während der Eiter
sich entleert; es kann solchermaassen zu langsamer, totaler Rückbildung
kommen. Das Fieber lässt nach, die Schmerzen werden geringer, Durst
und Trockenheit der Zunge verlieren sich. Die Stuhlgänge werden
mehr und mehr fäculent und erfolgen allmälig unter immer geringer
werdenden Schmerzen; ganz langsam geht so der Patient zur Heilung.
— Der Durchbruch kann indess auch nach Aussen erfolgen. Die Haut
röthet sich, wird gespannt und endlich bricht ein stinkender, mit Fäcalien gemischter Eiter aus der durchbrochenen Bauchwand durch.
Diese Durchbrüche, welche nach Aussen erfolgen, geben häufig Anlass
zu vielfachen fistulösen Verschwärungen, zu langwierigen Eiterungen
und zu definitiver Entwickelung eines Anus praeternaturalis, welcher nur
schwer und auf operativem Wege zur Heilung gebracht werden kann.
Der Tod kann in solchen Fällen noch spät an Erschöpfung erfolgen. —
Der erst erwähnte Ausgang ist der günstigste. Auch hier lassen allmälig Fieber und Schmerzen nach. Der Stuhlgang fängt an spontan
dünn oder breiig zu erfolgen. Das Exsudat, ursprünglich eine ziemlich
feste compacte Masse, beginnt sich zurückzubilden und nach einigen
Wochen giebt Nichts mehr eine Andeutung des vorangegangenen
Processes. Die Heilung kann eine vollständige sein, sie kann aber
auch durch die Anlöthung des Coecum an die Bauchwand und dadurch erzeugte Knickungen des Darmes, nachträglich zeitweilig heftige
Obstructionen zu Stande bringen und selbst die Gefahren des Ileus erzeugen. Solchen Fall, welcher schliesslich dennoch tödtlich endete,
hat vor längerer Zeit Monti mitgetheilt und durch die Section die
Diagnose bestätigt.

Diagnose.

Die Diagnose der Krankheit ergiebt sich aus dem circumscripten Schmerz der Ileocoecalgegend, dem Erbrechen und Fieber, und endlich aus dem Nachweis des circumscripten Exsudates. Verwechselungen sind möglich mit einfacher Stercoralkolik bei gleichzeitiger Ansammlung von Fäcalmassen in der Gegend des Coecum. Es kann in der That schwer werden, von vornherein die Diagnose zwischen dieser Affection und der in Rede stehenden Perityphlitis zu differenziren. Ganz vorsichtig mit dem Irrigator gemachte Ausspülungen geben dann die Entscheidung, da sie die etwa vorhandenen Fäcalmassen in Bewegung setzen und damit der Tumor verschwindet; überdies ist, was allerdings bei Kindern ein wenig verlässliches Unterscheidungsmerkmal sein dürfte, der Schmerz bei der Stercoralkolik nicht so heftig, wie bei der Perityphlitis. Fieber ist beiden Affectionen gemeinschaftlich.

Prognose.

Die Prognose der Perityphlitis ist, wenn man nur die Gefahren der eventuellen Ausgänge vor Augen hat, in jedem Falle dubiös; jeder Augenblick kann die Ausbreitung der Peritonitis mit tödtlichem Erfolge bringen; aber auch quoad valetudinem completam ist der Process ein im höchsten Grade kritischer, weil die Adhäsionen und Verlöthungen noch in später Zeit zu tödtlichen Störungen der Darmfunction führen können. — Bei alledem kommen bei der nöthigen Vorsicht in der Behandlung günstige Ausgänge nicht selten vor.

Therapie.

Die Therapie der Perityphlitis hat obenan nie ausser Augen zu setzen, dass es sich möglicherweise um eine Perforationsperitonitis handelt, welche nur deshalb keinen diffusen, von vorherein todtbringenden Charakter hat, weil frühzeitig eingetretene Verlöthungen den Erguss vom Darminhalt nach der Bauchhöhle verhüten. — So handelt es sich also darum, durch Ruhigstellung des Darmes das Eintreten der für den Augenblick günstigen Verlöthungen zu fördern. Das geschieht 1) durch möglichst ausgiebige Abstinenz von Nahrungszufuhr, 2) durch Darreichung von Opiaten, 3) durch die Anwendung der Kälte, 4) durch sorgfältigste ruhige Lagerung in der Rückenlage. Als Nahrung verabreiche man in kleinsten Mengen, am besten auf Eis gekühlte Milch; sodann wende man dauernd Eisblasen oder Eiscompressen auf den Leib an; ferner wird man selbst bei kleineren Kindern in möglichst vorsichtiger, aber dennoch ausgiebiger Weise vom Opium Gebrauch machen müssen, am besten in Form einer mit Extr. Opii oder Tinct. Opii versetzten Oelemulsion.

Man beeile sich durchaus nicht, Stuhlgang zu erzielen; es können fünf bis sechs bis acht Tage unbeschadet ohne Stuhlgang hingehen. — Ist das erkrankte Kind kräftig, das Fieber hochgradig und die Schmerzhaftigkeit der Ileocoecalgegend sehr bedeutend, so ist es rathsam, einige Blutegel dem Kräftezustand und Alter entsprechend anzuwenden. Erst wenn die Initialsymptome, Fieber und Schmerz nachgelassen haben und Tage darüber hingegangen sind, suche man durch sehr vorsichtig angewandte lauwarme Irrigationen oder Clysmata den Stuhlgang zu befördern. — Auf die Stelle des Exsudates kommen zuerst vorsichtig gemachte Einreibungen mit Ung. mercuriale zur Anwendung, später kann Ung. Kali jodati, oder nach Senator Schmierseife eingerieben oder endlich Tinct. Jodi mit T. Gallarum a͡a aufgepinselt werden, um die Resorption zu befördern. — Sehr vorsichtig sei man mit dem Uebergange zu fester Kost und mit der Erlaubniss den Kranken aufstehen zu lassen, oder bei kleineren Kindern, dieselben umhertragen zu lassen.

Chronische Peritonitis.

Aetiologie.

Die chronische Peritonitis ist eine ziemlich häufige Krankheit des kindlichen Alters, und wird unzweifelhaft bei der relativen Geringfügigkeit der Symptome, welche sie in vielen Fällen macht, oft übersehen oder verkannt. — Dieselbe kann augenscheinlich spontan auftreten, wenigstens ohne dass ätiologische Momente nachweisbar wären; solche Fälle sind von Galvagni ausführlich beschrieben und kommen gerade im kindlichen Alter bei einiger Aufmerksamkeit relativ häufig zur Beobachtung; man thut aber unrecht, dieselben als rheumatische zu bezeichnen, vielmehr habe ich dieselben fast ausnahmslos gleichzeitig mit Digestionsstörungen verlaufen sehen, oft so ernster Art und mit so beträchtlicher Beeinträchtigung der Gesammternährung, dass die Annahme einer tuberculosen Erkrankung nahe gelegt war, eine Annahme, welche nur durch den glücklichen Verlauf und die volle Wiederherstellung widerlegt wurde. — Unter den ätiologischen Momenten der chronischen Peritonitis muss obenan wieder die Tuberculose angeführt werden und es sind Combinationen von chronischer tuberculoser Peritonitis mit tuberculösen Ulcerationen des Darmes und mit Tuberculose der visceralen Lymphapparate (Drüsen und Lymphgefässstränge) ein überaus häufiges Ereigniss. — Ferner können alle bei der acuten Peritonitis erwähnten ätiologischen Momente die chronische Erkrankungsform bedingen, wenn

39*

der acute Process überwunden wird; so schliesst sich chronische Peritonitis gern an perityphlitische Abscesse, an alle schweren Formen der Enteritis, Invagination u. s. w. Ueberdies combinirt sich die chronische Peritonitis gern mit den, durch Erkrankungen anderer Organe bedingten Affectionen, mit Ascites, mit Tumoren der Leber, Milz und der visceralen Lymphdrüsen. — Selbst die jüngsten Altersstufen bleiben nicht verschont, wenngleich mir die Erkrankung in den etwas älteren Altersstufen häufiger begegnete.

Pathologische Anatomie.

Die chronische Peritonitis führt zu den mannigfachsten Kniekungen, Verlöthungen und Adhäsionen des Darmes und der gesammten Baucheingeweide, welche nur erdacht werden können. — Das Omentum majus ist in der Regel zu einem runden strangförmigen Convolut zusammengerollt, und an das Colon herangezogen. Eitrig seröse Massen, Fibrinfetzen erfüllen die Bauchhöhle und die Masse des Exsudates ist zuweilen sehr beträchtlich. — Wenn tuberculöse oder anderweitige Ulcerationen den Darm durchbrochen haben, so findet man in den abgesackten und durch Anlöthungen völlig abgeschlossenen Räumen neben fäculenten Massen eine stinkende Jauche, welche in einzelnen Fällen den Nabel durchbrochen und sich zum Theil nach Aussen ergossen hat. — Es ist ausserordentlich schwer, das so gebildete Convolut von Därmen, von abgesackten mit Flüssigkeit erfüllten Räumen, von Narbensträngen und Verdickungen anatomisch auseinander zu lösen, so dass es geradezu wunderbar erscheint, wie das Leben so lange unter den misslichen Verhältnissen überhaupt hat gefristet werden können.

Symptome und Verlauf.

Die Symptome der einfachen Form sind derart, dass die Kinder einige Zeit hindurch über Mattigkeit, Unbehagen und Leibschmerzen klagen; jüngere Kinder weinen sehr viel. Der Appetit ist schlecht, der Stuhlgang angehalten, aber auch abwechselnd diarrhöisch; die Gesichtsfarbe der Kinder ist bleich, die Haut welk und magert sichtlich ab. Der Leib ist aufgetrieben, zeigt indess neben dem sonst lauten tympanitischen Percussionsschall an den abhängigen Theilen intensive Dämpfung, deren Veränderung bei Lagenveränderung der Kinder vielfach deutlich constatirt werden kann, seltener ist die Palpation im Stande, die Flüssigkeitsansammlung zu erweisen. Selten ist auch Erbrechen vorhanden oder Störungen der Harnentleerung; zuweilen findet man geringe Mengen von Albumen im Harn. — Fieber ist wenig vorhanden und nur am Abend gelinde Temperatursteigerungen. — Bei ge-

eigneter und insbesondere bei hygienisch sorgsamer Haltung der Kinder
sieht man nach einiger Zeit die Spannung des Leibes zurückgehen; der
Schall hellt sich an den untersten Partien allmälig auf, der Appetit
wird reger, die Ernährung bessert sich und nach einigen Wochen ist
jede Spur der vorhanden gewesenen Erkrankung verschwunden.

In den mehr malignen, auf schweren anatomischen Läsionen beruhenden Fällen ist der Verlauf im Anfange nahezu dem eben geschilderten
gleich; nur widersteht die Krankheit jeder Therapie. Die Kinder werden
mehr und mehr elend und klagen wohl viel über den Leib, der auch
auf Berührung schmerzhaft ist; indess auch nicht immer, sondern ich
habe Fälle gesehen, in welchen fast niemals Leibschmerzen vorhanden
waren; aber der Leib treibt sich auf und spannt sich, indem die Flüssigkeitsansammlung in den abhängigen Theilen beträchtlicher wird; bald
zeigt auch die Palpation gewisse unübersehbare Veränderungen. In der
Gegend des Colon, zuweilen quer über den Leib ziehend, zuweilen
schräg fühlt man härtliche runde, oft knollig gewulstete Stränge, welche
sich wie ein Tumor anfühlen; dieselben sind zumeist schmerzhaft. Der
Durst ist lebhaft, die Zunge belegt, leichte Fieberbewegungen. Der
Stuhlgang ist angehalten, aber plötzlich auch heftig diarrhöisch. Unter
zunehmenden Qualen sterben die Kinder endlich in tiefster Erschöpfung.

In anderen Fällen wird die Spannung des Abdomen so stark, dass
der Nabel sich blasenartig hervorwölbt; bald zeigt sich auch um den
Nabel herum ein halbmondförmiges, mit der Convexität nach unten
blickendes pralles festweiches Hautödem (Inflammation périombilicale
nach Vallin). Die Haut selbst ist blass, die ödematöse Stelle ist mehr
oder weniger schmerzhaft. Nach einigen Tagen eröffnet sich plötzlich
die aufs Aeusserste gespannte Nabelnarbe und es ergiesst sich eine penetrant stinkende Jauche mit Fäcalien gemischt aus der entstandenen Oeffnung. Die Reaction dieser Massen ist sauer. — Mehr und mehr magern
die Kinder ab und endlich tritt, nachdem die Abmagerung excessiv geworden ist, der Tod ein. Solcher Fälle habe ich drei beobachtet und
den einen davon, ein 1 J. 3 M. altes Kind betreffend, in den Verhand-
lungen der Berliner medic. Gesellschaft (Bd. XI. p. 98, 1880) beschrieben.

Diagnose.

Die **Diagnose** der chronischen Peritonitis ist leicht zu stellen,
wenn vorhandene Schmerzen des Abdomen, Obstipation, Störungen der
Digestion, Abmagerung, nachweisliche Strangbildungen und zu erweisende
Ansammlung von Exsudat im Abdomen zusammentreffen; sie wird in

dem Maasse schwieriger, je mehr Glieder aus dieser Kette von Symptomen fehlen. Auf die Anwesenheit der Schmerzen, insbesondere der auf Druck entstehenden, kann man sich gar nicht verlassen, weil sie in der That häufig fehlen; ebenso fehlen oft die Stranggebilde, wenigstens gestattet die Palpation ihren Nachweis nicht; endlich kann das von Vallin angeführte Symptom des Hautödems um den Nabel fehlen oder wenn es anwesend ist, den Zweifel wachrufen, ob man es nicht mit einem entzündlichen Process der Bauchdecken zu thun habe. — Man wird also wohlweislich alle Symptome aufsuchen, um zur Diagnose zu gelangen und wird insbesondere darauf bedacht sein, das peritoneale Exsudat zu finden, sich indess gleichzeitig davon überzeugen, ob es sich nicht um eine einfache Form des Ascites handelt, welcher von Anomalien anderer Organe bedingt ist.

Prognose.

Die Prognose der einfachen Form ist günstig und selbst anscheinend schwierige Fälle sieht man glücklich zur Heilung gehen; nur ist es gewagt, die Heilung in sichere Aussicht zu stellen, weil gerade bei Kindern die tuberculose Erkrankungsform von der einfachen nicht ohne Weiteres zu scheiden ist. — Diejenigen Fälle, wo stark strangförmige Tumoren im Leibe zu fühlen sind, geben gewöhnlich eine schlechte Prognose, nicht zu reden von den Fällen, welche unter Oedembildung um den Nabel und tiefster Abmagerung schliesslich unter Erschöpfung den Tod herbeiführen.

Therapie.

Die Therapie der chronischen Peritonitis hat vor Allem jede Schädlichkeit der Diät zu meiden. Das Kind muss ruhig liegen und mit der leichtesten, am besten flüssigen Kost ernährt werden (Milch, Bouillon, Beaf-tea, Wein, rohe Eier); die hygienischen Verhältnisse, Luft, Reinlichkeit müssen die besten sein, daher sind vorsichtig gegebene Bäder, (mit oder ohne Soole, je nach dem Ernährungszustand) wohl zu empfehlen; ausserdem hydropathische Umschläge auf den Leib. Einreibungen mit Ung. Hydrargyri sind zwecklos, vielleicht mehr empfehlenswerth die neuerdings von Senator wieder empfohlenen Schmierseifeneinreibungen. — Gegen die Stuhlverstopfung wende man Irrigationen an, gegen Diarrhoeen kleine Gaben von Opiaten mit Bismuth. Beginnt die Resorption des Exsudates, so gebe man bei jüngeren Kindern innerlich Leberthran, bei älteren Malzextract mit Eisen oder Jodeisenpräparaten, dabei bessere Ernährung (leichte Fleischspeisen, Wein). — Bei den so deletären Nabeldurchbrüchen sorge man nur für die Reinlichkeit und möglichst für Euphorie des in der Regel skelettartig heruntergekommenen Kindes.

Die Krankheiten der Leber.

Icterus katarrhalis. Gelbsucht.

Der Icterus neonatorum ist bei den Krankheiten der Neugeborenen schon berücksichtigt worden (s. pag. 40); hier erübrigt es nur derjenigen Form des Icterus zu gedenken, welche bei Kindern wie bei Erwachsenen vorkommt und im Wesentlichen auf eine katarrhalische Verlegung der Gallengänge zurückzuführen ist. — Der katarrhalische Icterus ist bei Kindern keincsweges eine seltene Krankheit und selbst kleine Epidemien von katarrhalischem Icterus sind beschrieben worden (Rehn). Die Krankheit kommt abgesehen von den Neugeborenen in allen Altersstufen bei Knaben und Mädchen vor.

Symptome und Verlauf.

Der Icterus knüpft zumeist an schwere katarrhalische Gastritis an und geht aus der Weiterverbreitung des Processes auf das Duodenum und die Gallengänge hervor; daher setzt die Krankheit in der Mehrzahl der Fälle mit hohem Fieber und zuweilen selbst mit recht ernsten und bedrohlichen Erscheinungen ein. Die Kinder sind tief apathisch, deliriren, klagen, wenn sie älter sind, zeitweilig über heftige Kopfschmerzen und liegen im Halbschlummer, aus welchem sie von Brechneigung und heftigem sich wiederholt einstellendem Erbrechen geweckt werden. — Die Haut ist heiss, die Zunge breit, dick grau belegt, der Athem übelriechend, der Puls ist verlangsamt, zuweilen excessiv unregelmässig. — Der Leib ist ein wenig aufgetrieben, Magen und Lebergegend schmerzhaft, die Leberdämpfung mitunter vergrössert und der Stuhlgang angehalten. — In dieser Form habe ich Icterus bei Kindern häufig einsetzen sehen; allerdings nicht immer, sondern es kommen auch mildere Attaquen vor; dann fehlt das Fieber fast gänzlich und nur eine eigenthümliche Abgeschlagenheit, Mattigkeit und Unlust beherrscht die Kleinen. — Am dritten bis vierten Tage nach Beginn der Symptome stellt sich die gelbe Farbe der Conjunctiven und sehr rasch die der ganzen Haut ein. — Der künstlich erzielte Stuhlgang ist, zumeist wie bei Erwachsenen hart, thonfarben, stinkend. — Der Urin dunkel gefärbt, in demselben Gallenfarbstoff und Gallensäuren nach-

weisbar. — Der Verlauf der Krankheit ist in der Regel günstig und
selbst in Fällen mit sehr schweren Initialsymptomen habe ich mit dem
Fieber den Icterus relativ rasch verschwinden sehen.

Die Prognose des katarrhalischen Icterus der Kinder kann ich
nach meinen Erlebnissen als durchaus günstig bezeichnen; ich habe
unter einer ziemlich beträchtlichen Zahl hoch fieberhafter Fälle keinen
Todesfall zu verzeichnen gehabt, so dass die Gefahr cholämischer
Intoxication bei Kindern nicht so hochgradig zu sein scheint, wie bei
Erwachsenen.

Die Diagnose kann, bevor der Icterus sich durch die Verfärbung
der Conjunctiven und der Haut kund giebt, insbesondere in denjenigen
Fällen, wo Unregelmässigkeit des Pulses, hohes Fieber, heftige Kopfschmerzen und Erbrechen mit Obstipation die Affection einleiten, recht
schwierig werden, weil man geneigt sein könnte, an eine ernstere Cerebral-
affection zu denken. — Der gleichzeitig vorhandene Fötor, die dick belegte Zunge und die Schmerzhaftigkeit der Magen- und Lebergegend
schützen indess vor Irrthümern.

Die Therapie hat bei heftigem Erbrechen vorerst dieses Symptom
zu bekämpfen; am besten mit Darreichung von Eiswasser und Eispillen;
als Nahrung kann nur etwas auf Eis gekühlte Milch verabreicht werden.
Zum Getränk Selterswasser. Lässt trotzdem die Brechneigung nicht nach,
so gebe man innerlich Bismuth. hydrico-nitricum (0,10 pro dosi) und
applicire hydropathische Umschläge, welche rasch gewechselt, gleichzeitig dazu beitragen, die Temperatur herabzusetzen. Sobald die Brechneigung nachlässt, befördere man den Stuhlgang (mit Inf. Radic. Rhei
5 bis 10 : 120 mit einem Zusatz von Natr. bicarbon. 2,5) auch sind
Clysmata oder Irrigationen mit lauwarmem Wasser wohl am Platze.
— Mit diesen Mitteln wird man zumeist auskommen. Schliesst sich
an den Icterus der mehr chronisch verlaufende Gastro-Intestinalkatarrh
an, so gehe man frühzeitig zur Darreichung von Carlsbader Brunnen
(ein bis zwei Glas warmen Mühlbrunnen pro Tag) über; dabei die
strengste Diät, insbesondere sind fette, süsse und saure Speisen, auch
jede Art von Gemüsen zu meiden. — Im Grossen und Ganzen empfiehlt
es sich, Kinder während des Icterus reichlich Wasser trinken zu lassen,
um die Diurese möglichst zu befördern.

Acute Leberatrophie.

Die ätiologisch bei Erwachsenen und Kindern sehr dunkle Krankheit ist als autochthone Krankheit in nur sehr wenigen Fällen im kind-

lichen Alter beobachtet worden, wenn man diejenigen Fälle ausschliesst, welche bei Neugeborenen vorkommend, von septischer oder puerperaler Erkrankung abhängig waren. Aus der jüngeren Literatur sind nur die von Mann, Rehn, Politzer und Senator erwähnten Beobachtungen an jüngeren Kindern bekannt gemacht, während sich der Fall von Lewitzki und Brodowski auf einen 15jährigen, der von Bjelin auf einen 13jährigen Knaben bezieht. — Die Krankheit hat also für das kindliche Alter im Ganzen nur nebensächliche Bedeutung.

Pathologisch anatomisch bietet beim Kinde die Leber genau dasselbe Bild wie bei Erwachsenen. Die Leber erscheint im Ganzen verkleinert, weich, zerreisslich. Auf mikroskopischen Schnitten sieht man in den verkleinerten Läppchen viel feinkörnigen Detritus, die Parenchymzellen der Leber vernichtet, vielfach sieht man grössere Fetttropfen an ihrer Stelle. An anderen Partien der Leber sind die Läppchen vergrössert, mit kleinzelligem Material erfüllt und die hie und da noch wohlerhaltenen Parenchymzellen trübe, gross und mit grünem körnigen Gallenpigment erfüllt (Lewitzki und Brodowski).

Auch die Symptomatologie und der Verlauf der Krankheit unterscheiden sich bei Kindern in Nichts von demjenigen der Erwachsenen. Die Krankheit beginnt zumeist unter den Symptomen eines einfachen katarrhalischen Icterus, bald treten indess hochgradige Fiebersymptome und cerebrale Erscheinungen mehr und mehr in den Vordergrund, wenngleich auch fieberfreie Fälle bekannt sind, so zeigte Bjelin's Fall 37° Temp.; es tritt Somnolenz und Coma ein. Die Lebergegend wird sehr empfindlich und alsbald zeigt sich eine langsame aber sicher zu constatirende Abnahme in dem Lebervolumen. Unter Delirien, Coma und schweren Collapserscheinungen sterben die Kinder am zweiten, dritten oder vierten Tage nach Beginn der ernsten Symptome.

Die Krankheit widersteht jeder Therapie und mit dem Nachweis des Rückganges des Lebervolumens ist der Tod des Kranken besiegelt. — Ich muss nach dieser skizzenhaften Schilderung bezüglich weiterer Details auf die Lehrbücher der speciellen Pathologie und Therapie verweisen.

Fettleber. Fettinfiltration der Leber.
Fettige Hypertrophie der Leber.

Die Grösse der Leber unterliegt im kindlichen Alter unter anscheinend normalen Verhältnissen erheblichen Schwankungen, wie dies die vielfachen Untersuchungen von Beneke, Steffen und neuerdings von Lorey ergeben haben. Im Ganzen und Grossen bestätigt sich indess die schon von Steffen ermirte Thatsache, dass in den jüngsten Altersstufen das Volumen der Leber, im Verhältniss zum Körpergewicht, am grössten ist und dass dieses Verhältniss im Fortschritt des Wachsthums sich zu Ungunsten der Leber allmälig ändert. — Die Massenhaftigkeit des Organes ist zu nicht unwesentlichem Theile seinem Fettgehalte zuzuschreiben, wie ein gewisser Grad von fettiger Hypertrophie in normaler Weise dem kindlichen Alter zukommt, wenngleich sich nicht läugnen lässt, dass bei gewissen chemisch-pathologischen Zuständen diese Norm leicht um ein Erhebliches überschritten wird. — Vor allen sind es chronische Ernährungsstörungen, Dyspepsie, chronische Darmkatarrhe, sodann schwere Anomalien, Tuberculose, Rachitis, welchen ein ätiologischer Einfluss auf die fettige Hypertrophie zugeschrieben worden ist, wenngleich Steiner und Neureutter und Betz die chronischen Verdauungsstörungen eher als die Folgen der vorhandenen fettigen Hypertrophie der Leber, denn als ihre Ursache betrachtet wissen wollen. — Betz betont überdies noch als ätiologische Momente die Heredität, die Stauungshyperämie der Leber und die Ueberfütterung. —

Pathologisch anatomisch stellt sich das Organ ziemlich derb, gross dar; mit glatter Oberfläche und festen scharfen Rändern. Auf der Schnittfläche erscheint die Leber bleich, oder von schwach rosagelber Farbe, die Leberläppchen sind verwischt. — Wenn die Fettinfiltration, wie häufig nicht auf das ganze Organ verbreitet ist, sondern sich nur auf einzelne Stellen beschränkt, so heben sich dieselben in ihrer blassrothgelben Farbe sehr scharf und deutlich von der mehr dunkel gefärbten blutreichen übrigen Lebermasse ab. In den Fällen von Fettleber, welche sich mit Stauungsleber verbinden, überwiegt zumeist die röthlich braune Farbe und nur im Innern der Leberläppchen sieht man sich scharf abhebende gelbrosa gefärbte Fleckchen. Die Leber kann so allmälig Uebergänge zeigen zur echten Muskatnussleber. Die mikroskopische Untersuchung zeigt die Leberzellen gross, und mit Fetttröpfchen erfüllt, im Uebrigen wohl erhalten, insbesondere auch die Kerne deutlich.

Die Symptome der Fetthypertrophie der Leber sind sehr geringfügig und treten um so weniger in den Vordergrund, als sie von den eben erwähnten begleitenden Anomalien vielfach verdeckt werden; selbst die physikalische Untersuchung lässt in vielen Fällen im Stich, weil die grosse Leberdämpfung von der Anfüllung der Baucheingeweide und der Gasauftreibung abhängig ist, und in dem Maasse sich verringert, als die Leber sich um ihre Horizontalaxe dreht und gleichsam auf die Kante stellt. Den sichersten Aufschluss ergiebt immer noch die Palpation und man kann dreist von einer fettigen Hypertrophie der Leber sprechen, wenn die glatte Oberfläche und der zu fühlende ziemlich scharfe Rand um mehr als vier bis fünf Centimeter in der Mammillarlinie den unteren Rippenrand überragt. — Oft findet man gleichzeitig Milzvergrösserung ebenfalls durch die Palpation, indess ist dies nicht nothwendig und gehört nicht zum Bilde der in Rede stehenden Anomalie. Die Symptome, wie bleiche Farbe, die allgemeine Abmagerung, vorhandene Dyspnoe gehören den anderen Krankheiten, so der Rachitis, der Tuberculose u. s. w. zu und sind von der Fetthypertrophie nicht direct abhängig.

Die Prognose der Affection ist in soweit eine günstige, als die causalen Momente eine solche zulassen. Rückbildungen der vergrösserten Leber finden ganz entschieden Statt, so bei Rachitis direct nachweislich.

Die Therapie dürfte ihr Augenmerk mehr auf die causalen Momente, als auf das Leberorgan selbst zu richten haben; die besten hygienischen Verhältnisse in Nahrung, Kleidung, Wohnung und Hautpflege dürften die vorzüglichsten Mittel sein, die fettige Hypertrophie zurückzubilden. — Bei gleichzeitig vorhandener chronischer Dyspepsie sind kleine Gaben Carlsbader Mühlbrunnens (ein bis zwei Weingläser täglich für ein Kind von zwei Jahren) sehr wohl am Platze; nebenbei können Soolbäder mit Zusätzen von Calmus und Malz gebraucht werden.

Interstitielle Hepatitis. Lebercirrhose. Säuferleber.

Die interstitielle Hepatitis der Erwachsenen weist in der grössten Anzahl der Fälle Alkoholmissbrauch als den wesentlichsten ätiologischen Factor nach. Darin liegt schon der Grund dafür, dass die Affection im kindlichen Alter selten ist, und es darf sogar Wunder nehmen, dass sie, wie die Literatur erweist, in relativ vielen Fällen zur Beobachtung gekommen ist; nicht mit Unrecht weist Birch-Hirschfeld darauf hin, dass einzelne der von den Autoren citirten Fälle nicht eigentlich echte cirrhotische Leberaffectionen waren, sondern auf syphilitischer Basis entstandene Lebererkrankungen sind, welche ja als eine der häufigsten Theilerscheinungen der congenitalen Lues auftreten. Von neueren Fällen finden sich in der Literatur von Steffen zwei Fälle (11 Jahr und 13 Jahr alt ein Knabe, ein Mädchen), Foot (7 Jahr alter K.), Neureutter 15 Fälle (9 K., 6 M., 4 im Alter von 1 bis 4 Jahren, 2 im Alter von 4 bis 8 Jahren, 9 im Alter von 8 bis 12 Jahren), Unterberger (5 J. K.), Thorowgood (12 J. K.), Fox (K. 11 J. alt), Oliver (3 Monate alt), D'Espine (13 Tage) je einen Fall. Ein Fall von Freund (3 Monate alt) war mit einer mangelhaften Entwicklung der Gallenblase und Obliteration des Ductus cysticus verbunden. Dieser letzte Fall präsentirt eine Art natürlichen Experimentes für die von Ackermann, Simmonds, Popoff, Charcot, Gombault, Beloussow, Aufrecht angestellten experimentellen Studien, welche zu dem Ergebniss führten, dass die Verödung der Gallenausführungsgänge zur Vernichtung einzelner Theile der Leberparenchymzellen führt, mit secundärer reactiver Entzündung und Wucherung interstitiellen Gewebes. Es wäre möglich, dass in den ätiologisch dunklen Fällen von kindlicher Cirrhose Verbildungen der kleinen Gallengänge zur interstitiellen Hepatitis geführt haben. — Unter den ätiologischen Momenten spielt ausserdem die Malaria, zu welcher Kinder sehr leicht disponirt sind, eine Rolle.

Pathologische Anatomie.

Der anatomische Befund der interstitiellen Hepatitis ist aus der Pathologie der Erwachsenen hinlänglich bekannt und bietet bei Kindern nur das Besondere, dass es zu eigentlicher cirrhotischer Schrumpfung der Leber seltener kommt, sondern dass die Leber in der Leiche mehr oder weniger noch in dem hyperplastischen Zustande, also vergrössert gefunden wird. Im Uebrigen handelt es sich hier wie dort um erhebliche Vermehrung des interstitiellen Gewebes. Die Leberoberfläche ist uneben, höckerig. Der Leberüberzug verdickt. Das Leberparenchym, wie Steffen schildert, gleichmässig dunkelgraugrün, hart, unter dem Messer knirschend, die Wandung der Gallenblase verdickt. Die Leberzellen erscheinen zum Theil geschwunden, reichliche Fettbildung in ihnen oder an deren Stelle. Milz vergrössert. Auch am Mesenterium wurde in den Leichen reichliche Fettanhäufung vorgefunden.

Symptome und Verlauf.

Die Symptome der in der Literatur citirten Fälle schwanken mannigfach. In der Mehrzahl der Fälle war Icterus vorhanden, die Conjunctiven sowohl, wie die Haut gelb gefärbt. Der Leib ausgedehnt, Appetitlosigkeit. Die Palpation und die Percussion ergaben, dass die Leber vergrössert, ihre Oberfläche uneben war. Im weiteren Verlaufe stellte sich in einzelnen Fällen Ascites ein (Thorowgood), welcher sogar zu Punction Anlass gab. Vielfach wurden Sugillationen auf der Haut bemerkt, Blutungen aus der Mundschleimhaut und sogar Haemathemesis. Der Schluss des Ganzen bildeten augenscheinlich cholämische Zustände, Coma, Delirien und Tod.

Die Diagnose der interstitiellen Hepatitis ist, wie schon die Angaben Neureutter's erkennen lassen (unter 15 Fällen wurde nur dreimal die Diagnose in vivo gestellt), nicht leicht, insbesondere deshalb, weil die chronische Peritonitis des kindlichen Alters in vielen Symptomen mit der Hepatitis concurrirt. Man wird indess festhalten können, dass nachweisliche Vergrösserung der Leber mit gleichzeitiger Milzvergrösserung, Icterus, Sugillationen der Haut und Neigung zu Haemorrhagien aus der Mundschleimhaut oder Haemathemesis, dazu die Anwesenheit von Flüssigkeit in der Bauchhöhle (Ascites) die Lebercirrhose wahrscheinlich machen.

Die Prognose der Krankheit ist durchaus ungünstig.

Die Therapie hat sich bisher als völlig fruchtlos ergeben. Erleichterung verschaffte nur die Punction des Ascites; vielleicht wird es, wenn man weiterhin mehr darauf bedacht sein wird, die Initialsymptome der Krankheit zu ermitteln, möglich sein, durch vorsichtige Antiphlogose und durch Anwendung der resorbirenden Wässer (Carlsbald) Heilung zu schaffen.

Syphilitische Leberaffection.

Der syphilitischen Affectionen der Leber ist schon im Capitel Syphilis (pag. 237) Erwähnung geschehen; sie sind ein nahezu constantes Glied in der ganzen Kette der congenitalen syphilitischen Affectionen, bieten indess wegen der geringfügigen klinischen Symptome, welche sie machen, mehr pathologisch-anatomisches, als klinisches Interesse.

Pathologische Anatomie.

Im Wesentlichen sind alle Affectionen interstitieller Natur, welche allerdings nicht ohne gleichzeitige Veränderungen des Parenchyms einhergehen. Man unterscheidet vier Formen der syphilitischen Veränderungen.

1) Die von Gubler beschriebene miliare syphilitische Neubildung. Die Leber sieht fast aus wie eine Fettleber, gross mit glatter Oberfläche, mitunter mehr blass, zumeist aber auf dem Durchschnitte rothbraun,

die Leberläppchen sind verschwommen und man erkennt auf der roth-braunen Fläche zahlreiche miliare Körnchen, welche das ganze Paren-chym durchsetzen. Dieselben sind sehr klein, 1 bis 2 Millimeter gross, den Miliartuberkeln sehr ähnlich. Dieselben bestehen aus kleinen Zellen-haufen, welche im interstitiellen Gewebe ihren Sitz haben und sehr rasch fettig einschmelzen.

2) Die Gummiknoten der Leber. Dieselben bilden gelbe Knoten, welche von einer schwieligen, mehr dunkel gefärbten Substanz umgeben sind. Die Knoten enthalten ein ziemlich reichliches festeres Bindegewebe, sodass dieselben selbst, wenn das kleinzellige Material einschmilzt und zerfällt, nicht die breiige Masse des käsigen (tuberculösen) Knotens, sondern nur einen mehr festweichen Heerd von gummiartiger, elastischer Consistenz darstellen. Die Rückbildung dieser knotigen Massen mit gleichzeitiger Neubildung interstitiellen Gewebes führt zu einer andern Form der Leberaffection:

3) die gelappte Leber. Dieselbe stellt in der Regel ein ver-grössertes, von faserigen Strängen in tiefen Einschnitten durchzogenes Organ vor, in welchem sich überdies grössere oder kleinere knotige Syphilome vorfinden. — Endlich kommt noch

4) die mehr diffuse interstitielle (fibrinöse) Hepatitis vor; mit Verdickung der Leberkapsel, reichlicher Vermehrung des inter-stitiellen Gewebes und gleichzeitiger Entwickelung der oben (sub 1) erwähnten miliaren Neubildungen. — Alle die genannten Veränderungen lassen das Parenchym der Leber nicht intact. Die Leberzellen sind vielfach getrübt, verfettet, auch die Gallengänge, die Arterien und die Vena portae werden in den Bereich der Bindegewebswucherungen gezogen. Starke narbige Züge an der Leberbasis können, wenngleich dies selten geschieht, zu Obliteration der Gallengänge und zur Compression der Vena portae führen und so tödtliche Blutungen veranlassen (Klebs).

Symptome und Verlauf.

Die Symptome der syphilitischen Hepatitis sind wenig hervor-stechend. Der Leib erscheint im Ganzen aufgetrieben, hart. Die Palpation und Percussion ergeben die Vergrösserung des Organes; bei der ge-lappten Leberform fühlt man, wenn die Spannung der Bauchdecke es erlaubt, die Oberfläche des Organs uneben; gleichzeitig ist die Milz vergrössert, deutlich als harter Tumor unterhalb des linken Rippenrandes zu fühlen. Icterus kann die Affection begleiten, fehlt indess häufig; dagegen sind nicht selten peritonitische Symptome vorhanden; Schmerz-haftigkeit des ganzen Abdomens und speciell der Lebergegend auf Druck und nachweisliche Ansammlung von Flüssigkeit in den abhängigen Theilen des Abdomen. Im Uebrigen findet man die früher sehon geschilderten Symptome der allgemeinen Syphilis.

Die Prognose der Affcetion ist die der Syphilis überhaupt; grosse Lebertumoren verschlechteru die Prognose allerdings wesentlich, weil der Rückgang des Proeesses unter antimereurieller Behandlung fraglich ist und die sehweren Veränderungen der Leber in der Regel auch mit der Sehwere der übrigen syphilitischen Affcete Hand in Hand geht.

Die Diagnose der syphilitisehen Leberaffectiou ergiebt sieh aus dem Nachweis der Lebervergrösserung bei gleiehzeitiger Anwesenheit andrer Zeiehen der Syphilis. Ueber die Form der Erkrankung entseheidet die Palpation, welche bei der gelappten Leber die Oberfläehe uneben, getheilt, bei glatten interstitiellen Formen dieselbe glatt erseheinen lässt.

Die Therapie ist die der Syphilis überhaupt und es kann auf dieselbe hin verwiesen werden (cf. pag. 238).

Amyloidentartung der Leber (Wachsleber).

Aetiologie.

Die Amyloidentartung der Leber und der übrigen Organe gehört zu den häufigen Vorkommnissen in der Pathologie des Kindes und es kann dies nicht Wunder nehmen, da diejenigen Erkrankungsformen, auf deren Boden sich die Amyloideutartung als secundäre Affection zumeist entwickelt, im kindliehen Alter überaus zahlreieh zur Beobachtung kommen. Die ehronisehen multiplen Vereiterungen des Unterhautzellgewebes, die Gesammtsumme der chronischen auf dem Boden der Serophulose entstehenden Knocheneiterungen, die Syphilis, Rachitis, Tubereulose und Verkäsung der Lymphdrüsen beherrsehen die Pathologie des Kindes. Ausser diesen Momenten seheinen indess bisher unbekannte Einflüsse, vielleicht besonders ungünstige hygienische Verhältnisse auch eine autoehthone Amyloidentartung zu erzeugen. — Die Pathogeuese der amyloiden Degeneration ist bei Kindern wie bei Erwaehsenen dieselbe; es handelt sich um die Bildung einer eigenthümlichen stickstoffhaltigen, der Gruppe der Eiweisskörper zugehörigen Substanz, welehe in die Gewebe der versehiedensten Organe infiltrirt wird und daselbst zur Ablagerung kommt.

Pathologische Anatomie.

Die Amyloidleber stellt in der Regel ein massiges, stark vergrössertes und an Gewicht vermehrtes Organ dar, von blassem, grauem oder graurosafarbenem Aussehen und sehr derber Consistenz. Die Ränder der Leber sind verdickt. Die Leber erscheint sehr blutarm. Der Process ist zweifelsohne, wie man sich an solchen Stellen, welche an der Degeneration noch relativ wenig betheiligt sind, überzeugen kann, ursprünglich nur eine Affection der kleinen Arterien. Die Wandungen der Capillaren werden infiltrirt, verdickt, das Lumen derselben eingeengt und so die Circulation gehemmt. Im weiteren Fortschritte erkrankt das Leberparenchym. Die Zellen nehmen eine eigenthümliche homogene, glasige Beschaffenheit an; der Kern geht verloren und als Rest der Drüsenzellen bleiben unförmige, glasige Schollen zurück, welche die eigenthümliche von Virchow entdeckte Reaction geben, dass sie mit Jodjodkaliumlösung eine braune Farbe annehmen, welche unter Zusatz von Schwefelsäure in eine blaue Farbe übergeht. Eine andere sehr scharfe Reaction giebt die Einwirkung von Jodviolett (Jodmethylanilin), welches das Amyloid zuerst violett, später leuchtend roth färbt (Jürgens). — Die Affection ist niemals auf die Leber beschränkt, vielmehr erstreckt sich die Degeneration gleichzeitig auf die Milz, die Nieren, den Darm und das Mesenterium, oft auf das Herz, und immer sind es die Gefässe, welche in erster Linie die Amyloiddegeneration zeigen.

Symptome und Verlauf.

Die Symptome der Amyloiddegeneration der Leber lassen sich, da die Affection in der That zumeist nur secundär erscheint, überdies die anderen Körperorgane wesentlich mitbetheiligt sind, gar nicht als selbständige hinstellen. In der Regel sind die Kinder sehr heruntergekommen, bleich und abgemagert. Die Leber erscheint gross, ist leicht zu palpiren, enorm hart und von glatter Oberfläche. Der Leberrand ist stumpf, verdickt. — Die Verdauung liegt total darnieder; der Stuhlgang ist dünn, blassgelb, von aashaftem Geruch. Diese Erscheinung ist allerdings wesentlich dem Umstande zuzuschreiben, dass die schwere Alteration des Leberparenchyms die Gallenabsonderung unterbricht und dass so der fäulnissverhindernde Einfluss der Galle bei der Darmverdauung ausfällt, was um so mehr in die Waagschale fällt, als bei der gleichzeitig vorhandenen Erkrankung des Drüsenparenchyms des Darmes (der Lieberkühn'schen Drüsen) die Verdauungsfermente dieser Drüsen gleichfalls ausfallen. In der Regel ist gleichzeitig Albuminurie vorhanden, da ja auch die Nieren an der Affection mitbetheiligt sind. — In einem jüngst

von mir beobachteten Falle, in welchem ich durch den colossalen Milz-
und Lebertumor bei gestörter Darmverdauung die Annahme von Amyloid-
erkrankung glaubte machen zu können, war die Affection neben schweren
Störungen der Verdauung von reichlich auftretenden hämorrhagischen
Ergüssen in das Unterhautzellgewebe begleitet; vielleicht gehören auch
diese zu dem gesammten Krankheitsbilde.

Die Prognose der Amyloidentartung ist schlecht, wiewohl die
Möglichkeit einer Rückbildung der milderen Fälle von einzelnen Autoren
zugestanden wird. Ich habe selbst bei Rachitis grosse, harte Milz- und
Lebertumoren sich zurückbilden sehen; ich möchte es aber dahin gestellt
lassen, ob es sich um amyloide Degeneration gehandelt habe. — Die
Mehrzahl der Kranken stirbt entweder an intercurrenten Krankheiten,
wie Pneumonien, oder unter schwerem Hydrops in Folge der Mitbetheiligung der Nieren an der Affection.

Die Diagnose der Amyloiddegeneration ergiebt sich aus dem
Nachweis des grossen harten Tumors der Leber und der Milz, neben
der Anwesenheit der ätiologischen Momente (Eiterungen u. s. w.).
Wesentlich bedeutungsvoll für die Sicherheit der Diagnose ist indess der
gleichzeitige Nachweis von Albumen im Harn neben den charakteristischen Eigenschaften, welche auch sonst der Harn bei Amyloiddegeneration
der Nieren zeigt; die Erkenntniss der Nierenaffection wirft so Licht
auch auf die in der Leber vorhandene Veränderung.

Die Therapie, wenn von einer solchen die Rede sein kann, hat
sich vorerst mit der Beseitigung des ätiologischen Factors zu beschäftigen;
da die Amyloiddegeneration von Eiterungen, Scrophulose, Rachitis eingeleitet und unterhalten wird, so sind vorerst diese Affectionen zu beseitigen. — Bei nachweislicher Syphilis wird man immer wieder zu
Mercurialien und Jodpräparaten greifen, insbesondere erfreuen sich die
Jodeisenpräparate eines gewissen, vielleicht nicht ganz unverdienten
Rufes. Soolbäder, die Anwendung der besten hygienischen Verhältnisse
werden die Wirkung dieses Mittels zu unterstützen haben.

Hepatitis acuta suppurativa. Leberabscess.

Aetiologie.

Die Aetiologie der Leberabscesse der Kinder ist, wenn man von
den septischen Abscessen der Neugeborenen absieht, nahezu dieselbe,
wie bei Erwachsenen. Traumen, welche die Leber getroffen haben,
Pyämie in Folge von Vereiterungen der Knochen und Gelenke, Ver-

eiterung von Hydatidengeschwülsten sind die vorzüglichsten Ursachen
der acuten suppurativen Hepatitis, dagegen kommen bei Kindern Abscedirungen der Leber durch Gallensteine fast gar nicht vor, während bei
Erwachsenen die Abscesse, welche durch Einwanderung von Ascariden
in die Leber bedingt sind, kaum zur Beobachtung kommen dürften. In
einzelnen Fällen von Leberabscess fehlt jeder ätiologische Aufschluss;
solchen Fall habe ich 1871 bei einem zwölfjährigen Mädchen gesehen.
Die dysenterischen tropischen Leberabscesse werden hier übergangen.

<h3 style="text-align:center">Pathologische Anatomie.</h3>

Je nach den causalen Verhältnissen findet man entweder kleinere
Abscessheerdchen (Pyämie und Septicämie der Neugeborenen) oder
grössere Abscesshöhlen (Trauma, Echinococcus) zuweilen mit fistulösen
tiefgehenden Verschwärungen der Gallengänge (Ascariden), (Fälle von
S e h e u t b a u e r und S i n n h o l d). Die Vereiterung geht vom interstitiellen Gewebe aus, ergreift indess Parenchym, Gallengänge und Gefässe, welche einschmelzen. Der Eiter hat eine gelbgrünliche Farbe.
— In dem von mir beobachteten Falle handelte es sich um einen über
faustgrossen Abscess des rechten Leberlappens. Leider war die Section
nicht weiter gestattet, als an der Leiche durch einen Einschnitt den
Abscess zu eröffnen, somit unterblieb die Möglichkeit genauer Aufklärung.
Um Ascariden oder Echinococcus handelte es sich nicht, da weder
Ascarideneier noch Haken in dem Eiter gefunden werden konnten.

<h3 style="text-align:center">Symptome und Verlauf.</h3>

Die multiplen kleinen Abscessheerdchen bei Septicämie der Neugeborenen und bei Pyämie können in der Regel nur vermuthet werden,
im letzteren Falle dann, wenn noch andere pyämische Symptome, Schüttelfröste, multiple Gelenkentzündungen, Albuminurie, Icterus u. s. w. vorhanden sind. Desto deutlicher geben sich grosse Abscessheerde zu erkennen. In dem von mir beobachteten Falle präsentirte sich die Leber
als hartes, äusserst schmerzhaftes, vergrössertes Organ, welches sich
unterhalb des Rippenbogens über das Thoraxniveau convex erhob. Die
Convexität nahm in demselben Maasse zu wie die Schmerzhaftigkeit und
die Höhe des Fiebers. Fast continuirlich waren Temperaturen über 40°
vorhanden. Die Haut über der convex gewölbten Stelle war prall,
glänzend, nicht geröthet. Die Probepunction ergab eitrigen Inhalt des
prallen Tumors. Noch bevor die beabsichtigte Entleerung vorgenommen
werden konnte, starb das Mädchen an Erschöpfung. Ascites war nicht
vorhanden, dagegen deutlicher Icterus. Diese Art des Verlaufes zeichnet
die Mehrzahl von grösseren Abscessen der Leber aus, wenngleich der

Ausgang nicht immer gleich ungünstig ist. — Unter den Complicationen der Leberabscesse spielen eitrige Pleuritis und Pneumonie eine gewisse Rolle. Dieselben erfolgen wahrscheinlich durch Fortsetzung des entzündlichen Processes von der Leberkapsel aus. Durchbrüche des Eiters nach dem Thoraxraum mit Darstellung von Empyem und Durchbruch durch die Lunge sind mögliche Ausgänge der Affection; sie gehören aber immerhin zu den Seltenheiten.

Die Prognose der Leberabscesse ist bei Pyämie und Septicämie der Neugeborenen selbstverständlich schlecht; die traumatischen Abscesse und die Hydatidenabscesse ergeben eine etwas bessere Prognose, wenn sie hinlänglich nahe an die Oberfläche dringen um die Eiterentleerung zu gestatten; es ist sogar die Wahrscheinlichkeit vorhanden, dass bei dem antiseptischen Verfahren auch hier die Prognose stetig besser werden wird.

Die Diagnose der grösseren Leberabscesse ergiebt sich aus den angeführten Symptomen, Intumescenz der Leber, convexer Hervorwölbung derselben, Schmerzhaftigkeit, hohem Fieber, zeitweiligem Erbrechen; zuweilen tritt deutliche Fluctuation auf, endlich entscheidet die Probepunction.

Die Therapie kann in den zugängigen Fällen .grösserer Abscessheerde nur darauf bedacht sein, möglichst rasch die Entleerung des Eiters zu erzielen. Dies wird, sobald man durch nachweisliche Fluctuation die Wahrscheinlichkeit dafür hat, dass die Adhäsionen zwischen Leber und Bauchwand bestehen, am besten durch die Incision geschehen. Nach Entleerung des Eiters, Ausspülung der Abscesshöhle mit antiseptischen Mitteln wird die Nachbehandlung antiseptisch geleitet. In denjenigen Fällen, wo der Sitz des Abscesses in der Tiefe nur vermuthet werden kann, wird man der erfolgreichen Probepunction die Punction folgen lassen, den Eiter entleeren und die Canüle liegen lassen, weiterhin wird man, wie beim Pleuraempyem versuchen, durch wiederholte Ausspülungen und nachfolgenden antiseptischen Verband die Abscesshöhle zur Heilung zu bringen. Die allgemeine Behandlung muss selbstverständlich roborirend sein.

Maligne Geschwülste in der Leber.

Maligne Tumoren der Leber gehören bei Kindern zu den äussersten Seltenheiten; in der jüngsten Literatur finde ich, abgesehen von den schon aus früherer Zeit bekannten Fällen von Monti, Koltmann, Pepper, Allwood, West, Wagner, Roberts, nur den auch von Birch-Hirschfeld (in Gerhardt's Handbuch) erwähnten

Fall von Wulff, einen zweiten von ihm selbst beobachteten Fall, endlich
noch einen von Affleck beobachteten Fall und einen von Henoch.
In der Mehrzahl dieser Fälle handelte es sich um Carcinome, Rundzellensarcome und Adenombildungen. Die Geschwülste bilden zumeist grössere
oder kleinere in die Lebersubstanz eingefügte Knoten, welche sich über
die Oberfläche erheben; gleichzeitig findet Wucherung des interstitiellen
Gewebes statt, wodurch die Oberfläche der Leber eine noch unregel-
mässigere, unebenere Gestalt erhält, als durch die Geschwülste an sich
geschaffen wird. Diese Veränderung der Leberoberfläche, die Vergrösserung des Organes im Ganzen, ferner die durch den Tumor bedingte
Störung in der Circulation des Pfortadersystems mit ihren Folgen (Ascites
und Oedeme der unteren Extremitäten), endlich die ziemlich rasch sich
einstellende Cachexie der Kinder sind die Führer zu der Diagnose dieser
so seltenen Affectionen. Icterus ist keineswegs in allen Fällen vorhanden.

Die Prognose der Affectionen ist durchaus schlecht und von einer
Therapie kann bei der Malignität der Neubildungen kaum eine Rede sein.

Echinococcus der Leber.   Hydatidengeschwulst.

Pathogenese.

Der Echinococcus der Leber kommt auch bei Kindern, wie bei Erwachsenen ziemlich häufig zur Beobachtung.   Die Echinococcenscyste
oder Hydatidengeschwulst ist der Blasenzustand (Finne) von Taenia
nana (van Beneden), welche im Darm des Hundes ihren Wohnsitz
hat. Der Echinococcus bildet in der Leber zumeist einen grösseren
Cystensack, welcher von einem zweiten, durch eine Art interstitieller
Hepatitis hergestellten, der Leber angehörigen Sacke, umschlossen ist,
und dessen Dicke, je nach der Dauer des Leidens, eine geringere oder
grössere ist. Innerhalb des Sackes liegt die Thierblase, welche zumeist
eine grössere oder geringere Anzahl von Tochterblasen enthält, die
verschiedene Grösse haben können. Eröffnet man die Hauptblase, so
fliesst eine helle, wässrige Flüssigkeit aus, welche kein Albumin, aber
Inosit, Traubenzucker, Bernsteinsäure und Chlornatrium enthält; überdies finden sich darin kleine, runde Körnchen, die bei mikroskopischer Untersuchung sich als kleine Bläschen (Brutkapseln) zu erkennen
geben, in denen die Köpfchen (Scolices) sich entwickeln. Dieselben
entstehen als Verdickungen der Wand der Brutkapseln, in einer derselben in der Regel mehrere, und man erkennt an ihnen einen
kleinen Vorsprung, das Rostellum, in dessen Umgebung sich 30 bis 50

feine Haken in Doppelreihe befinden. Unter dem Rostellum sieht man
alsbald auch vier ovale Saugnäpfe, darunter den Hals, welcher an der
Wand der Brutblase befestigt ist. In dem Maasse, als Tochterblasen
in der Mutterblase sich entwickeln, wächst dieselbe bis zu enormer
Grösse, während sich häufig gleichzeitig Kalkmassen niederschlagen. —
Von diesem Wachsthum sind eine Menge von secundären Vorgängen in
der Leber abhängig, die im Wesentlichen die klinischen Symptome des
Echinococcus bedingen. In erster Linie wird das Leberparenchym
direct atrophirt, sodann kann die angeregte interstitielle Hepatitis,
welche die Kapsel des Hydatidensackes bildet, sich über das Organ
weiterverbreiten; ferner können Durchbrüche von Tochterblasen aus
der Mutterblase nach den grösseren Gallengängen erfolgen, dieselben
können verlegt werden und schwerer Icterus die Folge sein; es kann
aber auch vorkommen, dass die Blasen bis nach dem Darmkanal vordringen und in denselben entleert werden, (solchen Fall hat Bohn bei
einem achtjährigen Knaben beobachtet); so günstig unter Umständen
dieser Vorgang ist, so kann eine dabei statthabende erhebliche Erweiterung des Ductus choledochus zu schwerwiegenden atrophischen Zuständen der Leber führen. In noch anderen Fällen dringt die Hydatidengeschwulst nach vorn, regt perihepatitische Entzündung an mit
Verlöthungen der Leber an die Nachbarorgane, die Bauchwand und das
Zwerchfell, und so kann es endlich kommen, dass der Sack sich nach
der Lunge hin entleert und Cysten durch die Bronchien entleert werden.
Die Cysten können indess auch nach hinten dringen, die Gefässe ver-
drängen und selbst zu Obliteration der Vena cava Anlass geben, (solchen
Fall hat jüngst Goltz veröffentlicht). Endlich kann der Hydatidensack
(Acephalocystensack) zur Vereiterung kommen, welche direct zum Tode
des Thieres führt und die Verödung des Sackes herbeiführt; dann werden
sich also die Symptome eines chronischen Leberabscesses mit denen
des Echinococcus vermischen.

Symptome und Verlauf.

So sieht man eine geradezu enorme Kette von mannigfachsten
pathologischen Vorgängen durch die Echinococcenkrankheit eingeleitet.
An sich giebt sich die Affection an der Leber durch eine stetig wach-
sende, mitunter wohl auch fluctuirende Geschwulst des Organes zu erkennen, welche eine glatte Oberfläche hat. Die Geschwulst ist schmerzlos.
Nur in wenigen Fällen konnte bei Kindern das den Echinococcen zugeschriebene Hydatidenschwirren entdeckt werden. Damit bezeichnet
man eine eigenthümliche vibrirende Empfindung, welche man erhält,

wenn man auf die Gegend der vergrösserten Leber die flache Hand legt, während man gleichzeitig mit den Fingern der anderen leise Schläge gegen dieselbe Körperstelle führt. — Der Verlauf der Affection ist, wie aus der vorangegangenen Schilderung der möglichen Complicationen und Folgezustände sehr leicht eingesehen werden kann, sehr verschieden; jede acute Entzündung der Leber, jede neue entzündliche Affection eines Nachbarorganes oder plötzliche Durchbrüche gestalten denselben anders, ebenso die Beeinflussung der Circulation; im Ganzen ist derselbe indess, wie die Entwickelung des Echinococcus überhaupt, chronisch und langsam.

Diagnose.

Die Differentialdiagnose zwischen Echinococcus der Leber und anderweitigen chronischen Intumescenzen des Organes ist in dem Maasse leichter, als man es noch mit der reinen cystoiden Geschwulst zu thun hat; dann giebt die Fluctuation, der elastische Widerstand, die glatte Oberfläche, das langsame gleichmässige Wachsthum, endlich das relative Wohlbefinden der kleinen Kranken kaum die Möglichkeit, die Affection mit einer anderen (etwa mit Amyloid- oder Fettleber) zu verwechseln. — Die Diagnose wird zur Gewissheit, wenn bei erfolgten Durchbrüchen die charakteristischen Haken mikroskopisch in irgend einem Secret (Fäces, Harn, Bronchialsecret) nachweisbar sind. — Sie wird aber andererseits sehr schwierig, wenn schwere Circulationshindernisse, und mit hohem Fieber verlaufende intercurrente Entzündungen, sei es der Leber oder der in Mitleidenschaft gezogenen Pleura und Lunge eintreten.

Die Prognose des Echinococcus ist stets dubiös. Gewiss kommen, wie angedeutet, Spontanheilungen vor; sie gehören aber zu den Seltenheiten und es ist nicht mit irgend welcher Sicherheit auf sie zu rechnen. Dagegen ergeben operative Eingriffe zuweilen sehr günstige Resultate und auch hier lassen sich unter dem Einflusse der Antiseptik weitere Fortschritte erwarten.

Die Therapie hat in erster Linie die Aufgabe zu erfüllen, die Thiere vom kindlichen Körper fern zu halten. Es ist geradezu unbegreiflich, dass man bei der Kenntniss der furchtbaren Gefahr Kindern das Spielen mit Hunden gestattet. — Dies muss verboten werden. — Ist der Echinococcus constatirt, so kommt Alles darauf an, das Thier zu tödten, und die Hydatidencyste zur Verödung zu bringen. Man hat zu diesem Zwecke 1) die einfache Punction versucht, 2) die Punction mit nachfolgender Jodinjection, 3) die Punction mit Aspiration — alle diese Operationen mehrfach wiederholt bis zum Erfolge, welcher in der That oft das Verfahren begleitet. 4) Die Punction mit nachfolgender Drainage. 5) Die einfache Schnittoperation. 6) Die Schnittoperation in zwei Acten so zwar, dass man durch Anwendung von ätzenden Mitteln (Wiener Actzpasta) Adhäsionen zwischen dem Acephalocystensack und der Bauchwand zu erzielen versuchte, und dann incidirte, den Sack entleerte und nunmehr entweder Jod oder ein anderes Entzündung anregendes Mittel in denselben einbrachte (Recamier). 7) Die Schnittoperation nach Anregung von Entzündung mittelst eingestossener Canülen und langsamer Entleerung in mehrfachen Pausen (Simon). 8) Die Schnittoperation nach Anheftung des Sackes an die Bauchwand (Sänger). Jedes einzelne dieser Operationsverfahren hat günstige Resultate aufzuweisen gehabt, und es ist einleuchtend, dass der Erfolg um so sicherer wird, je mehr man einerseits darauf bedacht ist, die septische Infection hintanzuhalten und auf der anderen Seite das Eintreten von Flüssigkeit aus dem Hydatidensack in das Peritoneum verhütet; nach diesen Principien werden sich noch mancherlei Modificationen des Operationsverfahrens einführen lassen. Soviel aber geht aus dem ganzen Verlaufe des pathologischen Herganges hervor, dass ein günstiges Resultat überhaupt nur erzielt werden kann, so lange nicht unabwendbare anatomische Veränderungen, sei es durch Druck oder sei es durch Entzündung, in der Leber selbst oder in den Nachbarorganen derselben entstanden sind; es heisst also, wie bei vielen anderen Anomalien, so auch hier, frühzeitig die Diagnose zu stellen und früh zu operiren.

Die Krankheiten der Milz.

Die physikalische Untersuchung der Milz gehört zu den schwierigeren Aufgaben am Krankenbette. — Die Milz liegt zwischen dem achten Intercostalraume und der elften Rippe; ihr vorderer Rand überschreitet die mittlere Axillarlinie in der Regel nicht. — Die Feststellung der Grenzen beim Kinde wird indess dadurch so erheblich erschwert, dass bei den spontanen Lageveränderungen sehr unruhiger Kinder die Hautverschiebung die graphische Feststellung zuweilen geradezu unmöglich macht. Man bedient sich zur genauen Feststellung am besten der leisen palpatorischen Percussion; sicherer indess, als die Percussion überhaupt ist die Palpation, da jede irgend welche beträchtlichere Vergrösserung der Milz dieselbe unter dem Rippenrande fühlbar macht, nur taste man nicht wie bei den Erwachsenen mit den palpirenden Fingern hin und

her, sondern lasse dieselben in der Gegend des unteren Rippenrandes ruhen, bis bei der Inspiration des Kindes die Hand sich
gleichsam in das Abdomen hineinsenkt; den so gewonnenen Raum halte
man durch leichten Druck fest, dann glückt es entweder schon bei der
ersten Inspiration den entgegentretenden Milztumor zu fühlen, oder man
dringt bei der zweiten oder dritten Inspiration tief genug, um demselben
mit den ruhenden Fingern zu begegnen. Grosse Milztumoren lassen sich
selbstverständlich ebenso leicht percutiren, wie palpiren; immer ist aber
die Feststellung der Grenzen durch die Palpation die sicherere.

Vergrösserungen der Milz.

Acute Milzvergrösserung. (Acuter Milztumor).

Acute Vergrösserungen der Milz begleiten fast alle zymotischen
Krankheiten; sie sind in diesem Sinne keine eigentliche Milzaffection.
Die Milz ist sehr blutreich, ziemlich weich, auf dem Schnitte tief dunkel-
blauroth, die Malpighi'schen Körperchen sind vermehrt. — Percussion und Palpation erweisen die Vergrösserung am lebenden Kinde,
ebenso wie die Rückbildung mit fortschreitender Heilung der ursächlichen Affection festzustellen ist. — Von malignen Ausgängen ist nur
der, wenngleich äusserst selten vorkommenden Milzrupturen zu gedenken, eine solche Beobachtung theilt Wittmann von einem zehnjährigen Knaben mit. Die Milzruptur war im Verlaufe eines schweren
Typhus erfolgt. Der Tod erfolgte unter den Symptomen des acuten
Collapses. — Eine selbständige Therapie erheischt der acute Milztumor
nicht. Es wird sich immer darum handeln, die acute Infectionskrankheit und insbesondere das vorhandene hohe Fieber zu behandeln.

Chronische Milzvergrösserung. (Chronischer Milztumor).

Die chronischen Milzvergrösserungen gehören zu den allerhäufigsten
Affectionen des kindlichen Alters und man kann sagen, dass ebenso
wie die meisten acuten Zymosen mit acuter Milzschwellung einhergehen, auch die Mehrzahl der chronischen Krankheiten des kindlichen
Alters chronische Vergrösserungen der Milz zu Wege bringen; abgesehen aber von diesen mehr consecutiven Anomalien kommen auch selbständige Intumescenzen der Milz vor, welche als schwerwiegende
Anomalien gelten müssen.

Milztumor bei Malaria.

Es ist davon schon bei der Malaria die Rede gewesen (s. pag. 184).

Syphilitischer Milztumor.

Die syphilitischen Milztumoren sind ebenso wie die Affection der Leber eine äusserst constante Theilerscheinung des congenitalen syphilitischen Processes; auch hier handelt es sich, wie bei der Leber um zwei Formen von Anomalien, entweder um circumscripte gummöse Einlagerungen (seltenere Form) oder um diffuse Schwellung des Organes. In letzterem Falle zeigt das Organ zumeist eine mehr gleichmässige Prallheit und Härte; das Milzstroma ist vermehrt, die Gefässe der Milz verdickt. — Diese Vergrösserung der Milz lässt sich in vivo leicht durch die Palpation feststellen und kann Hand in Hand mit dem nachweisbaren Lebertumor die Diagnose der congenitalen Luës erleichtern. — Die Therapie der Affection fällt zusammen mit derjenigen der Syphilis überhaupt.

Amyloiddegeneration der Milz.

Die amyloiden Veränderungen des Milzparenchyms gehen in der Regel Hand in Hand mit der gleichen Degeneration anderer Organe, so der Leber, der Nieren, des Darmes u. s. w.; zumeist ist die Milz das am frühesten betroffene Organ, auch sind bei allgemeiner Amyloidentartung die Veränderungen in der Milz die am meisten fortgeschrittenen. Die amyloide Umwandlung befällt die Malpighi'schen Körperchen, welche in graue weisse grosse durchscheinende Körper umgewandelt werden (Sagomilz) und mit Jodschwefelsäure und Jodmethylanilin die schon bei der Leber angegebene Veränderung erleiden. — Weiterhin werden indess auch das ganze Stroma der Milz und die Gefässe derselben in Mitleidenschaft gezogen; dann stellt sich die Milz als ein harter beträchtlich vergrösserter Körper dar mit stumpfen Rändern, welche nach vorn und unten hie und da Vertiefungen, wie Einschnitte zeigen. — Die Aetiologie der Amyloiddegeneration der Milz fällt zusammen mit derjenigen der Leber und der übrigen Organe, die Symptome sind keine anderen, als diejenigen der Milzvergrösserung überhaupt bei allgemeiner Cachexie; daher ist die Milz unter dem Rippenrande als harter Tumor zu fühlen, welcher sich zuweilen nach vorn bis gegen den Nabel hin und nach unten bis zum Beckenrande erstreckt.

Die Prognose der Amyloidmilz ist in so weit schlecht, als die causalen Momente eine Restitution nicht gestatten; da die Milz indess eines der ersten der amyloid erkrankenden Organe ist, so wäre es wohl möglich, dass Restitution bei rechtzeitiger und voller Behebung der causalen Momente, also der bestehenden Eiterungen, der Syphilis u. s. w. eintreten könnte. Hier, wie schon bei der Leber angegeben ist, werden

Jodpräparate, insbesondere Jodeisen, mercurielle Behandlung und später
Roborantien (China und Eisenpräparate) neben Soolbädern günstige
Wirkung entfalten können.

Leukämischer Milztumor.

Von demselben ist schon gehandelt worden (pag. 193).

Pseudolenkämischer Milztumor. Pseudoleukämie.

Die Pseudoleukämie hat in ihrer äusseren Erscheinungsform
nahezu gleichen Verlauf mit der echten Leukämie, so dass es vielleicht
zweckmässig wäre, die Anomalie mit unter die chronischen Allgemeinerkrankungen, wie die Leukämie selbst zu rechnen. Sie unterscheidet
sich indess in ihrem inneren Wesen dadurch von der Leukämie, dass
die Alteration des Blutes, welche sich in der Vermehrung der weissen
Blutkörperchen äussert, hier fehlt; ich glaubte deshalb besser zu thun,
die Affection den Organerkrankungen anzureihen. — Wie bei der Leukämie giebt es eine lineale und lymphatische Pseudoleukämie (multiple,
maligne Lymphombildung), während die medullaren Veränderungen der
Knochen nur in vereinzelten Fällen zur Beobachtung kommen.

Die Aetiologie der Pseudoleukämie ist unbekannt. Ich habe lineale
und lymphatische, letztere in der poliklinischen Praxis, in relativer
Häufigkeit beobachtet, ohne dass ich im Stande gewesen wäre, irgend
welche causale Momente zu entdecken, nur in einem Falle waren die
colossalen Drüsentumoren mit schwerer scrophulöser Conjunctivitis und
Keratitis, mit Ozaena und Otitis vergesellschaftet. Mitunter treten die
Symptome mitten in anscheinend guten Verhältnissen und auf anscheinend gesundem Boden auf, ebenso der pseudolenkämische Milztumor.

Der pathologisch anatomische Befund deckt sich vollkommen mit demjenigen der Leukämie; hier wie dort findet man colossale Ansammlung lymphoider Zellen bei vermehrtem Stroma in den
Lymphdrüsen, der Milz, den lymphoiden Gebilden des Halses, des
Darmes u. s. w. — Das Knochenmark zeigte indess nicht so charakteristische Eigenschaften wie bei Leukämie (Poufick), wenngleich in
einem Falle Ansammlung von rothen Blutkörperchen und von Fett
(Körnchenzellen) in grossen Markzellen sich vorfand.

Die Symptome der Pseudoleukämie sind die einer stetig und
dauernd zunehmenden Vergrösserung der Lymphdrüsen und der Milz.
Die submaxillaren Lymphdrüsen, die Tonsillen, die cervicalen Lymphdrüsen, alsbald auch die Axillardrüsen beginnen stetig und unaufhaltsam

zu schwellen und stellen alsbald harte unebene knollige Tumoren dar, welche dem Halse der Kinder ein höchst unförmiges Aussehen geben. Die Milz ist vergrössert, ein fester praller Tumor, der deutlich palpabel ist. — Das Aussehen der Kinder ist tief elend, bleich; das Fettpolster nimmt ab, die Haut wird welk. Der Appetit liegt darnieder, Stuhlverstopfung und Diarrhoeen wechseln ab. Das Gewicht der Kinder nimmt ab. — Alsbald machen die grossen Lymphdrüsentumoren am Halse oder die Tumoren der Mediastinaldrüsen erhebliche dyspnoëtische Symptome, sei es durch Druck auf den Larynx direct oder durch Druck auf den Vagus (Recurrens vagi) und auf den Phrenicus. — Schwere asthmatische und laryngospastische Anfälle treten ein, wie sie bei dem Capitel der Vergrösserung der Bronchialdrüsen (s. pag. 463) schon geschildert wurden. — Die Tumoren der visceralen Lymphdrüsen führen weiterhin zu Circulationsstörungen in den Unterleibsorganen, zu Ascites und Oedem der unteren Extremitäten. Unter den Symptomen der Erschöpfung gehen die Kinder endlich tief elend zu Grunde.

Die Diagnose der Krankheit ergiebt sich aus der physikalischen Untersuchung der Milz, der Palpation derselben und bei den multiplen Symptomen aus der Anschauung und Palpation der geschwollenen Lymphdrüsen. — Die mikroskopische Untersuchung des Blutes schützt vor Verwechselung mit echter Leukämie.

Die Prognose der Pseudoleukämie ist ungünstig, wenngleich ich behaupten muss, in der jüngsten Zeit bei zwei Fällen beginnender Lymphombildung mittelst innerer Verabreichung von Arsenik und Einreibungen von Schmierseife in die vergrösserten und harten Drüsenpakete, Besserung und Heilung gesehen zu haben; in anderen Fällen liessen indess alle Mittel im Stich. — Die Erfahrungen, welche neuerdings über die günstige Einwirkung des Arseniks in subcutaner Injection auf Lymphosarcome gemacht sind, weisen darauf hin, auch bei der Pseudoleukämie sich dem Arsenik sowohl in innerlicher, wie subcutaner Verabreichung zuzuwenden. Ich gebe bei Kindern von zwei bis fünf Jahren drei Mal tägl. 2 bis 3 Tropfen des Kali arsenicosum solutum innerlich; zu subcutaner Injection ähnlich grosse Gaben. Gleichzeitig lasse ich die Drüsentumoren mit Schmierseife täglich (bohnengross) einreiben. — Nebenbei kommen die beste Kost und die bestmöglichsten hygienischen Verhältnisse zur Anwendung.

Geschwulstbildungen in der Milz.

Von eigentlichen Tumoren der Milz sind Tuberkeln kleinerer und grösserer Art, wie sie die diffuse Miliartuberculose begleiten, obenan zu erwähnen; sie machen keinerlei directe klinische Symptome. Syphilome (Gummata) der Milz sind schon erwähnt.

Sarcome und Carcinome der Milz sind bei Kindern sehr selten; wenn sie überhaupt vorkommen, so sind sie Complicationen von sarcomatöser und carcinomatöser Entartung anderer Organe, so des Pancreas, des Magens u. s. w. Einen solchen Fall hat Scheffer von einem 14 Jahr alten Mädchen beschrieben und erwähnt hierbei gelegentlich eines anderen von Kaulich beschriebenen Falles von Gallertkrebs aller Unterleibsorgane eines Kindes. In dem ersteren dieser beiden Fälle fanden sich „am oberen Milzrande, namentlich aber am unteren Milzrande grosse Tumormassen, welche sich nach dem Magen fortsetzten". — Der Tumor hatte überdies auch hier nahezu alle Unterleibsorgane ergriffen. Mikroskopisch erwies sich der Tumor als Encephaloidkrebs. Derselbe war an dem lebenden Kinde zu palpiren gewesen und hatte sich schon durch eine Prominenz der linken Seite unter dem Rippenrande gezeigt. — Von einer Behandlung dieser Tumoren kann nur in soweit die Rede sein, als man symptomatisch zu Hilfe kommt, die Schmerzen lindert, etwaige complicirende peritonitische Symptome durch Eis zu beseitigen versucht und für normale Defäcation sorgt.

Echinococcus der Milz

ist viel seltener als derjenige der Leber. Symptomatologisch sind die Verhältnisse mutatis mutandis den dort angegebenen völlig analog.

Vergrösserung und Geschwülste der abdominalen Lymphdrüsen.

Aetiologie und Pathogenese.

Die Lymphdrüsen der Bauchhöhle nehmen an allen Affectionen des Darmkanals, sowohl den acuten, wie den chronischen Antheil. Schon bei den acutesten Processen, wie bei acuter Gastro-Enteritis, welche zum Tode geführt hat, kann man Injection und leichte Vergrösserung der Lymphdrüsen antreffen, noch mehr bei den subacuten Processen, wie Ileotyphus, Scarlatina, Enteritis diphtheritica u. s. w. — Die chronischen Affectionen des Intestinaltractus, wie chronische Gastro-Enteritis, ulcerative Processe des Darmes, tuberculöse Affectionen desselben ziehen die Drüsen in schwere Mitleidenschaft, ebenso Affectionen des Peritoneum, insbesondere die tuberculöse Form der chronischen Peritonitis. — Ausserdem kommen aber, wenngleich ebenfalls secundäre, so doch durch

den Umfang der Bildung höchst bedeutungsvolle Erkrankungen der
Mesenterialdrüsen vor; so beschreibt Heubuer einen Fall von Verkäsung der Mesenterialdrüsen bei chronischer nicht tuberculöser Peritonitis, Monti einen Fall von sarcomatöser Retroperitonealdrüsen-
erkrankung mit Leber- und Nierensarcom; in dem von Schadewald
und Grawitz publicirten Falle von Sarcominfiltration des Schenkels
waren gleichfalls die abdominalen Lymphdrüsen erheblich betheiligt.

Pathologische Anatomie.

Bei frischen Schwellungen der Lymphdrüsen erkennt man dieselben
als ziemlich blut- und saftreiche, bohnen- bis haselnussgrosse Gebilde,
welche auf dem Durchschnitte blaurothe Farbe zeigen. — Je mehr
chronisch die primäre Affection ist, desto weniger blutreich und desto
trockner erscheinen die vergrösserten und in feste Geschwülste umgewandelten Lymphdrüsen; im Verlaufe der tuberculösen und tuberculös-
geschwürigen Processe des Darmes werden sie der Sitz von käsigen, eingeschmolzenen Producten und von mehr einzeln liegenden und als solche
deutlich kenntlichen tuberculösen Heerden. — Bei Sarcom und Carcinom
nehmen sie endlich den charakteristischen Bau dieser Tumoren an.

Symptome und Verlauf.

Die acuten Lymphdrüsenschwellungen geben sich klinisch nicht zu
erkennen; oft auch nicht einmal die chronischen, weil die Auftreibung
des Abdomen bei den abgemagerten und elenden Kindern eine Palpation
der vergrösserten Drüsen nicht gestattet, und die Allgemeinsymptome,
wie Abmagerung, Diarrhoeen u. s. w. mehr den primären Darmaffectionen,
als der Affection der Lymphdrüsen zuzuschreiben sind; so kann oft eine
erhebliche Intumescenz der Drüsen klinisch übersehen, oder wenigstens
nur vermuthet werden. — Die echten Geschwulstformen (Sarcome, Carcinome und oft auch Tuberculose) lassen indess, wenn die Mesenterialdrüsen
miterkrankt sind, dieselben als wohl palpable, unebene, knollige, harte
Tumoren durch die dünnen Bauchdecken der Kinder durchfühlen. —
Gleichzeitig pflegen die Lymphdrüsen der Schenkelbeuge und oft auch
die des übrigen Körpers Schwellungszustände oder Vergrösserung durch
Neubildungen zu zeigen.

Der Verlauf der Schwellung oder Tumorbildnug ist im Wesentlichen abhängig von dem Primärleiden; selbst chronische grössere
Lymphdrüsenschwellungen bilden sich zurück, wenn die chronischen
Darmaffectionen, welche dieselben bedingt und unterhalten haben, geheilt
worden sind; auf der anderen Seite ist nicht zu leugnen, dass die Unterbrechung des Lymphstromes auch hier, wie schon beim Bronchialkatarrh

erwähnt wurde, reciprok der Heilung von chronischen Darmkatarrhen
erhebliche Widerstände entgegensetzt.

Die Prognose ist sonach ebenfalls abhängig von dem primären
Leiden und ist in dem Maasse schlechter, als Verkäsung oder echte
Tumormassen in den Lymphdrüsen Platz gegriffen haben.

Die Therapie scheint in erster Linie eine causale zu sein und
die Primäraffection, soweit möglich, der Heilung zuzuführen. — Die
Vergrösserung der Drüsen an sich kann man alsdann versuchen durch
Soolbäder, Soolumschläge und endlich durch die neuerdings so warm
empfohlenen Einreibungen mit Schmierseife zu beseitigen. — Die Regulirung der hygienischen Verhältnisse, insbesondere der Diät erheischen
schon die zumeist vorhandenen primären Darmaffectionen.

Hernien. Unterleibsbrüche.

Von den bei Kindern zur Beobachtung kommenden Hernien sind
es vorzugsweise drei Formen, welche ein erheblicheres Interesse bean-
spruchen. 1) Die Hernia umbilicalis, 2) die Hernia diaphragmatica,
3) die Hernia inguinalis, während Hernia cruralis, ventralis und ischia-
dica so selten beobachtet sind, dass sie hier füglich übergangen
werden können.

Die Umbilicalhernien

sind schon oben (pag. 57) besprochen worden.

Die Hernia diaphragmatica

kommt congenital vor, entwickelt sich aber nicht selten erst während
des Lebens, sei es in Folge traumatischer Einwirkungen, welche Verletzungen des Zwerchfells bedingen, oder in Folge der Steigerung des
negativen intrathoracischen Druckes oder eines von der Thoraxseite her
auf das Zwerchfell wirkenden Zuges, oder endlich in Folge des durch
die Bauchpresse und die Füllung der Abdominalhöhle gesteigerten
positiven, von der Abdominalhöhle auf das Zwerchfell wirkenden Druckes.
— In einer jüngst erfolgten Bearbeitung (s. Virchow's Archiv Bd. 88)
unterscheidet Thoma

1) H. diaphragmatica vera. Hierbei handelt es sich um
wahre Defecte im Zwerchfell mit Durchtritt von Baucheingeweide in
den Thoraxraum, so dass der Bruchsack vom Peritoneum und der Pleura
gebildet wird. Ein Theil der hierhergehörigen Formen, die H. dia-

phragmatica parasternalis, (Bruchöffnung zwischen Portio sternalis und ventralis diaphragmatis), kommt nach statistischem Ergebniss nicht congenital, sondern erst im späteren Verlaufe des Lebens zu Stande, wahrscheinlich, weil die Grösse der fötalen Leber und die Kürze des Mesenterium den Durchtritt durch die Oeffnung nicht gestatten.

2) Die **E v e n t r a t i o d i a p h r a g m a t i c a.** Das Zwerchfell zeigt keine Defecte, sondern an derjenigen Stelle, wo die Baucheingeweide in die Brusthöhle gelagert sind, eine ausserordentliche Verdünnung ihres Gewebes (Muskeln und Sehnen). Viele dieser Fälle sind in der That congenital und verdanken ihre Entstehung einer während der Fötalperiode auf das unthätige Diaphragma wirkenden Steigerung des abdominalen Druckes; sie können indess auch später acquirirt werden.

3) Die II. **d i a p h r a g m a t i c a s p u r i a.** Ein eigentlicher Bruchsack fehlt, und die Unterleibsorgane sind durch einen Defect des Diaphragma in den Pleuraraum eingetreten.

Symptome und Verlauf.

Die Hernia diaphragmatica giebt sich je nach der Masse der in den Thoraxraum eingetretenen Eingeweide durch grössere oder geringere Dyspnoë zumeist mit Cyanose und durch dieselbe begleitende Störungen der Digestion zu erkennen. Uebelkeiten, Erbrechen, Schmerzen nach dem Essen und Steigerung der Dyspnoë treten ziemlich gleichzeitig auf. Ueberdies sind physikalische Symptome am Thorax vorhanden, welche zur Diagnose führen. Der Schall ist tympanitisch, mitunter gedämpft, während das Respirationsgeräusch völlig verschwunden ist; die Abdominalhöhle erscheint dabei auffallend leer, die Bauchwand wie eingesunken. — Kommen alle diese Symptome gleichzeitig vor, so kann man füglich die Anwesenheit einer Hernia diaphragmatica vermuthen. — Die Gefahren der Hernia diaphragmatica liegen in diesen Störungen an sich, sie sind aber noch gesteigert durch die Möglichkeit von plötzlicher Incarceration des abnorm gelegenen Darmes; tritt dieselbe ein, dann treten die bekannten Incarcerationserscheinungen, heftige Schmerzen, Erbrechen, Collaps, schliesslich die Symptome des Ileus und der Peritonitis in den Vordergrund.

Die **P r o g n o s e** ist sonach bei jeder Hernia diaphragmatica eine zweifelhafte. Bei alledem können Menschen mit diesem Uebel zuweilen sehr alt werden.

Die **T h e r a p i e** kann nur darauf bedacht sein, durch sorgfältige Diätetik Incarceration zu vermeiden. Ist Incarceration eingetreten, so wird man kaum anders, als durch die gewagte Laparotomie im Stande sein, Hilfe zu schaffen.

Hernia inguinalis. Leistenbruch.

Die Inguinalhernien sind bei jungen Knaben sehr häufig und vielfach die Folgen einer Art von Hemmungsbildung, welche durch die Entwickelung bedingt ist. Bekanntlich erfolgt der Descensus testiculi beim Fötus derart, dass der Hoden vom Gubernaculum Hunteri gleichsam nach dem Scrotum hinabgeleitet wird, wobei derselbe eine Duplicatur des Peritoneum, die Tunica vaginalis mit sich hinabzieht. Diese Duplicatur ist sonach gleichsam physiologisch ein Bruchsack, welcher später obliterirt, womit gleichzeitig der Abschluss des Peritonealsackes bedingt ist. — Das Offenbleiben des Processus vaginalis giebt in erster Linie Anlass zum Heraustreten von Darmstücken nach dem Inguinalkanal und dem Scrotum (Hernia vaginalis). — In ähnlicher Weise kann natürlich die Hernie dann entstehen, wenn der Descensus des Hodens später erfolgt als normal. — Nicht selten findet man neben der Hernia vaginalis eine durch Ansammlung von Flüssigkeit in einem Abschnitte der Tunica vaginalis geschaffene Hydrocele vaginalis, so dass die Hernie neben der Hydrocele zu liegen kommt. — Ausser dieser Art von Hernien kommen aber unter dem Einfluss von Pressen, Schreien, (so auch bei Phimosis congenita, bei Nierengries u. s. w.) häufig secundär wahre Erweiterungen des Leistenkanals vor, mit Hindurchtritt von mit peritonealer Hülle bekleideten Darmtheilen oder von Netz.

Die Symptome, welche die Brüche machen, unterscheiden sich in Nichts von denjenigen, wie sie von Erwachsenen her bekannt sind. Man fühlt einen beim Pressen und Schreien mitunter ruckweise heraustretenden mit Luft gefüllten länglichen Körper, welcher bei Knaben den Scrotalsack ausdehnt. Bei vorsichtiger Handhabung lässt sich der Inhalt unter gurrendem Geräusch entleeren und alsdann nach der Bauchhöhle durch den für die Fingerspitze durchgängigen Leistenkanal zurückbringen. Nur selten findet man solide, nicht reponirbare Körper, theils das Omentum oder den noch rückständigen Hoden, oder bei Mädchen ein Ovarium. Die Gefahren der Hernien bestehen hier wie bei Erwachsenen in der Incarceration und letztere ist bei Kindern durchaus keine seltene Erscheinung. Dann bildet der Bruch einen prallen, harten, länglichen, augenscheinlich schmerzhaften Tumor. Die Kinder schreien sehr viel und kläglich, sie pressen und drängen intensiv, erbrechen auch wohl und leiden an Obstipation. Wird nicht Hilfe geschafft, so können die Kleinen genau wie Erwachsene an Gangrän des Darmstückes unter Peritonitis und Collaps zu Grunde gehen.

Die Prognose der Hernien ist bei Kindern besser als bei Erwachsenen. Ich habe wie fast alle anderen Autoren eine grosse Anzahl von Hernien durch die Bruchbandbehandlung zur Heilung gehen sehen; aber auch die Incarceration der Hernien ist nicht von solcher Gefahr wie bei Erwachsenen. Unter einer ziemlich beträchtlichen Ziffer von Incarcerationen, welche ich behandelt habe, glückte es mir immer noch in der Chloroformnarkose die Reposition zu bewirken. Bei alledem mögen wohl Fälle vorkommen, wo die Herniotomie nöthig wird, wenigstens finden sich in der Literatur ziemlich zahlreiche Fälle von an Kindern ausgeführten Herniotomien (R a v o t h , O w e n , D e m m e , K i r-m i s s o n , W o o d b u r y , J o n e s u. A.).

Die T h e r a p i e besteht in der sorgfältigen Reposition der Hernie und Anlegen eines gut passenden federnden Bruchbandes, und zwar schon bei jungen Kindern. — Schwierigkeiten bietet die Behandlung nur bei nicht reponirbaren Hernien oder bei Anwesenheit des Hoden oder eines Ovarium im Leistenkanal. Man muss in solchen Fällen zu concaven Pelotten Zuflucht nehmen oder die Radicaloperation der Hernie ausführen. B u c h a n a n erklärt eine derart bei einem 16monatlichen Kinde ausgeführte Operation als völlig gefahrlos. Die Heilung erfolgte in vier Wochen (s. Centralblatt f. Kinderheilkunde Bd. II pag. 367). Die Incarceration der Hernie erheischt nur vorsichtige und in keiner Weise gewaltsame aber ausdauernde Repositionsversuche, am besten in der Chloroformnarkose. Zur Operation wird man selbstverständlich schreiten, wenn mehrfache derartige Bemühungen fruchtlos sind. — In einem von R e e s mitgetheilten Falle wurde die Heilung durch Aspiration von vier bis fünf Drachmen schmutziger Flüssigkeit aus dem incarcerirten Darmstück und nachheriger Reposition erzielt; vielleicht ist auch dieses Verfahren zu versuchen; indess ist es ganz unzweifelhaft, dass bei gut geleiteter Antiseptik die Herniotomie selbst bei ganz jungen Kindern keine grossen Gefahren bietet.

Krankheiten des Urogenitalapparates.

Krankheiten der Nebennieren.

Morbus Addisonii.   Bronzed - skin.

Melasma suprarenale.

Von den Erkrankungen der Nebennieren haben die Hämorrhagien in die Nebennieren, wie solche von S t e f f e n , F i e d l e r , M a f f e i , A h lfeld, Parrot u. A. beobachtet wurden, nur pathologisch-anatomisches Interesse. Dieselben wurden zumeist an Neugeborenen beobachtet; ebenso ist das nur in ganz vereinzelten Fällen beobachtete Carcinom der Nebennieren bei Kindern eben wegen seiner Seltenheit klinisch bedeutungslos.

Dagegen erheischt die als Addison'sche Krankheit oder Melasma suprarenale beschriebene Affection ein gewisses Interesse, weil dieselbe in einer immerhin relativ grossen Anzahl von Fällen bei Kindern zur Beobachtung gekommen ist. Monti erwähnt in seiner Zusammenstellung elf Fälle bei Kindern von 3 bis 14 Jahren. Neuerdings finde ich Fälle publicirt von Legg (Knabe von 15 Jahren), von Pye-Smith (Knabe von 14 Jahren). — Unter der Addison-schen Krankheit versteht man eine mit pathologischer Veränderung der Nebennieren, unter eigenthümlichen nervösen Symptomen, und Störungen der Gesammternährung, einhergehende Bronzefärbung der Haut.

Pathologische Anatomie.

Die Veränderungen, welche man in den Nebennieren findet, sind zweifacher Art, entweder sind dieselben vergrössert, die Marksubstanz mit einer grauen, halbdurchsichtigen Substanz infiltrirt, während in der Umgebung ein zellenreiches Bindegewebe auftritt, welches allmälig zur Schrumpfung führt und so das ganze Organ in eine fibröse Masse umwandelt, oder es bilden sich zellenreiche begränzte kleinere und grössere käsige Heerde, welche zur Einschmelzung kommen und geschrumpfte und vernarbte Heerde hinterlassen, in welchen auch Kalkablagerung Statt hat.

Symptome und Verlauf.

Die Krankheit beginnt mit eigenthümlicher langsam und ohne Ursachen vor sich gehender Muskelschwäche, an welcher nach und nach auch das Herz Theil nimmt. Der Puls wird frequent, die Radialspannung gering, dabei sind die Herztöne rein. — Der Appetit liegt in der Regel darnieder, während sich gleichzeitig Uebelkeiten und Erbrechen, wenngleich nicht häufig zeigen. Die Kranken sind dabei nicht erheblich abgemagert, ihre Schleimhäute auch nicht auffallend bleich. Bald beginnt die Haut aber jene eigenthümliche Verfärbung anzunehmen, welcher die Krankheit den Namen (Bronzed-skin) verdankt. Das Gesicht, die Geschlechtsorgane, die Handrücken, Lenden, Brustwarzen und Beugeseiten der Gelenke (Pye-Smith) nehmen eine dunkle Bronzefarbe an, welche hier und da von einzelnen noch dunkleren Flecken unterbrochen wird; solche Flecken können auch auf der Wangenschleimhaut und den Lippen auftreten. Die Handflächen und Fusssohlen bleiben lange von der Pigmentirung frei, die Conjunctiva bulbi gänzlich. Der Harn ist frei von Pigment, enthält kein Albumen, die Temperatur ist nicht erhöht, mitunter ist sogar subnormale Temperatur vorhanden. Nach und nach nimmt die Muskelschwäche zu, die Störungen der Digestion steigern sich, ebenso die allgemeinen nervösen Symptome, Schwindel, Kopfschmerzen, Muskelschmerzen; es tritt Benommenheit des Sensorium ein und im Coma erfolgt der Tod; andere Fälle gehen allmälig an Erschöpfung zu Grunde.

Die Prognose der Krankheit ist stets lethal. — Einer Therapie ist dieselbe bis jetzt nicht zugängig gewesen. — Das Wesen der Krankheit besteht nach Greenhows' Darstellung nicht sowohl in einer Functionsunterbrechung der durch den pathologischen Process vernichteten Nebennieren als vielmehr in der Vernichtung des in der Umgebung der Nebennieren gelegenen Sympathicus, insbesondere des Plexus coeliacus.

Die Krankheiten der Nieren.

Angeborene Anomalien.

Unter den angeborenen Anomalien sind folgende von Bedeutung: 1) Fehlen einer Niere mit hyperplastischer Bildung der anderen, 2) Ortsveränderungen der Nieren; zumeist befinden sich die Nieren tiefer als normal; sie sind also gleichsam hinabgerückt, und gleichzeitig haben sie in der Regel eine Dislocation nach der Mittellinie erlitten, wo sie nicht selten mit einander verwachsen und ein unpaariges Organ von Hufeisenform darstellen (Hufeisenniere). Hat mit dieser Dislocation das Verhältniss der Nieren zu den Ureteren und den Nierengefässen sich so geändert, dass letztere verlängert oder verschoben sind, so gewähren sie den Nieren einen grösseren Spielraum der Bewegung, und man findet alsdann neben der Verwachsung die „Beweglichkeit der Niere". Es kann unter solchen Verhältnissen kommen, dass die Niere von vorn als verschiebbarer Tumor fühlbar wird.

Bis auf die bewegliche Niere bleiben die übrigen Anomalien klinisch symptomlos. Die bewegliche Niere wird indess schon dadurch, dass sie zuweilen als palpabler Tumor im Leibe imponirt, klinisch bedeutungsvoll, sie kann aber überdies durch kolikartige Zufälle, welche die Dislocation erzeugt, durch Erbrechen und ausstrahlende Schmerzen sehr unangenehme Zufälle erzeugen.

Für die Diagnose wird man sich immer an die Palpation halten
müssen; nur wo man den beweglichen Tumor fühlt, welcher die Form
der Niere, eine glatte Oberfläche hat und eine gewisse Verschiebbarkeit gestattet, wird man zur Annahme der beweglichen Niere berechtigt sein.

Die Therapie besteht neben dem Versuchen der Reposition in
Anwendung geeigneter Bänder.

Hyperämie der Niere. Nierenkatarrh.

Aetiologie.

Die Hyperämie der Niere kommt in zwei Formen vor, entweder als
active (fluxionäre) Hyperämie oder als passive Hyperämie (Stauungs-
niere). Die active Hyperämie kann die Folge sein von zu grossen
an die Leistung der Niere gestellten Anforderungen; sie entsteht also
in einer Niere, wenn die andere, sei es durch pathologische Processe
verhindert ist normal zu functioniren, oder sie entsteht in einzelnen
Partien einer und derselben Niere, in welcher andere Stellen derselben
leistungsunfähig geworden sind; sie geht weiterhin hervor aus pathologischen Steigerungen des arteriellen Druckes, so auf der Höhe des
Fiebers, bei vermehrter Herzaction; vielleicht ist auch mit phlogogenem
Material versehenes Blut die Ursache der Hyperämie unter den erwähnten
Verhältnissen; im Ganzen begleitet sie also fast alle schweren acuten
Krankheiten; ferner können anomale mit dem Harn auszuscheidende
Stoffe active Hyperämie erzeugen, so ist sie ein steter Begleiter des
Harnsäureinfarktes der Neugeborenen (Martin und Ruge, Cruse),
und kommt bei Intoxicationen (mit Canthariden) und bei Gebrauch ein-
zelner Medicamente (Diuretica) vor. — Zuweilen sind die fluxionären
Zustände so intensiv, dass hämorrhagische Ergüsse die Hyperämie begleiten. — Die passive Hyperämie entwickelt sich in allen denjenigen
Krankheiten, welche den arteriellen Blutdruck herabsetzen, die Circulation verlangsamen und den Druck im Venensystem steigern, so ist
sie eine stete Begleiterin der Herzkrankheiten, der subacuten und chronischen Krankheiten des Respirationstracts und derjenigen Affectionen,
welche mechanische Hindernisse der Circulation in den Unterleibsorganen
herbeiführen (Tumoren, chronische Peritonitis u. s. w.).

Pathologische Anatomie.

Die active Hyperämie zeigt sich in einer erheblichen Blutfülle der
Medullarsubstanz der Niere, während die corticale Substanz mehr blass

erscheint, nur in den schwereren Fällen erscheint auch die Corticalis
intensiver geröthet; sie ist fast immer begleitet von Abschilferung des
Nierenepithels, welche in der Regel an den Papillen ihren Anfang
nimmt; nur bei den schweren Formen sieht man die Epithelabschilferung
von den Papillen durch die Tubuli recti bis zur Corticalsubstanz vordringen. Da das Hauptproduct der 'Affection Abstossung des Epithels
und Neubildung von Rundzellen (vielleicht auch Auswanderung von
lymphoiden Zellen) ist, so sieht man in den Harnkanälchen eine reichliche Anhäufung solcher Zellen. Die Harnkanälchen erhalten dadurch
ein etwas trübes, graues Aussehen. Anfänglich sieht man die Papillen
von grauen halbmondförmigen Höfen eingenommen, welche sich hier und
da, oder bei schwererer Affection reichlicher in streifigen trüben Zügen
nach der Medullarsubstanz hinauf fortsetzen. Dieselben sind von dunklen,
nicht selten sogar hämorrhagischen Zügen begränzt und von einander
getrennt. — Bei den passiven hyperämischen Formen ist das ganze
Organ mehr blutreich, von derber Consistenz, die kleinen Venen sind
reichlich mit Blut erfüllt, die Epithelien der Harnkanälchen zeigen dagegen nur in den extremen Fällen wesentliche Veränderungen, zumeist
nicht ohne schon weitergehende Veränderungen des interstitiellen Gewebes, die aber nicht mehr zum einfachen Bilde der Hyperämie gehören.

Symptome und Verlauf.

Die Symptome des Nierenkatarrhs sind, wie das pathologische Bild
vermuthen lässt, wesentlich charakterisirt durch das Auftreten von ab-
gestossenem Nierenepithel im Harn, gleichzeitig mit geringen Mengen
von Albumen; hier und da findet man wohl auch vereinzelte Blutkörperchen, aber spärlich und in verschwindend geringer Zahl. Bei den
schweren Formen kann es wohl kommen, dass auch helle durchsichtige
Cylinder (Fibrin) im Harn auftreten, doch ist auch ihr Erscheinen äusserst
spärlich und dem Bilde des einfachen Katarrhes nicht mehr eigentlich zugehörig. — Der Verlauf ist in der Regel der, dass mit Nachlass der
causalen Momente die morphotischen Bestandtheile und die geringen
Mengen von Albumen aus dem Harn verschwinden; es erfolgt eine volle
Restitutio in integrum, vorausgesetzt, dass die Circulationsstörungen
nicht so erheblicher Art waren, dass sich continuirlich an den ursprünglich einfachen hyperämischen Process ernstere' Anomalien der Nieren
anschliessen, wie dies zuweilen nach schweren Infectionskrankheiten
der Fall ist.

Die einfache Hyperämie und der Nierenkatarrh erheischen sonach
fast keine eigene Therapie; man sorge nur dafür, dass nicht eintretende

Schädlichkeiten, wie heftige Erkältungen u. s. w. den Katarrh der Niere verschlimmern und so zu ernsteren parenchymatösen Entzündungen, zu denen der Uebergang des Processes, wie leicht einzusehen ist, wohl geeignet ist, Anlass geben.

Hämorrhagie der Nieren. Nierenblutung.
Hämaturie.

Aetiologie.

Alle Zustände, welche die active Fluxion zu den Nieren steigern, sind im Stande, auch unter Umständen hämorrhagische Ergüsse in das Parenchym zu erzeugen. So sahen wir schon bei dem einfachen Nierenkatarrh hämorrhagische Streifen im Parenchym auftreten, so treten ferner bei mechanischen, von Nierengries oder Nierensteinen eingeleiteten Reizungszuständen, durch Einwirkung chronischer mit dem Harn eingeführter Reize Nierenblutungen auf. Selbstverständlich können schwere Traumen zu Blutergüssen in das Nierenparenchym führen, ferner embolische, von Herzanomalien ausgehende Processe. Aber auch gewisse Anomalien des Blutes führen zu hämorrhagischen Ergüssen in das Nierenparenchym, so treten Nierenblutungen auf bei der hämorrhagischen Diathese überhaupt, bei schweren zymotischen Krankheiten (im Typhus, bei Variola, bei schwersten Diphtherieformen u. s. w.). — Endlich sind fast alle schweren entzündlichen Erkrankungen der Niere wenigstens zeitweilig von Nierenblutungen begleitet; so sind sie eine sehr häufig eintretende Theilerscheinung der scarlatinösen Nephritis.

Pathologische Anatomie.

Das Aussehen der hämorrhagischen Nieren ist sehr mannigfach, je nach den veranlassenden Ursachen. Die entzündlichen Krankheiten zeigen mehr streifige oder punktförmige hämorrhagische Ergüsse, die capillären Embolien gleichen, während bei Zymosen, arteriellen Embolien und Traumen grössere hämorrhagische Heerde auftreten. Die Harnkanälchen erscheinen entweder mit hämorrhagischer Masse (Blutkörperchen und Fibrin) erfüllt, oder im weiteren Fortschritte sieht man die Epithelien verloren gegangen, und die Harnkanälchen zusammengefallen, an anderen Stellen im Zustande der acuten Trübung und Schwellung und im Begriffe sich abzustossen. Bei der arteriellen Embolie (Infarct) sieht man im weiteren Fortschritt der Affection, neben der anämisch gewordenen und eingeschmolzenen oder schon zur Narbe umgewandelten

Infarctstelle reichliche Blutfülle der ganzen übrigen Theile der Nieren mit hie und da verstreuten hämorrhagischen Heerden.

Symptome und Verlauf.

Das wichtigste Symptom der Nierenhämorrhagie ist das Auftreten von Blut im Harn. Derselbe nimmt eine trüb röthliche, bei schweren Blutungen mehr und mehr blutrothe Farbe an. Sein spezifisches Gewicht ist hoch, die Reaction ist schwach sauer und geht sehr bald in alkalische über, wie der Harn überhaupt zu rascher Fäulniss neigt. Sehr reich ist der Harn an Albumen. Die mikroskopische Untersuchung zeigt massenhaft rothe Blutkörperchen in zum Theil runder, gequollener, als zarte, blasse Ringelchen erscheinender Form, zum Theil in sternförmiger, geschrumpfter Gestalt. Auch weisse Blutkörperchen und Fibrincylinder treten im Harn auf, wenngleich nur in spärlicher Menge. In dem Maasse, als die Blutung reichlich ist und andauert, werden die kleinen Patienten bleich und apathisch. Der Verlauf der Haemorrhagie ist durchaus abhängig von den causalen Momenten, denn während die schweren Nephritisformen mit der Haematurie zugleich zu Hydrops, allmälig zu Anurie und Urämie führen, auf der anderen Seite aber eben so rasch zur Heilung gehen können, sieht man die Haematurie, welche die Theilerscheinung maligner Blutdissolution ist (so bei Typhus, Variola, Diphtherie u. s. w.) rapid unter Convulsionen und Coma zum Tode führen. — Haematurie, welche Nierengries und Nierensteine begleitet, wechselt in ihrer Erscheinung auf und ab, verschwindet wohl und kommt wieder. — Die traumatische Haematurie verschwindet in dem Maasse, als die Folgen des Trauma auch sonst überwunden werden.

Die Prognose der Haematurie hängt nach all diesem wesentlich von den Ursachen ab und lässt sich für den einzelnen Fall nur von diesem Gesichtspunkte aus stellen. Im Ganzen und Grossen kann man therapeutisch einer Nierenblutung wohl Herr werden, wenn nicht unabänderliche Umstände die Blutung unterhalten. Dann pflegt aber die Gefahr auch nicht in der, nur als Symptom niederer Ordnung auftretenden, Nierenblutung zu liegen.

Die Therapie der Haematurie wird darauf bedacht sein müssen, die Fluxion zur Niere zu beseitigen und an Ort und Stelle hämostatisch einzuwirken; letzterer Indication kann man um deswillen hier leichter genügen, als bei Blutungen anderer innerer Organe, weil die eingeführten hämostatisch wirkenden Substanzen rein, oder durch den Stoffwechsel des Organismus verändert, durch die Nieren ausgeschieden werden. — Als die Fluxion beschränkend wirken die Anwendung von Eis auf die

Nierengegend und die innerliche Verabreichung von Secale cornutum im
Infus (2,5 bis 5 : 120 mit wenigen Tropfen Acid. sulf. dilut.), oder als
Extract (Ergotin); letzteres kann auch subcutan angewendet werden
(0,01 bis 0,25 pro dosi). Als directes hämostatisches Mittel wirkt die innere
Verabreichung von Liq. Ferri sesquichlorati 2- bis 3stdl. 3 bis 5 Trpf.
in schleimigem Getränk. Mit Plumbum aceticum und Acidum tannicum
sei man vorsichtig. Ich habe bei Nierenblutungen, welche als Symptome
frischer Nephritiden auftraten, mit beiden Mitteln entschiedene Ver-
schlimmerung der Blutungen gesehen. Diätetisch lasse man bei Nierenblutungen überhaupt nicht zu viel trinken und gebe als Getränk milde
schleimige Substanzen oder Milch. Von jeher ist die Milch als ein
vorzügliches Diäteticum bei Nierenerkrankungen angesehen worden und
sie ist es in der That. Warme Bäder wird man bei Nierenblutungen
mit grosser Vorsicht anzuwenden haben ; kühle Bäder und kalte Einpackungen sind direct zu untersagen, weil sie unzweifelhaft die Fluxion
zu den Nieren steigern. Sorgfältigst achte man auf den Stuhlgang,
welcher zumeist gelind befördert werden kann; bei acuter Nephritis
sind starke Abführungen direct heilwirkend.

Hämoglobinurie.

In der Literatur der letzten Jahre finden sich mehrfach Mittheilungen über Hämoglobinurie, welche an Kindern beobachtet wurde.
Erwähnt ist schon die Winckel'sche Krankheit (s. pag. 42), weiterhin
hat man nach Arsen-, Carbol-, Schwefelsäure-, Kali chloricumvergiftungen
u. s. w. Hämoglobinurie auftreten sehen. — Ausserdem sind Fälle von
Hämoglobinurie bei Malaria bekannt geworden (intermittirende Hämoglobinurie [Mackenzie], ebenso nach Erkältungen [Lichtheim,
van Rossem, Rosenbach], im Scharlach [Heubner]). Augenscheinlich handelt es sich um schwere Veränderungen des Blutes, insbesondere um Vernichtung von rothen Blutkörperchen, während Rosenbach in einem von ihm beobachteten Falle allerdings eine Affection der
Nieren annimmt.

Die Symptome der Hämoglobinurie sind das Auftreten eines
dunklen zuweilen pechschwarzen Harnes, welcher hohes specifisches
Gewicht hat, keine Blutkörperchen enthält, sondern nur Albumen und
Hämoglobin, welches spectroskopisch durch die charakteristischen
Hämoglobinstreifen zu erkennen ist.

Die Hämoglobinurie ist an sich nicht gefährlich, wenn die ätiologischen Verhältnisse nicht gefahrdrohend sind, insbesondere erscheinen

bei der intermittirenden Hämoglobinurie die Kinder in den Zwischenpausen wohlauf.

Die Therapie muss in erster Linie die eventuell schädlichen toxischen Einwirkungen beseitigen. Weiterhin muss man nach den Versuchen von Rosenbach die kleinen Patienten insbesondere vor Erkältung der Füsse schützen. Liegt Malaria vor, so gebe man den Kindern Chinin. Von anderen Mitteln hat man wenig Erfolge gesehen, insbesondere ist Secale cornutum vielfach erfolglos angewendet worden.

Nierenentzündungen. Nephritis.

Die acute parenchymatöse Nephritis

s. beim Scharlach pag. 90 ff.

Subacute und chronische Nephritis. (Chronischer Morbus Brightii).

Die chronischen Nierenentzündungen spielen im kindlichen Alter eine relativ untergeordnete Rolle, weil sie in demselben Maasse seltener zur Beobachtung kommen, als die acute parenchymatöse Nephritis häufig ist; insbesondere gehört die als Granularatrophie (Nierenschrumpfung) bekannte chronische Nierenaffection vielleicht zu den seltensten Krankheiten des kindlichen Alters. — Es kann deshalb mit Fug und Recht, insbesondere nachdem die Literatur der chronischen Nierenentzündungen ins Colossale gestiegen ist, und die Streitpunkte bezüglich der anatomischen Entwickelung aller der hier vorkommenden Formen vorläufig zu keiner definitiven Entscheidung gekommen sind, auf die Lehrbücher der speciellen Pathologie verwiesen werden. — Ich will hier nur derjenigen Entzündungsform gedenken, welche mit der acuten parenchymatösen Nephritis sowohl nach dem anatomischen Bilde, als auch ihrem Verlaufe nach so erhebliche Aehnlichkeit hat, dass man wohl annehmen kann, dass sich die chronische Form aus der acuten entwickeln könnte, — wenngleich auch dies nur sehr selten geschieht und von einzelnen Autoren völlig bestritten wird (Leyden) — der grossen weissen Niere (der Engländer).

Nephritis diffusa subacuta parenchymatosa et interstitialis.

Die Aetiologie der subacuten und chronischen Nephritis bei Kindern greift gern zurück auf vorangegangene von acuter Nephritis begleitete Uebel, wie Scarlatina, Morbillen, Diphtherie, auch Variola, Typhus, Cholera etc.; indess ist schon früher (pag. 90) erwähnt, dass wohl sehr lang hingeschleppte Albuminurie der acuten parenchymatösen Nephritis folgt, dass diese indess nicht mehr entzündlichen Charakter hat und dass allmälig und zwar bei hygienischer Behandlung die Albuminurie schwindet; so können für die subacute und chronische Nephritis auch bei Kindern die Erkältung, oder andere chronische Uebel, Exantheme, welche auf scrophulösem Boden entstehen, multiple Vereiterungen des Unterhautzellgewebes, chronische Dyspepsien u. s. w. ätiologisch angeschuldigt werden. Vielfach sind die Ursachen der Nephritis dunkel.

Pathologische Anatomie.

Die grosse weisse Niere stellt sich als ein ziemlich grosses, weiss graues oder an seiner Oberfläche mit vielfachen rothen Sprenkeln (Uebergang von der gesprenkelten Niere zur weissen) versehenes, ziemlich schweres Organ dar, welches sich aus der Nierenkapsel nicht an allen Stellen leicht herausschälen lässt. — Die Consistenz der Niere ist derb, etwas gegen die Norm vermehrt. Auf dem Durchschnitt sieht man die dunklere, oft dunkel blaurothe Marksubstanz von der weissgrauen oder graugelben Rinde scharf abgegrenzt. Mikroskopisch zeigt sich in der Niere das interstitielle Gewebe zellenreich, reichlich vermehrt, viele Malpighi'sche Kapseln sind verdickt; die Gefässschlingen der Glomeruli sind verdickt, viele Glomeruli in dem Bindegewebe zu Grunde gegangen. Grosse Reihen von Harnkanälchen erscheinen mit Fetttröpfchen erfüllt, verbreitert. Die Epithelien sind in Fettmassen verwandelt; in anderen sieht man breite hyaline Cylinder, in anderen kleine augenscheinlich atrophische Epithelien, noch andere erscheinen völlig zusammengefallen. Aber auch in den Interstitien sieht man vielfach Fettkörnchen angehäuft. — Je frischer der Process ist, desto weniger charakteristisch ist das Bild der echten weissen Niere, desto mehr zeigt die Niere noch hämorrhagische rothe Stellen, welche sich als Blutungen in den Malpighi'schen Kapseln und zwischen den Harnkanälchen documentiren (gesprenkelte Niere), je älter, desto mehr treten reinere atrophische Zustände der Harnkanälchen hervor, desto reicher das Bindegewebe und desto näher der Uebergang zu der echten Schrumpfniere (Granularatrophie) (Weigert). Die Art der Entstehung aller dieser mannigfachen Bilder ist der heissumstrittene Punkt, über welchen bis zu diesem Augenblicke kein Abschluss unter den Pathologen erreicht ist.

Symptome und Verlauf.

Die Krankheit beginnt entweder im Anschluss an die erwähnten acuten Uebel augenfällig mit Verminderung der Harnabsonderung, oder mehr schleichend, unbemerkt. Der Harn ist von hohem specifischen Gewicht, enthält reichlich Albumen, Fettkörnchenconglomerate, hyaline Cylinder oft in gewundenen Stücken, oder breiten Bruchstücken, auch ziemlich reichliche Blutkörperchen und lymphoide Zellen. Alsbald treten auch Oedeme auf zunächst an den Augenlidern, im Gesicht und an den Knöcheln. Bald werden die Oedeme reichlicher, die Haut schwillt mehr und mehr, es zeigen sich Flüssigkeitsansammlungen in den Körperhöhlen, Hydrops, Ascites, Hydrothorax und Hydropericardium. Die Respiration wird erschwert. Mit tief bleichem Gesicht, paukenmässig geschwollen, liegen die schwer beweglichen Kinder darnieder, oft sich halb aufsetzend, um die Respiration zu erleichtern. — Die Spannung der Radialarterien nimmt zu. Die physikalische Untersuchung ergiebt, so lange nicht die Flüssigkeitsansammlung im Pericardium die physikalische Feststellung verhindert, Verbreiterung des Herzens und Verlängerung des linken Ventrikels. Der Spitzenstoss geht über die Mamillarlinie hinaus nach der Axillarlinie zu, ist breit und resistent. Der Herzimpuls ist gesteigert. Die Herztöne sind rein, aber der zweite Ton in der Aorta verstärkt. Der Appetit liegt darnieder, häufig treten Diarrhoeen ein, zeitweilig auch Erbrechen. — Zuweilen bleiben auch ernstere Störungen im Nervensystem nicht aus. Die Kinder klagen über Kopfschmerzen, Uebelkeiten und mit der Abnahme des Urins treten plötzlich comatöse Zustände oder schwere eclamptische Anfälle ein (urämische Intoxication), welche auch wieder vorüber gehen können, oder in welchen der Tod eintritt.

Wird der urämische Insult überstanden, so zeigt sich bei den Kindern ein eigenthümlich abgeschwächtes Sehvermögen. Die ophthalmoskopische Untersuchung ergiebt hämorrhagische, alsbald auch weisse verfettete Flecken auf der Retina.

Auch stellen sich im weiteren Verlaufe schwere Complicationen ein, acute Bronchitis, katarrhalische Pneumonie, acute Pleuritis mit Stechen in der Seite und pleuritischem Erguss tritt auf; dann gesellt sich hohes Fieber zu dem sonst fieberlosen Uebel, Temperaturen bis 40 Grad und darüber treten auf, der Puls wird enorm rasch und klein. Die Dyspnoë nimmt mehr und mehr zu und unter acutem Oedema pulmonum tritt der Tod ein. — Der Verlauf ist solchermaassen in vielen Fällen gleichsam ein continuirlicher, doch kommen auch Intermissionen vor, oft für längere Zeit; die Oedeme können schwinden, die Diurese wird dann reichlicher, die Albuminurie verringert sich, verschwindet indess nicht gänzlich; so gehen Wochen, selbst Monate hin, bis die Albuminurie ohne direct nachweisbare Ursachen wieder zunimmt und die Diurese sich in gleichem Maasse verringert; alsbald nehmen auch die Oedeme wieder zu, mit ihnen die ganze Qual der schon einmal oder mehrmals überwundenen hydropischen Zustände und endlich erliegen die Kinder einem urämischen Insult oder sterben unter hoher Dyspnoë am Lungenödem. So tritt der Tod nach lang hin geschleppter, mitunter nach vielmonatlicher Krankheit ein.

Die Prognose der Krankheit ist stets zweifelhaft, die Heilung ist indess, insbesondere bei zweckmässiger Behandlung und günstigen hygienischen Verhältnissen wohl möglich. Die Prognose ist in dem Maasse schlechter, als chronische anderweitige Uebel (Scrophulose, Rachitis) die Nephritis compliciren oder dieselbe inducirt haben, oder als acute Erkrankungen (Pleuritis, Bronchitis, Pneumonie) dieselbe compliciren. Höchst gefährlich sind die intercurrent eintretenden urämischen Attaquen; auch die chronischen dyspeptischen Zustände (Diarrhoë, Erbrechen) sind gefährlich, weil sie die Kranken herunterbringen.

Die Diagnose ergiebt sich bei der Harnuntersuchung, oder, wenn diese unvorsichtiger Weise unterlassen wurde, durch das Auftreten von Oedemen. Im Harn findet man reichlich Albumen, Fettkörnchenconglomerate, hyaline Cylinder, Blutkörperchen und Lymphkörperchen, im Gegensatze zu dem relativ geringen Gehalt an morphotischen Bestandtheilen bei Amyloidentartung der Nieren.

Die Therapie der subacuten und chronischen Nephritis ist nahezu dieselbe, wie sie bei der acuten (pag. 96) schon geschildert ist. Immer werden die Oedeme ein wichtiges Object der Behandlung bleiben und hier wie dort wird man sich vorsichtig mit der abwechselnden Anwendung von schweissbefördernden Mitteln (Bädern, Einpackungen, Pilocarpin), Ableitungen auf den Darm (Laxantien) und Diureticis (Liq. Kali acetici, Baccae Juniperi, Vichy und Wildunger Brunnen) durchzuhelfen haben. Die chronische Form verträgt besser, als die acute die innerliche Anwendung der Tannin- und Eisenpräparate, welche namentlich bei Blutungen zur Anwendung kommen. — Die Diät muss ausserordentlich vorsichtig gehandhabt werden. Alle reizenden Substanzen, darunter auch Wein und Bier, sind nur mit grosser Vorsicht und unter steter Controle des Urins zu erlauben. Vorzüglich ist auch hier die methodische Anwendung der Milchnahrung, welche namentlich von Kindern gut vertragen wird. — Die Kranken müssen die besten hygienischen Verhältnisse erhalten, dürfen aber vor allem Anderen nicht in kalten, feuchten Räumen bleiben; zuweilen ist der Aufenthalt auf dem Lande, wo frische Luft und Milchkost neben einander wirken, geradezu lebensrettend.

Amyloidentartung der Niere. Speckniere.

Die amyloide Degeneration der Niere verbindet sich zumeist nur mit der amyloiden Degeneration der übrigen Organe, mit welcher sie also aus den gemeinschaftlichen ätiologischen Momenten hervorgeht.

Pathologisch anatomisch stellt sich die Amyloidniere der grossen weissen Niere ähnlich dar; das Organ ist derb, gross, weiss-grau, blass. Die amyloide Veränderung ergiebt sich zuerst aus der bekannten chemischen Reaction; dieselbe beginnt zumeist an den Glomerulis, deren Gefässschlingen mehr und mehr sich verdicken und die wachsartige schollige Umwandlung eingehen; allmälig werden die übrigen kleinen Gefässe und endlich auch die Epithelien und Wände der Harnkanälchen in die amyloide Degeneration hineingezogen. Zumeist findet man neben der Amyloidveränderung auch anderweitige interstitielle und parenchymatöse Veränderungen.

Die Symptome der Amyloiddegeneration sind in den meisten Stücken denjenigen der chronischen Nephritis analog, nur treten bei der in Rede stehenden Erkrankungsform Hypertrophie und Dilatation des Herzens gar nicht oder selten auf (Traube). Sehr auffällig ist die tiefe Blässe der Haut, der beträchtliche Hydrops und die gleichzeitige nachweisliche Anwesenheit der Amyloidveränderungen an der Leber und Milz. — Der Harn zeigt überdies gewisse Besonderheiten; er ist anfangs ziemlich reichlich, später sparsam, sehr reich an Albumen und enthält wenig morphotische Bestandtheile; treten mit Fieber verlaufende Complicationen hinzu, so wird der Harn röthlich gefärbt und ist dabei stark eiweisshaltig.

Die Diagnose der Amyloidentartung der Nieren wird sich am ehesten aus den anamnestisch oder durch die Untersuchung zu eruirenden ätiologischen Momenten (Eiterungen, Tuberculose, Syphilis), der gleichzeitigen Anwesenheit von Amyloiddegeneration der Milz und der Leber, der eigenthümlichen Beschaffenheit des Darmes und dem Mangel der Herzhypertrophie stellen lassen.

Der Therapie ist das Uebel schwierig zugängig, wie die Amyloiddegeneration überhaupt.

Nephritis suppurativa.
Eitrige Nierenentzündung. Nierenabscess.

Eitrige Einschmelzungen des Nierengewebes treten fast niemals als primäre Processe auf, wiewohl es vorkommen kann, dass im Verlaufe der acuten und subacuten Nephritis eine reichliche Ansammlung von lymphoiden Zellen im interstitiellen Gewebe Statt hat, so dass man glauben möchte, kleine Abscesse vor sich zu haben. Die Affection geht entweder von den Gefässen aus, indem embolische, metastatische Heerde zur Einschmelzung kommen, oder, und dies ist der häufigere Fall, die Krankheit geht hervor aus Anomalien, welche in den grossen Harnwegen ihren Sitz haben; so sieht man Nierenabscesse bei Pyelitis, indem aus der Pyelitis eine Pyelonephritis wird, ferner bei Nierengries und Nierensteinen, sodann bei allen denjenigen Störungen, welche den Harnabfluss durch die Ureteren verhindern, also bei comprimirenden Tumoren der Bauchhöhle u. s. w. Endlich können in der Umgebung der Nieren entstandene Eiterungen, welche von der Wirbelsäule, dem Psoas, dem perinephritischen Gewebe ausgegangen sind, die Nieren in Mitleidenschaft ziehen und zur Eiterung bringen.

Wir werden diese Processe kurz der Reihe nach betrachten.

1. Embolie der Nierenarterie. Der Niereninfarct.

Vom Niereninfarct war schon gelegentlich der Haematurie die Rede (s. pag. 646). In der Umgebung der durch den Embolus von der Blutzufuhr abgeschnittenen Partie kommt es zunächst zu Fluxion und Haemorrhagie, während in der infarcirten Stelle selbst die Epithelien der Harnkanälchen fettig zerfallen und auch die Tunicae propriae zu Grunde gehen; weiterhin entwickelt sich indess in der ursprünglich fluxionirten Stelle eine reactive Entzündung, welche entweder mit reichlicher Ansammlung von Lymphkörperchen zum Abscess führen oder durch Neubildung von Gewebe die Narbenbildung einleiten kann.

Die Symptome des aus dem Niereninfarct hervorgegangenen Abscesses sind neben hohem Fieber, vielleicht auch neben Schüttelfrösten und Convulsionen, das Auftreten von Eiter in dem kurz vorher blutigen Harn. Reichlich sind dem Harn überdies Albumen und Fettkörnchenconglomerate beigemischt.

Die Prognose der Affection ist selbstverständlich schlecht, weil sie zumeist nur Theilerscheinung allgemeiner Pyämie ist; denn gerade die malignen Embolien führen fast immer zur Eiterung.

Die Therapie wird nur wenig speziell auf die Nierenabscesse hin gerichtet sein können und vielfach die ganze Affection ins Auge zu fassen haben; man wird nur für vorsichtige Durchspülung der Nieren durch milde Diuretica zu sorgen haben, dabei aber das septische Fieber mit den bekannten entsprechenden Mitteln zu bekämpfen suchen.

2. Pyelitis, Pyelonephritis.

Die Pyelitis ist schon bei der katarrhalischen Affection der Niere und gelegentlich des Darmkatarrhs erwähnt worden (s. pag. 562). Sie kann aus inneren Ursachen entstehen; die schwere und gerade die zur eitrigen Nephritis führende Form ist aber zweifelsohne eine von aussen inducirte parasitäre Krankheit, wie dies schon vor langer Zeit Traube erwiesen hat. Die Schizomyceten, welche die Krankheit erzeugen (Bacterium Termo) werden mit unreinen Kathetern in die Blase eingeführt.

Pathologisch - anatomisch sieht man neben dem schweren Katarrh der Nierenkelche und des Nierenbeckens, welcher zu reichlicher Eiterbildnng geführt hat, erhebliche Veränderungen der Harnkanälchen bis hinauf nach der Corticalis. Die Kanälchen erscheinen verbreitert, die Epithelien trüb, verfettet und mit Microorganismen erfüllt. An vielen Stellen sind die letzteren anch in das interstitielle Gewebe eingedrungen und haben daselbst eine eitrige Entzündnng angeregt. Man sieht die Interstitien znm Theil voll in Reihen angeordneter Rundzellen, zum Theil sieht man grössere und kleinere Abscesschen, welche das Parenchym und das interstitielle Gewebe zur Einschmelzung gebracht haben; vielfach sind kleine Abscesschen zu grösseren Heerden zusammengeschmolzen und die Niere so diffus durchsetzt.

Die Symptome der Pyelonephritis sind das Auftreten von reichlichem Albumen im Harn; derselbe ist überdies trüb, von alkalischer Reaction und enthält neben reichlichem Eiter und Fettkörnchendetritus massenhaft Bacterien.

Der Verlauf der Krankheit ist durchgängig schlecht; unter Schüttelfrösten und zeitweilig hohem Fieber tritt Erschöpfnng ein, welcher die Patienten erliegen. Der Natur der Sache nach, da der Katheterismus bei Kindern überhanpt nnr relativ selten zur Anwendung kommt, ist auch die Affection bei denselben viel seltener als bei Erwachsenen.

3. Nierengries und Nierensteine. Calculi renum.

Das Auftreten von Harnsäureconcrement ist bei Neugeborenen so häufig, dass man dasselbe nahezn als physiologisches Phänomen zn betrachten hat, welches in den ersten Tagen des Lebens verschwindet, während der Harn noch Spuren von Albumen enthält (Martin und Ruge, Cruse, Pollack). Gänzlich verschieden und in das Gebiet des Pathologischen gehörig ist das Auftreten von Sedimenten und calculösen Concretionen in der Niere, dem Nierenbecken und dem übrigen Abschnitte des Urogenitalapparates bei älteren Kindern. Der Process, um welchen es sich handelt, ist im Wesentlichen der, dass freie Harnsäure in den Nieren der Kinder aus der sauren harnsauren Salzlösung zur Ausscheidung kommt und als feiner körniger Gries in den Harnkanälchen stecken bleibt oder in das Nierenbecken geschwemmt wird, wo durch Ansatz neuer Harnsäuremassen allmälig eine grössere Concretion aus der ursprünglich pulvrigen feinkörnigen Substanz hervorgeht. Immer ist es ein Hinderniss in der Fortbewegung der ausgeschiedenen freien Harnsäure, welches zur Bildung der Concretion Anlass giebt (Neupauer) und das Anwachsen der kleinen Concretion geht durch stete neue Ausscheidung von Harnsäure vor sich. Unter Umständen, welche eine vollständige Oxydation der stickstoffhaltigen Stoffe verhindern (fieberhafte Krankheiten, Dyspepsien) treten statt der Harnsäureniederschläge solche von oxalsaurem Kalk auf den ursprünglichen Harnsäurekörnchen auf, und so kann es kommen, dass die Schichten dieser Niederschläge mehrfach in den Sedimenten abwechseln. Die Ausscheidung von Phosphaten (phosphorsaurer Ammoniakmagnesia) kommt nur dann zu Stande, wenn die durch die Concretionen inducirte Pyelitis oder eine von aussen durch Einführung von Microorganismen bedingte Pyelonephritis schon im Nierenbecken ammoniakalische Alkalescenz des Harnes bedingt.

Symptome und Verlauf.

Die Symptome der Nierengriesbildung sind so lange unscheinbar, als nicht schwerere Koliken auftreten, d. h. als nicht die gebildeten Concretionen, sei es in den Harnkanälchen selbst oder im Nierenbecken oder endlich in den Ureteren eingeklemmt und in der Fortschaffung gehindert werden. Dann findet man wohl im Urin ein feinpulvriges gelbes körniges Sediment, welches bei jüngeren Kindern auf den gelbgefärbten Windeln liegen bleibt, bei älteren im Topfe sedimentirt und die Harnreaction zeigt. — Nur selten findet man alsdann etwas Nierenkelchepithelien, Blut, Schleim oder Eiterkörperchen dem Harn beigemischt, fast niemals Albumen.

Die Scene ändert sich sofort, wenn Incarcerationssymptome — alias Kolik — eintreten. Aeltere Kinder schreien und klagen über einen heftigen, zuweilen furchtbaren von der Nierengegend nach dem

Becken hinunterstrahlenden Schmerz, der periodenweis heftig wird, um wieder nachzulassen. Das Gesicht wird ängstlich, roth, schweisstriefend. Unter stetem Harndrang wird nur wenig, zuweilen mit Blut und Schleim gemischter Urin herausgefördert; jüngere Kinder schreien fortdauernd, ziehen die Schenkel an den Leib, pressen gleichfalls zum Urin und entleeren nur wenig, in den schweren Fällen können selbst Convulsionen das Bild compliciren. — Allmälig klingen die Anfälle ab, während die Diurese sich steigert. — Die genaue Untersuchung des Urins zeigt in demselben neben wenig Albumen reichliche Epithelien aus dem Nierenbecken, hier und da Schleim- und Eiterkörperchen, überdies Griessediment und zuweilen sogar grössere Concretionen.

Kehren die Attaquen häufig wieder, und hat sich zu der Kolik eine Pyelitis hinzugesellt, so tritt im Harn neben reichlich abgestossenen Epithelien und neben Fettkörnchenconglomeraten allmälig mehr und mehr Eiter auf. — Greift die Pyelitis auf die Nieren über, so zeigen sich überdies die geschilderten Symptome der Pyelonephritis.

Der Ausgang der calculösen Pyelitis ist aber damit nicht abgeschlossen; es kommt wohl vor, dass Perforationen des Nierenbeckens nach der Umgebung hin erfolgen, zum Glück nur in seltenen Fällen nach der Peritonealhöhle, mit lethalem durch Peritonitis herbeigeführtem Ende; häufiger nach hinten — dann bilden sich sehr langdauernde Eiterungen mit vielen fistulösen Durchbrüchen in der Lumbalgegend. Die Kinder kommen mit der Zeit ausserordentlich herunter und der Tod erfolgt in der tiefsten Erschöpfung, wenn nicht durch energische Eingriffe den Eiterungen ein Ziel gesetzt wird.

Die Diagnose der Nierenconcretion ergiebt sich sonach aus dem Befund der Harnsäuresedimente im Harn, den zeitweiligen Kolikanfällen und endlich dem periodenweis, in der Regel mit der Kolik, auftretenden Blutharnen.

Die Prognose ist abhängig von der Massenhaftigkeit der gebildeten Concremente. Je geringer dieselben sind, desto mehr ist Aussicht vorhanden, dass es glückt, sie auf chemischem Wege oder durch Wegspülung aus den Nieren zu beseitigen. Grössere Concremente dringen zumeist nach der Blase vor und geben Anlass zu Blasensteinen. Die pyelitischen Durchbrüche nach hinten, geben, wenn sie nach den modernen chirurgischen Regeln behandelt werden und, wenn sie, wie dies allerdings in der Regel der Fall ist, nur einseitig sind, eine im Ganzen nicht zu schlechte Prognose.

Bei der Therapie der Nierenconcremente wird man mit Rücksicht darauf, dass es sich zumeist um harnsaure Ausscheidungen handelt und in der Idee, dass man mittelst Zuführung von Alkalien mit der Harnsäure neutrale, leichter lösliche Salze herstellen kann, zu alkalischen Mitteln seine Zuflucht nehmen und dieselben gleichzeitig in reichlichen Mengen von Flüssigkeit verabreichen, in der Absicht, die Nieren lebhaft durchzuspülen (Neupauer). Man giebt zu diesem Zwecke Kali carbonicum, Natr. carbonicum, phosphorsaures und kohlensaures Lithion, endlich die alkalischen Heilquellen (Carlsbader Mühlbrunnen, Wildunger u. s. w.).

Während des Anfalles muss man, um den Kindern Erleichterung zu schaffen, zu Narcoticis greifen und giebt am besten Clysmata mit Chloralhydrat. Die Diät muss mild sein und relativ wenig stickstoffreich; man wird also die Fleischzufuhr einigermaassen beschränken.

4. Perinephritis. Perinephritische Abscesse.

Von einer Ursache der perinephritischen Processe war soeben schon die Rede, anderweitige Ursachen sind die Erkrankungen der Wirbelsäule, des Psoas, traumatische Einwirkungen, endlich andere dunkle Vorgänge; so theilt Gibney neun Fälle von Perinephritis mit, von denen sieben zur Eiterung führten, ohne dass er im Stande war, die Ursachen der Erkrankung zu eruiren. — Sechs von den Kindern waren Knaben, drei Mädchen. Das Alter schwankte zwischen 1½ bis 10 Jahren.

Pathologisch anatomisch handelt es sich in der Regel um Vereiterung des die Nieren umgebenden Zellgewebes mit Durchbrüchen entweder nach dem Darme oder nach der Pleurahöhle oder nach aussen. Auch in Gibney's Fällen erfolgte einmal der Durchbruch durch die Bronchien.

Die Symptome sind heftiges Fieber, zumeist mit Frost anfangend. Damit verknüpfen sich schwere dyspeptische Symptome; die Wirbelsäule wird ausserordentlich schmerzhaft, wenig beweglich. Das Bein der befallenen Seite wird am liebsten an den Körper herangezogen und die Bewegungen werden möglichst vermieden; allmälig stellt sich eine Geschwulst in der Lumbalgegend ein, welche sich nach und nach zu einem Abscess formirt, welcher Fluctuation erkennen lässt.

Die Incision schafft Erleichterung, indess schliessen sich an dieselbe je nach der Ursache der Perinephritis zuweilen sehr lange Eiterungen, welchen man in der jüngsten Zeit gewiss nicht mit Unrecht mittelst der Nephrectomie abzuhelfen bemüht ist.

Geschwülste in der Niere.

Tuberkeln.

Die Tuberculose der Niere ist zumeist secundär und kommt in Verbindung mit allgemeiner Miliartuberculose vor, oder schliesst sich an eine von anderen Stellen des Urogenitalsystems (Hoden) ausgehende Tuberculose an. — Die Tuberkeln sind entweder miliarer Natur oder es werden grössere Käseheerde gebildet. Zumeist bleibt die Krankheit bei den schwerwiegenden Allgemeinsymptomen der diffusen Miliartuberculose wenig beachtet; bei der localisirten Tuberculose des Urogenitalapparates kann es wohl dazu kommen, dass von den grösseren käsigen Heerden Partien losgelöst und mit dem Harn herausgeschwemmt werden, so dass die Diagnose durch die mikroskopische Untersuchung zu stellen wäre; insbesondere wäre es interessant auch im Harn den Koch'schen Bacillus nachzuweisen.

Einer Therapie ist die Affection nicht zugängig.

Hydronephrose. Cystenniere.

Die Cystenniere kommt congenital vor oder sie entwickelt sich bei den mannigfachsten Leiden des Urogenitalsystems, — wenn dem Abfluss des Harnes Schwierigkeiten bereitet werden. Die congenitale Cystenniere kann so colossal werden, dass sie ein absolutes Geburtshinderniss abgiebt und die Zerstückelung des Kindes nothwendig macht (Klebs). Das Nierenparenchym kann bis auf Spuren verloren gegangen sein; in anderen Fällen sind Stücke der Niere noch wohl erhalten. Die Cysten sind mit einer hellen Flüssigkeit erfüllt, welche Harnsäure und Leucin enthält. Die Ursache dieser Cystenbildung liegt nach den Untersuchungen von Kupfer und Wölfler darin, dass in den Ureteren des Fötus und des Neugeborenen Querfaltenbildungen vorkommen, welche zu vollständigen Klappen sich umwandeln und endlich zu Verschluss des Ureters führen können. Die totale Atresie soll Atrophie der Niere, die Faltenbildung mit Verengerung Hydronephrosenbildung bedingen. — Häufig kommt die congenitale Hydronephrose, mit anderen congenitalen Anomalien vergesellschaftet vor, so beschreibt Morris einen Fall mit gleichzeitiger Atresia ani.

42*

Die acquirirte Hydronephrose kann durch Tumoren, welche in der Niere selbst ihren Sitz haben oder durch Tumoren, welche den Ureter einer Niere pressen oder bei Seite schieben, entstehen, so sind retroperitoneale Tumoren wohl geeignet, Hydronephrose zu erzeugen, ebenso calculöse Erkrankungen der Nieren und der Ureteren u. s. w.

Das anatomische Bild der acquirirten Hydronephrose ist im Wesentlichen dasselbe wie das der angeborenen. Grosse und kleine multiple Cysten sind an die Stelle des Nierengewebes getreten, welches das eine Mal mehr, das andere Mal weniger vollständig vernichtet und nur in Resten vorhanden ist. Die Cystenwände werden von dem verdickten interstitiellen Gewebe der Niere dargestellt. Der Inhalt ist eine klare oder leicht trübe, dem Harn ähnliche Flüssigkeit, zuweilen und insbesondere bei Tumoren durch ausgetretenen Blutfarbstoff von bräunlicher Farbe.

Symptome und Verlauf.

Die Affection giebt sich durch auffallende klinische Symptome gar nicht zu erkennen, so lange der Cystentumor klein ist; grosse Cystenbildungen treiben sehr bald den Leib auf und bei der Palpation fühlt man einen in der Nähe der Wirbelsäule liegenden Tumor, welcher nach der Bauchhöhle hineinragt, zuweilen bis zum Becken hinabreicht, weich anzufühlen ist und bei sorgfältiger Untersuchung Fluctuation zeigt. Oft erkennt man, insbesondere wenn der Tumor die linke Seite einnimmt, dass ein grosses Darmstück vorgeschoben ist, welches nach der Palpation sich auf der dünnen Bauchwand durch reliefartige Erhebung kenntlich macht, — das vorgeschobene Rectum und Colon. Die Percussion giebt auf dem grössten Theile des Thorax einen intensiv gedämpften Schall, nur das Darmstück klingt tympanitisch. Die abgesonderte Harnmenge ist zuweilen reichlich, zu anderer Zeit geringer und auch die Grösse des Tumors scheint Schwankungen zu unterliegen. — Die Punction des Tumors ergiebt flüssigen Inhalt, welcher die Harnsäurereaction zeigt.

Prognose.

An sich ist die Hydronephrose keine bedenkliche Krankheit, so lange nur die eine Niere befallen ist. Die Affection wird tödtlich, sobald auch eine Erkrankung der anderen Niere eintritt; so hat in dem von mir beschriebenen Falle von Hydronephrose mit Sarcom die parenchymatöse Nephritis der anderen Niere das lethale Ende beschleunigt, wenngleich auch der maligne Tumor dabei mitbetheiligt war. Kleine cystoide Veränderungen der Nieren können von den Kindern viele Jahre ertragen werden und sogar zur Heilung gehen, wenn die causalen Momente beseitigt werden können. Letzteres ist bei den augeborenen Hydronephrosen allerdings zumeist nicht der Fall.

Die Diagnose ergiebt sich aus der Palpation, der absoluten Schmerzlosigkeit des Tumors und dem Mangel jedes Fiebers. Für die Unterscheidung von Milztumoren ist es wichtig, das reliefartige Hervorheben des Darmes zu beobachten.

In der Therapie hat man die causalen Momente in erster Linie zu berücksichtigen, z. B. vorhandene Harnsäureconcretionen durch Alkaliwässer zu entfernen oder Lymphdrüsentumoren des Abdomen durch Schmierseifeeinreibungen und Soolbäder zu behandeln. Punctionen der Cysten können versucht werden und werden gemacht werden müssen, wenn der Tumor sehr beträchtliche Grösse annimmt. Nach dem von Hillier mitgetheilten Falle sind dadurch bedingte länger dauernde Besserungen, vielleicht sogar gänzliche Heilungen nicht ausgeschlossen. In einem von Launelougue mitgetheilten Falle schaffte die Punction ebenfalls Erleichterung, es kam aber im weiteren Verlaufe zur Vereiterung der Niere mit Entleerung des Eiters durch den Harn. Der Tod erfolgte an einer intercurrenten Hirnerweichung.

Echinococcus der Niere.

Echinococcen der Niere kommen viel seltener vor als in anderen Organen.

Die Pathologie derselben ist dieselbe wie diejenige der Leber. Die klinischen Symptome sind ebenfalls den dort auseinandergesetzten entsprechend. Die colossale Vergrösserung des Tumors bringt hier wie dort Dislocationen anderer Organe, insbesondere des Darmes zu Stande; hier wie dort kommen Durchbrüche nach anderen Organen vor. Man fühlt den Cystentumor durch die Bauchdecken durch, und die Punction zeigt in der entleerten Flüssigkeit die bekannten Haken und Scolices. Zuweilen tritt in dem Harn Eiter, Blut und Albumen auf.

Die Therapie schliesst sich der beim Leberechinococcus angegebenen an, nur wird bei der Niere die Frage der Totalexstirpation wohl aufgeworfen werden und mit entsprechender chirurgischer Vorsicht durchgeführt werden können. In einem von Bradbury mitgetheilten Falle trat Heilung nach mehrfacher Punction mit Aspiration ein.

Sarcom und Carcinom der Niere.

Ich fasse die Sarcome und Carcinome der Nieren zusammen, weil augenscheinlich in der früheren Zeit die beiden Formen von Tumoren nicht streng von einander geschieden wurden, denn während früher stets nur von Nierencarcinomen berichtet wurde, haben sich in der jüngsten Zeit die Mittheilungen über Sarcome mehr und mehr gehäuft; auch die von M o n t i, G u e m p e l, M a y r o t h, C a r l i s l e beschriebenen Fälle von Medullarcarcinom dürften den Rundzellcucarcinomen zuzurechnen sein. In der jüngsten Bearbeitung über das primäre Nierensarcom stellt N e u m a n n zwölf Fälle zusammen, unter denen ein Fall von mir beschrieben worden ist. Die Kinder standen im Alter bis zum achten Lebensjahre.

P a t h o l o g i s c h a n a t o m i s c h beschreiben C o h n h e i m und L a n g h a n s congenitale quergestreifte Muskelsarcome, S t u r m zwei Adenosarcome, die übrigen Autoren zumeist Rundzellen- und Spindelzellensarcome. In meinem Falle bestimmte V i r c h o w den Tumor ebenfalls als Spindelzellensarcom. Metastasen in anderen Organen fanden sich in mehreren der mitgetheilten Fälle, ebenso die Mitbetheiligung der Mesenterialdrüsen und Inguinaldrüsen; in meinem Falle war nur die Niere befallen. Die Niere stellt einen derben, harten oder mehr weichen Tumor dar, in der Regel von beträchtlicher Grösse, in welchem der grösste Theil des eigentlichen Nierengewebes entweder in der Tumormasse oder in gleichzeitiger cystoider Entartung untergegangen ist. Adhäsionen mit anderen Organen, dem Darm, dem Magen, der Leber und der Milz finden sich häufig, ebenso die Dislocation des Colon descendens und des Rectum nach vorn. Vielfach findet man in dem mehr weichen Gewebe hämorrhagische Heerde und auch der Cysteninhalt erscheint hämorrhagisch oder enthält wenigstens Beimischungen von Blutfarbstoff.

Die S y m p t o m e des Nierentumors sind das Erscheinen eines mehr oder weniger festen, von hinten nach vorn drängenden Tumors, welcher von der Gegeud der Wirbelsäule aus einen Theil des Abdomen erfüllt. Die Palpation lässt den Tumor, genau wie bei der Hydronephrose, als solchen erkennen. Die Percussion ergiebt einen matten Percussionsschall, zuweilen findet man gleichzeitig neben dem harten Tumor Fluctuation, wenn Cystenbildung stattgefunden hat. Der Urin ist öfters bluthaltig, zeigt auch Beimischung von heterogenen Zellen (Spindelzellen) und zuweilen von Cylindern. Die Kinder magern in dem Maasse ab, als die Tumoren an Grösse zunehmen, der Appetit liegt darnieder, oder es tritt sogar Heisshunger ein; der Stuhlgang ist angehalten, aber zeitweilig auch diarrhoisch. Schmerzen, welche sich durch Unruhe der kleineren Kinder äussern, sind häufig vorhanden. Die Respiration ist beschleunigt und nimmt an Frequenz mit der Beschränkung der Excursionen des Zwerchfells zu.

Unter den Erscheinungen der tiefsten Erschöpfung erliegen die Kinder endlich ihrem Leiden.

Für die D i a g n o s e ist es wichtig, nachdem man den Tumor durch die Palpation überhaupt festgestellt hat, den Sitz in den Nieren zu constatiren. Es hilft hierzu einmal die durch die Percussion und Palpation festzustellende Trennung des Tumors von der Leber, ferner die Dislocation der Därme, welche in der Regel mit dem Tumor nach vorn geschoben werden und sich durch reliefartige Erhebungen auf der Bauchfläche, als den Tumor überlagernd, zu erkennen geben. Dies unterscheidet den Tumor der Niere insbesondere von den Milztumoren, welche fest den Bauchwänden anliegen; überdies zeigen grosse Milztumoren zumeist scharfkantige, harte Ränder, welche den Nierentumoren fehlen. Endlich giebt die Beschaffenheit des Harns, das Auftreten von Blut und Eiter in demselben, gute Anhaltspunkte für die Localisirung des Tumors in den Nieren. Schwellungen der visceralen Lymphdrüsen können von Nierentumoren zumeist dadurch unterschieden werden, dass sie sehr unregelmässige, knotige Tumoren bilden, welche zumeist nach der Mitte des Bauches zu und vor der Wirbelsäule gelagert sind; dieselben sind überdies weit häufiger, als die Nierentumoren, mit Schwellungen der Inguinaldrüsen und auch anderer peripherer Lymphdrüsen vergesellschaftet; endlich machen sie im Ganzen erheblichere Störungen der Digestion, als die Nierentumoren, oder sind unter den Erscheinungen schwerer Dyspepsie entstanden und gewachsen.

Die P r o g n o s e der malignen Tumoren ist selbstverständlich schlecht.

T h e r a p e u t i s c h wird man als ultimum refugium bei Tumoren, welche nur eine Niere einzunehmen scheinen und die Lymphdrüsen intact gelassen haben, zur Nephrotomie schreiten. Ob mit Erfolg, ist bei der Art des Leidens, ganz abgesehen von der Jugendlichkeit der Individuen, fraglich. Die beiden von K o c h e r und H ü t e r operirten Fälle endeten tödtlich, der erstere durch Peritonitis, der letztere durch Verblutung aus einer Nierenarterie. Einen geheilten Fall beschreibt indess neuerdings H i c g u e t. Das operirte Kind war sechs Jahre alt.

Krankheiten der Harnblase.

Angeborene Anomalien.

Totaler Defect der Harnblase.

Einen Fall von totalem Defect der Blase finde ich von F l e u r y berichtet. Das schon seit zwei Jahren menstruirte Mädchen litt an In-

continentia urinae und starb in Folge eines Katheterismus an Peritonitis.
Bei der Section zeigte sich ein Defect der Blase, an Stelle derselben
war ein Blindsack, in welchen die normalen Ureteren einmündeten. Die
linke Niere war cystisch entartet, die rechte normal.

Harnblasenspalte. Ectopia vesicae.

Die Harnblasenspalte stellt einen Defect der Vorderwand der Harnblase und der Bauchdecken dar und ist eine Hemmungsbildung. Häufig
ist die Ectopie mit gleichzeitiger Verbildung der Clitoris und des
Penis verbunden (Epispadie) mitunter so, dass die Uretra als seichter
offener Kanal an der oberen Fläche des Penis verläuft. Klinisch stellt
sich die Anomalie als eine fleischrothe Hervorwölbung dar, welche in
die normale Bauchhaut übergeht und die Ureterenmündungen zu beiden
Seiten erkennen lässt, aus denen man den Urin tropfen sieht. Die Umgebung ist von dem abfliessenden Harn in weiter Ausdehnung excoriirt.
Die Heilung kann nur durch plastische Operation erfolgen. Die bedeckenden Hautlappen werden der Bauchhaut und eventuell dem Scrotum
entnommen.

Inversion und Vorfall der Harnblase.

Inversion und Vorfall der Harnblase können bei Mädchen durch die
Urethra oder durch die Vagina erfolgen; so theilt Frua einen Fall mit,
wo bei einem sechs Monate alten Mädchen im Verlauf von Dysenterie
ein Stück der Harnblase durch die Urethra prolabirte. Der Prolaps war
eingeschnürt und konnte nicht reponirt werden; einen ähnlichen Fall
berichtet Weinlechner.

Die Symptome des Prolaps sind die Anwesenheit eines kleinen
blaurroth oder fleischroth erscheinenden Tumors in der Urethra oder Vulva
und dabei gleichzeitig vorhandene Harnbeschwerden.

Die Diagnose wird erleichtert, wenn man mittelst des Katheters
versucht, den Tumor zu reponiren. Weinlechner macht darauf aufmerksam, dass hierbei wohl eine grössere Menge des durch den Prolaps
in der Blase zurückgehaltenen Harns abfliesst.

Therapeutisch ist jedenfalls zunächst die Reposition zu versuchen, eventuell anzuführen und die Zurückhaltung durch Binden,
welche die Schamspalte verengen, zu erzielen. Im Anschlusse an den
von ihm mitgetheilten Fall berichtet Weinlechner, dass Lowe die
stark erweiterte Urethra durch Ferrum candens canterisirte.

Cystitis. Harnblasenkatarrh.

Die primäre Cystitis gehört zu den seltensten Krankheiten des kindlichen Alters; ich kann mich nur eines einzigen Falles bei einem vierzehnmonatlichen Mädchen erinnern, wo unter Fieber und heftigen Schmerzen beim Uriniren Eiter im Harn auftrat, indess verband sich auch dieser Fall alsbald mit einer Urachusfistel, und so ist auch hier fraglich, wo der primäre Sitz des Leidens war. Uebergänge der Entzündung der Vulva und Vagina bei Mädchen auf die Blase werden von G o s c h l e r berichtet; ich habe auch diese trotz einer beträchtlich grossen Anzahl von Fällen von Vulvo-Vaginitis, welche ich beobachtet habe, niemals gesehen. Chronische, durch Fremdkörper in der Blase, durch Blasensteine oder Tumoren der Harnblase erzeugte Formen von Cystitis sind dagegen häufig; vereinzelt kommen endlich im Anschlusse an Scarlatina, Diphtherie und gangränöse Processe (Z i t) diphtheritische Formen der Cystitis vor.

P a t h o l o g i s c h a n a t o m i s c h zeigt die acute Cystitis die Schleimhaut der Blase geröthet, etwas gewulstet, hie und da wohl mit kleinen hämorrhagischen Streifen versehen. Das Schleimhautepithel ist gelockert, abgeschilfert; reichlich findet man nebenbei Eiterkörperchen, welche den Boden der Blase bedecken. Bei der chronischen Cystitis ist in der Regel die Faltung und Wulstung der Schleimhaut sehr intensiv, die Oberfläche derselben ist hie und da hämorrhagisch, an anderen Stellen von trüber, schiefergrauer bis grauer Rosafarbe, an noch anderen Stellen finden sich flache Substanzverluste, mit Eiter oder Eiterkörperchen haltigem Fibrinlager bedeckt. Bei den schweren calculösen, langdauernden Processen kann man sogar tiefergehende Ulcerationen mit fetziger Oberfläche vorfinden. Die pseudomembranöse Cystitis zeigt streifige, fibrinöse Einlagerungen auf schmutzigem, braunrothem hämorrhagischem Boden, in der Regel auf der Höhe der Falten.

Die S y m p t o m e der acuten Cystitis äusserten sich in dem von mir beobachteten Falle in heftigen Schmerzen, welche sich durch die Unruhe des Kindes, insbesondere beim Urinlassen kund gaben. Das Kind fieberte heftig. Der trübe Harn enthielt reichliche Mengen von Eiterkörperchen und Bacterien. Der weitere Verlauf des Falles wurde durch das Auftreten der Urachusfistel complicirt.

Die chronischen Fälle von Cystitis zeigen gleichfalls bei vermehrtem Harndrang und zeitweilig auftretenden Schmerzen, reichliche Massen von Eiter, von abgestossenen Blasenepithelien, hie und da Blutkörperchen,

endlich Schleimfäden und in denselben reichliche Mengen von Bacterien
eingebettet. Ist der Harn alkalisch, so sieht man in demselben überdies Krystalle
von phosphorsaurer Ammoniakmagnesia in den bekannten Sargdeckel-
formen. Bei der pseudomembranösen Cystitis, welche zumeist unter
dem Eindruck der ursächlichen hochfieberhaften Krankheit steht, treten
neben schweren Allgemeinerscheinungen gleichzeitig die Symptome der
acuten Cystitis auf, während der Harn ausser den geschilderten pathologischen Beimengungen noch Exsudatfetzen mit sich führt.

Die Prognose der acuten Cystitis ist, wenn die Krankheit
autochthon entsteht, was wie gesagt selten der Fall ist, bei geeigneter Behandlung günstig, auch diejenigen Fälle, welche von Vulvo-Vaginitis inducirt sind, sind der Heilung sehr wohl und auch rasch zugängig. Die
chronische Form der Cystitis ist in ihrem ganzen Verlaufe abhängig von
den Ursachen. Wird die Krankheit von Fremdkörpern, Blasensteinen etc.
unterhalten, welche in der Blase anwesend sind, so erfolgt die Heilung
erst mit der Entfernung dieser Körper. Tumoren der Blase machen die
Cystitis, wie leicht verständlich, schwer heilbar oder völlig unheilbar.
Die pseudomembranöse Cystitis giebt immer eine höchst dubiöse Prognose,
indess ist dieselbe nicht sowohl von der Cystitis, wie von dem Grundleiden abhängig.

Die Diagnose ergiebt sich aus der gesteigerten Neigung zum
Urinlassen, den Schmerzen und vor Allem aus der Beschaffenheit des
Urins. Der reiche Gehalt an Schleim, an Eiterkörperchen und Blasenepithelien in Verbindung mit einem relativ spärlichen Gehalt des fil-
trirten Harns an Albumen, lässt die Cystitis erkennen und gleichzeitig
die Nephritis ausschliessen. Gegen letztere spricht überdies das Fehlen
der Harncylinder.

Die Therapie hat sowohl bei den acuten, wie bei den chronischen
Formen zunächst nach den Ursachen zu forschen und dieselben, wenn
möglich, zu beseitigen. So ist also jeder Eingriff mehr oder weniger
nutzlos, so lange etwa Fremdkörper in der Blase anwesend sind. Hat
man sich von der Abwesenheit solcher überzeugt, so versuche man zunächst nur die Schmerzen zu beseitigen; man wende kühle oder hydropathische Umschläge an, mitunter auch Einreibungen mit Ol. Hyoscyami
und Chloroform a̅a̅. Alsbald gehe man indess zu lauwarmen Irrigationen
der Harnblase über, und wende, nachdem die Toleranz der Blase
einigermaassen zugenommen hat, schwache Lösungen von Kali hypermanganicum oder Kali chloricum oder Natron salicylicum an. In der
letzten Zeit hat man auch die innere Anwendung des Kali chloricum

besonders gerühmt, weil nach seinem Gebrauch der alkalische Harn
wieder saure Reaction erhält; die Anwendung grösserer Gaben ist bei
Kindern indess wegen der Vergiftungsgefahr mit Vorsicht zu machen,
insbesondere darf das Kali chloricum nicht in den leeren Magen gebracht
werden. Bokai empfiehlt die innere Anwendung von künstlichen
kohlensäurehaltigen Mineralwässern. Die innere Anwendung von ad-
stringirenden Mitteln, wie Acidum tannicum, Fol. uvae ursi, Chininum
tannicum u. s. w. ist in der Regel fruchtlos und verdirbt den Kindern
den Magen. Will man schon solche Mittel anwenden, so gebe man die
von Levin empfohlenen neutralen oder alkalischen Albuminate des
Acidum tannicum; besser wirken indess alle Adstringentien, wenn sie
direct auf die Blasenschleimhaut gebracht werden. Man wird unter
Umständen mit den verschiedenen in diese Gruppe hineingehörigen
Mitteln zu wechseln haben. Neuerdings hat Thouton Injectionen mit
Chinin (1 : 300 bis 500) empfohlen.

Geschwülste der Harnblase.

Die Harnblase kann secundär der Sitz von Tumoren werden, welche
aus der Umgebung auf die Blasenwand übergreifen, so können grosse
von den Hoden ausgehende Tumoren die Blase mit ergreifen; ich habe
einen solchen Fall von colossaler Sarcombildung bei einem Kinde gesehen, wo der Tumor von dem Hoden aus nach der Bauchhöhle eindrang
und mächtige Tumormassen in der Blasengegend zu palpiren waren;
leider war die Section nicht gestattet; oder die Blase kann an dem allgemeinen Processe Theil haben; so kommt Tuberculose der Harnblase
vor bei Tuberculose des Hodens und allgemeiner Tuberculose. Endlich
sind vereinzelt Tumoren der Blase beschrieben, welche die Symptome
der Blasensteine machten und sogar zu Blasensteinoperationen Anlass
gaben; einen solchen Fall beschreiben Charbon und Ledeganck;
es handelte sich in demselben um ein mächtiges Papillom, welches aus
der Steinschnittwunde sechs Wochen nach der Operation herauswucherte.
Soltmann beschreibt einen Fall von Sarcom der Blase und Scheide
bei einem 2 1/2 Jahre alten Mädchen.

Wenn die Tumoren nicht zu palpiren sind, geben sich dieselben
zumeist nur durch zeitweilig auftretende Haematurie und durch die Anwesenheit von chronischer Cystitis zu erkennen.

Der Heilung sind die Fälle naturgemäss nicht zugängig.

Fremdkörper in der Harnblase. — Blasensteine.
Calculi vesicae.

Die Einführung von Fremdkörpern in die Harnblase von
Kindern gehört nicht zu den häufigen Vorkommnissen; einen interessanten Fall hat Zielewicz von einem einjährigen Mädchen mitgetheilt. Es handelte sich um eine Haarnadel, welche schon reichlich
mit Harnsäuremassen incrustirt war und chronische Cystitis veranlasste.
Die Entfernung gelang mittelst der Steinzange nach mechanischer Dilatation der Urethra mittelst Simon'scher Specula und unterstützenden
seichten Einschnitten der Urethra.

Harnblasensteine kommen im kindlichen Alter sehr häufig
vor, insbesondere ist nach den Mittheilungen von Neupauer und
Bokai das Vorkommen von Blasensteinen in Ungarn sehr gewöhnlich;
aber auch in England, woher neue Mittheilungen über Blasensteinoperationen, welche an Kindern gemacht wurden, von Jackson, Kough
und Newham vorliegen und in Russland, über welches neuerdings
Makawjejeff berichtet, kommen Blasensteine bei Kindern oft zur
Beobachtung. Ich werde in Folgendem wesentlich den Ausführungen
Neupauer's und Bokai's folgen:

Die Aetiologie der Steinbildung in der Harnblase schliesst sich
eng an dasjenige an, was schon gelegentlich der calculösen Erkrankungen der Nieren gesagt ist, nur kommt hier noch dazu, dass Fremdkörper, und dazu gehören schon Fibrinklümpchen, welche in der Harnblase liegen bleiben, zur Steinbildung Anlass geben können (Englisch),
wenngleich dies nach den reichen Erfahrungen Bokai's als die seltenste
Ursache der Steinbildung gelten darf. Am häufigsten geht die Steinbildung in der Blase vor sich durch neue Präcipitation von Concre-
menten um ein von der Niere in die Blase gelangtes harnsaures Con-
crement, welches zum Kern der Steinbildung wird. Das Wachsthum
des Steines ist so lange gering, als nur neue Harnsäuremengen um den
Kern sich ablagern, es wird aber beträchtlicher, wenn mit dem Eintritt
eines katarrhalischen Zustandes der Blase und unter Absonderung von
Schleim und Eiter der Harn durch Zerlegung des Harnstoffes in Ammoniak
und Kohlensäure alkalisch wird und Präcipitate von harnsaurem Ammoniak
auf den Kern niederfallen; gleichzeitig fallen bei der alkalischen Reaction die Phosphate (phosphorsaure Ammoniak-Magnesia und phosphorsaurer Kalk) aus dem Harn aus und tragen zum Wachsthum des Steines
bei. Die Vergrösserung wird um so beträchtlicher, wenn gewisse

Hindernisse (Verengerung der Urethra, Phimosis) die leichte Excretion des Harnes verhindern. — Die an Blasensteinen erkrankten Kinder stehen im Alter von der frühesten Lebensperiode bis zum Ende des Knabenalters. Fünf der von Bokai beobachteten Kinder = 1,67 Proc. standen im Alter von 3 Monat bis 12 Monat; das jüngste von Jackson beobachtete Kind war 1⅜ Jahre alt, der jüngste Fall von Makaw-jejeff war zwei Jahre alt. Es ist wahrscheinlich, dass vorausgegangene Krankheiten die Steinbildung veranlassen, ebenso die Lebensweise, da gerade Kinder des Proletariats zumeist an calculösen Affectionen erkranken.

Die Grösse der Blasensteine ist verschieden je nach der Länge ihrer Anwesenheit in der Blase und nach der chemischen Beschaffenheit; auch bei jungen Kindern kommen grosse Steine vor. — Die Oberfläche derselben ist rauh oder glatt, ihre Form ist sehr verschieden, von der einer Bohne oder Eichel bis zur Nieren-, Birn- oder Sanduhrform; auf dem Durchschnitte erscheinen die meisten Steine um einen dunkelen Kern geschichtet, nur wenige sind homogen.

Symptome und Verlauf.

Die Symptome der Blasensteinerkrankung setzen sich zusammen aus Störungen der Harnentleerung, heftigen periodisch auftretenden und bei der Harnabsonderung sich steigernden Schmerzen, Tenesmus beim Stuhlgange, Mastdarmvorfall und Veränderungen des Harnes, welche die Anwesenheit eines schweren Blasenkatarrhs documentiren. — Die Harnentleerung wird häufig mitten während der Entleerung gestört, der Harn beginnt im dünnen Strahl zu fliessen, alsbald nur zu tropfen und sistirt plötzlich ganz, die Kinder zeigen hierbei schwere Beängstigung, sie schreien, pressen und drängen, bis endlich bei veränderter Lage oder Stellung die Entleerung wieder möglich wird. Wiederholen sich diese Anfälle oft und ist gleichzeitig der Harn durch die Erkrankung der Blasenschleimhaut alkalisch geworden, so kommt allmälig stetes Harnträufeln zu Stande, mit Zersetzung der abtropfenden Masse auf den Kleidern und der Haut. Die Kinder riechen nach zersetztem Harn, die Haut ist am Penis, Scrotum und an den kleinen Labien excoriirt. Der lange Penis zeigt die Urethralöffnung geröthet, mit Harnsalzen incrustirt. — Die Schmerzen, welche die Blasensteine verursachen, sind um so grösser, je intensiver die Blasenentzündung ist und diese hängt wiederum von der grösseren oder geringeren Rauhigkeit der Oberfläche des Blasensteines ab; bei sehr rauhen Steinen kommt es zu massenhafter Eiterabsonderung mit dem Harn, zuweilen zu Harnblutungen, letzteres insbesondere dann, wenn ulcerative Processe in der Blase angeregt worden sind. — Die Mehrzahl der Kinder, welche lange Zeit an Blasensteinen gelitten hat, zeigt Mastdarmvorfälle, augenscheinlich hervorgerufen durch den stets wiederholten Tenesmus und durch das Drängen und Pressen während des Urinirens und während des Stuhlgangs.

Der Verlauf der Krankheit ist verschieden je nach der Art, der Grösse des Steines und nach den Folgezuständen, welche sich in der Blase entwickeln. Kleine glatte Steine können unter Pressen und Drängen allmälig in die Urethra getrieben werden, daselbst sich einkeilen und zur künstlichen Entfernung kommen oder auch spontan entleert werden. — Sehr rauhe grosse Steine können schwere ulcerative Processe der Harnblase erregen und durch Pericystitis und Beckenabscesse den Tod zur Folge haben; im Ganzen kommen die Kinder um so mehr herunter, je heftiger die Schmerzen sind, je häufiger die schweren Kolikanfälle bei der Harnentleerung, und je intensiver die Cystitis ist, während das Aussehen der Kinder bei glatten, kleinen Steinen leidlich gut sein und das Befinden relativ wenig gestört zu sein braucht.

Die Diagnose ergiebt sich aus den geschilderten functionellen Symptomen, der Anwesenheit der Cystitis, endlich aber durch die sorgfältige mit der Steinsonde vorgenommene Untersuchung der Blase. — Mitunter fühlt man schon beim Einführen der Sonde in die Harnröhre dort anwesende kleinere Steine oder Concretionen; in der Blase selbst fühlt man mit der Sonde einen harten Tumor, welcher häufig bei Berührung mit dem Instrument einen deutlichen Klang giebt. Die Digitaluntersuchung per Rectum bestätigt den Befund und giebt eventuell Anschluss über Lage und Grösse des Steines.

Die Prognose der Krankheit ist stets dubiös, weil der Ausgang der Operation selbst unter anscheinend günstigen Verhältnissen nicht in der Hand des Operateurs allein liegt. Im Ganzen kommt es immer darauf an, welche secundären Veränderungen der Blase oder der Ureteren und Nieren die Steinbildung begleiten oder wie weit die Erschöpfung des kleinen Patienten durch das Uebel vorgeschritten ist. — Nach den jüngsten Publicationen aus England (Jackson u. A.) ist der Ausgang der Operation zumeist ein günstiger. Es trat unter 71 Lithotomien nur drei Mal lethaler Ausgang ein. — Bokai verlor unter 196 Operirten 16 = 8 Procent an den Folgen der Operation des Seitensteinschnittes. Von 11 lithotripsirten Kindern starb nur 1.

Die Therapie der Blasensteine wird neben der augenblicklichen Beseitigung der Schmerzen sich auf die operative Entfernung des Steines concentriren. Steine, welche bis in die Urethra gelangt sind, wird man zuweilen mit löffelartigen Instrumenten oder mittelst der Zange entfernen können, doch ist auch hier die blutige Eröffnung der Urethra nicht selten nöthig. — Bezüglich der Entfernung der Blasensteine durch den Steinschnitt müssen wir auf die Ausführung von B o k a i in G e r b a r d t 's Handbuch der Kinderheilkunde und auf die Lehrbücher der Chirurgie verweisen. — Es sei nur erwähnt, dass M a k a w j e j e f f für die Kinderpraxis den hohen Blasensteinschnitt empfiehlt.

Enuresis diurna et nocturna. Bettnässen.

Unter Enuresis versteht man die von pathologischen Processen unabhängige unwillkürliche Entleerung normalen Harnes bei Kindern. Es ist also eine rein functionelle Anomalie und kann sowohl am Tage (E. diurna) wie des Nachts (E. nocturna) vor sich gehen. — Das Uebel ist sonach eine Neurose, welche im Wesentlichen darin besteht, dass der Sphincter vesicae im Verhältniss zu dem Detrusor vesicae mangelhaft innervirt wird (U l t z m a n n); nur für manche Fälle von E. diurna kann man eine directe mangelhafte Entwickelung des Sphincter vesicae als causales Moment gelten lassen (G u e r s a n t, U l t z m a n n). Die Krankheit haftet Knaben und Mädchen an, im Alter bis zu 14 Jahren und noch darüber. — Nur in den seltensten Fällen ist eine Hyperästhesie der Blase die Ursache der Enuresis. — Die Affection ist nur dann als reine Neurose zu betrachten, wenn der Harn normale Beschaffenheit hat und auch sonst irgend welche pathologische Processe der Blase (Cystitis, Steinbildung, Vulvo-Vaginitis, Tumoren der Blase etc.) auszuschliessen sind; daher ist eine sorgfältige Untersuchung des ganzen Uro-Genitalapparates nöthig, bevor man sich zur Annahme von Enuresis entschliesst.

Die B e h a n d l u n g geschieht am besten durch den Inductionsstrom mittelst mittelstarker Ströme; der eine Pol wird in das Rectum eingeführt, der andere auf das Perineum (U l t z m a n n). Die Einführung einer sehr dünnen Electrode in die Vagina (F l e i s c h m a n n) ist nicht schädlich und kann ohne jede Verletzung des Hymen erfolgen; sie kann aber umgangen werden. K e l p empfiehlt Injectionen von Strychnin (0,06 : 7,5 Aq. je nach dem Alter bis zu ½ Spritze) in die Kreuzbeingegend gemacht. — Für die seltenen Fälle, wo die Enuresis durch Hyperästhesie der Blase angeregt ist, kann man vor dem Schlafengehn Chloralhydrat innerlich oder als Clysma verabreichen. Die electrische Behandlung hat mich fast nie im Stich gelassen; man sieht nach wenigen Sitzungen in den meisten Fällen Heilung eintreten.

Urachusfistel. Umbilicalfistel.

Offenbleiben des Urachus kommt bei angeborenen Verengerungen der Urethra angeboren vor; doch kommen auch später entstandene Fisteln vor. — Ich habe zwei Fälle beobachtet, den einen, wo das fistulöse Geschwür nicht bis in die Blase reichte, wenigstens wurde kein Harn durch den Nabel entleert (Mädchen von zwei Jahren), in dem zweiten Falle, der mit Cystitis begann, welche zu einem Durchbruch von Eiter durch den Nabel führte, konnte man mittelst eines mittelstarken Katheters durch das ganze Ligam. vesico-umbilicale in die Blase gelangen und den Harn entleeren. Der Fall verlief günstig und wird noch genauer mitgetheilt werden. – Cadell beschreibt einen ähnlichen Fall, der tödtlich endete; bei demselben war eine Pyelonephritis die Todesursache; weitere Fälle sind von Savory, Bryant, Paget, Smitt mitgetheilt.

Die Behandlung würde darauf Bedacht zu nehmen haben, etwaige Verengerungen der Urethra mechanisch zu beseitigen, die gleichzeitig anwesende Cystitis zu behandeln und durch vorsichtige Cauterisation des Urachus denselben zum Verschluss zu bringen. Man muss bei letzterer Procedur deshalb vorsichtig sein, weil intensivere Cauterisation leicht peritonitische Reizungen erzeugt. — Am besten ätzt man mittelst eines auf eine Metallsonde aufgeschmolzenen mitigirten Argentum nitricum.

Die Krankheiten der männlichen Sexualorgane.

Epitheliale Verklebung des Präputium und der Eichel.

Die erst von Bokai recht gewürdigte Anomalie kommt sehr häufig vor und kann sich entweder nur auf einzelne Stellen der aneinander liegenden Flächen der Eichel und inneren Vorhautlamelle oder auf die ganze Fläche erstrecken. Versucht man in letzterem Falle das in der Regel sehr lange Präputium zurückzuschieben, so gelingt es nur schwer, die Urethralöffnung frei zu erhalten und man sieht wie dieselbe während des Zurückschiebens des Präputium klafft und von einem flachen zur Vorhaut hinüberziehenden Ringe umgeben ist; zuweilen sieht man den freien epithelialen Ueberzug sogar die Urethralöffnung selbst noch theilweise überziehen.

Die Symptome der Anomalie sind zumeist ein etwas ersehwertes und unter Pressen erfolgendes Urinlassen der Kinder, welches die Mutter zum Arzt führt; mitunter kommt es durch Zersetzung des um die Corona glandis angehäuften Smegma und neben Einschmelzung der an der Innenseite des Präputium vorhandenen weissen Epithelperlen zur Absonderung eines gelbgrauen bis gelben Eiters, welcher die Erlangung ärztlicher Hülfe wünschenswerth macht.

Die Therapie besteht einfach darin, dass man mit Zeigefinger und Daumen der linken Hand das Präputium der auf dem Rücken liegenden Kinder straff zurückzieht und mit den Fingern der rechten Hand nachhilft, oder dass man, während man mit der linken Hand zurückzieht, mit einer Hohlsonde die genau zu sehende Epithelmasse zwischen Präputium und Eichel langsam und vorsichtig (ohne Verletzung eines der Theile) durch kreisförmig ziehende Bewegungen trennt. Man geht bis zur Corona glandis zurück, entfernt das Smegma und die Epithelperlen, soweit dieselben durch einfache Reinigung mit feuchten Läppchen sich entfernen lassen, zieht das Präputium wieder über die Eichel hinweg und lässt kalte Ueberschläge anwenden. — Eine weitere Nachbehandlung ist kaum nöthig. Sollte sich wider Erwarten etwas Eiterabsonderung nachträglich zwischen Glans und Präputium zeigen, so lässt man Injectionen mit etwas dünner Zink- oder Bleilösung nachfolgen.

Phimosis. Verengerung der Vorhaut.

Die Verengerung der Vorhaut kommt zumeist angeboren vor und geht nicht selten mit der eben beschriebenen epithelialen Verklebung des Präputium und der Eichel Hand in Hand; sie gestattet aber, selbst wenn diese Verklebung nicht vorhanden ist, oder beseitigt ist, das Zurückziehen des Präputium über die Glans nicht und besteht in einer Verengerung der inneren Lamelle der Vorhaut. — Die ganze Vorhaut kann verlängert und hypertrophisch sein; dann überragt das Präputium die Eichel erheblich und giebt ein ernstes Hinderniss der Harnentleerung ab; die stetige Unterbrechung des Harnstrahles führt unter solchen Verhältnissen zu Eindringen von Harn zwischen Präputium und Eichel, mit den Folgen, dass die an der Corona glandis angesammelten Smegmamassen in ranzige Gährung übergehen und Glans und innere Präputialdecke zu katarrhalischen Eiterabsonderungen reizen (Balanitis und Balano-Posthitis). Die so entstandene Entzündung führt indess weiterhin zu Schwellung des Präputium, zuweilen mit gleichzeitiger-

Bildung von reichlichen Granulationen, welche ein neues Hinderniss
für die Harnentleerung abgeben (Lindner), zuweilen mit Bildung
von Rhagaden und geschwürig sich verändernden, leicht blutenden
Einrissen. Der Harn wird unter solchen Verhältnissen unter heftigen
Schmerzen und Geschrei nur in dünnem Strahle, oder tropfenweis her-
ausquellend gelassen und excoriirt, indem er die Bauchhaut, die Schenkel
und das Scrotum dauernd nässt, die genannten Stellen. — Zumeist erfolgt das Harnen unter starkem Pressen und Drängen, und so kommt
es, dass in der Folge bei den Kindern auch Hernien sich ausbilden; insbesondere ist der Zusammenhang zwischen Entwickelung von Umbilicalhernien und Phimosis unverkennbar (Owen, Kempe, Lindner); ich
habe selbst, seitdem ich bei vorhandenen Hernien auf das Verhalten des
Präputium achtete, bei einem grossen Bruchtheil der kleinen Patienten
die beiden Arten von Leiden complicirt gefunden. — Unter den secundären
Anomalien bei Phimose werden auch nervöse Störungen, nächtliche Unruhe, häufige Erectionen, Masturbation, Convulsionen, selbst Epilepsie
aufgeführt. (Ein Fall von Epilepsie mit Phimose, welcher durch
die Circumcision von der Epilepsie geheilt wurde, ist von Webber
mitgetheilt). Ich habe mich aber von diesen schweren Störungen des
Allgemeinbefindens durch die Phimose nicht überzeugen können, auch
Bokai zählt dieselben zu den grossen Seltenheiten.

Die Diagnose der Phimose ergiebt sich aus der Anschauung und
dem Versuch, das Präputium über die Glans penis zurückzuschieben;
man hat nur darauf zu achten, ob nicht die Verklebung zwischen Eichel
und Präputium die Phimose vortäuscht.

Bezüglich der Therapie halte man sich nicht lange mit halben
Maassregeln auf, sondern schreite rechtzeitig zu der Incision des Präputium oder zur Circumcision, welche unter den üblichen chirurgischen
Cautelen eine der unschuldigsten Operationen ist, welche bei Kindern
gemacht werden können. — Wir verweisen bezüglich der Ausführung
auf die chirurgischen Lehrbücher.

Paraphimosis.

Unter Paraphimosis versteht man die Einschnürung des Penis,
welche dadurch entsteht, dass eine enge Vorhaut (Phimosis) hinter der
Corona glandis zurückgezogen ist; zumeist ist hierbei die Vorhaut um-
gestülpt, so dass die innere einschnürende Lamelle nach Aussen liegend
erscheint. — Die Folgen sind Oedem der Glans penis, welche tief blauroth
wird, und bei längerer Dauer der Einschnürung gangränös werden kann.

Die Therapie besteht in der künstlich versuchten und ausgeführten Reposition der Vorhaut und wenn diese nicht gelingt, in der Incision der einschnürenden Stelle des Präputium.

Die Symptome der Paraphimosis können durch künstliche Umschnürungen des Penis mittelst Fäden etc. erzeugt werden. Die genaue Besichtigung klärt den Sachverhalt auf. Die Therapie besteht hier ebenfalls wie selbstverständlich in der Durchtrennung des einschnürenden Ringes.

Hypospadiasis.

Unter Hypospadiasis (von ὑποσπαδιαω, ich ziehe nach unten — Krause) versteht man den Bildungsfehler der Urethra, welcher die Urethralöffnung spaltförmig an der unteren Seite des Penis erscheinen lässt; in den schweren Fällen kann die Spaltbildung weit nach hinten zum Scrotum zu vorhanden sein, die Urethra erscheint alsdann rinnenförmig, die Glans penis und der Penis sind rudimentär und selbst das Scrotum ist zweitheilig; ich habe zwei Fälle von zweitheiligem Scrotum mit Hypospadie mehrere Jahre hindurch zur Beobachtung gehabt; in beiden leichteren Fällen ist die feine Spaltöffnung an der unteren Seite der fast normal gebildeten Glans penis. Die Harnentleerung ist bei der Hypospadie entweder überhaupt behindert, und erfolgt nur in langsamem Fliessen, oder der Harntrahl ist dünn, geknickt und geht nach unten. — Die Folge ist, dass leicht Excoriationen der Umgebung und Intertrigo bei den Kindern auftritt und die so erzeugten dauernden Beschwerden zwingen zu operativen Eingriffen behufs plastischer Correctur der Fehlbildung. Wir verweisen bezüglich derselben auf die chirurgischen Lehrbücher. — Einfache Verengerungen der Ausflussöffnung an der Unterseite des Penis können durch Einführung von Sonden und Bougies beseitigt werden.

Epispadiasis. Anaspadiasis.

Die Epispadiasis stellt die anomale Spaltbildung der Urethra an der Rückenfläche des Penis dar; auch hier kann es sich entweder darum handeln, dass die Spaltbildung nur die Glans penis betrifft (leichtere Form), oder, dass die Spaltbildung den ganzen Penis bis zur Blase betroffen hat (schwere Form). Die Affection ist deshalb so bedeutungsvoll, weil sie zumeist mit Incontinentia urinae verknüpft ist und zu Excoriationen und dauernden Ulcerationen Anlass giebt. — Die Heilung ge-

43*

schicht durch plastische Operation, worüber die chirurgischen Handbücher Auskunft geben.

Urethritis katarrhalis.   Harnröhrenentzündung.

Katarrhalische, mit Eiterabsonderung einhergehende Entzündung der Urethra bei kleinen Kindern gehört nicht gerade zu den häufigen Vorkommnissen, sie wird indess schon bei ganz jungen Kindern beobachtet und ist seltsamer Weise, wie so vieles Andere, ebenfalls zu der Dentition in Beziehung gebracht worden. Das wichtigste ätiologische Moment ist höchst wahrscheinlich — denn in der That lassen sich nicht alle Fälle aufklären — die Absonderung eines mit Harnsäureausscheidungen einhergehenden Urins; in anderen Fällen sind traumatische Einflüsse, sodann das Uebergreifen einer Balanitis und Balanoposthitis bei Phimosis auf die Urethra, die Uebertragung von Eczemeiter auf die Urethralöffnung, endlich die Masturbation, welche bekanntlich schon bei sehr jungen Kindern vorkommt, die Ursachen der Affection.

Die Symptome der Krankheit sind leichte Schwellung und Röthung der Urethralöffnung, die Absonderung eines rahmigen oder milchigen Eiters und Schmerzhaftigkeit beim Uriniren.

Die Therapie ist einigermaassen verschieden, je nach den Ursachen der Erkrankung; in Fällen, wo die Urethritis durch die Acidität des Harns und das Auftreten ·von freier Harnsäure entstanden ist, wird man durch Zuführung von alkalischen Wässern (Wildungen, Carlsbad), und von pflanzensauren Alkalien (Kali citricum, aceticum) Abhülfe schaffen; traumatische Einflüsse, mechanische Reibungen, Masturbation werden durch ruhige Lagerung und Ueberwachung der Kinder zu beseitigen sein. — Gegen die vorhandenen Schmerzen wende man warme Bäder und eventuell kleine Gaben von Narcoticis an (Morphium, Belladonna). — Bei Balanitis und Balanoposthitis wende man nach Entfernung von ranzigen Sebummassen Injectionen von Plumbum aceticum oder Zincum sulfuricum an, welche zunächst zwischen Präputium und Glans eingebracht werden; etwa vorhandene Phimosis muss, operativ beseitigt werden. Lässt die Eiterabsonderung aus der Urethra nach Beseitigung der Ursachen nicht spontan nach, so gehe man schliesslich zu Injectionen von schwachen Lösungen derselben Mittel oder der bekannten Verbindung von Plumbum aceticum 0,3—0,5 und Zincum sulfuricum 0,10 : 100 mit einigen Tropfen (gtt. 3 bis 5) Tinct. Opii über. — Die Beseitigung des Uebels erfolgt alsdann ziemlich rasch.

Phlegmone und Gangrän des Scrotum.

Aetiologie.

Die tiefer gehende Entzündung des Scrotum, welche zur Eiterung oder Gangrän desselben führt, ist entweder, wie ich dies mehrfach gesehen habe, die Folge eines ursprünglich erysipelatösen Processes — es führt dann das von der Bauch- oder Schenkelhaut auf das Scrotum übergreifende Erysipel zu einer prallen Infiltration des Scrotum mit schweren Allgemeinerscheinungen und Ausgang in Gangrän — oder die Phlegmone ist die Folge der Weiterverbreitung von benachbarten Entzündungen auf die Scrotalhaut, so bei Peritonealabscessen, Lymphdrüsenvereiterungen, phlegmonösen Entzündungen des Präputium; einen Fall letzterer Art mit Ausgang in Gangrän sah ich nach einer höchst ungeschickt und mit Laceration des Präputium und der Penishaut ausgeführten rituellen Beschneidung bei einem jüdischen Knaben. — Die Phlegmone kann überdiess bei Läsionen der Urethra, nach operativen Eingriffen an derselben oder an der Blase und endlich durch Harninfiltration nach denselben Eingriffen oder nach Traumen entstehen.

Symptome und Verlauf.

Die Affection verläuft, da sie zumeist die Fortsetzung eines schon vorhandenen fieberhaften Leidens ist, mit Steigerung der Fiebertemperatur und grosser Unruhe der Kinder. Das Scrotum und die Umgebung bis hinauf nach der Inguinalgegend und nach hinten nach dem Perineum zu, ist fest, hart infiltrirt, von dunkel blaurother Farbe und heiss anzufühlen. — Geht der Process an einer oder der anderen Stelle zur Eiterung, so bildet sich alsbald in der Mitte einer so tief dunkel verfärbten Stelle Fluctuation, aus welcher nach der Incision, oder spontan ein rahmiger oder blutig gefärbter Eiter hervorquillt, in der Regel mit Nachlass der allgemeinen Symptome und der prallen Infiltration der Umgebung. Beim Ausgang in Gangrän verfärbt sich das Scrotum im Ganzen oder es treten missfarbene Stellen auf; hie und da sieht man mit dunkler Flüssigkeit gefärbte Blasen, endlich zerfällt der grösste Theil des Gewebes, während sich eine deutliche Demarcationslinie sehen lässt, in eine schmierige, stinkende, schwarze Masse. Die Depression der Kinder ist dabei beträchtlich, das Fieber sehr hochgradig, oder es treten Collapssymptome auf; dann werden die Extremitäten kühl, der Puls elend, die Kinder nehmen keine Nahrung, werden somnolent und im Coma sterben sie; — beim günstigen Ausgange lässt mit Auftreten der Demarcationslinie das Fieber nach, die Kräfte werden besser, die Kinder

nehmen Nahrung und überwinden so allmälig die Abstossung eines
Theiles des gangränös zerfallenen Scrotum.

Die Prognose ist stets zweifelhaft. Der Ausgang in Abscessbildung ist der günstigere und wird leichter überwunden. Die Gangrän
ist dagegen ein hochgefährlicher Process, namentlich für Kinder jüngeren
Alters; besonders gefährlich sind aber die von der Urethra aus eingeleiteten und von Harninfiltration begleiteten phlegmonösen Processe, weil
sie leichter als die andern septicämisch zum Tode führen.

Die Therapie hält sich an die allgemeinen chirurgischen Ge-
setze. — Man wird auf Beförderung der Eiterung durch Cataplasmen und
frühe Incision bei Abscessbildung bedacht sein. Die eröffneten Abscesse
behandle man mit Jodoform. — Bei der Gangrän wird man durch Bäder
und antiseptische Verbandmittel wie Borsäure, Jodoform, Thymol etc.
für möglichst rasche und günstige Absetzung des gangränösen Gewebes
Sorge tragen. Innerlich gebe man reichlich Stimulantien und roborirende Nahrung.

Kryptorchie. Retentio testis. Ectopia testis.

Unter Kryptorchie oder Retentio testis versteht man das Zurückbleiben des Hodens im Leistenkanal auf seiner Wanderung nach dem
Scrotum, während man unter Ectopia testis das Wandern des Hodens
in fehlerhafter Richtung bezeichnet. Der Descensus testiculi nach dem
Scrotum soll normal im achten Fötalmonate beendet sein, sein Verbleiben
in dem Inguinalkanal noch nach der Geburt oder seine Verlagerung
unter die Bauchhaut oder nach dem Perineum sind sonach pathologisch.
— Die Anomalie, abgesehen von der physiologischen Wichtigkeit,
erhält aber dadurch überdies Bedeutung, dass der nicht an Ort
und Stelle gelangte, namentlich der im Leistenkanal zurückgebliebene
Hoden durch Druck, Einklemmung etc. Anlass zu heftigen, schmerzhaften
Entzündungen giebt; ferner veranlasst der verspätete Descensus des
Hodens die Bildung von Hernien (Bierbaum).

Die Diagnose der Kryptorchie ist leicht, wenn man bei Fehlen
eines Hodens im Scrotum, im Leistenkanal einen etwas beweglichen
ovalen Tumor wahrnimmt; sie wird schwierig bei gleichzeitiger Anwesenheit einer Inguinalhernie.

Eine Therapie erheischt das Uebel nur in soweit, als man durch
Schutzverband den abnorm gelagerten Hoden vor Druck schützt oder
die Entstehung von Hernien durch ein geeignetes mit Hohlplatte versehenes Bruchband zu verhüten versucht.

Hydrocele, Wasserbruch.

Die Hydrocele kommt bei Kindern zumeist congenital vor, sehr selten wird sie im Verlaufe der ersten Lebensperiode acquirirt; die Frage, ob die congenitale Form von Hause aus rein transsudativen Vorgängen ihre Entstehung verdankt, oder ob sie entzündlicher Natur ist, ist nicht entschieden; ich möchte mich schon wegen der Häufigkeit ihres Auftretens für die erstere Annahme entscheiden, um so mehr noch, weil sie fast ausnahmlos ohne jede Spur von entzündlicher Reaction verläuft.

Pathologisch anatomisch unterscheidet man 1) die Hydrocele tunicae vaginalis propriae (Hydrocele vaginalis), mit der Unterart der Hydrocele communicans, 2) Hydrocele funiculi spermatici. — In den Fällen erster Art handelt es sich um Ansammlung von Flüssigkeit in der Tunica vaginalis propria des Hodens. Die Gestalt des so erzeugten Tumors ist oval, der Hoden ist durch die zumeist nicht sehr prallgefüllten, ovalen, blasenartigen, durchscheinenden Körper ziemlich leicht durchzufühlen. — Steht die Tunica vaginalis propria noch in offener Communication mit der Peritonealhöhle, ist also der Processus vaginalis peritonei offen geblieben, so handelt es sich um die als Hydrocele communicans bezeichnete Form, welche dann eigentlich nichts weiter ist, als die Ansammlung von Flüssigkeit der Peritonealhöhle in deren tiefstem Abschnitt (Klebs). — Die Hydrocele funiculi spermatici hat verschiedene Formen, je nach der Lage der offen gebliebenen Stelle des Processus vaginalis; ist derselbe oben und unten geschlossen (nach der Peritonealhöhle und nach dem Hoden zu) so entsteht eine spindelförmige Cyste, und solcher Cysten können sogar mehrere von einander getrennt vorkommen; ist die obere Partie des Processus vaginalis offen, so handelt es sich um eine Hydrocele funiculi communicans, welche sich mit einer Hernie compliciren kann.

Symptome.

Die Hydrocele giebt sich leicht durch ihre ovale Gestalt, ihre weiche Beschaffenheit, ihre Durchsichtigkeit, einen je nach der Spannung grösseren oder geringeren Grad von Fluctuation und endlich durch den absolut matten Percussionsschall zu erkennen; bei Communication mit der Peritonealhöhle lässt sich die Flüssigkeit ohne gurrendes Geräusch durch leichten Druck entfernen. Man fühlt bei sorglicher Palpation in dem Hydrocelensack den Hoden als ovalen festen Körper durch.

Die Hydrocele funiculi spermatici bildet zumeist eine spindelförmige, härtliche, gespannte Geschwulst, welche vom Hoden durch eine Ein-

schnürung getrennt ist; in Fällen, wo mehrere kleinere Cysten vorhanden sind, bildet der Samenstrang gleichsam einen Rosenkranz von
zwei bis drei spindelförmigen kleinen Cysten. Die Hydrocele funiculi
communicans lässt ihren Inhalt leicht nach der Bauchhöhle entleeren,
was ebenfalls ohne gurrendes Geräusch oder die entsprechende Empfindung des Verschwindens einer Luftblase geschieht.

Therapie.

Die Hydrocele heilt oft spontan, in anderen Fällen sieht man die
Flüssigkeit nach Anwendung von Jodkalisalben oder Jodpinselungen
verschwinden, ob, weil post hoc auch propter hoc, bleibe dahingestellt;
in noch anderen Fällen ist diese Art der Therapie völlig einflusslos;
ich wende dann ohne Ausnahme die Punction an, welche zumeist
auch ohne nachfolgende Injection von reizenden Substanzen, wenn auch
nicht nach einmaliger, so doch nach mehrmaliger Ausführung, zur
definitiven Heilung führt.

Orchitis und Epididymitis,
Entzündung des Hodens und Nebenhodens.

Aetiologie.

Die acute Orchitis und Epididymitis ist im kindlichen Alter eine
seltene Krankheit und entsteht fast nur als Folge traumatischer Einflüsse; als sympathische Erkrankung bei Parotitis habe ich sie trotz
eines Ueberblickes über eine beträchtliche Anzahl von Fällen von
Parotitis epidemica niemals gesehen; auf die chronischen, bei Syphilis
vorkommenden Entzündungsformen hat vor einigen Jahren Henoch
ausführlicher hingewiesen, nachdem Dépris drei Fälle derselben
Krankheit beschrieben hatte; das jüngste der von Henoch beobachteten
Kinder war drei Jahre alt; neuerdings hat auch Hutinel die syphilitischen Veränderungen der Hoden bei Kindern beschrieben.

Pathologisch anatomisch findet man bei der chronischen
syphilitischen Orchitis und Epididymitis den Hoden vergrössert und
derb; die Tunica vaginalis verdickt und in dem Nebenhoden sowohl,
wie im Hoden selbst das interstitielle Gewebe reichlich vermehrt. Der
Process beginnt mit einer Anhäufung von Rundzellen um die Gefässe,
die allmälig zur Vermehrung des interstitiellen Gewebes und zur
Atrophie der Drüsenschläuche führt.

Symptome und Verlauf.

Die acute Orchitis verläuft mit heftigen Schmerzen im Hoden, welche sich bis zur Inguinalgegend hinauf erstrecken. Dabei ist ziemlich hohes Fieber vorhanden. Der Hoden ist vergrössert, bei Berührung äusserst schmerzhaft, auch die Scrotalhaut ist geröthet, etwas infiltrirt und schmerzhaft.

Die chronische Orchitis äussert sich durch die Vergrösserung des Organs, zuweilen ist die Gestalt uneben, unregelmässig und knotig; es können beide Hoden gleichzeitig befallen sein.

Die Therapie der acuten Orchitis besteht in ruhiger, gut unterstützter Lagerung und der Anwendung kalter Umschläge; selten wird man zu Blutegeln Anlass haben; allmälig geht man zu wärmeren Umschlägen über und nachdem der Schmerz fast gänzlich nachgelassen hat, wende man Pinselungen von Tinct. Jod. 1 : Tinct. Gallarum 2 an.

Gegen die chronische syphilitische Orchitis kommt die allgemeine mercurielle Behandlung zur Anwendung.

Geschwülste im Hoden.

Von malignen Tumoren, welche im Hoden von Kindern beobachtet wurden, sind vorzugsweise zwei Formen, das Sarcom und Enchondrom von Bedeutung. Von Sarcomen (dazu gerechnet durch die früher als Medullarcarcinom bezeichneten Formen, welche zumeist Rundzellensarcome darstellten) finde ich in der Literatur ausser den von Giraldès, Santesson und Guersant beschriebenen, schon von Kocher und Bokai citirten Fällen noch einen Fall von Depaul (zehn Monate altes Kind) und Farrington (17 Monate altes Kind). — Von Enchondromen theilt Poinsot einen neuen Fall mit (vier Jahre alt) und erwähnt dabei zwölf Fälle, welche zumeist im Alter von ein bis fünf Jahren standen.

Die Castration der Kinder führte bei meist allen diesen Fällen zum lethalen Ausgang.

Die Krankheiten der weiblichen Sexualorgane.

Menses praecoces (vorzeitige Menstrualblutung).

Vorzeitige Menstrualblutungen sind vielfach, und zwar schon innerhalb der ersten Lebensmonate beobachtet worden; dieselben gingen mitunter mit Molimina menstrualia, Uebelkeiten, leichten Fieberbewegungen und Schmerzen einher; in einigen Fällen war gleichzeitig eine überstürzte Entwickelung des ganzen Geschlechtsapparates, auch vorzeitige Gravidität vorhanden.

Die Kinder, bei welchen derartige Blutungen beobachtet werden, bedürfen besonderer hygienischer Ueberwaehung zur Zeit der eintretenden Blutung, unter Umständen völlig ruhiger Lagerung und bei starkem Blutverlust vielleicht kalter Umschläge und des inneren Gebrauches von Secale cornutum.

Zellige Atresie der Schamspalte.

Die zellige Atresie der Schamspalte wurde von Bokai beschrieben; man findet die kleinen Labien entweder auf der ganzen Fläche oder nur theilweise verklebt, so dass das Vestibulum vaginae nicht gesehen werden kann. Die Verwachsung ist zuweilen nur eine lockere und dünne Verklebung, zuweilen ist dieselbe fester und kann zu erheblichen Störungen der Urinsecretion bis zur totalen Harnverhaltung führen.

Die Lösung geschieht entweder spontan oder muss künstlich auf der Hohlsonde mit dem Messer erfolgen.

Vulvo-Vaginitis,
Entzündung der Schamlippen und der Scheide.

Die Entzündungen der äusseren Geschlechtstheile, sowohl der Schamlippen, wie der Scheide, sind bei kleinen Mädchen ein sehr häufiges Vorkommniss. Dieselben entstehen entweder spontan oder durch mechanische Reize, ferner durch den, von eingewanderten Entozoën ausgehenden Reiz oder endlich durch Infection.

Vulvo-Vaginitis katarrhalis.

Die katarrhalische Entzündung ist nachweislich in vielen Fällen der Effect einer Uebertragung von Trippergift mittelst Schwämmen, mit welchen die Kinder gereinigt werden; bei älteren Kindern können dieselben auch der Effect einer directen Uebertragung durch Stuprum sein; ausserdem sind aber Reizungen der Genitalien durch Masturbation, in einzelnen Fällen durch Einführung fremder Körper oder wie ich einmal sah, durch Umschlingung der Clitoris mit einem Faden, die Ursachen der Erkrankung. Ferner ist die Einwanderung der Oxyures, welche ihre Eier in die Vagina legen und zu fortdauernden Reibungen durch den heftigen Juckreiz Anlass geben, die Ursache der katarrhalischen Entzündung. — Bei einer Reihe von Fällen, und zwar besonders bei blassen anämischen Mädchen, ist man in der That nicht im Stande, irgend ein causales Moment zu entdecken. Die grossen Schamlippen sind an der Innenseite intensiv geröthet, mit Eiter bedeckt, im Ganzen ein wenig geschwollen und die Umgebung, insbesondere nach dem Perineum zu, theilweise excoriirt. Die kleinen Schamlippen sind gleichfalls geröthet und mit Eiter bedeckt. Aus der Vagina fliesst ein dicker gelber bis gelbgrüner Eiter. — Die Eiterung heilt selten spontan und währt in manchen Fällen auch bei geeigneter Behandlung ziemlich lange.

Die Therapie hat zunächst die Ursache der Eiterung zu ermitteln und speziell die etwaige Contagion mit Trippereiter nachzuweisen und weitere Uebertragung durch Entfernung der inficirenden Gegenstände, wie Schwämme etc. zu verhüten. Ist die Vermuthung der Anwesenheit von Oxyures vorhanden, so bestätige man dieselbe zunächst durch Untersuchung der Stuhlgänge und des Vaginalausflusses auf die Thiere und deren Eier, entferne dieselben alsdann durch die früher (pag. 600) angegebenen Mittel. — Im Uebrigen behandele man selbst bei ganz kleinen Mädchen den eitrigen Ausfluss durch Injectionen. Ich brauche hierzu mit ganz feinem langen Ausflussrohr versehene Spritzen, oder auch die Braun'sche Uterusspritze, welche bei einiger Vorsicht ohne jede Gefahr einer Verletzung des Hymen in die Vagina eingeführt werden kann. Zu den Injectionen habe ich in der Regel Lösungen von Cuprum sulfuricum 2 : 80 mit 20 Glycerin verwendet, und dieselben fast immer wirksam gefunden; in einzelnen hartnäckigen Fällen ging ich zu Lösungen von Sublimat 0,2 : 100 über. — Man sorge übrigens reichlich für reinigende Bäder und für normale Stuhlentleerung.

Vulvo-Vaginitis phlegmonosa.

Die phlegmonöse Entzündung der Vulva und Vagina kann sich aus der katarrhalischen Form entwickeln und bringt zumeist neben der Absonderung der eitrigen Massen beträchtliche Schwellung der Schamlippen und deren Umgebung hervor. Dieselbe führt, nachdem die diffuse Röthe sich an einer oder beiden Schamlippen concentrirt hat, zur Abscedirung, so zwar, dass der Eiter entweder selbst durchbricht oder mittelst Incision entleert wird. — Die Kinder sind in der Regel sehr unruhig, fiebern heftig und bekommen erst Erleichterung nach Entleerung des Eiters.

Die Behandlung besteht anfänglich in Anwendung von Kälte

und sorgfältiger Reinigung. Geht der Process zur Eiterung, so geht man langsam zur feuchten Wärme mit Cataplasmen über, und incidirt, sobald Fluctuation sich zeigt. Nach der Incision verbinde man mit Jodoform.

Vulvo-Vaginitis diphtheritica.

Die Krankheit kommt nicht selten bei schweren Infectionskrankheiten, bei Typhus, Scarlatina, Diphtherie u. s. w. vor, deren Complication sie bildet. In einem Falle sah ich ein colossales Papillom der Vulva bei einem zweijährigen Kinde total diphtheritisch werden und zerfallen. Das Kind erlag dem schweren Process. — Man findet entweder nur auf den Schamlippen oder dem ganzen Vestibulum und selbst die Vaginalschleimhaut auskleidend, eine gelbgraue pseudomembranöse Masse, mit gleichzeitiger Absonderung eines dünnflüssigen, ätzenden, das Perineum wund machenden Secrets. Die Inguinaldrüsen sind geschwollen, das Allgemeinbefinden schwer und zumeist schon durch die causale Krankheit gestört.

Der Verlauf ist, wenn anders die Infectionskrankheit nicht tödtlich wird, nicht gerade ungünstig. Man sieht alsdann die pseudomembranösen Massen sich abstossen und sich zu reinen Geschwüren umgestalten.

Die Behandlung hat neben der Erhaltung der Kräfte, besonders der localen Desinfection und Reinigung Aufmerksamkeit zu schenken. Am besten sind Einstreuungen mit Jodoform oder Borsäure, oder auch die Application von dünnen Carbollösungen oder Lösungen von salicylsaurem Natron.

Gangrän der Vulva.
Vulvo-Vaginitis gangraenosa.

Die Affection kann sich gleichfalls einer Infectionskrankheit anschliessen, oder geht aus der Phlegmone oder endlich aus einem, über die Genitalien sich verbreitenden Erysipel hervor. — Man sieht dann auf den Labien gangränöse dunkelviolette bis schwarze Stellen auftreten, welche in eine schmierige, übelriechende Masse zerfallen und von einer rothen Demarcationslinie umgeben sind. — In der Regel sind die Kinder bleich, collabirt und benommen. Der Puls ist sehr elend. — In den günstigsten Fällen stossen sich die gangränösen Massen ab und es bilden sich, wie bei der diphtheritischen Affection, reine Geschwüre, welche allmälig zur Heilung gehen. — In den Fällen, welche ungünstig enden, tritt der Tod unter den Symptomen schwerster Erschöpfung ein.

Die Therapie ist nahezu dieselbe, wie bei der diphtheritischen Affection; bei der Neigung der Gangrän, fortzuschreiten, wird allerdings in manchen Fällen nicht umgangen werden können, auch zu energischeren Cauterisationen mittelst Chlorzinkpasten oder Ferrum candens zu greifen. Die Nachbehandlung ist alsdann antiseptisch mit Chlorzink, Jodoform oder Carbolsäure zu leiten.

Syphilitische Affectionen.

Von syphilitischen Affectionen kommen an der Vulva der Kinder und zwar an der Innenseite der grossen Schamlippen und hinab bis nach der Umgebung des Anus entweder Plaques muqueuses oder tiefer gehende unregelmässige Ulcerationen vor. Die Umgebung derselben namentlich der letzteren ist zumeist etwas härtlich, die Oberfläche secernirt unbedeutend; in der Regel sind die beiden gegenüber liegenden Flächen gleichzeitig der Sitz der Affection. Primäre syphilitische Ulcera kommen bei Kindern nach Stuprum vor, zuweilen mit gleichzeitig vorhandenen Einrissen der hinteren Commissur der Vulva. Die Inguinaldrüsen sind hart und geschwollen.

Die Behandlung geschieht local mittelst Application von Sublimatpinselungen (0,12 : 15) unter gleichzeitiger Anwendung von Sublimatbädern.

Geschwülste der Scheide.

Die Geschwülste der Scheide sind zumeist congenital und die Mehrzahl der beschriebenen (Spiegelberg, Saenger, Ahlfeldt, Soltmann) sind Sarcome gewesen, die primär von der Scheide ausgingen. Von einer von mir beobachteten, als mächtiges Papillom erscheinenden, die Vagina, die Schamlippen und die angränzenden Partien der Nates bis zum Anus einnehmenden Geschwulstform fehlt leider die mikroskopische Untersuchung, da das Kind an Diphtheritis der Vulva und Vagina zu Grunde ging.

Die Symptome der Tumoren sind abgesehen von der Erscheinung des Tumors selbst, welcher zumeist die Form traubenartiger, polypöser Wucherungen hat, eitriger Ausfluss aus der Scheide, Störung der Harnabsonderung bis zur völligen Unterbrechung, Schmerzen, Blutergüsse aus der Scheide und eitriger Harn; endlich tritt unter Erschöpfung oder auch unter urämischen Symptomen der Tod ein. — In einigen Fällen findet man secundär die Blase mit ergriffen und gleichfalls als Sitz des Tumors, dabei Hydronephrose und Pyelonephritis. Die Prognose ist selbstverständlich schlecht und die Affection bei Kindern nur schwer operativen Eingriffen mit Erfolg zugängig.

Krankheiten des Uterus.

Die Krankheiten des Uterus und der Adnexa, der breiten Mutterbänder und der Tuben haben zumeist nur pathologisch-anatomische Bedeutung, insbesondere dadurch, dass sie Sitz von tuberculösen oder käsigen Affectionen werden.

Bei einem 13jährigen etwas frühreifen Mädchen beobachtete ich eine durch totalen Verschluss des Hymens bedingte, mit den schwersten Kolikzufällen einhergehende Hämatometra. Der Uterus war, nachdem die Kolikanfälle sich mehrfach wiederholt hatten, als rundlicher harter Tumor über der Symphyse des Beckens zu fühlen. Die Heilung erfolgte durch spontanen Durchbruch und Entleerung reichlicher Blutmassen.

Krankheiten der Ovarien. Ovariotomie.

Geschwülste in den Ovarien, Cystenbildung und maligne Tumoren (Carcinom, Sarcom) bei Kindern sind vielfach beschrieben. Dieselben geben sich als harte oder mehr weiche fluctuirende, mit nach oben von convexem Rande begränzte Tumoren der Ovarialgegend zu erkennen, und unterscheiden sich von den Geschwülsten, welche von der Niere ausgehen, dadurch, dass sie von Darmtheilen nicht überlagert sind, sondern zumeist einen durchaus matten Schall geben. Von peritonealen Ergüssen sind dieselben dadurch zu unterscheiden, dass sie bei Umlagerung des Kindes die Dämpfungsgränzen dauernd innehalten.

Die Ovariotomie wurde mehrfach ausgeführt und auch Heilungen wurden erzielt; so ausser in den von Hennig in Gerhardt's Handbuch zusammengestellten Fällen noch in einem Falle von Barlow (Dermoidcyste, Mädchen von 12 Jahren) von Schwarz (4jähriges Mädchen, glanduläres Cystom). Die Operationsmethoden unterscheiden sich nicht von den bei Erwachsenen geübten.

Krankheiten der Sinnesorgane.

Es liegt nicht in meiner Absicht, hier sämmtliche bei Kindern vorkommende Erkrankungen des Auges und der Ohren abzuhandeln, vielmehr muss bezüglich vieler Anomalien auf die Speciallehrbücher verwiesen werden; nur solche Erkrankungsformen sollen im Folgenden Berücksichtigung finden, welche entweder die hauptsächlichsten inneren Krankheiten des kindlichen Alters compliciren oder selbst mit schweren Störungen des Allgemeinbefindens verlaufen.

Die Erkrankungen der Augen.

Blepharitis.

Blepharadenitis. Entzündung der Augenlider.

Aetiologie.

Die Krankheit wird häufig bei zarten und entweder mit Scrophulose behafteten oder zu solchen neigenden Kindern beobachtet, nicht selten mit gleichzeitiger Anwesenheit von Eczem an verschiedenen Körperstellen und den dazu gehörigen Lymphdrüsenschwellungen. Die Krankheit kann entweder auftreten als

1) einfache Seborrhoe der Augenlider. Die Lider sind insbesondere am Grunde der Cilien mit Schüppchen und Borken bedeckt, welche den Talgdrüsen entstammen. Der Lidrand ist roth und geschwollen. Die Augenlider jucken häufig und veranlassen die Kinder zum Reiben; auch wird rauchige und staubige Luft schlecht vertragen, so dass die Lider sich leicht stärker röthen und selbst die Conjunctivalschleimhaut injicirt wird.

2) Als Eczem der Augenlider. Es handelt sich hierbei wie beim Eczem überhaupt um vesiculäre oder pustulöse Eruptionen mit Borken und Schüppchenbildung. Die Borken bilden nahe zusammenhängende und die Cilien zusammenklebende Krusten auf den oft infiltrirten verdickten Lidrändern. Entfernt man die Börkchen, so findet man um den Boden der vereinzelt stehenden Cilien hie und da kleine flache Geschwürchen mit gelbem Grunde. Verschlimmerungen und Besserung wechseln im Verlaufe des Uebels oft ab, die Cilien gehen allmälig verloren und dauert der Process sehr lange, so kommt es wohl allmälig zu ectropischer Verbildung namentlich des unteren Augenlides.

Der Verlauf der beiden Erkrankungsformen ist höchst langwierig, insbesondere der der letzteren, auch kann diese der Ausgangspunct für schwere acute, contagiöse (diphtheritische) als auch autochthone subacute und chronische Entzündungsformen der Conjunctiva und der Cornea werden; intercurrentes Auftreten von Hordeola und Chalazia ist ein häufiges Vorkommen.

Die Therapie besteht bei der einfachen Seborrhoe in der Entfernung der Schüppchen und der Anwendung von Ung. Vaseline, welche fein auf die Lider gestrichen wird; bei den hartnäckigen Fällen geht man zur Quecksilbersalbe (Hydrargyri praecipitat. flav. via humida parat. 0,12 : 10 Ung. leniens mit Ol. Amygdal. dulcis gtt. vi. und Liq. Plumbi acetic. gtt. ii) über.

Die eczematöse Erkrankung erheischt in erster Linie die sachgemässe Behandlung etwa begleitender Eczeme der Wangen, sodann an den Lidern selbst die vorsichtige Entfernung der Borken und derjenigen Cilien, welche sich leicht entfernen lassen. Auf die so frei gemachte, etwas nässende Fläche kann man ebenfalls die Quecksilbersalbe aufbringen. Sind kleine kraterförmige Geschwürchen vorhanden, so werden dieselben mit mitigirtem Lapisstift einzeln touchirt. Bei intercurrenten heftigen Reizungserscheinungen wird man indess zeitweilig auch zu einfachen Umschlägen mit Aq. Plumbi seine Zuflucht nehmen müssen. — Hordeola werden mit Cataplasmen behandelt und früh incidirt. Heilt das Eczem endlich und hinterlässt noch eine Schüppchen bildende Fläche am Lidrande, so kann man Theer, welcher auf den Lidrand vorsichtig aufgestrichen und abgetupft wird, anwenden.

Dacryocystitis.
Entzündung des Thränennasenganges.

Die Entzündung des Thränennasenganges kommt in zwei Formen zur Beobachtung:

1) als katarrhalische oder blenorrhoische Entzündung (Dacryocystitis catarrhalis s. blenorrhoica).

2) als phlegmonöse Entzündung (Dacryocystitis phlegmonosa).

Die katarrhalische oder blenorrhoische Form ist zumeist die directe Folge oder Begleiterin der Coryza und anderer acuter oder chronischer entzündlicher Affectionen der Nasenschleimhaut, von welcher aus sich die Entzündung auf den Thränennasengang weiterverbreitet. Dieselbe giebt sich dadurch zu erkennen, dass die Augen viel thränen, weil der

Abfluss des Secretes bei der entstandenen Schwellung durch den Thränennasengang nicht gehörig geschehen kann. Die Caruncula lacrymalis ist etwas geröthet und geschwollen, die Vertiefung zwischen innerem Augenwinkel und Nasenrücken ein wenig verstrichen. Aus dem Thränennasengang lässt sich ein schleimig-eitriges (katarrhalisches) oder dick eitriges (blenorrhoisches) Secret herauspressen.

Die phlegmonöse Entzündung ist zumeist die Folge von schweren, von dem Knochen des Nasenrückens, oder den Muscheln oder von cariösen Zähnen ausgehenden periostitischen Processen. Die betroffene Seite des Nasenrückens ist nach dem inneren Augenwinkel zu dick, blauroth oder roth, prall; das untere Augenlid oder beide Augenlider ödematös, zuweilen so beträchtlich, dass beide Augenlider fest auf einander gedrückt sind und das Auge geschlossen ist; die Conjunctiva der Lider ist tief dunkelroth injicirt, die Conjunctiva Sclerae und die Cornea sind frei.

Die Ausgänge der katarrhalischen und blenorrhoischen Entzündungen sind bei längerer Dauer des Processes häufig die Stricturen des Thränennasenganges; die phlegmonöse Form führt zumeist zu Eiterdurchbrüchen und Fistelbildungen des Thränennasenganges.

Die Behandlung hat in beiden Fällen die Beseitigung des Grundübels zu bewerkstelligen; bei der Phlegmone sieht man zuweilen rasches Abschwellen nach Entfernung eines cariösen Zahnes. Ist durch Schwellung der Schleimhaut des Thränennasenganges oder durch Strictur die dauernde Behinderung des Thränenabflusses eingetreten, so geht man zur Behandlung mit Anel'schen Sonden am besten nach vorangegangener Spaltung eines der Thränenkanälchen über. — Bei der phlegmonösen Form ist der kleine Abscess des Thränensackes zu incidiren, und etwaige Knochenerkrankungen sind nach chirurgischen Regeln eventuell durch Auskratzungen u. s. w. zu behandeln; die Sondirung kann von der Wunde aus vorgenommen werden, bis nach stattgehabter Abschwellung die Spaltung eines Thränenkanälchens und die Einführung der Sonde von hier aus möglich ist.

Die diphtheritische Conjunctivitis.

Die diphtheritische Conjunctivitis ist gelegentlich der Ophthalmoblenorrhoe der Neugeborenen (pag. 64) schon erwähnt worden. Die Krankheit combinirt sich leicht mit Diphtheritis faucium, kommt aber auch völlig unabhängig von derselben vor, und ist eine ziemlich häufige Erkrankung der Kinder nach dem zweiten Lebensjahre.

Die Krankheit kommt in drei Formen vor: 1) als particielle oder fleckenartige, 2) als eingesprengte, 3) als confluirende Diphtheritis. Die erste ist die relativ unschuldigste und zeigt vereinzelt einen oder zwei Plaques von gelbgrauer Farbe in die Conjunctiva eingelagert. Bei der zweiten Form ist die Conjunctiva von vielen kleineren graugelben Infiltraten eingenommen, zwischen denen noch rothe, weiche Schleimhautstellen vorhanden sind. Die Infiltrate ziehen nach den Uebergangsfalten zum Bulbus hin und bilden dort einen mehr confluirenden gelbgrauen Streifen. Die dritte Form endlich zeigt das ganze Lid von einem prallen gelbgrauen Infiltrat eingenommen, welches nach der Conjunctiva Bulbi hinüberreicht. Die drei Formen sind sonach allerdings nur graduelle Unterschiede desselben Processes und können sehr leicht in einander übergehen. Die Lider sind, je weiter verbreitet das Infiltrat ist, desto praller, härter und starrer und desto schwerer umzuschlagen. Die Augen erscheinen fest zusammengepresst, pankenartig geschwollen. Die Kinder selbst zeigen alle Erscheinungen einer schweren Allgemeinerkrankung, hohes Fieber, schwachen raschen Puls, sensorielle Benommenheit.

Der Verlauf des Uebels ist verschieden je nach der Ausbreitung der Krankheit. Kinder mit confluirender Diphtheritis gehen häufig an der Allgemeininfection zu Grunde, geschieht dies nicht, so beginnt mit dem diphtheritischen Schorf ein grosser Theil der durch die Infiltration nekrobiotisch zerfallenden Schleimhaut der Conjunctiva verloren zu gehen, zumeist nicht ohne Betheiligung der Cornea, welche rapid zerfällt, während zugleich durch Prolapsus Iridis und Zerstörung der Linsenkapsel totale Erblindung herbeigeführt wird; — bei den leichteren Formen kann die Cornea frei bleiben, dann lösen sich die eingesprengten Infiltrate, während sich ein blenorrhoischer Zustand der Conjunctiva einstellt und die Infiltration des gesammten Lides gleichsam einschmilzt.

Die Prognose der Erkrankung ist in allen Fällen höchst bedenklich, in den Fällen confluirender Diphtherie zumeist schlecht, in den anderen in dem Grade besser, als die nekrotischen Flecken der Conjunctiva beschränkt sind und die Infiltration des ganzen Lides weniger stark ist; indess ist in allen Fällen die Gefahr der Erblindung gross, in vielen das Leben bedroht.

Die Behandlung hat schon vor Jahren v. Gräfe dahin präcisirt, dass die Diphtherie durch den blenorrhoischen Zustand zur Heilung geht, daher muss man darauf bedacht sein, so rasch wie möglich den diphtheritischen in einen blenorrhoischen umzuwandeln. Man applicire anfänglich reichlich Eisumschläge, gehe indess in dem Maasse, als

Eiterung eintritt und die Schorfe sich loszustossen und die Infiltration nachzulassen beginnen langsam und vorsichtig zu Cataplasmen über; es wird immer geboten sein, das Auge mit schwachen Lösungen antiseptischer Mittel (mit Aq. Chlori, Borsäure, Carbolsäure) zu reinigen. Ob die Anwendung von Mercurialien bei der Diphtherie, wie sie v. Gräfe noch vorgeschlagen hat, den erwarteten Nutzen bietet, ist zu bezweifeln. Auch die Anwendung der caustischen Mittel, des Arg. nitricum wird nur sehr vorsichtig Statt haben dürfen und v. Gräfe selbst rieth nur zu sehr vorsichtigen sognannten probatorischen Aetzungen. Sieht man davon guten Erfolg, so kann mit dem Mittel fortgefahren werden, anderenfalls hat man nur in Cataplasmen und Reinigung das Heil zu suchen. — Bei Affectionen der Cornea wird man, soweit nicht rapide Perforation eintritt, wie bei der Blennorrhoe, dem drohenden Durchbruch mit Eserineinträuflungen vorbeugen. Selbstverständlich ist es, dass bei diphtheritischer Affection eines Auges das andere prophylaktisch durch Occlusionsverband geschützt wird.

Die phlyktaenulären und pustulösen Erkrankungen des Auges.

Unter dem Begriff der pustulösen und phlyktaenulären Ophthalmien fasst der Sprachgebrauch eine grosse Reihe von zum Theil recht schweren Affectionen der Conjunctiva und Cornea zusammen, welche auch als scrophulöse bezeichnet werden, weil man diese Processe häufig bei solchen Kindern sieht, welche man als scrophulöse zu bezeichnen gewohnt ist. Erinnert man sich aber des Begriffes „Scrophulose" (s. pag. 207), so ist darunter nur ein hoher Grad von Verletzlichkeit der Gewebe verstanden, und es ist allerdings erklärlich, dass auch die Gewebe des Auges derselben Disposition unterliegen; indess kommen die weiterhin zu erörternden Erkrankungsformen auch völlig unabhängig von jeder scrophulösen Diathese vor und sind entweder eine locale Erkrankung des Auges, oder sie hängen mit anderen Indispositionen (nach Abelin häufig mit Dyspepsie) zusammen. In vielen Fällen ist die Ophthalmie der Effect einer directen, mittelst der Finger stattgehabten Uebertragung von Unreinigkeiten auf die Conjunctivalschleimhaut, in anderen der Effect der Uebertragung von Eczemeiter, in noch anderen habe ich sie als echten Herpesausschlag mit Herpes Zoster facialis combinirt gesehen.

Die Formen der Affection sind überaus mannigfach:

44*

1) Die einfache Phlyktaene der Conjunctiva Bulbi stellt sich als ein von einem Rande injicirter Gefässchen umgebenes kleines punktförmiges bis hirsekorngrosses Infiltrat dar, welches, ursprünglich von grauer Farbe, sich so, wie es erschienen ist, wieder zurückbilden kann, oder, nachdem es eine mehr gelbliche Farbe angenommen hat, in ein kleines kraterförmiges Geschwürchen sich verwandeln kann. Solcher, einzeln stehender Phlyktänen können mehrere auf einmal entstehen. Die Augen thränen und oft ist auch etwas Lichtscheu vorhanden, so dass die Kinder das Auge zusammenkneifen. Der Rand der Cornea kann hierbei mit reichlicher Gefässinjection betheiligt sein.

2) Wenn die Phlyktaene an den Limbus corneae heranrückt, so ist der Cornealrand reichlich injicirt, gewöhnlich etwas getrübt und undurchsichtig; auch diese Form kann sich leicht zurückbilden, wenn indess mehrere dieser miliaren Eruptionen um den Limbus corneae herumliegen, so kann es kommen, dass, während gleichzeitig die Injection zunimmt, und die einzelnen Phlyktaenen in kleine kraterförmige Geschwüre sich umbilden, ein circulares Randgeschwür um die Cornea gebildet wird, in der Regel mit gleichzeitiger Betheiligung der Cornea durch Trübung und Auflockerung. Dieser Process macht zumeist heftige Lichtscheu und in denjenigen Fällen, wo die kraterförmigen Geschwüre in die Tiefe greifen, kann es neben der bedrohlichen Betheiligung der Cornea, zu Eiterbildung in der vorderen Kammer (Hypopion) kommen.

3) Die Phlyktaene kann langsam mehr nach dem Centrum der Cornea vorrücken, was mit gleichzeitiger reichlicher, in Büschelform ausstrahlender Gefässbildung geschieht (büschelförmige Keratitis).

4) Endlich kommen auf der Hornhaut mehr selbständige graue kleine oder grössere Infiltrate vor, häufig ohne jede Reizerscheinung; man sieht mitten auf der Cornea ein kleines graues, ursprünglich leicht prominentes Infiltrat, welches später sich vertieft und kraterförmig wird, mit abklingendem grauem feinem Hof, fast ohne jede Injection. Solcher Eruptionen können mehrere vorkommen, auch diese noch ohne erhebliche Reizungserscheinungen; indess können dieselben allmälig in gelbe echte geschwürige Formen sich umbilden, dann trübt sich die Cornea mehr und mehr, der Limbus wird dunkel injicirt, Gefässe ziehen nach den Geschwüren hin; es kommt zu Mitbetheiligung der Iris und zu Eiterbildung in der vorderen Kammer, mit allen den bekannten drohenden Folgen derselben, wie Perforation, Irisvorfall u. s. w.

Die Prognose der phlyktaenulären Ophthalmie ist im Ganzen günstig, wird aber in dem Maasse ungünstiger, als die Cornea in den Bereich der Erkrankung gezogen wird. Die phlyktänuläre

Eruption auf der Conjunctiva Bulbi giebt eine absolut günstige Prognose.

Die Therapie hat die allgemeinen hygienischen Verhältnisse zu reguliren, alle und jede Verunreinigung des Auges durch Schmutz, Eczemeiter etc. abzuhalten, die Eczeme selbst der Behandlung zu unterziehen und den Kindern möglichst viel frische Luft, Bäder, gute Nahrung etc. zu gewähren. Die Phlyktaene der Conjunctiva Bulbi beseitigt man leicht durch Einstreuen von Calomel. Verbindet sich dieselbe mit heftiger Lichtscheu, so giebt es kein souveräneres Mittel, als die innere Verabreichung von Morphium, selbst bei kleineren Kindern (0,001 bis 0,0075 Morphium hydrochlorat. je nach dem Alter einmal täglich. Abelin). Mitunter ist man nur auf diese Weise im Stande eines langwierigen mit Conjunctivitis und Blepharospasmus combinirten Processes Herr zu werden. Hat die Phlyktaene Neigung auf die Cornea überzutreten und rückt sie wenigstens dicht an den Cornealrand heran, so kann man oft mit Einstreuungen von Calomel noch durchkommen, oder man geht zur Präcipitatsalbe über, welche man in das Auge einstreicht, vorsichtig mit dem Lide verreibt und nach fünf Minuten auswaschen lässt. In demselben Maasse, als die Lichtscheu auch hier heftig ist, wird man nebenher Atropin einträufeln oder ebenfalls von innerlichen Morphiumgaben Gebrauch machen müssen. Ganz ebenso verfährt man bei der büschelförmigen Keratitis. Die circumscripten, wenig gereizten und wenig tief greifenden Cornealgeschwürchen werden am besten mit dem spitzen Lapis mitigatus touchirt; je intensiver bei den tiefer greifenden Cornealgeschwüren die sich aus reichlicher Thränenabsonderung, Schmerzen, Lichtscheu und Verengerung der Pupillen zusammensetzenden Erscheinungen sind, desto reizmildernder muss die Behandlung werden. Die Kälte wird zumeist schlecht vertragen, dagegen können kleine Blutentziehungen oft Vortreffliches leisten und einen Blutegel in der Nähe des Orbienlarrandes gesetzt braucht man selbst bei wirklich scrophulösen Kindern nicht zu schenen, wenn man sie sonst gut hygienisch behandelt. Man macht die kleinen Blutentziehungen am besten gegen Abend und lässt die Kleinen sofort im Bett, bringt sie womöglich zum Schlafen. Circuläre, tiefer greifende Randgeschwüre, welche sich mit Reizung der Iris und Hypopion verbinden, erheischen endlich dringend die Anwendung von Eserin und den Druckverband, welcher gleichmässig und gut anzulegen ist. Betreffs der weiteren Behandlung von Corneadurchbrüchen, des Irisvorfalles u. s. w. muss auf die speciellen Handbücher der Augenheilkunde verwiesen werden.

Die Erkrankungen der Ohren.

Es ist im Vorangegangenen mehrfach darauf hingewiesen worden, welche Bedeutung die pathologischen Processe der Ohren für das kindliche Alter haben. Dieselben erzeugen nicht allein sehr augenfällige und beunruhigende Krankheitssymptome, sondern gehören direct zu den gefährlichsten Krankheiten, welche das Kind treffen können, überdies sind sie, wenn das Leben erhalten bleibt, die Quelle der Taubstummheit. Grund genug also dafür, dass ihre Kenntniss bei den Kinderärzten verbreitet wird.

Acute Otitis externa.

Die acute Entzündung des äusseren Gehörganges kommt als 1) katarrhalischer, 2) als pseudomembranöser, diphtheritischer, oder 3) phlegmonöser Process zur Beobachtung.

1) Die katarrhalische Entzündung, entweder spontan, oder durch Eindringen fremder Körper in das Ohr mit den nachfolgenden traumatischen Reizungen, oder durch Uebergreifen von exanthematischen Processen (Eczem) erzeugt, äussert sich durch Jucken und zuweilen lebhaftere Schmerzen im äusseren Gehörgange. Der Gehörgang ist geschwollen, verengt, die Epidermis ist reichlich vermehrt, verdickt; das Ohrenschmalz wird reichlich secernirt, ist von dünner, leichtflüssiger Quantität mit Epidermiszellen vermischt und zuweilen von eitriger Absonderung begleitet; häufig hat das Secret übelriechenden Charakter. Die Gegend des Tragus ist ein wenig schmerzhaft, auch kommt es wohl vor, dass die Kinder fiebern, dass insbesondere kleinere Kinder sehr unruhig und weinerlich sind.

2) Die diphtheritische Entzündung ist relativ selten, macht indess bei kleinen Kindern zuweilen schwere Symptome auch wenn sie nicht von allgemeiner Diphtherie begleitet ist. Die Ohrmuschel ist etwas, mitunter sogar prall geschwollen, der Gehörgang ist verengt. Derselbe ist ausgekleidet mit einer grauen oder graugelben, auf infiltrirtem Boden sitzenden Exsudatmasse. Der Gehörgang ist anfangs trocken, später beginnt derselbe zu secerniren und es fliesst eine schmierige, ätzende Flüssigkeit aus dem Gehörgange heraus, welche nach unten die Haut excoriirt, indess auch nach vorn, vor dem Tragus, bis auf die Wange hin Excoriationen hervorbringt, welche sich alsbald gleichfalls, mitunter auf grössere Flächen hin mit diphtheritischen Massen belegen. Die Wange

schwillt an, zuweilen so intensiv, dass das Oedem die Augenlider erfasst und das dick geschwollene Auge kaum geöffnet werden kann. Die oberflächlichen Lymphdrüsen am Kieferwinkel und auch die tiefer liegenden sind geschwollen. Die Kinder sind sehr unruhig und fiebern heftig. Nach und nach können alle der Diphtheritis faucium zukommenden Symptome sich aus dem Localprocess der Ohren entwickeln.

3) Die phlegmonöse Form der Otitis externa ist gleichfalls bei Kindern nicht sehr häufig; der Gehörgang ist complett zugeschwollen, jede Berührung sehr schmerzhaft; die Ohrmuschel ist dick, geschwollen. Allmälig zieht sich die Geschwulst mehr nach einer Stelle zusammen, es kommt daselbst zu Fluctuation und schliesslich zur Eröffnung eines kleinen Abscesses, womit Erleichterung eintritt, zuweilen allerdings nur für Tage, weil der Bildung des ersten Abscesses weitere nachfolgen.

Die Ausgänge aller drei Formen sind häufig die Heilung; insbesondere giebt auch die diphtheritische Erkrankung eine relativ gute Prognose; indess ist auf der anderen Seite bei allen drei Formen der Uebergang des Entzündungsprocesses auf das Trommelfell und das innere Ohr möglich (Otitis media), auch droht das Uebergreifen auf die knöcherne und knorplige Unterlage des Gehörganges (Periostitis, Caries), womit, wie wir des Weiteren sehen werden, Processe von unberechenbarer Tragweite inducirt werden können.

Die Diagnose der Otitis externa bei Kindern ergiebt sich aus der Besichtigung des äusseren Gehörganges; bei kleineren Kindern ist die Einführung des Ohrenspiegels überhaupt schwierig, bei dem flachen äusseren Gehörgange aber auch kaum nöthig; bei älteren Kindern kann sehr wohl der Ohrenspiegel benutzt werden, soweit nicht die durch Schwellung erzeugte Verengerung des Gehörganges die Einführung verhindert. Man sieht aber auch ohne Spiegel die Schwellung, das abfliessende eitrige oder bei Diphtherie dünnjauchige, ätzende, seröse Secret; man erkennt die diphtheritischen Beläge oder die diffuse Infiltration bei der phlegmonösen Entzündung; nur muss man eben gewöhnt sein, die Ohren der Kinder überhaupt zu untersuchen; oft, wenn bei acutem fieberhaftem Leiden, die genaueste Untersuchung des ganzen Körpers keinen Aufschluss über die Krankheit verschafft, erhält man durch einen einzigen Fingerdruck in die Gegend des Tragus durch das dabei eintretende schmerzhafte Zucken des Kindes die ganze Diagnose, welche durch die Besichtigung des Ohres und die Palpation der Submaxillargegend vervollständigt wird. Manche sogenannte Dentitio difficilis wird sich so in eine Otitis auflösen, was sowohl für die externen, wie vielleicht noch mehr für die internen Erkrankungsformen des Ohres gilt.

Die Prophylaxe der Otitis externa hat sich nicht zum geringsten Theile mit der Abwendung vieler, den äusseren Gehörgang treffender Manipulationen zu beschäftigen. Alles Auskratzen, Bohren und Wischen mit Nadeln, Ohrlöffeln u. s. w. ist bei Kindern streng zu untersagen. Die Reinigung des Ohres hat nur durch vorsichtige Waschungen eventuell durch Einspritzungen zu erfolgen. Hat ein Kind einen fremden Körper eingeführt, so vermeide man möglichst jede Manipulation mit Instrumenten und versuche durch Einspritzungen mit lauwarmem Wasser denselben zu entfernen. Dies gelingt zumeist, und wo es nicht gelingt, überlasse man den Körper lieber sich selbst, als dass man zu rohen Eingriffen sich hinreissen lässt. Zumeist bleibt derselbe ohne Nachtheile daselbst liegen. Weiterhin besteht

die Therapie der katarrhalischen Erkrankung je nach der vorhandenen Schmerzhaftigkeit und je nach dem Fieber in Anwendung von kalten Umschlägen auf die Ohren, welche man selbst bis zur Application von Eisblasen steigern kann; oft gelingt es, damit den acuten Process überhaupt zu unterdrücken. Nur wo die starke Schwellung bei der phlegmonösen Form den Uebergang zur Eiterung unvermeidlich erscheinen lässt, gehe man zu Cataplasmen über, und incidire den entstandenen furunkulösen Heerd sobald als möglich. — Die Weiterbehandlung ist wie bei den anderen Formen antiseptisch. — Bei der diphtheritischen Form ist die frühzeitige Anwendung der Antiseptica, wie Jodoform und Borsäure in Streupulvern von vortrefflicher Wirkung. Nach vorheriger Reinigung des Gehörganges mit lauwarmem Thymolwasser und nach sorgfältiger Austrocknung stäubt man das Pulver mittelst des Pulverisateurs ein, schliesst nach dem Einstreuen den Gehörgang mit Watte, und entfernt, bevor man aufs Neue einstreut, den noch vorhandenen Rest des Streupulvers mittelst lauwarmer Einspritzungen. Ist der diphtheritische Process auf die Ohrmuschel und Wangenhaut übergegangen, so werden diese Stellen gleichzeitig mit den genannten Streumitteln behandelt. — Die katarrhalische Form erheischt nahezu dieselbe Behandlung, verträgt indess besser, als die erstgenannten Formen die Anwendung von gelösten Substanzen insbesondere von Adstringentien, wie Plumbum aceticum, Zincum sulfuricum, Cuprum sulfo - carbolicum in schwachen Lösungen. — Wichtig ist, dafür Sorge zu tragen, dass die Behandlung bis zu Ende geführt wird, d. h. bis jede eitrige Secretion aufgehört hat. — Die Ohren sind vor atmosphärischen Einflüssen sorgfältig durch Einlegen von Wattebäuschchen zu schützen.

Acute Otitis media und interna.

Aetiologie.

Die acute Otitis media kann spontan also primär auftreten, ohne dass man die Aetiologie genau durchblicken kann, sie ist aber eine der häufigsten secundären Erkrankungsformen, welche im kindlichen Alter vorkommen. Sie begleitet ebenso wohl die einfachen katarrhalischen Affectionen der Nase und der Fauces, indem sich die Entzündung von der Schleimhaut der Nase und des Rachens auf die Tuba Eustachii und durch diese bis zur Paukenhöhle fortsetzt, wie sie andererseits die schwer-sten diphtheritischen Processe der Nase und des Pharynx complicirt; sie ist entsprechend diesen primären Affectionen von geringerer oder grösserer Malignität. — Die Krankheit wird aber gerade bei Kindern wegen der relativen Weite der Tuba Eustachii ausserordentlich leicht durch Hinein-treiben von chemisch differenten Flüssigkeiten in die Tuba künstlich er-zeugt, wenn man Einspritzungen in die Nase mit derartigen Substanzen macht; nicht wenige der scarlatinösen Otitiden mögen dieser Behandlungs-form ihren Ursprung verdanken, wenngleich sie allerdings auch häufig genug spontan entstehen; endlich können beim Husten, Niesen, Er-brechen heterogene Substanzen in die Tuba hineingepresst werden und Otitis erzeugen.

Die tiefe und schwerwiegende Bedeutung der inneren Erkrankungen des Ohres für die gesammte Pathologie des Kindes liegt nun in gewissen anatomischen und physiologischen Verhältnissen des kindlichen Ohres; ein Mal ist durch die Fissura petroso-squamosa der directe Connex zwischen Dura mater und Schleimhaut der Paukenhöhle gegeben, da durch diese Fissur die Dura in die Schleimhaut der Paukenhöhle gleichsam über-geht (Tröltsch); so ist eine innige Verbindung zwischen Affectionen der Paukenhöhle und solchen der Meningen bei Kindern erklärlich; so-dann sind, wie erst jüngst Lucae nachweisen konnte, das Labyrinth und die Bogengänge durch mächtige Zweige der Art. meningea media mit der Dura in directem Zusammenhange und die um die Bogengänge statthabende Verknöcherung ist von den Zuständen der Art. subarcuata abhängig, so dass nunmehr der Connex von Erkrankungsformen nach Lucae so zu deuten ist, dass die Erkrankungen der Paukenhöhle sich durch die Fissura petroso-squamosa zur Dura und von dieser durch die Art. subarcuata und die spongiöse Knochensubstanz nach dem Labyrinth fortpflanzen; endlich ist, da die Dura das Periost der Pyramide bildet und gleichzeitig den grossen an die Pyramide anschliessenden Venen-sinus umschliesst, durch den Zusammenhang von Dura und Paukenhöhle

die Möglichkeit einer Fortleitung von eitrig entzündlichen Processen
auf den Venensinus (Phlebitis, Thrombose) mit allen den Folgezuständen
(pyämische Embolie) gegeben; somit ist Alles in Allem zu einer geradezu
unübersehbaren Kette von Anomalien Anlass vorhanden, welche in der
That in mehr als ausreichender Weise am Kinderkrankenbett zur Beobachtung kommen.

Symptome und Verlauf.

Die Symptome der acuten Otitis media und interna sind sehr verschieden je nach der Heftigkeit der Affection. Die Krankheit kann
unter den schwersten eclamptischen Anfällen einsetzen, und Tage lang
mit sehr ernsten meningitischen Symptomen, wie Unregelmässigkeit des
Pulses, Erbrechen, Zähneknirschen, Delirien und wiederholten Convulsionen verlaufen. — Nur die vorhandene Schmerzhaftigkeit des Ohres,
deutlich dadurch kenntlich, dass das Kind beim Druck vor dem Tragus
heftig zusammenzuckt und wohl auch aufkreischt, ausserdem die Schwellung der submaxillaren Lymphdrüsen, und der Nachweis einer vorhandenen Rhinopharyngitis, schützen vor diagnostischem Irrthum. Die Temperatur ist hoch; ich habe sie zumeist über 39° C., nicht selten über 40° C.
gefunden; regelmässig sind abendliche Fieberexacerbationen. — Die
Kinder hören schwer oder gar nicht, was bei der sensoriellen Benommenheit selbst älterer Kinder allerdings am wenigsten entscheidend ist. —
Im weiteren Verlaufe hört man jüngere Kinder, wenn anders sie nicht
somnolent darnieder liegen, ausserordentlich heftig und viel schreien,
und das Geschrei hat einen kläglichen winselnden Charakter, dem man
wohl anerkennt, dass es durch Schmerz erzeugt sei; bei älteren Kindern
lässt die Schmerzhaftigkeit zuweilen etwas nach und tritt nur periodenweis auf; nur das Fieber dauert an, wenn gleich eine geringe morgendliche
Temperaturermässigung vorkommt; auch pflegen dieselben sensoriell nicht
so intensiv mitgenommen zu werden, wie jüngere; bei diesen letzteren tritt
indess die Schwerhörigkeit in den Vordergrund und hier ist auch eine
Ohrenspiegeluntersuchung erfolgreich. — Das Trommelfell erscheint am
Rande intensiv geröthet, auch der Hammergriff ist roth; im Ganzen ist
der Glanz des Trommelfelles geschwunden und die Fläche erscheint opak,
trüb, in anderen Fällen findet man dieselbe entschieden gelb gefärbt
und leicht nach dem äusseren Gehörgang prominent. — Unter hohem
Fieber und ausgesprochen cerebralen Symptomen gehen nun zwei, drei,
vier Tage vorüber; plötzlich erfolgt ein eitriger Ausfluss aus einem oder
beiden Ohren und wie mit einem Zauberschlage ist das Sensorium
freier, die cerebralen Symptome sind verschwunden, das Fieber hat

nachgelassen und die bleich gewordenen und entkräfteten Kinder liegen in ruhigem, wenig unterbrochenem Schlaf. Aus dem Ohre fliesst ein dicker, rahmiger, zuweilen etwas fad oder auch übelriechender Eiter. — Denselben gleichsam kritischen Abfall der Symptome erlebt man nach künstlicher Paracentese des Trommelfelles, so sah ich jüngst nach der Paracentese des linken hauptsächlich erkrankten Ohres bei einem siebenjährigen Knaben die Temperatur von 39° C. bis auf 37° und weiterhin bis 35,2° C. herabgehen.

In den einfachen Fällen von Otitis acuta media ist damit die Krankheit wesentlich gebrochen und bei geeigneter Behandlung kommt es in mehr oder weniger kurzer Zeit zur Heilung. — Nicht so bei den Formen, bei welchen eine Mitbetheiligung oder vorwiegende Affection des Labyrinths· Statt hat, auch nicht bei schweren von Diphtherie oder Gangrän des Pharynx ausgehenden Fällen; hier kann sich an den raschen Durchbruch des Trommelfelles eine furchtbare jauchende Eiterung anschliessen; Schüttelfröste treten ein, Temperaturschwankungen von 35 bis 41° C. und darüber, alsbald zeigen sich die früher beschriebenen Symptome (s. pag. 297) der Sinusthrombose und unter allen schweren Zeichen der Pyämie erfolgt der Tod; in anderen Fällen gesellen sich zu der Ohreneiterung neuerdings ausgesprochene Symptome von Meningitis, in denen der Tod erfolgt; in noch anderen Fällen können, was Lucae jüngst erwiesen hat, hämorrhagische Ergüsse in das Labyrinth und die Bogengänge erfolgen, mit totaler Functionsvernichtung des Organes; sehr leicht schliesst sich überdiess selbst an die an sich unschuldigeren Formen der acuten Otitis media eine langwierige chronische Eiterung (chronische Otorrhoe), welche selbst bei geeigneter Behandlung erst nach Wochen und Monaten zur Heilung geht.

Die Diagnose der Krankheit setzt sich sonach zusammen aus der Beobachtung folgender Symptome, der Schmerzhaftigkeit des Ohres, kenntlich durch Druck vor dem Tragus oder an dem Processus mastoideus, Schwellung der submaxillaren Lymphdrüsen, Schwerhörigkeit, hohen Fiebertemperaturen unter Umständen mit gleichzeitig auftretenden eclamptischen Anfällen und dem übrigen Complex cerebraler, den meningitischen sehr ähnlicher Symptome; überdies durch den mittelst des Ohrenspiegels wahrnehmbaren Befund am Trommelfell.

Die Prognose der acuten Otitis ist relativ günstig in denjenigen Fällen, welche primär auftreten, oder sich an die katarrhalische Rhinopharyngitis secundär anschliessen; sie ist eine der deletärsten Krankheitsformen quoad vitam bei diphtheritischer und gangränöser Rhinopharyngitis und bei Meningitis; in allen Fällen kann sie indess durch

Zerstörung des inneren Ohres zur totalen Taubheit und sonach bei Kindern zur Taubstummheit führen. So ist die Krankheit eine der allerschlimmsten, von denen das kindliche Alter heimgesucht wird und der höchsten Aufmerksamkeit der Kinderärzte gewiss mehr würdig, als viele andere, den speciellen Kinderkrankheiten zugerechnete.

Die Therapie der acuten Otitis ist von Anfang an streng antiphlogistisch. Selbst bei zarten Kindern scheue man nicht eine Blutentleerung mittelst eines oder zweier jederseits an den Tragus oder an den Processus mastoideus gesetzten Blutegel; ausserdem applicire man dreist Eisumschläge auf die Ohren. Treten erhebliche Druckerscheinungen, Schwerhörigkeit, Schwindelempfindungen u. s. w. auf, so gehe man frühzeitig zur Paracentese des Trommelfelles; die Anwendung der Kälte bleibt sodann selbstverständlich weg und man entfernt durch vorsichtige Lufteinblasungen durch die Nase (nach Politzer) die in dem Ohre befindlichen Eitermassen. — Fliessen die Ohren reichlich, so mache man vorsichtige Einspritzungen mit schwachen Lösungen eines Antisepticum (wie salicylsaurem Natron, Thymol etc.). Im weiteren verfährt man in der Behandlung der Ohreneiterung wie bei der chronischen Otorrhoe.

Die chronische Otorrhoe.
Otitis media purulenta chronica.

Die chronische Otorrhoe ist fast immer der chronische Secundäraffect einer acuten Otitis media. Die pathologische Bedeutung des Affectes für das kindliche Alter liegt ebensowohl in den schweren, mit mehr oder weniger intensiver Schwerhörigkeit einhergehenden Zerstörungen des Gehörapparates selbst, wie Perforation des Trommelfelles, Verlust des Hammers, Polypenbildungen, als auch besonders in der langsam eintretenden Mitbetheiligung des Os petrosum; so entsteht Caries des Felsenbeines mit nachfolgender Pachymeningitis, oder Phlebitis und Sinusthrombose und Meningitis mit tödtlichem Ausgang, oder es kommt zu Eiterinfiltration der Höhlen des Processus mastoideus mit Durchbrüchen nach Aussen, zur Mitbetheilung der Schuppe des Schläfenbeines an der Entzündung und auch von hier aus zu schwerer, phlebitischer und pyämischer Allgemeinerkrankung mit schliesslich lethalem Ende.

Die Prognose der chronischen Otorrhoe ist in dem Maasse schlechter, als der Process lang dauernd, ohne geeignete Behandlung geblieben ist und die Knochen in Mitleidenschaft gezogen hat.

Die T h e r a p i e, wegen welcher auf die speciellen Lehrbücher der Ohrenheilkunde verwiesen wird, und welche hier nur skizzirt werden kann, ist durchaus antiseptisch. Obenan steht fleissige Reinigung durch Ausspritzen mittelst antiseptischer Lösungen (Thymol, Borsäure, Glaubersalz in 5procentiger Lösung nach H e d i n g e r). Nach der Einspritzung wird das Ohr gut mit antiseptischer Watte getrocknet, darauf mit dem Pulverisateur Borsäure eingestäubt, und das Ohr alsdann wieder mit Watte geschlossen. — Haben sich Granulationen von der Paukenhöhle aus gebildet, so können dieselben entweder mit dem scharfen Löffel, oder wenn sie grösser sind, mit der kalten Schlinge oder galvanokaustisch entfernt werden. Neuerdings verwendet H e - d i n g e r Salicylspiritus gegen dieselben (10procentig), mit welchem er die Granulationen mittelst eines Glasstabes oder mittelst Wattetampons betupft; auch vorsichtige Aetzungen mit Chlorzink, oder Chromsäure in Substanz können angewendet werden. — Gegen die Vereiterung des Processus mastoideus muss man in schweren Fällen die Perforation desselben vornehmen, oder bei tief greifender Infiltration des Zellgewebes um den Processus mastoideus wenigstens durch Incisionen dem Eiter aus der Umgebung Abfluss verschaffen. — Die beste hygienische Pflege der kleinen Kranken, gute Ernährung, Landluft, Anwendung von Soolbädern ist selbstverständlich. Erwähnenswerth ist, dass Kinder mit chronischen Otorrhoeen die Seebäder durchaus schlecht vertragen.

Die Krankheiten der Haut.

Die Erkrankungen der Haut bilden wegen der Häufigkeit ihres Auftretens einen integrirenden Theil der pathologischen Processe des kindlichen Alters; dieselben sind entweder autochthone Krankheiten, oder mehr secundäre Theilerscheinungen anderer, sowohl acuter, wie chronischer, zum Theil schwerer Ernährungsstörungen, wie dies aus den vorangegangenen Capiteln zur Genüge hervorgegangen sein dürfte. — Je mehr ich mich mit den Dermatonosen des kindlichen Alters beschäftigt habe, desto mehr habe ich mich von der Unzulänglichkeit der bisherigen systematisirenden Eintheilungen der speciellen dermatologischen Fachlehrbücher überzeugt. Ich theile hierin die Anschauungen von A u s p i t z, und wenn ich auch gleich nicht vollkommen mit den Ausführungen dieses Autors, wie dieselben in seinem „S y s t e m d e r H a u t - k r a n k h e i t e n" niedergelegt sind, übereinstimmen kann, so glaube ich doch nichts Besseres thun zu können, als den Leser auf das klassische Buch, welches so zu sagen eine allgemeine Pathologie der Dermatonosen enthält, zu verweisen.

In Folgendem sollen nur die wichtigsten, in dem kindlichen Alter vorkommenden Hautkrankheiten berücksichtigt werden.

Die einfachen entzündlichen Krankheiten der Haut.

Die entzündlichen Krankheiten der Haut haben die gemeinschaftliche Basis der activen Fluxion (Röthung), der mehr circumscripten oder diffusen Infiltration (parenchymatöse Schwellung) und der Exsudation (Bläschen und Pustelbildung). Nicht immer ist mit diesen Zuständen Schmerz verbunden, auch sind nicht immer alle drei Stufen der Entzündung gleichmässig vorhanden, sondern das eine Mal diese, das andere Mal jene mehr hervortretend, auch ist von jeder Stufe die Rückbildung möglich, ohne den Charakter der Affection zu beeinträchtigen. — Die Entzündung setzt stets eine Mitbetheiligung des Corium voraus, sie kann niemals rein epidermoidalen Charakter haben, sie kann aber mehr diffus und oberflächlich sein und ist in diesem Sinne analog den an den Schleimhäuten beobachteten katarrhalischen Affectionen; diese Analogie äussert sich noch darin, dass wie bei der Schleimhaut, so hier Abschilferung des Epithels Statt findet; sie kann aber auch mehr in die Tiefe und selbst bis in das Unterhautzellgewebe greifen, auch hier wieder mit mehr diffusem Charakter oder in circumscripter Form auftretend; endlich ist der Verlauf der Entzündung ein verschiedener, je nachdem die Drüsenapparate der Haut-, Schweiss- und Talgdrüsen an der Entzündung mitbetheiligt sind oder frei bleiben.

Erytheme. Hautröthe (von ἐρυθρός roth).

Das Erythem ist eine echte acute oder subacute katarrhalische Dermatitis. Von den häufigen, bei Neugeborenen vorkommenden Erythemen ist schon gehandelt worden (s. p. 39). Bei älteren Kindern entsteht das Erythem häufig an solchen Stellen der Haut, welche an und für sich reichliche Secretion zeigen, und wo die auf der Haut liegen bleibenden, zum Theil sich zersetzenden Secrete einen intensiven chemischen Reiz auf dieselbe ausüben, so in den Falten des Nackens und Halses, den Achselhöhlen und in den Schenkelbeugen; an anderen

Stellen sind es häufige Durchfeuchtungen der Epidermis, und zwar mit
Flüssigkeiten, welche gleichzeitig stark salzhaltig sind oder Stoffe enthalten, die leicht in Gährung übergehen, welche Erytheme erzeugen; so
entsteht das Erythem am Kinn, an der Vorderwand des Thorax bei
Kindern, welche stark saliviren, so das Erythem der Bauchhaut, der
Schenkel und Nates bei Kindern, welche lange und häufig mit Urin
durchnässt liegen, so endlich das Erythem der Nates und speciell dicht
um den Anus bei Kindern, welche an Diarrhoeen leiden.

Die Symptome des Erythems sind zum Theil flächenartig sich
ausbreitende, zum Theil punkt- oder fleckenförmig (Erythema papulatum)
auftretende Röthung der Haut, mit gleichzeitiger Schwellung und au
einzelnen Stellen vor sich gehender Abschilferung der Epidermis. Die
Haut erhält an manchen Stellen bei längerer Dauer des Erythems und
dadurch, dass durch die ausserordentlich verdünnte Epidermis das reich
mit Blut gefüllte Corium leicht durchschimmert ein tief dunkles bis
blaurothes, cyanotisches Aussehen; die dünne Epidermis zeigt an solchen
Stellen, wo dieselbe trocken ist, einen ziemlich deutlichen Glanz, der
da von rothen feuchten Stellen unterbrochen ist, wo die Epidermis gänzlich verloren gegangen ist. — Die Kinder ertragen den Zustand relativ
leicht, so lange das Corium nicht an vielen Stellen frei liegt und wenn
sie gut trocken gehalten werden; sobald letzteres nicht der Fall ist, tritt
lebhafter Schmerz ein, die Kinder werden unruhig, weinen viel und
können sogar in leichte Fieberbewegungen verfallen.

Die Therapie hat die Beseitigung der Ursachen ins Auge zu
fassen. — Die grösste Reinlichkeit ist nöthig, dabei indess bei den letztgenannten Zuständen die Anwendung von Bädern etwas zu beschränken.
Man thut besser die Kinder nur zu waschen, einfach abzutrocknen und
die neue Durchfeuchtung durch Einstreichen der rothen Theile mit einem
feinen, salzfreien Fett oder mit Ol. Jecoris Aselli zu verhüten; nur sorge
man stets auch für Entfernung des Fettes in regelmässigen Zeiträumen,
damit das Ranzigwerden desselben verhütet wird. Bei tiefer Röthung
und Schwellung sind kühlende Umschläge mit Aq. Plumbi von Vortheil.
— Beginnen die excoriirten Hautstellen sich zu überhäuten, so gehe man
zu Streupulvern über, am besten aus Semina Lycopodii 5, Magnesia
alba 5, Zincum oxydatum 1.

Eczeme (von ἐκ und ξέω ich koche; brause).

Das Eczem ist eine acut, subacut oder chronisch verlaufende Dermatitis mit seröser, serös purulenter oder rein purulenter Exsudation. —

Bei keiner anderen Krankheit der Haut ist das vollkommene Bild der, von der activen Fluxion bis zur Vesikel- und Pustelbildung fortschreitenden Exsudation so ausgebildet, wie beim Eczem.

Aetiologie.

Jeder auf die Haut eines Kindes ausgeübte Reiz ist im Stande Eczem zu erzeugen, so entstehen Eczeme nach fettigen Einreibungen, nach hydropathischen Umschlägen, nach Einwirkung reizender Pflaster (bei Heftpflasterverbänden) u. s. w. Die Entstehung der Eczeme hat aber ausser diesen äusseren Veranlassungen noch gewisse innere, bis jetzt nicht völlig klar gelegte Ursachen, so sieht man bei einer Reihe von Kindern nach den leichtesten mit Verletzung der Haut einhergehenden Traumen intensive Eczeme entstehen, so nach der Vaccination, nach dem Stechen der Ohrlöcher u. s. w.; sie haben eben jene bei der Scrophulose (p. 207) hervorgehobene leichte Verletzlichkeit der Gewebe. Die Eczeme sind gerade deshalb ein wesentliches Glied in der Kette der unter dem Namen Scrophulose zusammengefassten Symptome. Ausserdem scheint aber die Bildung der Eczeme in gleichfalls noch nicht völlig aufgeklärter Weise von der Art der Ernährung abhängig zu sein; so sieht man Eczeme bei fetten, anscheinend sehr gut genährten Kindern in besonderer Häufigkeit. — Die Uebertragung von Eczemen von Kind auf Kind wird nicht häufig beobachtet, indess sind mir Fälle bekannt, wo nach einander mehrere Kinder derselben Familie an Eczemen erkrankten. Unna theilte Fälle von contagiösem Impetigo mit, welche er als Krankheit sui generis auffassen will; mir scheint dies durchaus nicht nothwendig, da man die Uebertragbarkeit bei Eczemformen beobachtet, welche sich in keiner Weise von den übrigen unterscheiden; überdies steht die Uebertragbarkeit von einer Körperstelle auf die andere ausser Zweifel, was gewiss nicht Wunder nehmen kann, wenn man erwägt, dass jeder Hautreiz bei disponirten Kindern Eczem erzeugen kann. — Die Eczeme sind bei Kindern aller Altersstufen, insbesondere aber bei den jüngeren häufig — bei Knaben und Mädchen in gleicher Ausdehnung.

Man unterscheidet nach Hebra mehrere Formen von Eczemen, welche sämmtlich aber nur Variationen einer und derselben Krankheit sind:

1) Eczema squamosum = Pityriasis rubra. Auf rother infiltrirter Fläche stehend, trockne, sich abschilfernde Schüppchen und Fleckchen von Epidermis, mit einzelnen kleinen eingetrockneten Blutkrüstchen.

2) Eczema papulosum, rothe Knötchen auf dunkelrothem, infiltrirtem
Grunde, welche hier und da in Bläschen übergehen, an anderen
Stellen sich mit kleinen Krüstchen bedecken, eintrocknen und
abfallen.

3) Eczema vesiculosum, deutliche Bläschen, welche platzen und ein
klebriges, hier und da eintrocknendes, oder herabfliessendes Serum
liefern.

4) Eczema pustulosum (impetiginosum, crustosum), Bläschen und
Pustelchen, welche an vielen Stellen platzen, confluiren und ein
gelbes, eitriges Secret entlassen, welches an der Oberfläche eintrocknet, Borken bildet, unter welchen das eitrige Secret stagnirt.

5) Eczema rubrum s. madidans, dicke infiltrirte dunkelrothe Basis,
welche ohne deutliche oder wenigstens nur spärliche Bläschenbildung reichliche seröse Exsudation zeigt.

Welche Bezeichnung man nun auch immer den einzelnen Formen
der Eczeme geben mag, im Wesentlichen haben sie stets dieselbe
pathologische Basis und lassen sich in die Stadien 1) der activen
Fluxion (Röthung und Infiltration), 2) der Exsudation (Vesikel, Pustelbildung, freie Secretion), 3) der Abschilferung (Desquamation) eintheilen.

Das diffus auftretende acute Eczem ist bei Kindern eine seltene
Krankheit, indess kommt es vor und ich habe vor nicht langer Zeit ein
derartiges in colossaler Ausdehnung verbreitetes Exanthem gesehen,
welches unter heftigen Fieberbewegungen ohne nachweisliche Ursache
entstanden war, und mit hohem Fieber verlief. Das Kind war sehr unruhig, schrie und weinte viel; der Fall heilte ohne Complication unter Anwendung von Streupulvern. Die Haut schuppte sich ziemlich reichlich ab.

Häufiger sind die chronischen Eczeme und kommen in allen Formen
sowohl an der Kopfhaut, wie der Stirn, Nase, den Wangen, Ohren, an
den Nates, Genitalien und Schenkeln in grösserer oder geringerer Ausdehnung, oft mit einer ausserordentlichen Hartnäckigkeit und Persistenz
vor. Die Lymphdrüsen schwellen an und es bilden sich entweder harte
Knoten oder einzelne derselben kommen zur Vereiterung und vervollständigen so das Bild der Scrophulose. — Die Nase wird dick; durch
Uebertragung des Secrets werden die Augenlider befallen, ebenso die
Conjunctiva bulbi und die Hornhaut und mit wegen heftigster Lichtscheu zusammengekniffenen Augen sieht man die gänzlich verunstalteten,
eitertriefenden Kinder oft in einem jammervollen Zustande.

Die Prognose der Eczeme ist, wenn anders nicht gleichzeitig
anwesende schwere serophulöse Affectionen das Leben bedrohen, günstig;
ich habe nur einen plötzlichen Todesfall gesehen, den ich geneigt wäre,

mit einem überaus hartnäckigen impetiginösen, stets recidivirenden Eczeme
in Beziehung zu bringen; das Kind, welches nebenbei an eclamptischen
Anfällen litt, erkrankte urplötzlich unter Symptomen, welche der malignen
scarlatinösen Infection — ohne Exanthem — sehr ähnlich war, unter
Erbrechen, Livor faciei, tiefem Collaps und nach acht Stunden erfolgte
der Tod. — Die übrigen Kinder derselben Familie blieben von Scarlatina
frei, wiewohl sie nicht separirt waren, so dass ich trotz der Aehnlichkeit
der Symptome die ursprüngliche Vermuthung der Scarlatina nicht glaube
aufrecht erhalten zu können. Der Tod kann vielleicht durch eine acute
septische Infection erfolgt sein.

Die Therapie der Eczeme ist überaus mannigfach, je nach der
Intensität der Entzündung, der Art und Massenhaftigkeit des gelieferten
Exsudates, der Localisation, der Mächtigkeit seiner Ausbreitung und bei
manchen Eczemen auch nach der ätiologischen Basis. — Um bei dem
letzteren Umstande anzufangen, wird man zunächst alle äusseren Reize,
von welchen das Eczem seinen Ursprung genommen haben kann, beseitigen, so müssen etwaige kleine Wunden zur Heilung gebracht werden,
Ohrringe entfernt werden, Salbeneinreibungen, hydropathische Umschläge, Bäder etc. unterbleiben. Mitunter sieht man dann das Eczem
spontan, oder bei völlig indifferenter Behandlung durch einfache Reinigung heilen. — Schwieriger ist die ätiologische Therapie, sobald man
die Ernährung ins Auge zu fassen hat, wie überhaupt die Entscheidung
über die interne Behandlung der Eczeme eine noch nicht völlig gelöste
ist. Das Eine steht fest, und davon kann man sich in vielen Fällen überzeugen, dass man oft mit der localen Therapie allein nicht durchkommt,
und dass wesentliche Veränderungen in der Ernährung, so Beschränkung
der zugeführten Fettmassen, Wechsel der Milch, endlich die gesammte
Umgestaltung der hygienischen Verhältnisse, wie reichlicher Aufenthalt
in frischer Luft, Sorge für Reinlichkeit, für den Stuhlgang u. s. w., die
Heilung des Eczems anbahnen und wesentlich befördern. Auf der
anderen Seite habe ich mich nur in einem einzigen Falle veranlasst ge-
sehn, von der energischen localen Behandlung eines grossen chronischen
Eczems Abstand zu nehmen — ich habe eine heftige lebensbedrohende
Bronchitis dem Versuche der externen Behandlung folgen sehen — im
Uebrigen verlief jede Art von localer Therapie für das Allgemeinbefinden eher günstig, als ungünstig.

Für die locale Behandlung kann man als wichtige Grundsätze
gelten lassen:

1) dass von jeder eczematösen Fläche Borken und Krusten entfernt werden müssen; die Entfernung geschieht auf der behaarten Kopf-

haut am besten mit totaler Durchfeuchtung der Borken mittelst Oel oder Ol. Jecoris Aselli; von dem Gesicht und den übrigen Körperstellen können die Borken und Krusten mittelst warmen Wassers entfernt werden.

2) Nach Abweichung der Borken vertragen nässende Eczeme reichliche Anwendung von Fett. Bei Kindern wirkt nun die bekannte Hebra'sche Diachylonsalbe oft als Reizmittel und man sieht das Eczem bei ihrer Anwendung leicht weiter greifen; dagegen bewähren sich entweder das einfache Aufpinseln von Oel oder Leberthran, oder schwache Präcipitatsalben (Hydrargyri oxydati flavi 0,03—0,06 : Ung. leniens 15) oder Salicylsalben (Acid. salicylic. 2 : Ung. leniens 50) oder, was ich als ganz vorzüglich empfehlen kann, Acidi borici 1—2 : Ung. molliens 15. — Neuerdings hat Lassar eine Paste aus Acid. salicylicum 2. Vaselin 50. Zincum oxydatum Amylum $\overset{\frown}{a\,a}$ 25 empfohlen, welche flüssig auf das von Borken befreite Eczem aufgetragen wird und alsbald eine weisse harte Kruste bildet, unter welcher das Eczem abheilt.

An Stellen, wo Salben schwer anzubringen sind, sich insbesondere leicht abwischen, so am Scrotum, den Nates u. s. w. sind die von Unna eingeführten Mullsalbenverbände sehr empfehlenswerth.

3) Auf trockenen, abschilfernden Stellen, im dritten Stadium des Eczems, insbesondere auch beim Eczema squamosum empfiehlt sich die Anwendung von Theer, welcher dünn aufgepinselt wird. — Kaposi empfiehlt statt der Theerpinselungen solche mit Naphthol ($\frac{1}{2}$ Procent) indess mit der Vorsicht, dass man sofort davon Abstand nimmt, wenn die Haut rissig wird oder sich röthet, weil das Mittel alsdann schadet; auch hat das Mittel giftige Nebenwirkungen (Hämoglobinurie).

Scabies, Krätze.

Die Scabies ist eine durch Einwanderung der Krätzmilbe (Sarcoptes hominis, Acarus scabiei) erzeugte exsudative Hautentzündung, deren Aussehen und Verlauf sich bei Kindern wenig von denjenigen bei Erwachsenen unterscheiden. — Das Aussehen der Krätzmilbe und ihrer Eier kann als aus den dermatologischen Lehrbüchern bekannt, hier vorausgesetzt werden. Die Milben wandern auch bei Kindern, wie bei Erwachsenen gern in die Haut der Finger und Hände ein, verbreiten sich über die ganze Oberfläche des Körpers und zwar vorzugsweise an dessen Vorderfläche, wohin sie durch die kratzenden Finger verschleppt werden. — Man erkennt sehr deutlich zum Theil recht lange Milbengänge von weissgrauer hellerer Farbe. Der heftige Reiz, welchen die Einwanderung der Milbe und ihr Fortschreiten unter der Epidermis verursacht, führt zu multiplen exsudativen Entzündungsheerden, welche als Knötchen oder helle Bläschen oder als Pustelchen auf der Haut erscheinen. Hie und da sieht man ganze Milbengänge von derartigen vesiculösen und pustulösen Erhebungen umgränzt; die Eintrocknung der durch die Exsudation erhobenen Epidermismassen, die durch den enormen Juckreiz ausserdem hervorgerufenen secundären, zum Theil frischen, zum Theil älteren rothbräunlichen oder braunen schmalen Kratzeffecte geben der ganzen Körperoberfläche eine charakteristische, bunte Oberfläche. — Bei Kindern mit reizbarer Haut können im weiteren Verlaufe an einzelnen Stellen der Hautoberfläche weiter verbreitete Eczeme entstehen, so dass nunmehr die eigentlichen von der Scabiesmilbe erzeugten Milbengänge und disseminirten Exsudatefllorescenzen sich mit den dichter stehenden und schliesslich flächenartig sich verbreitenden Eczemefllorescenzen combiniren. — Die Schlaflosigkeit und Unruhe, welche der Juckreiz verursacht, die Länge der Dauer der zumeist von den Eltern wenig beachteten, oder falsch beurtheilten Krankheit pflegen die Kinder zumeist in der Ernährung herunterzubringen, so dass sie bleich und etwas abgemagert aussehen.

Die Therapie der Krankheit besteht einzig und allein in Abtödtung der Krätzmilbe und deren Eier, am besten durch Einreibungen mit Balsamum peruvianum oder mit Styrax (1 : 3 Ol. olivarum). — Die Anwendung von Naphthol kann ich nicht empfehlen, dasselbe heilt die Scabies, macht aber diffuse Erytheme, welche für die Kinder sehr quälend sind.

Miliaria alba et rubra. Sudamina.

Die Miliaria alba gehört streng genommen nicht zu den Hautentzündungen; es handelt sich vielmehr dabei nur um eine functionelle Störung der Schweisssecretion, welche darin besteht, dass ein Theil des abgesonderten Schweisses sich unter die obersten Epidermisschichten infiltrirt und dieselben in kleinen Depots von der Unterlage abhebt. Daher erhält die Haut ein, von hunderten von miliaren hellen Bläschen bedecktes, eigenartiges Aussehen und die Affection lässt sich besser mit der Hand fühlen, als sehen. Die Oberfläche der Haut, besonders des Stammes, giebt durch die multiplen winzigen Erhebungen beim Ueberstreichen der Hand die Empfindung der Berührung einer rauhen Fläche. Der Inhalt der Bläschen reagirt fast immer sauer. Die Affection begleitet gern lange dauernde Krankheiten, wie den Typhus, Pneumonie u. s. w.

Einer Therapie bedarf dieselbe nicht.

Die Miliaria rubra ist eine um die Ausführungsgänge der Schweissdrüsen und durch den Reiz des reichlich abgesonderten Schweisses erzeugte oberflächliche, in kleinsten Heerdchen auftretende Dermatitis. — Die Haut erscheint dadurch, dass multiple, winzige, reichlich injicirte, rothe Heerdchen dicht neben einander stehen, auf welchen sich oft miliare Bläschen und selbst Pustelchen erheben, nur aus der Entfernung diffus roth, während sich die Röthe aus der Nähe oder mit der Loupe betrachtet in die beschriebenen Höfchen auflöst. Die Affection nimmt ihrer Entstehungsursache gemäss die zumeist schützenden Körperstellen ein, so die Stirnhaut und den Stamm und erscheint vorzugsweise oft bei den, namentlich im Sommer in Schweiss zerfliessenden, rachitischen Kindern.

Die Therapie hat nur Sorge zu tragen, dass die Kinder nicht zu warm gehalten werden, im Uebrigen ist die Affection bedeutungslos.

Acne.

Unter Acne versteht man eine, wie Auspitz sehr richtig definirt, von der Umgebung der Talgdrüsen und Haarbälge ausgehende Entzündung, eine echte Perifolliculitis. — Dieselbe kommt zur Zeit der Pubertätsjahre häufig im Gesicht, an den Schultern und auf dem Rücken bei jungen Leuten vor und bildet daselbst zuerst disseminirte, von rothem Hofe umgebene Knötchen oder Knoten, welche in der Mitte zumeist den eitrig zerfallenen und als gelbe pustuläre Erhebung hervortretenden Follikel enthalten; überdies findet man neben den vereiternden Follikeln zahlreiche Anhäufung von Comedonen, so dass die Anhäufung von Talg in den Talgdrüsen und die Verstopfung der Follikel als die hauptsächlichste Ursache der Affection anzusehen ist.

Ausser dieser, mehr dem fortgeschrittenen jugendlichen Alter zugehörigen Erkrankungsform, kommt indess gerade bei jungen und schlecht ernährten Kindern eine Art von Perifolliculitis vor, welche vorzugsweise am Rücken der Kinder, oder vereinzelt auch auf der Vorderfläche des Stammes sichtbare Efflorescenzen macht. Dieselben stellen sich als circumscripte, röthliche, zuweilen mit lividrothblauem Hofe umgebene Knötchen dar, welche sich über die Hautoberfläche erheben, oft vereitern, aber auch als livide Knötchen bestehen bleiben und sich ganz allmälig zurückbilden. — Bei manchen Kindern bleiben nach dem Zerfall der Knötchen und nach der Entfernung des Eiters kraterförmige, runde Geschwüre zurück, welche nur langsam und schwer heilen (Acne cachecticorum, Steiner). — Bei diesen Kindern sind die Ursachen

der Affection, wie sich aus der Localisation ergiebt, zumeist Circulationsstörungen, welche um die Follikel durch den beim Liegen auf der Haut
erzeugten Druck entstehen, combinirt mit mangelhafter Hautpflege. Zumeist ist die Herzaction an sich schwach und der Puls elend. Die
schlechte Ernährung der Kinder ist durch den erbärmlichen Panniculus,
die welke Muskulatur und zumeist vorhandene Knochenverbildungen
charakterisirt. — Viele dieser Kinder gehen unter dem Bilde der Atrophie
oder Athrepsie (Parrot) zu Grunde.

Die Therapie der Pubertäts-Acne hat Sorge zu tragen für Anregung der Haut zur normalen Function, für die Entleerung der Talgdrüsen;
letztere kann man entweder durch energische Abreibungen der Haut
mit Flanell und Seife oder durch Entleerung der Acnepusteln mittelst
Einstichs und Freilegung der Follikelöffnungen mittelst des scharfen
Löffels erzielen (Behrend). Als Waschmittel sind vorzugsweise
Schwefelpräparate (von Liveing empfohlen Sulf. praecip. 30, Glycerin 5,
Spirit. vini 30, Aq. destillat. 100 oder als Salbe Sulf. praecip. 35 mit Kali
carbonic. 0,6 und Ung. simplex 50) benutzt und wirksam. Der Schwefel
ist auch als innerliches Mittel von guter Wirkung. Nach Bulkley
(Sulph. praecipit. und Kali bitartar. $\widehat{aa}$ Abends 1 Messerspitze).

Bei der zweiten Form der Acne ist die allgemeine hygienische
Pflege das einzig souveräne Mittel. Schwere Dyspepsien sind zu be-
seitigen und später innerlich Ol. Jecoris oder Eisenpräparate zu geben.
— In einzelnen Fällen erschien mir selbst bei ganz kleinen Kindern
Arsenik in kleinsten Gaben von guter Wirkung, unterstützt natürlich
von guter Hautpflege und Kost.

Ecthyma (von ἐκ und θύω ich zünde an).

Ecthyma nennt man eine, in Form von einzelstehenden grossen
Pusteln auftretende Hautaffection. Die Pusteln stehen auf infiltrirter, härt-
licher Basis und sind von einem rothen Hofe umgeben. Nach Entleerung
der Pustel bildet sich ein kraterförmiges, zumeist rundes Geschwür mit
scharfen, etwas erhabenen Rändern, während sich die leicht blutende
Fläche des Geschwürs mit einer grünlichgelben Borke bedeckt, unter
welcher vom Rande her der Eiter auf leichten Druck hervorquillt.

Die Krankheit ist bei älteren Kindern häufiger, als bei jungen und
ist von mir öfters an den Schenkeln von Kindern in grosser Ausdehnung
und alljährlich im Sommer in nahezu periodenweiser Wiederkehr beobachtet worden. — Pusteln, grössere oder kleinere, können sicherlich, je
nach dem Grade der Entzündung, bei jeder Dermatitis entstehen und man

kann Hebra Recht geben, wenn er gerade diese Eigenthümlichkeit
der pustulösen Efflorescenzen betont; indess gebührt dem Ecthyma eine
gewisse selbständige Stellung, weil sie ganz antochthon auftritt und
augenscheinlich in gewissen Ernährungsanomalien der Haut ihren Grund
hat, mögen dieselben einfach durch locale Hautreize, oder durch gleichzeitige scrophulöse Diathese erzengt werden.

Die Therapie besteht in sorgfältiger Hautpflege durch Bäder, frühzeitiger Eröffnung der sich neubildenden Pusteln und in der Behandlung
der offenen Geschwürchen durch Beseitigung der Borken und Auflegen
von Jodoform- oder Borsäuresalben oder einfaches Aufstreuen dieser
Mittel auf die geschwürige Fläche. — Innerlich gebe man bei ausgesprochen scrophulösen Kindern Jod- oder Jodeisenpräparate.

Erysipelas, Rothlauf.

Der Rothlauf gehört strenggenommen nicht unter die einfachen
Hautentzündungen, weil es nach den bahnbrechenden Untersuchungen
von Orth, Klebs, Hüter, Koch, Lukomski u. A. keinem Zweifel
mehr unterliegen kann, dass man es bei dieser Krankheit mit einer durch
Einwanderung von Bacterien erzeugten Allgemeinkrankheit, also einer
echten Infectionskrankheit zu thun hat. Das Erysipel geht stets von
einer Laesio continui aus. Dieselbe braucht indess nur sehr minimal
zu sein und entgeht so oft der Beobachtung, um so mehr, als sich die
Läsion nicht selten auf einer Schleimhaut, an nicht zu beobachtender
Stelle befindet. So kommt es denn, dass Erysipelas von der Nasenschleimhaut, der Rachenschleimhaut, dem Gehörgang u. s. w. seinen
Ursprung nehmen kann. Am bekanntesten ist im kindlichen Alter das
vaccinelle Erysipelas, von welchem (pag. 117) schon gehandelt ist. Ich
habe mehrfach Erysipelas bei Kindern nach Verbrennungen, oder mit
Intertrigo auftreten und mit sehr heftigen, zum Theil malignen Erscheinungen (Scrotalgangrän) verlaufen sehen.

Pathologisch anatomisch handelt es sich unzweifelhaft um
eine Erfüllung der Lymphgefässe der Haut mit Bacterien (Bacillen),
welche einzeln oder in grossen Haufen liegen und von angehäuften
frisch ausgewanderten lymphoiden Zellen bedeckt sind (Koch). Gleich
zeitig sind die Gefässschlingen der Cutis mächtig injicirt und ein ziemlich reichlich ergossenes Exsudat hebt an vielen Stellen zum Theil in
grossen Blasen die Epidermis von der Cutis ab. Die Eigenthümlichkeit
des Fortschreitens des Erysipels erklärt sich aus der Fortwanderung

der Bacterien in der Continuität, das rasche Verschwinden der Röthe
und Exsudation aus dem raschen Verschwinden der schubweis und
plötzlich ausgewanderten lymphoiden Zellen (Volkmann und Steu-
dener). Die Verbreitung des Erysipels ist überdies abhängig von der
jedem Körpertheile eigenthümlichen Spaltbarkeit und Spannung der
Haut (Pfleger).

                    Symptome und Verlauf.

Das Erysipel tritt bei Kindern wie bei Erwachsenen unter heftigen
Fieberbewegungen, ja selbst mit initialem eclamptischen Anfall auf, und
verläuft mit zumeist andauernden hohen Fiebertemperaturen (über
40° C.). Der Appetit liegt völlig darnieder, zuweilen ist Erbrechen
vorhanden, die Zunge ist dick belegt. — Die Haut ist rosig gefärbt,
etwas geschwollen, auf Druck schmerzhaft, an den Rändern des Erysipels zum Theil ausgezackt, zum Theil mehr scharfrandig. Das Fortschreiten geschieht entweder in continuirlicher Linie, oder in vereinzelten gleichsam voraulaufenden mehr circumscripten Flecken, welche
alsbald mit der roth entzündeten Fläche confluiren; von denjenigen
Stellen, wo das Erysipel zuerst aufgetreten ist, schwindet die Röthe
beim Fortschreiten mehr und mehr, die Schwellung lässt nach und die
Haut blasst ab; zumeist mit gleichzeitiger Abschilferung der Epidermis.
So kann das Erysipel fast die gesammte Körperhaut durchlaufen. Die
Dauer der Krankheit ist aber gerade aus diesem Grunde sehr ver-
schieden und die Erschöpfung der kleinen Patienten bei der Höhe und
Dauer des Fiebers sehr erheblich.

Auch von Complicationen ist die Krankheit nicht frei; das Auftreten
von Gangrän einzelner Körperstellen (Scrotum) ist schon erwähnt, indess gesellen sich zum Erysipel zuweilen höchst deletäre Affectionen
der Bronchien (Bronchitis) und Lungen (Pneumonie), endlich auch
Meningitis und Nephritis hinzu. In einzelnen der von mir beobachteten
Fälle war das Erysipel von einem eigenthümlichen prallen Oedem der
gesammten Körperhaut gefolgt, welches unter Abkühlung der Körperoberfläche den lethalen Ausgang herbeiführte.

Die Prognose des Erysipels ist abhängig von der Localisation.
Erysipelas der Kopfhaut kann leicht mit Meningitis Combinationen eingehen; von dem Gehörgange und dem Pharynx ausgehende Erysipele
führen leicht zu tödtlichem oder wenigstens lebensbedrohendem Glottisödem.
Je weiter sich das Erysipel ausbreitet, je länger die Krankheit dauert,
je höher die Fiebertemperaturen sind, desto schlechter die Prognose.
Nicht complicirtes Erysipelas von mässiger Ausdehnung geht gewöhnlich ungestört zur Heilung.

Die Therapie des Erysipels hat mit der Erkenntniss der Krankheit angefangen eine ätiologische zu werden. Man versucht durch directe Anwendung von Antisepticis die Bacterien zu vernichten. Zu dem Behufe sind bei Erwachsenen subcutane Carbolsäureinjectionen empfohlen worden. Dieselben haben bei Kindern die bekannten Gefahren der Carbolintoxication; ich habe deshalb aus Vorsicht schon seit Jahr und Tag nur Carbolglycerinpinselungen (2- bis 3procentig) auf der vom Erysipel afficirten Körperhaut angewendet; wie ich glaube, mit sehr gutem Erfolg. Neuerdings empfiehlt Rothe eine Verbindung von Acid. carbolic., Spirit. vini aa 1. Ol. Therebinth. 2. Tinct. Jod. 1. Glycerin 5 zum Aufpinseln. — Vielfach sind Versuche mit Injectionen von benzoësaurem, salicylsaurem und borsaurem Natron gemacht; auch diese haben Erfolge aufzuweisen.

Furunculosis. Dermatitis phlegmonosa.

Furunculöse Hautentzündungen sind bei Kindern überaus häufig. Dieselben stellen eine circumscript auftretende Entzündung des subcutanen Zellgewebes dar, welche in den meisten Fällen zur Eiterung führt. So lange die Eiterheerde vereinzelt und von geringer Grösse sind, ist der Process wohl schmerzhaft, aber gefahrlos. Die Krankheit nimmt indess eine furchtbare Gestalt an, wenn Heerd an Heerd in geradezu unabsehbarer Masse alltäglich neu entsteht und der Eiter schliesslich faktisch wie durch ein Sieb aus den kleinen Perforationsstellen der Haut hindurchsickert. Ich habe solche Fälle leider vielfach zu beobachten Gelegenheit, wo geradezu Hunderte von Eiterheerdchen fortdauernd sich neubildend entstehen und zum Durchbruche kommen, oder incidirt werden müssen. — Die Krankheit macht bei den sehr tief heruntergekommenen Kindern in der That den Eindruck, wie wenn sie durch eine im subcutanen Zellgewebe fortdauernd neu sich bildende Noxe, wie etwa die Wucherung von Pilzen (Mycose) erzeugt würde. Die mikroskopische, darauf hin gerichtete Untersuchung ergab mir bis jetzt indess für die Annahme eines solchen Processes keine Anhaltspunkte, es fanden sich im Eiter nur Eitercoccen. Das Bild des einfachen Furunkels darf hier wohl als bekannt vorausgesetzt werden.

Die Behandlung wird in den Fällen, wo der Furunkel vereinzelt auftritt, darauf Bedacht nehmen, möglichst rasch den Eiter zu entleeren; man macht also Cataplasmen und incidirt, sobald Spuren von Fluctuation sich zeigen; Verband mit Jodoform. — Die diffusen furunculösen Heerde haben bis jetzt jeder Therapie widerstanden. Hunderte von Incisionen, die beste Hautpflege, innerliche Anwendung von Arsenik, indifferente und Sublimatbäder blieben oft fruchtlos und die Kinder starben im tiefsten Elend und von den Eiterverlusten erschöpft; nur in wenigen Fällen sah ich endlich die Abscesse aufhören und die skelettartig abgemagerten Kinder sich wieder erholen. Lange Zeit blieb noch eine tiefe Anämie zurück, welche mit Eisenpräparaten behandelt wurde.

Die neurotischen entzündlichen Erkrankungen der Haut.

Die neurotischen Entzündungen der Haut sind dadurch charakterisirt, dass der entzündliche Reiz mit dem Blute circulirend neben der Wirkung auf die Haut, central oder peripher die Gefässnerven oder die sensiblen Nerven der Haut alterirt und zu functionellen Störungen derselben Anlass giebt. — Die auf der Haut hervorgerufenen Veränderungen kommen in denselben Abstufungen, wie bei den einfachen Hautentzündungen, von der einfachen activen Fluxion (Erythem) bis zur Vesikel- und Pustelbildung zur Erscheinung. In diese Gruppe gehören neben den, im Folgenden abzuhandelnden Affectionen, auch die in der jüngsten Zeit viel studirten sogenannten Arzneiexantheme.

Urticaria.   Nesselsucht.

Die Urticaria ist als die mildeste der angioneurotischen Entzündungsformen zu betrachten. Dieselbe entsteht bei Kindern unter den mannigfachsten Ursachen, nach Genuss von ungewohnten Nahrungsmitteln, bei dyspeptischen Störungen, vielleicht auch unter dem Einflusse des Wurmreizes (Litten), nach chemischen Einwirkungen, nach Einwirkung von Malariagift (U. intermittens). In einem Falle hatte ich Gelegenheit bei einem Knaben Urticaria, in Combination mit Prurigo, zu beobachten. Der Knabe hatte vom ersten Tage nach der Geburt an fast unaufhörlich geschrieen, ohne dass man im Stande gewesen wäre, irgend etwas Pathologisches an demselben nachzuweisen; erst mit fortschreitendem Alter dokumentirte sich die Affection als eine congenitale Prurigo, welche sich sodann mit recidivirender Urticaria combinirte. — Die Urticaria ist charakterisirt durch grosse über die normale Haut sich erhebende weisse oder rosafarbene Quaddeln. In seltenen Fällen ist bei der Quaddelbildung die Exsudation so lebhaft, dass sich Vesikeln und selbst grössere Blasen erheben (Urticaria bullosa), auch kommen Pigmentablagerungen in denselben vor (G o o d h a r d t). Das Exanthem verbreitet sich auf der gauzen Körperhaut, die Umrandung der Quaddeln ist unregelmässig. Sie entstehen unter heftigem Jucken oder Brennen ganz acut, und vergehen ebenso rasch ohne eine Spur zu hinterlassen; so sind die einzelnen Attaquen und die einzelnen Efflorescenzen acuter Art, indess ist das gauze Uebel, wie das eben augeführte Beispiel erläutert, oft chronischer Natur — eine echte Diathese.

Einer T h e r a p i e ist die acute Efflorescenz nur palliativ zugängig, durch Essigwaschungen, Einpudern etc.; die Diathese kann man versuchen durch allgemeine hygienische Maassnahmen zu bekämpfen.

Erythema exsudativum, multiforme, nodosum.

Das Erythema exsudativum, neuerdings von L e w i n zum Gegenstand einer eingehenden Studie gemacht, kommt in zwei Hauptformen vor, 1) als wahre Infectionskrankheit, 2) als fieberlose, chronische Krankheit. Das Erythema nodosum kann man entschieden nur als eine Form des Erythema exsudativum oder multiforme ansehen.

1) Die a c u t e Form zeichnet sich nach L e w i n durch alle Eigenschaften der acuten exanthematischen Krankheiten aus. Das Prodromalstadium verläuft mit Appetitlosigkeit, belegter Zunge, Erbrechen, Abgeschlagenheit, gestörtem Schlaf und hohen Fiebertemperaturen. — Es folgt das Eruptionsstadium, in welchem grössere oder kleinere Flecke vorzugsweise an derjenigen Körperstelle anftreten, wo die Haut mit schwachem Muskellager oder geringem Fettpolster die Knochen bedeckt, also an der Tibia, dem Handrücken etc. — Diese Flecken entwickeln sich sodann weiter zu Papeln und Knötchen und grösseren Knoten, in einzelnen Fällen entstehen sogar Bläschen und Pusteln. — Ich habe selbst vor wenigen Monaten ein Kind mit acutem Erythema nodosum in Behandlung gehabt, welches mit einer Fiebertemperatur von über 41° C. unter den heftigsten Delirien, vollständig das Bild eines schwer typhösen Kindes darbot. Nur die multiplen knotigen dunkelrothen Efflorescenzen sicherten die Diagnose; der Fall verlief günstig. — Die Krankheit complicirt sich vielfach mit acuter Pharyngitis, Gelenksentzündungen, Endocarditis, selbst mit ulcerativer und gangränöser Hautzerstörung. Auch Milztumor, multiple Hämorrhagien, hämorrhagische Nephritis hatte L e w i n Gelegenheit zu beobachten.

2) Die c h r o n i s c h e Form in dem Aussehen den Efflorescenzen der acuten nahezu gleich, zeigt mehr flache oder tiefer dringende multiple Knoten, welche sich wenig über die Hautfläche erheben. Ihre

Farbe ist livide, bläulich bis hellroth. Die Knoten sind auf Druck wenig schmerzhaft. Die befallenen Kinder sind in der Regel schlecht und dürftig genährt. — Nach einiger Zeit des Bestehens bilden sich die Knoten zurück und hinterlassen oft keine Spur ihrer früheren Anwesenheit. — Uffelmann hat darauf hingewiesen, dass zwischen manchen Formen dieser Affection und der Lungenschwindsucht eine höchst ominöse Beziehung bestehe; ich muss gestehen, bei den ziemlich zahlreichen Fällen von Erythema nodosum, welche ich gesehen habe, diesen Eindruck nicht davon getragen zu haben; meines Wissens ist keines der Kinder gestorben, noch auch phthisisch geworden.

Die Therapie der acuten Form erheischt nahezu die Behandlung der typhösen Krankheiten; die Indicationen sind hier die gleichen, wie dort und concentriren sich in der Bekämpfung des Fiebers. — Die chronische Form erheischt nur eine gute diätetische Pflege zu ihrer Heilung.

Herpes.

Mit Herpes bezeichnet man einen, in seiner anatomischen Verbreitung an den Verlauf von Hautnerven gebundenen acuten, in Gruppen auftretenden Bläschenausschlag, dessen einzelne Efflorescenzen einen gewissen cyklischen Verlauf vom Fleckchen zum Knötchen, Bläschen bis zum eintrocknenden Börkchen oder zum Geschwür und selbst zur Gangrän durchmachen. Der unzweifelhafte neurotische Charakter des Herpes geht abgesehen von der Art seiner anatomischen Verbreitung noch daraus hervor, dass er oft von heftiger Neuralgie in den Nerven des Verbreitungsbezirkes begleitet ist, dieselbe auch dem Ausschlag vorangeht oder ihm folgt, auch tritt die Affection besonders intensiv bei ausgesprochenen schweren Erkrankungen des Centralnervensystems auf (bei Meningitis cerebrospinalis) und ist ein häufig gesehener Begleiter gewisser acuter Krankheiten (acuter Gastrokatarrhe, Pneumonien). Ueberdies war man vielfach im Stande, pathologische, entzündliche Veränderungen in den Nerven oder Ganglien des Verbreitungsbezirkes nachzuweisen, und solche selbst bis in das Rückenmark hinein zu verfolgen (Charcot, Jarisch). — Auch nach Traumen hat man mehrfach Herpes beobachtet. Der Herpes tritt bei den erwähnten entzündlichen Krankheiten vorzugsweise gern am Gesicht auf (Herpes labialis oder facialis). Es zeigen sich an den Lippen, der Nase, aber auch an der Stirn, den Ohren, den Augenlidern und selbst an der Schleimhaut des Rachens kleine auf rothem Grunde stehende Bläschen, welche in kurzer Zeit eintrocknen und mit bräunlichen Börkchen sich bedecken.

Als Herpes Zoster tritt die Krankheit schon bei ganz jungen Kindern auf (fünf Monate, Bohn) und ist eine keinesweges seltene Krankheit derselben. Ich selbst habe ihn mehrfach im Verbreitungsbezirke der Intercostalnerven (Zoster dorso - pectoralis), ein Mal im Bezirke des N. pudendus bei einem 1½ Jahre alten Kinde gesehen. — Die Krankheit tritt im Verlaufe des Verbreitungsbezirkes der erkrankten Nerven in gruppenweis stehenden Bläschen, mitunter unter Brennen und heftigem Schmerz, mitunter völlig ohne neuralgische Empfindung auf. — Die Involution der Bläschen ist dieselbe, wie beim Herpes facialis. Von einer T h e r a p i e des Herpes kann kaum die Rede sein. Man schützt die Eruption nur vor äusseren Verletzungen und dem Einflusse der atmosphärischen Luft, im Gesicht am besten durch Einpudern, am Stamme und den Extremitäten durch Unna's Salbenmullverband.

Prurigo. Juckblattern.

Unter Prurigo versteht man eine chronische, schon im frühesten Kindesalter auftretende, mit Bildung von einzeln stehenden, blassen, an dem Stamme verstreuten, und nur die Streckseiten der Extremitäten besetzenden Knötchen einhergebende, heftig juckende Affection. — Dieselbe ist bisher nach den anatomischen Untersuchungen von H e b r a, N e u - m a n n u. A. zweifelsohne zu den entzündlichen Affectionen der Haut gerechnet worden, weil die Knötchen, welche Exsudation in den untersten Schichten der Epidermis, Vermehrung des Bindegewebes in der Cutis, Verdickung der Gefässwände, Vermehrung der Zellen der äusseren Wurzelscheide und kolbenförmige Ausbuchtung der Haarbälge (N e u m a n n) zeigen, entschieden alle Eigenschaften chronisch entzündlicher Erkrankung haben. A u s p i t z erklärt, diesen Befund unbestritten lassend, denselben nur für den secundären Effect des dauernden Juckreizes und Kratzens, welcher in dem Maasse zunimmt, als die Krankheit in der Dauer und Intensität des Juckreizes heftiges Kratzen zur Folge hat; die Affection selbst erklärt er für eine einfache Sensibilitätsneurose der Haut mit gleichzeitiger Motilitätsneurose der Hautmuskeln (Contractilitätsneurose der Arrectores pili). — Prurigo tritt bei jungen Kindern nicht selten auf, man erkennt bei denselben die charakteristischen an dem Stamm und den Streckseiten der Extremitäten verbreiteten, blassen, heftig juckenden Knötchen; nirgends aber findet man die intensive Pigmentirung, die dicke Infiltration der gesammten Cutis und die reibeisenartige rauhe Hautoberfläche, wie überhaupt der Process wesentlich milder erscheint, als bei Erwachsenen (K l e m m). — Hält man diese

Erfahrung mit der Auffassung von Auspitz zusammen, so ist nicht zu
leugnen, dass letztere sehr viel Wahrscheinlichkeit für sich hat, weil
sich wohl einsehen lässt, dass die noch kurze Dauer der Affection bei
den Kindern die secundäre Infiltration und chronische cutzündliche Reizung der Cutis noch nicht hat zu Stande kommen lassen. — Der Uebergang
von dem reinen Pruritus zu Prurigo und die Complication mit Urticaria
habe ich übrigens bei dem oben (p. 714) schon erwähnten Knaben genau
verfolgen können. — Die Krankheit ist bei Kindern entschieden heilbar,
hat auch bei denselben im Allgemeinen nicht den schweren Eintluss auf
die Ernährung, wie bei Erwachsenen, wenngleich auch Fälle zur Beobachtung kommen, in welchen die Prurigo die Entwickelung der Kinder
in höchst auffälliger Weise zurückhielt. Die Kinder haben zumeist guten
Appetit und schlafen auch gut; in der Regel haben sie keinen sehr
reich entwickelten Panniculus adiposus.

Für die Therapie kann man die wechselweise Anwendung von
Schmierseifeeinreibungen und länger dauernden Warmwasserbädern empfehlen. Klemm empfiehlt die Anwendung von Schmierseife 50 :
Schwefel 10 zum Einreiben. — Theereinpinselungen und nachfolgende
Bäder vertragen Kinder nicht so gut, wie die Schmierseife; augenscheinlich verursacht der Theer heftiges Brennen auf der Haut. — Das
beste Mittel ist zweifelsohne das Kal. arsenicosum solutum innerlich mit
Aq. Cinnamomi aa 3 Mal tägl. 4 bis 5 Tropfen und langsam aufsteigend
(bei Kindern von 1 bis 2 Jahren). Simon empfiehlt den Syrup. Jaborandi (3 Thl. Jaborandi : 15 Aq. und 18 Zucker), davon Kindern 1 Mal
tägl. 1 bis 2 Kinderlöffel zum Schwitzen. Ueberdies lässt er den Theer,
Schmierseifeeinreibungen und Bäder extern anwenden.

Die Erkrankungen der Epidermis.
(Epidermidosen nach Auspitz).

Hyperplastische Processe der Epidermis.

Ichthyosis. Fischschuppenkrankheit.

Die Ichthyosis kommt angeboren vor, zuweilen in so furchtbarer Ausdehnung, dass die Kinder ein geradezu erschreckendes Aussehen erhalten; in anderen Fällen entsteht die Krankheit erst in den ersten
Monaten nach der Geburt oder in den ersten Lebensjahren. Die Epidermis
erscheint dann zumeist am ganzen Körper in dicken schildartigen Auflagerungen, oder in Art von dicken, grösseren oder kleineren schuppen-
artigen Gebilden von der unterliegenden Cutis gleichsam abgehoben; an

vielen Stellen sieht man quere, schräge und Längseinrisse zwischen diesen dicken, trocknen, zum Theil dunkel pigmentirten Epidermismassen hinziehen. Auf einem mir von Ritter v. Rittershain freundlichst zugestellten Bilde eines, wie ich glaube, in der Prager Findelanstalt geborenen Kindes zeigt die ganze Körperhaut, auch am Kopfe und Gesicht die gleichen panzerartigen Verdickungen und Einschnitte. Mildere Formen, welche ich in der eigenen Praxis gesehen habe, zeigten nicht so massenhafte schildartige Verdickungen, sondern die Haut erschien in der That mehr in grossen graubraunen Schuppengebilden, welche sich hie und da lösten und an deren Stelle nun rothe, glatte, gläuzende, von dünner Epidermis bedeckte Stellen sich sehen liessen. Von ätiologischer Bedeutung erscheint mir die Erblichkeit. Das Geschlecht giebt kaum eine Prädisposition. Pathologisch anatomisch ist der Process noch nicht aufgeklärt. Die Befunde geringer Verdickung des Papillarkörpers, geringe Pigmenteinlagerungen in die Epidermis sind nicht hinlängliche pathologische Veränderungen, um die Anbildung der dicken Massen von verhornten Epidermiszellen zu erklären. Augenscheinlich handelt es sich noch um chemische Anomalien in dem Verhornungsprocesse.

Die Prognose ist für die schwereren congenitalen Formen schlecht, zumeist sterben die Kinder sehr früh; indess habe ich bei den leichteren Formen, wenn auch nicht volle Heilung, so doch entschiedene Besserung gesehen, eine totale Heilung des Uebels gehört zu den Seltenheiten.

Die Therapie besteht in der wechselweisen Anwendung von Schmierseife, welche stellenweise eingerieben wird, mit Bädern und nachfolgender Anwendung von Fetten, am besten des Ol. Jecoris äusserlich. Ich lasse die Kinder entweder in Lebertbranlappen theilweise einschlagen, oder das Mittel mit dem Pinsel auftragen. Vielleicht sind auch für die Ichthyosis die Unna'schen Mullsalbenverbände behufs Maceration der dicken Epidermismassen gut zu verwerthen.

Psoriasis. Schuppenflechte.

Die Psoriasis präsentirt sich als eine Krankheitsform, welche in Flecken oder Kreisen auftretende, aus dickem Epidermislager gebildete Efflorescenzen bildet, deren Grund rosafarben oder dunkelroth, bei Entfernung der Epidermismassen leicht blutet.

Aetiologisch ist die Heredität zweifelsohne von Bedeutung, wenn nicht etwa die neuerdings von Lang vertretene Anschauung, dass die Psoriasis zu den mykotischen Krankheitsprocessen gehört, auch hier die Heredität in einfache Uebertragung des Contagium von Mutter auf Kind auflöst; zweifelsohne sieht man aber die Kinder an Psoriasis erkranken,

wenn die Eltern daran leiden. — Zumeist sind Psoriasiskranke gut genährt.

Pathologisch anatomisch handelt es sich um eine Vermehrung der Zellen des Stratum corneum und um Wucherung und Kernvermehrung in den untersten Schichten derselben. Die Papillen der Haut
zeigen reich injicirte Gefässe, seltener auch Vermehrung der Kerne an
derselben. Die Hauptveränderungen sind sonach in der Epidermis gelegen.

Die Symptome sind in der Definition nahezu ausreichend wieder-
gegeben. Man sieht an den verschiedensten Körperstellen, am Gesicht,
Hals, am Stamme und an den Extremitäten zum Theil mehr zerstreut,
zum Theil dicht aneinander, auf rosigem Grunde runde, münzenartige
oder im Innern abgeheilte und in Kreisform sich verbreitende, und da,
wo mehrere Kreise sich berühren, in bogenartigen Krümmungen und
Schlängelungen sich hinziehende aus grauen, zum Theil recht dicken
Schuppen bestehende Efflorescenzen. Dieselben jucken nur wenig, und
zwar in der Zeit ihres Entstehens, später nicht. Kratzt man die Epidermisschuppen ein wenig ab, so blutet die unterliegende Fläche leicht und
reichlich.

Die Prognose hat die Krankheit bis in die jüngste Zeit zu den
am schwersten heilbaren gezählt. Hebra hielt dieselbe für nahezu
unheilbar, wenigstens betont er die ausserordentliche Neigung zu Recidiven. Nach den neuesten Behandlungsmethoden kann die Prognose
nicht mehr als ganz so schlecht angesehen werden. Ich habe wenigstens
einige Fälle, welche früher jeder Behandlung widerstanden, seit drei
Jahren in dauernder Beobachtung, ohne dass bisher ein Recidiv eingetreten wäre. Aehnliches wird von Neumann, Lang u. A. mitgetheilt.

Die Therapie hat in der Chrysophansäure (Chrysarobin) und
Pyrogallussäure zwei äusserst wirksame Mittel gegen Psoriasis gefunden.
Bei der heftig giftigen Eigenschaft der Pyrogallussäure (Neisser) ist in
der Kinderpraxis der Chrysophansäure der Vorzug zu geben. Doch muss
man wissen, dass auch diese heftig reizende Wirkungen auf die Haut
ausübt, und dass sie Pigmentirungen der Haut sehr unangenehmer Art
hinterlässt. Das Mittel wird, nachdem die Schuppen mit Sapo viridis
entfernt sind, mit einem Pinsel in Salbenform (Chrysarobin 1 : 10) aufgetragen. Neuerdings empfiehlt Kaposi auch das Naphthol (10 bis
15 % Salben) gegen Psoriasis, indess erzeugt dasselbe in ähnlicher
Weise wie die Pyrogallussäure zuweilen schwere Vergiftungssymptome
(Hämoglobinurie) und ist sonach ebenfalls ein nicht ungefährliches
Mittel.

Lichen.

Unter Lichen versteht man einen in Knötchenform auftretenden Hautausschlag, dadurch ausgezeichnet, dass die soliden, kein flüssiges Exsudat enthaltenden Knötchen lange Zeit ohne wesentliche Veränderung bestehen. Da, wo die Knötchen dichter an einanderstehen, sieht man dieselben sich mit grauen Epidermisschüppchen bedecken. Die Krankheit kommt in zwei Formen vor: 1) mit blassen, gelblichen oder bräunlichen Knötchen (Lichen serophulosorum), welche sich vorzugsweise auf Bauch, Brust und Rücken verbreiten und die Extremitäten frei lassen. Diese Form ist häufig und begleitet insbesondere einen gewissen Grad von Ernährungsstörung und chronische Schwellung der Lymphdrüsen; nicht selten combinirt sie sich mit der Acne kacheeticorum.

2) Als Lichen exsudativus ruber. Die Krankheit ist sehr selten und macht mehr einzeln stehende, hirsekorngrosse, rothe, mit wenig Schüppchen bedeckte Efflorescenzen. Wo die Knötchen zusammenstehen, bilden sie dunkelrothe, mit wenig Epidermisschüppchen bedeckte Infiltrate, welche sich durch Aufschiessen neuer Knötchen an den Rändern vergrössern. Die Krankheit, ursprünglich auf die Extremitäten beschränkt, nimmt schliesslich die gesammte Körperoberfläche ein, macht aber wenig Jucken. Sie bietet wegen der allgemeinen Ernährungsstörung, welche sie erzeugt, in der Regel eine ungünstige Prognose (Weber).

Pathologisch anatomisch handelt es sich bei den Formen von Lichen höchst wahrscheinlich um Anhäufungen von Epidermismassen um die Talgdrüsen und Haarbälge ohne directe Betheiligung der Drüsen selbst. Beim Lichen ruber ist gleichzeitig reichliche Injection der Gefässchlingen in den an- und umliegenden Hautpapillen.

Die Therapie der Lichenformen muss eine allgemeine hygienische sein, und kommt auf die Therapie der Scrophulose im Ganzen heraus; Hebra empfiehlt neben der inneren die äussere Anwendung des Leberthrans. In einem Falle von Lichen ruber bei einem Erwachsenen hat Köbner mit subcutanen Injectionen von Kali arsenicosum solutum einen fast vollständigen Heilerfolg erzielt; bei Kindern würde man in der, an sich seltenen Krankheit vielleicht von innerer Anwendung der Arsenpräparate Gebrauch machen können. Unna hat mittelst Einreibung folgender Salbe: Ung. Zinci 500, Acid. carbolici 20, Hydrargyr. bichlorat. corrosiv. 0,5 in relativ kurzer Zeit bei dem Uebel Heilungen erzielt.

Die hypoplastischen (atrophischen) Processe der Epidermis.

Pityriasis alba simplex.

Bei elenden, herabgekommenen Kindern findet man am Stamme und an den oberen Extremitäten, seltener an den unteren Extremitäten ziemlich reichliche Auflagerungen von sich in Schüppchen ablösender Epidermis, in continuirlicher, ziemlich grosse Flächen einnehmender Ausdehnung. Die gesammte Körperhaut ist dünn, mager und bleich-atrophisch. Die sich ablösenden Epidermismassen sind oft von angehäuftem Schmutz tiefgrau oder bräunlich gefärbt. Es handelt sich bei dem Process nicht, wie man glauben möchte, um einen hyperplastischen Process in der Epidermis, sondern wie schon die Dünne der gesammten Körperhaut zeigt, und wie man an solchen Stellen, wo die aufgelagerte Epidermisschicht sich gelöst hat und dünne, glatte, von der durchschimmernden Cutis roth erscheinende Stellen sichtbar werden, erkennen kann, um einen atrophischen Zustand der Haut. -- Viele der Kinder gehen an Atrophie zu Grunde, welche zumeist durch schwere begleitende Dyspepsien bedingt ist, andere nehmen bei aufgebesserter und restituirter Verdauung an Körpergewicht allmälig zu; der Turgor der Haut kehrt wieder, die Epidermismassen lösen sich langsam und es tritt an ihrer Stelle die normale Hautfarbe und der gesunde Hautturgor wieder auf.

Die Therapie der Anomalie concentrirt sich sonach auch mehr auf die allgemeine hygienische Behandlung durch Sool-Malzbäder, geeignete Diät und später auf die Verabreichung von Eisenpräparaten. -- Die Localbehandlung der rauhen, mit abschuppenden Epidermismassen bedeckten Fläche mittelst Schmierseife ist zumeist wenig erfolgreich.

Dermatitis exfoliativa.
(Ritter von Rittershain).

Die Dermatitis exfoliativa wurde im Jahre 1878 von Ritter ausführlich beschrieben, nachdem derselbe schon 1868 kurze Notizen über dasselbe Hautübel veröffentlicht hatte. Die Krankheit befällt zumeist Neugeborene in der zweiten Lebenswoche, selten nach der fünften Lebenswoche, öfters Knaben als Mädchen. Dieselbe ist nicht contagiös und kommt sowohl an gut ernährten, als auch bei elenden Kindern vor; allerdings häufiger bei letzteren. — Man hat zwei Formen der Krankheit, die acute und die mehr chronisch auftretende zu unterscheiden.

Beide Formen machen indess, wenn auch mit gewissen Variationen, denselben Verlauf durch.

Die Krankheit beginnt nach einer unbedeutenden kleienförmigen Hautabschilferung (St. prodromorum), mit dem Auftreten einer, vom Gesicht aus sich auf den ganzen Körper verbreitenden, diffusen Röthe; die Mund- und Lippenschleimhaut wird intensiv roth, an den Lippen treten Rhagaden auf, auch sind auf der Mundschleimhaut reichliche Epithelabschilferungen und am Gaumen Bednar'sche Aphthen etwas Gewöhnliches (Stadium erythematosum). Alsbald beginnt die Epidermis entweder in grösseren oder kleineren Schüppchen, Fleckchen oder Flecken sich von der Cutis gleichsam abzurollen, oder mit gleichzeitigem Auftreten von etwas Flüssigkeit in den untersten Epidermislagen sich abzuheben und endlich abzulösen; immer bleibt entweder ein von Epidermis völlig entblösster oder von dünnen Epidermislagen bedeckter Theil der Cutis zurück, welcher fleischroth aussieht und entweder feucht und nässend bleibt, oder sich mit einer dünnen Borke bedeckt (Stadium exfoliativum). Die Extremitäten werden von der Exfoliation etwas später befallen, als der Stamm, indess kommen an Handflächen und Fusssohlen beträchtliche Ablösungen von Epidermis vor. Bei geeigneter Behandlung und Pflege restituirt sich alsdann in normaler Weise die abgelöste Epidermis, zumeist tritt indess als Nachkrankheit vereinzelte oder reichliche Furunkelbildung auf, allerdings nicht in der Heftigkeit und Ausdehnung, wie oben gelegentlich der Furunculosis (pag. 713) geschildert wurde.

Augenscheinlich handelt es sich bei der Krankheit um einen atrophischen Zustand der Epidermis, welcher vielleicht durch allgemeine Ernährungsanomalien (nach v. Ritter stets Septicämie, was allerdings keineswegs zutrifft) bedingt ist. Der Erythemzustand der Haut und die Injection der Cutis kann bei jedem Fehlen von Fieber und bei dem oft tief elenden Ernährungszustande der Kinder keineswegs für Entzündung gedeutet werden, vielmehr handelt es sich hierbei mehr um passive Zustände (Stasen), als um active (Fluxion).

Die Prognose der Affection ist im Wesentlichen von dem allgemeinen Ernährungszustande abhängig. Starke, von Hause aus gesunde Kinder überwinden dieselbe sogar leicht, elende Kinder sterben oft, aber es ist doch fraglich, ob die Hautaffection als solche prognostisch hierbei eine Rolle spielt, ob nicht vielmehr das Darniederliegen der Ernährung das Bestimmende ist. Nicht wenige Kinder erliegen intercurrenten Affectionen, wie Pneumonie, Diarrhoe u. s. w.

Die Therapie besteht in sorgsamer allgemeiner Pflege, der Anwendung von Bädern und der äusseren Application von Fetten, insbesondere des Ol. Jecoris mittelst des Pinsels. Genser empfiehlt überdies die Application der Salicylsalben.

Pemphigus. Blasenausschlag (Pompholyx).

Der Pemphigus tritt bei Kindern unzweifelhaft häufig acut auf und ist sogar in epidemischer Verbreitung bei Neugeborenen beobachtet worden (Hervieux, Olshausen, Mekus, Klemm, Koch, Moldenhauer, Winckel), doch ist auch die chronische Form der Erkrankung nicht selten und ich habe selbst einige Fälle beobachtet, in denen die von Hause aus mit acuten Symptomen einsetzende Affection durch stets neue Recidive Monate lang sich hinschleppte und indem sie jeder Therapie widerstand, schliesslich durch Eiterverluste die Erschöpfung und den Tod der Kinder herbeiführte.

Der acute Pemphigus der Neugeborenen tritt zumeist gegen Ende der ersten Lebenswoche auf. Zumeist völlig fieberlos, nur selten unter Fieber, Unruhe oder Convulsionen treten auf der Haut der Kleinen kreisrunde, grössere oder kleinere Blasen auf (von Erbsengrösse bis zu Taubeneigrösse), welche auf der normalen, blassen oder nur unbedeutend gerötheten Haut entstehen. Der Inhalt der Blasen ist wässerig, trübt sich indess mehr und mehr und wird schliesslich eitrig. Die Blasenhülle reisst ein oder schilfert sich vollkommen ab und es bleibt ein kreisrunder, etwas erhabener, von einer kleinen Kruste oder eingetrockneter Epidermis umgebener, rother oder leicht gelb aussehender Fleck zurück, welcher sich nach einiger Zeit wieder überhäutet. — Die Blasen sind sowohl am Stamme, als an den Extremitäten, mehr am unteren als am oberen Körperabschnitte verbreitet. — Der Verlauf der Krankheit ist, wenn recidivirende Nachschübe nicht kommen, innerhalb zwei bis drei Wochen beendet, kann sich indess auch bis in die vierte Woche hin verschieben; man beobachtet endlich nach der Abheilung flache, kreisrunde Narben an den Stellen, wo die Blasen ihren Sitz hatten. Die Ernährung und das Wachsthum der Kinder erleiden hierbei, wenn nicht anderweitige, puerperale Affectionen den Pemphigus begleiten, keine anomale Beeinflussung.

Der acute Pemphigus ist unzweifelhaft contagiös und wenn dies schon die experimentell nachgewiesene Uebertragung darin documentirt hat, dass man wenigstens an der Impfstelle einzelne Pemphigusblasen auftreten sieht, so geht dies noch mehr aus der Thatsache hervor, dass die Affection von einzelnen Hebammen von Kind zu Kind übertragen

wird. Traumatische Einflüsse (Dohrn) oder zu heisse Bäder (Bohn)
können hierbei als ätiologische Factoren nicht festgehalten werden, noch
weniger gültig ist die Angabe von Parrot, dass jeder Pemphigus
syphilitischer Natur sei.

Pathologisch anatomisch weist Parrot den Pemphigus
unter die entzündlichen Affectionen der Cutis, in welcher eine reiche
Zellenprolification zur Compression der Papillargefässe führt, welche
weiterhin Exsudation von Serum im Gefolge hat. Letztere soll den zum
Theil hydropischen, zum Theil fettigen Zerfall der tieferen Epidermisschichten bedingen, während die oberen Widerstand leisten und in Form
von Blasen aufgehoben werden. Vorgänge dieser Art mögen Statt haben,
wenngleich man sich zu hüten hat, was Auspitz schon gegenüber Neumann betont, die syphilitischen Affectionen mit dem reinen Pemphigus
zu verwechseln; wenn man aber auch insbesondere bei den einzelnen,
mit rothem Hofe umgebenen Efflorescenzen den fluxionären, activen
Prozess nicht ganz von der Hand weisen kann und auch das Auftreten
des Eiters unzweifelhaft die Mitbetheiligung der Cutis an dem Processe
bestätigt, so sind doch gerade die meisten, auf blassem Grunde und ohne
jeden entzündlichen Reiz auftretenden Blasen ein Beweis dafür, dass
der primäre Affect nicht in der Cutis, sondern in den tieferen Lagen
der Epidermis seinen Sitz hat, wie auch Haight die Flüssigkeitsansammlung beim Pemphigus im Gegensatze zu derjenigen bei Herpes
Zoster und Erysipelas, als nicht zwischen Rete Malpighii und Cutis,
sondern zwischen Rete Malpighii und Stratum corneum, also innerhalb
der eigentlichen Lagen der Epidermis befindlich schildert. Augenscheinlich gehen die untersten Schichten des Epidermislagers primär
atrophisch und unter Verflüssigung zu Grunde, während die Eiterbildung
erst durch eine secundäre Mitbetheiligung der Cutis zu Stande kommt
(Auspitz).

Die Prognose des acuten Pemphigus ist zumeist gut. — Die
Krankheit heilt ohne jede Therapie, wenn nur Fürsorge getragen wird,
dass die Haut vor Insulten und contagiösen Einflüssen geschützt wird,
am besten durch Bedeckung mit Salicylwatte oder durch Salben aus Natr.
salicylicum oder Acid. boricum, welche auf die excoriirten Stellen aufgepinselt werden.

Der chronische Pemphigus ist eine, wegen seiner ausserordentlichen Hartnäckigkeit wohl zu fürchtende Krankheit. Die Blasen
treten entweder vereinzelt auf, sind prall gespannt und involviren, nachdem die Flüssigkeit sich entleert hat, rasch und ohne wesentliche Mitbetheiligung des Organismus (P. vulgaris, Hebra), auch sind die mehr-

fach auftretenden Nachschübe nicht sehr ausgebreitet und klingen allmälig ab, oder die Blasen treten in grossen Massen auf und entblössen
allmälig immer grössere Hautflächen (P. vulgaris malignus), was nicht
ohne schwere Störung des Allgemeinbefindens und der Ernährung geschieht, nicht selten mit tödtlichem Ausgange; oder endlich die Blasen
sind matsch, füllen sich rasch mit grünlichgelbem oder saturirt bis orange-
gelbem Eiter und hinterlassen einen über weite Flächen confluirenden,
sich hie und da mit Borken bedeckenden, oder einen gelben Grund
zeigenden Boden (Pemphigus foliaceus, Cazenave).

Aetiologisch lässt sich über den chronischen Pemphigus der Kinder
geradezu nichts erniren; die Fälle, welche ich gesehen habe, betrafen gut
genährte Landkinder, bei denen keinerlei Ursachen für die Affection
sich auffinden liessen.

Prognose.

Während die erstere der genannten drei Formen zur Heilung zu
gehen pflegt, enden die letzteren beiden Formen tödtlich; insbesondere
muss ich nach eigenen Erlebnissen den Pemphigus foliaceus für eine
zum Glück seltene, aber entschieden tödtliche Krankheit des kindlichen
Alters ansprechen.

Die Therapie des chronischen Pemphigus ist bei der Unkenntniss der Aetiologie völlig empirisch. Innere Mittel sind erfolglos; bei
alledem wird man immer neben den besten hygienischen und diätetischen
Anordnungen die Sol. arsenicalis Fowleri, Eisenpräparate und Ol. Jecoris
versuchen. Aeusserlich wende man protrahirte Warmwasserbäder und
Einhüllungen in Lappen, welche mit Ol. Jecoris getränkt sind, oder
Salicyl- und Borsäuresalben an.

Erkrankungen der Drüsen der Haut.

Comedones.   Milium.

Vermehrung und Anhäufung der Talgmassen in den Talgdrüsen der
Haut (Comedones) kommt schon bei Neugeborenen vor. Die Ausführungsgänge der Drüsen sind durch eine Epithelplatte vollständig geschlossen und nur durch eine zarte Oeffnung derselben tritt das Woll-
haar heraus (Küstner). — Der Entstehung der Acne aus Comedonen
ist schon gedacht worden.

Das Milium hat Epstein als eine Anhäufung von Epidermismassen in Kugelform (Epithelperlen), in Spalten der Haut kennen gelehrt.

Dieselben kommen vorzugsweise im Gesicht und an der inneren Lamelle des Präputium vor, wo sie bis linsengrosse weisse Körner bilden, welche sich nicht abwischen lassen. — Die Milien können mit einer feinen Nadel entfernt werden, verlieren sich indess auch spontan.

Seborrhoea.

Unter Seborrhoea versteht man die auf der Oberfläche der Epidermis statthabende Ansammlung des von den Talgdrüsen reichlich abgesonderten Secretes. Das Secret bildet insbesondere bei schlecht gepflegten Neugeborenen auf der Kopfhaut dicke mit Schmutz sich mischende, graue bis schwarze Borken, welche auf der gesunden Epidermis aufliegen (Seborrhoea capitis). Man entfernt dieselben nach dem Aufweichen mit Oel mittelst Sapo viridis. — Kommt die Seborrhoea bei kleinen Knaben an den Drüsen der Corona glandis vor, und ist überdies Phimosis vorhanden, so kann durch ranzige Zersetzung der Fettmassen Balanitis und Balanoposthitis entstehen.

Man hilft dem Uebel nach Beseitigung der Phimose durch häufige Reinigung ab und macht eventuell Einspritzungen von Zink- oder Bleilösungen zwischen Präputium und Eichel.

Pigmentanomalien der Haut.

Naevus.

Von den Pigmentanomalien der Haut interessiren uns hier nur die allenfalls der Therapie zugängigen Fälle von Naevus spilus (Fleckenmal) und Naevus verrucosus (Linsenmal). Dieselben sind angeborene Pigmentanomalien verschiedener Form, letztere mit rauher, runzliger Oberfläche und Vermehrung der Haargebilde. — Dieselben nehmen oft im Wachsthum an Grösse zu und müssen deshalb, insbesondere, wenn sie im Gesicht vorhanden sind, aus ästhetischen Rücksichten entfernt werden. —

Ich beseitige dieselben stets durch Aufpinseln einer Mischung von Sublimat 1 : Collodium 10. Das Mittel wird mit Pinsel oder Glasstab nicht zu dick aufgestrichen und bildet einen fast immer ohne Eiterung heilenden Schorf, welcher sich nach circa zwei bis drei Wochen löst, und eine feine kaum sichtbare weisse Narbe hinterlässt. Es ist besser als jedes andere Causticum und als die operative Entfernung.

Vitiligo.

Der Vitiligo ist schon gelegentlich eines Falles von Basedow-
scher Krankheit (s. pag. 491) gedacht worden. Man versteht darunter
die fleckenweis auftretende Pigmentatrophie der Haut. Dieselbe erhält
durch den Verlust des Pigmentes schneeweisse Flecke, welche sich von
den angränzenden normalen oder durch dunklere Pigmentirung desto
tiefer gefärbten Hautstellen sonderbar scharf hervorheben. Ist die Pigmentatrophie sehr ausgedehnt, so ist es geradezu schwierig zu unterscheiden, welches die normalen, welches die atrophirten Stellen sind. In
solchem Falle befand man sich dem oben erwähnten Mädchen gegenüber.
— Das Zusammentreffen von Vitiligo mit Morbus Basedowii weist auf
den Einfluss des Sympathicus für die Entwicklung der Krankheit hin.

Einer Behandlung ist die Vitiligo nicht direct zugängig. Ich
sah dieselbe gleichzeitig mit dem Basedow'schen Uebel sich zurückbilden.

Anomalien der Blutgefässe der Haut.

Hämorrhagische Ergüsse.

In das Gebiet der hämorrhagischen Ergüsse gehören sowohl die
primären, durch traumatische Einwirkungen erzeugten Blutaustretungen
in die Haut und das Unterhautzellgewebe, (darunter die bekannten mit
dunklem Punkte versehenen, wenn sie frisch sind rosafarbenen, wenn alt,
mehr blaurothen, kleinen hirsekorngrossen Flohstiche), wie auch die
secundären, der hämorrhagischen Diathese und den malignen Zymosen
(Scarlatina, Morbillen, Variola etc.) zugehörigen. Dieselben sind früher
abgehandelt worden (s. die betreffenden Capitel).

Gefässneubildungen.

Teleangiektasie, Angioma.

Die Gefässneubildungen in der Haut erscheinen entweder als
flache oberflächliche, zackig ausstrahlende und aus einem feinen reichlichen Gefässnetz sich zusammensetzende, rosa bis bläulichroth erscheinende Flecke (Teleangiektasie), oder dieselben zeigen sich als
blaue, blaurothe bis tief dunkelblaue, grosse Flächen des Gesichtes oder
Stammes einnehmende zumeist flache, manchmal aber auch über das
Niveau der Haut sich erhebende, aus kleinsten Gefässen zusammen-

geflossene flächenhafte Gebilde (Naevus flammeus, vasculosus) oder endlich sie stellen sich als rundliche, oder ausgezackte, über die Haut sich erhebende, schwammige, an den Rändern mit erweiterten Gefässen, im Innern cavernösen Charakter bergende Gebilde, als echte Gefässtumoren (Angioma cavernosum) dar. Im Grossen ist zwischen allen diesen Gebilden nur ein quantitativer Unterschied vorhanden, welcher sich auf die Massenhaftigkeit der neugebildeten Gefässe, auf die Weite derselben und auf ihre geflechtartige Verbindung bezieht. — Da fast alle die genannten Gebilde angeboren sind, so wachsen sie im Fortschritt der kindlichen Entwicklung und es ist, wenn anders sie einer Therapie nach Sitz und Ausdehnung zugängig sind, die frühe Beseitigung geboten, und dies um so mehr, als gerade die letzte Form durch einwirkende Traumen leicht gangränösen oder geschwürigen Processen zugängig ist und alsdann durch septische Infection das Leben der erkrankten Kinder bedroht.

Der ausgedehnte Naevus vascularis ist zumeist der Therapie überhaupt nicht zugängig, desto mehr und leichter die begrenzt auftretenden Teleangiektasien und die eigentlichen Angiome.

Für die Teleangiektasie kann ich das schon beim Naevus empfohlene Sublimat-Collodium dringend empfehlen; es ist besser als jedes andere ätzende Mittel, insbesondere besser als die rauchende Salpetersäure und das nadelförmige Ferrum candens, da es die Teleangiektasie schmerzlos und fast ohne Ulceration beseitigt.

Die dickeren cavernösen Angiome widerstehen indess zumeist der Einwirkung des Sublimats; sind dieselben klein, so können sie sehr gut und leicht durch Einimpfung des Vaccine beseitigt werden. Man impft alsdann in das Angiom mit drei bis sechs Kreuzschnitten und sieht das ganze Angiom in eine Art grosser Jenner'scher Pustel umgewandelt werden, mit deren, antiseptisch geschützter, Abheilung das Angiom verschwunden ist. — Grosse Angiome müssen mit dem Messer operirt, oder mittelst circulärer Anwendung des Ferrum candens beseitigt werden.

Die mykotischen Processe der Haut.

(Dermatomycosen nach Auspitz).

Favus. Erbgrind (Tinea favosa s. lupinosa).

Die als Favus bezeichnete, vorzugsweise die behaarte Kopfhaut einnehmende, aber auch an den Nägeln und an nicht behaarten Körper-

stellen vorkommende Erkrankung wird durch den von S c h ö n l e i n ent-
deckten Pilz, Achorion Schoenleini, erzeugt. — Der Pilz gehört in die
Gruppe der Fadenpilze (Hyphomyceten) und bildet lange, nach dem
Ende eines Fadens kürzer, oval oder rund werdende Glieder, welche
zu langen Fäden aneinander gereiht sind. Zwischen den Fäden findet
man massenhafte Anhäufung von einzeln liegenden, runden oder ovalen
Gonidien. Dieselben wachsen in die Epidermiszellen der Haut, in die
Wurzelscheiden der Haare und in die Faserschichten derselben ein.
Der Favuspilz befällt besonders häufig Kinder, und wird leicht durch
den Schulbesuch übertragen; da der Pilz auch auf Hausthiere (Hunde,
Katzen, Kaninchen etc.) übertragbar ist, so ist die Infection der Kinder
durch die Thiere nicht ausgeschlossen.

Der Pilz bildet auf der Kopfhaut je um einen Haarbalg herum-
liegende, dicht an einander gedrängt liegende, napfförmig in der Mitte
eingesenkte (Dellenbildung) hirsekorn- bis groschengrosse, flache gelbe
Borken. Die Mitte derselben wird sonach stets von dem Haare durchsetzt und ist an den Rändern und auch an der Oberfläche mit Epidermisschüppchen bedeckt, während sie sonst fast nur aus Pilzelementen
besteht. Je massenhafter diese gelben napfartigen Gebilde vorhanden
sind, desto mehr erscheint die ganze Oberfläche gelb und giebt wegen
der vielen vorhandenen Vertiefungen und der im Ganzen regelmässigen
Art der Anordnung ein der Honigwabe nicht unähnliches Aussehen. —
Hebt man ein derartiges einzelnes Gebilde ab, so sieht man an der
darunter liegenden Hautstelle eine leichte Vertiefung, die Oberfläche ist
feucht, mitunter sogar blutig.

An nicht behaarten Körperstellen bildet der Favus mehr in grösseren
Kreis- oder Wellenlinienformen sich verbreitende Flecke, oft mit dicken
Borkenauflagerungen, welche von rothen Rändern umzogen sind.

Die Krankheit ist ausserordentlich hartnäckig, und combinirt sich
nicht selten mit, durch das Kratzen erzeugten, Eczemen, an welche sich
weiterhin Schwellungen der Lymphdrüsen bei den erkrankten Kindern
anschliessen.

Die Therapie des Favus besteht darin, dass man die dicke Borke
mit Oel oder Leberthran aufweicht und die Massen alsdann mit Schmierseife herunterwäscht. Aus der so von Borken befreiten Haut werden
die Haare künstlich entfernt und auf die Haut selbst Einpinselungen
mit Carbolsäure, Sublimat (3 Procent) oder mit Chrysophansäure gemacht. — Man setzt die Behandlung der Vorsicht halber längere Zeit
fort, insbesondere die Einpinselungen, bis keine neue Efflorescenzen erscheinen.

Herpes tonsurans. Scheerende Flechte. Ringworm.

Die Krankheit wird durch den Triebophyton tonsurans erzeugt. Der Pilz bildet weitaus feinere Fäden als der Favuspilz, kleinere Gonidien und dringt in den Haarschaft und zwischen die Lagen der Epidermis, insbesondere der unteren Zellenschichten derselben ein. Seine Aehnlichkeit mit dem Favuspilz ist bei alledem auffallend, so dass er vielleicht gar mit demselben identisch ist, wie aus den von Köbner und Pick vorgenommenen Favusimpfungen, welche ein sogenanntes herpetisches Vorstadium erkennen liessen, nicht ganz unwahrscheinlich ist.

Die Krankheit äussert sich auf der Kopfhaut in runden, fleckenartigen, leicht gerötheten und von einem Bläschenkranz umgebenen Efflorescenzen, deren Mitte sich mit Schüppchen bedeckt, während gleichzeitig die Haare zum Theil ausfallen, zum Theil in unregelmässiger Weise abbrechen. — Auf der übrigen Körperhaut bilden sich in ähnlicher Weise wieder Flecken, deren Rand von rasch eintrocknenden mit rothem Hofe umgebenen, juckenden Bläschen gebildet ist; dieselben heilen in der Mitte ab, indem gleichzeitig auf der blassrothen Fläche graue Epidermisschüppchen entstehen, während von den Rändern aus in immer weiter sich bildenden Kreisen neue Bläschen aufschiessen. So entstehen hier wellenartige oder bogenförmige Linien von Bläschen, welche eine graue, leicht abschilfernde Fläche einschliessen.

Die Affection ist leicht übertragbar und wird deshalb ebenso, wie der Favus in der Schule aequirirt; auch sie kommt bei Hausthieren vor, und wird von da wahrscheinlich auf Kinder übertragen. Smith behauptet als ganz sicher, dass insbesondere serophulöse Kinder von der Krankheit befallen werden und dass sie im Gegensatze zum Favus, welcher eine Proletarierkrankheit, besonders häufig und hartnäckig bei Kindern besserer Stände vorkommt, welche serophulösen Habitus haben.

Die Therapie muss nach dieser Auffassung zunächst die Verbesserung der Constitution durch hygienische Anordnungen anstreben; man wird die Kinder in gesunde Luft und unter gesunde und normale Ernährungsverhältnisse bringen; äusserlich wird man an der Kopfhaut, wenn die Affection beschränkt ist, die Haare künstlich entfernen, ebenso die etwa gebildeten Borken der Bläschen und Pusteln beseitigen und die freigemachten Stellen mit Sublimatlösung oder Chrysophansäuresalben einpinseln.

Smith empfiehlt für empfindliche Kinder die Anwendung von Carbolglycerin (2 bis 5 Procent) oder eine Salbe aus Cup. sulf. 1,2.

Ol. Juniperi pyrolign. 12, Sulfur. 2, Hydrargyr. Ammon. chlorat. 1,2, Vaseline 30 oder Ol. Cadini, Sulfur, Tinct. Jodi $\widehat{aa}$ 12, Acid. carbolici 1,2 bis 2,5, Vaseline 30.

Die Mittel müssen mit Ausdauer angewendet und bei der Hartnäckigkeit des Uebels muss auch die grösste Sorgfalt auf Reinigung der Kleider und Wäsche verwendet werden.

Anhang.

Dosirung der gebräuchlichsten Arzneimittel für das Kindesalter.

(Die niedrigsten Gaben beziehen sich auf das Säuglingsalter; von da an aufsteigend für die späteren Jahre des kindlichen Alters).

Acidum aceticum purum. Als Aetzmittel, äusserlich, mit dem Pinsel aufzutragen. (Gegen Teleangiektasie — aber nicht zu empfehlen).

Acidum benzoicum sublimatum (Floris Benzoës 0,015 bis 0,05).

Acidum boricum. Aeusserlich als Pulver, rein bei Otorrhoee — oder in Salben 0,05 bis 1,00 : 10 Vaseline.

Acidum carbolicum s. Ac. phenylicum krystallisatum. Innerlich selten 0,01 : 100 (Ad. 0,01 pro dosi!) Auch äusserlich vorsichtig 0,05 bis 0,20 · 100 Aq. oder Glycerini oder Ol. olivarum.

Acidum chrysophanicum (Chrysarobin) in Salbe 0,1 bis 1 : 10.

Acidum gallicum 0,015 bis 0,12 pro dosi. In Pulver bei Nephritis.

Acidum hydrochloricum (muriaticum). 0,5 bis 1 : 100. 2std. 1 Kdll.

Acidum lacticum 15 bis 20 Tropfen : 15 Aq. zu Inhalationen bei Croup.

Acidum nitricum purum. Aeusserlich als Aetzmittel.

Acidum phosphoricum 2 bis 3 : 100 Aq. mit Syr. Rubi Idaei.

Acidum pyrogallicum 1 · 10 Fett, äusserlich (Vorsicht!)

Acidum salicylicum 0,015 bis 0,12. 4 mal tägl. Innerlich wegen seiner reizenden Wirkung auf Magen- und Darmschleimhaut vorsichtig. Aeusserlich zu Salben 0,5—1 : 10 und in Streupulvern, 2 : Talcum 70 und Amylum 30.

Acidum sulfuricum dilutum wie Acidum hydrochloricum.

Acidum tannicum, 0,5 bis 1 : 100. Innerlich besser als Tanninalbuminat nach Lewin mit 1 Eiweiss und 100 Aq. Aeusserlich 1 bis 2 : 100 als Clysma.

Aether aceticus 1 bis 2 bis 3 gtt. Innerlich in Aq. oder subcutan.

Alumen 0,5 bis 1 bis 2 : 100 zum Gurgeln und als Clysma.

Ammonium carbonicum 0,015 bis 0,06 pro dosi. Innerlich in Pulver oder Solution.

Ammonium chloratum 1 bis 3 : 100 Aq. Innerlich mit Succus Liquiritiae.

Ammonium chloratum ferratum 0.03 bis 0,12 pro dosi. 3 bis 4 Mal tgl.

Amylnitrit (Aether Amylo-nitrosus). Mit grosser Vorsicht. Nur Spuren zum Einathmen.

Antihydropin (Blatta orientalis) 0,12 bis 0,3, 3 Mal tgl. als Diureticum.

Apomorphinum hydrochloricum. Als Expectorans 0,01 bis 0,05 : 50 1 stdl. 1 Theelöffel. mit jedem Lebensjahre. 0,0005 pro dosi und 0,005 pro die mehr (nach Kormann). Als Emeticum subcutan 0,001 bis 0,002. Doch mit Vorsicht, weil es Collaps erzeugt.

Aq. Amygdalarum amararum (ad. 0,5 pro dosi oder 1,5 pro die in Mixtur 1 bis 1,5   100. 2 stdl. 1 Kdlfl.).

Aq. Calcariae (Aq. Calcis) 1 Essl. · 10 Essl. Milch. –– Zu Inhalationen und als Gurgelwasser rein.

Aq. chlorata (Aq. Chlori). Aeusserlich 1 Theelöffel : 5 Essfl. Wasser. Augenwaschwasser.

Argentum nitricum fusum (ad. 0,005 pro dosi, ad. 0,05 pro die). Innerlich 0,06 : 100 2 stdl. 1 Kdlfl. gegen Diarrhöe. Aeusserlich 0,16 bis 0,2 : 10 bis 15. Zum Touchiren der Augen bei Conjunctivitis blennorrhoica.

Atropinum sulfuricum (ad. 0,0002 pro dosi, ad. 0,0007 pro die). Als Augentropfwasser 0,03   10. Zu subcutaner Injection 0,01 : 10 nur tropfenweise sehr vorsichtig. (!)

Baccae Juniperi 2,5 bis 50 g · 100 Aq. zum Thee –– als Diureticum.

Balsamum Peruvianum. Aeusserlich rein gegen Scabies.

Benzoë s. Acidum benzoicum.

Bismuthum subnitricum (Hydrico-nitricum s. Magisterium Bismuthi) 0,06 bis 0,10 pro dosi.

Blatta orientalis s. Antihydropin.

Borax s. Natr. biboracicum.

Brom. Zu Inhalationen bei Diphtherie. Bromi, Kal. bromati āā 0,3 bis 0,5 Aq. destillat. 150 bis 200. ½ bis 1 Theelöffel auf einen Schwamm gegossen zum Einathmen, alle 15 bis 20 Minuten.

Bulbus (Radix Scillae) 0,010 bis 0,06 in Pulver.

Calcaria chlorata (Calcaria hypochlorata) 5 bis 200. Gurgelwasser bei Diphtherie.

Calcaria phosphorica 0,25 bis 1 in Pulvern 3 bis 4 Mal tgl.

Camphora (trita) 0,0075 bis 0,01 bis 0,03 mit Acidum benzoicum in Pulver. In subcut. Injection mit Ol. olivarum oder Spirit. vini 0,5   10.

Catechu 0,06 bis 0,25. 3 bis 4 Mal tgl. in Pulver, 1   100 in Lösung.

Chininum hydrochloricum (muriaticum sulfuricum), 0,25 bis 1 pro dosi.

Chininum tannicum 1,0 bis 2 bis 3 pro dosi in Pulver oder Lösnug. Diese Gaben wirken sämmtlich als volle antifebrile Mittel; sonst nur dieselbe Gabe pro die. —

Chinolin 5 : 50 Aq. und 50 Spirit. vini zum Pinseln; 1 : 500 Aq. zum Gurgeln gegen Diphtherie (Seifert).

Chloralum hydratum 1 bis 3 . 100. 2 stdl. 1 Kdlfl.

Chloralum Crotonis 0,06 bis 0,12 in Pulver. gegen Keuchhusten in Lösung 0.25 bis 0.5 · 100 2 stdl. 1 Kdlfl.

Chlorum solutum s. Aq. Chlorata.

Conchae praeparatae 0,10 bis 0,25 in Pulver.

Cortex Cascarillae 1.0 bis 5,0 bis 10 : 100.

Cortex Chinae regius, Calisayae 1 bis 5 bis 15 : 100 zum Decoct. 2stdl. 1 Kdlfl.

Cortex Radicis Granatorum 5 bis 7,5 . 100. Bandwurmmittel.

Cortex Frangulae 2,5 bis 10 : 100 zum Thee.

Cuprum sulfuricum. Als Brechmittel 0,10 bis 0,25 pro dosi. ¼ stdl. bis
zum Erbrechen. Rp. Cupri sulfurici 0,3 bis 0,5. Aq. destillat 60. Syrupus
30. M. d. s. Alle 10 Minuten 1 Kdlfl. bis Erbrechen erfolgt.

Electuarium e Senna ½ bis 1 Theelöffel.

Extractum Belladonnae (Cons. 2) 0,004 bis 0,01, 4 stdl. in Pulver (ad. 0,02
bis 0,1 pro die!).

Extractum Cannabis indicae (Cons. 2) 0,004 bis 0,01. 4 stdl. in alkoholischer
Lösung (nur selten) (ad. 0,01 pro dosi 0,3 pro die!)

Extractum Cascarillae 0,10 bis 0,3. 2 stdl. in Lösung.

Extractum Catechu dito.

Extractum Chinae regiae dito.

Extractum Colombo (Cons. 3) 0,10 bis 0,25, 2 stdl.

Extractum Digitalis (Cons. 2) 0,008 bis 0,015 (ad 0,02 pro dosi, 0,1 pro die!).

Extractum Filicis (Cons. 1) 0,10 bis 0,5 in 2 Portionen in Latwerge.

Extractum Hyoscyami (Cons. 2) 0,001 bis 0,01 (ad 0,02 pro dosi, 0,1 pro
die!) 3 bis 4 stdl. in Pulvern oder in Lösung.

Extractum Malti und Malti ferratum. In halben Theelöffeln.

Extractum Opii (Cons. 3) 0,001 bis 0.003. 2 bis 3 Mal tgl. in Pulvern innerlich und zum Clystier (ad. 0,01 pro dosi, ad. 0,04 pro die!).

Extractum Ratanhae 0,10 bis 0,5. 2 bis 3 stdl. in Mixtur. Aeusserlich zu
Pinselwässern im Munde 1,5 bis 5 : 60.

Extractum Rhamni frangulae (Cons. 2) 3 Mal tgl. ½ Theelöffel.

Extractum Rheï dito.

Extractum Scillae (Cons. 2) 0,015 bis 0,06. 2 bis 4 Mal tgl.

Extractum Secal. cornut. s. Ergotin (Cons. 2). Innerlich 0,03 bis 0,10
3 bis 4 Mal tgl. Zur subcutanen Injection 0,01 bis 0,10 pro dosi.

Extractum Sennae (Cons. 2) 0,25 bis 1 in Mixtur.

Extractum Strychni aquosum (Nuc. vomicar. aq. Cons. 3) 0,003 bis 0,02 (ad.
0,03 pro dosi — 0,12 pro die!).

Extractum Strychni spirituosum (Nuc. vomicar. spirit. Cons. 3) 0,00075 bis
0,005 (ad. 0,008 pro dosi — ad. 0,03 pro die!).

Ferrum carbonicum saccharatum 0,03 bis 0,12, 3 Mal tgl.

Ferrum jodatum saccharatum 0,03 bis 0,12, 3 Mal tgl.

Flores Arnicae 0,3 bis 3 : 100 Aq. als Infus.

Flores Kusso (Fl. Brayerae anthelminthicae) 2 bis 10 in 2 bis 3 Theilen zu
nehmen, als Pulver.

Flores Stoechados citrinae. Im Infus 1 bis 5 bis 10   100.

Folia Digitalis. Nur im Infus 0,06 bis 0,3 bis 1 : 100 Aq.

Folia Eucalypti globuli 0,5 bis 3 : 100 Aq. im Infus.

Folia Jaborandi 0,3 bis 1,5 : 100 Aq. im Infus.

Folia Sennae 0,5 bis 5 : 100. Im Infus.

Folia Uvae ursi 0,5 bis 5 : 100. Im Infus.

Gelatine Caragheen }
Gelatine Lichenis Islandici } 3 bis 4 Mal tgl. 1 Theelöffel.

Glandes Quercus tostae Eichelkaffee 5 bis 10 : 100 im Infus.

Herba Lobeliae 0,03 bis 0.10 in Pulver. 0,3 bis 1.5 : 100 im Iufus.

Herba Polygalae amarae 2 bis 5 bis 10 : 100. Im Infus.

Hydrargyrum bichloratum corrosivum 0,5 bis 1 zum Bade; 0.06 : 15 zum Touchiren; als Sublimat-Collodium 1 . 10 Collodium als Aetzmittel.

Hydrargyrum chloratum mite 0,015 bis 0,12, 2 bis 3 stdl. Die grösseren Gaben als Laxans, und Abortivum bei Ileotyphus.

Hydrargyrum cyanatum 0.1 . 100 Aq.. 1 stdl. 1 Theelöffel.

Hydrargyrum oxydatum flavum 0.015 bis 0,06 : 10 Ung. leniens zur Salbe.

Infusum Sennae compositum. 2 bis 3 stdl. 1 Kdlfl.

Jodoform. Innerlich 0,03 bis 0,10. Acusserlich als Pulver rein. Als Jodoform-collodium 1 10 Collodium; als Salbe 1 bis 2 : 10 Vaseline.

Kali arsenicosum solutum (Tinct. arsenicalis Fowleri verdünnt mit Aq. Cinnamomi 0,015 bis 0,1. 3 bis 4 Mal tgl. (ad. 0.1 pro dosi — ad. 0,3 pro die).

Kali aceticum solutum (Liquor Kali acetici) 1 bis 5 : 100. 2 stdl. 1 Kdlfl.

Kali carbonicum 1 bis 3 : 100 Aq. 2 stdl. 1 Kdlfl.

Kali chloricum 1 bis 3 . 100 Aq. 2 stdl. 1 Kdlfl.

Kali hypermanganicum 0.10 : 15 Aq. Acusserlich.

Kali nitricum 1 bis 5 . 100. 2 stdl. 1 Kdlfl.

Kalium bromatum 0,12 bis 0,5. — (1 bis 5 : 100) 3 stdl. 1 Kdlfl.

Kalium jodatum 0,5 bis 2 · 100 Aq. 3 stdl. 1 Kdlfl. Zur Injection mit Jod. Jod 1: Kal. jodat. 4: Glycerin 50.

Kreosotum. Innerlich in Mixturen 0,06 bis 0,12 : 100 (ad. 0,005 pro dosi — ad. 0,06 pro die!).

Liquor Ammonii anisati 0.5 bis 1 : 100 Aq. 2 stdl. 1 Kdlfl.

Liquor Ammonii carbonici 0,5 bis 1 : 100 Aq. 2 stdl. 1 Kdlfl. im Senega-Jnfus.

Liquor Ammonii succinici 0,5 bis 1 100 Aq. 2 stdl. 1 Kdlfl. im Senega-Infus.

Liquor Ferri sesquichlorati. Innerlich 1 bis 3 Tropfen pro dosi im schleimigen Vehikel. mehrmals täglich.

Lycopodium (Semina) zu Streupulvern mit Magnesia usta und Talcum.

Magnesia hydrico-carbonica (carbonica 0,12 bis 0,3 pro dosi in Pulver).

Magnesia usta wie carbonica. Acusserlich als Streupulver. Magn. usta 5. Talc. venet. 20. Acid. salicylici 0,2. Mixt. oleoso - balsamica. gtt. X. (Nach Klamann).

Maltum Hordei Gerstenmalz. Geschrotet zu Bädern (¼ bis ½ Liter zu einem Bade).

Manna 10 bis 15 . 50 Aq. Foeniculi als Laxans theelöffelweise.

Morphium hydrochloratum nur selten. 0,001 bis 0,003, 2 bis 4 Mal tgl. (ad. 0,0035 pro dosi — ad. 0,03 pro die!). Subcutan ebenso. Je kleiner das Kind. desto vorsichtiger.

Moschus 0.01 bis 0,15. In Pulver und Emulsion.

Mucilago Gummi und Mucilago Salep 1 . 10 als Zusatzmittel zum Getränk. Salep macht leicht Erbrechen. —

Naphthol 5 bis 10 · 100 Axungia. äusserlich mit Vorsicht!

Natrum benzoicum 0,5 bis 5 · 100 Aq. 2 stdl. 1 Kdlfl.

Natrum bicarbonicum 5 bis 10 : 100 Aq. 2 stdl. 1 Kdlfl.

Natrum biboracicum 2 bis 5 50 Aq. Als Mundwaschmittel.

Natrum carbonicum purum 1 bis 2,5 : 100 Aq. 2 stdl. 1 Kdlfl.

Natrum nitricum 2 bis 5 : 100 Aq. 2 stdl. 1 Kdltl.

Natrum salicylicum. Als Antifebrile 1 bis 3 in einmaliger Gabe, mit Vorsicht! Oder 1 bis 5 : 100. 2 stdl. 1 Kdlfl. (Im Allgemeinen die doppelte Gabe vom Chinin).

Natrum subsulfurosum 1,5 bis 3 : 100. 2 bis 3 stdl. 1 Kdlfl.

Oleum Candini und Oleum Rusci zum Aufpinseln.

Oleum Encalypti globuli zu Inhalationen 5 bis 20 : Spirit. vini 20 bis 25 und Aq. 180.

Oleum Jecoris Aselli 2 bis 3 Mal tgl. 1 Theelöffel.

Oleum Ricini 1 Theelöffel bis 1 Esslöffel.

Opium (selten) 0,0075 bis 0,01, in Pulver 3 bis 4 Mal tgl. (ad. 0,006 pro dosi ad. 0,05 pro die!) Bei kleinen Kindern mit grosser Vorsicht!

Oxymel Scillae 1 bis 5, mehrmals täglich. Bei kleinen Kindern als Emeticum, sonst Zusatz zu Expectorantien.

Pepsin 0,015 bis 0,06 zu Pulvern (1 : 100 mit Acid. hydrochlorat. 0,5 bis 1), 2 bis 3 stdl. 1 Kdlfl. — Liebreich-Scherings Pepsin-Essenz 10 Tropfen bis 1 Theelöffel mehrmals täglich.

Pilocarpinum muriaticum 0,02 bis 0,05 : 100 mit Pepsin gegen Diphtherie (Vorsicht!) — Subcutan 0,0075 bis 0,025 pro dosi.

Plumbum aceticum 0,0035 bis 0,010, 3 bis 4 Mal tgl. (ad. 0,015 pro dosi).

Podophyllin 0,005 bis 0,01 bis 0,02 als Abführmittel. Podophyllin 0,2; Spirit. vini 1: Syr. Rubi Idaei 4 mal ½ bis 1 Theelöffel.

Podophyllotoxin 0,001 bis 0,002 bis 0,008 ebenso.

Pulvis Ipecacuanhae opiatus s. P. Doweri (10 Th. enthalten 1 Th. Opium) 0,0075 bis 0,01, mehrmals täglich. Bei kleinen Kindern vorsichtig!

Pulvis Liquiritiae compositus (s. pectoralis Kurellae) messerspitzen- bis theelöffelweise.

Pulvis Magnesiae c. Rheo, wie das vorige.

Radix Althaeae beliebig zum Thee und als Vehikel (5 bis 10 : 100).

Radix Calami 5 bis 100 zu 1 Bade. Als Zusatz zu Soolbädern.

Radix Colombo 0,06 bis 0,5. Mehrmals täglich in Pulver oder 1 bis 5 . 100 in Infus und Decoct. 2 stdl. 1 Kdlfl.

Radix Ipecacuanhae 0,12 bis 0,5 : 100 als Expectorans. — 1 50 Aq. mit 10 Oxymel Scillae. Alle 10 Minuten 1 Kinderlöffel als Brechmittel.

Radix Levistici 5 bis 10 : 100.

Radix Liquiritiae beliebig zum Thee.

Radix Ononidis 5 bis 10 : 100.

Radix Ratanhae 1,5 bis 5 : 100. 2 stdl. 1 Kdlfl.

Radix Rheï ebenso.

Radix Senegae ebenso.

Radix Valerianae ebenso.

Resina Jalappae 0,015 bis 0,03 als Pulver mit Calomel.

Resorcin 0,25 bis 1 : 100 (Vorsicht!). 2 stdl. 1 Kdlfl

Rhizoma Filicis 1 bis 3 bis 5 in Pulver oder 5 bis 20 : 150. Als Anthelminthicum.

Santoninum 0,0075 bis 0,03, 2 bis 3 Mal tgl. (Vorsicht!).

Secale cornutum 0,03 bis 0,15; 3 bis 4 Mal tgl.

Semina Cucurbitae maximae beliebig mit Zucker verrieben.

Stibio-Kali-tartaricum 0,0075 bis 0,015 pro dosi (Vorsicht!). Als Emeticum.

Stibium sulfuratum aurantiacum 0,015 bis 0,06 pro dosi, 3stdl.

Strychninum nitricum subcutan 0,015 : 15 Aq. (1 g der Lösung enthält 0,001 Strychnin), pro dosi 0,00075 bis 0,002.

Sulphur sublimatum (Flores Sulphuris) 0,25 bis 0,5. 3stdl. innerlich. Rein zum Einstäuben bei Diphtherie.

Syrupus ferri jodati (20 Th. enthalten 1 Th. Jodeisen) 3 Mal tgl. 10 bis 20 Tropfen.

Syrupus Jaborandi (nach Simon 3 Herba Jaborandi : 15 Aq. und 18 Zucker) 1 Mal tgl. 1 bis 2 Kdlfl. als Schwitzmittel.

Syrupus Rhamni katharticae (Syr. Spinae cervinae). 10 Tropfen bis ½ Theelöffel, 2 bis 3 Mal täglich.

Syrupus Rhei cum Manna wie das vorige.

Syrupus Sennae cum Manna wie das vorige.

Tartaratus boraxatus 0,02 bis 0,5, 3 bis 4 Mal täglich.

Tartarus stibiatus. S. Stibio-Kali-tartaricum.

Thymol 0,5 . 200. Aeusserlich.

Tinct. Jodi äusserlich zum Aufpinseln.

Tinct. Opii simplex und crocata (10 Th. enthalten 1 Tb. Opium). Bei Säuglingen 1 bis 2 Tropfen mit Saccharum verrieben zu 10 Pulvern. 2 stdl. 1 Pulver. Selten rein, 1 gtt. 3 Mal täglich. — Bei älteren Kindern 0,5 pro die.

Tinct. Opii benzoica (100 Th. enthalten 1 Th. Opium). Entsprechend dem vorigen.

Tinct. Rhei aquosa. 10 Tropfen bis 1 Theelöffel, 3 bis 4 Mal täglich.

Tinct. Rhei vinosa ebenso.

Tinct. Strychni (Tinct. nucum vomicarum). Wie Tinct. Opii simplex.

Trochisci Santonici (s. Santoninum). Enthalten jo 0,025 bis 0,05 Santonin.

Tubera Jalappae 0,06 bis 0,3 als Laxans, zumeist mit Calomel.

Unguent. Diachyli Hebra. —

Vinum Ipecacuanhae 10 Tropfen bei kleinen Kindern als Emeticum, bis zur Wirkung alle 10 Minuten wiederholt.

Vinum stibiatum ebenso.

Zincum oxydatum purum 0,005 bis 0,025 bis 0,06, 3 bis 4 Mal tgl.

Zincum lacticum 0,005 bis 0,015 (ad. 0.015 pro dosi, ad. 0,075 pro die).

Zincum valerianicum ebenso.

Zincum sulfo-carbolicum 0,05 bis 0,25 zu 20. Aeusserlich.

Sachregister.

Namensregister.

Corrigenda:

Seite 165 Z. 16 lies 0,02 bis 0,04 statt 0.002 bis 0,004.
  „   210 Z. 3   „   Eczeme statt Ecceme.
  „   210 Z. 26   „   Vulvitis statt Colpitis.
  „   566 Z. 11   „   Lewin statt Levin.

Druck von M. Bruhn in Braunschweig.

www.ingramcontent.com/pod-product-compliance
Lightning Source LLC
Chambersburg PA
CBHW031931220326
41598CB00062BA/1609